神经内科疾病治疗与重症监护

（上）

刘海英等◎主编

吉林科学技术出版社

图书在版编目（CIP）数据

神经内科疾病治疗与重症监护/ 刘海英等主编. --
长春 : 吉林科学技术出版社，2016.6
ISBN 978-7-5578-0800-6

Ⅰ. ①神… Ⅱ. ①刘… Ⅲ. ①神经系统疾病－诊疗②
神经系统疾病－险症－护理Ⅳ .①R741②R473.74

中国版本图书馆CIP数据核字(2016) 第133696号

神经内科疾病治疗与重症监护
Shenjing neike jibing zhiliao yu zhongzheng jianhu

主　编	刘海英　何晓英　张志丽　孙　同　周　云　薛孟馨
副主编	耿　娜　龙海丽　洪　艳　陈　珏　叶爱萍　赵丽静
出版人	李　梁
责任编辑	张　凌　张　卓
封面设计	长春创意广告图文制作有限责任公司
制　版	长春创意广告图文制作有限责任公司
开　本	787mm×1092mm　1/16
字　数	839千字
印　张	34.5
版　次	2016年6月第1版
印　次	2017年6月第1版第2次印刷

出　版　吉林科学技术出版社
发　行　吉林科学技术出版社
地　址　长春市人民大街4646号
邮　编　130021
发行部电话/传真　0431-85635177　85651759　85651628
　　　　　　　　　85652585　85635176
储运部电话　0431-86059116
编辑部电话　0431-86037565
网　址　www.jlstp.net
印　刷　虎彩印艺股份有限公司

书　号　ISBN 978-7-5578-0800-6
定　价　135.00元
如有印装质量问题　可寄出版社调换
因本书作者较多，联系未果，如作者看到此声明，请尽快来电或来函与编辑
部联系，以便商洽相应稿酬支付事宜。

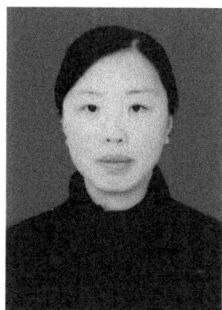

刘海英

1971年出生。硕士研究生，潍坊市中医院脑病科，副主任医师。1994年毕业于山东中医药大学，毕业20余年，一直从事神经内科、中医内科临床工作，擅长中西医结合诊治脑血管病、癫痫、眩晕、失眠、头痛等神经内科常见病多发病。近五年来，完成科研课题3项，获市级科技进步奖2项，发表论文6篇，主编专著2部。

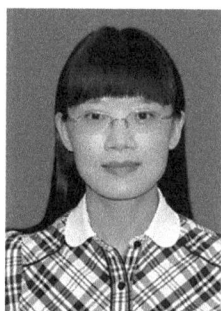

何晓英

1975年出生。1999年毕业于泸州医学院临床医学系，医学硕士，副教授。现就职于西南医科大学附属医院神经内科。从事医疗、教学、科研17年，具有丰富的临床经验和扎实的理论基础，擅长脑血管疾病、癫痫、头痛、神经系统变性等疾病的诊治。共发表论文30余篇，主持及参研了国家"十一五"支撑课题、省部级、厅局级课题等10余项，通过四川省科学技术厅鉴定科研成果1项，获四川省科学技术进步奖三等奖1项，四川省医学科技奖一等奖1项，泸州市科技进步奖一等奖1项。

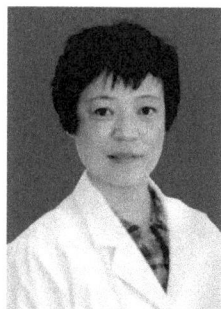

张志丽

1972年出生。烟台海港医院神经内科，副主任医师。毕业于哈尔滨医科大学临床医学系，在内科领域工作多年，于哈尔滨医科大学神经内科进修学习1年，具有良好的理论基础及丰富的临床经验。胜任神经内科常见病、多发病以及疑难病的诊疗工作，对于神经内科急、危、重症抢救工作具有独到的经验，能熟练开展神经内科临床常规性操作，技术全面、业务精湛。曾荣获市科技进步一等奖。在国家级刊物上发表论文数篇，论著1部；承担医院《医学臭氧在临床应用的探索与研究》课题组主要负责人；多次被评为医院及卫生系统先进个人称号。

编　委　会

前　言

　　神经系统结构及功能复杂，受损后引起的临床表现有其特殊性，一种疾病的诊断、治疗往往涉及多个学科。随着神经科学和临床神经病学的迅速发展，许多神经系统疾病在诊疗上的一些难点和盲点已逐步攻克和改善，各种神经系统疾病的检查、诊断和治疗也更加科学、准确、规范化。

　　本书重点阐述了神经内科常见病的诊断方法，神经电生理检查，神经系统的监护，脑血管疾病，脊髓疾病，中枢神经系统感染性疾病，周围神经疾病和脑神经相关的疾病诊疗要点，对神经系统常见疾病的中医治疗和护理也做了论述。

　　本书编委均是高学历、高年资、精干的专业医务工作者，对各位同道的辛勤笔耕和认真校对深表感谢！由于写作时间和理论水平有限，难免有纰漏和不足之处，恳请广大读者予以批评、指正，以便再版时修正。

编　者

2016 年 6 月

目　录

第一章

神经内科常见病的诊断方法

第一节　采集病史

一、意义和要求

（一）意义

诊断疾病的基础是准确而完整的采集病史。起病情况、首发症状、病程经过和目前患者的临床状况等全面、完整的病情资料配合神经系统检查，基本上能初步判定病变性质和部位。进一步结合相关的辅助检查，运用学习的神经内科学知识能做出正确的诊断，并制定出有效的治疗方案。

（二）要求

遵循实事求是的原则，不能主观臆断，妄自揣度。要耐心和蔼，避免暗示，注重启发。医生善于描述某些症状，分析其真正含义，如疼痛是否有麻木等，患者如有精神症状、意识障碍等不能叙述病史，需知情者客观地提供详尽的病史。

二、现病史及重点询问内容

现病史是病史中最重要的部分，是对疾病进行临床分析和诊断的最重要途径。

（一）现病史

1. 发病情况　如发病时间、起病急缓、病前明显致病因素和诱发因素。
2. 疾病过程　即疾病进展和演变情况，如各种症状自出现到加重、恶化、复发或缓解甚至消失的经过。症状加重或缓解的原因，症状出现的时间顺序、方式、性质，既往的诊治经过及疗效。
3. 起病急缓　为病因诊断提供基本的信息，是定性诊断的重要线索，如急骤起病常提示血液循环障碍、急性中毒、急性炎症和外伤等；缓慢起病多为慢性炎症变性、肿瘤和发育异常性疾病等。
4. 疾病首发症状　常提示病变的主要部位，为定位诊断提供了依据。
5. 疾病进展和演变情况　提供正确治疗依据和判断预后。

（二）重点加以询问

1. 头痛　头痛是指额部、顶部、颞部和枕部的疼痛，询问病史应注意。

（1）部位：全头痛或局部头痛。

（2）性质：如胀痛、隐痛、刺痛、跳痛、紧箍痛和割裂痛等。

（3）规律：发作性或持续性。

（4）持续时间及发作频率。

（5）发作诱因及缓解因素：与季节、气候、头位、体位、情绪、饮食、睡眠、疲劳及脑脊液压力暂时性增高（咳嗽、喷嚏、用力、排便、屏气）等的关系。

（6）有无先兆：恶心、呕吐等。

（7）有无伴发症状：如头晕、恶心、呕吐、面色潮红、苍白、视物不清、闪光、复视、畏光、耳鸣、失语、嗜睡、瘫痪、晕厥和昏迷等。

2. 疼痛　问询与头痛类似内容，注意疼痛与神经系统定位的关系，如放射性疼痛（如根痛）、局部性疼痛、或扩散性疼痛（如牵涉痛）等。

3. 抽搐　问询患者的全部病程或询问了解抽搐发作全过程的目睹发作者。

（1）先兆或首发症状：发作前是否有如感觉异常、躯体麻木、视物模糊、闪光幻觉、耳鸣和怪味等，目击者是否确证患者有失神、瞪视、无意识言语或动作等。

（2）发作过程：局部性或全身性，阵挛性、强直性或不规则性，意识有无丧失、舌咬伤、口吐白沫及尿失禁等。

（3）发作后症状：有无睡眠、头痛、情感变化、精神异常、全身酸痛和肢体瘫痪等，发作经过能否回忆。

（4）病程经过：如发病年龄，有无颅脑损伤、脑炎、脑膜炎、高热惊厥和寄生虫等病史；发作频率如何，发作前有无明显诱因，与饮食、情绪、疲劳、睡眠和月经等的关系；既往治疗经过及疗效等。

4. 瘫痪

（1）发生的急缓。

（2）瘫痪部位（单瘫、偏瘫、截瘫、四肢瘫或某些肌群）。

（3）性质（痉挛性或弛缓性）。

（4）进展情况（是否进展、速度及过程）。

（5）伴发症状（发热、疼痛、失语、感觉障碍、肌萎缩、抽搐或不自主运动）等。

5. 感觉障碍

（1）性质：痛觉、温度觉、触觉或深感觉缺失，完全性或分离性感觉缺失，感觉过敏、感觉过度等。

（2）范围：末梢性、后根性、脊髓横贯性、脊髓半离断性。

（3）发作过程。

（4）感觉异常：麻木、痒感、沉重感、针刺感、冷或热感、蚁走感、肿胀感、电击感和束带感等，其范围具有定位诊断价值。

6. 视力障碍

（1）视力减退程度或失明。

（2）视物不清是否有视野缺损、复视或眼球震颤；应询问复视的方向、实像与虚像的位置关系和距离。

7. 语言障碍　如发音障碍，言语表达、听理解、阅读和书写能力降低或丧失等。

8. 睡眠障碍　如嗜睡、失眠（入睡困难、早醒、睡眠不实）和梦游等。

9. 脑神经障碍　如口眼歪斜、耳鸣、耳聋、眼震、眩晕、饮水呛咳、构音障碍等。

10. 精神障碍　如焦虑、抑郁、惊恐、紧张等神经症，偏执及其他精神异常等。

三、既往史

指患者既往的健康状况和曾患过的疾病、外伤、手术、预防接种及过敏史等，神经系统疾病着重询问如下内容。

（一）感染

是否患过流行病、地方病或传染病，如脑膜炎、脑脓肿、脑炎、寄生虫病和上呼吸道感染、麻疹、腮腺炎或水痘等。

（二）外伤及手术

头部或脊柱有无外伤、手术史，有无骨折、抽搐、昏迷或瘫痪、有无后遗症状等。

（三）过敏及中毒

有无食物、药物过敏及中毒史，金属或化学毒物如汞、苯、砷、锰、有机磷等接触和中毒史，有无放射性物质、工业粉尘接触和中毒史。

（四）内科疾病

有无高血压、糖尿病、动脉硬化、血液病、癌症、心脏病、心肌梗死、心律不齐、大动脉炎和周围血管栓塞等病史。

四、个人史

详细了解患者的社会经历、职业及工作性质，个人的生长发育、母亲妊娠时健康状况，生活习惯与嗜好（烟酒嗜好及用量，毒麻药的滥用情况等）、婚姻史及治疗史，饮食、睡眠的规律和质量，右利、左利或双利手等；妇女需询问月经史和生育史。

五、家族史

询问家族成员中有无患同样疾病，如进行性肌营养不良症、癫痫、橄榄核脑桥小脑萎缩、遗传性共济失调症、周期性瘫痪、肿瘤、偏头痛等。

（孙　同）

第二节　神经系统检查

神经系统检查所获得的体征是诊断疾病的重要临床依据。

一、一般检查

检查和评估患者的一般状况如意识、精神状态、脑膜刺激征、头部、颈部、躯干和四肢等。

（一）意识状态

通常将意识障碍的清醒程度分为5级。

1. 嗜睡

（1）意识障碍：早期表现，较轻。

（2）临床特征：精神萎靡，表情淡漠，动作减少，持续地处于睡眠状态；能被大声唤醒、能正确回答简单问题及配合身体检查，但刺激停止后又进入睡眠。

2. 昏睡

（1）意识障碍：较嗜睡严重。

（2）临床特征：需较强烈疼痛刺激或高声喊叫方能唤醒，醒后表情茫然，虽能简单含混地回答问话，但不能配合身体检查，刺激一旦停止，旋即进入熟睡。

3. 浅昏迷

（1）意识障碍：抑制水平达到皮层，较昏睡严重。

（2）临床特征：患者意识丧失，对强烈疼痛刺激如压眶可有反应，但高声喊叫不能唤醒；无意识的自发动作较少；腹壁反射消失，但角膜反射、光反射、咳嗽反射、吞咽反射、腱反射存在，生命体征无明显改变。

4. 中度昏迷

（1）意识障碍：抑制达到皮层下，较浅昏迷严重。

（2）临床特征：对强烈疼痛刺激无反应，四肢完全瘫痪，病理反射阳性，腱反射减弱；角膜反射、光反射、咳嗽反射和吞咽反射减弱，呼吸和循环功能尚稳定。

5. 深昏迷

（1）意识障碍：抑制达到脑干，意识障碍程度最严重。

（2）临床特征：四肢弛缓性瘫痪；腱反射、病理反射均消失；眼球固定，瞳孔散大，角膜反射、光反射、咳嗽反射和吞咽反射均消失；呼吸、循环和体温调节功能障碍。

（二）特殊意识障碍

（1）谵妄状态。

（2）模糊状态。

（三）精神状态

检查认知、意识、情感、行为等方面，如错觉、幻觉、妄想、情感淡漠和情绪不稳等；通过检查理解力、定向力、记忆力、判断力、计算力等，判定是否有智能障碍。

（四）脑膜刺激征

检查颈强、克匿格（Kernig）征、布鲁津斯基（Brudzinski）征等，脑膜刺激征常见于脑膜炎、脑炎、蛛网膜下隙出血、脑水肿及颅内压增高等情况，深昏迷时脑膜刺激征可消失。

检查方法包括以下几种。

1. 屈颈试验　不同程度的颈强表现、被动屈颈受限，应排除颈椎疾病方可确认为脑膜刺激征。

2. 克匿格（Kernig）征　仰卧位，检查者先将大腿与膝关节屈曲成直角，然后检查者由膝关节处试行伸直其小腿，若出现疼痛而伸直受限，大、小腿间夹角 <135°，称为 Kernig

征阳性。

颈强－Kernig 征分离，即颈强阳性而 Kernig 征阴性，见于后颅窝占位性病变如小脑扁桃体疝。

3. 布鲁津斯基（Brudzinski）试验　仰卧位，屈颈时出现双侧髋、膝部屈曲（颈部征）；叩击耻骨联合时双侧下肢屈曲和内收（耻骨联合征）；一侧下肢膝关节屈曲，检查者使该侧下肢向腹部屈曲，对侧下肢亦发生屈曲（下肢征），皆为 Brudzinski 征阳性。

（五）头部

1. 头颅部

（1）视诊：观察头颅大头、小头畸形；外形是否对称，有无尖头、舟状头畸形，有无凹陷、肿块、手术切口、瘢痕等；透光试验对儿童脑积水常有诊断价值。

（2）触诊：头部有无压痛、触痛、隆起、凹陷，婴儿囟门是否饱满，颅缝有无分离等。

（3）叩诊：有无叩击痛，脑积水患儿弹击颅骨可有空瓮音（Macewen 征）。

（4）听诊：颅内血管畸形、血管瘤、大动脉部分阻塞时，在病灶上方闻及血管杂音。

2. 面部　面部有无畸形、面肌萎缩或抽动、色素脱失或沉着，脑－面血管瘤病的面部可见血管色素斑痣，结节硬化症的面部可见皮脂腺瘤。

3. 五官　眼部眼睑有无下垂，眼球外凸或内陷，角膜有无溃疡，角膜缘有无黄绿色或棕黄色的色素沉积环（见于肝豆状核变性）等；口部有无唇裂、疱疹等，鼻部畸形、鼻窦区压痛。

（六）颈部

双侧是否对称，有无颈强、疼痛、活动受限、姿态异常（如强迫头位、痉挛性斜颈）等；后颅窝肿瘤、颈椎病变可见强迫头位及颈部活动受限；颈项粗短，后发际低。颈部活动受限可见颅底凹陷症和颈椎融合症；双侧颈动脉搏动是否对称。

（七）躯干和四肢

检查脊柱、骨骼、四肢有无叩痛、压痛、畸形、强直等；肌肉有无萎缩、疼痛、握痛等；肌营养不良见于肌肉萎缩、翼状肩胛及腰椎前凸等；脊髓型共济失调和脊髓空洞症可见脊柱侧凸。

二、脑神经检查

（一）嗅神经（Ⅰ）

1. 有无主观嗅觉障碍　如嗅幻觉等。

2. 检查嗅觉障碍　患者闭目，闭塞一侧鼻孔，用牙膏或香烟等置于受检者的鼻孔，令其说出是何气味。醋酸、酒精和福尔马林等刺激三叉神经末梢，不能用于嗅觉检查；鼻腔如有炎症或阻塞时不作此检查。

3. 嗅觉减退或消失　嗅神经和鼻本身病变时出现。幻嗅见于嗅中枢病变。

（二）视神经（Ⅱ）

主要检查视力、视野和眼底。

1. 视力　分远视力和近视力，分别用国际远视力表或近视力表（读字片）进行检查。

视力极其严重减退时，可用电筒检查光感，光感消失则为完全失明。

2. 视野　眼睛正视前方并固定不动时看到的空间范围称为视野。

检查时分别测试双眼，正常人均可看到向内约60°，向外90°~100°，向上约50°~60°，向下60°~75°，外下方视野最大。

视野检查法：常用的手动法和较为精确的视野计法。临床上常粗略地用手动法（对向法）加以测试，患者背光于检查者对面而坐，相距60~100cm。测试左眼时，患者以右手遮其右眼，以左眼注视检查者的右眼，检查者以食指或其他试标在两人中间位置分别从上内、下内、上外和下外的周围向中央移动，直至患者看见为止，并与检查者本人的正常视野比较。

3. 眼底检查　无须散瞳，否则将影响瞳孔反射的观察。患者背光而坐，眼球正视前方。正常眼底的视神经乳头呈圆形或椭圆形、边缘清楚、颜色淡红。生理凹陷清晰；动脉色鲜红，静脉色暗红，动静脉管径比例正常为2：3。注意视乳头的形态、大小、色泽、边缘等，视网膜血管有无动脉硬化、充血、狭窄、出血等，视网膜有无出血、渗出、色素沉着和剥离等。

（三）动眼、滑车和外展神经（Ⅲ、Ⅳ、Ⅵ）

由于共同支配眼球运动，故可同时检查。

1. 外观　上眼睑是否下垂，睑裂是否对称，眼球是否前突或内陷、斜视、同向偏斜，以及有无眼球震颤。

2. 眼球运动　手动检查是最简便的复视检查法，患者头面部不动，眼球随检查者的手指向各个方向移动；检查集合动作，注意眼球运动是否受限及受限的方向和程度，观察是否存在复视和眼球震颤。

3. 瞳孔　注意瞳孔的大小、形状、位置及是否对称，正常人瞳孔呈圆形、边缘整齐、位置居中，直径3~4mm，直径<2mm为瞳孔缩小，>5mm为瞳孔扩大。

4. 瞳孔反射

（1）瞳孔光反射光线刺激瞳孔引起瞳孔收缩。直接光反射是指光线刺激一侧瞳孔引起该侧瞳孔收缩；间接光反射是指光线刺激一侧瞳孔引起该侧瞳孔收缩的同时，对侧瞳孔亦收缩。如受检侧视神经损害，则直接及间接光反射均迟钝或消失。

（2）调节反射：两眼注视远处物体时，突然注视近处物体引起两眼会聚、瞳孔缩小的反射。

（四）三叉神经（Ⅴ）

属于混合神经。

1. 感觉功能　分别采用圆头针（痛觉）、棉签（触觉）及盛有冷热水（温觉）的试管检测面部三叉神经分布区域的皮肤，进行内外侧和左右两侧对比。若面部呈葱皮样分离性感觉障碍为中枢性（节段性）病变；若病变区各种感觉均缺失为周围性感觉障碍。

2. 运动功能　患者用力做咀嚼动作时，检查者以双手压紧颞肌，咬肌，感知其紧张程度，观察是否肌无力、萎缩及是否对称等。然后嘱患者张口，以上下门齿中缝为标准判定其有无偏斜，如一侧翼肌瘫痪时，下颌则偏向病侧。

3. 反射

（1）角膜反射：将棉絮捻成细束，轻触角膜外缘，正常表现为双侧的瞬目动作。直接角膜反射是指受试侧的瞬目动作发生；间接角膜反射为受试对侧发生瞬目动作。

（2）角膜反射径路：角膜—三叉神经眼支—三叉神经感觉主核—双侧面神经核—面神经—眼轮匝肌；如受试侧三叉神经麻痹，则双侧角膜反射消失，健侧受试仍可引起双侧角膜反射。

（3）下颌反射：患者略张口，叩诊锤轻轻叩击放在其下颌中央的检查者的拇指，引起下颌上提现象，脑干的上运动神经元病变时呈增强表现。

（五）面神经（Ⅶ）

属于混合神经，主要支配面部表情肌的运动和舌前2/3的味觉。

1. 运动功能　注意额纹、眼裂、鼻唇沟和口角是否对称及有无瘫痪，嘱患者做皱额、皱眉、瞬目、示齿、鼓腮和吹哨等动作。一侧中枢性面神经瘫痪时引起对侧下半面部表情肌瘫痪；一侧周围性面神经麻痹则引起同侧面部的所有表情肌瘫痪。

2. 味觉检查　以棉签蘸取少量食盐、食糖等溶液，嘱患者伸舌，涂于舌前部的一侧，识别后用手指出事先写在纸上的甜、咸等字之一，其间不能讲话、不能缩舌、不能吞咽。每次试过一种溶液后，需用温水漱口，并分别检查舌的两侧以对照。

（六）位听神经（Ⅷ）

包括蜗神经和前庭神经。

1. 蜗神经　是传导听觉的神经，损害时出现耳鸣和耳聋。使用表声或音叉进行检查，声音由远及近，测量患者单耳时（另侧塞住），辨别能够听到声音的距离。再同另一侧耳相比较，并和检查者比较。如使用电测听计进行检测可获得准确的资料。

传导性耳聋：主要是低频音的气导被损害；感音性耳聋：主要是高频音的气导和骨导均下降；通过音叉测试 Rinne 试验和 Weber 试验鉴别传导性耳聋和感音性耳聋。

（1）Rinne 试验（骨导气导比较试验）：将震动音叉（128Hz）置于患者一侧后乳突上，当骨导（BC）不能听到声音后，将音叉置于该侧耳旁，直至患者的气导（AC）听不到声音为止，再测另一侧；正常时气导约为骨导2倍；Rinne 试验阳性即感音性耳聋时，气导长于骨导；Rinne 试验阴性即传导性耳聋时，骨导长于气导。

（2）Weber 试验（双侧骨导比较试验）：放置震动的音叉于患者的颅顶正中，正常时感觉音位于正中。Weber 试验阳性即传导性耳聋时声响偏于病侧；Weber 试验阴性即感音性耳聋时声响偏于健侧。传导性耳聋与感音性耳聋的鉴别见表1-1。

表1-1　传导性耳聋与感音性耳聋的音叉试验结果

音叉试验	正常耳	传导性耳聋	感音性耳聋
Rinne	AC > BC	BC > AC	AC > BC（两者均缩短或消失）
Weber	居中	偏患侧	偏健侧

2. 前庭神经　损害时眩晕、眼震、平衡障碍、呕吐等出现。

注意观察有无自发性症状，前庭功能还可通过诱发实验观察诱发的眼震加以判定，常用的诱发实验有。

（1）温度刺激（Baranuy）试验：用热水或冷水灌注外耳道，引起两侧前庭神经核接受冲动的不平衡即产生眼震。测试时患者仰卧，头部抬起 30°，灌注冷水时快相向对侧，热水时眼震的快相向同侧；正常时眼震持续 1.5~2s，前庭受损时该反应减弱或消失。

（2）转椅试验（加速刺激试验）：患者坐在旋转椅上，闭目，头前屈 80°，快速向一侧旋转后突然停止，然后让患者睁眼注视远处。正常时快相与旋转方向一致的眼震，持续大约 30s，<15s 时提示有前庭功能障碍。

（七）舌咽神经、迷走神经（Ⅸ、Ⅹ）

二者的解剖和功能关系密切，常同时受累，故常同时检查。

1. 运动功能检查　观察说话有无鼻音、或声音嘶哑，或失声，询问有无吞咽困难、饮水发呛等，观察悬雍垂是否居中，双侧腭咽弓是否对称；嘱患者发"啊"音，观察双侧软腭抬举是否一致，悬雍垂是否偏斜等。

一侧麻痹时，病侧腭咽弓低垂，软腭不能上提，悬雍垂偏向健侧；双侧麻痹时，悬雍垂仍居中，但双侧软腭抬举受限甚至完全不能。

2. 感觉功能检查　用压舌板或棉签轻触两侧软腭或咽后壁，观察感觉情况。

3. 味觉检查　舌后 1/3 味觉由舌咽神经支配，检查方法同面神经味觉。

4. 反射检查

（1）咽反射：张口，用压舌板分别轻触两侧咽后壁，正常时咽部肌肉收缩和舌后缩出现，伴有恶心等反应。

（2）眼心反射：该反射由三叉神经眼支传入，迷走神经心神经支传出，迷走神经功能亢进者此反射加强（脉搏减少 12 次以上），迷走神经麻痹者此反射减退或缺失，交感神经亢进者脉搏不减慢甚至加快（称倒错反应）。检查方法：检查者使用食指和中指对双侧眼球逐渐施加压力，20~30s，正常人脉搏减少 10~12 次/min。

（3）颈动脉窦反射：一侧颈总动脉分叉处被检查者以食指和中指按压可使心率减慢，此反射由舌咽神经传入，由迷走神经传出；按压部分患者如颈动脉窦过敏者时引起心率过缓、血压降低、晕厥甚至昏迷，须谨慎行之。

（八）副神经（Ⅺ）

检查方法：检查者加以阻力让患者向两侧分别做转颈动作，比较两侧胸锁乳突肌收缩时的坚实程度和轮廓。斜方肌的功能是将枕部向同侧倾斜，抬肩和旋肩并协助臂部的上抬，双侧收缩时导致头部后仰。检查时在耸肩或头部向一侧后仰时加以阻力。

损害一侧副神经时同侧胸锁乳突肌及斜方肌萎缩、垂肩和斜颈，无力或不能耸肩（病侧）及转颈（向对侧）。

（九）舌下神经（Ⅻ）

观察舌在口腔内的位置及形态，嘱伸舌，有无歪斜、舌肌萎缩和舌肌颤动。

一侧舌下神经麻痹时，伸舌向病侧偏斜；核下性损害时，病侧舌肌萎缩，核性损害见明显的肌束颤动，核上性损害则伸舌向病灶对侧偏斜；双侧舌下神经麻痹时，伸舌受限或不能。

三、运动系统检查

包括肌营养、肌力、肌张力、不自主运动、共济运动、姿势及步态等。

（一）肌营养

观察和比较双侧对称部位的肌肉外形及体积，及时发现肌萎缩及假性肥大。下运动神经元损害及肌肉疾病时发生肌萎缩，进行性肌营养不良症的假肥大型时，腓肠肌和三角肌多见假性肥大即肌肉外观肥大，触之坚硬，力量减弱。

（二）肌张力

1. 肌张力　在肌肉松弛状态下，做被动运动时检查者所遇到的阻力。

静止肌张力指患者静止状态下的肌肉力量。用手握其肌肉观察其紧张程度，肌肉柔软弛缓为肌张力低，肌肉较硬为肌张力高。用叩诊锤轻敲受检肌肉听其声音，声调低沉则肌张力低，声调高而脆则肌张力高。手持患者的肢体做被动屈伸运动并感受其阻力，阻力减低或消失、关节活动范围较大为肌张力降低；阻力增加、关节活动范围缩小则为肌张力增高。

轻微的肌张力改变可用辅助方法如头部下坠试验、肢体下坠试验和下肢摆动试验等。

2. 肌张力减低　见于下运动神经元病变、小脑病变及肌原性病变。

3. 肌张力增高　见于锥体束病变和锥体外系病变。

锥体束病变表现为痉挛性肌张力增高，即上肢屈肌及下肢的伸肌肌张力增高明显，开始做被动运动时阻力较大，然后迅速减小，称折刀样肌张力增高。锥体外系病变表现为强直性肌张力增高，即伸肌和屈肌的肌张力均增高，做被动运动时向各个方向的阻力呈均匀一致，称铅管样肌张力增高（不伴震颤），如伴有震颤则出现规律而断续的停顿，称齿轮样肌张力增高。

（三）肌力

指肢体随意运动时肌肉收缩的力量。

1. 上运动神经元病变及多发性周围神经损害　瘫痪呈肌群性分布，可对肌群进行检查，以关节为中心检查肌群的屈、伸、外展、内收、旋前、旋后等。

2. 周围神经损害和脊髓前角病变　瘫痪呈节段性分布，分别检查单块肌肉。检查者施予阻力，肌肉作相应的收缩运动，患者用力维持某一姿势，检查者用力使其改变，以判断肌力。

3. 肌力分级　神经内科学采用0～5级的6级记录法。

0级：完全瘫痪。

1级：肢体肌肉可收缩，但不能产生动作。

2级：肢体能在床面上移动，但不能抬起，即不能抵抗自身重力。

3级：肢体能离开床面，能抵抗重力。但不能抵抗阻力。

4级：肢体能做抗阻力的动作，但未达到正常。

5级：正常肌力。

4. 检查肌群的肌力　指关节、腕关节、肘关节、膝关节的屈、伸功能；肩关节的内收、外展功能；髋关节的屈、伸、内收、外展功能；趾关节、踝关节的背屈、距屈功能；颈部的后仰、前屈功能；检查躯干的肌肉可嘱患者仰卧位抬头并抵抗检查者的阻力，查其腹肌收缩力；或俯卧位抬头查其脊旁肌收缩力。

5. 主要肌肉的肌力检查　方法见表1-2。

表1-2　主要肌肉的肌力检查方法

肌肉	节段	神经	功能	检查方法
三角肌	$C_{5\sim6}$	腋	上臂外展	上臂水平外展位，检查者将肘部向下压
肱二头肌	$C_{5\sim6}$	肌皮	前臂屈曲、旋后	屈肘并使旋后，检查者加阻力
肱桡肌	$C_{5\sim6}$	桡	前臂屈曲、旋前	前臂旋前，之后屈肘，检查者加阻力
肱三头肌	$C_{7\sim8}$	桡	前臂伸直	肘部作伸直动作，检查者加阻力
腕伸肌	$C_{6\sim8}$	桡	腕背屈、外展、内收	检查者自手背桡侧或尺侧加阻力
腕屈肌	$C_7\sim T_1$	正中、尺	屈腕、外展、内收	检查者自掌部桡侧或尺侧加阻力
指总伸肌	$C_{6\sim8}$	桡	2～5指掌指关节伸直	屈曲末指节和中指节后，检查者在近端指节处加压
拇伸肌	$C_{7\sim8}$	桡	拇指关节伸直	伸拇指，检查者加阻力
拇屈肌	$C_7\sim T_1$	正中、尺	拇指关节屈曲	屈拇指，检查者加阻力
指屈肌	$C_7\sim T_1$	正中、尺	指关节伸直	屈指，检查者于指节处上抬
桡侧腕屈肌	$C_{6\sim7}$	正中	腕骨屈曲和外展	指部松弛，腕部屈曲，检查者在手掌桡侧加压
尺侧腕屈肌	$C_7\sim T_1$	尺	腕骨屈曲和内收	指部松弛，腕部屈曲，检查者在手掌尺侧加压
髂腰肌	$L_{2\sim4}$	腰丛、股	髋关节屈曲	屈髋屈膝，检查者加阻力
股四头肌	$L_{2\sim4}$	股	膝部伸直	伸膝，检查者加阻力
股收肌	$L_{2\sim5}$	闭孔、坐骨	股部内收	仰卧、下肢伸直，两膝并拢，检查者分开之
股展肌	$L_4\sim S_1$	臀上	股部外展并内旋	仰卧，下肢伸直，两膝外展，检查者加阻力
股二头肌	$L_4\sim S_2$	坐骨	膝部屈曲	俯卧，维持膝部屈曲，检查者加阻力
臀大肌	$L_5\sim S_2$	臀下	髋部伸直并外旋	仰卧，膝部屈曲90°，将膝部抬起，检查者加阻力
胫前肌	$L_{4\sim5}$	腓深	足部背屈	足部背屈，检查者加阻力
腓肠肌	$L_5\sim S_2$	胫	足部跖屈	膝部伸直，跖屈足部，检查者加阻力
拇伸肌	$L_4\sim S_1$	腓深	拇趾伸直和足部背屈	拇趾背屈，检查者加阻力
拇屈肌	$L_5\sim S_2$	胫	拇趾跖屈	拇趾跖屈，检查者加阻力
趾伸肌	$L_4\sim S_1$	腓深	足2～5趾背屈	伸直拇趾，检查者加阻力
趾屈肌	$L_5\sim S_2$	胫	足趾跖屈	跖屈足趾，检查者加阻力

6. 常用的轻瘫检查法

（1）上肢平伸试验：患者手心向下，平伸上肢，数分钟后轻瘫侧上肢逐渐下垂而低于健侧，同时轻瘫侧自然旋前，掌心向外，故亦称手旋前试验。

（2）Barre 分指试验：患者两手相对，伸直五指并分开，数秒钟后轻瘫侧手指逐渐并拢和屈曲。

（3）轻偏瘫侧小指征：手心向下，双上肢平举，轻瘫侧小指轻度外展。

（4）Jackson 征：患者仰卧，两腿伸直，轻瘫侧下肢呈外展外旋位。

（5）下肢轻瘫试验：患者仰卧，将两下肢膝、髋关节均屈曲成直角，数秒钟后轻瘫侧下肢逐渐下落。

（四）不自主运动

是否存在不自主的异常动作，如震颤（静止性、姿势性、动作性）、舞蹈样动作、肌束颤动、肌阵挛、颤搐、手足徐动等，注意出现的部位、范围、规律、程度，其与情绪、动作、饮酒、寒冷等的关系，注意询问家族史和遗传史。

（五）共济运动

观察日常活动，如吃饭、取物、书写、穿衣、系扣、讲话、站立及步态等，因瘫痪、不自主动作和肌张力增高也可导致随意动作障碍，故应先予排除然后检查。

1. 指鼻试验　患者上肢伸直，用食指指尖以不同速度和方向反复触及自己的鼻尖，比较睁眼闭眼，比较左右两侧，共济运动障碍时，动作笨拙，越接近目标时，动作越迟缓及/或手指出现动作性震颤（意向性震颤），指鼻不准，常超过目标或未及目标即停止（辨距不良）。感觉性共济失调者睁眼做此试验时正常或仅有轻微障碍，闭眼时则明显异常。

2. 对指试验　患者上肢向前伸直，用食指指尖指向检查者伸出的食指，进行睁眼、闭眼对比，左右两侧对比。正常人睁眼、闭眼相差不超过 2～5cm，小脑性共济失调者病侧上肢常向病侧偏斜；感觉性共济失调者睁眼时尚可，闭眼时偏斜较大，但无固定的偏斜方向；前庭性共济失调者两侧上肢均向病侧偏斜。

3. 快复轮替试验　嘱患者反复做快速的重复性动作，如前臂的内旋和外旋，或足趾反复叩击地面，或一侧手掌、手背快速交替连续拍打对侧手掌等。共济失调者动作不协调、笨拙、快慢不一，称快复轮替运动不能。

4. 跟－膝－胫试验　分 3 个步骤完成该试验：仰卧，伸直抬起一侧下肢；然后将足跟置于对侧下肢的膝盖下方；接着足跟沿胫骨前缘直线下移。小脑性共济失调者抬腿触膝时出现辨距不良（意向性震颤），向下移时常摇晃不稳；感觉性共济失调者闭眼时常难以寻到膝盖。

5. 反跳试验　患者用力屈肘，检查者用力握其腕部使其伸直，然后突然松手。小脑性共济失调者因不能正常控制拮抗肌和主动肌的收缩时限和幅度，使拮抗肌的拮抗作用减弱，在突然松手时，屈曲的前臂可反击到自己的身体，称反跳试验阳性。

6. 闭目难立（Romberg）征　平衡性共济失调的检查方法，患者双足并拢站立，双手向前平伸，然后闭目。共济失调者摇摆不稳或倾斜。有临床意义。

（1）后索病变：睁眼站立较稳，闭眼时不稳，即通常的 Romberg 征阳性。

（2）小脑病变：睁眼闭眼均不稳，闭眼更明显，蚓部病变时易向后倾倒，小脑半球病变向病侧倾倒。

（3）前庭迷路病变：闭眼后身体不立即摇晃或倾倒，经过一段时间后出现身体摇晃，身体多两侧倾倒，摇晃的程度逐渐加强。

7. 无撑坐起试验　仰卧，不用手臂支撑而试行坐起时，正常人躯干屈曲同时下肢下压；小脑性共济失调者髋部和躯干同时屈曲，双下肢抬离床面，坐起困难，称联合屈曲征。

（六）姿势及步态

1. 痉挛性偏瘫步态

（1）特征：病侧上肢旋前、内收，肘、腕、指关节屈曲，下肢伸直、外旋，足尖着地，行走时病侧上肢的协同摆动动作消失，病侧骨盆抬高，呈向外的划圈样步态。

（2）常见疾病：急性脑血管病后遗症。

2. 痉挛性截瘫步态

（1）特征：肌张力增高，引起双下肢强直内收，行走时呈交叉到对侧的剪刀样步态。

（2）常见疾病：双侧锥体束损害和脑性瘫痪等。

3. 慌张步态

（1）特征：行走时起步及止步困难，步伐细小，双足擦地而行，碎步前冲，躯干僵硬前倾，双上肢协同摆动动作消失。

（2）常见疾病：帕金森综合征或帕金森病。

4. 醉酒步态

（1）特征：步态蹒跚、前后倾斜、摇晃，似乎随时失去平衡而跌倒。

（2）常见疾病：酒精中毒或巴比妥类中毒。醉酒步态与小脑性步态的区别：醉酒严重者行走时向许多不同方向摇晃，极少或根本不能通过视觉来纠正其蹒跚步态，小脑性或感觉性共济失调者可通过视觉来纠正其步态。醉酒者可在短距离的狭窄基底平面上行走并保持平衡。

5. 小脑性步态

（1）特征：行走时双腿分开较宽，走直线困难，左右摇晃，常向病侧方倾斜，状如醉汉，易与醉酒步态混淆，但绝非醉酒步态。

（2）常见疾病：小脑性共济失调如多发性硬化、小脑肿瘤（如成神经管细胞瘤累及蚓部的病变）、脑卒中及遗传性小脑性共济失调、橄榄－桥脑－小脑萎缩、迟发性小脑皮质萎缩症等。

6. 感觉性共济失调步态

（1）特征：表现为踏步即下肢动作粗大沉重，高抬足而后突然抛出，足跟坚实地打在地面上，可听到踏地声，长短高低不规则的步伐，闭目时或黑夜里行走更明显，甚至依靠拐杖支撑着体重。

（2）常见疾病：见于累及脊髓后索的疾病，如脊髓亚急性联合变性、脊髓结核、多发性硬化、Friedreich共济失调、脊髓压迫症（如脑脊膜瘤和强直性椎关节炎等）。

7. 跨阈步态

（1）特征：足下垂，行走时高抬患肢，如跨越门槛样，患者平衡不失调，但常被脚下的小物体绊倒。

（2）常见疾病：腓总神经麻痹、腓骨肌萎缩症、慢性获得性轴索神经病、进行性脊肌萎缩症和脊髓灰质炎等。

8. 肌病步态

（1）特征：行走时臀部左右摇摆，故称摇摆步态或鸭步。

（2）常见疾病：进行性肌营养不良因盆带肌无力而致脊柱前凸。

9. 癔病步态

（1）特征：奇形怪状的步态，下肢肌力正常，但步态蹒跚，或摇摆步态，似欲跌倒而罕有跌倒自伤者。

（2）常见疾病：心因性疾病如癔症等。

四、感觉系统检查

（一）浅感觉检查

1. 痛觉　使用叩诊锤的针尖或大头针轻刺皮肤，询问有无疼痛感觉。

2. 温度觉　使用玻璃试管分别装热水（40~50℃）和冷水（0~10℃），交替接触患者皮肤，让其辨出冷、热感觉。

3. 触觉　使用软纸片或棉签轻触皮肤，询问有无感觉。

（二）深感觉检查

1. 运动觉　嘱患者闭目，检查者的手指夹住患者手指或足趾两侧，上下活动，让患者辨别出移动的方向。

2. 位置觉　嘱患者闭目，检查者将其肢体摆成某一姿势，请患者描述该姿势或用对侧肢体模仿。

3. 振动觉　将振动的128Hz音叉柄置于骨隆起处如手指、尺骨茎突、鹰嘴、锁骨、脊椎棘突、髂前上棘、内外踝、胫骨等处，询问并两侧对比有无振动感和持续时间。

（三）复合感觉（皮质感觉）检查

1. 定位觉　患者闭目，用手指或棉签轻触患者皮肤后，请患者指出受触的部位，正常误差手部<3.5mm，躯干部<1cm。

2. 两点辨别觉　患者闭目，使用分开一定距离的叩诊锤的两尖端或钝角双角规接触其皮肤，如感觉为两点，则缩小其间距，直至感觉为一点为止、两点须用力相等，同时刺激；正常时指尖为2~8mm，手背为2~3cm，躯干为6~7cm。

3. 图形觉　患者闭目，用钝针在患者皮肤上画出圆形或三角形、或写出1、2、3等数字，请患者辨出，亦应双侧对照进行。

4. 实体觉　患者闭目，令其用单手触摸常用物品如钥匙、钢笔、纽扣、硬币等，说出物品形状和名称，亦需两手比较。

五、反射检查

反射检查包括深反射、浅反射、阵挛和病理反射等。

（一）深反射

1. 肱二头肌反射

神经支配：反射中心为 $C_{5~6}$，经肌皮神经传导。

检查方法：患者肘部屈曲约成直角，检查者右手持叩诊锤叩击置于肘部肱二头肌腱上的左拇指甲或左中指指甲，出现因肱二头肌收缩引起的屈肘动作。

2. 肱三头肌反射

神经支配：反射中心为 $C_{6\sim7}$，经桡神经传导。

检查方法：患者上臂外展，肘部半屈，检查者用左手托持患者前臂，右手持叩诊锤叩击鹰嘴上方的肱三头肌腱，反射为肱三头肌收缩而致前臂伸直。

3. 桡反射

神经支配：反射中心为 $C_{5\sim6}$，经桡神经传导。

检查方法：患者肘部半屈，前臂半旋前，检查者持叩诊锤叩击其桡骨下端，反射为肱桡肌收缩引起肘部屈曲、前臂旋前。

4. 膝反射

神经支配：反射中心为 $L_{2\sim4}$，经股神经传导。

检查方法：患者坐位，小腿自然放松下垂与大腿成90°；卧位检查时，检查者左手托起两膝关节使小腿与大腿成120°，用叩诊锤叩击髌骨上的股四头肌腱，表现为股四头肌收缩引起膝关节伸直、小腿突然前伸。

5. 踝反射

神经支配：反射中心为 $S_{1\sim2}$，经胫神经传导。

检查方法：患者仰卧位或俯卧位时，膝部屈曲约90°，检查者用左手使其足部背屈约90°，叩击跟健；或让患者跪于床边，使足悬于床外，叩击跟健，反射为腓肠肌和比目鱼肌收缩而致足跖屈。

6. 阵挛　腱反射极度亢进时出现。

（1）髌阵挛：检查方法：仰卧，下肢伸直，检查者用手指捏住患者髌骨上缘，突然和持续向下推动，引起髌骨连续交替性上下颤动。

（2）踝阵挛：检查方法：检查者用左手托住患者腘窝，以右手握其足前部，突然使足背屈并维持此状态，引起足跟腱发生节律性收缩，足部呈现交替性屈伸动作。

7. 霍夫曼征

神经支配：反射中心为 $C_7 \sim T_1$，经正中神经传导。检查方法：患者手指微屈，检查者左手握患者腕部，右手食指和中指夹住其中指，以拇指快速地向下拨动其中指甲，阳性反应为拇指屈曲内收，其他指屈曲。

该征与 Rossolimo 征过去认为是病理反射，目前亦可认为是牵张反射，是腱反射亢进的表现，腱反射活跃的正常人可出现。

8. 罗索利毛征

神经支配：反射中心为 $C_7 \sim T_1$，经正中神经传导。

检查方法：患者手指微屈，检查者左手握患者腕部，用右手指快速向上弹拨其中间 3 个手指的指尖，阳性反应同 Hoffmann 征。

（二）浅反射

为刺激黏膜、皮肤、角膜引起肌肉快速收缩反应。咽反射、软腭反射和角膜反射参见脑神经检查。

1. 腹壁反射

神经支配：反射中心为 $T_{7\sim12}$。传导神经是肋间神经。

检查方法：患者仰卧，屈曲双下肢使腹肌松弛，使用竹签、钝针或叩诊锤尖端分别由外向内轻划两侧腹壁皮肤，引起一侧腹肌收缩，脐孔向该侧偏移，上腹壁反射（$T_{11~12}$）沿肋弓下缘、中腹壁反射（$T_{9~10}$）系沿脐孔水平、下腹壁反射（$T_{11~12}$）沿腹股沟上的平行方向轻划。肥胖患者或经产妇可引不出。

2. 提睾反射

神经支配：反射中心为 $L_{1~2}$，传导神经是生殖股神经。

检查方法：使用钝针自上向下轻划大腿内侧皮肤，正常时该侧提睾肌收缩，睾丸上提。年老或体衰者可消失。

3. 跖反射

神经支配：反射中心为 $S_{1~2}$，传导神经是胫神经。

检查方法：患者下肢伸直，检查者用钝器轻划足底外侧，由足跟向前至小趾根部足掌时转向内侧，此时各足跖屈。

4. 肛门反射

神经支配：反射中心为 $S_{4~5}$，传导神经是肛尾神经。

检查方法：用钝器轻划肛门附近皮肤，引起肛门外括约肌收缩。

（三）病理反射

1. 巴彬斯基（Babinski）征

检查方法：同跖反射，阳性反应为拇趾背屈，有时可见其他足趾呈扇形展开。它是最经典的病理反射。

临床意义：锥体束损害。

2. Babinski 等位征　阳性反应均为拇趾背屈，包括以下。

（1）Haddock 征：由外踝下方向前划至足背外侧。

（2）Oppenheim 征：用拇指和食指自上而下用力沿胫骨前缘下滑。

（3）Gordon 征：用手挤压腓肠肌。

（4）Schaeffer 征：用手挤压跟腱。

（5）Gonda 征：向下紧压第 4、第 5 足趾，数分钟后突然放松。

（6）Pussep 征：轻划足背外侧缘。

3. 强握反射

检查方法：检查者用手指触摸患者手掌时，患者立即强直性地握住检查者的手指。

临床意义：新生儿为正常反射，成人为对侧额叶运动前区病变。

4. 脊髓自主反射　包括三短反射、总体反射。

（1）三短反射：当脊髓横贯性病变时，针刺病变平面以下的皮肤导致单侧或双侧髋、膝、踝部屈曲称三短反射。

（2）总体反射：脊髓横贯性病变时，针刺病变平面以下的皮肤引起双侧下肢屈曲并伴有腹肌收缩，膀胱和直肠排空，以及病变以下竖毛、出汗、皮肤发红等称为总体反射。

六、自主神经功能检查

（一）一般观察

1. 皮肤黏膜　色泽如潮红、苍白、发绀、有无色素沉着、红斑等，质地如脱屑、光滑、变硬、变薄、增厚、潮湿、干燥等，温度如发凉、发热，有无溃疡、水肿和褥疮等。

2. 毛发和指甲　少毛、多毛、局部脱毛、指或趾甲变形松脆等。

3. 出汗　局部或全身出汗过少、过多和无汗等。

（二）内脏及括约肌功能

注意有无胃下垂，胃肠功能如便秘、腹胀等；排尿、排便障碍及其性质如排尿困难、尿急、尿频、尿失禁、尿潴留等，下腹部膀胱区膨胀程度。

（三）自主神经反射

（1）竖毛试验：搔划或寒冷刺激皮肤，引起交感神经支配的竖毛肌收缩，局部出现毛囊处隆起，状如鸡皮的竖毛反应，并向周围逐渐扩散，至脊髓横贯性损害平面处停止，刺激后 7～10s 反射最明显，以后逐渐消失。

（2）皮肤划纹试验：在胸腹壁两侧皮肤上使用竹签适度加压划一条线，数秒钟后出现白线条，稍后变为红条纹，为正常反应；交感神经兴奋性增高则划线后白线条持续较久；副交感神经兴奋性增高或交感神经麻痹则红条纹持续较久且明显增宽，甚至隆起。

（3）卧立位实验：分别数直立位和平卧位的 1min 脉搏，如平卧至直立位每分钟脉率加快超过 10～12 次，或直立变为卧位每分钟脉率减少超过 10～12 次，提示自主神经兴奋性增高。

（4）发汗试验（碘淀粉法）：少用。

（5）眼心反射及颈动脉窦反射：参见脑神经检查。

（孙　同）

第三节　常用辅助检查方法

一、脑脊液检查

脑脊液（CSF）是无色透明液体，存在于脑室和蛛网膜下隙内，主要由侧脑室脉络丛分泌，经室间孔进入第三脑室、中脑导水管、第四脑室，最后经第四脑室的中间孔和两个侧孔，流到脑和脊髓表面的蛛网膜下隙和脑池。大部分 CSF 经脑穹隆面的蛛网膜颗粒吸收至上矢状窦，小部分经脊神经根间隙吸收。

成人 CSF 总量为 110～200ml，平均 130ml，生成速度为 0.35ml/min，每天约生成 500ml。即人体的 CSF 每天可更新 3～4 次。在急性或慢性炎症、脑水肿和脉络丛乳头瘤时，CSF 分泌明显增多，可达到 5 000～6 000mL/d。正常情况下血液中的各种化学成分有选择性地进入 CSF 中，此功能称为血脑屏障（BBB）。在病理情况下，BBB 破坏和其通透性增高可使 CSF 成分发生改变。通常经腰椎穿刺取 CSF 了解病变情况；特殊情况下也可行小脑延髓池穿刺或侧脑室穿刺；诊断性穿刺还可注入显影剂和空气等进行造影，以观察脊髓蛛网膜下隙、脑蛛网膜下隙和脑室系统的结构情况；治疗性穿刺主要是注入药物等。在神经系统疾病诊断、鉴别诊断及治疗中具有重要意义。

（一）腰椎穿刺

1. 适应证

（1）中枢神经系统炎症：①脑膜炎、脑炎、脱髓鞘疾病、脑膜癌、中枢神经系统血管炎及颅内转移瘤的诊断和鉴别诊断。②脑血管疾病：如脑出血、脑栓塞、蛛网膜下隙出血，特别是怀疑蛛网膜下隙出血而头颅 CT 尚不能证实时，以观察 CSF 鉴别病变为出血性或缺血性。③颅耻损伤：经腰穿做脊髓液动力学检查了解颅压，便于对脊髓病变和多发性神经根病变做出诊断及鉴别诊断。④了解蛛网膜下隙有无阻塞。

（2）还用于脊髓造影或气脑造影、腰椎麻醉或鞘内注射药物及减压引流治疗等。

2. 禁忌证

（1）颅内压升高并有明显的视神经乳头水肿者。

（2）怀疑后颅窝有占位性病变者（如肿瘤），有脑干症状或已有早期脑疝迹象者，腰椎穿刺易促使或加重脑疝形成，引起呼吸骤停甚至死亡。

（3）穿刺部位有化脓性感染或脊椎结核者，穿刺易将感染带入中枢神经系统。

（4）脊髓压迫症的脊髓功能已处于即将丧失的临界状态者，病情危重、衰竭或处于休克、濒于休克期者，开放性颅脑损伤或有 CSF 漏者。

（5）血液系统疾病出血倾向者、使用肝素等药物导致的出血倾向者，以及血小板 $< 5 \times 10^4$ 个/mm^3 者。

3. 操作方法

（1）腰椎穿刺除作气脑或脊髓空气造影时采取坐位外，一般均采用侧卧位。

（2）患者侧卧在平坦的硬板床上或检查台上，背部与床板垂直，头向前胸屈曲，两手抱膝，使其紧贴腹部或由助手在术者对面一手挽住患者的头部；另一手挽住两下肢腘窝处并抱紧使脊柱尽量后突以增宽脊柱间隙，便于进针。

（3）确定穿刺点，两髂后上棘的连线与后正中线的交会处为最适宜（约为第 3～4 腰椎棘突间隙，有时还可以在上一或下一腰椎间隙进行）。

（4）用 3% 碘酊或 75% 酒精常规消毒局部皮肤，戴手套、铺消毒洞巾，用 1%～2% 普鲁卡因自皮下到椎间韧带作局部麻醉；待麻醉生效后，用左手固定穿刺点皮肤，右手持穿刺针，于穿刺点刺入皮下，使针体垂直于脊柱或略向头端倾斜，慢慢刺入（进针深度成年人为 4～5cm，儿童为 2～3cm），当针头穿过韧带与硬脑膜时感到阻力突然降低或消失（落空感），转动针尾缓慢抽出针芯，可见 CSF 流出。若无 CSF 流出可缓慢将针退出少许，略加调节深度即可见 CSF 流出。个别患者因压力过低需用针筒轻轻抽吸一下才有 CSF 流出。

（5）穿刺成功后，要求患者双下肢半屈曲，头略伸、全身放松、平静呼吸，抽出针芯，接上测压玻璃管即可看到液面慢慢上升，到一定平面后液面不再上升且随呼吸，脉搏有微小波动，此时玻璃刻度读数即为 CSF 压力数。正常侧卧位 CSF 压力为 0.79～1.77kPa（80～180mmH$_2$O）或每分钟为 40～50 滴。测压后如压力不高可移去测压管慢慢放出并收集 CSF 标本 2～5ml 分别装入两试管中送检。如需作培养时应用无菌操作法留标本，若要了解蛛网膜下隙有无阻塞，可做动力试验。

（6）术毕将针芯插入，拔出穿刺针。局部用拇指稍加按压防止出血，覆盖消毒纱布并用胶布固定。

（7）术后要求患者去枕平卧 4～6h 以免引起术后头痛。

4. 注意事项

（1）针头刺入皮下组织后进针要缓慢，以免用力过猛时刺伤马尾神经或血管，以致产生下肢疼痛或使 CSF 混入血液影响结果的判断。如系外伤出血，须待 5~7d 后才能重复检查（过早 CSF 中仍可有陈旧性血液成分）。

（2）穿刺时如患者出现呼吸、脉搏、面色异常等症状应立即停止手术，并作相应处理。

（3）鞘内给药时，应先放出同量 CSF，然后再注入药物。做气脑检查时先缓慢放液 10ml，并注入滤过空气 10ml，如此反复进行达所需要量时再行摄片。

5. 并发症　最常见为腰穿后低颅压头痛，可持续 2~8d。头痛以额、枕部为著，可伴有颈部、后背及腰部痛，咳嗽、喷嚏或站立时症状加重，严重者还可伴有恶心、呕吐和耳鸣，平卧位可使头痛减轻，应大量饮水，必要时可静脉输入生理盐水。

（二）常规检查

1. 压力

（1）常规压力测定：通常用测压管进行检查。侧卧位的正常压力为 0.79~1.77kPa（80~180mmH_2O），坐位为 3.43~4.41kPa（350~450mmH_2O）。每次放出 CSF 0.5~1ml，压力降低约 0.98kPa（10mmH_2O）。侧卧位 >1.96kPa（200mmH_2O）提示颅内压增高［极度肥胖者压力 > 2.16kPa（220mmH_2O）为增高］。CSF 压力测定应包括初压（取 CSF 之前）和终压（取 CSF 之后）。

（2）压颈试验：试验前应先做压腹试验，用手掌深压腹部，CSF 压力迅速上升，解除压迫后，压力迅速下降，说明穿刺针头确实在椎管内。压颈试验可分指压法和压力计法，指压法是用手指压迫颈静脉然后迅速放松，观察其压力的变化。压力计法是将血压计气带轻缚于患者的颈部，测定初压后，可迅速充气至 2.7kPa（20mmHg），5.3kPa（40mmHg）和 8.0kPa（60mmHg），记录 CSF 压力变化直至压力不再上升为止，然后迅速放气，记录 CSF 压力至不再下降为止。正常情况下，在测定初压后，助手压迫一侧颈静脉约 10 秒钟 GSF 压力即可迅速上升 1 倍左右（0.98~1.96kPa）。解除压颈后 10~20s 压力迅速下降至初压水平。如在穿刺部位以上有椎管梗阻，压颈时压力不上升（完全梗阻）或上升、下降缓慢（部分梗阻）称为履颈试验阳性。如压迫一侧颈静脉，CSF 压力不上升，但压迫对侧上升正常，表示压迫试验阴性，常提示该梗阻侧的横窦闭塞。如横窦内血栓形成或脑出血，有颅内压升高或怀疑后颅窝肿瘤者，禁止行压颈试验，也不应再放 CSF，以免发生脑疝。

（3）临床意义：压力高可见于脑水肿、颅内占位性病变、感染、急性脑卒中、静脉窦血栓形成、良性颅内压增高，也可见于心衰、肺功能不全及肝昏迷等。压力低主要见于低颅压、脱水、脊髓蛛网膜下隙梗阻、CSF 漏等。

2. 性状　正常 CSF 是无色透明的液体，如 CSF 为血性或粉红色，可用三管试验法鉴别，用三管连续接取 CSF，前后各管为均匀一致的血色为新鲜出血，可见于蛛网膜下隙出血、脑室及其附近出血、肿瘤出血、外伤等。前后各管的颜色依次变淡可能为穿刺损伤出血；血性 CSF 离心后颜色变为无色，可能为新鲜出血或副损伤；如液体为黄色提示为陈旧性出血 CSF 如云雾状，通常是由于细菌感染引起细胞数增多所致，见于各种化脓性脑膜炎，严重可如米汤样；CSF 放置后有纤维蛋白膜形成，见于结核性脑膜炎，此现象称为蛛网膜样凝固。CSF 呈黄色，离体后不久自动凝固如胶样称为弗洛因综合征：CSF 同时具有黄变症、胶样凝固及蛋白细胞分离现象 3 种特征时称为 Froin – Nome 综合征，是因 CSF 蛋白质过多所致，常见于椎管梗阻、脊髓肿瘤等。

3. 显微镜检查 正常 CSF 白细胞数为 $0 \sim 5$ 个/mm³, 多位单核细胞。白细胞增多见于脑脊髓膜和脑实质的炎性病生, 结核性、真菌性及病毒性脑膜炎等以单核细胞增加为上, 化脓性脑膜炎则以多核细胞增多为主, 中枢神经系寄生虫病以嗜酸细胞为主。涂片检查如发现致病的细菌、真菌及脱落的瘤细胞等, 有助于病原的诊断。

4. Pandy 试验 CSF 定性试验方法: 利用 CSF 中球蛋白能与饱和苯酚结合形成不溶性蛋白盐的原理, 球蛋白含量越高、阳性反应越明显, 通常作为蛋白定性的参考试验, 正常情况下 (Pandy) 蛋白定性试验阴性, 偶可出现假阳性反应。

（三）生化检查

1. 蛋白质 正常人 CSF 蛋白质含量为 $0.15 \sim 0.45 g/L$ $（15 \sim 45 mg/dl）$, 脑池液为 $0.1 \sim 0.25 g/L$ $（10 \sim 25 mg/dl）$, 脑室液为 $0.05 \sim 0.15 g/L$ $（5 \sim 15 mg/dl）$。蛋白质包含白蛋白及球蛋白, 蛋白质增高见于中枢神经系统感染、脑肿瘤、脑出血、脊髓压迫症、吉兰 - 巴雷综合征、听神经瘤、糖尿病性神经根神经病、黏液性水肿和全身性感染等。蛋白质降低 $（< 0.15 g/L）$ 见于腰穿或硬膜损伤引起 CSF 丢失, 身体极度虚弱和营养不良者。

2. 糖 CSF 糖含量取决于血糖的水平、血脑屏障的渗透性和 CSF 中糖的酶解程度。正常价为 $2.5 \sim 4.4 mmol/L$ $（50 \sim 75 mg/dl）$, 为血糖的 $50\% \sim 70\%$。糖增高可见于糖尿病、糖尿病昏迷、脊髓前角灰质炎, 癫痫时也有增高。通常 CSF 中糖 $< 2.25 mmol/L$ $（45 mg/dl）$ 为异常。糖明显减少见于化脓性脑膜炎, 轻至中度减少见于结核性脑膜炎、真菌性脑膜炎 (特别是隐球菌性脑膜炎)、脑膜癌病。

3. 氯化物 CSF 中氯化物的含量取决于血氯浓度、血液酸碱度和 pH 值; 正常 CSF 含氯化物 $120 \sim 130 mmol/L$ $（700 \sim 750 mg/dl）$, 较血氯水平高。细菌性和真菌性脑膜炎均可使氯化物含量减低, 尤以结核性脑膜炎最为明显。还可见于全身性疾病引起的电解质紊乱、低氯血症、肾上腺皮质功能不足等。氯化物增高见于病毒性脑炎、脑脊髓炎、高氯血症和尿毒症。

（四）特殊检查

1. 细胞学检查 通常采用玻片离心法。取 $1 \sim 2 ml$ 的 CSF, 经细胞离心沉淀仪使细胞沉淀在带滤纸孔的玻片上, 干燥后以 Wright - Giemsa (瑞 - 姬) 染色镜检。该法克服了 CSF 细胞数少和易破坏等困难, 可进行细胞分类和发现肿瘤细胞、细菌和真菌等。CNS 化脓性感染可见中性粒细胞增多; 病毒性感染可见淋巴细胞增多; 结核性脑膜炎呈混合性细胞反应。蛛网膜下隙出血早无菌性炎性反应和红细胞引起的单核吞噬细胞反应, $4 \sim 5d$ 后出现含有含铁血黄素的巨噬细胞, 后者在出血后数周甚至数月仍可能查到, 可推算出血时间和有无内出血。

2. 蛋白电泳 CSF 蛋白电泳的正常值 (滤纸法): 前白蛋白 $2\% \sim 6\%$, 白蛋白 $44\% \sim 62\%$, 球蛋白 48% (α_1 球蛋白 $4\% \sim 8\%$, α_2 球蛋白 $5\% \sim 11\%$, β 球蛋白 $8\% \sim 13\%$, γ 球蛋白 $7\% \sim 18\%$), 电泳带的质和量分析对神经系统疾病的诊断有一定帮助。前白蛋白在神经系统炎症时降低, 在脑萎缩及中枢神经变性性疾病时升高。白蛋白减少多见于 γ 球蛋白增高, α 球蛋白升高主要见于中枢神经系统感染早期及急性炎症。α_1 与 α_2 球蛋白的比例倒置对严重的动脉硬化有诊断意义, 也可见于脑干及颈髓部的胶质瘤。β 球蛋白增高见于肌萎缩侧索硬化和退行性病变，β球蛋白降低见于脑与脊髓脑膜瘤等；γ球蛋白增高见于脱髓鞘疾病和中枢神经系统感染、多发性硬化、麻痹性痴呆、白质脑炎等。

3. 免疫球蛋白（Ig） 正常 CSF－Ig 含量极少，来源于血中通过血脑屏障透过和神经本身合成。IgG 为 10～40mg/L，IgA 为 1～6mg/L，IgM 含量极微。CSF－IgG 增高见于中枢神经系统炎性反应（细菌、病毒、螺旋体及真菌等感染），对多发性硬化、其他原因所致的脱髓鞘病变和中枢神经系统血管炎等诊断有所帮助；结核性脑膜炎和化脓性脑膜炎时 IgG 和 IgA 均上升，前者更明显，结核性脑膜炎时 IgM 也升高。乙型脑炎急性期 IgG 基本正常，恢复期 IgG、IgA、IgM 均轻度增高。CSF－IgG 指数及中枢神经细胞 24h 合成率的测定（正常值 3～9mg/24h）以及 CSF 寡克隆 IgG 带（OB）检测，作为中枢神经系统内自身合成的免疫球蛋白标志，在多发性硬化患者中 IgG 合成率增高，是多发性硬化重要的辅助诊断指标。

4. 酶 正常 CSF 中谷草转氨酶（GOT）、谷丙转氨酶（GPT）、乳酸脱氢酶（LDH）和肌酸磷酸激酶（CPK）明显低于血清中含量。谷草转氨酶（GOT）的正常值为 0～9U，乳酸脱氢酶（LDH）含量为 8～32U。在中枢神经系统疾病中，急性颅脑损伤、脑梗死、癫痫大发作、颅内肿瘤等 CSF 酶含量可升高，其活力相应增大。但酶的检查尚缺乏诊断的特异性，有待进一步研究。

二、神经影像学检查

（一）头颅平片和脊柱平片

1. 头颅平片 检查简便安全，患者无痛苦和任何不适。头颅平片包括正位和侧位、颅底、内听道、视神经孔、舌下神经孔及蝶鞍像等。头颅平片主要观察颅骨的厚度、密度及各部位结构，颅底的裂和孔，蝶鞍及颅内钙化斑等。目前很多适应头颅平片的检查已被 CT 和 MRI 等检查手段取代。

2. 脊柱平片 包括前后位、侧位和斜位。可观察脊柱的生理弯曲度，椎体结构有无发育异常，骨质有无破坏，骨折、脱位、变形和骨质增生等，以及椎弓根的形态、椎间孔和椎间隙的改变，椎板和脊突有无破坏或脊柱裂，椎旁有无软组织阴影和钙化等。

（二）脊髓造影和脊髓血管造影

1. 脊髓造影 将造影利碘苯酯或甲泛葡胺经腰穿注入蛛网膜下隙后，改变体位在 X 射线下观察其流动有无受阻，以及受阻的部位和形态，然后在病变部位摄片。脊髓碘水造影后也可行 CT 扫描，有助于诊断。

脊髓造影的适应证为脊髓压迫症，如脊髓肿瘤、椎间盘脱出、椎管狭窄、慢性粘连性蛛网膜炎等。但有炎症、出血者应延迟手术，椎管无阻塞者应慎重。

2. 脊髓血管造影 是将含碘的水溶性造影剂注入脊髓的动脉系统，显示脑血管形态、分布、位置的情况，了解颅内病变的位置、性质称为动脉造影，有助于诊断脊髓血管畸形、动脉瘤、血管闭塞和脊髓动静脉瘘等。

（三）数字减影血管造影

脑血管造影是应用含碘显影剂如泛影葡胺注入颈动脉或椎动脉内，然后在动脉期、毛细血管期和静脉期分别摄片。使其血管系统显影，借以了解血管本身及血管位置改变的情况作为颅内占位性病变的定位。目前脑血管造影已被数字减影血管造影（DSA）所取代，该技术是应用电子计算机程序将组织图像转变成数字信号输入并储存，然后经动脉或静脉注入造影剂，将所获得的第 2 次图像也输入计算机，然后进行减影处理，使充盈造影剂的血管图像保留下来，而骨骼、脑组织等影像均被减影除去，保留下的血管图像经过洱处理后转送到监视器上，得到清晰的血管影像。优点为简便快捷，血管影像清晰，并可作选择性拍片。

脑血管造影的方法通常采用股动脉或肱动脉插管法，可作全脑血管造影，观察脑血管的走行、有无移位、闭塞和血管畸形等。主要适应证是头颈部血管病变，如动脉瘤和血管畸形、闭塞，脑供血不足等，而且是其他检查方法所不能取代的。

（四）电子计算机体层扫描

1. CT 扫描及临床应用　电子计算机体层扫描（CT）是由英国设计成功，首先用于颅脑疾病的诊断，使神经影像学诊断进入了一个崭新的时期。CT 诊断的原理是利用各种组织对 X 射线的不同吸收系数，通过电子计算机处理，可显示不同平面的脑实质、脑室和脑池的形态及位置等图像；对 X 射线吸收高于脑实质则表现为增白的高密度阴影，如钙化和脑出血等；对 X 射线吸收低于脑实质则表现为灰黑色的低密度阴影，如坏死、水肿、囊肿及脓肿等。由于 CT 无创伤、无痛苦，简便迅速、分辨率高、图像清晰、解剖关系清楚、定位准确、敏感性较常规 X 射线检查提高 100 倍以上，可较确切地显示病变，已被广泛地用于各种神经疾病的诊断。

目前常规 CT 主要用于颅内血肿、脑外伤、脑出血、蛛网膜下隙出血、脑梗死、脑肿瘤、脑积水、脑萎缩、脑炎症性疾病及脑寄生虫病（如脑囊虫）等的诊断，还可以用于脊髓和脊柱的检查，了解脊髓和脊柱的病变。有些病变可通过静脉注射造影剂（甲泛葡胺或泛影葡胺）增强组织的密度，提高诊断的阳性率。

造影前应注意下列情况：

（1）造影前必须做碘过敏试验。

（2）造影后 30min 密切观察患者的反应，随时做好抢救。

（3）对有过敏史、肝肾损害、甲状腺病、急性胰腺炎、急性血栓性静脉炎、多发性骨质瘤、恶病质等病应注意。

（4）对高血压、动脉硬化、过敏体质者应慎重。

2. CT 血管造影　CT 血管造影（CTA）指静脉注射含碘造影剂后，利用螺旋 CT 或电子束 CT，在造影剂充盈受检血管的高峰期进行连续薄层体积扫描，然后经计算机对图像进行处理后，重建血管的立体影像。CTA 可清楚显示 Willis 动脉环，以及大脑前、中、后动脉及其主要分支，对闭塞性血管病变可提供重要的诊断依据。

（五）磁共振成像

磁共振成像（MRI）是临床的一项新的影像学检查技术，是诊断颅内和脊髓病变最重要的检查手段。

1. MRI 的基本原理　MRI 是利用人体内 H 质子在主磁场和射频场中被激发产生的共振信号经计算机放大、图像处理和重建后得到 MRI。MRI 检查时，患者被置于磁场中，接受一序列的脉冲后，打乱组织内的质子运动。脉冲停止后，质子的能级和相位恢复到激发前状态，这个过程称为弛豫、弛豫分为纵向弛豫（简称 T_1）和横向弛豫（简称 T_2）。CT 影像的黑白对比度足以人体组织密度对 X 射线的衰减系数为基础，而 MRI 的黑白对比度则来源于体内各种组织 MR 信号的差异。以 T_1 参数成像时，T_1 短的组织（如脂肪）产生强信号呈白色，而 T_1 长的组织（如体液）为低信号呈黑色；反之，T_2 参数成像时，T_1 长的组织（如体液）信号强呈白色，而 T_2 短的组织（脑白质）信号较弱呈灰黑色。空气和骨皮质无论在 T_1 或 T_2 加权图像上均为黑色。T_1 图像可清晰显示解剖细节，T_2 图像有利于显示病变。液体、肿瘤、梗死病灶和炎症在 T_1 加权像上呈低信号，在 T_2 加权像上则为极易识别的高信号：而心腔和大血管由于血流极快，使发出脉冲至接收信号时，被激发的血液已从原部位流走，信号不复存在，因此，心腔及大血管在 T_1 和 T_2 加权图像上均呈黑色，此现象称流空效应。

2. MRI 的优势及临床应用

（1）与 CT 比较，MRI 能提供多方位和多层面的解剖学信息，图像清晰度高，对人体无放射性损害；且不出现颅骨的伪影，可清楚地显示脑干及后颅窝病变。MRI 通过显示冠状、矢状和横轴三位像，可清晰地观察病变的形态、位置、大小及其与周围组织结构的关系；尤其在神经系统更为突出。对脑灰质与脑白质可以产生更明显的对比度，因此常用于诊断脱髓鞘疾病、脑变性疾病和脑白质病变等；通过波谱分析还可提供病变组织的代谢功能及生化方面的信息。

（2）在神经系统疾病的诊断方面，MRI 主要应用于脑血管疾病，脱髓鞘疾病、脑白质病变、脑肿瘤、脑萎缩、颅脑先天发育畸形、颅脑外伤、各种原因所致的颅内感染及脑变性病等；MRI 显示脊髓病变更为优越，对脊髓病变的诊断的诊断具有明显优势，如用于脊髓肿瘤、脊髓空洞症、椎间盘脱出、脊椎转移瘤和脓肿等的诊断。

（3）顺磁性造影剂钆（DTPA）通过改变氢质子的磁性作用，改变其弛豫时间而获得高 MR 信号，产生有效的对比作用，以此增加对肿瘤和炎症诊断的敏感性，为肿瘤的于术和放射治疗范围的确定提供重要信息；DTPA 剂量一般为 0.1mmol/kg，静脉注射后即刻至 1h 内可见明显的增强效果。

（4）必须注意：体内有金属置入物如义齿、脑动脉瘤手术放置银夹以及安装心脏起搏器的患者均不能使用 MRI 检查。对于急性颅脑损伤、颅骨骨折、钙化病灶、出血性病变急性期等 MRI 检查不如 CT。

3. 磁共振成像血管造影　磁共振成像血管造影（MRA）是利用血液中运动质子为内在流动的标记物，使血管与周围组织形成对比，经计算机处理后显示血管形态及血流特征的一种磁共振成像技术。

MRA 优点：不需插管、方便省时、无放射损伤及无创性，可显示成像范围内所有血管，也可显示侧支血管。

MRA 缺点：其分辨率不适宜大范围检查，信号变化复杂，易产生伪影。临床主要用于颅内动脉瘤、脑血管畸形、大血管闭塞性疾病和静脉窦闭塞等。

三、神经电生理检查

（一）脑电图

脑电图（EEG）是脑生物电活动的检查技术，所记录的节律性脑电活动是大脑皮质锥体细胞及其顶树突突触后电位同步综合而成，并且由丘脑中线部位的非特异性核（中央内侧核、中央中核等）起调节起前作用。通过测定自发的有节律的生物电活动以了解脑功能状态。

1. 检测方法 电极安放采用国际 10~20 系统，参考电极通常置于双耳垂；电极可采用单极和双极的连接方法。开颅手术时电极可直接置于暴露的大脑皮质表面，也可将电极插入颞叶内侧的海马及杏仁核等较深部位。进行脑电图检查时，还可以通过一些特殊的手段诱发不明显的异常电活动，最常用的方法如睁闭眼、过度换气、闪光刺激，睡眠诱发等，还有戊四氮或贝美格静脉注射等。

2. 正常脑电图

（1）正常成人脑电图：正常人大脑发放的基本节律为 α 波及 β 波，其波幅、波形及频率两侧均对称，频率恒定不变。在清醒、安静和闭眼放松状态下，脑电的 α 节律为 8~12Hz，波幅 20~100μV，主要分布在枕部和顶部；β 节律为 13~25Hz，波幅为 5~20μV，主要分布在额叶和颞叶；部分正常人在两半球前部可见少量 4~7Hz 的 θ 波；频率 4Hz 以下为 δ 波，清醒状态下几乎没有，但入睡可出现，而且由浅入深逐渐增多、时间延长、两侧对称；8Hz 以下的波均为慢波。

正常成人脑电图可分为以下 4 型：①α 型脑电图：除两半球前部外，脑电活动以。节律为主，频率两侧对称。②β 型脑电图：以 β 波为主，两半球后部有 β 节律，睁眼时变为不明显，闭眼后又恢复出现时为快 α 节律。③低电压脑电图：脑电活动的波幅偏低似乎呈低平的曲线：在睁闭眼后或深呼吸时可出现短程的 α 节律。④不规则脑电图：脑电活动的 α 波频率不规则，调幅不明显，前部可有 θ 波。

（2）儿童脑电图：与成人不同，儿童的脑电图以慢波为主，随着年龄增加，慢波逐渐减少，而 θ 波逐渐增多，但节律仍然很不稳定。14~18 岁时枕部 α 节律的波幅变得低，而调幅更好，额部的 θ 波变低，且有 β 波出现。

（3）睡眠脑电图：根据眼球运动可分为：①非快速眼动相或慢波相：第 1 期困倦期，α 节律消失，被低波幅慢波取代；在顶部可出现短暂的高波幅、双侧对称的负相波称为"V"波。往往不规则地反复出现，但很少超过 2Hz。第 2 期浅睡期，出现睡眠纺锤波（12~14Hz），两半球同步出现，中央区最明显，极相也相同，时程较长。第 3、4 期深睡期，广泛分布的高波幅 75μV 以上；慢波 2Hz 以下。②快速眼动相：出现低电压、去同步、快波型脑电，快速眼球活动、肌电活动减少及混合频率的电活动。

3. 常见的异常脑电图

（1）弥漫性慢波：背景活动为弥漫性慢波，是最常见的异常表现，无特异性。可见于各种原因所致的弥漫性脑病、缺氧性脑病、中枢神经系统变性病及脱髓鞘性脑病等。

（2）局灶性慢波：是局灶性脑实质功能障碍所致。见于局灶性癫痫、脑脓肿，局灶性硬膜下或硬膜外血肿等。

（3）三相波：一般为中至高波幅、频率为 1.3~2.6Hz 的负–正–负波或正–负–正波。主要见于肝性脑病和其他中毒代谢性脑病。

（4）癫痫样放电：包括棘波、尖波、棘–慢波综合、多棘波、尖–慢波综合及多棘–慢波综合等。棘波指从开始到结束的时程或波宽为 20~70ms 的一种放电，可单、双或三相，以双相为多，主要为负相。尖波是指时程为 70~200ms 可达 300ms，电位相以双相负相，上升相较陡、下降相较缓慢。50% 以上患者发作间期也可见到有异常的电活动统称癫痫样放电，特点是基本电活动的背景上突然发生的高波幅的电活动或突然发生的易于与基本电活动相区别的高幅放电。放电的不同类型通常提示不同的癫痫综合征，如多棘波和多棘慢波综合通常伴有肌阵挛，见于全身性癫痫和光敏感性癫痫等。高波幅双侧同步对称，每秒 3 次重复出现的棘慢波综合提示失神小发作。

（5）弥漫性、周期性尖波：通常指在弥漫性慢活动的基础上出现周期性尖波，可见于脑缺氧和 Cretzfeldt – Jakob 病。

4. 脑电图的临床应用　脑电图检查对区别脑部器质性或功能性病变、弥漫性或局限性损害，对于癫痫的诊断及病灶定位、脑炎的诊断、中毒性和代谢性等各种原因引起脑病等的诊断均有辅助诊断价值，特别癫痫的诊断意义更大。

5. 脑电地形图（BEAM）　是脑电图输入电子计算机进行处理后，将脑电信号转换成一种能够定位和定量分析，并用不同颜色的图像进行显示的一项较新的检查技术。包括自发和诱发，其优点是能将脑的功能变化与形态定位结合起来，图像直观、形象、定位较准确，但不能反映脑电波形及各种波形出现的方式等，因此不能将脑电图取而代之，两者结合更有意义。BEAM 最主要的临床应用价值在于脑血管病的早期诊断、疗效及预后评价，也可用于癫痫、痴呆、偏头痛、脑肿瘤等。

（二）脑诱发电位

诱发电位（EPs）是中枢神经系统在感受体内外各种特异性刺激所产生的生物电活动，该项检查也是脑的电活动测定技术，用以了解脑的功能状态。

1. 躯体感觉诱发电位（SEPs）　指刺激肢体末端粗大感觉纤维，在躯体感觉上行通路不同部位记录的电位，主要反映周围神经、脊髓后束和有关神经核、脑干、丘脑、丘脑放射及皮层感觉区的功能。

（1）检测方法：表面电极置于周围神经干，刺激部位是正中神经、尺神经、胫后神经或腓总神经等。上肢记录部位是锁骨上 Erb 点，即 N_9 系臂丛感觉神经动作电位，C_7 棘突及头部相应的感觉区；下肢记录部位通常是臀点、胸$_{12}$、颈部棘突及头部相应的感觉区。

（2）波形的命名：极性 + 潜伏期（波峰向下为 P，向上为 N）。正中神经刺激对侧顶点记录（头参考）的主要电位是 $P_{14}N_2O$、P_{25} 和 M_{36}；周围电位是 Erb 点（N_9）和 C_7（N_{11}、N_{13}）。胫后神经刺激顶点（Cz）记录的主要电位是 N_{31}、P_{40}、N_{50} 和 P_{50}；周围电位是臀点（N_{16}）和 T_{12}（N_{24}）。异常的判断标准是潜伏期延长和波形消失等。

（3）SEP 各波的起源：N_9 为臂丛电位，N_{11} 可能来源于颈髓后索，N_{13} 可能为颈髓后角突触后电位，N_{14}/P_{14} 可能来自高颈髓或延髓，N_{20} 来自顶叶后中央回（S）等，P_{40} 可能来自同侧头皮中央后回，N_{50} 可能来自顶叶 S_1 后方，P_{60} 可能来自顶叶偏后凸面。

（4）SEP 的临床应用：用于检测周围神经、神经根、脊髓、脑下、丘脑及大脑的功能状态。主要应用于吉兰 – 巴雷综合征（GBS）、颈椎病、腰骶神经根病变、脊髓空洞症、肿瘤、后侧索硬化综合征、多发性硬化（MS）及脑血管病等。还可用于外伤后脊髓损伤程度、范围及预后，脑死亡的判断和脊髓手术的监护等。

2. 视觉诱发电位（VEP）　是视觉冲动经外侧膝状体投射到枕叶距状裂与枕后极头皮记录的枕叶皮层对视觉刺激产生的电活动。

（1）检测方法：通常在光线较暗的条件下进行，检测前应粗测视力并行矫正。临床上最常用黑 C 棋盘格翻转刺激 VEP（PRVEP），其优点是波形简单易于分析、阳性率高和重复性好。记录电极置于枕骨粗隆上（左 01、中 0、右 02），参考电极通常置于前额 Fz。

（2）波形命名及正常值：PRVEP 是一个由 NPN 组成的三相复合波，分别按各自的平均潜伏期命名为 N_{75}、P_{100}、N_{145}。正常情况下 P_{100} 潜伏期最稳定而且波幅高，是很可靠的成分。异常的判断标准是潜伏期延长、波幅降低或消失。

（3）VEP 的临床应用：视通路病变，脱髓鞘病变、肿瘤、视神经炎，特别对 MS 患者可提供早期视神经损害的客观依据。

3. 脑干听觉诱发电位（BAEP） 指经耳机传出的声音刺激外周听觉器经听神经传到通路，脑干、中央核团区在头顶记录的电位。检测时通常不需要患者的合作，婴幼儿和昏迷患者均可进行测定。

（1）检测方法：多采用短声刺激，刺激强度 50~80dB，刺激频率 10~15Hz，持续时间 10~20ms，叠加 1 000~2 000 次。记录电极通常置于 Cz，参考电极置于耳垂或乳突，接地电极置于 FPZ。

（2）波形命名：正常 BAEP 通常由 5 个波组成，依次以罗马数字命名为 Ⅰ、Ⅱ、Ⅲ、Ⅳ 和 Ⅴ。特别是 Ⅰ、Ⅲ 和 Ⅴ 波更有价值。

（3）BAEP 各波的起源：Ⅰ波起于听神经；Ⅱ波耳蜗核，部分为听神经颅内段；Ⅲ波上橄榄核；Ⅳ波外侧丘系及其核团（脑桥中、上部分）；Ⅴ波中脑、下丘的中央核团区。

BAEP 异常的主要表现为：①各波潜伏期延长；②波间期延长；⑨波形消失；④波幅 Ⅰ/Ⅴ 值 >200%。

（4）BAEP 的临床应用：可客观评价听觉检查不合作者、婴幼儿和歇斯底里患者有无听觉功能障碍；有助于多发性硬化的诊断，特别是发现临床下病灶或脑干隐匿病灶；动态观察脑干血管病时脑干受累的情况，帮助判断疗效和预后；桥小脑角肿瘤手术的术中监护；监测耳毒性药物对听力的影响；脑死亡诊断和意识障碍患者转归的判断等。

4. 运动诱发电位（MEP） 指电流或磁场经颅或椎骨磁刺激人大脑皮层运动细胞、脊髓及周围神经运动通路，在相应的肌肉上记录的复合肌肉动作电位。该技术是 Barker 等建立的，克服了以往电刺激所致剧痛等缺点，近年来被广泛应用于临床。为运动通路中枢传导时间的测定提供了客观依据。上肢磁刺激的部位通常是大脑皮层相应运动区、C_7 棘突和 Erb 点等，记录部位是上肢肌肉；下肢刺激部位为大脑皮层运动区、胸$_{12}$ 和 L_1 及腘窝等，记录部位多为屈踇短肌和胫前肌等。磁刺激 MEP 的主要检测指标为各段潜伏期和中枢运动传导时间均延长，可见 MEP 波幅降低及波形离散或消失。临床应用于运动通路病变，如多发性硬化、运动神经元病、脑血管病等疾病的诊断。

5. 事件相关电位（ERP） 也称内源性事件相关电位，是人对外界或环境刺激的心理反应，潜伏期在 100ms 以上，因此为长潜伏期电位，目前对其起源和确切的解剖定位尚不完全清楚。ERP 主要研究认知过程中大脑的神经电生理改变，亦即探讨大脑思维的轨迹。ERP 包括 P1、N1 和 P2（外源性成分）及 N2 和 P3（内源性成分）。ERP 中应用最广泛的是 P3（P300）电位。ERP 可通过听觉、视觉、体感刺激，从头皮上记录到一组神经元所发出的电活动，但与 SEP、BAEP 及 VEP 有着本质的不同。要求受试者对刺激进行主动反应，受心理状态的影响明显，主要反应大脑皮层认知功能状况，用于各种大脑疾病引起的认知功能障碍的评价，目前还有学者将 P300 电位用于测谎等研究。

（三）肌电图

狭义肌电图（EMG）指同心圆针电极插入肌肉后，记录的肌肉安静状态下和不同程度收缩状态下的电活动。广义 EMG 指记录肌肉在安静状态、随意收缩及周围神经受刺激时判定神经和肌肉功能状态的各种电生理特性的技术，包括神经传导速度，重复神经电刺激、单纤维肌电图及巨肌电图等。

常规 EMG 检查的适应证：①脊髓前角细胞及其以下病变部位的定位诊断和鉴别诊断；②确定病变性质、损伤程度、范围及再生恢复情况；③选择神经再植、端－端吻合和神经松解术；④了解神经传导速度。

1. EMG 检测步骤及正常所见

（1）肌肉静息状态：包括插入电位和自发电位。插入电位指针电极插入时引起的电活动，正常人变异较大，时程为 1 ~ 25ms，持续约 1s 后消失。自发电位指终板噪声和终板电位，后者波幅较高，时程为 0.5 ~ 2.0ms，振幅 ≤100μV 的高频负相电位，通常伴有疼痛，动针后疼痛消失。

（2）肌肉小力自主收缩状态：测定运动单位动作电位的时限、波幅、波形及多相波百分比，不同肌肉有其不同的正常值范围。一般以大于或小于正常值 20% 为异常，时限增宽为神经源性损害，缩短为肌源性损害。波幅大于或小于 40% 为异常，神经源性增高，肌源性降低。

（3）肌肉大力收缩状态：观察募集现象，指肌肉在大力收缩时运动单位的多少及其发放频率的快慢。肌肉在轻收缩时只有阈值较低的 I 型纤维运动单位发放，其频率为 5 ~ 15Hz；在大力收缩时，原来已经发放的运动单位频率加快，同时阈值高的 II 型纤维参与发放，肌电图上呈密集的相互重叠的难以分辨基线的许多运动单位电位，即为干扰相。

2. 异常 EMG 所见及其意义

（1）插入电位的改变：插入电位减少或消失见于严重的肌肉萎缩、肌肉纤维化和脂肪组织浸润以及肌纤维兴奋性降低等；插入电位增多或延长见于神经源性和肌源性损害。

（2）异常自发电位：①纤颤电位：是由于失神经支配肌纤维运动终板对血中乙酰肌碱的敏感性升高引起的去极化，或失神经支配的肌纤维静息电位降低所致的自动去极化产生的动作电位；波形多为双相或三相，起始为正相，随之为负相，波幅较低，时限 1 ~ 5ms，波幅一般为 20 ~ 200μV，但不规则，失神经病变愈重，纤颤电位振幅愈小，频率愈大，见于神经源性损害和肌源性损害。②正锐波：其产生机制及临床意义同纤颤电位；但出现较纤颤电位早。波形特点为双相，起始为正相，时限较宽、波幅较低的负向波，形状似"V"字形，时限为 10 ~ 100ms。③束颤电位：指一个或部分运动单位支配的肌纤维自发放电，在肌松弛状态下出现的束颤电位有 2 种：a. 单纯束颤电位，呈单、双或三相，时限 2 ~ 10ms、振幅 100 ~ 200μV 见于低钙血症、甲状腺功能亢进等神经肌肉兴奋性增高状态；b. 复合束颤电位，呈多相波，时限 5 ~ 20ms，振幅 100 ~ 500μv，见于神经源性损害。

（3）肌强直放电：肌肉自主收缩或受机械刺激后出现的节律性放电。有较大的棘波和正相波，波幅通常为 10μV ~ 1mV，频率为 25 ~ 100Hz。特点：波幅忽大忽小、频率忽快忽慢。放电过程中波幅和频率反复发生、逐渐衰减，扩音器可传出类似"飞机俯冲或摩托车减速"的声音。见于萎缩性肌强直、先天性肌强直，副肌强直及高钾型周期性瘫痪等。

（4）异常运动单位动作电位：①神经源性损害：表现为动作电位时限增宽，波幅增高及多相波百分比增高，见于脊髓前角细胞病变、神经根病变和周围神经病等。②肌源性损害：表现为 MUAPs 时限缩短，波幅降低及多相波百分比增高，见于进行性肌营养不良，炎性肌病和其他原因所致的肌病。

（5）大力收缩募集电位的异常改变：①单纯相和混合相：前者指肌肉大力收缩时，参加发放的运动单位数量明显减少，肌电图上表现为单个独立的电位；后者是运动单位数量部分减少，表现为单个独立的电位和部分难以分辨的电位同时存在，见于神经源性损害。②病理干扰相：肌纤维变性坏死使运动单位变小，在大力收缩时参与的募集运动单位数虽明显增加，表现为低波幅干扰相，又被称为病理干扰相。

3. EMG 测定的临床意义　主要是诊断及鉴别诊断神经源性损害、肌源性损害和神经肌肉接头病变；发现临床下病灶或容易被忽略的病灶，如早期运动神经元病，深部肌肉萎缩、肥胖儿童的肌肉萎缩，以及对病变节段进行定位诊断。

（四）神经传导速度和重复神经电刺激

1. 神经传导速度（NCV）　神经纤维具有高度的兴奋性和传导性，外刺激产生兴奋，神经冲动从一个部位传播到整个神经发生反应，效应器兴奋收缩。NCV 测定是用于评定周围运动神经和感觉神经传导功能的一项诊断技术。通常包括运动神经传导速度（MCV）、感觉神经传导速度（scv）和 F 波的测定。

（1）测定方法：①MCV 测定。电极放置：阴极置于神经远端，阳极置于神经近端，两者相隔 2~3cm；记录电极置于肌腹，参考电极置于肌腱，地线置于刺激电极和记录电极之间。测定方法及 MCV 的计算超强刺激神经干远端和近端，在该神经支配的肌肉上记录复合肌肉动作电位（CMAPs），测定其不同的潜伏期，用刺激电极远端和记录电极近端之间的距离除以两点间潜伏期差，即为神经的传导速度。计算公式为：神经传导速度（m/s）= 两点间距离（cm）×10/两点间潜伏期差（ms），波幅的测定通常取峰 - 峰值。②SCV 测定。电极放置：刺激电极置于表面或套在手指或脚趾末端，阴极在阳极的近端；记录电极置于神经干的远端（靠近刺激端），参考电极置于神经干的近端（远离刺激部位），地线固定于刺激电极和记录电极之间。测定方法及计算：顺行测定法是将刺激电极置于感觉神经远端，记录电极置于神经干的近端，然后测定其潜伏期和记录感觉神经动作电位（SNAPs）；刺激电极与记录电极之间的距离除以潜伏期为 SCV。③F 波测定。原理：F 波是超强电刺激神经干在 M 波后的一个晚成分，由运动神经回返放电引起，因首先在足部小肌肉上记录而得名，F 波的特点是其波幅不随刺激量变化而改变，重复刺激时 F 波的波形和潜伏期变异较大；电极放置：同 MCV 测定，不同的是阴极放在近端；潜伏期的测定：通常连续测定 10~20 个 F 波，然后计算其平均值，F 波的出现率为 80%~100%。

（2）异常 NCV 及临床意义：MCV 和 SCV 的主要异常所见是传导速度减慢和波幅降低，前者主要反映髓鞘损害，后者为轴索损害，严重的髓鞘脱失也可继发轴索损害。NCV 的测定主要用于周围神经病的诊断，结合 EMC 可鉴别前角细胞、神经根、周围神经及肌源性疾病等。F 波的异常表现为出现率低、潜伏期延长或传导速度减慢及无反复等；通常提示周围神经近端病变，补充 MCV 的不足。

2. 重复神经电刺激

（1）原理：重复神经电刺激（RNS）指超强重复刺激神经干在相应肌肉记录复合肌肉动作电位，是检测神经肌肉接头功能的重要手段。正常情况下，神经干连续受刺激，CMAPs 的波幅可有轻微的波动，而降低或升高均提示神经肌肉接头病变。RNS 可根据刺激的频率分为低频 RNS（5Hz）和高频 RNS（10~30Hz）。

（2）方法：①电极放置：刺激电极置于神经干，记录电极置于该神经所支配的肌肉，地线置于两者之间。②测定方法：通常选择面神经支配的眼轮匝肌、腋神经支配的三角肌、尺神经支配的小指展肌及副神经支配的斜方肌等；近端肌肉阳性率高，但不易固定；远端肌肉灵敏压低，但结果稳定，伪差小；高频刺激患者疼痛较明显，通常选用尺神经。③正常值的计算：确定波幅递减是计算第 4 或第 5 波比第 1 波波幅下降的百分比；而波幅递增是计算最高波幅比第 1 波波幅上升的百分比；正常人低频波幅递减在 10% ~ 15%，高频刺激波幅递减在 30% 以下，而波幅递增在 50% 以下。

（3）异常 RNS 及临床意义：低频波幅递减 > 15% 和高频刺激波幅递减 > 30% 为异常，见于突触后膜病变如重症肌无力；高频刺激波幅递增 > 57% 为可疑异常；> 100% 为异常波幅递增，见于 Lambert – Eaton 综合征。

四、经颅超声血流图检查

超声诊断是多普勒超声技术对脑血管疾病的诊断，有颅外段血管的血流速度、方向和状态，进而对颅内血管的血流动力学观察检测。

（一）检测方法和检测指标

1. 检测方法　超声多普勒（TCD）检查部位是颞、枕和眶 3 个窗口。

（1）颞窗位于颧弓上方的眼眶外缘和耳屏之间，经颞窗可检测大脑中动脉、颈内动脉终末端、大脑前动脉、大脑后动脉及前交通动脉。

（2）枕窗可检测椎动脉颅内段、小脑后下动脉和基底动脉。

（3）眶窗可检测眼动脉和颈内动脉虹吸段。TCD 检查中对各个有关血管的识别主要是通过探头的位置、超声束的角度、血流方向的变化、血流速度、信号的音频特点、波形变化及压颈试验等。也可将探头直接置于两侧颈内动脉处描记波形。

2. TCD 检测指标、正常范围和异常所见

（1）血流速度参数：包括收缩期峰流速（Vs），舒张期末峰流速（Vd）和平均流速（Vm）；Vm 代表搏动性血液的供应强度，很少受心率、心肌收缩力、外周阻力和主动脉顺应性等心血管因素的影响，生理意义最大。

（2）动脉参数：包括收缩/舒张比值（SD）、阻力指数（RI）：收缩峰速度—舒张期末速度/收缩峰速度（是衡量脑血管舒缩状况指标）、动脉指数（PI）＝收缩峰速度－舒张期末速度/平均速度（是评价动脉顺应性和弹性的指标）和动脉传递指数（PTI）。血流速度和 PI 是 TCD 检测中最常用和最有意义的参数。

（3）大脑血管血液速度正常范围：大脑中动脉（MCA）60 ~ 115cm/s，大脑前动脉（ACA）80 ~ 105cm/s，大脑后动脉（PCA）30 ~ 60cm/s，基底动脉（ICA）40 ~ 80cm/s，椎动脉（VA）40 ~ 70cm/s。

（4）异常 TCD 所见：①血流信号消失，表现为脑底动脉发育不全、血管变异和脑血管闭塞等；②血流速度增高或降低，增高提示脑血管痉挛、动静脉畸形，降低示脑动脉狭窄或闭塞；③两侧血流不对称，左右两侧相应动脉的血流速度不对称，血流方向、频谱形态异常；④PI 增高或降低；⑤杂音；⑥血流方向异常提示病理性改变和侧支循环的存在；⑦频谱异常等。

（二）临床应用

在临床上，TCD 主要用于下列疾病的辅助诊断、监护、评价血管机制和预防保健。

1. 颅内外段脑动脉狭窄或闭塞　主要表现为血流速度增高和频谱形态增宽、湍流、涡流的改变。颈内动脉颅外段闭塞或 50% 以上狭窄的确诊率可达 95% 以上，和血管造影比较，符合率达 96%。

2. 脑血管畸形　有助于深部脑动静脉畸形（AVM）的定位、供养血管和引流静脉的确定。也可用于术中或术后监测，避免损伤供血动脉，判断有无畸形血管的残留。表现为供血动脉血流速度增高，搏动指数降低。

3. 脑动脉瘤　TCD 诊断 <1cm 的动脉瘤比较困难，其检测的意义在于观察和研究动脉瘤破裂出血后脑血管痉挛的发生、发展和转归。表现为低血流速度，周围阻力增加的频波，并出现多峰收缩期频波。

4. 脑血管痉挛及蛛网膜下隙出血　是导致脑血管痉挛最常见的原因。TCD 可代替脑血管造影通过血流速度的变化，动脉参数的变化及血流杂音等检测是否存在脑血管痉挛。TCD 的随访观察对评价蛛网膜下隙出血的预后很有意义。

5. 锁骨下动脉盗血综合征　锁骨下动脉起始部有阻塞时，此方法可观察到对侧椎动脉血流速度增高、同侧椎动脉血流逆转、基底动脉血流降低等，甚至血流方向也逆转，以上发现有助于该综合征的明确诊断。

6. 脑动脉血流中微栓子的监测　可通过多通道 TCD 微栓子检测仪对颅内外及以侧脑底动脉进行连续和同步检测，以确定栓子的数量、性质及来源。

五、放射性同位素检查

（一）单光子发射计算机断层脑显像

单光子发射计算机断层（SPECT）脑显像与正电子发射断层扫描（PET）均为放射性同位素断层显像技术。将常用的 ^{99m}Tc 标记的放射性药物如 ^{99m}Tc – 六甲基丙烯胺肟（^{99m}Tc – HM – PAO）注入血液循环，通过正常的血脑屏障，快速进入脑组织，在脑内的分布与局部脑血流量成正比，因此聚集在血流丰富的脑组织中发射单光子，利用断层扫描和影像重建，获得与 PET 类似的结果。用于 SPECT 检测的放射性示踪剂有碘、铊和锝，最常用的是 ^{99m}Tc – HM – PAO，其优点是放射剂量低、价格便宜及物理性能理想等。

SPECT 临床意义如下：

（1）检查脑血流不足、脑梗死灶和脑代谢情况，弥补了脑动脉造影和 CT 所显示不出的病灶，而 SPECT 能显示病灶。

（2）颅内占位性病变诊断的阳性率为 80% 左右，脑膜瘤及血管丰富的或恶性度高的脑瘤阳性率在 90% 以上。原因主要表现为肿瘤区和周围的水肿区放射性聚集低下。

（3）对急性脑血管病、癫痫、帕金森病、痴呆分型及脑生理功能的研究均有重要的价值。

（二）正电子发射断层扫描

正电子发射断层扫描（PET）是应用于临床的一种无创性的探索人脑生化过程的技术，是局部放射性活性浓度的体层图像。可客观地描绘出人脑生理和病理代谢活动：其原理是用回旋或线型加速器产生正电子发射同位素（^{12}C、^{13}N、^{15}O、^{18}F – 脱氧葡萄糖和 ^{18}F – 多巴），经吸入和静脉注射能顺利通过血脑屏障进入脑组织，具有生物学活性，参与脑的代谢并发出放射线。用体外探测仪可测定脑不同部位示踪剂的浓度，经与 CT 和 MRI 相似的显像技术处理后获得脑切面组织的图像，并可计算出脑血流、氧摄取、葡萄糖利用和 ^{18}F – 多巴的分布情况，也可在彩色图像上显示不同部位示踪剂量的差别。

PET 在神经系统中用于正常人脑部活动的功能检查，也可在疾病中用于脑肿瘤的分级、肿瘤组织与放射性坏死组织的鉴别、癫痫病灶的定位，以及各种痴呆的鉴别及帕金森病与帕金森综合征的鉴别诊断等。在癫痫发作期表现癫痫灶的代谢增加，而在癫痫发作间歇期表现为代谢降低。多巴胺受体及转运蛋白的 PET 研究，对帕金森病的诊断具有较高的敏感性和特异性，即使对于症状较轻的帕金森患者，在黑质–纹状体系统也可有一些异常发现。目前 PET 还用于缺血性脑血管病的病理生理研究及治疗中脑血流，脑代谢的检测以及脑功能的研究，如脑内受体、递质、生化改变及临床药理学研究等。

（三）脊髓腔和脑池显像神

脊髓腔和脑池显像也称 CSF 显像，方法是将某些放射性药物经 CSF 缓稀释后注入蛛网膜下隙，它将沿 CSF 循环路径运，约 1h 进入颈部蛛网膜下隙，3～4h 显示大部分脑池轮廓，最后到达大脑凸面时被蛛网膜颗粒吸收而进入血液循环中。通常在患者注药后 1h、3h、6h、24h 做头部后位、前位和侧位扫描（γ 照相机），必要时加作 48h、72h 显像观察扫描图像中有无缺损或局部不正常的放射性聚集，以了解 CSF 循环有无梗阻等病理性改变。临床主要用于显示交通性脑积水、梗阻性脑积水、CSF 漏、脑穿通畸形、蛛网膜囊肿及脊髓压迫症所致的椎管阻塞等。

（四）局部脑血流量测定

以往采用的颈内动脉注入，^{133}Xe 测定局部脑血流量（rCBF）的方法，近年已被吸入或静脉注入 ^{133}Xe 的方法所取代。注入药物后可用探头测定皮层 rCBF，该检查可在床旁、手术室或 ICU 进行，操作简单。但图像远不如 PET 和 SPECT 清晰，而且不能反映皮层下的血流灌注情况。该检查主要用于高碳酸血症或低血压时阻力血管自主调节能力的测定。

六、脑、神经和肌肉活组织检查

脑、神经和肌肉活组织检查是对神经系统疾病的活组织进行光镜、电镜、生化、组织化学和病毒检查，主要目的是为了明确病因，得出特异性的诊断。也可以通过病理检查的结果进一步解释临床和神经电生理的改变。随着病理诊断技术的不断发展，如组织化学、免疫组化及 DNA 等技术的应用，病理诊断的阳性率不断提高。但活组织检查也有一定的局限性，如受取材的部位和大小的限制，散在病变的病理结果可以是阴性的，但并不能排除诊断。部分病变较轻以至于与正常组织鉴别有困难时，应慎下结论。

（一）脑活组织检查

脑活组织检查远不如肌肉或神经活检应用得广泛。适应证为疑诊为亚急性硬化性全脑炎，遗传代谢性脑病如脂质沉积病、黏多糖沉积病和脑白质营养不良等，Alzheimer 型老年性痴呆，Creutzfeld – Jakob 病、Canavan 病和 Alexander 病，以及经 CT 或 MRI 检查证实的占位性病变，但性质不能肯定者等。

脑活检取材在大脑"静区"（额叶、枕叶）或病变部位。①较浅的、靠近皮层的病变采用颅骨环钻钻孔后切开脑膜，锥形切取脑组织；或小颅钻钻孔，穿刺采取脑标本。②脑深部病变由神经外科开颅手术切取标本或在 CT 下行立体定向穿刺活检。③在 MRI 定向引导下行脑组织穿刺活检。

脑活检标本根据需要进行特殊处理，可制成冰冻切片和石蜡切片等，经过不同的染色技术显示病变；还可从脑活检组织中分离病毒或检测病毒抗原，应用聚合酶链反应（PCR）检测病毒特异性 DNA，是病变早期可靠的诊断方法。但脑活检毕竟是一种创伤性检查，有可能造成严重的后果，因此必须权衡利弊后再做决定，特别是脑功能区更应慎重。

（二）神经活组织检查

神经活组织检查有助于周围神经病的定性诊断和病变程度的判断。主要适应证是各种原因所致的周围神经病，如慢性周围神经炎、糖尿病神经病等，儿童的适应证包括异染性白质营养不良、肾上腺脑白质营养不良和 Krabbe 病等。

神经活检应取走行表浅、易于寻找、后遗症轻微（仅为足背外侧皮肤麻木或感觉丧失）的神经，如腓肠神经，腓浅神经的分支等。

神经活检的临床意义如下：

（1）发现一些特异性改变，是目前其他检查所不能取代的。

（2）帮助诊断血管炎，如结节性多动脉炎，原发性淀粉样变性、麻风性神经炎、多葡聚糖体病、蜡样脂褐质沉积病感觉性神经束膜炎、恶性血管内淋巴瘤及一些遗传代谢性周围神经病。

（3）帮助鉴别以髓鞘脱失为主的周围神经病（如吉兰 - 巴雷综合征）和以轴索损害为主的周围神经病（如糖尿病性周围神经病和酒精中毒性周围神经病）等。

（三）肌肉活组织检查

肌肉活组织检查有助于进一步明确病变的性质，并可鉴别神经源性和肌源性肌萎缩损害。主要适用于多发性肌炎、皮肌炎、包涵体肌炎、进行性肌营养不良、先天性肌病、脊髓性肌萎缩、代谢性肌病、内分泌肌病和癌性肌病等。肌肉活检的最后结论应参考病史，特别是家族遗传史、临床特点、血清肌酶谱的测定和肌电图检查结果。

肌肉活检部位为肱二头肌、三角肌、股四头肌和腓肠肌等。通常选择临床和神经电生理均受累的肌肉，但应避免在肌电图部位附近取材、慢性进行性病变时应选择轻、中度受累的肌肉；而急性病变时应选择受累较重甚至伴有疼痛的肌肉；切忌选择严重萎缩的肌肉。

肌肉活检标本可根据需要进行标本的处理和染色，可制成冰冻切片和石蜡切片等，经过不同的染色技术，组织学、组织化学、生物化学及免疫组化等染色体显示病变。

（四）临床意义

（1）组织学帮助鉴别神经源性损害和肌源性损害，提供肌纤维坏死，再生，肌浆糖原聚集、结缔组织淋巴细胞浸润等。

（2）有助于皮肌炎、多发性肌炎和包涵体肌炎的诊断。

（3）组织化学染色，可测定肌肉中各种酶的含量，有助于糖原沉积病等诊断。

（4）免疫组化染色，可发现 Duchenne 型肌营养不良患者中 Dystrophin 缺乏及线粒体肌脑病中线粒体 DNA 的异常等。

七、基因诊断

基因诊断是用分子生物学和分子遗传学方法检测基因结构及其表达功能，直接或间接判断致病基因的存在，从而对遗传病进行诊断。它标志着遗传病的诊断从表型（蛋白质）水平进入 DNA（基因）水平。

传统的神经系统遗传病的诊断主要依据临床表现、生化和血清学的改变，有些疾病通过生化或酶活性的测定即可确诊。随着分子生物学技术的发展和对基因异质性的认识，发现相同的生化改变或酶的异常可伴有不同的临床表现；而 DNA 分析发现，不同的点突变又可引起相同的生化异常，例如肌肉磷酸化酶基因目前已有 16 个点突变。基因诊断可以弥补临床（表型）诊断的不足，为遗传病的治疗寻求新的出路，并可能对遗传病的分类提供新的方法和依据。目前基因诊断不仅应用于遗传性疾病，而且还广泛应用于感染性疾病（如病毒性脑炎）和肿瘤等。

基因诊断的途径主要包括基因突变的检测、基因连锁分析和 mRNA 检测。基因诊断的基本原理是应用分子生物学和分子遗传学的方法检测基因的结构和表达功能是否异常。较早期应用 DNA 分子杂交的技术原理，建立了 DNA 探针技术，随后发展了 DNA 体外扩增技术（即聚合酶链反应 PCR），使基因诊断的方法学提高到了一个新的阶段。

神经系统遗传病常用的基因诊断方法和技术包括核酸分子杂交技术、PCR 扩增和 DNA 测序等。核酸杂交技术包括 Soudlern 印迹杂交、Noahem 印迹杂交、点杂交、原位杂交及等位基因特异性寡核苷酸探针杂交等。基因诊断是直接以病理基因为对象，属病因学诊断，针对性强，对于神经系统的遗传性疾病，不仅能对有表型出现的疾病做出明确的诊断，而且可用于产前的早期诊断，还可检测出携带者和纯合子等。

（何晓英）

第四节 神经内科疾病的诊断原则

一、定位诊断

定位诊断主要是依据神经解剖学知识，以及生理学和病理学知识，对疾病损害的部位做出诊断。由于不同部位的损害有其自身的特点，一般情况下，依据患者的症状、体征及必要的有关辅助检查资料所提供的线索，是能够做出病变的定位诊断的。

（一）神经系统疾病定位诊断的原则

（1）在定位诊断的过程中，首先应明确神经系统病损的水平，即中枢性（脑部或脊髓）还是周围性（周围神经或肌肉），是否为其他系统疾病的并发症等。

（2）要明确病变的分布为局灶性、多灶性、播散性还是系统性。①局灶性是指中枢或周围神经系统某一局限部位的损害，如面神经麻痹、横贯性脊髓炎等；②多灶性是指病变分布于神经系统的 2 个或 2 个以上部位，如视神经脊髓炎的视神经和脊髓同时受累，多发性脑梗死的多数梗死灶等，多灶性病变通常具有不对称性；③播散性病变是指脑、脊髓、周围神经或肌肉等两侧对称的结构弥漫性损害，如缺氧性脑病、多发性神经病、周期性瘫痪等；④系统性是指病变选择性地损害某些功能系统或传导束，如运动神经元病。

（3）定位诊断时通常要遵循一元论的原则，尽量用一个局限性的病灶来解释患者的全部临床表现，其次才考虑多灶性或播散性病变的可能。

（4）在定位诊断中要特别重视疾病的首发症状，它常可提示病变的首发部位和主要部位，有时也可提示病变可能的性质。定位诊断还应注意以下的问题：①临床上有些定位体征并一定指示有相应的病灶存在，如颅内压增高时可出现一侧或两侧的外展神经麻痹，这可能是一个假性定位症状，并不具有定位意义。②亚临床病灶并无定位体征，需通过一些辅助检查，如 CT、MRI、诱发电位等来发现。③在病程之初，某些体征往往不能代表真正的病灶所在，如脊髓颈段压迫性病变可先出现胸段脊髓受损的症状和体征，感觉障碍平面可能还没有达到病灶的水平。④某些体征可能是先天性异常或既往病变遗留下来的，与本次疾病并无关联。

因此，对收集到的临床资料，必须认真地进行综合分析，加以去粗取精、去伪存真，明确疾病的定位诊断。

（二）不同部位神经病损的临床特点

1. 肌肉病变　肌肉病变可出现在肌肉或神经肌肉接头处。常见的症状和体征有：肌无力、肌萎缩、肌痛、假性肥大、肌强直等。腱反射改变可不明显，常无感觉障碍，往往近端重于远端，如为重症肌无力，还可有疲劳试验阳性。

2. 周围神经病变　周围神经多为混合神经，受损后常出现相应支配区的感觉、运动和自主神经障碍，表现为各种感觉减退、消失，下运动神经元瘫痪，腱反射减弱或消失，肌肉萎缩。由于不同部位的周围神经所含的 3 种神经纤维的比例不等、受损部位及严重程度不同，出现的症状和体征亦不尽相同，有的以运动症状为主，有的以感觉症状为主。多发性神经病则出现四肢远端对称性的感觉、运动和自主神经功能障碍，但运动重感觉轻。

3. 脊髓病变　一侧脊髓损害，可出现 Brown - Sequard 综合征；横贯性脊髓损害可出现受损平面以下运动、感觉及自主神经功能障碍，表现为完全或不完全性截瘫或四肢瘫、传导束型感觉障碍和大小便功能障碍。脊髓的选择性损害可仅有锥体束或（和）前角受损的症状和体征，如肌萎缩侧束硬化或原发性侧束硬化；亚急性联合变性常选择性损害脊髓的锥体束和后索；脊髓空洞症因后角或前连合受损可出现一侧或双侧节段性痛、温觉障碍；根据感觉障碍的最高平面、运动障碍、深浅反射改变和自主神经功能障碍可以大致确定脊髓损害平面。脊髓受损后出现的症状、体征和演进过程与病变的部位、性质及发病缓急等因素有关。

4. 脑干病变　一侧脑干损害，常出现病变侧的脑神经受损症状，表现为脑神经支配区的肌肉无力或（和）感觉障碍，病变对侧肢体瘫痪或感觉障碍（交叉性运动 - 感觉障碍）。双侧脑干损害，则表现为两侧脑神经、锥体束和感觉传导束受损的症状。

5. 小脑病变　小脑损害常有共济失调、眼球震颤、构音障碍和肌张力减低等。小脑蚓部病变主要引起躯干的共济失调，小脑半球病变引起同侧肢体的共济失调；急性小脑病变（血管性及炎性病变）较慢性病变（变性病及肿瘤）的临床症状明显，因后者可发挥代偿机制。

6. 大脑半球病变　大脑半球的刺激性病损可出现痫性发作，破坏性病损易出现缺损性神经症状和体征。一侧病变可出现病灶对侧偏瘫（中枢性面、舌瘫及肢体瘫）及偏身感觉障碍等，额叶病变可出现强握反射、运动性失语、失写、精神症状和癫痫发作等症状；顶叶病变可出现中枢性感觉障碍、失读、失用等；颞叶病变可出现象限性盲、感觉性失语和钩回发作等；枕叶病变可出现视野缺损、皮层盲及有视觉先兆的癫痫发作等。大脑半球弥散性损害常表现为意识障碍、精神症状、肢体瘫痪和感觉障碍等。

7. 大脑半球深部基底节损害　主要表现为肌张力改变（增高或减低）、运动异常（增多或减少）和震颤等。旧纹状体（苍白球）病变可引起肌张力增高、运动减少和静止性震颤等；新纹状体（壳核、尾状核）病变可导致肌张力减低、运动增多综合征，如舞蹈、手足徐动和扭转痉挛等。

二、定性诊断

定性诊断是结合起病方式、疾病进展演变过程、个人史、家族史及临床检查资料，经过综合分析，筛选出可能的病因，即病因诊断或定性诊断，目的是确定疾病的病因和性质。由于不同类型的疾病有其各自不同的演变规律，依据患者主要症状的发展变化，结合神经系统检查和辅助检查结果，通常是能够对疾病的性质做出正确判断的。

（一）神经系统疾病的病因学分类

神经系统疾病从病因学上可分为以下几类：

1. 感染性疾病　多呈急性或亚急性起病，常于发病后数日至数周内发展到高峰，少数病例可呈暴发性起病，数小时至数十小时内发展到高峰。常有畏寒、发热、外周血白细胞增加或血沉增快等全身感染的症状和体征。神经系统症状较弥散，可同时出现脑、脑膜或脊髓损害，表现为头痛、呕吐、精神症状和颈项强直等。血液和脑脊液检查，可找到病原学证据如病毒、细菌、寄生虫和螺旋体等。Prion 病起病缓慢、隐性，有海绵样脑病的病理改变。

2. 外伤　多有明确的外伤史，神经系统症状和体征的出现与外伤有密切关系，X 线、CT、MBI 检查可发现颅骨骨折、脊柱损伤或内脏损伤的证据。部分老年人和酗酒者可无明确的外伤史或外伤轻微，较长时间才出现神经症状，例如外伤性癫痫、慢性硬膜下血肿等，在这种情况下很容易误诊。

3. 血管性疾病　脑和脊髓血管性疾病起病急剧，发病后数分钟至数天内神经缺损症状达到高峰。老年人多见，常有头痛、呕吐、意识障碍、肢体瘫痪和失语等症状和体征，多有高血压、糖尿病、心脏病、动脉炎、高脂血症和吸烟等卒中危险因素。颅内动脉瘤和动 - 静脉畸形患者多较年轻，未破裂前可无任何神经系统症状和体征，CT/MRI 或 DSA 有助于确定诊断。

4. 肿瘤　大多起病缓慢，早期可无明显症状体征，病情逐渐加重后出现有头痛、呕吐、视乳头水肿等颅内压增高等症状和体征，如癫痫发作、肢体麻木和瘫痪（单瘫、偏瘫或截瘫）。脑脊液检查可有蛋白含量增加，脑脊液细胞学检查可发现肿瘤细胞，及时进行颅脑 CT 及 MRI 检查可明确诊断。肿瘤卒中起病者临床易误诊为脑卒中。

5. 遗传性疾病　多在儿童和青春期起病，部分病例可在成年期起病，常呈缓慢进行性发展。可有家族遗传史，常染色体显性遗传病较易诊断，隐性遗传病或散发病例不易诊断，未发病的携带者或症状轻微者更不易发现，基因分析有助于诊断。

6. 营养和代谢障碍　常有引起营养及代谢障碍的原因，如胃肠切除术后，长期经静脉补充营养、饥饿、偏食、呕吐、腹泻和酗酒等，或者患有糖、脂肪、蛋白质、氨基酸和重金属代谢障碍性疾病。通常发病缓慢，病程较长，除神经系统损害外，常有其他脏器如肝、脾、视网膜、血液和皮肤等受损的证据。

7. 中毒及与环境有关的疾病　患者常有药物滥用或长期大量服用苯妥英钠、减肥药物史，有杀虫剂、灭鼠药、重金属（砷、铅、汞、铊等）接触史，以及癌症放疗和/或化疗、一氧化碳中毒、毒虫叮咬、甲醇摄入、进食蕈类和海产品（贝类、毒鱼）史等。神经症状可表现为急性或慢性脑病、周围神经病、帕金森综合症、共济失调或维生素 B_{12} 缺乏性脊髓病等。急性中毒起病急或急骤，慢性中毒起病均较缓慢隐袭。神经系统功能缺失症状及病理改变均与药物或毒物的毒副作用符合，多有全身其他脏器受损的证据。环境和体内的毒物或药物分析有助诊断。

8. 脱髓鞘性疾病　常呈急性或亚急性起病，病灶分布较弥散、对称，病程中多表现有缓解与复发的倾向。部分病例慢性起病，进行性加重。常见病为多发性硬化、急性播散性脑脊髓炎。

9. 神经变性病　也是神经系统的常见疾病，起病及进展缓慢，常主要侵犯某一系统，如肌萎缩侧索硬化主要累及上、下运动神经元，老年痴呆症、Pick 病主要侵犯大脑皮层，Lewy 体痴呆主要累及 lewy 体，帕金森病主要损伤锥体外系等。

10. 产伤与发育异常　围产期损伤临床常见颅内出血、缺血及缺氧性脑病等。轻症病例可无任何症状；中－重度病例常于出生后即表现嗜睡、激惹、呼吸困难、心律失常、抽搐、姿势异常、角弓反张、瞳孔固定和无反应状态等。如果缺血、缺氧性损害发生于出生前数周或数月，出生时或出生后不久即出现慢性脑病的表现。许多发育异常或先天性神经疾病是引起脑瘫、智力发育迟滞的重要原因；先天性神经肌肉疾病，如婴儿型脊肌萎缩症、先天性强直性肌营养不良症、先天性或代谢性肌病和脑病等可出现松软婴儿综合征。

11. 系统性疾病伴发的神经损害　许多内分泌疾病，如甲状腺功能亢进或低下，甲状旁腺功能低下和糖尿病等；以及血液系统疾病、心血管系统疾病、肝脏和肾脏疾病、结缔组织疾病、呼吸系统疾病和恶性肿瘤等；某些疾病的外科治疗，如心、肺外科，脏器移植外科等都可并发神经系统损害。可呈急性、亚急性或慢性起病，神经系统症状分布广泛，演变过程与系统疾病有密切关系。可同时有脑、脊髓、周围神经、肌肉、关节和皮肤损害，出现不同的症状组合。

（二）定性诊断应注意的问题

（1）要重视疾病的起病方式：是急骤、急性起病，还是亚急性、慢性或隐匿性起病。脑血管疾病起病急或急骤，变性病和遗传病呈隐匿性或慢性起病。

（2）要高度重视疾病的演进过程：是进行性加重、逐渐好转、还是缓解－复发、周期性发病。如周期性麻痹、癫痫常周期性发病，肿瘤性疾病进行性加重，多发性硬化的特点是缓解－复发。

（3）要全面、客观地总结患者的临床特点，为证实临床初步诊断的正确性，排除其他疾病，还可选择某些必要的辅助检查。

（4）要注意询问可能与该病有关的基础疾病（如高血压、糖尿病、高脂血症等）、既往病史，发病的诱因、家族史、不良嗜好有时对疾病的定性诊断有重要的意义。

（5）如疾病暂时无法确诊，应按诊断可能性的大小进行排列，并进行动态追踪或门诊随诊，观察疾病的进展和变化，必要时对原有诊断进行修正。神经疾病的诊断是一个疾病认识的过程，在疾病的诊断和治疗的全过程中，要充分地重视并取得患者良好的配合，必须认真对待每一个患者，全面、认真、客观地分析各种临床及检查资料，始终遵循严谨、科学的原则，耐心细致的作风。

（赵丽静）

第二章

神经电生理检查

第一节　脑电图、定量脑电图、动态脑电图与视频脑电图

　　脑电图记录的是由大脑皮层锥体细胞产生的突触前和突触后动作电位，并由丘脑中线部位的非特异性神经核起调节作用。脑电图检查常规用于某些脑部疾病的诊断，如癫痫、炎症、昏迷、脑死亡及颅内占位性病变等，对一些代谢异常所导致的昏迷，如肝性脑病、肾功能衰竭等疾病做出判断，同时用于正常及异常睡眠过程的评价。

　　根据诊断需要，选用不同的脑电图检查记录方式。脑电图检查可分为常规脑电图、动态脑电图、视频脑电图，所有脑电图记录分析方法都是以常规脑电图为基础，只是在记录环境和时间上有所不同。

一、常规脑电图

　　脑电图记录通常采用国际脑电图学会建议使用的 10~20 系统标准电极放置法。电极的排列与头颅大小及形状成比例，电极名称与脑解剖分区相符。

　　正常成人在清醒、安静、闭眼、血糖及血压正常情况下脑电图相同。通常分析脑电图的频率、波幅、调节与调幅、位相及波形。

（一）频率

　　脑波周期是指从波峰至下一个波峰的时间，其单位为毫秒。频率是 1 秒内包括的周期数，即周期/秒，其单位为 Hz，根据频率不同将脑波分为 4 个频段：

　　（1）α 频段：位于枕叶、颞叶和顶叶后部的 8~13Hz 节律性活动，波幅在 20μV 以上，通常在 50μV 左右，睁眼时消失，闭眼后再现，称之为 α 节律。如果在额部出现 8~13Hz 的电活动则不能称为 α 节律，只能称为频率性电活动。α 节律除每个波呈正弦波外，同时每组波幅由小到大，再由大到小的纺锤形式反复出现，称为调幅。α 节律除了睁眼注视时可消失外，任何外界刺激，如声音、触觉、思维活动等都可使它消失，但重复刺激几次后 α 节律就不再消失了。对成年人而言，在同样条件下，只有一种频率，一般两侧对称，若频率相差1Hz 以上时，通常慢的一侧可能有异常，在右侧者左侧大脑半球波幅可低于右侧，如果两侧相差超过 2/3 时则为异常。

　　（2）β 频段：为 13~30Hz 出现在两半球前部，波幅 5~20μV 的快波，正常情况下在两

枕部也存在，但常与 α 波重叠而被掩盖，当 α 节律受到抑制时才显现出来。但由于其波幅较低，即使 α 节律受到抑制时也不太明显。

（3）θ 频段：正常成人在两半球前部可见到少量 4～7Hz 的电活动，称为 θ 波，在瞌睡时 α 节律可突然减少或消失，θ 波增多。

（4）δ 频段：其频率为 4Hz 以下，正常人在清醒状态下并不存在，多出现在入睡时，并随着睡眠由浅入深而逐渐增多，时程延长，两侧出现的 δ 活动应对称，否则为异常。

（5）α 节律变异：α 节律变异属特殊节律状态。在清醒状态时，两半球后部出现持续性 3.5～6Hz 的 θ 活动，或与少量 α 节律间隔出现，频率为 α 节律的一半，反应性又和 α 节律一样时就称为慢 α 节律。慢 α 节律比较少见，属于正常范围。相反，若在后部见到 α 节律频率倍数，反应性和 α 节律相同，则称为快 α 节律。

（二）波幅

脑电图波幅代表脑电位的强度，以微伏（μV）表示。正常成人脑电图波幅范围一般为 10～100μV。调节是指脑波基本节律的规律性和稳定性，调幅是指具有基本频率脑波波幅有规律地由低逐渐增大以后又逐渐变小过程，持续的时间可达数秒。

（三）位相

位相或称为时相，是指两侧大脑半球对称部位或一侧半球不同部位用同一速度记录的脑波在某一瞬间出现的早晚、极性和周期的关系。

（四）波形

由位相、波幅、频率组成，可分为正弦波、类正弦波、半弧状波、锯齿状波、复合波或多形波、双相或多相波，不同波形具有不同生理或病理意义。

（五）睡眠脑电图

睡眠时的脑电图与正常清醒时有所不同，正常成人睡眠脑电图记录结合眼球运动和肌电图等多种参数，将睡眠过程分为非快速眼动期（nREM）和快速眼球运动期（REM），两者反复交替周期性出现。

1. 非快速眼动期睡眠 一般分为 4 期。

第 1 期：瞌睡期。脑电图表现 α 节律突然消失，出现 2～7Hz 慢波。部分正常人在 α 节律消失后有中等波幅慢波活动。随着瞌睡加深，慢波波幅可增加至中等幅度，并呈现不规则发放形式，同时出现双侧对称的高幅负相波，称之为 ν 波，常不规则反复出现。在 1 期睡眠末期，可出现正尖波，在枕部出现单相三角形波，一般每隔 1 秒发生 1 次，有时可在 1 秒内出现 4～6 次，应与局灶性尖波区别。

第 2 期：浅睡眠期。脑电图出现睡眠纺锤波及 K 综合波。纺锤波为 11～15Hz，持续约半秒钟，可在两半球同步出现，在中央区最明显。

第 3 期：深睡眠期。出现中等量的高幅慢波，并伴有 K 综合波，睡眠纺锤波可不出现。

第 4 期：睡眠波比 3 期更慢，多为波幅在 75μV 以上，频率在 2Hz 以下的慢波。可见有与慢波混合的 K 综合波。

2. 快速眼动期睡眠 表现为低电压、去同步、快波型脑电活动，眼球运动速度加快，肌电活动减少，此期脑电及眼球活动加快、部分躯体抽动、血压和心率升高等变化似乎表现为浅睡眠，但对听觉刺激引起的觉醒反应阈值提高，表明睡眠较深，因此，称为"反常睡眠"或"异相睡眠"。正常人入睡后从 1 期逐渐加深到 4 期，并开始进入快速眼动相睡眠，最终进入慢波相。每晚睡眠中出现 5~7 个周期，每个周期约 80~100 分钟。

（六）脑电图诱发试验

采用一些特殊诱发方式，使异常脑电活动反映出来的方法，称为诱发试验。临床经常采用的诱发试验如下。

1. 过度换气　过度换气是临床脑电图记录过程中常规应用的诱发方式，一般在描记过程中，让患者以 20~25 次/分钟的速度进行深呼吸，持续 3 分钟，必要时可延长至 4~5 分钟。在一些大脑半球占位性病变者，可诱发出局灶性 δ 波，或使不明显的局灶性病变更明显。癫痫患者可诱发出痫性放电，尤其是典型失神发作可诱发出 3Hz/s 的棘－慢波发放，但深呼吸停止后并不持续。

2. 睡眠诱发　癫痫患者在睡眠过程中常有痫样放电，特别是颞叶癫痫极易出现。检查前给患者服用作用较快的安眠药物，如水合氯醛、司可巴比妥等，让患者进入睡眠状态。

3. 剥夺睡眠　让患者在 24 小时内不睡觉，然后进行脑电图记录，可使痫样放电阳性率提高。

4. 闪光刺激　在脑电图记录过程中，采用节律性闪光刺激，可使一些正常人枕部产生与闪光频率相同的电活动，称为节律性同化作用。在大脑半球后部病变时，节律性同步化作用可表现为部位对称，病变一侧不出现或出现慢波。部分癫痫患者可诱发出痫性放电，尤其是失神发作和光敏性癫痫。其他类型癫痫发作对闪光刺激并不敏感。

5. 药物诱发　静脉注射戊四氮或贝美格可诱发部分癫痫患者异常放电。在少数正常人也可出现类似反应。因此，目前大多在癫痫病灶切除手术前，采用药物诱发来确定局部痫样放电病灶，而对其他类型的癫痫发作诊断应慎重采用。

（七）癫痫脑电图

约 50% 癫痫患者在临床发作间歇期可见到异常电活动，称之为痫样放电。其特点为在基本背景活动基础上，突然出现高波幅的电活动，容易与正常基本电活动相鉴别。

1. 痫样放电的类型

（1）棘波：从开始到结束时程为 20~70ms 的放电活动，可为单相、双相或三相，以双相波为多见，主波为负相。

（2）尖波：时程为 70~300ms 的异常放电，也以双相波为多见，负相为主，上升相陡直，下降相较缓慢。

（3）棘－慢波或尖－慢波：在棘波或尖波之后紧随一个慢波，成为棘波和慢波或尖波和慢波的综合波，称为棘－慢波或尖－慢波。

（4）3Hz 棘－慢波：以每秒 3 次重复出现的棘－慢波，一般两侧同步对称，可在各个部位同时突然发放，持续 3~20 秒后突然全部消失。频率开始时稍快，临近消失时频率减慢。常见于癫痫失神发作，深呼吸易诱发出现。

（5）2.5Hz 以下的尖－慢波：其尖波或慢棘波波宽约 100~200ms，多见于非典型小发作，患者常有智能障碍。

（6）多棘波及多棘－慢波。连续出现两个以上的棘波称为多棘波。如多棘波后紧跟一个慢波称之为多棘－慢波。

（7）高峰节律紊乱：在脑电活动为慢波基础上，时程和部位不断改变的高幅棘波和慢波，有时呈局灶性或弥漫性，并持续存在，觉醒和睡眠几乎一致，称之为高峰节律紊乱或高峰失律。

（8）其他：除上述几种常见痫性放电形式，任何频率的突发高幅放电均可能为痫性放电。

2. 癫痫发作脑电图

（1）局灶性发作：在发作间歇期可见到局限性痫样放电，以棘波、尖波、棘-慢波或尖-慢波为主。若以 δ 波为主，应考虑是否有占位性病变或其他破坏性病灶。

（2）复杂部分性发作：以颞叶前部棘波、尖波及其与慢波复合波多见。

（3）失神小发作：发作时脑电图表现为 3Hz 棘-慢波，有时发作时间仅持续 2～3 秒，若超过 5 秒，一般常有临床失神发作。

（4）全身强直-阵挛性发作：为 4～5Hz/s 棘-慢或尖-慢复合波，在临床发作期可见由低幅高频逐渐变为高幅低频发放。在发作间歇期为阵发性双侧同步的棘波、尖波、棘-慢波或尖-慢波。

（5）儿童良性局灶性癫痫：为一种预后良好的儿童期发生的癫痫，为局灶性发作，但可发展为全身性发作。脑电图可在一侧中央区或中央区-颞部出现尖波、棘波，尖波后常为正相慢波。有时两侧半球均出现，但往往不同步。

（八）颅脑损伤的脑电图

1. 轻度颅脑损伤　只有数秒钟至几分钟意识不清的脑震荡，大部分患者在 24 小时内记录的脑电图正常，只有少数有弥漫性 θ 波或 δ 波，但很快消失。

2. 重度颅脑损伤　少数患者在受伤短时间内，甚至在昏迷状态下，脑电图记录基本节律仍为正常，但 α 频域的节律分布在额部最明显。如果完全和持久的电活动减少，则预后不佳。少数患者在受伤后很快出现持续 12～15Hz 的电活动，一般预后较差。在中度颅脑损伤患者，脑电图基本节律为 7～8Hz，数天后恢复到正常。重度颅脑损伤时，脑电图基本节律可以慢至 4～6Hz。慢节律出现的早晚对预后判断具有临床意义，如在 48 小时内出现，临床预后较差。出现较晚，则预后较好。脑电图频率变化最初较快，然后逐渐减慢，一般需要数周至 3 个月，有时则需要数年才能恢复正常。通常弥漫性变化要比局灶性变化消失快。早期临床症状与脑电图改善基本平行。3 个月后，50% 患者的脑电图已恢复正常，但临床症状仍可存在。

3. 颅脑损伤后并发症的脑电图　颅脑损伤后若有颅内血肿或硬膜下血肿及开放性损伤引起脑脓肿时，脑电图变化相似于颅内占位性病变，主要表现为 δ 波在一侧或局部占位性活动。

（九）脑血管疾病的脑电图

在脑血管不同性质病变时，其脑电图变化有所不同。

1. 弥漫性脑出血　急性期脑电图变化主要为两侧弥漫性 δ 波，受损侧半球有多形性 δ 波，在颞叶和中央区最明显，很少伴有棘波和尖波。随着病情好转，弥漫性异常逐渐减轻，局灶性改变显得突出，但在数周或数月后可完全消失，而临床仍可遗有偏瘫。

2. 脑内血肿　当在颅内出现血肿时，血肿侧的 α 节律明显减少，与占位性病变相似，

有局灶性 δ 波出现。若血肿引起颅内压增高，则双侧额部间歇性单形性（节律性）δ 波将逐渐出现。血肿在基底部或近中线结构，则双侧投射性额－颞部 δ 波较明显，一侧性改变可能不明显。

3. **蛛网膜下腔出血** 其脑电图变化视病情轻重而定。可以为正常或弥漫性异常，后者随着病情和意识好转而改善。如果出现局灶性异常，则可提示有血肿及脑出血部位或出血后继发性动脉痉挛等情况。

4. **颈内动脉血栓形成** 颈内动脉部分阻塞而无症状或体征时，脑电图往往正常。当有一过性症状出现时，患侧半球基本节律波幅降低，在颞部和顶－颞部出现低波幅多形性 δ 波。短程节律性 δ 波可能出现于一侧或双侧额部。脑电图改变随临床变化而异。

5. **大脑半球梗死性中风** 若起病缓慢，意识障碍较轻，则可有局灶性 δ 波或 θ 波。δ 波往往在发作后几小时内产生。当梗死加重时，脑电图变化可出现在临床症状加重之前。在发病初期，由于梗死病灶水肿，局灶性异常电活动波幅可能增加，而后逐渐降低。如果以血管痉挛为主，则局灶性慢波很快减少，若有脑梗死所导致的组织坏死，则局灶性慢波消失较慢，可持续数周、数月或数年。与皮质下梗死相比，皮质梗死所引起的慢波灶较为显著持久。散在的皮质下血管损害，如腔隙性梗死，通常没有脑电图改变。约有 50% 脑梗死患者的脑电图基本正常，而临床神经系统损害症状仍可持续存在。

6. **脑干血管性病变** 根据病变程度不同，脑电图呈现各异的弥漫性慢波变化。慢波的多少，在一定程度上与昏迷程度相关。

（十）脑部感染性疾病的脑电图

细菌或病毒性脑炎、脑膜炎及脑膜脑炎的脑电图变化以弥漫性异常为主，可有不同程度的 α 节律变慢甚至消失，出现 δ 波或 θ 波。弥漫性慢波改变程度与意识状态相关，随临床症状改善，脑电图节律逐渐加快。在单纯疱疹病毒性脑炎，早期脑电图为弥漫性慢活动，并局限于一侧或局部，尤其常见于病变侧的颞叶，并在发病后 2～15 天，以一侧或双侧颞部为主，间隔 1～4 秒出现周期性尖波或尖－慢复合波，以后周期性复合波逐渐消失，代之局灶性慢波。慢病毒引起的亚急性硬化性全脑炎和亚急性海绵状脑病，其脑电图表现为具有特征性的周期性复合波。在亚急性硬化性全脑炎，脑电图显示约每隔 4～14 秒周期性出现时程长达 3 秒的慢波复合波，在亚急性海绵状脑病患者的脑电图，则出现时程为 0.5 秒的简短三相复合慢波，以 1 秒左右的间歇性发放，这种周期性发放一般出现在病程中期。

（十一）其他疾病的脑电图改变

垂体功能减退时，基本节律可变慢，严重者出现规则的 4～6Hz θ 波，在半球后部波幅较高，可有些低幅 δ 波，较轻患者其 θ 波较不规则或基本正常。

肢端肥大症早期 β 波较多，当垂体窝增大或有视野变化时可有不规则 θ 波和 δ 波。肾上腺病变与垂体损害相似。肾上腺皮质功能减退可看到 5～6Hz 的 θ 波，α 节律受抑制，偶有 δ 波。肾上腺皮质功能亢进有低幅 β 波，但不如肢端肥大症多见。甲状腺功能亢进时 α 节律有增快趋势，但不超出正常范围。黏液水肿时基本节律变慢，或有 7Hz θ 波。

甲状腺功能低下时，脑电图可有明显异常，α 节律减少，出现 θ 波和 δ 波、棘波、发作性棘波与慢波。

高血糖时脑电图频率可有轻度增加，但高渗性非酮症高血糖可有弥漫性双侧同步慢波，弥漫性痫样放电亦常见。低血糖时则慢波增多，偶呈发作性，有时甚至可为高度弥漫性δ波，当给予口服或静脉注射葡萄糖后，脑电图可转变为正常。

维生素缺乏可导致脑电图异常。亚急性联合变性和恶性贫血时，60%脑电图为异常，θ波和δ波增多，在治疗后大多可转为正常。Wernick脑病可有α节律减少，弥漫性同步或不同步。苯酮酸尿症常有不同程度异常，可为局灶性改变、阵发性慢波、棘波甚至高峰节律紊乱的表现。

血卟啉病急性发作伴惊厥时，脑电图呈现弥漫性慢波、θ波及δ波，临床症状好转时，脑电图逐渐恢复正常。但如果反复多次发作后，脑电图可永久异常。

肝性脑病由于肝脏代谢异常所导致昏迷时，轻者出现4~7Hz θ波，昏迷程度加深时，可出现双侧弥漫性同步三相波，一般额叶明显，当深昏迷时，三相波消失而变为不同步的δ波，给予静脉滴注谷氨酸后三相波可减少或消失。

严重心、肺疾病导致的脑缺氧可见轻度弥漫性θ波，严重者出现双侧δ波发放。出现弥漫性异常提示弥漫性脑功能障碍，一般慢活动分为三种状态，背景性慢活动、间断性慢活动和一般性慢活动。

（1）背景性慢活动：颅脑后部的背景活动与年龄相关，通常在8岁时脑电图为正常低限8Hz，在1、3、5、8岁时，分别为5、6、7、8Hz。

（2）间断性慢活动：包括无规律的慢波爆发，通常为多形性δ波，间断性θ频率爆发比较少见，而多形性θ节律发放偶见。当额部出现节律性δ活动时，为对外部刺激的反应，如睡眠或瞌睡时的周期性变化。出现间歇性δ活动，通常是由大脑深部神经核与大脑皮层之间的神经传导障碍所导致。脑电图除了提示病变的部位，同时也显示脑功能受损的状态。额叶与枕叶的间歇性慢波在诊断上没有特别差异，但额部间歇性慢波常见于深部灰质的功能障碍。而枕叶的间歇性发作常见于儿童癫痫的失神发作，也可见于大脑中线的肿瘤、代谢性脑病、变性性疾病及一些感染性疾病。额部间歇性慢波与多形性δ活动的区别在于后者与刺激密切相关，并持续出现。在枕部出现慢活动一般为正常。

（3）连续性慢活动：正常背景活动通常消失，多形性δ活动超过80%。

三种脑电图慢活动，反映了弥漫性脑病的不同程度，即轻度、中度及重度。一般反映非特异性病变，比较多见于代谢及中毒性脑病，也可见于脑部结构弥漫性损害和变性过程。在一些慢性进行性神经变性疾病（如Alzheimer's痴呆等），脑电图可能仍为正常。这些脑电图变化的严重程度对于病因学并没有特异性，但反映了弥漫性脑病的严重程度。镇静剂也可以导致或加重脑电图弥漫性异常，因此，应尽量排除药物影响因素。

周期性发放包括爆发抑制状态，多见于缺氧所导致的脑功能障碍，也可由巴比妥类、异丙酚等镇静剂过多应用所致。在临床实际工作中爆发抑制状态可作为癫痫持续状态下应用麻醉剂治疗的判断方法。在一定程度上，周期性节律活动提示或支持亚急性海绵状脑病（Creutzfeldt‐Jakob，CJD）和亚急性硬化性全脑炎（SSEP）的诊断。这种周期性活动在CJD大约持续1~2秒，而对于SSEP大约为4~10秒。

成人脑电图亚临床节律性发放（SREDA）主要出现在50岁以上老年人休息及瞌睡时，在正常年轻人并不出现，如果出现则提示异常。SREDA与异常脑电图发放很相像，形态为高尖的θ节律，一般典型频率为5~6Hz，广泛存在于中央顶及后枕部，与临床没有明确相关性。而典型脑电图的异常发放表现为突然开始及终止，持续时程从20秒到几分钟（平均

40~80秒），有助于鉴别诊断。出现这种节律，常提示患脑血管病的危险因素增加。

中线 θ 节律可见于清醒或瞌睡时，频率为 4~7Hz，形态为节律性光滑的正弦波及尖波。这些正常的变异需与癫痫波发放相鉴别（棘波、尖波及棘-慢复合波），通常病理状态下的痫性发放为高波幅，发放后波幅降低或抑制。三相波常见在额部，标准的三相波以低幅负相尖波起始，后随一个高波幅正相尖波，以小低幅负相波结束，波幅通常大于 70mV，第一个负相波的波幅较最后一个负相波高。为双侧同步 1~3Hz 的重复爆发。三相波是一种具有特征性但无特异性的脑电图波形，因为最早见于肝昏迷患者，因此在某种意义上，脑电图的三相波又成了肝性脑病的同义词。

近来发现，三相波除见于肝性脑病以外，也见于中毒、代谢及结构异常的脑部疾病。三相波与意识损害密切相关，出现在不同疾病所导致的昏迷，但在肝性脑病昏迷时所出现的三相波，其背景活动较其他原因所导致昏迷而出现的三相波背景为慢。三相波产生的原因，一般认为是结构性改变或代谢所致丘脑皮质中介神经元功能障碍。谷氨酸代谢异常是产生三相波的主要机制，大约 25% 肝性脑病患者可记录到三相波，而超过 10% 中毒性脑病也可记录到三相波。

三相波的出现与预后与致病因素密切相关，缺氧性损害及锂中毒患者预后较差，生存者神经功能恢复较差。

三相波可见于 1 个月至 85 岁，60 岁以上比较多见，30 岁以下年轻人较少见，无性别差异。在肝功能障碍时出现三相波，同时可伴有其他症状或慢性智能障碍。在肾功能衰竭患者，出现三相波与患者失代偿有关。在缺氧性昏迷后最初几天也可以出现三相波，但常伴有肌阵挛。部分 α 昏迷也可出现三相波。代谢异常（如高钠血症、低钠血症及低血糖）、甲状腺疾病（甲状腺功能亢进或低下）、脑炎、中风、Creutzfeldt - Jakob 病（CJD）、Alzheimer 病、癫痫发作后、脑脓肿、造影剂中毒、消炎镇痛类药物过量、头部外伤、硬膜下血肿、脑脂质沉积、脑膜癌病、糖尿病等，都可出现三相波。

二、脑电图定量分析

随着计算机技术的普及应用，采用实时的模拟-数字信号转换分析技术，考虑和权衡各种数据和因素，使分析得到的结果比传统的目测分析方法增加了可信性，极大地提高了神经电生理检查的阳性率。但由于对一些灵敏数据不能很好控制，因此对于脑电图的定量分析在临床上应有选择性的应用，并不能完全取代传统的分析方法。

（一）尖波的确定

对于常规脑电图的记录的读图一般是每张记录、每个片段的分析阅读。而对于长程监测脑电图则不可能采用常规脑电图的分析方法。因此，需要选用更快、更方便的分析方法用于超过一天以上的记录结果。在这种情况下，可应用分析软件确定发作间歇期和尖波的分离发放。

（二）脑电图功率谱分析

脑电图功率显示了具有临床意义的各导联脑电图活动的频带，如 δ，θ，α，σ（或 $β_1$）和 β（或 $β_2$），有时又称为脑电图频率分析。

1. 正常脑电功率谱　正常年轻人脑电图的 α 节律为 10.32Hz，平均年龄为 75 岁的正常老年人则为 9.39Hz。有 24% 老年人的脑电图有不同程度异常，通常频率降低超过正常参照值的 54%，80 岁以上老年人，脑电图快活动逐渐减少，主要与脑血流和脑代谢降低有关。

2. 认知功能障碍的脑电功率谱 脑电功率谱分析对诊断认知功能障碍有一定的意义。脑电图 δ 活动与智力减退密切相关，老年认知功能障碍患者脑电功率谱表现 δ 和 θ 频段增加，α 和 β 频段平行性降低。对怀疑老年认知功能障碍者记录其睁眼与闭眼时的脑电功率谱，对照两者之间差异，发现患有认知功能障碍者的脑电功率谱可以分为三种类型：

A 型功率谱：特征为主频 6.5~12Hz 带宽的单个频率或多频率，主要反映了皮层丘脑和皮层下的机能状态。当皮层丘脑或皮层下的机能降低时，脑电功率谱变慢。所有血管性认知功能障碍者的脑电功率谱为 A 型，而老年性认知功能障碍者仅有 44% 脑电功率谱为 A 型。

B 型功率谱：这一类型特点为主频 6.5~12Hz 带宽的频率消失，相应 6.5~12Hz 以下的频率增多。B 型功率谱主要见于老年性认知功能障碍，在血管性认知功能障碍比较少见。但与疾病严重程度并没有相关性。

C 型功率谱：表现为所有频率的能量均降低，仅有少数老年性认知功能障碍表现为 C 型脑电功率谱。在老年性认知功能障碍者，B 型脑电功率谱为 1~6.5Hz 和 23~28.5Hz 的能量平均分布主要位于大脑后部和前部。老年性认知功能障碍者脑电功率谱不同，主要取决于两个方面，一是患病前的脑电图形态特征，如在正常情况下，大脑在没有疾病驱使慢频率增加时，表现为 A 型功率谱的脑电图为低平或低幅的 α 节律。另一方面是，老年性认知功能障碍的脑部病理变化并不相同，病因机制各异，因此，α 频带主频率消失与智能衰退并无相关性，而与神经病理变化的类型有一定关系。

3. 中风后的脑电图功率谱 临床采用 Barthel 评分（脑中风患者的功能评分）分析中风患者 6 个月后，评分大于 60 时，定量脑电图在半球损害后第 3 和第 6 个月 δ 频带明显减少，而 θ 和 α 频带明显增加，病后第 3 个月与第 6 个月之间没有明显差异，健侧半球的脑电功率谱并不发生变化。当 Barthel 评分小于 60 时（日常生活能力受到严重损害），在病后第 3 个月，受损侧 δ 频带活动平均降低 19%，6 个月后减少 21%；而相应 θ 频带活动分别增加 48% 和 53%；α 频带分别增加 60% 和 69%，中风后患者脑电图慢活动降低和 α 频带增加主要在中风后的前 3 个月。

三、动态脑电图

传统的常规脑电图记录过程中，由于患者的活动基于控制条件下，即使在轻度睡眠中也不能满意地描记电生理的异常发作。动态脑电图是不同于常规脑电图的记录，尤其适用于无先兆的癫痫大发作患者的临床观察，特别是具有电生理上的发作而无任何临床表现的癫痫患者。并可检测出亚临床发作，对抗癫痫药物的选用具有指导作用。

近年来，随着计算机技术的发展，动态脑电图的记录分析能力有了很大的加强，但对记录结果的回放分析，仍然依靠视觉判断分析。这是由于动态脑电图比常规脑电图检查产生更多的伪差，主要是患者在记录过程中的运动及无法避免的各种干扰源所产生的伪差，如当患者在记录过程中习惯性地在手中旋转笔时，可以在枕部产生周期性节律性慢波。

动态脑电图记录电极安放通常根据检查需要设计排列，电极用火棉胶粘贴固定。脑电图记录一般为 8 个通道，如果需要可以增加通道记录其他生理功能的信号监测。早期的动态脑电图应用磁带记录，目前采用的为闪光卡或硬盘，一般记录 24 小时，对个别患者如果记录过程中没有异常发作，可以重新更换电池、电极及闪光卡继续进行记录。

当对记录结果进行分析时，可以采用记录速度的 20～60 倍进行回放，对可疑的地方应用正常速度进行回放分析，特别在有发作标志的前后部位尤其予以关注。

动态脑电图的伪差较多，因此数字化分析对动态脑电图帮助不大，视觉分析仍然是动态脑电图的基本分析方法。

四、视频脑电图

视频脑电图又称为遥感脑电图监测系统，与动态脑电图不同的是避免了各种环境因素的影响，减少了各种伪差，是一种高质量的长程脑电图记录方法。

采用视频监控脑电图技术可定时进行超长时间的脑电图记录。检查时，将患者安置在检查室或一特定的房间内，同时记录患者的行为和相应的脑电图变化，并进行同步性结果分析。

（叶爱萍）

第二节　诱发电位

脑诱发电位是根据检查需要，设计和应用各类刺激作用于神经系统，经平均、叠加后记录的诱发电位波，是同一神经动作电位在容积传导中由上肢向躯干的电流发放。脑诱发电位与刺激脉冲具有锁时关系。临床常规的诱发电位检查根据采用刺激方式不同，分为躯体感觉诱发电位、脑干听觉诱发电位及视觉诱发电位。

一、躯体感觉诱发电位

躯体感觉诱发电位是神经系统对电刺激的特殊反应。与常规记录感觉和运动神经传导速度相似，可以在周围和中枢神经多个部位记录，通过刺激较大的混合神经及肌皮神经，应用平均叠加技术，记录波幅为 $1～50\mu V$ 的周围神经、神经丛、脊髓和皮层诱发电位，并可重复记录。

（一）上肢躯体感觉诱发电位

在刺激正中神经时，它反映的是 $C_6～T_1$ 节段的脊髓功能状态，当刺激尺神经时，记录的 N_{11} 电位反映的为 C_8 获得的神经反应电位。在颈部最常用的方法是在 C_5 或 C_7 安放记录电极来记录脊髓和脑干动作电位。一般可以记录到三个负相波 N_{11}、N_{13} 和 N_{14}。N_{11} 是产生于神经后根进入脊髓后角的突触前电位。刺激上肢正中神经及尺神经后，可以在肘部、Erb's 点、颈部、颅顶记录到神经动作电位。应用双极电极在肘部记录的为 N_5 波，可作为测定周围混合神经传导速度。在 Erb's 点（锁骨中点上 2cm）记录的 N_9 波，是顺向传导的感觉纤维和逆向传导的运动纤维经过臂丛的电活动，而在颈 5 记录的 N_{13} 电位反映相应节段感觉上行纤维在脊髓后角的突触电位。当电极位于兴奋点后方时，记录的波形为负相，记录点在兴奋点前方时，记录的波形为正相。病理状态下 N_{13} 波幅可能降低，但由于在颈段的信号放大效应，仍可记录到正常的脑干和皮层电位。N_{14} 电位是在颈延连接部位内侧纵束或楔束核记录的动作电位。从颈前记录，可以使 N_{13} 和 N_{14} 清晰分开，在颅顶采用非头皮参考电极记录远场电位时，波形反转为 P_{13} 和 P_{14}。颅顶记录的远场电位 N_{19}/P_{25} 是产生于皮质躯体感觉神经元与传入丘脑－皮质束的同步突触后电位，分别产生于皮层的顶叶和额叶。当怀疑皮层病变时，采用非头皮参考电极，在 C_3'、C_4' 记录，在额叶可以记录到一个阳性波 P_{22}，随后是一个大的负相波 N_{30}。

（二）下肢躯体感觉诱发电位

刺激胫神经后，在腘窝、L_1 脊椎、头皮分别记录到体感诱发电位 N_8、N_{18}、N_{22}、P_{31}、N_{34} 及 P_{37} 波。N_8 是产生于周围神经的动作电位，N_{18} 是通过在腰骶部马尾和后柱的传导反应波；另一个重要的波形成分是 N_{22}，为脊髓后角的突触电活动，类似于颈段的 N_{13}；在颈段记录的 N_{33} 电位则反映了脊髓小脑通路和薄束核的电活动。正常情况下，由于后柱上行性传导冲动的分散和肌肉伪差，记录 P_{31} 比较困难。下肢体感诱发电位的皮层投射点位于大脑内侧裂深部感觉皮层区，采用 Cz－Fz 连接首先记录到 N_{34}，随后是 P_{37}。在踝部刺激腓神经后，可以记录到类似于腰髓的短潜伏期电位 N_{11}、脊髓 N_{19} 电位及皮层的 P_{37} 电位。

（三）诱发电位的临床应用

随着电子计算机技术发展，诱发电位技术得到了广泛普及和应用。

（1）用于周围及中枢神经系统疾病或损伤的鉴别诊断，如脱髓鞘疾病、脊髓或颅内占位性疾病、外伤导致神经损伤的部位。

（2）对一些先天性及退行性疾病进行神经功能评价及预后判断。

（3）常能力的客观评价，如听力、视力及躯体感觉，也用于功能性与器质性病变的鉴别诊断。

（4）用于神经外科、骨科、心脏外科及麻醉深度的术中监护。

（5）用于术后及危重患者的监护及脑死亡的判定。

（6）特殊诱发电位检查：事件相关电位，用于高级心理功能的研究。

体感诱发电位的波幅因个体差异变化较大，临床主要根据潜伏期变化来分析检查结果。

根据国际脑电图协会制定的诱发电位波形分析标准，上肢体感诱发电位必须记录 N_9、N_{13}、P_{14}、N_{18} 和 N_{20} 波，测量 N_9－N_{20}，N_9－P_{14} 及 P_{14}－N_{20} 波间潜伏期。N_9－P_{14} 波间潜伏期反映了从臂丛到下脑干的神经传导功能，P_{14}－N_{20} 反映了从下脑干及皮层主要感觉区的神经传导功能，N_9－N_{20} 反映的是从臂丛到皮层主要感觉区传导功能，N_{13} 波反映的是颈髓下段的活动状态。与波间潜伏期比较，由于 N_9 潜伏期受到手臂长度影响，绝对潜伏期缺少实际应用的价值。对于刺激胫后神经记录体感诱发电位，国际脑电图协会规定至少应记录腰部固有电位和皮层主要感觉区的波形成分 P_{37}，测量各波潜伏期和腰部固有波到 P_{37} 的波间潜伏期。后者接近于腰髓至皮层主要感觉区的传导时间。因此，应测量 P_{31} 和腰固有波至 P_{31} 及 P_{31}－P_{37} 波间潜伏期，分别评价从腰髓至脑干及从脑干至皮层主要感觉区的传导时间。对于下肢体感诱发电位的周围和脊髓传入通路因个体高度不同而各异，有些实验室依据身体高度来调节腰部记录的体感诱发电位结果分析正常值。患者身高与 P_{37} 绝对潜伏期的相关性意义，要远远大于与 SLP－P_{37} 波间潜伏期的相关性。判断体感诱发电位异常的主要指标是波形成分的消失和波间潜伏期延长。通常限定波间潜伏期大于 2SD。上肢体感诱发电位 N_9－N_{13} 波间潜伏期延长，提示神经根或颈髓损害。当 N_{13}－N_{20} 波间潜伏期延长时，提示损害在颈髓与大脑皮层之间。N_{13} 波幅降低或消失，则提示病变部位在颈髓。下肢体感诱发电位记录时，如

果 N_8 正常，而腰部电位消失，提示病变的部位在腰部脊髓或马尾。$N_{22}-P_{37}$ 或 $N_{22}-P_{31}$ 波间潜伏期延长，提示病变在腰髓或胸腰髓。体感诱发电位是一种客观的神经功能评定方法，反应的仅是本体感觉神经传导通路的生理功能状态。当体感诱发电位异常时，应注意强调提示病变的部位。由于病变的性质并没有特异性，报告描述应避免采用病理性判断用语。

（四）神经系统疾病的体感诱发电位改变

1. 周围神经病变 周围神经病变时，在周围和中枢记录的体感诱发电位波幅均降低，绝对潜伏期延长，而波间潜伏期正常。在脊髓小脑变性、脑白质营养不良、感染性神经病、维生素 B_{12} 缺乏所导致的亚急性联合变性，周围感觉神经动作电位消失。此时，体感诱发电位由于中枢放大作用，可见残余电位，利用其来测定周围感觉神经传导速度，帮助明确诊断。在一些遗传性神经病时，用体感诱发电位测定周围神经近端节段传导速度，有助于疾病的诊断。另外，在周围神经外伤后，体感诱发电位可以先于感觉神经动作电位出现来判断神经轴索的再生。

2. 臂丛神经损伤 体感诱发电位与常规肌电图、神经传导速度的测定，可以确定臂丛损伤的部位和判断预后。体感诱发电位的异常包括 N_9 波幅降低或消失，肘部、鹰嘴的所有反应波减低，N_9-N_{13} 波间潜伏期的延长。皮层体感诱发电位波形的存在，并见有异常的感觉神经传导速度，提示在周围和中枢神经系统之间有部分联系。相反，感觉神经传导速度和体感诱发电位的 Erb's 点电位正常，而颈部和头皮电位消失，提示神经根完全撕脱。由于外伤后，同时伴有神经丛节前和节后几个节段的损伤，所以很难做出精确的定位判断。当仅有一或两个神经根损伤时，进入到脊髓的混合神经是经过多个神经根传入，因此刺激正中神经或尺神经记录的诱发电位可以正常。虽然通过单个节段刺激可以解决上述问题，但必须与对侧记录的结果相对照，同时正常人有时记录 N_9 和 N_{13} 电位也比较困难。

3. 神经根病变 在诊断颈神经根病变方面，刺激正中神经、尺神经、桡神经记录体感诱发电位的灵敏性低于肌电图检查。采用指端刺激记录体感诱发电位具有高灵敏性、低特异性。在患有脊椎病所导致的颈神经根病及脊髓病变者，80%~90% 刺激胫神经和尺神经记录体感诱发电位异常。表现为刺激胫神经记录的 N_{22}、P_{38} 波幅降低，波间潜伏期延长；刺激尺神经记录的 N_{13} 消失，N_{20} 波幅降低及 N_9-N_{13}、N_9-N_{20} 波间潜伏期延长。在患有胸腔出口综合征的患者，临床检查、肌电图和神经传导速度测定可以是正常的，体感诱发电位检查有异常发现。一般表现为低波幅的 N_9 电位，伴有 N_9-N_{13} 波间潜伏期延长；也可以是 N_9 波幅正常，N_{13} 波幅降低，同时 N_9-N_{13} 波间潜伏期延长。刺激尺神经时记录的异常结果多于正中神经。由于体感诱发电位是由多个混合神经所产生的，采用肌皮神经刺激记录的脊髓和皮层诱发电位对诊断神经根病变较肌电图更为灵敏。

4. 中枢神经系统疾病 许多中枢神经系统的疾病可以导致体感诱发电位异常。脊髓病变时，表现为潜伏期的异常变化；轴索损害时，首先表现为中枢波幅的变化。由于神经重叠支配，体感诱发电位的结果并不能明确提示病理状态，具有一定局限性。但在各种外科手术中，仍可作为监测脊髓、脑干及大脑皮层功能状态的方法手段。

5. 脱髓鞘疾病 体感诱发电位可以帮助确定临床怀疑而无症状的多发性硬化。大约 2/3 多发性硬化患者刺激正中神经记录的体感诱发电位为异常，而这些患者的一半临床无症状或感觉受累的体征。在下肢白质传导通路较长，体感诱发电位对多发性硬化的诊断灵敏性高于上肢，对患有脑白质不良患者，体感诱发电位异常主要表现为中枢传导时间延长。

6. 压迫性病变　由于脊椎病变导致的颈段脊髓压迫，采用刺激尺神经和胫神经记录体感诱发电位较刺激正中神经敏感。在临床检查缺少客观体征时，体感诱发电位表现异常，通常 N_{13} 波幅降低或消失。而在枕大孔病变（Arnold–Chiari 畸形或肿瘤）时，体感诱发电位 N_{13} 存在，N_{13}–N_{20} 波间潜伏期延长。在脊髓外伤后早期，诱发电位的变化可以帮助判断临床预后。

7. 脊髓内病变　在脊髓内缓慢生长的肿瘤不影响到感觉神经传导通路，体感诱发电位可以正常。在动静脉畸形时，体感诱发电位可以帮助确定重要的侧支循环来选择栓塞和手术切入点。在脊髓空洞症患者，胫神经体感诱发电位常为异常。

二、视觉诱发电位

视觉诱发电位是由视觉刺激后在枕部记录的诱发反应电位。视觉诱发电位可有闪光刺激、半视野图形翻转及全视野图形翻转。闪光刺激用于患者不能配合固定注视全视野图形翻转刺激者。由于闪光刺激的潜伏期变异较大，因此，仅作为视觉传导通路的评价。由于全视野刺激是采用单眼分开刺激，适用于前视路病变检测，半视野刺激适用于视交叉旁病变的定位诊断。

闪光刺激应用常规脑电图的光刺激器放置在患者前面，让患者闭上眼睛，使强光通过眼睑作用于视网膜。完整闪光刺激记录的视觉诱发电位反映了从视网膜到外侧膝状体的神经传导通路。如果采用图形翻转可重复记录到视觉诱发电位，并不采用闪光刺激。图形翻转刺激是让患者坐在黑白翻转的中等大小的棋盘格刺激器前，在枕部记录诱发电位。但诱发电位反应受到下列因素影响：棋盘格大小影响视觉诱发电位潜伏期；刺激视野大小影响诱发反应灵敏度；棋盘格翻转的频率影响诱发电位主波潜伏期；刺激器的亮度降低可导致诱发电位波幅降低；刺激器的对比度过低将导致 P100 波幅降低，潜伏期延长；患者视点固定不好，也可导致波幅降低。

（一）正常视觉诱发电位波形

正常视觉诱发电位检查一般显示 3 个稳定波形，N75、P100、N145。临床常规分析大约在 100ms 左右出现的正相波，而 N75、N140 并不作为常规分析指标。

（二）波形变异

在视觉诱发电位有两种常见波形变异，即波形分裂和波形翻转。两种变异产生的原因，都是由于视觉皮层及视放射的解剖变异，如果波形分裂较窄，而潜伏期正常，则视觉诱发电位为正常。视觉诱发电位主要用于评价视觉通路前部的功能状态，当单眼视觉诱发电位的 P100 潜伏期延长时，一般提示为视交叉前病变。如果双侧 P100 潜伏期均延长，则提示病变可为视神经或视交叉及广泛性视交叉后病变，采用半视野刺激，可以对这些不同部位的病变进行鉴别。当 P100 绝对潜伏期超过 117ms 时，则考虑 P100 潜伏期延长。两眼间的潜伏期差对临床诊断的意义比绝对潜伏期更大。如果两眼之间的差值超过 13ms，尽管绝对潜伏期值正常，仍考虑为异常。

（三）视觉诱发电位异常的临床意义

1. 视神经炎　视神经炎的视觉诱发电位典型异常变化是 P100 潜伏期延长，单侧视神经炎仅表现为单眼 P100 潜伏期延长，如果在无症状的眼睛记录到 P100 潜伏期延长，提示存在亚临床视神经炎。视神经炎急性期后视觉诱发电位转为正常的较少。

2. 多发性硬化 大约有15%视神经炎患者最终出现其他多发性硬化的症状。对患有视神经炎患者，进行体感诱发电位检查，可以发现亚临床病灶。当临床出现中枢神经系统其他部位损害，提示多发性硬化诊断时，应进行视觉诱发电位的检查，以检测出亚临床性损害病灶。约40%多发性硬化患者视觉诱发电位P100潜伏期延长，但并没有视神经炎的病史。事实上所有患视神经炎的患者，其患侧的P100潜伏期均延长，即使绝对潜伏期正常，两侧波间潜伏期差也是异常的。

3. 肿瘤 影响到视觉通路的肿瘤通常是由于对视神经和视交叉的压迫。视野障碍在各眼之间可以不同，但视觉诱发电位始终是异常的，视敏度与视觉诱发电位之间没有相关性。视觉诱发电位的异常可以是绝对潜伏期或相对潜伏期延长，也可以表现为波形或波幅变化。潜伏期的变化较波形和波幅的变化更可靠。肿瘤影响到后视路时，很少出现视觉诱发电位异常。在患有偏盲的患者，全视野棋盘格翻转刺激通常是正常的。

4. 假性脑瘤 假性脑瘤患者可出现颅内压增高，但脑结构并没受到损害。如肿块或阻塞性脑积水，如果高颅压没有得到及时有效治疗，可造成视神经损害，如果治疗有效，视觉缺失症状可以得到改善，如果颅内压持续增高，可导致视神经持续性损害。大多数患有假性脑瘤患者的视觉诱发电位正常，少数在视觉损害早期出现诱发电位异常。但诱发电位并不作为颅内压的监测手段。

5. 功能性疾病 在怀疑功能性视觉缺失时，可以用视觉诱发电位做出评价。正常视觉诱发电位可以反映视觉通路的完整性，闪光刺激的正常视觉诱发电位仅提示到外侧膝状体的视觉传导通路正常，但并不能排除皮质盲，应采用半视野刺激来确定功能性视觉障碍。

6. 眼球和视网膜病变 许多眼球和视网膜病变可以导致视觉诱发电位异常，但不作为这些疾病的诊断手段。在青光眼患者，视觉诱发电位可出现潜伏期延长及波幅降低，但视觉诱发电位正常并不表明眼压正常。

7. 皮层性失明 在一些优势半球病变导致的皮层盲，视觉诱发电位检查可以为正常。采用小棋盘格刺激，可检测出异常的视觉诱发电位，但并不作为临床常规应用。

三、脑干听觉诱发电位

脑干听觉诱发电位是由脑和听神经对声音刺激后产生的复合性电位，波形主要成分起始于脑干。脑干听觉诱发电位主要用于评价患者患有听力降低或怀疑脑干病变时，尤其对听神经瘤检测，是一种灵敏和经济的检查方法。

(一) 脑干听觉诱发电位临床应用

在听觉诱发电位，主要分析Ⅰ～Ⅴ波的波形及潜伏期、波间期。因此，应首先确定Ⅰ波和Ⅴ波。Ⅰ波是由听神经远端部分所产生，一般在刺激后2ms左右出现，Ⅲ波是由上橄榄核至外侧膝状体的投射纤维所产生。Ⅴ波是产生于桥脑至中脑的投射纤维，一般出现在刺激后6ms左右，随着刺激强度降低，Ⅴ波最后消失。各波潜伏期较波幅更为重要，主要测量Ⅰ波、Ⅲ波、Ⅴ波潜伏期及Ⅰ～Ⅲ波和Ⅲ～Ⅴ波的波间潜伏期。Ⅰ波潜伏期延长多见于听神经远端损害，但并不多见于听神经瘤。Ⅲ波潜伏期延长提示听神经近端至桥脑内侧受累，病变可能为听神经或脑干病变，但常见于听神经瘤。Ⅲ～Ⅴ波间潜伏期延长，提示病变位于桥脑至中脑之间。

Ⅰ～Ⅲ波和Ⅲ～Ⅴ波间潜伏期延长，提示病变影响到双侧脑干、桥脑末端以上或桥脑末端及听神经，多见于桥脑病变。

Ⅰ波消失，Ⅲ波、Ⅴ波正常，提示周围听力损害，不作为桥脑末端听力传导损害的评价。Ⅰ波消失，伴有Ⅲ波、Ⅴ波潜伏期延长或波形消失，提示病变部位在听神经至桥脑末端的传导性损害，但是由于缺少Ⅰ～Ⅲ波间潜伏期，对客观听力评价比较困难。

如果Ⅲ波消失，Ⅰ波、Ⅴ波正常，Ⅰ～Ⅴ波间潜伏期延长，损害可存在于从听神经至中脑的任何部位。

Ⅴ波消失，Ⅰ波、Ⅲ波正常的情况并不常见，但如果出现，则提示病变位于桥脑以上的听觉传导通路，同时应伴有Ⅲ～Ⅴ波间潜伏期延长。

（二）特殊疾病的听觉诱发电位的改变

1. 听神经瘤　脑干听觉诱发电位对大多数听神经瘤诊断是非常敏感的。在早期，听觉诱发电位可以正常，当肿瘤较大时，Ⅰ波后的各波形可完全消失。

2. 脑干肿瘤和中风　大多数脑干内肿瘤患者的脑干听觉诱发电位均为异常，特别是当桥脑受累时，通常为Ⅲ波、Ⅴ波消失和Ⅰ～Ⅴ和Ⅲ～Ⅴ波间潜伏期延长。

在脑干梗死时，大多脑干听觉诱发电位异常，少数病例的脑干听觉诱发电位可正常，但诱发电位波幅降低。50%影响到后循环的短暂性脑缺血，脑干听觉诱发电位潜伏期可以正常，约50%脑干血供恢复后，听觉诱发电位可恢复正常。

3. 多发性硬化　对临床怀疑患有多发性硬化的患者，脑干听觉诱发电位没有视觉诱发电位和体感诱发电位敏感，脑干听觉诱发电位的异常表现为Ⅴ波波幅降低及Ⅲ～Ⅴ波间潜伏期延长。大多异常为单侧。脑干听觉诱发电位不能区别脱髓鞘疾病与肿瘤及脑梗死。

4. 昏迷和脑死亡　如果脑干听觉诱发电位Ⅰ波后的波形完全消失，则可判断为脑死亡。大约10%脑死亡患者可记录到完整的Ⅱ波，因为Ⅱ波是由听神经颅内段所产生，当Ⅱ波存在时，评价脑死亡应结合临床其他体征及脑干诱发电位其他波形的变化。

5. 其他各种疾病　在患有脑膜炎、维生素 B_{12} 缺乏、癫痫、酒精中毒及糖尿病时，脑干听觉诱发电位可以出现各自不同的异常改变。

（叶爱萍）

第三节　肌电图

肌电图是记录运动单位电位的一种方法。根据记录结果，可以鉴别疾病时不同失神经支配状态，用于区别神经性疾病与肌源性疾病及肌病的分型。肌电图检查常用的电极有表面电极和针电极。针电极又包括单极针电极、同芯针电极和单纤维针电极等。

单极针电极除针尖裸露外，均全部绝缘隔离。绝缘物质通常采用聚合塑料，针电极的尾端与多股导线连接到信号放大器。单极针电极记录时需要一个参考电极，因此，要将一个盘状或金属电极安放在所记录肌肉的皮肤表面。同时在记录电极的上端安置接地电极。

同芯针电极是由一根细线芯与一个套管组成的皮下针电极。线芯被完全绝缘，与套管壁完全分离。在记录针电极斜面暴露出的针芯由环氧树脂固定，针芯和套管分别与导线连接，套管作为记录电极的参考电极。检查时需要安放患者接地电极。

肌电图信号通常由视觉和听觉观察来分析。临床检查时，必须实时观察屏幕上显示的肌电图信号，并通过扬声器监测声音信号。有经验的临床医生常常在观察到信号以前首先听到异常信号。信号音量对于记录电位电压频率变化是非常好的提示。

肌电图记录分析包括下列参数指标：

（1）插入电活动。

（2）静息电位。

（3）单个运动单位电位。

（4）大力收缩时运动单位募集状态。

在患者完全放松状态下记录插入电位和静息电位。记录单个运动单位电位时，让患者做轻度自主收缩，检查者的手应放置在患者主动肌对侧，判断患者用力方式和程度，并防止针电极移动。最大用力收缩时观察运动单位募集状态，应将患者肢体固定，避免由于移动产生伪差。

一、正常肌电图

（一）插入电位

正常插入电位活动是由多个肌纤维的动作电位发放所组成。持续时间一般少于500ms，爆发后立即终止。

有时出现类似于纤颤和正相波的电位活动，多为单个肌纤维的活动电位，通常随着电极移动停止而消失，并不是异常电位发放。

（二）静息电位

正常肌肉在放松时并不出现自发电位。持续性的运动单位活动有时会被误作为自发电位活动。在确定为异常自发电位活动之前应观察患者是否完全放松，有时肌肉的静息状态会被拮抗肌收缩所激化。

（三）运动单位电位

让患者做轻微收缩，激活少量运动单位，每次记录一个运动单位电位。运动单位电位的波幅高低，与运动神经轴突所支配的肌纤维数量和记录电极与肌纤维的距离有直接关系。正常单个运动单位电位的波幅应在200mV以上。大多数运动单位电位为双相或三相，如果多相电位超过15%，则可考虑异常。运动单位电位时限一般少于10ms，个别肌肉稍长，但不超过15ms。

（四）募集状态

当随意肌收缩增加，收缩力加大，运动单位快速发放，所有运动单位被激活，扫描基线消失，此时的状态称之为完全募集。

二、异常肌电图

（一）插入电位

（1）插入电位活动增加：当针电极移动停止后，电位发放持续存在。提示电位过度发放，同时常伴有时限延长。

（2）插入电位活动消失：针电极插入移动时，所有电活动减少，常见于肌纤维的功能丧失。在周期性瘫痪患者，由于肌纤维兴奋性降低，可以出现插入电位减弱，但更多见的是由于记录电极的性能不佳所造成。

（二）自发电位活动

1. 纤颤电位　纤颤电位是因单个肌纤维膜电位不稳定而去极化所产生的肌纤维动作电位，电位发放频率具有随机性。

2. 正相波　正相波是不同于纤颤电位的单个肌纤维动作电位，电位起始点首先是一个正相波，然后回返至基线。有时在正相波之后跟随一个较小负相波，但主波是正相波。与纤颤电位一样，发放频率具有随机性。正相电位与纤颤电位相同，同为肌病时出现的失神经电位活动。对于产生机理，认为与记录电极的位置有关。双相纤颤电位的产生，是由于肌纤维动作电位通过细胞外的负相成分增加所致。

3. 束颤电位　束颤电位是单个运动单位的自发性电活动。束颤电位的发放频率是各异的，可见于正常人和慢性失神经支配，更多见于运动神经元疾病。如果没有其他慢性失神经电位表现，束颤电位并不作为异常诊断指标。病理性束颤通常表现为多相和不规则发放，一般发放频率间隔为 3.5 秒，而非病理性发放，其间隔为 0.8 秒。

4. 肌强直发放　肌强直发放是单个运动单位不自主重复高频发放，通常发放频率为 30～40Hz/s。检查时，可见皮下肌肉颤抖和高低起伏。肌强直电位可见于多种失神经病变，但常见于多发性硬化、脑干胶质瘤、放射性神经丛病变、Guillain Barré 综合征、多发性神经病。

5. 肌强直样发放　肌强直样发放是肌纤维的重复性发放。可由针电极移动、膜结构异常和联合去极化所触发。发放频率的衰减变化声音类似于轰炸机俯冲"投弹"声。肌强直性发放产生的机制，可能是由于氯离子传导异常。氯离子主要存在于细胞外液，在动作电位结束时，钾通道开放和钠通道的关闭使膜电位复极化。钾外流是对动作电位短暂性超极化的反应，当钾恢复到基线时，膜电位为正常去极化。正常情况下，氯离子浓度维持膜电位正常阈值。当氯离子浓度降低时，去极化导致钾通道失活，再一次产生动作电位。

肌强直性发放常见于强直性肌营养不良、先天性肌强直、先天性副肌强直及高钾型周期性瘫痪。在患有炎性肌病或代谢性酸中毒患者，尽管临床没有肌强直症状，但肌电图检查可以见到肌强直样发放。

（三）异常运动单位电位

1. 神经性病变的运动单位电位　见于急性失神经支配、神经再生前及运动单位减少。残存的运动单位具有基本正常功能。因此，除非是完全性失神经支配，否则运动单位电位常表现为正常。通常失神经支配的肌纤维由临近残存的神经轴突芽来支配，由于残存的运动单位轴突支配的肌纤维数量增加，记录的运动单位电位较常规记录的电位波幅要大。代偿支配的肌纤维与原始支配的肌纤维并没有激活同步，所以运动单位电位表现为多相电位和时限的增加。高波幅、长时限、多相电位增加是慢性失神经支配的主要特点。

2. 肌病性运动单位电位　在患有肌肉疾病时，肌细胞膜电位不稳定，导致运动单位电位变化。一些肌纤维发生不可逆性去极化及神经肌肉传导活性减少，导致运动单位电位波幅降低。同时，由于在肌肉病变时，肌纤维数量减少和残存受损肌纤维同步活动产生了运动单位的短时限多相电位，为肌肉疾病时常见的病理性运动单位电位。肌病性运动单位电位有时称之为短棘波、低波幅群多相电位。相似的运动单位表现有时也出现于一些失神经支配的患者，特别在早期神经末梢传导的不同步。

（四）异常募集状态

募集状态减少提示功能单位的降低。单个运动单位的快速发放构成了运动单位募集状态，募集状态减少多见于轴突和脱髓鞘性神经病变所导致的运动轴突传导降低。

（五）病理干扰相

病理干扰相是由众多低水平运动单位收缩所产生，见于典型肌肉病变时。这些单位产生的募集状态虽然是低波幅，但仍无法分辨基线。

（六）神经传导速度测定

神经传导速度是指冲动在单位时间内通过神经的距离，以 m/s 表示。

神经传导时间，又称之为潜伏期，是指从刺激开始到动作电位出现的起始时间，它包括神经－肌肉接头传递耽搁时间及肌膜冲动传导时间。由于冲动经过神经全长时，在近中枢端的神经纤维较粗，传导速度较快，在神经远端纤维变细，传导速度较慢。因此，其传导速度不同。

在神经干近端和远端两点刺激，去神经－肌肉接头传递延搁影响，可以精确测定运动神经传导速度。常规神经传导速度测定，是应用各种不同方波脉冲刺激神经后记录神经传导速度。采用标准的方波脉冲，时限为 $0.1 \sim 0.2$ms。有时也应用长时限宽脉冲或短时限脉冲。长时限宽脉冲刺激可能产生过强电流强度，激活作用电极附近几毫米范围的神经轴突，因而导致对正常反应波的辨认缺少精确性。所以长时限宽脉冲仅在当大刺激后，记录不到最大反应时才考虑采用，但对所得到的结果应做出谨慎判断。刺激最大输出电压因仪器不同而各异，通常为 250V。短暂的直流电脉冲并不损伤神经组织和皮肤。

（七）经传导速度测定

记录电极放置在被检查神经所支配肌肉的中点，参考电极放置在远端。

刺激神经后，在肌肉记录到一个复合性肌肉动作电位（CMAP），它是多个肌纤维的总合电位，有时称之为 M 反应。如果记录电极放置的位置不正确，记录的复合性动作电位主负相波倾斜之前产生一个正相电位，使潜伏期的测量比较困难。刺激电极同样是由作用和参考电极组成，一般放置在所检查神经的表面皮肤，在负极下面的去极化最大，通常朝向远端的记录电极。患者接地放置在同侧肢体刺激与记录电极之间。电极安放好后，开始进行重复刺激，采用 1Hz 脉冲；刺激强度从 0 开始，逐渐增加刺激强度，直到 CMAP 波幅不再增加时，再增加刺激强度 25%，获得最大 CMAP 波幅。

（八）潜伏期测量

起始点或从刺激到 M 波的波峰，并测量 M 波的峰值电压。然后将刺激电极上移到神经近端，不需要逐渐增加刺激强度，一般刺激 1~2 次，记录结果与远端刺激记录的波形相同。如果记录的波形发生衰减或波形变化，应增加刺激的强度，以确信波形变化并不是由于刺激激活的不完全。测量近端 M 波反应的潜伏期与波幅，并测量远端刺激点与近端刺激点之间距离，根据下列公式计算出神经传导速度。

$$神经传导速度（CV）= \frac{距离（D）}{远端潜伏期（PL）－近端潜伏期（DL）}$$

（九）经传导速度测定

感觉神经传导速度较运动神经传导速度的测定更为方便。由于感觉神经并不像运动神经存在神经传递的突触耽搁，因此，只需要一个刺激点。采用指环电极刺激正中神经和尺神经，刺激和记录电极都放置在感觉神经部分，在手指分布的是这两个神经的纯感觉分支。

感觉神经传导速度可以采用顺向性传导测定，也可采用逆向性传导测定。两种方法记录的感觉神经传导速度，由于容积传导在几何上的不同而略有差异。一般建议采用顺向性传导记录，因为只需刺激兴奋少量神经纤维，所产生的刺激伪差小。在顺向性刺激记录不到的情况下，才考虑应用逆向性刺激记录。

感觉神经传导速度测定，由于记录的复合神经动作电位（CNAP）波幅低，并且不规则，必须采用平均技术将其从背景噪声电活动中分离出来。尤其是老年患者和患有周围神经病变时，如果没有平均叠加技术，无法确定感觉神经电位。刺激时逐渐增加刺激电压强度，直到感觉神经电位（CNAP）出现。当刺激强度逐渐增加，而波幅不再变化时，锁定并测量电位潜伏期和波幅，同时测量由刺激点与记录点之间距离，依据下列公式计算出传导速度：

神经传导速度（CV）＝距离（D）/潜伏期（L）

感觉神经电位的起始潜伏期和峰潜伏期均可作为计算传导速度的参数，对快纤维传导的测定，采用起始潜伏期更为精确，因此作为首选方法。

在近端神经根损害性疾病，感觉神经传导速度有时可以是正常的，特别在撕脱伤时，由于神经纤维损伤是在神经根节和脊髓之间，而神经节与周围神经之间的连接是完好的，周围神经的感觉传导速度并不受影响。

（十）神经传导速度异常

1. 传导速度减慢　无论运动或感觉神经传导速度低于正常值的 3SD，则提示传导速度异常，多见于周围神经的髓鞘病变。轴突性神经病变也可以导致神经传导速度减慢，但一般不超过正常低限 5m/s。多发性神经病可出现神经传导速度减慢，特别是在神经远端，单个神经病变出现神经传导速度减慢仅见于单神经的个别节段。传导阻滞是选择性神经节段传导速度减慢。多节段神经传导阻滞可见于 Guillain – Barré 综合征，慢性炎性脱髓鞘多发性神经病及多灶性运动神经病。

2. 远端潜伏期延长　远端潜伏期延长多见于脱髓鞘性神经病、神经肌肉传递障碍及肌纤维的膜功能丧失。实际上最多见的是脱髓鞘病变和神经远端压迫性损害。

3. 电位波幅降低　CMAP 降低，提示功能性肌纤维数量减少，运动单位数量减少或肌纤维兴奋性受到损害。常见于运动神经病、轴突变性和肌病。感觉神经电位波幅降低则提示感觉神经轴突减少。在正常人感觉神经电位波幅有很大差异。因此，感觉神经反应电位的波幅变化并不单独作为疾病诊断指标。如果病变明显影响到波幅，通常感觉神经传导速度也减慢。

4. 波形离散　波形离散常见于神经脱髓鞘病变。在患有脱髓鞘病变时，并不是所有神经轴突传导速度都减慢，但神经冲动发放同步减少可产生波形离散。轴突变性时，由于继发性脱髓鞘而导致波形离散。

5. 脊神经刺激　直接刺激脊神经用于评价神经近端周围神经节段传导功能。

采用针电极直接刺激不仅可以测定 C_8 节段脊神经传导速度，也可以刺激其他神经根及马尾神经来测定周围神经传导功能。应用电刺激器或磁刺激器在神经根表面进行刺激，更多的是采用针电极直接刺激神经根，避免患者对高压电刺激的不舒服感，同时与磁刺激相比较，对深部神经刺激得到的结果更可靠。

刺激 C_8 神经根后，可在其所支配的任何一块肌肉记录到 CMAP 动作电位。

常规选择由下臂丛及尺神经组成部分所支配的小指展肌记录，对诊断近端嵌压综合征非常有意义。当刺激脊神经记录的反应异常时，应对所有神经节段进行检测，以确定确切病变损害部位。

（十一）F－波

F－波是测定由刺激点到近端运动轴突传导功能的一种方法。常规刺激运动神经时，产生的动作电位不仅顺向传导到肌肉，同时也逆向传导至运动神经元。逆向传导的电位抵达躯体使树突去极化，并传回到轴丘，使其去极化。由此，一个新动作电位产生并返回至肌肉，动作电位激活运动终板，产生肌纤维动作电位，这个反应波，即为 F－波。记录 F－波的电极位置与记录运动神经传导速度相同，刺激电极的位置可以放在神经远端或近端，但刺激电极的负向应朝向脊髓。主要分析 F－波潜伏期和确定反应波的存在与消失。

F－波潜伏期是神经冲动传导到脊髓和反馈到肌肉的传导时间总和，因此，近端神经传导速度可以通过下列公式计算得出：

神经传导速度 ＝ 2 × 距离/F 潜伏期 － M 潜伏期

疑有周围神经病变时，应用 F－波检查，对照近端和远端传导状态，尤其是近端的神经病变，如 Guillain－Barré 综合征、慢性感染性多发性脱髓鞘神经病等周围神经脱髓鞘病变时，远端和近端 F－波潜伏期均延长。在 Guillain－Barré 综合征早期，F－波的异常最为明显。在神经轴索、神经根和神经丛病变时，F－波潜伏期大多正常。严重轴索病变时，由于继发性脱髓鞘病变，可以导致 F－波潜伏期延长。在脱髓鞘性神经病变时，由于传入和传出动作电位离散，F－波可消失。

（十二）H－反射

H－反射是牵张反射的电生理表现方式。当牵张肌肉叩打肌腱时，肌梭被激活，并传递冲动到脊髓，H－反射部分是由脊髓的单突触连接所产生，而大部分是由相应节段和高节段的多突触传导通路所产生。

H－反射通常在下肢腘窝刺激神经，由腓肠肌记录。当逐渐增加刺激强度，大约在 30ms 首先出现一个反应波，即 H 波。随着刺激强度增加，H 波潜伏期逐渐缩短，同时 M 波出现，并逐渐增高。进一步增加刺激强度，H－反射则消失。正常 H－反射潜伏期不应超过 35ms，两侧相差不大于 1.4ms。H－反射潜伏期延长或消失，多见于脱髓鞘和神经轴突病变，也可用于 S_1 神经根病变的诊断。

（叶爱萍）

第四节　脑磁图

脑磁图（Magnetoencephalography，MEG）是集低温超导、生物工程、电子工程、医学工程等 21 世纪尖端科学技术于一体，直接探测大脑神经功能活动的最新技术。脑磁图技术使人类研究大脑的复杂功能、治疗脑部疾病的能力达到了新的境界。

一、MEG 的发展历史

脑磁信号测量是一个相当新兴的科学前沿，直到 20 世纪 60 年代后期，随着超导物理学和低温技术的发展，对脑磁信号的测量才成为可能。David Cohen 博士于 1968 年在美国麻省理工学院 Francis Bitter 磁场研究所，采用 2 万圈的普通线圈作为磁场探测器，以特殊的平均法，首次对脑磁信号进行了直接测量，检测出大脑 α 节律磁活动。1972 年，超导量子干涉仪（superconducting quantum intererlce device，SQUID）在 MEG 探测器中的使用极大促进了生物磁学的发展。初期的 MEG 传感器装置只有单一信道，在探测脑功能信号时须不断移动传感器探头，其检测过程费力耗时，检测结果重复性差，以致无法进行精深的脑功能研究或推广到临床应用中。随着计算机技术的飞速发展和各种应用软件的开发，医学影像学的信息采集和处理也得到迅速发展。MEG 的设计发生了从单通道到多通道，从局部到整头的质的变化。20 世纪 80 年代 MEG 由单信道发展成 37 信道传感器装置，并始用于癫痫诊断和一些脑功能方面的研究。而 1992 年发展的头盔式 122 导脑磁测量系统，使检测过程只需要经过一次测量就可采集到全头的脑磁场信号，是 MEG 发展中的又一个里程碑。目前，传感器阵列的信道总数已达到 306 个，且具备抗外磁场干扰系统，可同时高速采集整个大脑的瞬态数据。MEG 已从实验室阶段走向系统化、仪器化和临床应用。

二、MEG 的基本原理

人体磁场可分为由生物磁性物质产生的感应磁场、生物电流产生的磁场以及侵入人体内的强磁性物质产生的剩余磁场。其中第二种即为产生脑磁场的磁源，脑内神经细胞活动时细胞内外的带电离子流动即形成内源性电流，其周围就会产生相应生物磁场信号。MEG 只能测量出平行于头皮表面的电流产生的磁场。MEG 磁场主要来源于大脑皮层锥状细胞树突产生的兴奋性突触后电位。单个神经元所产生的磁场非常小，但只要数个细胞同步活动即可产生集合电流形成与电流方向正切的脑磁场。该磁场可穿透脑组织而到达头部之外形成脑磁信号。如在整个头部外表面设置一组紧密排列的脑磁传感器，利用 SQUID 即可检测到脑磁信号，经过计算机的数据分析与处理，将获得信号转换成脑磁曲线图，并与 MRI、CT 等解剖影像信息叠加整合，即可确定脑内信号源的精确位置和强度，形成脑功能解剖学定位，准确反映出脑功能瞬时变化状态。

三、MEG 设备组成及检测方法

MEG 设备的基本构成包括浸在液氦中的多通道 SQUID 探头，用于滤波的电子器件，屏蔽外界磁场的屏蔽室以及完成磁源定位及可视化的工作站。

四、脑磁场测量装置

现代化的传感器设计，将金属铌制成的超导量子干涉仪（superconducting quantum interference device，SQUID）与梯度计（Gradiometer）和磁场强度计（Magnetometer）耦合在一起，成为一个能把磁场变为电流，电流变为电压信号的低噪声、高增益转换器。这些元件排列安装在充满液态氦的头盔样的杜瓦（Dewar）容器里，其底部有检测磁束的接收线圈与

SQUID 相连，在低达 −270℃的温度下工作，在超导状态下线圈的电阻完全消失。这样的组合系统能检测远小于一个磁通量子的磁场变化，足以测量出大脑皮质中枢神经活动所产生的磁场。被检测者头部伸入杜瓦桶底部，以测量脑磁场的变化。

五、外界磁场屏蔽装置

由于脑神经细胞产生的磁场极其微弱，最大的神经磁信号如癫痫棘波只有数 pT（$1pT = 10^{-12}T$，Tesla 为磁场强度单位，简称 T）。地球磁场和环境噪音比癫痫棘波强 $10^6 \sim 10^8$ 倍。因此为排除周围环境的电磁干扰，使 MEG 系统达到稳定的最佳工作状态，必须安装由多层金属铝和 mu − 金属（铁镍合金）板叠合在一起的高导电、高导磁材料制成的磁屏蔽室，分别排除低高频干扰。检查时屏蔽室完全封闭，声、光、电等刺激均由刺激器在室外产生后，由室壁上的小孔送入屏蔽室内。为监测患者，室内装有经特殊消磁处理的照明和摄像设备。

六、信息综合处理系统

工作站通过运行不同的采集程序控制检测过程，并将测量结果储存。数据后期处理阶段通过计算机专用软件对获得的信号进行分析、计算，并结合其他解剖影像数据实现磁源定位显示。刺激系统在采集工作站的控制下对患者进行体感、听觉、视觉等刺激，以适应不同检测的需要。其主要处理过程涉及磁源性影像（magnetic source imaging，MSI）技术。现代最先进医学影像技术，如计算机断层扫描（CT）、磁共振成像（MRI）、正电子发射断层扫描（PET）、功能性磁共振成像（fMRI）、单光子发射计算机断层扫描（SPECT）等，可以提供清晰的大脑神经解剖结构或功能图像，但时间分辨率都很低，只是静止的图像。而 MSI 技术即是将这些先进影像技术所显示的解剖功能影像与 MEG 融合在一起的成像技术。在做以上检查时，只需将 3 个定位线圈固定在两耳和鼻根处作为标记，把 MEG 高时空分辨率的偶极子三维定位图，重合 3 个标记，叠加在 CT、MRI、PET、fMRI、SPECT 的图像上，能实时合成在解剖结构中活动的功能图像。

七、MEG 研究的内容

分析 MEG 数据的目的是为了确定神经活动源的时间和空间位置。通常，产生神经兴奋的跨膜电流处被近似为三维空间的一个无限小等效电流偶极子。在计算过程中，由已知电流源来推算球面各处的磁场强度分布，称为正向问题。相反，已知头皮（相当于球面）各处的磁场强度分布（MEG 数据），再反推电流源的空间位置，则称为反向问题。早在 1853 年，Hehnhotz 就证明了利用导体外的磁场数据无法唯一确定导体内的电流分布。所以从本质上讲，脑磁反向问题是不确定的，其解具有非唯一性，必须在满足条件的解集中通过施加一定的限制条件来得出合理的解，这是脑磁反向问题研究中的重要工作。

八、MEG 的检测内容

（1）对自发异常波的检测：MEG 可以检测病理状态下大脑神经元细胞群的异常放电。对发作性异常波（如癫痫发作间期的棘波）的阳性率要较脑电图高许多，并可对异常波的发生源进行精确定位。

（2）体感诱发磁场（SEFs）：检测原理与体感诱发电位类似，但可对所得诱发磁场的发生源位置，即对躯体感觉中枢进行定位。常用刺激部位上肢为正中神经、尺神经；下肢为股神经、胫神经。刺激强度一般为 10mA 左右，刺激电流的磁场会对测量产生干扰，故一般将刺激装置安装在屏蔽室外，使用特殊的屏蔽导线将刺激电流引入屏蔽室内。刺激正中神经可记录到 M20、M35 和 M60，其发生源在初级体感中枢"手区"。

（3）听觉诱发磁场（AEFs）：AEFs 是由听觉刺激诱发产生的脑磁场，其刺激装置也安装在屏蔽室外，通过管道将声音传入室内，一般使用纯音或纯短音，刺激时程约数毫秒。AEFs 可根据潜伏期长短分为短潜伏期（<12ms）、中潜伏期（12～50ms）、长潜伏期（>50ms）。其中，短潜伏期 AEFs 起源于脑干水平，信号较弱；中潜伏期 AEFs 有 M30、M50 两个成分，起源于初级听觉皮层；长潜伏期 AEFs 包含 M100 和 M200，大部分成分起源于初级听觉中枢，即双侧颞横回。

（4）视觉诱发磁场（VEFs）：视觉刺激装置也是安放在屏蔽室外，利用投影仪、屏幕或光导纤维传送图像，常用闪光或翻转黑白格刺激模式，其磁场发生源通常定位在双侧距状裂的外侧底部。VEFs 随黑白格增大而波幅增大，潜伏期缩短。

（5）事件相关磁场（ERF）：对 M300 研究的比较多，近年的研究表明，M300 的发生源位置与所处理的任务或作业有关，不同的作业，发生源的位置不同。

九、MEG 的优势

（1）极高的灵敏度：脑磁图可准确捕捉到来自大脑极其微弱的电磁场信号，并进行相应的处理分析。

（2）极高的时间分辨率：是目前所有神经科学仪器中最高的时间分辨率技术，可以准确地测定神经生理活动的次序性，分辨原发病灶、继发病灶。

（3）极高的空间分辨率：将 MEG 信号重合到 CT 或 MRI 图像上，重合精度达 2mm 以下，由此得到如癫痫病灶等特定区域的准确定位。

（4）完全无侵袭性，测量系统本身不会释放任何对人体有害的射线、能量或噪声，MEG 测量装置不需固定在患者头部，测量前对患者无须作特殊准备，所以准备时间短，检测过程安全、简便，对人体无任何副作用。

（5）相对于 EEG 不受大脑外层的组织（如颅骨和头皮）影响。

（6）相对于 PET 和 fMRI 不需进行条件不同的测量数据的相减。

十、MEG 的缺点

（1）反向问题的非唯一性阻碍了数据的解释，即相同的脑磁场表现可有不同的原因。

（2）要求被测对象的头部在记录过程中保持不动，这样对于不能配合的患者就受到限制；而不能在癫痫患者发作时进行测量，特别对于发作次数较少的患者，有价值的信息被大大压缩。

（3）测量必须在一个磁屏蔽环境中进行。

（4）MEG 系统成本高，购入及安装约需 250 万～300 万美元，而且日常维护费用高昂，仅每年的液氦消耗就需要约合 30 万人民币，每次检查的收费也很高，既影响了医院购买设备的积极性，也很大程度上限制了患者进行此项检查的比例和使用的范围。

十一、MEG 的应用

MEG 以及基于 MEG 的 MSI 技术是对解剖和功能检测的互补和结合，能为临床和科研提供精确实时的三维神经功能定位解剖图，可以动态观察和追踪大脑神经活动起源和传导通路，从而在多个领域有着广阔的应用前景。

1. 在神经系统疾病中的临床应用 脑血管病、轻度脑外伤、偏头痛、癫痫、酒精中毒、突发性耳聋、耳鸣、痴呆、帕金森病、抑郁症等患者，MEG 可检测到病变处有低于 6Hz 脑磁活动，称为异常低频磁活动（abnormal low frequency neurornagnetic activity，ALFMA）。检查时，嘱患者保持清醒闭目状态，发现波形频率低于 6Hz 及幅度在 200 ~ 400fT，可判定为ALFMA。其定位不如癫痫的尖波、棘波和诱发磁场那样准确，常提示病变区有广泛持久的功能异常。

2. 癫痫诊断及手术前定位 随着癫痫外科的发展，越来越多的药物难治性癫痫可以接受手术治疗。癫痫手术前诊断的主要目的，是确定可经手术切除的大脑皮层致痫病灶，达到从根本上消除癫痫发作，而同时又可避免留下严重后遗症。以往主要是依据患者的临床表现、神经电生理以及影像学检查来进行致痫灶定位，需综合调用无侵入性头皮脑电图（EEG）、皮质脑电图（EcoG）、MRI 和功能性 MRI（fMRI）等技术，定位困难、检查程序繁琐且价格昂贵。脑和头皮的不均匀性严重影响无侵入性脑电图的检测记录，而 MRI 仅可对 20% 左右的癫痫患者定位致痫灶，即使是作为临床癫痫灶定位"金标准"的术前侵入性硬膜下皮层电极 EEG 以及术中皮层电极或深部电极 EEG 检查，虽然准确性较高，但检查花费高和损伤、感染可能性大，有时得到的结果也模棱两可。其他脑功能成像技术，如 fMRI、PET 和 SPECT 等，因时间分辨率低而无法测量高速变化的大脑神经活动如癫痫放电。因此有相当数量的难治性癫痫因无法定位致痫灶而得不到适当的手术治疗。相比之下，MSI 极高的时间分辨率足以采获与大脑神经活动相关的高频信息。而由于脑磁场在穿透脑和颅骨时不受任何影响，所以在头皮外记录到的磁场信息可用来对脑内活动做出精确的定位和定性。MEG 可以探测到皮层直径小于 3mm 的癫痫灶活动，分辨时相可达 1 毫秒，是目前最灵敏的无创性癫痫定位方法，且可区分癫痫病灶与其镜像源。癫痫发作时，在脑内与病灶的对称位置处可出现一个镜像源，该源比病灶的发放在时间起点上落后 17 毫秒，峰值延迟 20 毫秒左右。在手术时只需损毁病灶，镜像源即随之消失，所以 MEG 定位对病灶与镜像源的区分具有重要价值。此外，有时癫痫发作启动区域可远离影像学病灶，单纯切除影像学病灶往往疗效欠佳，而 MEG 则有利于定位癫痫发作的启动区域，为该类癫痫患者的治疗提供定位依据。

综上所述，MEG 对癫痫灶定位精确，是癫痫灶手术治疗前定位的重要手段。有研究表明，MEG 对颞叶、顶叶、枕叶的病灶诊断价值较大，而对于前颞深部中央病灶如海马萎缩则需利用蝶骨电极触发 MEG 信号以提高诊断准确性。

3. 脑梗死的超早期诊断 在脑梗死的超早期，CT、MRI 尚未出现影像学变化以前，MEG 检查病灶部位即可表现为 ALFMA，提示为可逆性的脑功能受损，其发生源为影像学上的缺血半暗带，且范围随缺血半暗带的变化而变化。ALFMA 可作为脑缺血早期的一个预警信号，用于脑梗死的超早期诊断。如及时治疗，尽早地给予溶栓药物使动脉再通，则可以恢复，预后良好；如 M20、M35 诱发反应波明显降低或消失，则提示为不可逆的脑功能受损，预后不良，对应于影像学的缺血灶。

4. 脑梗死的神经功能缺损程度判定　MRI 和 CT 可提供组织损伤的部位，但不能提供受累组织的功能状况。PET 及 SPECT 测定的是损伤区的血流状况及血糖、血氧的变化，而间接反映其功能，只有 MEG 可直接反映脑组织功能状态，确定脑缺血造成的组织功能损伤的范围和程度。脑梗死患者往往伴有运动、感觉或语言功能障碍，可通过脑诱发磁场波幅和潜伏期的变化，估算出功能受损程度。而治疗前后对比可以得出疗效和治疗方法的优劣。

5. 大脑功能性损伤的测定　轻度的创伤性颅脑损伤如脑震荡 CT、MRI 检查常无阳性发现，但患者常有明显的神经生理障碍，表现为头痛、头昏、恶心、认知下降、个性改变等症状。MEG 可在受损区探查到 ALFMA，患者的 ALFMA 也会随症状的改善而减少或消失，是脑功能可逆性损伤的一种标志，为临床治疗方案的选择和恢复程度的评估、疗效的观察提供了一个客观的指标。MEG 也可在其他影像检查常无阳性表现的 TIA 患者中发现明显的 ALFMA。

6. 用于帕金森病（Parkinson's Disease）　目前 MEG 在帕金森病的应用较少，一项对 11 例帕金森患者的 MEG 研究发现，N100m 和 P50m 峰顶潜伏期左耳侧明显延长，认为可能是由于纹状体的单侧损害所致。另有研究表明帕金森病患者 MEG 半球间 AEFs 的 M50 和 M100 潜伏期差值明显延长。

7. 用于多发性硬化　Kassubek 等用 MEG 对 8 例多发性硬化患者进行电磁活动的定位检查，结果在病灶附近发现局灶性异常活动，而正常对照组则无此 MEG 改变。

8. MEG 在神经精神疾病中的应用　随着 MEG 在脑功能区定位的发展及研究，MEG 已成为神经精神疾病早期诊断和指导治疗的一种重要手段，其主要应用于以下几个方面。

（1）通过 MEG 的变化早期诊断某些引起痴呆症状的神经精神疾病：有研究发现在 Alzheimer 病的早期 MEG 所有的波段信号较正常对照降低。MEG 对 Alzheimer 病的早期局部皮质活动分析发现，相对于对照组的额中央区最大值，Alzheimer 病患者绝对低频磁频率明显增高，而高频率值在枕颞区明显下降。另有一项联合 MRI 和 MEG 的研究表明了 Alzheimer 病与海马萎缩有关。

（2）监测胎儿的神经发育状况：X 线和 B 超测不出胎儿的神经功能状态，CT、PET、SPECT 的放射线的计量以及 MRI 的超强磁场对于成人是安全的，对胎儿却有潜在的危险。而 MEG 可以完全无创性检查胎儿神经系统的各种功能，以明确胎儿在出生前是否有脑瘫、先天性失明、先天性聋哑以及智力发育障碍等疾病，从而提高生育质量。胎儿脑磁信号比成人信号要微弱，混有胎儿和孕妇心磁信号的干扰，胎儿的头部有时在运动，因此测量有一定的难度。胎儿 MEG 测量一般在怀孕 22 周时就可进行产前诊断。

（3）小儿精神疾病：MEG 适用于小儿精神疾病的诊断及鉴别诊断，如视听功能障碍、学习障碍、朗读障碍、注意力障碍、智力障碍、孤独症等，有利于早期预防及实现这些病症的早期治疗和症状的长期改善。

（4）成人精神疾患：精神病患者很难发现大脑解剖结构异常，可作为精神病疾患的客观神经生理学指标也很缺乏，医生常苦于没有客观灵敏的用于检测精神病的方法。近期研究表明，MEG 可用于精神病的早期诊断分型、预后和治疗的客观评估。如 MEG 对精神分裂症的研究发现，用听觉诱发磁场和 MSI 与正常人群比较，M50、M100 的双侧半球的非对称性消失，甚至颠倒，并有性别差异，男性精神病患者主要是左侧大脑功能异常，女性患者则相反。另外，MEG 发现孤独症患者存在癫痫样放电、频谱异常以及 ALFMA，根据 MEG 的定位可能是小脑和海马功能异常。

（5）动态指导治疗：神经精神疾病的治疗方案比较个性化，需要多次调整才能达到最佳疗效，通过 MEG 在治疗中的动态观察，可以尽早确定最佳治疗方案。

9. 脑功能区定位　由于个体间脑解剖结构存在着差异，以及肿瘤性病变等病灶与重要功能区关系密切或侵犯重要功能区时，常造成脑重要功能区的识别困难，所以在神经外科手术中常面临损伤这些区域的危险。因此需对病灶周围重要功能区进行准确定位，以便指导神经外科医师在保留脑重要功能区的基础上最大范围地切除病变组织，提高患者术后生活质量。传统术前确定功能区是以影像上的解剖标记如脑沟等来推断，但当功能区附近或本身肿瘤、脑软化瘢痕等引起该区皮质变形移位时则难以完成。术中皮质刺激进行皮质功能区定位是获得脑电生理学资料最直接的方法，但其不足之处为：不能术前评估，延长手术时间，容易引起感染。因此术前非创伤性脑功能区准确定位是比较理想的方法。已有用 fMRI 确定中央沟的报道，但测定的是脑血流血氧动力学变化，肿瘤性病变后异常血管会影响定位的准确性。而通过联合 MEG 脑诱发磁场技术以及 MSI 可获得脑功能区的准确定位，可应用于初级体感皮质、初级听觉皮质、运动皮质、语言皮质以及视觉皮质的定位，并且可评估所定位区域的脑功能是否正常，分辨病变区与皮质功能区的关系，以及动态观察手术前后的脑功能区变化。世界上一些著名的医疗中心已开始利用 MEG 做术前功能定位图（pre - surgical functional mapping，PSFM），以帮助神经外科医生正确制定手术方案，选择手术入路、术中切除范围以避免损伤重要功能区。对于有些不适合做手术的患者，MEG 的功能解剖定位还可用于伽马刀等放射治疗。

10. MEG 与导航技术的结合在神经外科的应用　MEG 结合新型导航技术在微创神经外科有广阔的应用前景。在神经外科显微导航系统中，MEG 和 MRI 的功能图像信息叠加成 MSI 的 3D 合成图像资料作为虚拟数据，手术显微镜视野下患者脑图像作为真实数据，根据骨及皮肤上的标志计算机将二者重叠对齐。虚拟图像上有病变区和周围重要功能区的定位标志以及事先制定好的手术路径标志。该导航系统能帮助外科医生按事先编排的手术程序省时省力地完成高精度微创手术，同时将功能区定位图像结合在其中，也提高了手术安全性。

11. MEG 在基础科研中的应用　MEG 是神经科学领域的新工具，可用于各种基础研究。对大脑的各种功能进行无创性解剖学定位，对人脑的特殊功能进行研究。如各种味觉、嗅觉的诱发磁场的研究，酸痛麻胀感觉的中枢神经变化，对丘脑、小脑及深部脑组织功能的深入研究以及神经重建和适应性的研究。还可进行神经精神高级活动的研究。如情感变化，喜怒哀乐的机理，睡眠和梦境的功能，认知、记忆、判断、注意、语言、学习及信息处理功能等高级大脑活动。另外还可用于新特药开发及药理和药效的研究。

（叶爱萍）

第三章

神经系统的现代监护

第一节　神经系统功能监测

长期以来，对于神经系统有损害的患者，脑功能的监测均依赖于有经验的医护人员对患者进行反复的神经系统及瞳孔的连续观察，由于病情危重、复杂、多变，这些检查待出现其结果有明显变化时，反应的问题往往已不及时，从而延误了准确的处理时机。在过去的20年中，ICU在中枢神经系统损伤及病变患者的监测和治疗方面取得了很大进步，一些特殊的监测技术，如颅内压（ICP）、脑电、脑诱发电位和脑血流的监测已经在帮助我们判断患者病情及预见性干预措施方面发挥了作用。由于其价格昂贵，使用复杂，创伤性监测也不宜重复使用，有一定局限性。因此在进行脑监测时，仍应紧密结合临床观察。大多数神经系统病变早期即可出现相应的症状和体征，所以患者在入院期间应定期进行神经系统检查，其中意识反应是判断中枢神经系统功能的重要指标。

一、意识状态

意识是指对周围环境的识别能力和对外界刺激的反应能力。意识障碍是颅脑损伤及脑手术后常见的症状之一。通过意识观察可了解神经机能状态，反映病情轻重危急，因此，需严密观察，以便掌握病情变化，及时采取诊断和治疗措施。临床评价意识状况及其严重程度的方法很多。传统上把意识状态分为五级——清醒、嗜睡、朦胧、浅昏迷和深昏迷。这种分类简单、容易掌握，但有时不能确切反映临床实际情况，如朦胧状态与嗜睡和浅昏迷之间的界限就很难严格区分。

（一）意识水平分级

（1）清醒：患者意识清楚。

（2）嗜睡：精神倦怠或入睡，但唤醒后可回答问题。

（3）朦胧：为轻度意识障碍，反应迟钝，回答问题不正确，检查时不配合，但自己可在床上翻身。

（4）浅昏迷：意识大部丧失，对周围刺激的反应能力大部丧失，呼之不应或偶尔有些反应，对疼痛刺激有痛苦表情，或有躲避和反抗的防御反射，有角膜和睫毛反射，有咳嗽和吞咽动作。

（5）深昏迷：意识完全丧失，对各种刺激均无反应，肢体无自发动作，瞳孔对光反应减弱或消失，角膜和睫毛反射亦多消失，多无咳嗽和吞咽动作。

（二）特殊类型的意识障碍

（1）去皮层状态：去皮层状态又谓之为睁眼昏迷，是大脑角以上内囊或皮层的广泛损害所致。其特点是患者长期呈昏迷状态，头朝向一侧扭转，双上肢屈曲，双下肢伸直或内旋，双足跖屈；患者可能保留脑干功能，角膜反射和咽反射。

（2）去大脑强直：是中脑损害的一种特殊表现。临床表现为患者全身肌张力增高，尤以伸肌为甚，头颈和躯干后伸，双上肢强直性伸展和内旋，双下肢伸直，双足向跖侧屈曲，严重者呈角弓反张。

（3）植物生存状态：为患者缺乏高级神经活动但长期生存的一种状态。多见于严重颅脑创伤、脑血管疾病、颅内感染及心脏停搏后较长时间缺血、缺氧而导致的缺血性脑损害。

（4）无动性缄默症：当脑干结构特别是间脑的内髓板和中线核或中脑上缘的网状结构部分性损害，使大脑皮层得不到足够的来自上行性网状激活系统的兴奋，引起患者四肢不动、缄默不语。

（5）闭锁综合征：常见于脑桥基底部病变，如脑血管疾病、肿瘤等。患者四肢及脑桥以下脑神经瘫痪，但大脑半球及脑干被盖部网状结构无损害，故患者意识保持清醒。患者能用眼球垂直运动示意与周围环境建立联系。

（6）脑死亡：脑死亡指全脑（大脑、脑干、小脑）已发生不可逆损害，表现为大脑皮层和脑干功能严重的丧失。心脏活动和呼吸可以在药物支持及气管插管、机械辅助呼吸的情况下得以维持，并由此维持躯体的存活。脑电图呈等电位状态。

（三）意识障碍程度评估方法

昏迷指数是评价中枢神经系统状况，判断脑功能水平的量化评定标准，可通过下述几种方法的指数曲线显示病情好转与恶化。

1. GCS 评分法　1974—1979 年 Teadale 和 Jennett 提出格拉斯昏迷分级评分法（glasgow corna scale score，GCS，见表 3 – 1）将复杂的意识障碍用数字表示，减少临床因主观因素造成的误差，现在国际上已被广泛应用。GCS 以刺激所引起的反应综合评价意识，方法简单易行，与病情变化的相关性较好，比较实用。应用时将检查眼睛、言语和运动三方面的反应结果分值相加，总分为 15 分，最低分为 3 分，分值越低说明意识障碍越重，总分小于 8 分常表现为昏迷。迅速闭合，意识障碍时则闭眼减慢，其减慢程度与昏迷程度相关。

表 3 – 1　格拉斯昏迷量表（GCS）

睁眼反应（E）	计分	语言反应（V）	计分	运动反应（M）	计分
自动睁眼	4	应答正确	5	按吩咐动作	6
呼唤睁眼	3	应答有误	4	刺痛定位（防御）	5
刺痛睁眼	2	答非所问	3	刺痛正常屈曲（躲让）	4
无睁眼反应	1	语声不理解	2	刺痛异常屈曲（去脑质强直）	3
		无语言反应	1	刺痛肢体伸展（去脑强直）	2
				无运动反应	1

2. OAA/S 评分法和 Ramsay 镇静分级评分标准　有时为了减轻患者的焦虑不安：躁动对血压、颅内压的影响，应给患者采取适当的镇静治疗，可采用 OAA/S 评分（表 3 – 2）和 Ramsay 镇静分级标准评分法（表 3 – 3）。

表 3 – 2　OAA/S 评分标准

分级	反应能力	语言能力	面部表情	眼部表情
5	对正常语调的呼名迅速应答	正常	正常	目光有神、无眼睑下垂
4	对正常语调的呼名反应冷淡	讲话速度轻度减慢或吐字不很清楚明	轻度松弛	目光呆滞、轻度眼睑下垂（<1/2）
3	仅对大声或重复呼唤有反应	讲话速度明显减慢或吐字含糊不清楚	明显松弛	目光呆滞、眼睑下垂（≥1/2）松弛
2	仅对轻度摇肩或头有反应	语不成句，仅能讲清个别字		
1	对轻度摇肩或头无反应			

表 3 – 3　Ramsay 镇静分级标准

镇静水平	患者应答
1	焦虑、不安、紧张
2	合作、定向、安静
3	仅对指令有反应
4	入睡，对轻叩眉间或大声呼唤有明确的反应
5	入睡，对轻叩眉间或大声呼唤反应模糊
6	无反应

3. 太田氏 3.3.9 级意识障碍分类法（日本）　太田氏 3.3.9 级意识障碍分类法见表 3 – 4。

表 3 – 4　太田氏 3.3.9 级意识障碍分类法

项　目	评　分
1. 觉醒	
（1）意识基本清楚，有时意识模糊	1
（2）定向力障碍	2
（3）对自己的姓名、年龄、出生年月不能讲出	3
2. 对刺激有觉醒反应	
（1）一般呼唤能睁眼并对答，但多讲错，能做有目的动作	10
（2）大声呼唤才能睁眼，能简单运动	20
（3）强烈疼痛刺激加大声呼唤时，才睁眼	30
3. 对刺激无觉醒反应	
（1）痛觉刺激后只有防御运动	100
（2）痛觉刺激后手足稍移动，颜面有痛苦表情	200
（3）对痛觉刺激全无反应	300

二、瞳孔监测

瞳孔的变化是指瞳孔的大小和形状，两侧是否对称，光反射是否灵敏，是反映颅内病情的又一指标。对昏迷的诊断分析极为重要。①一侧瞳孔散大，直接和间接光反射消失，多为小脑幕切迹疝的征象，也可见于原发性动眼神经损伤。②一侧瞳孔散大，直接光反射消失，间接光反射存在，为视神经的损害。③双侧瞳孔缩小，对光反射达迟钝是脑桥或脑室、蛛网膜下腔出血的表现。④双侧瞳孔时大时小，形状多变，对光反射减弱或消失，提示脑干损伤。⑤双侧瞳孔针尖样缩小，亦可为吗啡、哌替啶或冬眠药物所致。⑥双侧瞳孔散大，对光反射消失，提示脑干缺氧和晚期脑疝。

三、肢体活动

（一）肢体活动

主要受大脑运动区皮层控制，在锥体外系和小脑密切配合下完成。因此，肢体活动的监测对判断病情发展非常重要。主要观察患者四肢有无自主活动、自主活动的能力及其变化，有无异常活动如抽搐、震颤、癫痫发作等。

（1）肌张力的监测：正常时脊髓在锥体束调节下，维持其反射活动，使肌肉保持一定的紧张度（肌张力），随时准备实现肌肉收缩运动。当脊髓的前角细胞及其传出神经受损、小脑病变、休克或昏迷时，由于脊髓反射功能减弱，故肌张力降低。当锥体束或锥体外系受损，可出现肌张力增高。锥体束损害时，由于脊髓失去上运动神经元的控制，呈反射释放状态，故肌张力增强。锥体外系损害时，脊髓反射弧失去其调节作用，呈齿轮状肌张力增高。

（2）肌力监测：肌力是肌肉主动运动时力量的大小。以肌力分级法判断，一般按肢体活动的程度将其分为6级。

0级：完全瘫痪。

1级：肌肉可收缩，但不能产生动作。

2级：肢体能在床面上移动，但不能抗地心引力，不能抬起。

3级：肢体能抗地心引力而抬离床面，但不能抗阻力。

4级：能做抗阻力动作，但肌力弱未达正常。

5级：正常肌力。

（二）神经反射监测

反射的改变在神经系统损害中出现较早，且检查较为客观，即使是昏迷或欠合作的患者亦可进行，可帮助病变定位。重症监护患者应定期检查各种生理反射、感觉是否存在，有无异常增强或减弱，是否存在病理反射。

（1）深反射：叩击肌腱反射减弱或消失，如肱二头肌反射、肱三头肌反射、桡反射、膝反射、踝反射及阵挛。深反射的降低或消失可见于运动系统器质性损害或中枢神经系统的广泛性深度抑制；深反射亢进也多见于运动系统的病变。

（2）浅反射：刺激皮肤、角膜、黏膜引起的肌肉急性收缩反应，如腹壁反射、提睾反射、跖反射和肛门反射。临床上以减弱或消失为常见，当锥体束或大脑皮质损伤时以及深昏迷或麻醉状态下，浅反射减弱或消失。

（3）脑干反射：脑干反射的监测为脑干损害的定位以及预后提供了简单易行的良好指标，有人认为脑干反射恢复越早，预后越好。①病理性掌颏反射的出现，提示皮质－皮质下区受累。②睫脊反射和掌颏反射的消失，提示损害已从皮质－皮质下区扩及间脑平面。③额眼匝肌反射的消失和病理性角膜下颌反射的出现乃是损害累及间脑－中脑交接处的表现。④瞳孔对光反射消失和角膜下颌反射存在，表示损害扩及中脑。⑤角膜反射和嚼肌反射的消失提示脑桥受累。⑥眼心反射的最后消失乃是损害终达延髓的征象。

四、不自主运动

意识障碍患者可伴有各种不自主运动。

（一）癫痫发作

意识障碍常出现癫痫发作，发作类型多种多样，包括局限性、全身性发作。可呈间歇性发作，也可呈持续状态。局限性发作可表现为一侧口角、眼睑或手指、足趾的抽搐，多见于大脑皮质局限性病变，具有定位意义。昏迷伴有对侧抽搐，定位于额叶。代谢性脑病常为全身性发作，局限性发作有时亦可见于缺氧、低血糖、高渗血症及某些药物中毒。

（二）肌阵挛

为多灶性非节律性、不定型粗大的肌肉收缩，多发生于面、肩部。也可出现在全身各部位；如静止时未出现，常可因肩与上肢被动活动而引起。常见于尿毒症、缺氧后脑病等代谢性脑病，还可发生在急性、慢性脑炎，脑膜炎，颅内占位性病变及脑血管病。

（三）扑翼样震颤

指患者的腕背屈，同时伸开手指时，引起一种不随意的手指及腕的跳动或运动。单侧发生者见于大脑深部梗死、慢性硬膜下血肿等脑器质性病变；双侧发生者常见于代谢性脑病，如肝昏迷、肺性脑病等。

（四）反射异常

意识障碍患者常出现生理反射异常及病理反射。昏迷而无局限性脑病者的深、浅反射呈对称性减弱或消失，但深反射亢进及病理反射阳性。急性脑性弛缓性偏瘫侧的深、浅反射可正常或减退，病理反射阳性；随后深反射亢进，浅反射消失，病理征更为明显。昏迷伴双侧病理征阳性，常见于脑干病变或双侧大脑半球病变。急性昏迷伴有强直性颈反射，提示中脑深部或间脑水平的病变，强握反射提示对侧大脑额叶后部病损。吸吮反射提示有大脑弥漫性病变。脑干上部受损呈去脑强直。脑干反射的变化有助于对意识障碍平面的定位，包括睫状脊髓反射、额眼轮匝肌反射、头眼反射、瞳孔对光反射、角膜反射、下颌反射、前庭反射、眼心反射、掌颏反射、角膜下颌反射等。

（五）脑膜刺激征

脑膜刺激征的主要表现为头痛、呕吐、颈强直、Kemig 征和 Brudzinski 征阳性。昏迷患者出现脑膜刺激征阳性，主要见于脑膜炎、脑炎、蛛网膜下腔出血、颅内高压症、广泛性脑病变。而深昏迷患者此征往往会消失。

五、其他神经功能监测

（一）瞬目

正常人瞬目每分钟 5 ~ 6 次，入睡后消失。有意识障碍者如存在瞬目说明脑干网状结构仍起作用，其运动速度和振幅减慢程度与意识障碍程度相关。

（二）眼球位置

正常人睡眠时双眼球稍向上旋。浅昏迷时，双眼球呈水平性浮动，随着昏迷的加深，眼球逐渐固定于正中位，说明脑干功能丧失。双眼呈较快地来回运动（乒乓球眼震）称谓眼激动或不安眼（ocular agitation or restless eyes），常见于肝昏迷或麻醉等。当屈曲患者颈部，在睁眼的同时出现双眼球上翻——洋娃娃眼现象（Doll's evesPhenomenon）则是中脑损害的体征。

（三）眼球运动

观察眼球运动具体包括：①两眼协同运动。②两眼周期性瞬目。③单侧或双侧眼球凹陷。④眼睑下垂和眼裂狭窄。

眼球运动的观察对神志清醒合作者，可指令患者上下左右转动眼球。正常者两眼呈协同运动，无眼震及异常运动。眼睑运动也正常。昏迷患者眼球多固定无运动，浅度昏迷可左右缓慢运动。将昏迷患者的头向左右转动，其眼球可发生与头动相反的方向运动，称"布娃娃现象"。如果此现象消失，意味着脑桥、中脑水平严重障碍。颈髓损伤者不宜做此检查。

（四）眼底改变

最重要的是观察视盘的改变，视盘水肿是颅内高压的可靠客观体征。玻璃体下片状出血常是蛛网膜下腔出血的特殊体征。

（张志丽）

第二节　颅内压监测

持续颅内压监测，是观察颅脑重危患者的一项重要指标，颅内压增高是神经外科中常见的临床征象，当各种病变引起颅内压超过正常水平，即出现颅内压增高症。如不能及早地发现和解除，常导致脑代谢障碍、脑灌注压下降和脑疝形成等严重后果。难以控制的颅内压增高病死率为93% ~ 100%，是颅脑损伤的主要原因之一。因此，神经外科围术期监测颅内压的变化极其重要。

一、颅内压监测原理

颅内压是由脑组织及组织液，动脉和静脉血及脑脊液在颅内形成的压力总和。CBF、脑血容量和脑脊液的产生吸收与颅内压形成有关，且又受到内压的影响。上述这些颅内压的组成部分在容量与对颅内压影响中是可以相互变化的。脑血容量的变化对颅内压的影响特别显著。脑血管扩张伴在颅内压升高，其升高程度取决于血管内血容量的增加，入颅内容物的顺应化，脑血管亦可调节脑灌注压的变化，如脑灌注压在 6.7 ~ 16kPa，则通过脑血管自动调节，以维持相对恒定的 CBF。如自动调节受损，CBF、颅内血容量则更取决于脑灌注压，在这种情况下，脑灌注压增加，颅内压将随之增高，如脑灌注压下降，颅内压将随脑血流量减少而降低。

颅内压增高者的脑室液压有四种波形变化：①脉搏与呼吸的同步化波动，在用力咳嗽，头动时可出现不规则的短时压力变化。②与血压曲线同时的频率为 4～8Hz 者，称 C 波。③B波的频率为 1～2Hz，常出现于正常压开始的周期的深呼吸时，不伴和任何神经变化。④颅内压监测指标：虽然可把颅腔（包括与之相连的脊髓腔）视为一个不能伸缩的封闭器，但各部分的压力仍有差异。

二、监测方法

（一）脑室压监测

在侧脑室内插入导管连接压力换能器上进行测压、记录、监护。其优点简便易行，可随时放液测压。缺点为：①脑室很小或显著移位时插管及保持管子稳定困难。②外接管易受外力干扰。③易发生漏液现象。④并发颅内感染的机会多。

（二）脑脊液压监测

做脑室穿刺或小脑延髓池穿刺，用导管将穿刺针连接于监护仪表上，此法不能持久，容易漏液，在颅压增高时易发生脑疝。

（三）硬膜下压监测

将压力换能器直接埋于硬膜下，用导线或监护装置连接但需要做颅骨钻孔并切开硬脑膜，因此有漏液、感染、校检困难及元件易受损等弊病。

（四）硬膜外压监测

将换能器放于硬脑膜表面，即可将脑膜所承受的压力测量下来。由于硬膜保持完整，因此不易感染，可较长时间监护，但硬脑膜受异物长期刺激，会逐渐增厚，致使灵敏度下降。

（五）脑组织压监测

测量脑组织间液体的压力，它与脑脊液及脑室压不同，与脑水肿、脑脊液量及局部血流量关系密切，对脑水肿及颅内压学研究有特殊意义。

脑室内压侧卧位时为 0.69～1.18kPa，坐位为 0～0.39kPa；小脑延髓池压为 0.78～1.5kPa；腰池侧卧位时为 0.78～1.76kPa；硬脑膜下压同脑室内压；硬脑膜外压为 0.82～1.44kPa。

三、颅内压异常的临床意义

（1）高颅压：颅内压大于 1.96kPa 即为高颅压；超过 2.56kPa 即有较大的临床意义。常见的病因有：①脑水肿。②脑血流增加。③脑脊液过多。④颅内占位性病变。

（2）低颅压：颅内压小于 0.5kPa 属于低颅压。常见的病因有：①脑脊液漏。②脑脊液分泌功能低下。③中毒性疾病如巴比妥类药物中毒早期。④代谢性疾病，如甲状旁腺功能低下、肾上腺皮质功能低下、胰岛功能亢进、胰岛素休克等。⑤低血压性休克。

在颅内压监测中，常见者有两种波形：①A 波，又称高原波、平顶波，见于颅内压增高，为一突发性压力升高，其波幅可达 8.0～13.3kPa，持续 5～10min 以上，颅内高压增多出现的机会越多，在睡眠中特别是快速眼动期出现此波的机会更多。患者的表现为头痛加剧、恶心呕吐、面色潮红、呼吸急促、气短脉速、不自主尿出、烦躁、精神错乱、意识障碍，甚至可有抽搐。剧烈呕吐及给扩张血管药物时均可发出此波。A 波反映了脑血管运动的反映性麻痹，是颅内压自主调节功能趋向衰竭的表现。静脉滴注高渗液（尿素、干露醇等）、脑室引流，或手术减压可减少或阻止此波的出现。②B 波，又称颅内节律性波动，见于正常颅内压情况中，波幅增高不超过 0.67～1.33kPa，持续时间 0.5～2min。认为是颅内压血管床随着血压波动所引起的一种反应。常用测定颅内压倒多数的方法是将压力曲线分析并绘制出压力频率的多边曲线图，压力分布直方图及频率曲线图。③C 波，这种波段是与不稳定的全身动脉压引起的颅内动脉压有关。

目前颅内压大多数监护在国内外已广泛应用，这种颅内压的动态观察既有助于诊断，又可根据压力的变化，及时判断病情，制定和指导治疗措施。急性重症颅脑损伤及其他意外突发事件引起的急性颅脑疾患，如急性脑血管疾病（脑出血、蛛网膜下腔出血）、颅内感染（脑膜炎、脑炎等），可随时反映颅内情况，指导治疗用药，尤其是昏迷患者，如各种中毒、糖尿病患者、肝昏迷、尿毒症等均可使用持续颅内压监护，这种监护利多而弊少。

（张志丽）

第三节　代谢监测

对严重颅脑损伤、脑肿瘤或脑出血手术后及其他颅内病变常出现代谢方面的问题的患者，应及时监测患者体液、血电解质、体重、血流动力学、尿量及肾功能情况。

一、神经外科体液监测

神经外科液体的需要包括维持生理需要量、累积损失量、继续丢失量三大基本成分。ICU 的神经外科患者最常见的问题是脱水和电解质紊乱，其原因为：①颅脑疾患患者常有意识障碍伴有高颅压时呕吐频繁，影响正常进食，往往引起水、电解质平衡紊乱。②颅内压增高和脑水肿，长时间使用脱水剂和利尿剂，且限制液体的输入。③血脑屏障是脑组织所具有的特殊功能。除影响水电解质进入脑细胞外，对脑酸碱平衡也有影响。④丘脑下部病变往往对神经内分泌调节影响，造成中枢性水、电解质平衡紊乱，引起中枢性尿崩症、抗利尿激素分泌不当综合征（syndrome of inappropriate secretion of the antidiuretic hormone，SIADH）、脑性盐耗综合征（cerebral salt wasting syndrome，CSWS）、高钠血症等特殊类型代谢紊乱。⑤异常排泄包括脑脊液漏、脑脊液持续外引流，可导致钠、钾等电解质的大丢失。

（一）尿液监测

体液通过尿的质与量的测定可综合反映水、电解质平衡，肾灌流量及肾功能情况。

（1）尿量测定：成人的尿量为 500～2 400ml/d，20～100ml/h，日尿量少于 500ml 为少尿，日尿量多于 2 400ml 为多尿。尿崩症是神经外科常见并发症，是由于垂体或下丘脑受损所致。其定义为：尿量增多，多于 200ml/h，比重小于 1.005，同时有血钠升高，多于 145mmol/L。尿崩症需用外源性 ADH、垂体后叶素或加压素治疗。

（2）尿比重：比重受尿液成分影响如电解质、尿素、渗透浓度、蛋白、糖等。尿比重的正常值是 1.002～1.030，一般多尿时比重低，少尿时比重高。

（3）其他：如观察尿色、浑浊度、根据需要测定渗透浓度、pH、钾、氯、蛋白、尿素、肌酐、糖、酮体等指标。

（二）电解质监测

（1）钠测定：由于脑部手术后 2～3d，患者常有尿潴留，且一部分钠进入细胞内，使血浆钠测定偏低。一般来说，只要血钠不低于 125mmol/L，就不必补充钠盐。补钠应参考血钠变化酌情增减。

1）高钠血症：血清钠 > 150mmol/L，伴烦躁、谵妄或昏迷等。过度的高钠血症可用无盐液或 0.21%、0.45% 的低渗盐水治疗。

2）低钠血症：血清钠 < 130mmol/L，淡漠、嗜睡或昏迷等。低钠血症时要严格限制液体入量，严重时可 3% 氯化钠或使用呋塞米去除体内多余水分。

（2）钾测定：脑手术后由于钾排出量增加，术后 2～3d 钾呈负平衡，进食后转为正常。反复使用高渗脱水剂时，钾及钠向细胞外释放，肾功能正常便保留钠排出钾，尿中大量排出钾，故需补钾，为 3～4g/d，尽量口服为佳。静脉补钾时，每日不超过 4g，速度 < 1.5g/h，防止补钾过快引起心脏停搏。

1）高钾血症：血清钾 > 6.0mmol/L，ECG 示 T 波高尖、传导阻滞、QRS 波增宽、室性早搏、室性心动过速、室颤等。

2）低钾血症：血清钾 < 3.0mmol/L（周期性瘫痪除外），同时伴有 T 波低平或倒置、U 波增高、Q-T 间歇性延长和各种室性心律失常等 ECG 改变。

（3）其他：①低镁血症：血清镁 < 0.75mmol/L。②高镁血症：血清镁 > 2.0mmol/L。③低钙血症：血清钙 < 2.2mmol/L。④高钙血症：血清钙 > 2.75mmol/L。多表现为神经肌肉系统症状，以及相应的 ECG 改变、酸碱失衡。

（三）血糖监测

由于应激反应所致的高血糖也是神经外科 ICU 患者常遇见的问题。颅脑损伤及脑部疾病儿茶酚胺和胰高血糖素分泌增高，刺激肝糖原分解，它们与皮质醇协同作用，使糖异生的底物增加，同时抑制胰岛素的正常生理作用，使全身处于高分解代谢状态，引起血糖增高。血糖可在颅脑损伤瞬间升高，24h 达峰值，持续一定时间后逐渐降至正常范围。颅脑损伤及脑部术后血糖 24h 内峰值与伤情及预后密切相关，即伤情愈重，血糖愈高，预后则愈差。Lam 指出，严重颅脑损伤患者若入院血糖 ≥8.3mmol/L 或急诊开颅术后血糖 ≥11.1mmol/L 预后极差，并强调颅脑损伤患者入院时血糖含量 ≥11.1mmol/L 是预后不良的一个客观指标。这是由于无氧代谢使细胞内乳酸增加所致。通常输液中不用或少用葡萄糖，而且要每天监测血糖变化，同时应进行尿糖和酮体测定。当血糖 ≥8.3mmol/L 时需要胰岛素治疗。

（四）酶学监测

颅脑病变后，由于脑组织的物理、化学、生物性损伤，以及继发性出血、缺血、缺氧、水肿、中毒等因素，可使脑组织中的酶大量外溢至脑脊液和血液中。通过这些酶的活性监测，可以间接判断病情的轻重，并可为预后的判断提供依据。神经外科重症患者常见的酶学改变有肌酸激酶（CK）、乳酸脱氢酶（LDH）、谷草转氨酶（AST）、谷丙转氨酶（ALT）等，可从脑脊液及血清中进行检测。酶在脑脊液中的反应比血清中更迅速和直接，常可作为判断脑损伤程度的指标。尤其是脑型肌酸激酶同工酶（CK-BB）对脑伤轻重和预后的判断优于其他指标，已被神经外科临床广泛采用。

（五）自由基监测

大量研究表明，脑外伤后的自由基水平的高低与脑继发性损伤及脑水肿的严重程度相一致。因此，了解神经外科重症患者体内氧自由基水平，在判断脑损害程度、防治继发性脑损害及治疗脑水肿等方面，都具有重要意义。一般通过检测血浆氧自由基脂质过氧化反应的终末产物丙二醛（MDA）来间接反映机体清除自由基的能力。当氧自由基生成增多时，应及时应用自由基清除剂，减少脑细胞的继发性损害。

（六）其他代谢的变化

严重颅脑损伤、脑肿瘤或出血手术后及其他严重颅内疾患常出现代谢方面的问题。除以上叙述的氧、葡萄糖等代谢障碍外，常见的代谢障碍还有：①脂质代谢、蛋白质代谢、核酸代谢、能量代谢变化。②神经内分泌的变化。血、脑脊液中很多内分泌激素及神经递质会发生变化，常见的如儿茶酚胺（CA）类递质增高，皮质内固醇升高等。③微量元素的变化，如铜、铁、锰、锌等微量元素等，均具有一定的临床意义。

二、神经外科酸碱平衡监测

神经外科患者，由于脑部病变、颅脑损伤、呕吐、昏迷不能进食、呼吸道及肺部感染，常常引起酸碱平衡紊乱。

酸碱平衡是靠血液的缓冲系统，肺呼吸和肾的排酸来调节。维持血浆 pH 在 7.35 ~ 7.45。肺呼吸是呼吸中枢来调节的，延髓呼吸中枢对肺泡内 $PaCO_2$ 和 PaO_2 敏感，为适应血液 pH，出现呼吸深度、次数的改变。同样血液中 PaO_2、$PaCO_2$、pH 的改变，通过颈动脉体及主动脉体化学感受器，作用于延髓呼吸中枢。CO_2 约达到 9kPa 呼吸相反受到抑制。在缺氧的情况下呼吸中枢受到影响引起过度换气，呼吸深度和次数增加，血液中 $PaCO_2$ 下降。另外，血脑屏障对呼吸中枢有保护作用，而且与血液 pH 无直接关系。对于这些患者，笔者常规在前 36 ~ 48h 内每隔 6 ~ 12h 测定一次电解质及渗透压值。

（一）呼吸性酸中毒

呼吸性酸中毒血气值有 pH < 7.35、PaO_2 < 10.6kPa、$PaCO_2$ > 5.9kPa 的改变时，是病情危重的信号，必须紧急处理。

（1）发生原因及临床意义：换气不足是呼吸性酸中毒的常见原因。多见于昏迷患者，因呼吸道不畅、呕吐物误吸入呼吸道内、肺不张、肺部炎症或脑干受损呼吸中枢受抑制导致肺换气不足，致使 PaO_2 下降，$PaCO_2$ 升高。PaO_2 下降可致脑组织缺氧、乳酸堆积、细胞膜通透性增加、脑水肿加重；$PaCO_2$ 升高使脑血管扩张、脑血容量增加、颅内压增高、脑损害加重。

（2）监护和处理：对于颅脑损伤后及重型颅脑损伤患者，要彻底清除口腔呼吸道分泌物，保持呼吸道通畅。当发现有低氧血症及呼吸性酸中毒时，可采取头低脚高位，面罩间歇加压给氧，必要时行气管插管或气管切开术机械辅助呼吸，保持 PaO_2 在 10.0 ~ 11.9kPa。

（二）代谢性酸中毒

代谢性酸中毒时，体内 HCO_3^- 减少、SB 和 AB < 22mmol/L，BE < − 3mmol/L。$PaCO_2$ 在

4.66～5.99kPa 时，多为急性代谢性酸中毒而无呼吸性代偿；$PaCO_2$ > 5.99kPa 时，常伴有其他原因引起的呼吸性酸中毒；$PaCO_2$ < 4.66kPa 则伴有慢性代谢性酸中毒有呼吸性代偿。

（1）发生原因及临床意义：多见于重型颅脑损伤或颅脑手术后重危患者。由于禁食、高热、脑水肿、缺血、缺氧、体内大量脂肪分解，酮体蓄积，酸性产物增多，产生代谢性酸中毒。

（2）监护与处理：关键在于病因治疗，对重危患者当血气监测以上参数有变化时，应注意有无复合伤、休克、高热等高代谢情况。对于轻度代谢性酸中毒［血（HCO_3^-）在16～18mmol/L］，补液后可自行纠正。重症代谢性酸中毒［血（HCO_3^-）< 10mmol/L］，在纠正血容量的同时，应选用碱性药物作静脉注射。碳酸氢钠适用于酸中毒伴明显脱水而需补液较多的患者。急需纠酸时可用 5% 碳酸氢钠溶液，其公式为：体重（kg）×0.3×负碱剩余数。

（三）呼吸性碱中毒

呼吸性碱中毒时，$PaCO_2$ < 3.3kPa，pH 值升高，二氧化碳结合力减少。

（1）发生原因及临床意义：主要由于肺通气过度所致，常见于：①颅脑手术后患者，多为疼痛、忧虑、发热等使呼吸增加。②重型颅脑损伤或脑部病变全麻术后的脑水肿，使颅内压增高，产生脑缺氧和 $PaCO_2$ 升高，刺激呼吸中枢引起反射性过度呼吸。③原发性脑干损伤，患者早期可出现自主性过度呼吸。④全麻插管及术中过度通气亦可造成呼吸性碱中毒。

（2）监护和处理：密切观察患者的呼吸情况，以及了解患者在术中是否有过度换气，有无脑缺氧和 $PaCO_2$ 升高时呼吸中枢受刺激引起的过度呼吸等。如 $PaCO_2$ < 3.3kPa 时，可用面罩间断给氧，减少 CO_2 呼出，或采用吸入含 5% CO_2 的氧，有可能改善症状。对于 pH 大于 7.65 的重症患者，可行气管插管，并用呼吸机控制呼吸。

（四）代谢性碱中毒

代谢性碱中毒时，体内、HCO_3^- 增多，SB 和 AB > 26mmol/L，BE > +3mmol/L。

（1）发生原因及临床意义：颅内病变引起的频繁呕吐，胃液的大量丢失；大量脱水剂，使钠、氯排出增多，造成细胞外碱中毒；纠酸时输入大量碱性液体，这些因素均引起低钾、低氯性碱中毒。

（2）监护和处理：代谢性碱中毒易被原发病症状掩盖，需严密观察患者呼吸改变及病情的发展情况，监测血气变化。治疗主要是积极处理原发病同时纠正碱中毒，对症治疗，尽快恢复血容量，纠正体液代谢失调，改善肾功能。每日补液量限制在 2 500ml 左右，以糖为主，加用低分子右旋糖酐 500ml，注意补钾。在低钠、低氯性碱中毒时，治疗比较困难，严重代谢性碱中毒有时对输入氯化钠和氯化钾不起反应，通常是补氯化铵。有手足抽搐者用 10% 葡萄糖酸钙 20ml 静脉注射。

三、脑内微透析监测

脑内微透析（microdialysis，MD）是一种可以及时、连续、长时间地监测脑细胞间液中内源性物质变化的新技术，可以有效地反映脑缺血缺氧情况。

（1）监测设备：MD 探头、微量泵及 MD 分析仪。

（2）监测方法：将探头插入确定部位的脑实质内，深度为 5～1.5mm。用微量泵经探头灌注透析液体，用微瓶从探头出口收集透析样本。样本用透析分析仪分析。

（3）监测指标：脑组织由于缺血缺氧会发生一系列神经化学变化，包括兴奋性氨基酸过度释放、能量代谢紊乱、膜磷脂降解、单胺类递质紊乱等。临床研究认为，细胞间液中葡萄糖、乳酸、丙酮酸和次磺嘌呤可用作监测能量代谢紊乱的指标，谷氨酸可作为监测兴奋毒性的可靠指标。

（4）MD 的应用：主要用于神经重症患者的监护。

1）脑卒中的监测：大面积梗死；Hunt 及 Hess 分级 Ⅱ~Ⅲ级的 SAH；重症脑出血。

2）治疗给药途径：MD 是一种有创技术，它可对局部脑组织造成短暂、轻微、可逆的损害，还可造成颅内感染的可能。因此应固定探头，尽量减少移动，从而减轻对脑组织的损伤，同时注意无菌操作原则。

（张志丽）

第四章

脑血管疾病

第一节 短暂性脑缺血发作

短暂性脑缺血发作（transient ischemi attack，TIA）指急性发作的短暂性、局灶性的神经功能障碍或缺损，病因是由于供应该处脑组织（或视网膜）的血流暂时中断所致。TIA 预示患者处于发生脑梗死、心肌梗死和其他致死性血管性疾病的高度危险中。TIA 症状持续时间越长，24h 内完全恢复的概率就越低，脑梗死的发生率随之升高。大于 1~2h 的 TIA 比多次为时短暂的发作更为有害。所以 TIA 的早期诊断以及尽早、及时的治疗是很重要的。TIA 是脑血管疾病中最有治疗价值的病种。随着医学的进步，对于 TIA 的认识得到了很大提高。

一、历史背景

1951 年美国神经病学家 Fisher 首次提出命名，1958 年提出 "TIA 可能持续几分钟到几小时，最常见是几秒钟到 5 或 10min"；同年美国国立卫生研究所委员会（NIH）定义 TIA 为一种脑缺血发作，局限性神经功能障碍持续时间 <1h；1964 年 Acheson 和 Hutchinson 提出 1h 作为 TIA 和中风的时间界限；1975 年 NIH 委员会将持续时间确定为 <24h。目前随着对 TIA 认识的深入，为强调 TIA 的严重性和紧迫状态，有人建议改用 "小中风"、"暂时性中风"、"暂时性脑发作" 和 "先兆性中风" 命名 TIA。最近更提出先兆脑梗死（threatening infarct of the brain，TIB）、迫近中风综合征（impending stroke syndrome）、紧急中风前综合征（emergency prestroke syndrome）等喻意准确和预示病情严重、紧急的名称。2002 年 Albers 提出 "TIA 是由局部脑或视网膜缺血所引起的短暂的神经功能缺失发作，典型的临床症状持续不到 1h，且没有急性梗死的证据。相反，持续存在的临床症状或影像上有肯定的异常梗死就是卒中"。

二、定义

TIA 是由颅内血管病变引起的一过性或短暂性、局灶性脑或视网膜功能障碍；临床症状一般持续 10~15min，多在 1h 内，不超过 24h；不遗留神经功能缺损症状和体征；结构性（CT、MRI）检查无责任病灶。需要强调 TIA 指局部脑缺血，与全脑缺血所致的晕厥在病理生理上是完全不同的，症状学上也有一定的区别。

对于 24h 这个时间限定，目前越来越受到质疑。动物实验发现脑组织缺血 3h，局部的缺血损伤不可逆，出现选择性神经元坏死；大脑中动脉阻断缺血 30min，DWI 发现有异常，但病变是可逆的，2.5h 后即不可逆。临床研究证实 70% TIA 在 10min 内消失，绝大多数 TIA < 1h，典型的症状持续数秒到 10～15min。TIA > 1～3h 神经功能缺损恢复的概率非常低。近年研究发现前循环 TIA 平均发作 14min，后循环平均 8min。影像学研究表明超过 1h 的 TIA 发作多发现有新的实质性脑病损，同样说明有脑梗死病理改变的 TIA 患者临床上可表现为暂时性的体征。所以有人提出若遇发作超过 1h 的患者，应按急性脑梗死处理。因此，有人提出急性缺血性脑血管综合征（Acute Ischemic Cerebrovascular Syndrome）的概念来描述基于脑缺血这个病理生理基础上的一组临床症状。

三、病因

1. 动脉粥样硬化　老年人 TIA 的病因主要是动脉粥样硬化。

2. 动脉 - 动脉栓子　常由大动脉的溃疡型粥样硬化释放出的栓子阻塞远端动脉所致。

3. 源性栓子　最多见的原因为：①心房纤颤。②瓣膜疾病。③左心室血栓形成。

4. 病因

（1）血液成分的异常（如真性红细胞增多症、血小板减少症、抗心磷脂抗体综合征等）。

（2）血管炎或者 Moyamoya 病是青少年和儿童 TIA 的常见病因。

（3）夹层动脉瘤。

（4）血流动力学的改变：如任何原因的低血压、心律不齐、锁骨下盗血综合征和药物的不良反应。

四、发病机制

不同年龄组，发病机制有所不同。

（1）源于心脏、颈内动脉系统和颅内某些狭窄动脉的微栓塞和血栓形成学说：以颈内动脉系统颅外段的动脉粥样硬化性病变最常见，也是导致脑血流量减少的主要原因之一。微栓子的产生与颈动脉颅外段管腔狭窄的程度无关，而决定于斑块易脱落的程度。多发斑块为主要的影响因素；微栓子物质常为血凝块和动脉粥样硬化斑块。老年人 TIA 要多考虑动脉硬化。

（2）低灌注学说：必须有动脉硬化的基础或有血管相当程度的狭窄前提下发生；血管无法进行自动调节来保持脑血流恒定；或者低灌注时狭窄的血管更缺血而产生 TIA 的临床表现。

一般而言，颈内动脉系统多见微栓塞，椎基底动脉系统多见低灌注。

五、临床表现

大部分患者就诊往往在发病间歇期，没有任何阳性体征，诊断通常是依靠病史的回顾。TIA 的症状是多种多样的，取决于受累血管的分布。

（一）视网膜 TIA（retinal transient ischemic attack，RTIA）

RTIA 也称为发作性黑矇或短暂性单眼盲。短暂的单眼失明是颈内动脉分支眼动脉缺血的特征性症状，但是少见。患者主诉为短暂性视物模糊、眼前灰暗感或眼前云雾状。RTIA 的发作时间极短暂，一般 <15min，大部分为 1~5min，罕有超过 30min 的。阳性视觉现象如闪光、闪烁发光或城堡样闪光暗点一般为先兆性偏头痛的症状，但颈动脉狭窄超过 75% 的 RTIA 患者也可见此类阳性现象。短暂单眼失明发作时无其他神经功能缺损。患者就医前 RTIA 发作的次数和时间变化很大，从几天到 1 年，从几次到 100 次不等。RTIA 的预后较好，发作后出现偏瘫性中风和网膜性中风的危险性每年为 2%~4%，较偏瘫性 TIA 的危险率低（12%~13%）；当存在有轻度颈动脉狭窄时危险率为 2.3%；而存有严重颈动脉狭窄时前两年的危险率可高达 16.6%。

（二）颈动脉系统 TIA

亦称为短暂偏瘫发作（transient hemispheric attacks，THAs），最常见的症状群为偏侧肢体发作性瘫痪和感觉异常或单肢的发作性瘫痪，以面部和上肢受累严重；其次为对侧纯运动偏瘫、偏身纯感觉障碍，肢体远端受累较重，有时可是唯一表现。主侧颈动脉缺血可表现为失语，伴或不伴对侧偏瘫。偏盲也常发生于颈动脉缺血；认知功能障碍和行为障碍有时也可是其表现。THAs 的罕见形式是肢体摇摆（shaking），表现为反复发作的对侧上肢或腿的不自主和不规律的摇摆、颤抖、战栗、抽搐、拍打、摆动。这型 TIA 和癫痫发作难以鉴别。某些脑症状如"异己手综合征"，岛叶缺血的面部情感表情的丧失，顶叶的假性手足徐动症等，患者难以叙述，一般医生认识不足，多被忽略。

（三）椎–基底动脉系统 TIA（vertebral basel transient ischemic attacks，VBTIAs）

孤立的眩晕、头晕和恶心多不是 TIA 所造成，VBTIAs 可造成发作性眩晕，但同时或其他时间多伴有其他椎–基底动脉的症状和体征发作：包括前庭小脑症状，眼运动异常（如复视），单侧或双侧或交叉的运动和感觉症状、共济失调等。大脑后动脉缺血可表现为皮质性盲和视野缺损。另外，还可以出现猝倒症，常在迅速转头时突然出现双下肢无力而倒地，意识清楚，常在极短时间内自行起立，此发作可能是双侧脑干内网状结构缺血导致机体肌张力突然降低而发生。

六、影像学与 TIA

1. 头颅 MRI　TIA 发作后的 DWMRI 可以提示与临床症状相符脑区的高信号；症状持续时间越长，阳性率越高。

2. 经颅多普勒超声（TCD）　可以评价脑血管功能；可以发现颅外脑血管的狭窄或斑块。同时还可以根据血流检测过程中的异常信号血流，检测和监测有否栓子脱落及栓子的数量。对于颅内脑血管，多普勒超声检查仅仅可以间接反映颅内大血管的流速和流量，无法了解血管的狭窄，必须结合 MRA 或脑血管造影检查。

3. SPECT　TIA 发作间期由于神经元处于慢性低灌注状态，部分神经元的功能尚未完全恢复正常，SPECT 检查可以显示相应大脑区域放射性稀疏和/或缺损。

4. 脑血管造影　MRA 和 CTA 可以发现颅内或颅外血管的狭窄。选择性动脉血管造影是评估颅内外血管病最准确的方法，可以鉴别颅内血管炎、颈或椎动脉内膜分层等疾病。

七、诊断和鉴别诊断

TIA 发作的特征为：①好发于 60 岁以上的老年人，男性多于女性。②突然发病，发作

持续时间 <1h。③多有反复发作的病史。④神经功能缺损不呈进展性和扩展性（march of symptoms）。见表4 – 1。

表4 – 1   TIAS 的特征

持续时间（数分钟到数小时）
发作性（突然/逐渐进展/顿挫）
局灶性症状（正性症状/负性症状）
全脑症状（意识障碍）
单一症状，多发症状
刻板的，多变的
血管支配区域
伴随症状

若身体不同部分按顺序先后受累时，应考虑为偏头痛和癫痫发作。

鉴别诊断："类 TIA"的病因：①颅内出血：小的脑实质血肿或硬膜下血肿。②蛛网膜下腔出血（SAH）：预兆性发作，可能是由于小的，所谓"前哨"警兆渗漏（sentinel warning leaks）所致，如动脉瘤扩展，压迫附近的神经、脑组织或动脉内栓子脱离至动脉。③代谢异常：特别是高血糖和低血糖，药物效应。④脑微出血。⑤先兆性偏头痛。⑥部分性癫痫发作合并 Todd's 瘫痪。⑦躯体病样精神障碍。⑧其他：前庭病变、晕厥、周围神经病或神经根病变、眼球病变、周围血管病、动脉炎、中枢神经系统肿瘤等。

八、治疗

TIA 是卒中的高危因素，需对其积极进行治疗，整个治疗应尽可能个体化。治疗的目的是推迟或预防梗死（包括脑梗死和心肌梗死）的发生，治疗脑缺血和保护缺血后的细胞功能。

主要治疗措施：①控制危险因素。②药物治疗：抗血小板聚集、抗凝、降纤。③外科治疗，同时改善脑血流和保护脑细胞。

（一）危险因素的处理

寻找病因和相关的危险因子，同时进行积极治疗。其危险因素与脑卒中相同。

AHA 提出的 TIA 后危险因素干预方案：

合并糖尿病，血压 <130/85mmHg；LDL <100mg/dl；fBG <126；戒烟和酒；控制高血压；治疗心脏病；适量体育运动，每周至少 3 ~ 4 次，每次 30 ~ 60min。鉴于流行病和实验研究资料关于绝经后雌激素对于血管性疾病影响的矛盾性，AHA 不建议有 TIA 发作的绝经期妇女终止雌激素替代治疗。

（二）药物治疗

抗血小板聚集药物治疗：已证实对有卒中危险因素的患者行抗血小板治疗能有效预防中风。对 TIA 尤其是反复发生 TIA 的患者应首先考虑选用抗血小板药物。

《中国脑血管病防治指南》建议：

（1）大多数 TIA 患者首选阿司匹林治疗，推荐剂量为 50 ~ 150mg/d。

（2）有条件时，也可选用阿司匹林 25mg 和潘生丁缓释剂 200mg 的复合制剂，每天

2 次，或氯吡格雷 75mg/d。

（3）如使用噻氯匹定，在治疗过程中应注意检测血常规。

（4）频繁发作 TIA 时，可选用静脉滴注抗血小板聚集药物。

AHA Stroke Council's Ad Hoc Committee 推荐：

（1）阿司匹林是一线药物，推荐剂量 50 ~ 325mg/d。

（2）氯吡格雷、阿司匹林 25mg 和潘生丁缓释剂 200mg 的复合制剂以及噻氯匹定也是可接受的一线治疗。

与 Ticlid（噻氯匹定）相比，更推荐 Plavix（氯吡格雷），因为不良反应少，Aggrenox（小剂量阿司匹林 + 潘生丁缓释剂）比 Plavix 效果更好，两者不良反应发生率相似。

（3）重申心房颤动患者 TIA 后抗凝预防心源性栓塞的重要性和有效性，建议 INR 在 2.5。

（4）非心源性栓塞卒中的预防，抗凝和抗血小板之间无法肯定：

最近发表的 WARSS 结果表明，华法林（INR 1.4 ~ 2.8）与 Aspirin（325mg/d）预防卒中再发和降低死亡上效果无统计学差异，但是因为不良反应轻、方便、经济，所以 Aspirin 在以后的治疗指南中似乎有更好的趋势。

（三）抗凝治疗

目前尚无有力的临床试验证据来支持抗凝治疗作为 TIA 的常规治疗。但临床上对心房颤动、频繁发作 TIA 或椎 – 基底动脉 TIA 患者可考虑选用抗凝治疗。

《中国脑血管病防治指南》建议：

（1）抗凝治疗不作为常规治疗。

（2）对于伴发心房颤动和冠心病的 TIA 患者，推荐使用抗凝治疗（感染性心内膜炎除外）。

（3）TIA 患者经抗血小板治疗，症状仍频繁发作，可考虑选用抗凝治疗。

（4）降纤治疗。

《中国脑血管病防治指南》建议 TIA 患者有时存在血液成分的改变，如纤维蛋白原含量明显增高，或频繁发作患者可考虑选用巴曲酶或降纤酶治疗。

（四）TIA（特别是频发 TIA）后立即发生的急性中风的处理

溶栓是首选（NIH 标准）：

（1）适用范围：①发病 <1h。②脑 CT 示无出血或清晰的梗死。③实验室检查示血球容积、血小板、PT/PTT 均正常。

（2）操作：①静脉给予 tPA 0.9mg/kg，10% 于 1min 内给予，其余量于 60min 内给予；同时应用神经保护剂，以减少血管再通 – 再灌注损伤造成近一步的脑损伤。②每小时神经系统检查 1 次，共 6 次，以后每 2h 检查 1 次，共 12 次（24h）。③第二天复查 CT 和血液检查。

（3）注意事项：区别 TIA 发作和早期急性梗死的时间界线是 1 ~ 2h。

（五）外科治疗

1. 颈动脉内膜剥脱术（carotid endarterectomy，CEA）　1951 年美国的 Spence 率先开展了颈动脉内膜切除术。1991 年北美有症状颈动脉内膜切除实验协作组（NASCET）和欧洲颈动脉外科实验协作组（ECST）等多中心大规模地随机试验结果公布以后，使得动脉内膜切除术对颈动脉粥样硬化性狭窄的治疗作用得到了肯定。

（1）适应证：①规范内科治疗无效。②反复发作（在4个月内）TIA。③颈动脉狭窄程度>70%者。④双侧颈动脉狭窄者。⑤有症状的一侧先手术。⑥症状严重的一侧伴发明显血流动力学改变先手术。

（2）禁忌证：①<50%症状性狭窄。②<60%无症状性狭窄。③不稳定的内科和神经科状态（不稳定的心绞痛、新近的心梗、未控制的充血性心衰、高血压或糖尿病）。④最近大的脑梗死、出血性梗死、进行性中风。⑤意识障碍。⑥外科不能达到的狭窄。

（3）CEA的危险或合并症：CEA的合并症降低至≤3%，才能保证CEA优于内科治疗。

CEA的并发症包括围手术期和术后两部分并发症。围手术期并发症有脑卒中、心肌梗死和死亡；术后并发症有颅神经损伤、伤口血肿、高血压、低血压、高灌注综合征（hyperperfusion syndrome）、脑出血、癫痫发作和再狭窄。①颅神经损伤：舌下神经、迷走神经、面神经、副神经。②颈动脉内膜剥脱术后高灌注综合征（postendarterectomy hyperperfusion syndrome）：在高度狭窄和长期低灌注的患者，狭窄远端的低灌注区的脑血管自我调节功能严重受损或麻痹，此处的小血管处于极度扩张状态，以保证适当的血流供应。当正常灌注压或高灌注压再建后，由于血管自我调节的麻痹，自我血管收缩以保护毛血管床的功能丧失，可造成脑水肿和出血。脑血流的突然增加最常见的临床表现是严重的单侧头痛，特征是直立位时头痛改善。这些头痛患者的脑血流从术前的平均43±16ml/100g·min到术后的83±39ml/100g·min。③脑实质内出血：是继发于高灌注的最坏的情况，术后2周发生率为0.6%。出血量大，后果严重，死亡率高（60%）和预后不良（25%）。④癫痫发作：发生率为3%，高灌注综合征造成的脑水肿是重要的原因，或为高血压脑病造成。

根据NASCFT结果，ICA狭窄≥70%手术可以长久获益；ICA狭窄50%～69%有症状的患者可从手术获益，但是益处较少。NASCET和其他研究还发现男性患者、中风过的患者、症状为半球的患者分别与女性患者、TIA患者和视网膜缺血的患者相比，手术获益大，内科治疗中风的危险大；同时提出糖尿病患者、血压偏高的患者、对侧血管有闭塞或者影像学已有明确病灶的患者手术期间发生中风的危险大。因此AHA Stroke Council's Ad Hoc Committee推荐如果考虑给存在ICA中度狭窄并发生过TIA或卒中的患者手术，需要认真评估患者的所有危险因子，比较一般内科治疗2～3年和手术后2～3年的中风危险性。

（4）血管介入治疗：相对于外科手术治疗而言，血管介入在缺血性脑血管病的应用历史较短。自1974年问世以来，经皮血管成形术（percutaneous transluminal angioplasty，PTA）成为一种比较成熟的血管再通技术被广泛应用于冠状动脉、肾动脉以及髂动脉等全身血管狭窄性病变。PTA成功运用于颈动脉狭窄的最早报道见于1980年。1986年作为PTA技术的进一步发展的经皮血管内支架成形术（percutaneous transluminal angioplasty and stenting，PTAS）正式运用于临床，脑血管病的血管介入治疗开始了迅速的发展。

颅内段颈内动脉以及分支的狭窄，手术困难，药物疗效差，介入治疗可能是较好的选择。但是由于颅内血管细小迂曲，分支较多，且血管壁的弹力层和肌层较薄，周围又缺乏软组织，固而手术操作困难，风险大，相关报道少。

大多数学者认为颅外段颈动脉狭窄患者符合下列条件可考虑实施PTA或PTAS：①狭窄≥70%。②病变表面光滑，无溃疡、血栓或明显钙化。③狭窄较局限并成环行。④无肿瘤、疤痕等血管外狭窄因素。⑤无严重动脉迂曲。⑥手术难以抵达部位（如颈总动脉近端、颈内动脉颅内段）的狭窄。⑦非动脉粥样硬化性狭窄（如动脉肌纤维发育不良、动脉炎或放射性损伤）。⑧复发性颈动脉狭窄。⑨年迈体弱，不能承受或拒绝手术。

禁忌证：①病变严重钙化或有血栓形成。②颈动脉迂曲。③狭窄严重，进入导丝或球囊困难，或进入过程中脑电图监测改变明显。④狭窄 <70%。

椎动脉系统 TIA，应慎重选择适应证。

其他还有颈外－颈内动脉搭桥治疗初步研究患者可以获益，但仍需更多的随机临床研究证实，同时评价其远期疗效。

九、预防及预后

TIA 后第一个月内发生脑梗死者 4% ~8%；3 月内为 10% ~20%；50% 的脑梗死发生于 TIA 后 24 ~48h。1 年内约 12% ~13%，较一般人群高 13 ~16 倍，5 年内增至 24% ~29%。故应予积极处理，以减少发生脑梗死的概率。频发性 TIA 更需要急诊处理。积极寻找病因，控制相关危险因素。使用抗血小板聚集药物治疗，必要时抗凝治疗。见表 4 – 2。

表 4 – 2　TIA 预后

高危险因素	低危险因素
CA 狭窄 >70% ~99%	CA 狭窄 <50%
同侧有溃疡样斑块	同侧无溃疡样斑块
高危心源性栓子	无或低心源性栓子来源
半球 TIA	TMB，非半球 TIA
年龄 >65 岁	年龄 <65 岁
男性	女性
上一次 TIA 发作时间 <24h	上一次 TIA 发作时间 >6 个月
其他的危险因子	少或无危险因子

CA：颈内动脉；TMB：短暂的单眼失明

（何晓英）

第二节　脑梗死

一、脑血栓形成概述

脑血栓形成（CI）又称缺血性卒中（CIS），是指在脑动脉本身病变基础上，继发血液有形成分凝集于血管腔内，造成管腔狭窄或闭塞，在无足够侧支循环供血的情况下，该动脉所供应的脑组织发生缺血变性坏死，出现相应的神经系统受损表现或影像学上显示出软化灶，称为脑血栓形成。90% 的脑血栓形成是在脑动脉粥样硬化的基础上发生的。脑梗死约占全部脑卒中的 80%。

脑梗死包括：

1. 大面积脑梗死　通常是颈内动脉主干、大脑中动脉主干或皮质支的完全性卒中，患者表现为病灶对侧完全性偏瘫、偏身感觉障碍及向病灶对侧的凝视麻痹，可有头痛和意识障碍，并呈进行性加重。

2. 分水岭性脑梗死（CWSI） 是指相邻血管供血区之间分水岭区或边缘带的局部缺血。多由于血流动力学障碍所致。结合 CT 可分为皮质前型，为大脑前与大脑中动脉供血区的分水岭脑梗死；皮质后型，为大脑中动脉与大脑后动脉，或大脑前、中、后动脉皮质支间的分水岭区；皮质下型，为大脑前、中、后动脉皮质支与深穿支间或大脑前动脉回返支与大脑中动脉的豆纹动脉间的分水岭区梗死。

3. 出血性脑梗死 是由于脑梗死供血区内动脉坏死后血液漏出继发出血，常见于大面积脑梗死后。

4. 多发性脑梗死 是指两个或两个以上不同的供血系统脑管闭塞引起的梗死，多为反复发生脑梗死的后果。

（一）临床表现

本病好发于中年以后，60 岁以后动脉硬化性脑梗死发病率增高。男性较女性为多。起病前多有前驱症状，表现为头痛、眩晕、短暂性肢体麻木、无力，约 25% 的患者有短暂性脑缺血发作史。起病较缓慢。患者多在安静和睡眠中起病。

动脉硬化性脑梗死发病后意识常清醒，如果大脑半球较大面积梗死、缺血、水肿可影响间脑和脑干的功能，起病后不久出现意识障碍。如果发病后即有意识不清，要考虑椎 - 基底动脉系统梗死。动脉硬化性脑梗死可发生于脑动脉的任何一分支，不同的分支可有不同的临床特征，常见的有如下几种。

（1）颈内动脉闭塞：临床主要表现病灶侧单眼失明（一过性黑矇，偶可为永久性视力障碍），或病灶侧 Horner 征，对侧肢体运动或感觉障碍及对侧同向偏盲，主侧半球受累可有运动性失语。颈内动脉闭塞也可不出现局灶症状，这取决于前、后交通动脉，眼动脉、脑浅表动脉等侧支循环的代偿功能。

（2）大脑中动脉闭塞：大脑中动脉是颈内动脉的延续，是最容易发生闭塞的血管。①主干闭塞时引起对侧偏瘫、偏身感觉障碍和偏盲，主侧半球主干闭塞可有失语、失写、失读症状；②大脑中动脉深支或豆纹动脉闭塞可引起对侧偏瘫，一般无感觉障碍或同向偏盲；③大脑中动脉各皮质支闭塞可分别引起运动性失语，感觉性失语、失读、失写、失用，偏瘫以面部及上肢为重。

（3）大脑前动脉闭塞：①皮质支闭塞时产生对侧下肢的感觉及运动障碍，伴有尿潴留；②深穿支闭塞可致对侧中枢性面瘫、舌瘫及上肢瘫痪，亦可发生情感淡漠、欣快等精神障碍及强握反射。

（4）大脑后动脉闭塞：大脑后动脉大多由基底动脉的终末支分出，但有 5% ~ 30% 的人，其中一侧起源于颈内动脉。①皮质支闭塞：主要为视觉通路缺血引起的视觉障碍，对侧同向偏盲或上象限盲；②深穿支闭塞，出现典型的丘脑综合征，对侧半身感觉减退伴丘脑性疼痛，对侧肢体舞蹈样徐动症等。

（5）基底动脉闭塞：该动脉发生闭塞的临床症状较复杂，亦较少见。常见症状为眩晕、眼球震颤、复视、交叉性瘫痪或交叉性感觉障碍，肢体共济失调，若主干闭塞则出现四肢瘫痪、眼肌麻痹、瞳孔缩小，常伴有面神经、展神经、三叉神经、迷走神经及舌下神经的麻痹及小脑症状等，严重者可迅速昏迷，发热达 41 ~ 42℃，以至死亡。基底动脉因部分阻塞引起脑桥腹侧广泛软化，则临床上可产生闭锁综合征，患者四肢瘫痪，不能讲话，但神志清楚，面无表情，缄默无声，仅能以眼球垂直活动示意。

在椎-基底动脉系统血栓形成中，小脑后下动脉血栓形成是最常见的，称延髓外侧部综合征（Wallen-berg综合征），表现为眩晕、恶心、呕吐、眼震、同侧面部感觉缺失、同侧霍纳综合征、吞咽困难、声音嘶哑、同侧肢体共济失调及对侧面部以下痛、温觉缺失。

小脑后下动脉的变异性较大，故小脑后下动脉闭塞所引起的临床症状较为复杂和多变，但必须具备两条基本症状即一侧后组脑神经麻痹，对侧痛、温觉消失或减退，才可诊断。

根据缺血性卒中病程分为：①进展型。指缺血发作6h后，病情仍在进行性加重。此类患者约占40%以上，造成进展的原因很多，如血栓的扩展，其他血管或侧支血管阻塞、脑水肿、高血糖、高温、感染、心肺功能不全，多数是由于前两种原因引起的。据报道，进展型颈内动脉系统占28%，椎-基底动脉系统占54%。②稳定型。发病后病情无明显变化者，倾向于稳定型卒中，一般认为颈内动脉系统缺血发作24h以上，椎-基底动脉系统缺血发作72h以上者，病情稳定，可考虑稳定型卒中。此类型卒中，CT所见与临床表现相符的梗死灶机会多，提示脑组织已经有了不可逆的病损。③完全性卒中。指发病后神经功能缺失症状较重较完全，常于数小时内（<6h）达到高峰。④可逆性缺血性神经功能缺损（RIND）。指缺血性局灶性神经障碍在3周之内完全恢复者。

（二）辅助检查

1. CT扫描　发病24~48h后可见相应部位的低密度灶，边界欠清晰，并有一定的占位效应。早期CT扫描阴性不能排除本病。

2. MRI　可较早期发现脑梗死，特别是脑干和小脑的病灶。T_1和T_2弛豫时间延长，加权图像上T_1在病灶区呈低信号强度，T_2呈高信号强度，也可发现脑移位受压。与CT相比，MRI显示病灶早，能早期发现大面积脑梗死，清晰显示小病灶及颅后窝的梗死灶，病灶检出率达95%，功能性MRI如弥散加权MRI可于缺血早期发现病变，发病半小时即可显示长T_1、长T_2梗死灶。

3. 血管造影　DSA或MRA可发现血管狭窄和闭塞的部位，可显示动脉炎、Moyamoya病、动脉瘤和血管畸形等。

4. 脑脊液检查　通常脑脊液压力、常规及生化检查正常，大面积脑梗死者脑脊液压力可增高，出血性脑梗死脑脊液中可见红细胞。

5. 其他　彩色多普勒超声检查（TCD）可发现颈动脉及颈内动脉的狭窄、动脉粥样硬化斑或血栓形成。超声心动图检查有助于发现心脏附壁血栓、心房黏液瘤和二尖瓣脱垂。PET能显示脑梗死灶的局部脑血流、氧代谢及葡萄糖代谢，并监测缺血半暗带及对远隔部位代谢的影响。

（三）诊断与鉴别诊断

1. 脑血栓形成的诊断　主要有以下几点：

（1）多发生于中老年人。

（2）静态下发病多见，不少患者在睡眠中发病。

（3）病后几小时或几天内病情达高峰。

（4）出现面、舌及肢体瘫痪，共济失调，感觉障碍等定位症状和体征。

（5）脑CT提示症状相应的部位有低密度影或脑MRI显示长T_1和长T_2异常信号。

（6）多数患者腰椎穿刺检查提示颅内压、脑脊液常规和生化检查正常。

（7）有高血压、糖尿病、高血脂、心脏病及脑卒中史。

（8）病前有过短暂性脑缺血发作者。

2. 鉴别诊断　脑血栓形成应注意与下列疾病相鉴别：

（1）脑出血：有 10%～20% 脑出血患者由于出血量不多，在发病时意识清楚及脑脊液正常，不易与脑血栓形成区别。必须行脑 CT 扫描才能鉴别。

（2）脑肿瘤：有部分脑血栓形成患者由于发展至高峰的时间较慢，单从临床表现方面不易与脑肿瘤区别。脑肿瘤患者腰椎穿刺发现颅内压高，脑脊液中蛋白增高。脑 CT 或 MRI 提示脑肿瘤周围水肿显著，瘤体有增强效应，严重者有明显的占位效应。但是，有时做了脑 CT 和 MRI 也仍无法鉴别。此时，可做脑活检或按脑血栓进行治疗，定期复查 CT 或 MRI 以便区别。

（3）颅内硬膜下血肿：可以表现为进行性肢体偏瘫、感觉障碍、失语等，而没有明确的外伤史。主要鉴别依靠脑 CT 扫描发现颅骨旁有月牙状的高、低或等密度影，伴占位效应如脑室受压和中线移位，增强扫描后可见硬脑膜强化影。

（4）炎性占位性病变：细菌性脑脓肿、阿米巴性脑脓肿等炎性占位性病变可表现在短时间内逐渐出现肢体瘫痪、感觉障碍、失语、意识障碍等临床表现，尤其在无明显的炎症性表现时，难与脑血栓形成区别。但是，腰椎穿刺检查、脑 CT 和 MRI 检查有助于鉴别。

（5）癔症：对于以单个症状出现的脑血栓形成如突然失语、单肢瘫痪、意识障碍等，需要与癔症相鉴别。癔症可询问出明显的诱因，检查无定位体征及脑影像学检查正常。

（6）脑栓塞：临床表现与脑血栓形成相类似，但脑栓塞在动态下突然发病，有明确的栓子来源。

（7）偏侧性帕金森病：有的帕金森病患者表现为单侧肢体肌张力增高，而无震颤时，往往被误认为脑血栓形成。通过体格检查可发现该侧肢体有明显的强直性肌张力增高，无锥体束征及影像学上的异常，即可区别。

（8）颅脑外伤：临床表现可与脑血栓形成相似，但通过询问出外伤史，则可鉴别。但部分外伤患者可合并或并发脑血栓形成。

（9）高血压脑病：椎－基底动脉系统的血栓形成表现为眩晕、恶心、呕吐，甚至意识障碍时，在原有高血压的基础上，血压又急剧升高，此时应注意与高血压脑病鉴别。高血压脑病可以表现为突然头痛、眩晕、恶心、呕吐，严重者意识障碍。后者的舒张压均在 16kPa（120mmHg）以上，脑 CT 或 MRI 检查呈阴性时，则不易区别。有效鉴别方法是先进行降血压治疗，如血压下降后病情迅速好转者为高血压脑病，如无明显改善者，则为椎－基动脉血栓形成。复查 CT 或 MRI 有助于两者的鉴别。脑血栓形成的治疗原则是尽量解除血栓及增加侧支循环，改善缺血梗死区的血液循环；积极消除脑水肿，减轻脑组织损伤；尽早进行神经功能锻炼，促进康复，防止复发。

（四）治疗

治疗脑血栓形成的药物和方法有上百种，各家医院的用法大同小异。脑血栓形成的恢复程度取决于梗死的部位及大小、侧支循环代偿能力和神经功能障碍的康复效果。一般来讲，在进行性卒中即脑血栓形成在不断地加重时，应尽早进行抗凝治疗；在脑血栓形成的早期，有条件时，应尽早进行溶栓治疗；如果丧失上述机会或病情不允许，则进行一般性治疗。在药物治疗中，如果病情已经稳定，应尽早进行早期康复治疗。不论是完全恢复正常或留有后遗症者，应长期进行综合性预防，以防止脑血栓的复发。

急性期的治疗原则：①超早期治疗。提高全民的急救意识，为获得最佳疗效力争超早期溶栓治疗。②针对脑梗死后的缺血瀑布及再灌注损伤进行综合保护治疗。③采取个性化治疗原则。④整体化观念：脑部病变是整体的一部分，要考虑脑与心脏及其他器官功能的相互影响，如脑心综合征、多脏器功能衰竭，积极预防并发症，采取对症支持疗法，并进行早期康复治疗。⑤对卒中的危险因素及时给予预防性干预措施。最终达到挽救生命、降低病残及预防复发的目的。

1. 超早期溶栓治疗

（1）溶栓治疗急性脑梗死的目的：在缺血脑组织出现坏死之前，溶解血栓、再通闭塞的脑血管，及时恢复供血，从而挽救缺血脑组织，避免缺血脑组织发生坏死。在缺血脑组织出现坏死之前进行溶栓治疗，这是溶栓治疗的前提。只有在缺血脑组织出现坏死之前进行溶栓治疗，溶栓治疗才有意义。

（2）溶栓治疗时间窗：脑组织对缺血耐受性特别差。脑供血一旦发生障碍，很快就会出现神经功能异常；缺血达一定程度后，脑细胞就不可避免地发生缺血坏死。脑组织对局部缺血较全脑缺血的耐受时间要长。实际上，局部脑缺血中心缺血区很快发生坏死，只是缺血周边半暗带区对缺血的耐受时间较长。溶栓治疗的主要目的是挽救那些尚没有坏死的缺血周边半暗带脑组织。缺血性脑卒中可进行有效治疗的时间称为治疗时间窗。不同个体的溶栓治疗时间窗存在较大的个体差异。根据现有的研究资料，总的来看，急性脑梗死发病 3h 内绝大多数患者采用溶栓治疗是有效的；发病 3～6h 大部分溶栓治疗可能有效；发病 6～12h 小部分溶栓治疗可能有效，但急性脑梗死溶栓治疗时间窗的最后确定有待于目前正在进行的大规模、多中心、随机、双盲、安慰剂对照临床试验结果。

（3）影响溶栓治疗时间窗的因素：①种属：不同种属存在较大的差异。如小鼠局部脑梗死的治疗时间窗 <2～3h，而猴和人一般认为至少为 6h。②临床病情：当脑梗死患者出现昏睡、昏迷等严重意识障碍，眼球凝视麻痹，肢体近端和远端均完全瘫痪，以及脑 CT 已显示低密度改变时，均表明有较短的治疗时间窗，临床上几乎无机会可溶栓。而肢体瘫痪等临床病情较轻时，一般溶栓治疗的治疗时间窗较长。③脑梗死类型：房颤所致的心源性脑栓塞患者，栓子常较大，多堵塞颈内动脉和大脑中动脉主干，迅速造成严重的脑缺血，若此时患者上下肢体瘫痪均较完全，治疗时间窗通常在 3～4h 之内。而对于血管闭塞不全的脑血栓形成患者，由于局部脑缺血相对较轻，溶栓治疗时间窗常较长。④侧支循环状态：如大脑中动脉深穿支堵塞，因为是终末动脉，故发生缺血时侧支循环很差，其供血区脑组织的治疗时间窗常在 3h 之内；而大脑中动脉 M_2 或 M_3 段堵塞时，由于大脑皮质有较好的侧支循环，因而不少患者的治疗时间窗可以超过 6h。⑤体温和脑组织的代谢率：低温和降低脑组织的代谢可提高脑组织对缺血的耐受性，可延长治疗时间窗，而高温可增加脑组织的代谢，治疗时间窗缩短。⑥神经保护药应用：许多神经保护药可以明显地延长试验动物缺血治疗的时间窗，并可减少短暂性局部缺血造成的脑梗死体积。因而，溶栓治疗联合神经保护药治疗有广阔的应用前景，但目前缺少有效的神经保护药。⑦脑细胞内外环境：脑细胞内外环境状态与脑组织对缺血的耐受性密切相关，当患者有水、电解质及酸碱代谢紊乱等表现时，治疗时间窗明显缩短。

（4）临床上常用的溶栓药物：尿激酶（UK）、链激酶（SK）、重组的组织型纤溶酶原激活药（rt-PA）。尿激酶在我国应用最多，常用量25万～100万U，加入5%葡萄糖溶液或生理盐水中静脉滴注，30min～2h滴完，剂量应根据患者的具体情况来确定，也可采用DSA监测下选择性介入动脉溶栓；rt-PA是选择纤维蛋白溶解药，与血栓中纤维蛋白形成复合体后增强了与纤溶酶原的亲和力，使纤溶作用局限于血栓形成的部位，每次用量为0.9mg/kg体重，总量<90mg；有较高的安全性和有效性，rt-PA溶栓治疗宜在发病后3h进行。

（5）适应证：凡年龄<70岁；无意识障碍；发病在6h内，进展性卒中可延迟到12h；治疗前收缩压<26.7kPa（200mmHg）或舒张压<16kPa（120mmHg）；CT排除颅内出血；排除TIA；无出血性疾病及出血素质；患者或家属同意，都可进行溶栓治疗。

（6）溶栓方法：上述溶栓药的给药途径有2种。①静脉滴注。应用静脉滴注UK和SK治疗诊断非常明确的早期或超早期的缺血性脑血管病，也获得一定的疗效。②选择性动脉注射。属血管介入性治疗，用于治疗缺血性脑血管病，并获得较好的疗效。选择性动脉注射有2种途径：a.选择性脑动脉注射法，即经股动脉或肘动脉穿刺后，先进行脑血管造影，明确血栓所在的部位，再将导管插至颈动脉或椎-基底动脉的分支，直接将溶栓药注入血栓所在的动脉或直接注入血栓处，达到较准确的选择性溶栓作用。且在注入溶栓药后，还可立即再进行血管造影了解溶栓的效果。b.颈动脉注射法，适用于治疗颈动脉系统的血栓形成。用常规注射器穿刺后，将溶栓药物注入发生血栓侧的颈动脉，达到溶栓作用。但是，动脉内溶栓有一定的出血并发症，因此，动脉内溶栓的条件是：明确为较大的动脉闭塞；脑CT扫描呈阴性，无出血的证据；允许有小范围的轻度脑沟回改变，但无明显的大片低密度梗死灶；血管造影证实有与症状和体征相一致的动脉闭塞改变；收缩压在24kPa（180mmHg）以下，舒张压在14.6kPa（110mmHg）以下；无意识障碍，提示病情尚未发展至高峰者。值得注意的是，在进行动脉溶栓之前一定要明确是椎-基底动脉系统还是颈动脉系统的血栓形成，否则，误做溶栓，延误治疗。

局部动脉灌注溶栓剂较全身静脉用药剂量小，血栓局部药物浓度高，并可根据DSA观察血栓溶解情况以决定是否继续用药。但DSA及选择性插管，治疗时间将延迟45min～3h。目前文献报道的局部动脉内溶栓治疗脑梗死血管再通率为58%～100%，临床好转率为53%～94%，均高于静脉内用药（36%～89%，26%～85%）。但因患者入选标准、溶栓剂种类、剂量、观察时间不一，比较缺乏可比性，故哪种用药途径疗效较好仍不清楚。故有人建议，先尽早静脉应用溶栓剂，短期无效者再进行局部动脉内溶栓。

应用溶栓药物治疗目前尚无统一标准，由于个体差异，剂量波动范围也大。不同的溶栓药物和不同的给药途径，用药的剂量也不同。①尿激酶：静脉注射的剂量分为2种：a.大剂量，100万～200万U溶于生理盐水500～1000ml中，静脉滴注，仅用1次。b.小剂量，20万～50万U溶于生理盐水500ml中，静脉滴注，1次/d，可连用3～5次。动脉内注射的剂量为10万～30万U。②rt-PA：美国国立卫生院的试验结果认为，rt-PA治疗剂量40.85mg/kg体重、总剂量<90mg是安全的。其中10%可静脉推注，剩余90%的剂量在24h内静脉滴注。

（7）溶栓并发症：脑梗死病灶继发出血，致命的再灌流损伤及脑组织水肿是溶栓治疗的潜在危险；再闭塞率可达10%～20%。

所有溶栓药在临床应用中均有可能产生颅内出血的并发症，包括脑内和脑外出血。影响溶栓药物疗效与安全性的主要并发症是脑内出血。脑内出血分脑出血及梗死性出血。前者指CT检查显示在非梗死区出现高密度的血肿，多数伴有相应的临床症状和体征，少数可以没有任何临床表现；后者指梗死区的脑血管在阻塞后再通，血液外渗所致，CT扫描显示出梗死灶周围有单独或融合的斑片状出血，一般不形成血肿。出血并发症可导致病情加重，但有的可能没有任何表现。溶栓后的脑内出血在尸检的发现率为17%～65%，远低于临床上的表现率。溶栓导致脑内出血的原因可能系：①缺血后血管壁受损，易破裂；②继发性纤溶及凝血障碍；③动脉再通后灌注压增高；④软化脑组织对血管的支持作用减弱。脑外出血主要见于胃肠道及泌尿系。

迄今为止，仍无大宗随机双盲对比性的临床应用研究结果，大多为个案病例或开放性临床应用研究，尤其是对选择病例方面，有较多的差别，因此，溶栓治疗的确切效果各家报道不一样，差别较大。但较为肯定的是溶栓后的出血并发症较高。Grond 等、Chiu 等、Trouillas 等及 Tanne 等分别对 60、30、100 及 75 例动脉血栓形成的患者行 rt - PA 静脉溶栓治疗，症状性脑出血的发生率为 6.6%、7%、7% 和 7%。rt - PA 静脉溶栓会增加脑出血的危险和脑出血死亡的机会。如果其他条件确实完全相同，治疗组的病死率只可能高于对照组。目前，溶栓治疗还只能作为研究课题，不能常规应用。因此，溶栓治疗的有效性和安全性必须依靠临床对照试验来进行回答。

2. 抗凝治疗

（1）抗凝治疗的目的：目的在于防止血栓扩展和新血栓形成。高凝状态是缺血性脑血管病发生和发展的重要环节，主要与凝血因子，尤其是第Ⅷ因子和纤维蛋白原增多及其活性增高有关。所以，抗凝治疗主要通过抗凝血，阻止血栓发展和防止血栓形成，达到治疗或预防脑血栓形成的目的。

（2）常用药物有肝素、低分子肝素及华法林等：低分子肝素与内皮细胞和血浆蛋白的亲和力低，其经肾排泄时更多的是不饱和机制起作用，所以，低分子肝素的清除与剂量无关，而其半衰期比普通肝素长 2～4 倍。用药时不必行试验室监测，低分子肝素对患者的血小板减少和肝素诱导的抗血小板抗体发生率下降。硫酸鱼精蛋白可 100% 中和低分子肝素的抗凝血因子活性，可以中和 60%～70% 的抗凝血因子活性。急性缺血性脑卒中的治疗，可用低分子肝素钙 4 100U（单位）皮下注射，2 次/d，共 10d。口服抗凝药物：①双香豆素及其衍生物：能阻碍血液中凝血酶原的形成，使其含量降低，其抗凝作用显效较慢（用药后 24～48h，甚至 72h），持续时间长，单独应用仅适用于发展较缓慢的患者或用于心房颤动患者脑卒中的预防。口服抗凝剂中，华法林和新抗凝片的开始剂量分别为 4～6mg 和 1～2mg，开始治疗的 10d 内测定凝血酶原时间和活动度应每日 1 次，以后每周 3 次，待凝血酶原活动度稳定于治疗所需的指标时，则 7～10d 测定 1 次，同时应检测国际规格化比值（INF）。②藻酸双酯钠：又称多糖硫酸酯（多糖硫酸盐，PSS）。系从海洋生长的褐藻中提取的一种类肝素药物。但作用强度是肝素的 1/3，而抗凝时间与肝素相同。主要作用是抗凝血、降低血液黏稠度、降低血脂及改善脑微循环。用法：按 2～4mg/kg 体重加入 5% 葡萄糖溶液 500ml，静脉滴注，30 滴/min，1 次/d，10d 为 1 个疗程。或口服，每次 0.1g，1 次/d，可长期使用。个别患者可能出现皮疹、头痛、恶心、皮下出血点。

（3）抗凝治疗的适应证：①短暂性脑缺血发作；②进行性缺血性脑卒中；③椎 - 基底

动脉系统血栓形成；④反复发作的脑栓塞；⑤应用于心房颤动患者的卒中预防。

（4）抗凝治疗的禁忌证：①有消化道溃疡病史者；②有出血倾向者、血液病患者；③高血压［血压 24/13.3kPa（180/100mmHg）以上］；④有严重肝、肾疾病者；⑤临床不能除外颅内出血者。

（5）抗凝治疗的注意事项：①抗凝治疗前应进行脑部 CT 检查，以除外脑出血病变，高龄、较重的脑动脉硬化和高血压患者采用抗凝治疗应慎重；②抗凝治疗对凝血酶原活动度应维持在 15% ~ 25%，部分凝血活酶时间应维持在 1.5 倍之内；③肝素抗凝治疗维持在 7 ~ 10d，口服抗凝剂维持 2 ~ 6 个月，也可维持在 1 年以上；④口服抗凝药的用量较国外文献所报道的剂量为小，其 1/3 ~ 1/2 的剂量就可以达到有效的凝血酶原活动度的指标；⑤抗凝治疗过程中应经常注意皮肤、黏膜是否有出血点，小便检查是否有红细胞，大便潜血试验是否阳性，若发现异常应及时停用抗凝药物；⑥抗凝治疗过程中应避免针灸、外科小手术等，以免引起出血。

3. 降纤治疗　可以降解血栓蛋白质、增加纤溶系统活性、抑制血栓形成或促进血栓溶解。此类药物亦应早期应用（发病 6h 以内），特别适用于合并高纤维蛋白原血症者。降纤酶、东菱克栓酶、安克洛酶和蚓激酶均属这一类药物。但降纤至何种程度，如何减少出血并发症等问题尚待解决。有报道，发病后 3h 给予 Ancrod 可改善患者的预后。

4. 扩容治疗　主要是通过增加血容量，降低血液黏稠度，起到改善脑微循环作用。

（1）右旋糖酐 - 40：主要作用为阻止红细胞和血小板聚集，降低血液黏稠度，以改善循环。用法：10% 右旋糖酐 - 40，500ml，静脉滴注，1 次/d，10d 为 1 个疗程。可在间隔 10 ~ 20d 后，再重复使用 1 个疗程。有过敏体质者，应做过敏皮试阴性后方可使用。心功能不全者应使用半量，并慢滴。患有糖尿病者，应同时加用相应胰岛素治疗。高血压患者慎用。有意识障碍或提示脑水肿明显者禁用。无论有无高血压，均需要观察血压情况。

（2）706 代血浆（6% 羟乙基淀粉）：作用和用法与右旋糖酐 - 40 相同，只是不需要做过敏试验。

5. 扩血管治疗　血管扩张药过去曾被广泛应用，此法在脑梗死急性期不宜使用。原因为缺血区的血管因缺血、缺氧及组织中的乳酸聚集已造成病理性的血管扩张，此时应用血管扩张药，则造成脑内正常血管扩张，也波及全身血管，以至于使病变区的血管局部血流下降，加重脑水肿，即所谓"盗血"现象。如有出血性梗死时可能会加重出血，因此，只在病变轻、无水肿的小梗死灶或脑梗死发病 3 周后无脑水肿者可酌情使用，且应注意有无低血压。

（1）罂粟碱：具有非特异性血管平滑肌的松弛作用，直接扩张脑血管，降低脑血管阻力，增加脑局部血流量。用法：60mg 加入 5% 葡萄糖液 500ml 中，静脉滴注，1 次/d，可连用 3 ~ 5d；或 20 ~ 30mg，肌肉注射，1 次/d，可连用 5 ~ 7d；或每次 30 ~ 60mg 口服，3 次/d，连用 7 ~ 10d。注意本药每日用量不应超过 300mg，不宜长期使用，以免成瘾。在用药时可能因血管明显扩张导致明显头痛。

（2）己酮可可碱：直接抑制血管平滑肌的磷酸二酯酶，达到扩张血管的作用；还能抑制血小板和红细胞的聚集。用法：100 ~ 200mg 加入 5% 葡萄糖液 500ml 中，静脉滴注，1 次/d，连用 7 ~ 10d。或口服每次 100 ~ 300mg，3 次/d，连用 7 ~ 10d。本药禁用于刚患心肌梗死、严重冠状动脉硬化、高血压者及孕妇。输液过快者可出现呕吐及腹泻。

（3）环扁桃酯：又名三甲基环己扁桃酸或抗栓丸。能持续性松弛血管平滑肌，增加脑血流量，但作用较罂粟碱弱。用法：每次 0.2 ~ 0.4g 口服，3 次/d，连用 10 ~ 15d。也可长期应用。

（4）氢化麦角碱：又称喜得镇或海得琴，系麦角碱的衍生物。其直接激活多巴胺和 5 - HT 受体，也阻断去甲肾上腺素对血管受体的作用，使脑血管扩张，改善脑微循环，增加脑血流量。用法：每次口服 1 ~ 2mg，3 次/d，1 ~ 3 个月为 1 个疗程，或长期使用。本药易引起直立性低血压，因此，低血压患者禁用。

6. 钙离子拮抗药　其通过阻断钙离子的跨膜内流而起作用，从而缓解平滑肌的收缩、保护脑细胞、抗动脉粥样硬化、维持红细胞变形能力及抑制血小板聚集。

（1）尼莫地平：又称硝苯甲氧乙基异丙啶。为选择性地作用于脑血管平滑肌的钙离子拮抗药，对脑以外的血管作用较小，因此，不起降血压作用。主要缓解血管痉挛，抑制肾上腺素能介导的血管收缩，增加脑组织葡萄糖利用率，重新分布缺血区血流量。用法：每次口服 20 ~ 40mg，3 次/d，可经常使用。

（2）尼莫通：为尼莫地平的同类药物，只是水溶性较高。每次口服 30 ~ 60mg，3 次/d，可经常使用。

（3）尼卡地平：又称硝苯苄胺啶。系作用较强的钙离子通道拮抗药。选择性作用于脑动脉、冠状动脉及外周血管，增加心脑血流量和改善循环，同时有明显的降血压作用。用法：每次口服 20 ~ 40mg，3 次/d，可经常使用。

（4）桂利嗪（脑益嗪、肉桂苯哌嗪、桂益嗪）：为哌嗪类钙离子拮抗药，扩张血管平滑肌，能改善心脑循环。还有防止血管脆化作用。用法：每次口服 25 ~ 50mg，3 次/d，可经常使用。

（5）盐酸氟桂利嗪：与脑益嗪为同一类药物。用法：每次口服 5 ~ 10mg，1 次/d，连用 10 ~ 15d。因本药可增加脑脊液，故颅内压增高者不用。

7. 抗血小板药　主要通过失活脂肪酸环化酶，阻止血小板合成 TXA_2，并抑制血小板释放 ADP、5 - HT、肾上腺素、组胺等活性物质，以抑制血小板聚集，达到改善微循环及抗凝作用。

（1）阿司匹林（阿斯匹林）：阿司匹林也称乙酰水杨酸，有抑制环氧化酶，使血小板膜蛋白乙酰化，并能抑制血小板膜上的胶原糖基转移酶的作用。由于环氧化酶受到抑制，使血小板膜上的花生四烯酸不能被合成内过氧化物 PGG_2 和 TXA_2，因而能阻止血小板的聚集和释放反应。在体外，阿司匹林可抑制肾上腺素、胶原、抗原 - 抗体复合物、低浓度凝血酶所引起的血小板释放反应。具有较强而持久的抗血小板聚集作用。成人口服 0.1 ~ 0.3g 即可抑制 TXA_2 的形成，其作用可持续 7 ~ 10d 之久，这一作用在阻止血栓形成，特别在防治心脑血管血栓性疾病中具有重要意义。

由于血管壁的内皮细胞存在前列环素合成酶，能促进前列环素（PGI_2）的合成，PGI_2 为一种强大的抗血小板聚集物质。试验证明，不同剂量的阿司匹林对血小板 TXA_2 与血管壁内皮细胞 PGI_2 形成有不同的影响。小剂量（2mg/kg 体重）即可完全抑制人的血小板 TXA_2 的合成，但不抑制血管壁内皮细胞 PGI_2 的合成，产生较强的抗血小板聚集作用，但大剂量（100 ~ 200mg/kg 体重）时血小板 TXA_2 和血管壁内皮细胞 PGI_2 的合成均被抑制，故抗血小板聚集作用减弱，有促进血栓形成的可能性。但大剂量长期服用阿司匹林的临床试验表明无血栓形成的增加。小剂量（3~6mg/kg 体重）或大剂量（25~80mg/kg 体重）都能延长出血时间，说明阿司匹林对血小板环氧化酶的作用较对血管壁内皮细胞前列环素合成酶作用占优势。因此，一般认为小剂量（160~325mg/d）对多数人有抗血栓作用，中剂量（500~1 500mg/d）对某些人有效，大剂量（1 500mg/d 以上）才可促进血栓形成。1994 年抗血小板治疗协作组统计了 145 个研究中心 20 000 例症状性动脉硬化病变的高危人群，服用阿司匹林后的预防效果，与安慰剂比较，阿司匹林可降低非致命或致命血管事件发生率 27%，降低心血管病死率 18%。不同剂量的阿司匹林预防作用相同。国际卒中试验（1997 年）在36 个国家 467 所医院的 19 435 例急性缺血性卒中患者中应用或不应用阿司匹林和皮下注射肝素的随机对照研究，患者入组后给予治疗持续 14d 或直到出院，统计 2 周病死率、6 个月病死率及生活自理情况。研究结果表明，急性缺血性卒中采用肝素治疗未显示任何临床疗效，而应用阿司匹林，病死率及非致命性卒中复发率明显降低。认为如无明确的禁忌证，急性缺血性卒中后应立即给予阿司匹林，初始剂量为 300mg/d，小剂量长期应用有助于改善预后，1998 年 5 月在英国爱丁堡举行的第七届欧洲卒中年会认为，阿司匹林在缺血性卒中的急性期使用和二级预防疗效肯定，只要无禁忌证在卒中发生后尽快使用。急性发病者可首次口服 300mg，而后每日 1 次口服 100mg；1 周后，改为每日晚饭后口服 50mg 或每次 25mg，1 次/d，可以达到长期预防脑血栓复发的效果。至今认为本药是较好的预防性药物，且较经济、安全、方便。阿司匹林的应用剂量一直是阿司匹林疗法的争论点之一，山东大学齐鲁医院神经内科通过观察不同剂量（25~100mg/d）对血小板积聚率、TXA_2 和血管内皮细胞PGI_2 合成的影响，认为 50mg/d 为国人最佳剂量，并在多中心长期随访研究中证实了它的疗效。但长期使用即使小剂量阿司匹林也有一定的不良反应，长期服用对消化道有刺激性，发生食欲缺乏、恶心，严重时可致消化道出血。据统计，大约 17.5% 的患者有恶心等消化道反应，2.6% 的患者有消化道出血，3.4% 的患者有变态反应，因此，对有溃疡病者应注意慎用。

（2）噻氯匹定：噻氯匹定商品名 Ticnd，也称力抗栓，能抑制纤维蛋白原与血小板受体之间的附着，致使纤维蛋白原在血小板相互集中不能发挥桥联作用；刺激血小板腺苷酸环化酶，使血小板内 cAMP 增高，抑制血小板聚集；减少 TXA_2 的合成；稳定血小板膜，抑制ADP、胶原诱导的血小板聚集。因此，噻氯匹定药理作用是对血小板聚集的各个阶段都有抑制作用，即减少血小板的黏附，抑制血小板的聚集，增强血小板的解聚作用，以上特性表现为出血时间延长，对凝血试验无影响。服药后 24~48h 才开始起抗血小板作用，3~5d 后作用达高峰，停药后其作用仍可维持 3d。口服每次 125~250mg，每日 1 或 2 次，进餐时服用。可随患者具体情况而调整剂量。噻氯匹定对椎-基底动脉系统缺血性卒中的预防作用优于颈内动脉系统，并且效果优于阿司匹林，它同样可以预防卒中的复发。

噻氯匹定的不良反应有粒细胞减少，发生率约为 0.8%，常发生在服药后最初 3 周，其他尚有腹泻、皮疹（约 2%）等，停药后不良反应一般可消失。极个别患者有胆汁淤积性黄疸和（或）转氨酶升高。不宜与阿司匹林、非类固醇抗炎药和口服抗凝药合用。由于可产生粒细胞减少，服药后前 3 个月内每 2 周做白细胞数监测。由于延长出血时间，对有出血倾向的器质性病变如活动性溃疡或急性出血性卒中、白细胞减少症、血小板减少症等患者禁用。

（3）氯吡格雷：氯吡格雷的化学结构与噻氯匹定相近。活性高于噻氯匹定。氯吡格雷通过选择性不可逆地和血小板 ADP 受体结合，抑制血小板聚集防止血栓形成和减轻动脉粥样硬化。氯吡格雷 75mg/d 与噻氯匹定 250mg 2 次/d 抑制效率相同。不良反应有皮疹、腹泻、消化不良，消化道出血等。

（4）双嘧达莫：又名潘生丁、双嘧哌胺醇。通过抑制血小板中磷酸二酯酶的活性，也有可能刺激腺苷酸环化酶，使血小板内环磷酸腺苷（cAMP）增高。从而抑制 ADP 所诱导的初发和次发血小板聚集反应。在高浓度下可抑制血小板对胶原、肾上腺素和凝血酶的释放反应。双嘧达莫可能还有增强动脉壁合成前列环素、抑制血小板生成 TXA_2 的作用。口服每次 50～100mg，3 次/d，可长期服用。合用阿司匹林更有效。不良反应有恶心、头痛、眩晕、面部潮红等。

8. 防治脑水肿　一旦发生脑血栓形成，很快出现缺血性脑水肿，其包括细胞毒性水肿和血管源性水肿。脑水肿进一步加剧神经细胞的坏死，严重大块梗死者，还可引起颅内压增高，发生脑疝致死。所以，缺血性脑水肿不仅加重脑梗死的病理生理过程，影响神经功能障碍的恢复，还可导致死亡。因此，脑血栓形成后，尤其梗死面积大、病情重或进展型卒中、意识障碍的患者应及时积极治疗脑水肿。防治脑水肿的方法包括使用高渗脱水药、利尿药和白蛋白，控制入水量等。

（1）高渗性脱水治疗：通过提高血浆渗透压，造成血液与脑之间的渗透压梯度加大，脑组织内水分向血液移动，达到脑组织脱水作用；高渗性血液通过反射机制抑制脉络丛分泌脑脊液，使脑脊液生成减少；由于高渗性脱水最终通过增加排尿量的同时，也加速排泄梗死区代谢产物。最后减轻梗死区及半暗带水肿，挽救神经细胞，防止脑疝发生危及生命。

缺血性脑水肿的发生和发展尽管是一个严重的并发症，但也是一个自然过程。在脑血栓形成后的 10d 以内脑水肿最重，只要在此期间在药物的协助下，加强脱水，经过一段时间后，缺血性脑水肿会自然消退。

甘露醇：是一种己六醇。至今仍为最好、最强的脱水药。其主要有以下作用：快速注入静脉后，因它不易从毛细血管外渗入组织，而迅速提高血浆渗透压，使组织间液水分向血管内转移，产生脱水作用；同时增加尿量及尿 Na^+、K^+ 的排出；还有清除各种自由基、减轻组织损害的作用。静脉应用后在 10min 开始发生作用，2～3h 达高峰。用法：根据脑梗死的大小和心。肾功能状态决定用量和次数。一般认为最佳有效量是每次 0.5～1g/kg 体重，即每次 20% 甘露醇 125～250ml 静脉快速滴注，每日 2～4 次，直至脑水肿减轻。但是，小灶梗死者，可每日 1 次；或心功能不全者，每次 125ml，每日 2 或 3 次。肾功能不好者尽量减少用量，并配合其他利尿药治疗。

甘油：甘油为丙三醇，其相对分子质量为 92，有人认为甘油优于甘露醇，由于甘油可提供热量，仅 10%～20% 无变化地从尿中排出，可减少导致水、电解质紊乱与反跳现象，可溶于水和乙醇中，为正常人的代谢产物，大部分在肝脏内代谢，转变为葡萄糖、糖原和其他糖类，小部分构成其他酯类。甘油无毒性，是目前最常用的口服脱水药。其治疗脑水肿的机制可能是通过提高血浆渗透压，使组织水分（尤其是含水多的组织）转移到血浆内，因而引起脑组织脱水。最初曾用于静脉注射以降低颅压。现认为口服同样有效。用药后 30～60min 起作用，治疗作用时间较甘露醇稍晚，维持时间短，疗效不如前者。因此，有时插在上述脱水药 2 次用药之间给予，以防止"反跳现象"。口服甘油无毒，在体内能产生比等量葡萄糖稍高的热量，因此，尚有补充热量的作用，且无"反跳现象"。Contoce 认为，甘油比其他高渗药更为理想，其优点有：迅速而显著地降低颅内压；长期重复用药无反跳现象；无毒性。甘油的不良反应轻微，可有头痛、头晕、咽部不适、口渴、恶心、呕吐、上腹部不适及血压轻度下降等。由于甘油可引起高血糖和糖尿，故糖尿病患者不宜使用。甘油过大剂量应用或浓度 >10% 时，可产生注射部位的静脉炎，或引起溶血、血红蛋白尿，甚至急性肾衰竭等不良反应。甘油自胃肠道吸收，临床上多口服，昏迷患者则用鼻饲，配制时将甘油溶于生理盐水内稀释成 50% 溶液，剂量每次 0.5~2g/kg 体重，每日总量可达 5g/kg 体重以上。一般开始剂量 1.5g/kg 体重，以后每 3h 0.5~0.7g/kg 体重，一连数天。静脉注射为 10% 甘油溶液 500ml，成人每日 10% 甘油 500ml，共使用 5~6 次。

（2）利尿药：主要通过增加肾小球滤过，减少肾小管再吸收和抑制。肾小管的分泌，增加尿量，造成机体脱水，最后使脑组织脱水。同时还可控制钠离子进入脑组织减轻水肿，控制钠离子进入脑脊液，以降低脑脊液生成率的 50% 左右。但是，上述作用必须以肾功能正常为前提。

呋塞米：又称利尿磺酸、呋喃苯胺酸、呋塞米灵、利尿灵等。是作用快、时间短和最强的利尿药，主要通过抑制髓襻升支 Cl^- 的主动再吸收而起作用。注射后 5min 起效，1h 达高峰，并维持达 3h。对合并有高血压、心功能不全者疗效更佳。如患者有肾功能障碍或用较大剂量甘露醇治疗后效果仍不佳时，可单独或与甘露醇交替应用本药。用法：每次 20~80mg，肌内注射或静脉推注，4 次/d。口服者每次 20~80mg，每日 2 或 3 次。其不良反应为电解质紊乱、过度脱水、血压下降、血小板减少、粒细胞减少、贫血、皮疹等。

依他尼酸：又称利尿酸、Edecrin。作用类似于呋塞米。应用指征同呋塞米。用法：每次 25~50mg 加入 5% 葡萄糖溶液或生理盐水 100ml 中，缓慢滴注。3~5d 为 1 个疗程。所配溶液在 24h 内用完。可出现血栓性静脉炎、电解质紊乱、过度脱水、神经性耳聋、高尿酸血症、高血糖、出血倾向、肝肾功能损害等不良反应。

白蛋白：对于严重的大面积脑梗死引起的脑水肿，加用白蛋白，有明显的脱水效果。用法：每次 10~15g，静脉滴注，每日或隔日 1 次，连用 5~7d。本药价格较贵，个别患者有变态反应，或造成医源性肝炎。

9. 神经细胞活化药　至今有不少这类药物试验报道有一定的营养神经细胞和促进神经细胞活化的作用，主要对于不完全受损的细胞起作用，个别报道甚至认为有极佳效果。但是，在临床实践中，并没有明显效果，而且价格较贵。

（1）脑活素：主要成分为动物脑（猪脑）水解后精制的必需和非必需氨基酸、单胺类神经介质、肽类激素和酶前体。据认为该药能通过血脑屏障，直接进入神经细胞，影响细胞呼吸链，调节细胞神经递质，激活腺苷酸环化酶，参与细胞内蛋白质合成等。用法：20~50ml 加入生理盐水 500ml 中，静脉滴注，1 次/d，10~15d 为 1 个疗程。

（2）胞磷胆碱：在生物学上，胞磷胆碱是合成磷脂胆碱的前体，胆碱在磷脂酰胆碱的生物合成中具有重要作用，而磷脂酰胆碱是神经细胞膜的重要组成部分。胞磷胆碱还参与细胞核酸、蛋白质和糖的代谢，促使葡萄糖合成乙酰胆碱，防止脑水肿。用法：500~1 000mg 加入 5% 葡萄糖液 500ml 中，静脉滴注，1 次/d，10~15d 为 1 个疗程。250mg，肌肉注射，1 次/d，每个疗程为 2~4 周。少数患者用药后出现兴奋性症状，诱发癫痫或精神症状。

（3）丁咯地尔（活脑灵）：主要成分为 Buflomedil hydrochloride。主要作用：①阻断 α-肾上腺素能受体；②抑制血小板聚集；③提高及改善红细胞变形能力；④有较弱的非特异性钙拮抗作用。用法：200mg 加入生理盐水或 5% 葡萄糖液 500ml 中，静脉缓慢滴注，1 次/d，10d 为 1 个疗程。也可肌肉注射，每次 50ml，2 次/d，10d 为 1 个疗程。但是，产妇和正在发生出血性疾病的患者禁用。少数患者可有肠胃不适、头痛、眩晕及肢体烧灼痛感。

10. 血塞通软胶囊治疗脑梗死患者脑卒中的临床效果观察　血塞通软胶囊的主要成分是从中药三七中提取的三七总皂苷，实验以及临床研究表明该药有众多的心脑血管药理作用，可直接扩张脑血管，增加脑血流量，改善脑部血液循环，减轻脑水肿，提高脑细胞能量代谢，降低缺血脑组织含钙量，对脑缺血后海马区 CAI 的迟发性神经元损伤有明显的保护作用。该药可抑制细胞及血小板聚集，降低血液黏度，改善血液循环，提高缺血部位血氧供应，促进神经细胞功能恢复，多个环节对抗脑缺血及其继发损伤，以达到治疗脑梗死目的。银杏叶内主要药用成分为黄酮类和内酯类，银杏酮酯能有效清除氧自由基，抑制脂质过氧化，保护细胞膜，防止脑细胞和脑功能受到损害，银杏内有一种天然血小板活化因子（PAF）受体拮抗剂，可以抑制血小板聚集而防止血栓形成，银杏叶胶囊促进血液循环，改善脑缺血，治疗脑梗死。

（1）一般资料：选取河北联合大学附属医院 2010 年 1～9 月就诊于神经内科门诊的缺血性脑卒中患者 112 例，男 62 例，女 50 例；年龄 39～76 岁，平均 64.5 岁，病程 2～24 周。采用随机双盲方法分为试验组 84 例和对照组 28 例。均符合 1995 年中华医学会第四次全国脑血管病学术会议修订的《各类脑血管病诊断要点》西医诊断标准及《中药新药临床研究指导原则》中医诊断标准。纳入标准：①符合中风病中经络恢复期瘀血阻滞证辩证标准。②符合动脉粥样硬化血栓性脑梗死诊断标准。③病程属恢复期（2～24 周），神经功能缺损程度积分 >6 分且 <23 分的轻、中型患者。④年龄 18～75 岁，男女均可。⑤本研究经医院伦理委员会通过，患者或家属均知情同意并签署知情同意书。排除标准：①短暂性脑缺血发作或脑出血者、腔隙性脑梗死、脑栓塞者。②合并造血系统等严重原发性疾病，精神病患者。③有出血倾向且凝血指标异常者。④严重肝肾功能不全者 ALT 或 AST≥正常值上限的 2 倍，或尿素氮（BUN）≥正常值上限 1.5 倍，或肌酐（Cr）异常。⑤妊娠或哺乳期妇女；过敏体质者，或对多种药物过敏者。⑥近 4 周内使用过已知对主要脏器有损害的药物者。⑦近 1 个月内参加过或正在参加其他药物临床试验者。

（2）治疗方法：采用随机双盲、双模拟的方法，试验组口服血塞通软胶囊（昆明制药集团股份有限公司生产，100mg/粒，批号：081209 - 01）每次 2 粒，3 次/d；同时口服银杏叶胶囊模拟剂（昆明制药集团股份有限公司生产，0.2g/粒，批号：20090204）每次 2 粒，3 次/d。对照组口服银杏叶胶囊（杭州康恩贝制药有限公司生产，0.2g/粒，批号：20081102）每次 2 粒，3 次/d，同时口服血塞通软胶囊模拟剂（昆明制药集团股份有限公司生产，100mg/粒，批号：20090115）每次 2 粒，3 次/d，两组服药疗程均为 28d。以符合方案数据集（PPS）和全数据分析集（FAS）分析和比较两组患者治疗 0、14、28d 时 NIHSS 脑卒中量表总分实测值历时性变化以及治疗前后的差值变化。

（3）观察指标：美国国立卫生研究院脑卒中评定量表（NIHSS）脑卒中量表总分实测值变化。在用药前、用药第 14d、28d 各观察记录 1 次。

（4）神经功能缺损程度评分评定标准：临床神经功能缺损程度评分标准：参照人民卫生出版社 2008 年出版《神经康复学》翻译的美国国立卫生研究院脑卒中评定量表（NIH-SS）。

（5）统计学分析：以 Excle 2007 建立数据表，采用 SPSS13.5 软件包进行统计分析。计量资料采用 $x \pm s$ 进行统计描述，两组间比较采用 t 检验，不同治疗时间点的疗效比较采用方差分析方法。计数资料的统计分析采用 X2 检验。$P < 0.05$ 为差异有统计学意义。

（6）结论：在治疗前，脑卒中评定量表基线得分（量表总体得分、总体生活能力得分、日常生活自理能力得分）比较差异均无统计学意义（$P > 0.05$），提示基线均衡，具有可比性。试验组和对照组在治疗的各个时间段随着治疗时间的延长，NIHSS 脑卒中量表评分均有不同程度下降，疗效增加比较明显，NIHSS 脑卒中量表总分实测值组间比较，差异均无统计学意义（P 均 > 0.05），说明血塞通软胶囊临床疗效肯定；而重复测量数据的方差分析结果表明：组内的 NIHSS 脑卒中量表总分实测变化值随着治疗时间的延长，评分显著下降，总体变化明显，差异均有统计学意义（$P < 0.05$）。这与祁素英研究结论一致。

在临床试验中，FAS 方法虽然比较保守，但其分析结果更接近药物上市后的疗效。而应用 PPS 则可以显示试验药物按规定的方案使用的效果，但可能较以后实践中的疗效偏大。本研究通过两种分析方法来比较血塞通软胶囊和银杏叶胶囊的疗效，能更加全面地验证血塞通软胶囊治疗脑梗死的临床疗效，实验结果中 PPS 分析和 FAS 分析结论一致，说明血塞通软胶囊在改善脑梗死患者总体生活能力方面疗效确切。

本实验通过以银杏叶胶囊为对照药来验证血塞通软胶囊治疗脑梗死患者的临床疗效，为临床用药提供理论依据。实验证实，血塞通软胶囊能使患者运动能力和生活自理能力明显提高，疗效确切，可用于脑梗死的治疗，值得临床和社区推广使用。

11. 其他内科治疗　由于脑血栓形成的主要原因系高血压、高血脂、糖尿病、心脏病等内科疾病，或发生脑血栓形成时，大多合并许多内科疾病。但是，并发严重的内科疾病多见于脑干梗死和较大范围的大脑半球梗死。有时，患者由于严重的内科合并证如心功能衰竭、肺水肿及感染、肾衰竭等致死。因此，除针对性治疗脑血栓形成外，还应治疗合并的内科疾病。

（1）调整血压：急性脑梗死患者一过性血压增高常见，因此，降血压药应慎用。国外平均血压 [MBP，（收缩压 + 舒张压×2）÷3] > 17.3 kPa（130mmHg）或收缩压（SBP）> 29.3 kPa（220mmHg），可谨慎应用降压药。一般不主张使用降压药以免减少脑血流灌注，加重脑梗死。如血压低，应查明原因是否为血容量减少，补液纠正血容量，必要时应用升压药。对分水岭梗死，则应对其病因进行治疗，如纠正低血压、治疗休克、补充血容量、对心脏病进行治疗等。

（2）控制血糖：临床和实验病理研究证实，高血糖加重急性脑梗死及局灶性缺血再灌注损伤，故急性缺血性脑血管病在发病 24h 内不宜输入高糖，以免加重酸中毒。有高血糖者要纠正，低血糖亦要注意，一旦出现要控制。

（3）心脏疾病的预防：积极治疗原发心脏疾病。但严重的脑血栓形成可合并心肌缺血或心律失常，严重者出现心力衰竭者，除了积极治疗外，补液应限制速度和量，甘露醇应半量应用，加用利尿药。

（4）保证营养与防治水、电解质及酸碱平衡紊乱：出现球麻痹或意识障碍的患者主要靠静脉输液和胃管鼻饲或经皮胃管补充营养。应该保证每日的水、电解质和能量的补给。在应用葡萄糖的问题上，尽管国内外的动物试验研究认为高血糖和低血糖对脑梗死有加重作用，但是，也应保证每日的需要量，如有糖尿病或反应性高血糖者，在应用相应剂量的胰岛素下补给葡萄糖。对于不能进食和长期大量使用脱水药者，每天检测血生化，如有异常，及时纠正。

（5）防治感染：对于严重瘫痪、球麻痹、意识障碍者，容易合并肺部感染，可常规使用青霉素 320 万 U 加入生理盐水 100ml 中，静脉滴注，2 次/d。如果效果不理想，应根据痰培养结果及时改换抗生素。对于严重的球麻痹和意识障碍者，由于自己不能咳嗽排痰，应尽早做气管切开，以利于吸痰，这是防治肺部感染的最好办法。

（6）加强护理：由于脑血栓形成患者在急性期大多数不能自理生活，应每 2h 翻身 1 次，加拍背部协助排痰，防止褥疮和肺部感染的发生。

12. 外科治疗　颈内动脉和大脑中动脉血栓形成者，可出现大片脑梗死，且在发病后 3~7d 期间，可因缺血性脑水肿，导致脑室受压、中线移位及脑疝发生，危及生命。此时，应积极进行颞下减压和清除梗死组织，以挽救生命。

13. 康复治疗　主张早期进行康复治疗，即使在急性期也应注意到瘫痪肢体的位置。病情稳定者，可以尽早开始肢体功能锻炼和语言训练。这既可明显地降低脑血栓形成患者的致残率，也可减少并发症和后遗症如肩周炎、肢体挛缩、失用性肌萎缩、痴呆等的发生。

二、脑栓塞概述

脑栓塞是指脑动脉被异常的栓子（血液中异常的固体、液体、气体）阻塞，使其远端脑组织发生缺血性坏死，出现相应的神经功能障碍。栓子以血液栓子为主，占所有栓子的 90%；其次还有脂肪、空气、癌栓、医源物体等。脑栓塞发生率占急性脑血管病的 15%~20%，占全身动脉栓塞的 50%。

（一）临床表现

1. 发病年龄　本病起病年龄不一，若因风湿性心脏病所致，患者以中青年为主；若因冠心病、心肌梗死、心律失常所致者，患者以中老年人居多。

2. 起病急骤　大多数患者无任何前驱症状，多在活动中起病，局限性神经缺损症状常于数秒或数分钟发展到高峰，是发展最急的脑卒中，且多表现为完全性卒中，少数患者在数日内呈阶梯样或进行性恶化。50%~60% 的患者起病时有意识障碍，但持续时间短暂。

3. 局灶神经症状　栓塞引起的神经功能障碍取决于栓子的数目、栓塞范围和部位。栓塞发生在颈内动脉系统特别是大脑中动脉最常见，临床表现突起的偏瘫、偏身感觉障碍和偏盲，在主侧半球可有失语，也可出现单瘫、运动性或感觉性失语等。9%~18% 的患者出现局灶性癫痫发作。本病约 10% 的栓子达椎-基底动脉系统，临床表现为眩晕、呕吐、复视、眼震、共济失调、交叉性瘫痪、构音障碍及吞咽困难等。若累及网状结构则出现昏迷与高热，若阻塞了基底动脉主干可突然出现昏迷和四肢瘫痪，预后极差。

4. 其他症状　本病以心源性脑栓塞最常见，故有风湿性心脏病或冠心病、严重心律失常的症状和体征；部分患者有心脏手术、长骨骨折、血管内治疗史；部分患者有脑外多处栓塞证据，如皮肤、球结膜、肺、肾、脾和肠系膜等栓塞和相应的临床症状和体征。

（二）辅助检查

目的：明确脑栓塞的部位和病因（如心源性、血管源性及其他栓子来源的检查）。

1. 心电图或 24h 动态心电图观察　可了解有无心律失常、心肌梗死等。

2. 超声心动图检查　有助于显示瓣膜疾患、二尖瓣脱垂、心内膜病变等。

3. 颈动脉超声检查　可显示颈动脉及颈内外动脉分叉处的血管情况，有无管壁粥样硬化斑及管腔狭窄等。

4. 腰椎穿刺脑脊液检查　可以正常，若红细胞增多可考虑出血性梗死，若白细胞增多考虑有感染性栓塞的可能，有大血管阻塞、有广泛性脑水肿者脑脊液压力增高。

5. 脑血管造影　颅外颈动脉造影可显示动脉壁病变，数字减影血管造影（DSA）能提高血管病变诊断的准确性，有否血管腔狭窄、动脉粥样硬化溃疡、血管内膜粗糙等情况。新一代的 MRA 能显示血管及血流情况，且为无创伤性检查。

6. 头颅 CT 扫描　发病后 24～48h 后可见低密度梗死灶，若为出血性梗死则在低密度灶内可见高密度影。

7. MRI　能更早发现梗死灶，对脑干及小脑扫描明显优于 CT。

（三）诊断及鉴别诊断

1. 诊断

（1）起病急骤，起病后常于数秒内病情达高峰。

（2）主要表现为偏瘫、偏身感觉障碍和偏盲，在主侧半球则有运动性失语或感觉性失语。少数患者为眩晕、呕吐、眼震及共济失调。

（3）多数患者为心源性脑栓塞，故有风心病或冠心病、心律失常的症状和体征。

（4）头颅 CT 或 MRI 检查可明确诊断。

2. 鉴别诊断　在无前驱症状下，动态中突然发病并迅速达高峰，有明确的定位症状和体征；如询查出心脏病、动脉粥样硬化、骨折、心脏手术、大血管穿刺术等原因可确诊。头颅 CT 和 MRI 能协助明确脑栓塞的部位和大小。腰椎穿刺检查有助于了解颅内压、炎性栓塞及出血性梗死。脑栓塞应注意与其他类型的急性脑血管病区别。尤其是出血性脑血管病，主要靠头颅 CT 和 MRI 检查加以区别。

（四）治疗

积极改善侧支循环、减轻脑水肿、防治出血和治疗原发病。

1. 脑栓塞治疗　其治疗原则与脑血栓形成相同。但应注意：

（1）由于容易合并出血性梗死或出现大片缺血性水肿，所以，在急性期不主张应用较强的抗凝和溶栓药物如肝素、双香豆素类药、尿激酶；t-PA、噻氯匹定等。

（2）发生在颈内动脉末端或大脑中动脉主干的大面积脑栓塞，以及小脑梗死可发生严重的脑水肿，继发脑疝，应积极进行脱水、降颅压治疗，必要时需要进行颅骨骨瓣切除减压，以挽救生命。由心源性所致者，有些伴有心功能不全。在用脱水药时应酌情减量，甘露醇与呋塞米交替使用。

（3）其他原因引起的脑栓塞，要有相应的治疗。如空气栓塞者，可应用高压氧治疗。脂肪栓塞者，加用 5% 碳酸氢钠 250ml，静脉滴注，每日 2 次；也可用小剂量肝素 10～50mg，每 6h 1 次；或 10% 乙醇溶液 500ml，静脉滴注，以求溶解脂肪。

（4）部分心源性脑栓塞患者发病后 2～3h 内，用较强的血管扩张药如罂粟碱静脉滴注，可收到意想不到的满意疗效。

2. 原发病治疗　针对性治疗原发病有利于脑栓塞的恢复和防止复发。如先天性心脏病或风湿性心脏病患者，有手术适应证者，应积极手术治疗；有亚急性细菌性心内膜炎者，应彻底治疗；有心律失常者，努力纠正；骨折患者，减少活动，稳定骨折部位。急性期过后，针对血栓栓塞容易复发，可长期使用小剂量的阿司匹林、双香豆素类药物或噻氯匹定；也可经常检查心脏超声，监测血栓块大小，以调整抗血小板药物或抗凝药物。

（五）预后与防治

脑栓塞的病死率为20%，主要是由于大块梗死和出血性梗死引起大片脑水肿、高颅压而致死；或脑干梗死直接致死；也可因合并严重心功能不全、肺部感染、多部位栓塞等导致死亡。多数患者有不同程度的神经功能障碍。有20%的患者可再次复发。近年内国外有报道通过介入的办法在心耳置入保护器（过滤器）可以减少心源性栓塞的发生。

三、分水岭脑梗死

分水岭脑梗死（CWSI）是指脑内相邻血管供血区之间分水岭区或边缘带的局部缺血。一般认为，CWSI多由于血流动力学障碍所致；典型者发生于颈内动脉严重狭窄或闭塞伴全身血压降低时，亦可由心源性或动脉源性栓塞引起。约占脑梗死的10%。临床常呈卒中样发病，多无意识障碍，症状较轻，恢复较快。根据梗死部位的不同，重要的分水岭区包括：①大脑前动脉和大脑中动脉皮质支的边缘区，梗死位于大脑凸面旁矢状带，称为前分水岭区梗死；②大脑中动脉和大脑后动脉皮质支的边缘区，梗死位于侧脑室体后端的扇形区，称为后上分水岭梗死；③大脑前、中、后动脉共同供血的顶、颞、枕叶三角区，梗死位于侧脑室三角部外缘，称为后下分水岭梗死；④大脑中动脉皮质支与深穿支交界的弯曲地带，称为皮质下分水岭脑梗死；⑤大脑主要动脉末端的边缘区，称为幕下性分水岭梗死。这种分型准确地表达了CWSI在脑部的空间位置。

（一）临床表现

分水岭梗死临床表现较复杂，因其梗死部位不同而各异，最终确诊仍需要影像学证实。根据临床和CT表现，各型临床特征如下。

1. 皮质前型　该病变主要位于大脑前、中动脉交界处，相当于额中回前部，相当于Brodmann 8、9、10、45、46区，向上向后累及4区上部。主要表现为以上肢为主的中枢性肢体瘫痪，舌面瘫少见，半数伴有感觉异常。病变在优势半球者伴皮质运动性失语。可有情感障碍、强握反射和局灶性癫痫；双侧病变出现四肢瘫、智能减退。

2. 皮质后型　病变位于大脑中、后动脉交界处，即顶枕颞交界区。此部位梗死常表现为偏盲，多以下象限盲为主，伴黄斑回避现象，此外，常见皮质性感觉障碍，偏瘫较轻或无，约1/2的患者有情感淡漠，可有记忆力减退和Gerstmann综合征（角回受损），优势半球受累表现为皮质型感觉性失语，偶见失用症，非主侧偶见体象障碍。

3. 皮质下型　病变位于大脑中动脉皮质支与穿通支的分水岭区。梗死位于侧脑室旁及基底节区的白质，基底节区的纤维走行较集中，此处梗死常出现偏瘫和偏身感觉障碍。

除前型有对侧轻瘫，或有类帕金森综合征外，其余各型之间在临床症状及体征上无明显特征性，诊断需要依靠影像学检查。

分水岭梗死以老年人多见，其特点为呈多灶型者多，常见单侧多灶或双侧梗死。合并其他缺血病变者多，如腔隙梗死、皮质或深部梗死、皮质下动脉硬化性脑病等，合并痴呆多见，复发性脑血管病多见，发病时血压偏低者多见。

（二）辅助检查

1. CT 扫描　脑分水岭梗死的 CT 征象与一般脑梗死相同，位于大脑主要动脉的边缘交界区，呈楔形，宽边向外、尖角向内的低密度灶。

2. MRI 表现　对病灶显示较 CT 清晰，新一代 MRI 可显示血管及血液流动情况，可部分代替脑血管造影。病灶区呈长 T_1 与长 T_2。

（三）诊断与鉴别诊断

诊断主要依靠临床表现及影像学检查。头颅 CT 或 MRI 可发现典型的梗死病灶。

（四）治疗

（1）病因治疗：对可能引起脑血栓形成病因的处理，积极治疗颈动脉疾病和心脏病，注意医源性低血压的纠正，注意水与电解质紊乱的调整等。

（2）CWSI 的治疗与脑血栓形成相同：可应用扩血管、改善脑微循环、抗血小板凝聚的药物和钙拮抗药。对于严重颈动脉狭窄、闭塞的患者可考虑做颈动脉内膜切除术或颈动脉成形术。

（3）注意防止医源性的分水岭脑梗死，如过度的降压治疗、脱水治疗等。尤其是卒中的患者，急性期血压的管理特别重要。现在有很多卒中以后血压管理的指南。尽管这些指南各异，但是基本的观点是相同的，主要的内容有：①卒中后血压的增高常常是一种脑血管供血调节性的，是一种保护性的调节，不可盲目地进行干预；②除非收缩压 > 29.3 ~ 30.1kPa（220 ~ 230mmHg），或舒张压 > 16 ~ 17.3kPa（120 ~ 130mmHg），或者患者的平均动脉压 > 17.3kPa（130mmHg），才考虑降压治疗，降压治疗通常不选用长效的、快速的降压制剂；③降压治疗过程中要密切观测患者神经系统的症状及体征变化。

四、腔隙性脑梗死

腔隙性脑梗死占所有卒中病例的 15% ~ 20%，是指发生在大脑半球深部白质及脑干的缺血性脑梗死，多因动脉的深穿支闭塞致脑组织缺血、坏死、液化并由吞噬细胞移走而形成腔隙，其形状与大小不等，直径多在 0.05 ~ 1.5cm。腔隙主要位于基底节，特别是壳核、丘脑、内囊及脑桥，偶尔也可位于脑回的白质。病灶极少见于脑表面灰质、胼胝体、视辐射、大脑半球的半卵圆中心、延髓、小脑及脊髓。大多数腔隙梗死发生在大脑前、中动脉的豆纹动脉分支、大脑后动脉的丘脑穿通动脉及基底动脉的旁正中分支的支配区。是最常见的一种高血压性脑血管病变。病变血管可见透明变性、玻璃样脂肪变、玻璃样小动脉坏死、血管壁坏死和小动脉硬化。

（一）临床表现

本病起病突然，也可渐进性亚急性起病，出现偏身感觉或运动障碍等局限症状，多数无意识障碍，症状在 12h ~ 3d 发展至高峰，少数临床无局灶体征或仅表现有头痛、头晕、呃逆、不自主运动或心情不稳定。1/5 ~ 1/3 的患者病前有 TIA 表现，说明本病与 TIA 有一定关系，临床表现呈多种多样，但总的来说，相对的单一性和不累及大脑的高级功能例如语言、行为，非优势半球控制的动作、记忆和视觉。症状轻而局限，预后也佳。

1. 腔隙综合征　腔隙性脑梗死的临床表现取决于腔隙的独特位置，Fisher 等将它分为

21种综合征。①纯运动性轻偏瘫（PMH）；②纯感觉卒中或TIA；③共济失调性轻偏瘫；④构音障碍手笨拙综合征；⑤伴运动性失语的PMH；⑥无面瘫型PMH；⑦中脑丘脑综合征；⑧丘脑性痴呆；⑨伴水平凝视麻痹的PMH；⑩伴动眼神经瘫的交叉PMH；⑪伴展神经麻痹的PMH；⑫伴精神紊乱的PMH；⑬伴动眼神经麻痹的交叉小脑共济失调；⑭感觉运动性卒中；⑮半身投掷症；⑯基底动脉下部分支综合征；⑰延髓外侧综合征；⑱脑桥外侧综合征；⑲记忆丧失综合征；⑳闭锁综合征（双侧PMH）；㉑其他包括下肢无力易于跌倒、纯构音障碍、急性丘脑肌张力障碍。临床上以1~（5、10）较多，占腔隙性梗死的80%。

其中较常见的有以下几种。

（1）纯运动性轻偏瘫（PMH）：病变损伤皮质脊髓束脑中任何一处，即病灶可位于放射冠、内囊、脑桥或延髓。本型最常见，约占61%。其主要表现为轻偏瘫，对侧面、上下肢同等程度的轻偏瘫，有的则表现为脸、臂无力，有的仅有小腿乏力。可有主观感觉异常，但无客观感觉障碍。

（2）纯感觉卒中或TIA：病变多位于丘脑腹后外侧核，感觉障碍严格按正中线分开两半。主要表现是仅有偏身感觉障碍，如对侧面部及肢体有麻木、发热、烧灼、针刺与沉重等感觉，检查时多为主观感觉体验，极少客观感觉缺失，无运动、偏盲或失语等症状。一般可数周内恢复，但有些症状可持续存在。

（3）共济失调性轻偏瘫：病变在脑桥基底部上、中1/3交界处与内囊。主要表现为对侧肢体共济失调与偏轻瘫，下肢重于上肢。

（4）构音障碍手笨拙综合征：脑桥基底部上、中1/3交界处与内囊膝部病灶均可引起本征。表现为严重的构音障碍，可伴吞咽困难、对侧偏身共济失调，上肢重于下肢，无力与笨拙，可伴中枢性面瘫与舌瘫与锥体束征。

（5）运动性失语的PMH：系豆纹动脉血栓形成而引起。病灶位于内囊膝部和前肢及邻近的放射冠白质。表现对侧偏轻瘫伴运动性失语。

（6）感觉运动性卒中：病变在丘脑腹后外侧核与内囊后肢。主要临床表现对侧肢体感觉障碍及偏轻瘫，无意识障碍、记忆力障碍、失语、失用及失认。除以上所述之外，近年来有学者发现11%~70%属于无症状脑梗死，因病灶位于脑部的"静区"或病灶极小，因而症状不明显。CT或MRI发现多是腔隙性梗死。MRI扫描：MRI对腔隙梗死检出率优于CT，特别是早期，脑干、小脑部位的腔隙，早期CT显示不清的病灶MRI可分辨出长T_1与T_2的腔隙灶，T_2加权像尤为敏感。

2. 腔隙状态　多发性腔隙脑梗死可广泛损害中枢神经，累及双侧锥体束，出现严重的精神障碍、痴呆、假性球麻痹、双侧锥体束征、类帕金森综合征和尿、便失禁等，病情呈阶梯状恶化，最终表现如下结果：

（1）多发梗死性痴呆。

（2）假性球麻痹。

（3）不自主舞蹈样动作。

（4）步态异常。

（5）腔隙预警综合征，即多次反复发作的TIA是发生腔隙性梗死的警号。

（二）辅助检查

1. CT扫描　CT诊断阳性率介于49%~92%。CT扫描诊断腔隙的最佳时期是在发病后的 1~2 周内。CT 扫描腔隙灶多为低密度，边界清晰，形态为圆形、椭圆形或楔形，直径平均 3~13mm。由于体积小，脑干部位不易检出。卒中后首次 CT 扫描的阳性率为 39%，复查 CT 有助于提高阳性率。绝大多数病灶位于内囊后肢和放射冠区。纯运动、感觉运动综合征病灶大于共济失调轻偏瘫、构音障碍 – 手笨拙综合征及纯感觉性腔隙性梗死。对于纯运动性卒中，病灶在内囊的越低下部分则瘫痪越重，与病灶大小无关。增强 CT 对提高阳性率似乎作用不大。

2. MRI 扫描　对新、旧梗死的鉴别有意义。增强后能提高阳性率。MRI 对腔隙梗死检出率优于 CT，特别是早期，脑干、小脑部位的腔隙，早期 CT 显示不清的病灶 MRI 可分辨出长 T_1 与 T_2 的腔隙灶，T_2 加权像尤为敏感。

3. 血管造影　因为引起腔梗的血管分支口径极小，普通造影意义不大，有可能检出一些血管畸形或动脉瘤。

4. EEG　腔梗对大脑功能的影响小，故 EEG 异常的发生率低，资料表明 CT 阳性的患者 EEG 无明显异常，对诊断或判断预后无价值。

5. 诱发电位　取决于梗死的部位，一般情况下只有 CT 显示梗死灶较大伴有运动障碍时才可能有异常。

6. 血液流变学　多为高凝状态

（三）治疗

20% 的腔隙性梗死患者发病前出现短暂性脑缺血发作，30% 起病后病情缓慢进展。对于小的深部梗死的坏死组织无特殊治疗。主要还应从病因及危险因素着手。动脉粥样硬化是最主要的病因。目前治疗的方向为纠正脑血管病的危险因素，如高血压、糖尿病和吸烟。抗血小板药如阿司匹林、噻氯匹定可以应用，但尚未证实有效，抗凝治疗也未被证实有效。颅外颈动脉狭窄只能被认为是无症状性的，除非它是唯一病因。

高血压的处理同其他类型的脑梗死，在急性期的头几天，收缩压 > 25.3~26.6kPa（190~200mmHg），舒张压 >14.6~15.3kPa（110~115mmHg）才需要处理，急性期过后血压须很好控制。心脏疾病（缺血性心脏病、房颤、瓣膜病）和糖尿病作为危险因素必须得到诊断和治疗。当动脉炎是腔隙性脑梗死病因时，不同的动脉炎分别用青霉素、吡喹酮、抗结核药、糖皮质激素治疗。不同症状的腔梗有其特殊的治疗方法，有运动损害的所有患者，用低分子肝素预防深静脉血栓是其原则。运动康复尽可能愈早愈好。感觉性卒中出现痛觉过敏时，可用阿米替林、卡马西平、氯硝西泮治疗。有偏侧舞蹈征或肌张力不全时予氟哌啶醇 1~5mg，3 次/d，可以减轻症状，但不是都有效。总之，重在预防。

（四）预后

该病预后良好，病死率及致残率较低，但易复发。

五、无症状脑梗死

无症状脑梗死是脑梗死的一种特殊类型，一般认为高龄患者既往无脑卒中病史，临床上无自觉症状，无神经系统局灶体征，通过 CT、MRI 检查发现了梗死灶，称无症状脑梗死。

（一）发生率

无症状脑梗死的发生率与检测设置种类及敏感度明显相关，确切发生率不详，文献报道在 11% ~ 70% ，公认的发生率为 10% ~ 21% 。

（二）病因及发病机制

无症状脑梗死确有脑血管病发病的危险因素如高血压、糖尿病、高脂血症、房颤、TIA、颈动脉狭窄、吸烟等。可以说大部分无症状脑梗死都可找到卒中的危险因素。无症状脑梗死的发病机制与动脉硬化性脑梗死相同。之所以无症状，是因为梗死灶位于脑的静区或非优势半球，梗死造成的损伤缓慢发展，而产生了侧支循环代偿机制。此外，症状可能在患者睡眠时发生，而在患者清醒后又缓解或梗死灶小，为腔隙性梗死。

（三）辅助检查

CT 发现率为 10% ~ 38% ，MRI 发现率可高达 47% 。无症状脑梗死首次 CT 或 MRI 检查发现有腔隙性梗死或脑室周围白质病变。主要病变部位在皮质下，而且在基底节附近，一般范围较小，在 0.5 ~ 1.5cm ，大多数无症状脑梗死是单个病灶（80%）。

电生理方面揭示了无症状脑梗死患者事件相关电位 P300，潜伏期延长。

（四）鉴别诊断

1. 血管周围腔隙与无症状脑梗死在 MRI 上的脑鉴别

（1）大小：前者一般直径在 1mm 左右，≤3mm 。

（2）形态：前者为圆形或者线形，后者多为条状、片状或不规则形。

（3）小灶性脑梗死在 T_1 加权为低信号；T_2 加权为高信号，而血管周围腔隙在 T_1 加权常无变化，T_2 加权为高信号。

（4）部位：血管周围腔隙多分布于大脑凸面及侧脑室后角周围，小灶死以基底节、丘脑、半卵圆为中心等。

2. 多发性硬化 多发生于中壮年，病程中缓解与复发交替进行，CT 扫描在脑的白质、视神经、脑干、小脑及脑室周围可见多处低密度斑，除急性期外，增强时无强化。而无症状梗死多见于老年人，有高血压病史，CT 发现脑血管的深穿支分布区的小梗死，增强时有强化反应。

（五）防治

无症状脑梗死是有症状卒中的先兆，需要引起重视，治疗的重点是预防。

1. 针对危险因素进行干预

（1）高血压患者，积极控制血压，治疗动脉硬化。

（2）常规进行心脏方面的检查并予以纠正。

（3）积极治疗糖尿病。

（4）尽量戒酒、烟。

（5）高黏滞血症者，应定期输入右旋糖酐 -40 。

2. 药物预防 阿司匹林 50mg 每晚服用。如合并溃疡病，则可服用噻氯匹定每日 250mg 。

六、出血性脑梗死

在脑梗死特别是脑栓塞引起的缺血区内常伴有自发性出血性改变（HT），表现为出血性梗死（HI）或脑实质内血肿（PH），PH 进一步又可分为梗死区内的 PH 和远离梗死区的

PH。临床上 CT 检出 HI 的频率为 7.5% ~ 43%，MRI 的检出率为 69%。尸检中证实的为 71%，多为脑栓塞，尤其是心源性栓塞。近年来，由于抗凝与溶栓治疗的广泛应用，HI 引起了临床上的重视。

出血性梗死与缺血性梗死相比，在坏死组织中可发现许多红细胞。在一些病例中，红细胞浓度足够高，以至于在 CT 或 MRI 扫描上出现与出血相一致的高密度表现。同时，尸检标本显示出血灶的范围从散布于梗死之中的淤斑到几乎与血肿有相同表现的一个由许多淤斑融合而成片的大的病灶。出血性梗死发生的时间变化很大，早至动脉闭塞后几小时，迟至 2 周或更晚。

出血性梗死的解释长期以来被认为是由于闭塞缓解后梗死血管床再灌注所致。例如可能发生于栓子破碎或向远处移行后或在已经形成的大面积梗死的背景下闭塞大血管早期再通所致。这可能是动脉血进入毛细血管重新形成的血压导致红细胞从缺氧的血管壁渗出。再灌注越强烈，毛细血管壁损伤越严重，出血性梗死融合得越多。假设缺血性梗死反映了可恢复的未闭腔隙，那么它可能是栓塞性闭塞后自发性或机化所致的结果，而血栓形成所造成的闭塞很难缓解。在心源性栓塞所致的梗死中有很小的出血发生率支持这个假说。

最近，这个关于出血性梗死的解释受到第三代 CT 和 MRI 扫描所见的挑战。这些研究发现出血性梗死常常在位于动脉床处的持续梗死的远端发展，这些动脉床只暴露于逆行的侧支循环处。出血性病灶的严重程度由于所观察到的大动脉再通所造成的血肿扩展的大小而不同。在那些以前的病例，瘀斑及散在性的出血性梗死的发生可能与动脉血压的急剧上升和梗死的突发程度、严重程度及大小有关。推测血肿最初可能围绕在大的梗死周围并压迫软膜血管，当血肿消退时，逆流的血液通过软膜的侧支循环再灌注并导致瘀斑性出血性梗死。

（一）临床表现

1. 按 HI 的发生时间分为

（1）早发型：即缺血性卒中后 3d 内发生的。缺血性卒中后早期发生 HI 常与栓子迁移有关，早发型 HI 常有临床症状突然加重而持续不缓解，甚至出现意识障碍、瞳孔改变。多为重型。CT 以血肿型多，预后差，病死率高。

（2）晚发型：多在缺血性卒中 8d 后发生，此型发病常与梗死区侧支循环的建立有关，晚发型的 HI 临床症状加重不明显，甚至好转。多为轻、中型。预后好，CT 多为非血肿型。在临床上易被忽视漏诊。

2. 根据临床症状演变将 HI 分 3 型

（1）轻型：HI 发病时间晚，多在卒中多于 1 周后发生，甚至在神经症状好转时发生，发病后原有症状、体征不加重，预后好。

（2）中型：HI 发病时间多在卒中 4 ~ 7d，发病后原有的神经症状、体征不缓解或加重，表现为头痛、肢瘫加重，但无瞳孔改变及意识障碍，预后较好。

（3）重型：HI 发病多在卒中少于 3d 内，表现原有神经症状、体征突然加重，有瞳孔改变及意识障碍，预后差。

脑梗死的患者在病情稳定或好转中，突然出现新的症状和体征，要考虑到有 HI 的可能。HI 有诊断价值的临床表现有头痛、呕吐、意识障碍、脑膜刺激征、偏瘫、失语、瞳孔改变、眼底视盘水肿等。有条件者尽快做 CT 扫描以确诊。

（二）辅助检查

1. 腰椎穿刺及脑脊液检查　脑脊液压力常增高，镜检可查到红细胞，蛋白含量也升高。

2. 脑血管造影检查　可发现原闭塞血管重新开通及造影剂外渗现象。

3. 头颅 CT 扫描

（1）平扫：在原有低密度梗死灶内出现点状、斑片状、环状、条索状混杂密度影或团块状的高密度影。出血量大时，在低密度区内有高密度血肿图像，且常有占位效应，病灶周围呈明显水肿。此时若无出血前的 CT 对比，有时很难与原发性脑出血鉴别。HI 的急性期及亚急性期 CT 呈高密度影，慢性期则呈等密度或低密度影，且可被增强 CT 扫描发现。因脑梗死患者临床上多不行强化 CT 扫描，故易被漏诊。

（2）增强扫描：在低密度区内有脑回状或斑片状或团块状强化影。有人统计，86% 的继发性出血有强化反应。

4. MRI 检查

（1）急性期：T_1 加权像为高信号与正常信号相间；T_2 加权像为轻微低信号改变。

（2）亚急性期：T_1 及 T_2 加权像均为高信号改变。

（3）慢性期：T_2 加权像为低信号改变。

（三）诊断

（1）具有典型的临床特点：①有脑梗死，特别是心源性、大面积脑梗死的可靠依据；②神经功能障碍一般较重，或呈进行性加重；或在病情稳定、好转后突然恶化；③在应用抗凝剂、溶栓药或进行扩容、扩血管治疗期间，出现症状严重恶化及神经功能障碍加重。

（2）腰椎穿刺及脑脊液检测，有颅内压升高；脑脊液中有红细胞发现。

（3）影像学检查提示为典型的出血性梗死图像。

（4）排除了原发性脑出血、脑瘤性出血及其他颅内出血性疾病。

诊断主要依靠临床表现和影像学检查。HI 多发生在梗死后 1～2 周，如患者症状明显加重，出现意识障碍、颅高压症状等，尤其是在溶栓、抗凝治疗后加重者，应及时复查 CT，避免延误诊治。

（四）治疗和预后

发生 HI 后应按脑出血的治疗原则进行治疗，停溶栓、抗凝、扩容等治疗，给予脱水、降颅压治疗。对于 HI 则应视具体病情做不同处理。本病不良预后与梗死面积、实质内出血面积有关。不同类型的 HI 有着不同的临床预后，HT 一般对预后无影响，而大面积脑梗死、颅内大血肿、出现脑疝形成征象、高血糖等与预后不良有关。

七、大面积脑梗死

尚无明确定义，有称梗死面积直径 >4.0cm，或梗死面波及两个脑叶以上者，也有称梗死范围大于同侧大脑半球 1/2 或 2/3 的面积。CT 或 MRI 检查显示梗死灶以大脑中动脉供血区为多见，其他还有 MCA（大脑中动脉）+ ACA（大脑前动脉），MCA + PCA（大脑后动脉）等。大面积脑梗死是脑梗死中较严重的一类，由于脑梗死的面积大，往往引起脑水肿、颅内高压，患者出现意识障碍，病情凶险，与脑出血难以区别。此病约占脑梗死的 10%。

（一）诊断及鉴别诊断

依靠临床表现及影像学检查。头颅 CT 或 MRI 检查能早期明确诊断。CT 扫描可提供某些大梗死的早期征象：脑实质密度减低、脑回消失、脑沟模糊、脑室受压，MRI 较 CT 优越，常规 MRI 最早可在发病后 5～6h 显示异常改变，弥散加权 MRI（DWI）在起病后 1～2h 即可显示出缺血病灶。因其病情严重，易误诊为脑出血，必要时应及时复查头颅 CT 或 MRI。

（二）治疗

1. 积极控制脑水肿，降低颅内压 大面积脑梗死后最重要的病理机制是不同程度的脑水肿，早期死亡的原因主要是继发于脑水肿的脑疝形成。发病 12h CT 有 ICA（颈内动脉）远端或 MCA 近端闭塞所致大片脑梗死征象时，24～72h 将发生严重半球水肿，最早在发病后 20h 即可出现脑疝，故大面积脑梗死时应积极控制脑水肿，降低颅内压。除常规应用脱水降颅压药物以外，如果以提高存活率为治疗目的，应早期考虑外科手术减压，尤其对身体健康的年轻患者。关于手术的最佳时机，一直是悬而未决的问题。以往的减压手术多是在那些被认为不进行手术治疗可能近期将会死亡的患者中进行，现在认为对于药物难以控制的颅高压者应立即手术，尤其是对 50 岁以下的患者。早期的减压手术对控制梗死灶的扩大、防止继发性脑疝、争取较好的预后至关重要。老年患者由于存在脑萎缩，增加了对脑梗死后脑水肿的代偿，临床上脑疝症状不明显或中线移位不明显，则也可先给予药物降颅压。

2. 溶栓与抗凝 Bollaert 应用尿激酶早期局部动脉内溶栓治疗严重大脑中动脉卒中显示有积极的治疗效果，如能部分或完全再通或出现侧支循环则梗死体积明显缩小，预后较好，未再通或无侧支循环者均出现大块梗死灶，预后较差。但 CT 扫描呈现大面积脑梗死的早期征象时则不宜进行溶栓治疗。有报道认为，尼莫地平和肝素联合治疗大面积脑梗死具有良好的协同作用，较单用尼莫地平有更加显著的临床效果。

3. 防治并发症 大面积脑梗死急性期并发症多，对神经功能缺损和预后将产生不利影响。因此，早期发现和处理并发症是急性期处理的重要环节。主要有：

（1）癫痫：大面积脑梗死后易发生癫痫，其中，脑栓塞要比脑血栓形成发生率高。发作类型以单纯部分性发作居多，其次为全身性强直－阵挛发作、强直性发作、癫痫持续状态等。对此类患者应尽可能及早控制癫痫发作，对首次发作者应给予抗癫痫治疗 1 个月，频繁抽搐或抽搐时间较长者应按癫痫长期用药。但无论接受抗癫痫治疗与否，仍有可能出现迟发性癫痫发作，故有人提出对首次发作者暂不予抗癫痫治疗，如发作频繁或呈持续状态者才给予抗癫痫治疗。

（2）心脏并发症：可以引起心肌缺血、心律失常、心力衰竭等。心律失常有房颤、心动过速或过缓、Q－T 间期延长等，常为一过性，随着颅内病变的好转和经过抗心律失常治疗后可在短期内消失。

（3）肺部感染：是常见的并发症之一。大面积脑梗死后由于昏迷、卧床、误吸、全身抵抗力低下等综合原因，易并发肺部感染。呼吸道管理是预防肺部感染的关键，如发生感染宜早期、联合、大剂量应用抗生素，根据痰培养调整抗生素种类。

（4）上消化道出血：是卒中严重并发症之一。呕血、黑便是上消化道出血的重要征象，应尽早检查大便隐血或抽取胃液做隐血试验以早期诊断和处理。急性期可给予预防性用药，一旦发生出血应积极予 H_2 受体拮抗药、止血药、输血治疗等。

大面积脑梗死后颅内出血转化多见，尤其是心源性栓塞者，溶栓和抗凝治疗增加继发出血的危险性，出血多发生于脑梗死后 1~2 周内，常使临床症状加重，脑 CT 检查是最常用和可靠的检查手段，病情恶化时应及时复查。治疗上按脑出血处理。

八、复发性脑梗死的危险因素及临床特点

目前，脑梗死的死亡率随着现代医学技术的发展而明显降低，而复发率却呈逐年上升的迅猛趋势。其脑梗死复发所导致的致残率和死亡率则显著增加。随之而产生的巨额医疗费用以及沉重的家庭负担和社会负担也给患者及其家属带来了困扰，并迅速引起了医学界和众多心脑血管患者的高度重视和广泛关注。因此，如何有效分析复发性脑梗死的危险因素和临床特点已成为进一步减少复发性脑梗死的发生的关键。

引起复发性脑梗死的危险素较多，其中不良嗜好和伴发病以及家族史则已成为重中之重。酗酒作为一种不良嗜好和不健康的生活习性是造成高血压显著的危险因素，而高血压则是最重要的脑血管病的危险因素。从而在一定程度上间接的导致了复发性脑梗死的发生。伴发病中的糖尿病已被列为脑血管病的危险因素，糖尿病患者的血液黏稠度增加红细胞聚速度加快，血小板在血管壁上的粘着功能和相互间的凝集功能增强，血液凝血因子 I、V、VII、VIII增加，纤维蛋白原增高等，这些都容易引起脑梗死。房颤作为伴发病也是临床上引起脑梗死的致命杀手，房颤可使心房无规则颤动而失去收缩能力，导致左心房内血流不畅而淤滞，在凝血子的活化下红细胞易于聚集，并与血浆中的纤维蛋白相结合易形成血栓。脱落的栓子可进入体循环动脉，随血液到处流窜，如堵塞脑部血管或外周血管则引起栓塞性疾病。现代医学研究表明，血栓栓塞是房颤的严重并发症，房颤是缺血性脑中风的独立危险因素，尤其是风心病等有心脏瓣膜病者，因房颤导致栓子脱落更易诱发脑梗死。临床上许多人即使具备上述脑血管病危险因素却没有发生脑血管病，而另外一些不具备上述脑血管病危险因素的人却患了脑血管病，说明脑血管病的发生还与其他因素有关尤其是遗传因素有关。脑血管病家族史可能是脑血管病的危险因素。

九、急性脑梗死后并发情感障碍的相关因素

急性脑梗死后并发的 情感障碍可明显影响患者的神经功能恢复及生活质量，因此越来越为神经内科医师所重视。

躯体因素：由于不同疾病受累的脏器不同，所涉及的临床表现、症状、体征和预后不同，以及病变的阶段不同，患者的心理状况也不一样。神经内科大部分患者存在有躯体功能方面的异常，表现为肢体活动受限、语言障碍、吞咽困难、饮水呛咳等，因为不同程度的神经功能障碍，给生活和心理带来很大的影响。

日常生活活动能力：大多数研究表明日常生活活动能力低下，脑卒中后情感障碍的发生率高，相反脑卒中后情感障碍发生率降低。多数研究认为肢体功能差会增加脑卒中后情感障碍的发生率，然而亦有少数研究认为肢体功能与脑卒中后情感障碍的发生率无显著关系者。

神经功能缺损：大多数认为神经功能缺损严重与脑卒中后情感障碍的发生率增高明显相关。

通过研究可见神经内科住院患者心理状态的变化与躯体、社会及人格因素有关，在从事

临床实践中，除了对患者的躯体障碍进行诊治外，还应对其进行心理测试，使其在疾病的不同时期从不同的角度得到相应的干预，心身互动，促其尽快得到整体康复。

（张志丽）

第三节　脑栓塞

一、概述

脑栓塞是指血液中的各种栓子进入脑动脉，阻塞脑血流，当侧支循环不能及时代偿时，该动脉供血区脑组织缺血性坏死，从而出现相应的脑功能障碍，占脑卒中的 15% ~ 20%。栓子多来源于心脏疾病，主要病因是风湿性心瓣膜病、心内膜炎、先天性心脏病、心肌梗死、心律失常等；此外，还有心脏手术、动脉内介入治疗、长骨骨折等。

二、临床表现

1. 起病情况　以青壮年多见，可在安静或体力活动时发生，起病急骤，数秒至数分钟内达最高峰，是各种类型脑卒中起病最快的类型，且多无前驱症状。

2. 主要临床表现　颈内动脉系统栓塞多于椎 – 基底动脉系统栓塞，神经功能障碍取决于栓子的数目、范围和部位，可引起偏瘫、偏身感觉障碍、视野缺损、失语等症状。少数患者有头痛、呕吐和癫痫发作。可有短时意识障碍，但椎 – 基底动脉或大血管栓塞时可迅速昏迷，并有广泛性脑水肿及明显颅内高压表现。

3. 可能发现的临床表现　内脏或下肢动脉栓塞的表现，如呼吸困难、腹痛、便血、下肢动脉搏动消失等。

4. 感染性脑栓塞　可伴有发热、头痛、乏力等全身表现。

三、辅助检查

1. 影像学检查　头颅 CT 或 MRI 检查能明确病变部位，有时可发现梗死灶呈多发，绝大多数位于双侧大脑中动脉供血区，易合并出血性梗死等。如早期进行血管造影，10 日左右再复查，能发现一些患者的脑动脉闭塞征已消失，这种闭塞征消失现象，可作为血管造影诊断脑栓塞的指标之一。此外，如血管造影发现脑动脉结构正常、无动脉粥样硬化征象，也有助于诊断脑栓塞。

2. 心脏和颈动脉超声检查　可发现心源性栓子的部位，以及评价颈动脉狭窄和动脉斑块情况。

3. 腰穿　血性脑脊液或脑脊液中白细胞明显增多，有助于出血性脑梗死或感染性栓塞的诊断。

四、诊断及鉴别诊断

（一）诊断

1995 年第四届全国脑血管病会议组制定的脑栓塞诊断标准如下：①多为急骤发病。②多数无前驱症状。③一般意识清楚或有短暂性意识障碍。④有颈动脉系统和/或椎 – 基底动脉系统的症状和体征。⑤腰穿脑脊液一般不含血，若有红细胞可考虑出血性脑梗死。⑥栓子的来源可为心源性或非心源性，也可同时伴有其他脏器、皮肤、黏膜等栓塞症状。

（二）鉴别诊断

主要应与动脉血栓性脑梗死和脑出血相鉴别，脑栓塞头痛、呕吐、意识障碍等全脑症状较轻，且起病急骤，多可发现有栓子来源的证据可供鉴别。

五、治疗

1. 脑栓塞治疗　治疗原则、计划和方案与动脉血栓性脑梗死的治疗基本相同，但应注意：①对大脑中动脉主干栓塞的患者，应争取在时间窗内实施静脉溶栓治疗，但由于出血性梗死多见，溶栓适应证应更严格掌握。②感染性栓塞禁用溶栓或抗凝治疗，以免感染在颅内扩散，应加强抗感染治疗。③心腔内有附壁血栓或瓣膜赘生物，或脑栓塞有复发可能者，或心房颤动患者应长期抗凝治疗，以防栓塞复发；有抗凝禁忌证者，有时可选用抗血小板聚集治疗。④脂肪栓塞可用5%碳酸氢钠溶液或10%乙醇250ml静脉滴注，每日2次，有利于脂肪颗粒溶解。⑤气栓应取头低、左侧卧位，如为减压病应尽快用高压氧治疗，如有癫痫发作应予抗癫痫治疗。⑥补液、脱水治疗过程中注意保护心功能。

2. 原发疾病治疗　控制心律失常，手术治疗先天性心脏病和风湿性心瓣膜病，积极对感染性心内膜炎行抗感染治疗，可根除栓子来源，预防栓塞复发。

（张志丽）

第四节　自发性脑出血

自发性脑出血（spontaneous intracerebral haemorrhage，ICH）是指非外伤情况下各种原因引起的脑大、小动脉，静脉和毛细血管自发性破裂引起的脑内出血。

一、流行病学

在欧美国家，脑出血患者占全部卒中患者的10%～20%，病死率和致残率都很高，有资料显示病死率达23%～52%。在我国，根据2005年中国脑血管病防治指南，脑出血发病率为60～80/10万人口/年，占全部卒中病例的30%左右，急性期病死率约为30%～40%。大脑半球出血约占80%，脑干和小脑出血约占20%。至于复发性脑出血的发生率，根据国外资料，亚洲国家为1.8%～11%，欧洲国家为6%～24%，拉丁美洲为6%～30%。

二、病因和发病机制

（一）病因

脑出血是一种多因素疾病，受环境和遗传因素共同作用。自发性脑出血的最常见原因是高血压，另一些多见的病因为淀粉样变性血管病、先天性血管瘤、动静脉畸形、凝血障碍和各种原因的占位。其他还有moyamoya病、结节性多动脉炎、抗凝剂和抗血小板聚集剂的应用和某些药物的使用等。

（二）发病机制

高血压病导致的脑出血多发生在脑内大动脉直接分出的穿通小动脉，如大脑中动脉的豆纹动脉、丘脑穿通动脉等。这些小动脉是管壁薄弱的终末支，承受较多的血流和较大的压力。长期的血压增高和动脉粥样硬化使血管壁血脂沉积，结缔组织透明变性，弹力纤维断裂，纤维蛋白坏死，脆性增加，血管壁变薄，还会使血管壁上形成一些微小动脉瘤，这些因素都易引起出血。高血压性脑出血通常位于基底节区、桥脑和小脑。

先天性血管瘤和动静脉畸形在破裂前许多患者是无症状的，当血管壁的变性达到一定程度破裂时，可引起脑出血或蛛网膜下腔出血。有时动脉瘤一次性完全破裂而血管造影可为阴性。

脑淀粉样血管病（cerebral amyloid angiopathy，CAA）引起的脑出血占5%~10%，随着年龄增大而发生率增加，在80岁时，约40%的人脑血管有淀粉样变性，其引起的脑出血多发生于脑叶，以额叶、顶叶为最多见，为多灶出血，易反复发作，而患者无高血压病。载脂蛋白E基因多态性是其重要的危险因素，e4和e2是与脑叶出血密切相关的基因型。淀粉样物质沉积在脑血管内，特别是皮质和脑膜中小动脉。淀粉样变性严重的血管呈动脉瘤样扩张，中、外膜几乎完全被淀粉样蛋白取代，弹力膜和中膜平滑肌变性消失，这是产生微血管瘤出血的原因。CAA的确诊依靠活检或尸检的病理检查。

结节性多动脉炎和一些细菌性、病毒性和立克次体病导致血管壁的炎性改变和坏死，引起脑出血。

占位性病变引起脑出血的主要是脑瘤或脑转移瘤，主要是因为新生的肿瘤血管的破裂。药物因素有抗血小板聚集的阿司匹林和抗凝剂华法林，联合应用时出血危险性增大。

（三）危险因素

目前已肯定的与脑出血相关的危险因素有高血压病、年龄、人种、吸烟、酗酒及华法林治疗。

三、临床表现

自发性脑出血通常发生于50~75岁，男性略多于女性，多在活动中急性发病，突然出现局灶性神经功能缺损症状，如偏瘫、偏身麻木，常伴头痛、呕吐、意识障碍，绝大多数患者脑出血时血压升高。有的患者有先兆症状，如头痛、失忆、思维混乱、短暂的肢体乏力或麻木，一般持续数小时。按出血部位的不同，脑出血一般分为壳核、丘脑、尾状核、皮质下（脑叶）、小脑和脑干出血等。

（一）大脑半球深部出血

（1）丘脑出血：是一种严重的脑出血，约占20%。最初表现为对侧偏身深浅感觉障碍，如果累及内囊，出现对侧偏瘫，下肢重于上肢。出血向中线扩散时，可破入脑室系统，血块阻塞中脑导水管时，引起阻塞性脑积水。出血量大时，患者出现昏迷。出血如果向前侵入，可累及下丘脑和中脑背侧，出现瞳孔缩小、光反应迟钝、眼球上视障碍。主侧丘脑出血时，出现丘脑性失语，表现为言语缓慢不清、发音困难、重复语言、复述差而朗读正常。预后与出血量密切相关，直径大于3cm的出血通常是致命的。

（2）壳核出血：是最常见的脑出血，约占50%~60%，同时影响相邻的内囊，临床表现重。头痛、呕吐的同时，出现对侧偏瘫、偏身感觉障碍、偏盲、双眼向病灶侧凝视。优势半球出血常致失语。尚可出现失用、记忆力和计算力障碍等。出血量大时有昏迷。

（3）尾状核出血：尾状核头部出血占自发性脑出血的5%。出血扩展到周围脑组织时，出现对侧偏瘫、偏身感觉障碍、凝视障碍和认知异常。该部位出血的原因除了高血压外，动脉瘤和动静脉畸形也有可能，应常规做脑血管造影。该型预后良好。

（二）脑干出血

（1）中脑出血：比较少见。表现为病灶侧动眼神经麻痹，对侧偏瘫，即Weber综合征。如果出血量大，则出现双侧体征，严重者很快出现昏迷，去大脑强直。

（2）桥脑出血：突然出现头痛、呕吐、眩晕、复视、交叉性瘫痪、偏瘫或四肢瘫等。通常出血从桥脑中段的被盖开始，出血量大的患者很快陷入昏迷，有双侧的锥体束征和去大脑强直，表现为四联征：发热、四肢瘫痪、针尖样瞳孔和呼吸不规则，重症患者可在数小时内死亡。出血量小的患者有脑干的交叉体征，即一侧的面瘫或其他颅神经麻痹，对侧肢体偏瘫和眼球凝视障碍。与大脑半球的出血不同，桥脑出血的凝视障碍常是永久性的。

（3）延髓出血：非常罕见。轻者表现为头痛、眩晕、口齿不清和吞咽困难，重者突发意识障碍，呼吸不规则，血压下降，继而死亡。

（4）小脑出血：占自发性脑出血的10%左右，50~80岁的人群易发。大多数小脑出血的原因是高血压，其他还有占位性病变、血管畸形、凝血障碍和淀粉样变性。临床表现为后枕部头痛、眩晕、反复呕吐、行走不稳，体检有眼震，肢体或躯干共济失调，但无偏瘫，可出现同侧凝视障碍和面神经麻痹。小脑出血常破入第四脑室和后颅窝，引起颈项强直。如果水肿严重，可压迫脑干，甚至导致小脑扁桃体疝而死亡。大于10ml的小脑出血是神经外科手术的指征。

（5）脑叶出血：约占5%~10%。高血压常常不是主要原因。主要的病因为脑淀粉样血管病变，动静脉畸形和凝血障碍。患者有时有癫痫发作，与其他部位的脑出血相比较，预后较好。

a. 额叶出血：表现为前额部疼痛和对侧偏瘫，偏瘫程度不等，与血肿的大小和部位有关。优势半球出血时有运动性失语。常见局灶性癫痫发作。体检时可见额叶释放征，如吸吮和强握发射。

b. 顶叶出血：同侧颞顶部疼痛，对侧肢体感觉障碍和轻偏瘫。优势半球顶叶出血时，出现Gerstmann综合征，表现为手指认识不能、计算不能、身体左右辨别不能和书写不能。非优势半球出血时，有偏侧忽视、失用等表现。

c. 颞叶出血：表现为对侧中枢性面舌瘫和以上肢为主的瘫痪，常伴性格和情绪改变，主侧受损时有感觉性失语。因为出血可侵及视放射，可有偏盲或象限盲。

d. 枕叶出血：同侧后枕部疼痛，对侧同向偏盲或象限盲，并有黄斑回避现象，可有视物变形。一般无肢体瘫痪和锥体束征。

（6）脑室出血：约占脑出血的3%。常见的病因有血管畸形、动脉瘤、占位病变和高血压病。临床表现为急性头痛、呕吐伴昏迷；常出现丘脑下部受损的症状，如上消化道出血、中枢性高热、尿崩症等；体检示双侧瞳孔缩小，四肢肌张力增高，病理反射阳性，脑膜刺激征阳性。轻者仅有头痛和呕吐，而无其他表现，轻症患者预后良好。

四、实验室检查及特殊检查

头颅CT是脑出血首选的检查，出血后CT能立即显示病灶，怀疑为脑出血的患者应尽早进行 CT 检查。出血灶在 CT 上显示为高密度灶，边界清楚，CT 值为 75~80Hu，数小时后周边出现低密度的水肿带。高血压性脑出血常见于壳核、丘脑、桥脑或小脑。淀粉样变性和血管畸形引起的出血大多位于脑叶。脑出血急性期，头颅 CT 优于 MRI，但 MRI 检查能更准确地显示血肿演变过程，对某些脑出血患者的病因探讨会有帮助，如能较好地发现脑瘤卒中，动脉瘤和动静脉畸形等。在脑出血后的 3~10d，大的出血灶的占位效应明显，幕上病灶引起中线向健侧偏移，水肿带增宽。随着出血的吸收，病灶的密度和信号降低。当出血完全吸收时，CT 上留下低密度的软化灶。对于怀疑为动脉瘤和动静脉畸形的患者，应行脑血管造影检查。

五、诊断和鉴别诊断

脑出血一般在活动中，情绪激动时发病，有局灶性神经功能受损的体征，结合典型的头颅 CT 表现，诊断不难。高血压性脑出血一般发生于 50 岁以上，有高血压病史，发病时血压很高，常见的出血部位是壳核、丘脑、桥脑和小脑。动静脉畸形引起的出血多在 40 岁以下，出血常见于脑叶，影像学检查可有血管异常表现。年龄较大，又无高血压病的多发性脑叶出血的患者常为淀粉样血管病，这种出血可反复发作。脑瘤卒中的患者发病前常常已有神经科局灶症状，头颅 CT 上血肿周围早期出现明显的水肿带。溶栓和抗凝治疗引起的脑出血多见于脑叶或原发病灶附近。

脑出血需与蛛网膜下腔出血、脑梗死、高血压脑病鉴别，有时亦需与脑膜炎等感染性疾病鉴别。头颅 CT 和 MRI 能提供可靠的结果。

六、治疗

（一）急性期治疗

自发性脑出血的治疗还没有国际统一的标准。目前普遍认同的观点是，脑出血急性期治疗的基本原则为控制颅内压增高，减轻脑水肿，调整血压，防止再出血，减少并发症，减轻血肿造成的继发性损害，促进神经功能恢复。

（1）基础护理和支持治疗：很重要。保持患者平静，卧床休息，头部少动，确保呼吸道通畅，昏迷患者应将头偏向一侧，以利于分泌物及呕吐物流出，并可防止舌根后坠阻塞呼吸道。吸氧，必要时气管插管或切开，予以机械通气。严密观察患者的生命体征，重症患者用心电监护仪。不能进食的患者予以胃管鼻饲，防止和治疗感染、褥疮和其他并发症，如上消化道出血，高血糖等。

（2）降低颅内压，减轻脑水肿：渗透性脱水剂是治疗的首选。常用的药物为 20% 甘露醇、甘油果糖和呋塞米，根据出血量、部位和患者的临床表现，决定用药的剂量和频率。甘露醇应用最广泛，其渗透压约为血浆的 4 倍，用药后血浆渗透压明显升高，使脑组织脱水，其降颅压作用确定可靠，可用 20% 甘露醇 125~250ml 快速静脉滴注，6~8h1 次，一般用 5~7d 为宜，但应注意患者肾功能。肾功能不全的患者，可用甘油果糖代替甘露醇，其起作用的时间较慢，脱水作用温和，但持续时间长，可维持 6~12h，用法为 250~500ml 静脉滴注，每日 1~2 次。呋塞米主要辅助高渗性脱水剂的降颅压作用，在心功能或肾功能不全的患者中应用可减轻心脏负荷，促进体液排泄，一般建议与甘露醇交替使用。有条件的患者，可酌情使用白蛋白，白蛋白提高血浆胶体渗透压，使红细胞压积明显降低，产生血液稀释效应，从而减轻脑水肿。对皮质类固醇激素的使用尚有争议。

（3）调控血压：治疗高血压会降低颅内压，并减低再出血的危险性，但应缓慢平稳降压。如血压大于 200/110mmHg 时，在降颅压的同时给予降血压治疗，使血压稳定在略高于病前水平或 180/105mmHg 左右；收缩压在 170~200mmHg 或舒张压在 100~110mmHg，先脱水降颅压，必要时再用降压药；收缩压小于 165mmHg 或舒张压小于 95mmHg，不需降血压治疗。

（4）止血药的应用：对于稳定的脑内出血，周围的脑组织通过提高组织内压，压迫出血区域而止血，止血药无明确疗效。但少数患者出血早期（24h 内）有可能继续出血或患者有凝血功能障碍时，可用止血药，时间不超过 1 周。

（5）并发症的治疗：脑出血患者也可有深静脉血栓形成和肺栓塞，这时抗凝剂的应用应该权衡利弊，根据具体情况而定。上消化道出血可用质子泵抑制剂和 H_2 受体拮抗剂。出现肺部和泌尿系统感染应选用敏感的抗生素。血糖的一过性升高可能是脑出血的应激反应，可适当应用胰岛素。

（6）外科手术的指征和禁忌症：手术的目的是尽可能迅速和彻底地清除血肿，最大限度地减少脑损伤，挽救患者生命，降低神经功能缺失的程度。应遵循个体化的治疗原则，权衡出血量和出血部位及患者的整体情况来决定是否手术。大脑半球出血大于 30ml，小脑出血大于 10ml 需要考虑手术。手术禁忌症为深昏迷或去大脑强直；生命体征不稳定；脑干出血；基底节或丘脑出血影响到脑干；病情发展急骤，数小时即深昏迷者。

（二）恢复期治疗

在脑出血恢复期，患者除了药物治疗外，还应该接受肢体功能、语言和心理方面的康复治疗和健康教育，康复治疗应尽早进行，最大可能地降低神经功能损伤，减少并发症，改善生活质量，提高患者及家属对脑出血的危险因素、预防和疗效的认识，理解脑出血后的康复治疗是一个长期持续的过程。在有条件的医院，应将患者收入康复卒中单元。也可进行社区康复，提高患者运动功能和日常生活能力。

七、预防

目前没有一种药物对脑出血明确有效，因此预防尤其重要，防治高血压是降低脑出血发病率、致残率和死亡率的最有效措施。

（1）一级预防：相当重要，强化健康教育，使居民提高对高血压病危害性的认识。用药物治疗和控制高血压是预防脑出血最主要的方法，使血压低于 140/90mmHg。同时，中老年人应有健康的生活方式，避免过度劳累、过重的体力工作和情绪激动，多食蔬菜、水果和低脂类食品，增加及保持适当的体力活动，适当减肥，戒烟限酒，保持乐观的生活态度。

（2）二级预防：脑出血后遗症患者除了积极控制高血压外，应适当进行体育锻炼，加强肢体的功能训练。

八、预后

脑出血的预后由出血部位和出血量决定。一般来说，脑干、丘脑、内囊出血和脑出血破入脑室的患者预后较差，出血量越大死亡率越高，存活的也有严重的后遗症，首次哥拉斯哥昏迷量表（GCS）评分越低，预后越差。少量的、位于脑功能静区的脑出血预后可以相当好，可完全恢复。脑出血可复发，如高血压性和淀粉样变性的患者，出血灶可在相同或不同部位。根据两次出血部位的关系可分为脑叶－脑叶型、基底节－基底节型、脑叶－基底节型、基底节－脑叶型和幕上－幕下型等，以前两型为多见。脑出血以后发生脑梗死也很常见。

（周　云）

第五节　蛛网膜下腔出血

一、临床表现、病因及其临床特点

（一）概述

是指脑表面血管破裂后大量血液直接流入蛛网膜下腔，又称原发性蛛网膜下腔出血。不同于脑实质出血破入蛛网膜下腔引起的继发性蛛网膜下腔出血。蛛网膜下腔出血均有急性起病，剧烈头痛，呕吐、颈强、克氏征阳性等脑膜刺激征，血性脑脊液等共同的较典型的临床特点。部分患者可出现意识障碍、精神症状、偏瘫、失语、感觉障碍等。

（二）病因及临床特点

原发性蛛网膜下腔出血的原因很多，其中除动脉瘤、高血压动脉硬化、动静脉畸形三个主要原因外，还可由血液病、颅内肿瘤、动脉炎、静脉血栓等多种原因引起，此外，尚有15%～20%原因不明者。确定蛛网膜下腔出血的病因对治疗有重大意义。

1. 颅内动脉瘤　占蛛网膜下腔出血的50%～70%。虽可发生于任何年龄，但80%发病年龄在30～60岁最多见。可有动脉瘤的局灶症状，如动眼神经麻痹、眼球突出、视野缺损、三叉神经痛等，出血量一般较其他病因的为多，脑血管痉挛亦较多见，脑血管造影即可明确诊断。但在少数情况下脑血管造影亦可显示不出动脉瘤，这是由于瘤颈部有痉挛或瘤颈过于狭小或血块阻塞瘤腔，使造影剂充盈困难所致。

2. 高血压脑动脉粥样硬化　占SAH的5%～24%。老年人多见，意识障碍多见，而脑膜刺激征轻，多有高血压史，伴发糖尿病、冠心病者较多。

3. 脑血管畸形　占SAH的5%～10%。属先天性畸形，包括动静脉畸形、海绵状血管瘤、毛细血管扩张症和静脉血管瘤，以动静脉畸形（或动静脉瘤）最常见，好发于青年，93%位于幕上、7%位于幕下，以大脑前和大脑中动脉供血区多见。常并发偏瘫等局灶体征和癫痫发作。确诊靠血管造影。

4. 颅底异常血管网症（Moyamoya病、烟雾病）　是由多种原因引起的颅底动脉慢性进行性加重的狭窄闭塞，伴有脑底双侧异常血管网形成特点的脑血管病。SAH是其常见症状之一，可单独发生，亦可与偏瘫（出血或梗死）、癫痫并发。需靠脑血管造影确诊。

5. 其他原因　占SAH的5%～10%。①出血性疾病如血友病（Ⅷ因子缺乏）、Ⅵ因子缺乏、血小板减少症、抗凝治疗不当等。②白血病和再生障碍性贫血。③各种动脉炎。④静脉血栓形成等。均可通过病史、病前原发病表现与相应实验室检查确诊。

6. 原因不明　占SAH的15%～20%。系指通过临床和脑血管造影找不到原因的一组SAH，有人将其称为"非动脉瘤性蛛网膜下腔出血"，并认为其在急性期几乎不发生再出血和脑血管痉挛，呈良性经过，预后较好，CT 仅在中脑环池有少量积血，有时亦可波及脚间池或四叠体池，而其他脑池无积血。

（三）老年人蛛网膜下腔出血的特点

（1）老年人蛛网膜下腔出血发病率高。

（2）意识障碍发生率高（40%~80%）：因老年人脑细胞功能脆弱，对缺血缺氧较敏感，易发生障碍。

（3）头痛、呕吐发生率低，程度较轻：因为老年人痛觉阈值高；意识障碍多，易将头痛掩盖；有不同程度脑萎缩，颅腔缓冲余地较大；出血速度常较慢且量较少。

（4）脑膜刺激征出现率低、程度轻，出现时间晚。这是因为老年人生理功能衰退、反应迟钝、脑萎缩，出血慢且量较少。

（5）发病时血压高较明显：因老年人基础血压较高，加上蛛网膜下腔出血后颅压增高，故血压更高。

（6）并发症多、死亡率高：老年人各脏器功能较差，合并肺部感染、心脏病、糖尿病、消化道出血、肾功能不全、水电解质紊乱者多，死亡率亦较高。

（7）发病原因高血压、动脉粥样硬化占多数（90%左右）。

（8）发病无明显诱因者多（55%~60%），症状不典型误诊率高（40%~50%）。并发脑血管痉挛较少。

二、并发症

蛛网膜下腔出血常见的并发症有：再出血、脑血管痉挛、脑积水、脑室积血、颅内血肿、脑梗死、癫痫和丘脑下部损害等。

1. 再出血　再出血可发生于第一次出血后的任何时间，再出血的原因多为动脉瘤、动静脉畸形、大脑基底异常血管网症的患者。精神紧张、情绪波动、用力排便、剧烈咳嗽、坐起活动、血压过高为常见诱发因素。其临床表现特点为：首次出血后病情稳定或好转情况下，突然再次出现剧烈头痛、呕吐、抽搐发作、昏迷，甚至脑脊液再次呈新鲜红色，脑脊液再次出现大量新鲜红细胞伴中性粒细胞。

2. 脑血管痉挛　发生率为16%~66%。按发生时间分为早发与晚发性，早发性发生于出血后数十分钟至数小时内，晚发性发生于病程4~16d，7~10d达高峰，平均持续2周。按累及血管范围分为局限性和弥散性多节段性，常涉及大脑前动脉，大脑中动脉、颈内动脉，也可发生于椎-基底动脉系统，病灶侧多于病灶对侧。早发性CVS多发生于破裂动脉瘤所在动脉，多为单侧局限性CVS，故有载瘤动脉定位意义；而晚发性CVS多为弥散性多节段性，可为单侧或双侧，对破裂动脉瘤载瘤动脉无定位价值。

3. 脑积水　SAH引起的脑积水分近期与远期脑积水，以远期并发的正常颅压脑积水较多见，但近期并发的急性脑积水也是不可忽视的并发症。SAH后急性脑积水是指发病后1周内发生的脑积水，发生率为9%~27%，无特异性临床症状和体征，通常表现为剧烈头痛、呕吐、脑膜刺激征，并可有意识障碍。而正常颅压脑积水则为SAH的远期并发症，系脑池蛛网膜粘连致脑脊液循环受阻及蛛网膜颗粒回收脑脊液减少所致，发生率为35%左右，临床表现为进行性智能衰退，步态不稳，锥体束征或锥体外系症状，尿急甚至尿失禁。

4. 丘脑下部损害　SAH后继发脑水肿、脑血管痉挛、再出血、脑室积血等均可引起丘脑下部不同程度的损害，导致自主神经、内脏功能及代谢紊乱，临床上出现呕吐、呕血、黑便、急性肺水肿、中枢性神经障碍（潮式呼吸）、心电图改变、心律失常、血压变化、高热或大汗、高血糖、尿崩症等，使临床症状更复杂化，病情更加重。

5. 脑梗死　SAH 并发脑梗死见于 SAH 后迟发性 CVS 时，CVS 程度重引起局部血流量小于 18～20ml/100g 脑组织，且持续时间过长时可导致脑梗死，个别尚可并发出血性梗死。故对 SAH 患者伴有偏瘫等病灶体征或意识障碍者，应及早做 CT 检查。

6. 癫痫　SAH 并发癫痫发生率 10%～20%，大发作多见，少数不局限性或精神运动性发作。其发生原因与 SAH 后弥散性脑血管痉挛、脑血流降低、脑缺氧、脑血肿及病变血管的直接刺激等有关。癫痫发作可作为 SAH 首发症状，应引起注意。

三、辅助检查

蛛网膜下腔出血（SAH）时，电子计算机断层扫描（CT）、数字减影脑血管造影（DSA）、磁共振成像（MRI）、磁共振血管造影（MRA）、经颅多普勒超声（TCD）、局部脑血流测定（Regionalcerebral bloodr - CBF）、正电子发射断层扫描（PET）、单光子核素断层显像（SPECT）及腰穿刺脑脊液检查等，从各自不同角度对 SAH 及其并发症的诊断有帮助。

1. CT　是诊断 SAH 快速、安全和阳性率较高的检测方法，目前已成为诊断 SAH 的首选辅助检查。SAH 时 CT 可显示脑池、脑裂、脑沟局部或广泛性高密度。出血量大则在脑池形成高密度铸型。对 SAH 合并脑内血肿、脑室积血、脑积水、硬膜下血肿等并发症均能清晰显示，此外，CT 增强扫描有可能显示大的动脉瘤和脑血管畸形。

2. MRI　目前已成为诊断 SAH 的重要检测方法。与 CT 相比，其优缺点是：①MRI（MRA）可直接显示动脉瘤影像，尤其对于造影剂难以充盈的血栓性动脉瘤。②对脑血管畸形在显示血管结构方面亦优于 CT。③在显示脑血管造影不能发现的隐匿性脑血管畸形方面，明显优于 CT。但在显示并发的颅内血肿方面，CT 优于 MRI。此外在价格方面 MRI 明显高于 CT。

3. 脑血管造影、DSA 与 MRA　脑血管造影特别是全脑血管造影是显示颅内动脉瘤、脑血管畸形最好的方法。它可将动脉瘤的大小、数量、形态、痉挛及出血等情况都显示出来；对血管畸形亦能清晰显示，但由于脑血管畸形血循环快，常规的脑血管造影方法有时捕捉不到良好的摄片，不如 DSA 图像清楚。但 DSA 对颅内动脉瘤由于受颅骨的干扰及血管口径细小，其分辨力不如通常脑血管造影灵敏，然而对术后的动脉瘤和血管畸形检查血管分布情况、通畅情况及手术是否彻底等有独特的优点。MRA 是直接显示脑血管的一种无创性检测方法，对直径 0.3～1.5cm 动脉瘤的检出率可达 84%～100%。但目前 MRA 尚不能取代脑血管造影，其主要原因是空间分辨率较差。

4. 腰椎穿刺　长期以来腰椎穿刺是诊断 SAH 的主要手段，但此法容易造成误伤的混淆和偶发脑疝的危险。如今已逐渐被 CT 取代，但尚不能完全取代，因为尚有小部分 SAH 患者，CT 及 MRI 在发病后可无阳性所见，对 CT 阴性的可疑病例，腰椎穿刺仍是重要的补充检查手段；50% 的 SAH 在发病 1 周后 CT 亦可无阳性所见，而 MRI 价格昂贵且不普及，对发病 1 周后的 SAH，腰椎穿刺仍是诊断的重要手段。

5. 局部脑血流测定（Re - gionalcerebral bloodr - CBF）　可做手术后预后判定指标；SAH 时 r - CBF 大多下降，如降低明显，则手术宜延期。

6. 正电子发射断层扫描（PET）、单光子核素断层显像（SPECT）及脑血管多普勒超声（TCD） 可用于 SAH 并发血管痉挛的诊断和预后判断。

四、诊断、鉴别诊断要点

1. 诊断要点 不论何种年龄，突然出现剧烈头痛、呕吐和脑膜刺激征，应高度拟诊蛛网膜下腔出血。腰穿脑脊液呈均匀一致血性、CT 扫描发现蛛网膜下腔有出血高密度影，则可确诊。对于老年人症状不典型时，应及时进行 CT 扫描和腰穿检查，及早确诊。

2. 临床上需要鉴别的疾病有

（1）脑出血：往往也可出现头痛、呕吐，但神经系统局灶征更为明显，脑膜刺激征则较轻。

（2）偏头痛：也可出现剧烈头痛、呕吐，甚至可有轻偏瘫，但一般情况较好，病情很快恢复。

（3）颅内感染：各种类型的脑炎和脑膜炎，可出现类似蛛网膜下腔出血的症状、体征，如头痛和脑膜刺激征等，但有引起感染的病史和体征。

五、治疗

急性期的治疗原则是积极防止继续出血，降低颅内压，防止继发性脑血管痉挛，减少并发症，寻找出血原因，治疗原发病，防止复发。

1. 一般处理 绝对卧床休息至少四周，避免搬动和过早离床。避免用力大小便，必要时可给以通便剂或留置导尿，防止剧烈咳嗽。头痛、兴奋或情绪激动时给予镇静止痛剂。维持血压稳定，有癫痫发作者应给予抗癫痫药物。长期卧床者，应预防褥疮和深静脉血栓的发生。

2. 脱水治疗 常用甘露醇、呋塞米等，详见脑出血一节。

3. 止血及防止再出血 常用药物：①氨甲苯酸。能直接抑制纤维蛋白溶酶。每次 100～200mg 加入 5% 葡萄糖液或生理盐水中静滴，每日 2～3 次，依病情决定用药时程。②6－氨基己酸（EACA）。4～6g 溶于 100ml 生理盐水或 5%～10% 葡萄糖液中静滴，15～30min 滴完，维持量为每小时 1g，1 日量不超过 20g，可连续用 3～4d。③酚磺乙胺：能增加血小板数量，促使其释放凝血活性物质。每次 250～500mg 加入 5% 葡萄糖液或生理盐水中静滴，也可肌肉注射，每日 1～3 次依病情决定用药时程。④巴曲酶。具有凝血酶及类凝血酶作用。急性出血时，可静脉注射，每次 2 克氏单位（KU），5～10min 生效，持续 24h。非急性出血或防止出血时，可肌肉或皮下注射，一次 1～2KU，20～30min 生效，持续 48h。用药次数视情况而定，1 日总量不超过 8KU。⑤卡巴克洛。能增加毛细血管对损伤的抵抗力，降低毛细血管的通透性。每次 5～10mg，肌注或静脉注射，每日 2～4 次。依病情决定用药时程。

4. 防止脑动脉痉挛 早期应用钙离子拮抗剂尼莫地平 20～40 mg，每日 3 次，连用 3 周以上。

5. 治疗脑积水 发生急性阻塞性脑积水者，应积极进行脑室穿刺引流和冲洗，清除凝血块。同时应用脱水剂。

6. 病因治疗 是防止再出血的有效措施。蛛网膜下腔出血病因明确后，应进行针对性处理。动脉瘤或脑血管畸形者，可视具体情况行介入或手术治疗。

（周　云）

第六节 高血压脑病

高血压脑病是一种暂时性急性脑功能障碍综合征。各种原因所致的动脉性高血压，均可引起高血压脑病。目前仍公认高血压脑病是急性脑血管病的一个类型。近年来由于对高血压的诊断越来越重视和抗高血压药物的不断发展，这一综合征已日益少见。

一、概述

高血压脑病常见于原发性恶性高血压、急性或慢性肾小球肾炎、妊娠高血压综合征，也可见于嗜铬细胞瘤、库兴综合征、长期服用降血压药突然停药后、长期服用单胺氧化酶抑制剂（抗抑郁剂）同时服用酪胺（奶油和各种乳酪）等引起的血压增高。发病前有过度劳累、神经紧张或情绪激动的诱发因素。

高血压脑病的发病机制尚未完全清楚。可以肯定的是与动脉血压增高有关，当血压急剧升高时，脑的小动脉发生痉挛、造成血液循环障碍，组织缺血缺氧。而后通过自动调节机制，使脑的血液供应在一定范围内得到纠正。当血压继续恶性升高时，自动调节机制破坏，脑血管完全扩张，血流量增加，造成过度灌注，血管内液体外渗，迅速出现脑水肿和颅内压增高，毛细血管壁变性坏死，点状出血及微梗死，而产生脑功能全面障碍的症状。

二、病理

高血压脑病脑实质最具特征性的变化是表面或切面可见淤点样或裂隙状出血及微梗死灶。脑血管特征性改变是脑内细小动脉节段性、局限性纤维性样坏死；非特征性的改变有脑内细小动脉透明样变性、中层肥厚，大中动脉粥样硬化等，还可见小动脉及毛细血管内微血栓形成。高血压脑病时，脑组织水分增加，冠状切面上见有水肿表现，白质常为淡黄色。显微镜下可见神经组织水肿明显，并有大片脱髓鞘改变。可见神经胶质瘢痕形成。

三、临床表现

临床多见于既往有血高压病史者，可有如下症状和体征：①发病年龄较宽，小儿到老年均可罹患本病。根据年龄的不同而见于不同的原发病，小儿多有急性肾炎，青年孕妇多有子痫，恶性高血压多见于 30～50 岁壮年。②急性起病，病情在 12～48h 达高峰，发病时常有血压急剧升高。以往血压相对正常者，血压突升至 180/120mmHg 时即可发病。慢性高血压者，可能在 230～250/120～150mmHg 以上才会发病。③全脑症状以剧烈头痛、抽搐和意识障碍三联征为主要表现，常伴有恶心、呕吐、烦躁不安或意识模糊、定向障碍、反应迟钝等症状。局灶症状可有短暂视力障碍、偏瘫、偏身感觉障碍和失语等。严重者可死亡。④可有原发病症状，肾炎者常有水肿、血尿、少尿和无尿，子痫者常伴有水肿和高血压等。⑤眼底检查可见视盘水肿，视网膜上有焰状出血及渗出，动脉痉挛变细等。

四、辅助检查

1. 腰穿　可见脑脊液压力升高或正常，蛋白轻度增高，偶有白细胞增多或有少量红细胞。

2. TCD 检查　可因血管痉挛而检测到血流速度改变。

3. CT 检查　可见脑水肿，双侧半球的密度减低，脑室变小，其他结构和位置正常。

4. MRI　可见半球有 T_2 高信号。CT 和 MRI 的改变于几周内完全恢复正常，可与脑梗死和脱髓鞘鉴别。

五、诊断

中青年患者，有高血压或能引起血压增高的其他疾病病史，血压急剧增高以舒张压增高为主，突发剧烈头痛、抽搐和意识障碍，心率慢及心绞痛、心力衰竭。并能通过 CT 或 MRI 除外其他脑血管病，应考虑本病。

六、鉴别诊断

本病需与脑出血、脑梗死及蛛网膜下腔出血鉴别。高血压脑病患者若及时降低血压，症状和体征很快恢复正常。而脑出血、脑梗死及蛛网膜下腔出血除症状不能很快恢复外，还有其特异的影像学或腰穿的改变。此外，既往有肾性高血压患者应与尿毒症脑病鉴别，有糖尿的患者应与糖尿病昏迷或低血糖（及胰岛素后）昏迷鉴别。

七、治疗

本病发病急、变化快，易发生脑疝、颅内出血或持续抽搐而死亡，需尽快采取以下治疗措施。

（一）迅速控制血压

应使血压尽快降至 160/100mmHg 左右或接近患者平时血压水平。但血压不宜降的太低，以免脑、心供血障碍而发生梗死。

1. 硝普钠　直接松弛周围血管，降低外周阻力。常用 50mg 加入 5% 葡萄糖 500ml 中静滴，初速在 50μg/min，逐步加量致血压降至需要水平，最大量为 400μg/min。此药作用快，维持时间短暂，须在监护下缓慢静脉滴注，根据血压情况调整用量。

2. 利舍平　1~2mg 肌内注射，每日 1~3 次。注射后 1.5~3h 才显示降压效果。重症患者不应作为首选。

3. 硫酸镁　常用 25% 硫酸镁 10ml 深部肌内注射，6~12h 可重复肌内注射 1 次。重症患者不应作为首选。

4. 压宁定　将 12.5~25mg 注射剂加入 10ml 生理盐水或葡萄糖溶液中静脉注射，观察血压变化，15min 后如必要可重复注射 12.5mg。为了维持疗效或缓慢降压的需要，可将本药注射剂溶解在生理盐水或葡萄糖溶液中静点，滴速一般为 100~400μg/min。

当血压下降至需要水平后，可口服降压药物控制血压，以免血压再度升高。

（二）减轻脑水肿、降低颅内压

可用 20% 甘露醇 250ml 快速静滴，每 6~8h 一次，也可用 10% 甘油 500ml 静滴或肌注呋塞米等。

（三）制止抽搐

抽搐严重者首选安定 10ml 静脉缓慢注射。亦可使用苯巴比妥钠、副醛、苯妥英钠等。

（四）治疗原发病

对有心肾病变应者应予相应治疗。妊娠高血压综合征应及早终止妊娠。

（何晓英）

第七节　脑动脉炎

一、钩端螺旋体脑动脉炎

钩端螺旋体（以下简称钩体）脑动脉炎（leptospiral cerebralarteritis）为钩体病感染最多见的一种严重后发脑血管疾病。钩体感染导致神经系统受累的发生率为 0.86%~20%，而钩体脑动脉炎占其中 10% 左右，可无明显、典型急性钩体感染病史，常于钩体病流行数月后发病。

（一）病因及病理生理

钩体脑动脉炎的病因无疑与钩体感染直接相关。其发病机制有钩体直接损害（动脉壁发现钩体及其 L 型）及免疫机制两种学说，或称二者共存。主要侵犯颈内动脉末端，大脑前、中、后动脉的起始端，椎-基底动脉颅内段及其分支的近心端。受累动脉内膜呈同心圆样增厚，外膜、中膜有少量炎细胞浸润，管壁尚可发现钩体及其 L 型，病变呈节段性损害，致管壁粗细不均、管腔狭窄不匀，甚而造成闭塞而导致脑缺血、脑梗死、脑软化、脑萎缩；病变附近毛细血管可代偿增生成异网状。

（二）诊断

1. 症状

（1）多见于儿童及青少年患者，发病数占 80%~85%。患者来自钩体病疫区或有疫源接触史。

（2）急性起病：常呈卒中样起病或呈进行性加重（2 天至 2 周）后达高峰，部分患者可呈 TIA 样发作，左右反复交替。

（3）约 1/3 患者有前驱症状：头晕、头痛、乏力、低热、嗜睡、迟钝、性格改变、抽搐、发作性瘫痪等。

（4）常见症状：与病损部位、程度、性质及侧支循环密切相关。主要有：

1）瘫痪：可有单瘫、偏瘫、双偏瘫、双上肢或双下肢瘫，但以偏瘫及双偏瘫为多见，少数患者有假性前臂肌肉周围性瘫痪。

2）失语：可出现运动性、感觉性及混合性失语，以运动性失语为多见。

3）癫痫发作：1/3 患者呈现有多类型癫痫发作，如全身性、部分性发作及持续癫痫发作，部分患者呈间脑发作、肌强直性发作。

4）多动症：10% 患者有一侧或双侧肢体呈舞蹈样或扭转指画样动作。

5）精神症状：早期兴奋，烦躁不安，个别出现幻觉、妄想等类精神分裂症表现；晚期出现反应迟钝、情感淡漠、幼稚、人格改变。

6）意识障碍：多数患者意识清楚，部分患者病程中可有嗜睡、昏睡、意识蒙眬，少数患者晚期呈去大脑皮质状态或昏迷。

7）智能障碍：多为晚期表现，如记忆力、计算力、理解、判断、定向力等障碍。

8）颅高压症状：头痛、呕吐、视物模糊等。

9）椎－基底动脉病损症状：眩晕、眼震、吞咽困难、言语讷吃、构音不良、行动不稳、呛咳、反窜等症状。

2. **体征**

（1）脑神经受损征：有眼球运动障碍。核间性或核上性眼肌麻痹、中枢或周围性面、舌瘫，真性或假性延髓麻痹征及偏盲、失明。

（2）运动障碍：可呈现偏瘫、单瘫、双偏瘫、交叉瘫征或假性周同性瘫痪征，共济失调、协同不能、多动或少动等锥体、锥体外系、小脑受损病征。

（3）感觉障碍：可出现偏身感觉障碍、交叉感觉障碍等。

（4）其他：颅高压征常见有眼底视盘水肿。脑出血型可现脑膜刺激征。

（三）实验室检查

1. **血液**　可有中性粒细胞或嗜酸粒细胞增高，血沉呈轻度增快，血黏度及血小板聚集力增加，血清钩体免疫试验（补体结合、显凝试验）阳性，钩体 L 型培养可呈阳性。

2. **脑脊液**　颅高压型有压力增高，1/3 患者白细胞轻度增高，出血型可含红细胞，糖、氯化物多正常。钩体免疫试验呈阳性，免疫球蛋白增高（IgM），钩体 L 型培养亦可呈阳性。

（四）特殊检查

1. **TCD**　提示病区血流量降低及血管狭窄、闭塞性异常血流。

2. **SPECT、PET**　可发现病损区脑血流、脑代谢密度改变。

3. **脑血管造影**　可见脑底大动脉（C1、C2、C3，M1、M2，A1、A2、P1、P2）及椎动脉、基底动脉颅内段与其分支起始部呈炎性改变，管腔狭窄，内膜粗糙，甚而闭塞不通，末梢不显影，附近可见异网血管呈烟雾状。

4. **CT 及 MRI**　可见有脑梗死灶、脑萎缩或蛛网膜下腔出血改变。

（五）鉴别诊断

1. **脑炎**　常伴发热及意识障碍。流行性乙型脑炎有一定的季节性及特有的流行规律。病毒性脑炎以青壮年为多，发病前多有感染史，且精神症状、意识障碍明显，病情无起伏性，体征不符合血管病规律，脑血管造影无脑动脉炎改变，血清学特异性抗体检查可有助于鉴别。

2. **感染性脑动脉炎（结核、化脓菌、梅毒、真菌）**　临床可查获相应的疾病特征，如结核、梅毒、化脓感染的病史及症候，且多伴相应脑膜及脑实质炎性改变，特异性血清免疫反应有助诊断。

（六）治疗

1. **病因治疗**

（1）青霉素治疗

1）常规用量为 40 万～80 万 U，肌内注射，2 次/日，成人总量为 2 400 万～3 000 万 U，儿童为 1 500 万～2 000 万 U。从小剂量开始，以防赫氏反应发生，对青霉素过敏者可选用庆大霉素、金霉素或氯霉素。

2）大剂量治疗：青霉素对 L 型钩体治疗无效，小剂量尚可诱导原型钩体成 L 型钩体而致病，如早期大剂量应用青霉素，并联合应用广谱作用于细胞质的抗生素，则可防止诱导成L型钩体。

（2）庆大霉素：0.2万~0.5万U/kg，静脉滴注，1次/日，共10~20天。

（3）铋剂（次水杨酸铋）：2ml，肌内注射，每5天1次，共5次。

（4）碘剂（10%碘化钾）：5~10ml，3次/日，共1个月。尚可用12.5%碘离子透入。

（5）甲硝唑：15~20mg，/kg，静脉滴注，1次/日，共10~12天；再7.5~12.5mg/（k·d）分次口服，共10天。本药可透过血-脑屏障，且对L型钩体亦有效。

2. 激素治疗

（1）氢化可的松：100~200mg，置5%~10%葡萄糖溶液中，静脉滴注，1次/日。

（2）地塞米松：5~10mg，静脉滴注，1次/日，共20天。

（3）泼尼松：10~20mg，3次/日。

3. 扩血管药、抗血小板药、改善微循环药及脑代谢复活剂

4. 中医药治疗　中医药治疗依辨证论治给药，初期肝阳亢盛宜用天麻钩藤饮加减；风痰阻滞宜用涤痰汤加减。恢复期多为气虚血瘀，宜用补阳还五汤或十全大补丸。中医药治法甚多，但均以活血化瘀、通络为主。

5. 对症治疗　脱水、止痛、抗抽搐、制动及抗精神症状疗法应依据病情选用。出血型按出血性脑血管病治疗。

6. 其他　针灸、电针、头针、头部超声波、推拿、按摩、理疗、医疗体育、量子血、高压氧等治疗方法可酌情单独或联合选用。良好的护理及支持基础治疗甚为重要。

二、颞动脉炎

颞动脉炎（temporal arteritis）是一种亚急性炎症性血管病，为全身性全层性动脉炎症，好发于颅部动脉，故又称颅动脉炎。按解剖学分类而命名，因以表浅的颞动脉常见，故名颞动脉炎。其受累血管各层有肉芽肿及巨细胞反应，又称为Horton巨细胞性动脉炎。预后一般良好。

（一）病因及病理生理

病因尚不十分清楚，目前一般认为属结缔组织疾病，与自身免疫反应有关，好侵犯颞动脉，并常波及视网膜中心动脉、面动脉，动脉壁三层均受损；内膜损害较重，早期见淋巴细胞浸润，以后浆细胞、多核巨细胞浸润，内弹力层断裂，中膜被结缔组织替代，外膜有炎细胞浸润、神经纤维受损，致其受损动脉壁变硬、增粗，管腔狭窄或闭塞，脑动脉受累亦可发生脑梗死。并可伴多系统受损。

（二）诊断

1. 临床表现

（1）症状

1）好发于中老年人：绝大多数患者发生于55岁以上，65岁以上更为常见，女性多于男性。

2）起病：呈亚急性或急性发病。

3）常见症状

A. 全身症状：低热、寒战、多汗、厌食、无力、贫血、恶心、呕吐、体重减轻、精神

不佳等。

B. 系统症状：全身疼痛，呈胀痛、跳痛或烧灼样痛，头痛多位于颞额头皮，多发性肌肉及关节疼痛，以肩、颈、髋部为重，且夜间重，晨起发僵。

C. 眼症状：多因缺血性眼动脉炎及视网膜中心动脉炎所致，常表现为疼痛、畏光、复视、视物模糊，甚而呈一过性或持久性黑矇。

D. 神经症状：因患脑动脉炎所致，可表现为颈动脉系受侵犯的偏瘫、偏身感觉障碍，或椎–基底动脉系的眩晕、复视、共济失调、行动不稳。

（2）体征

1）低热：体温常在38℃左右。

2）颞动脉变粗变硬，局部肿胀，血管迂曲，搏动减弱且有压痛。

3）受累肌肉、关节有压痛及叩痛。

4）眼、脑动脉受累可发现眼底及视力改变，偏瘫征、脑神经受损等缺血性脑梗死征。

5）少数患者可伴有心、肾、肺等内脏受损征。

（三）实验室检查

1. 血常规　贫血，少数患者中性粒细胞增高。

2. 血生化检查　CRP增高，γ及α球蛋白升高，类风湿因子、抗核抗体呈阳性，碱性磷酸酶、AST增高，肝功能异常。

3. 血沉增快　＞50mm/h，常＞75mm/h，CRP升高较血沉更为敏感，尤其是当血沉正常或轻度增高时。

4. 脑脊液　蛋白、细胞轻度增加。

（四）特殊检查

1. 脑CT、MRI及TCD检查　有助于发现颅内缺血性脑血管病变。

2. 浅表闭塞血管活检　可获确诊。

（五）鉴别诊断

1. 偏头痛　偏头痛多见青年女性，头痛为发作性，历时数小时到1天，间歇期正常，多有家族史，无颞动脉局部征象及全身多处疼痛征。

2. 三叉神经痛　三叉神经痛中老年女性多见，但疼痛剧烈，发作历时短暂，呈刀割样、闪电样疼痛，进食、饮水、说话可诱发，并有扳机点可发现，疼痛与三叉神经分布相符合，并无颞动脉局部损征。

3. 结节性多动脉炎　本病呈慢性进行性发展，受累血管以小动脉之肌层为主，内为白细胞浸润而非巨细胞浸润，可伴多脏器多发性微血管栓塞或微血管瘤病变。

4. 闭塞性血栓性脉管炎　本病多见于下肢，常伴血栓形成，静脉亦可受累，以青壮年男性好发，具四肢远端动脉缺血性症状、体征，如肢端麻木、疼痛、苍白、青紫、脉搏搏动变小或无脉。

（六）治疗

1. 肾上腺皮质激素治疗　本病为自限性疾病，一般预后良好，对皮质激素有良好反应，一般使用激素治疗1～2天后头痛出现改善，血沉、CRP亦随之下降，如治疗反应不明显，需考虑其他疾病。常用：①地塞米松，10～20mg，置生理盐水250～500ml中，静脉滴注，

1 次/日，共用 3~4 周，逐渐减至口服，维持 3~6 个月，视病情减量及停药。②泼尼松，10~20mg，3 次/日，如视力障碍明显，可按 40~50mg，/（kg·d）用药，逐减至维持量，可持续用至 1~1.5 年。

2. 手术治疗

（1）手术切除病变动脉。

（2）血管周围交感神经封闭、切除术。

3. 止痛疗法

（1）一般止痛剂：①颅痛定（罗通定，rotundine）30~60mg，3 次/日。②吲哚美辛（indomethacain）25mg，3 次/日。③强痛定（布桂嗪，AP-237）60mg，3 次/日；50mg，皮下注射。④布洛芬（ibprofen）0.2g，3 次/日。

（2）局部麻醉止痛剂：①普鲁卡因（procaine）用 0.5%~2.0% 溶液，5~10ml，局部注射。②利多卡因（lidocaine）0.5%~1% 溶液局部浸润。

4. 理疗　可选用一定能量和频谱的电磁波、超声波、激光，可达到抗炎、止痛作用。

5. 中医中药、针灸　可按辨证施治或活血化瘀、疏通经络进行治疗。针灸可选用太阳、阳白、合谷、外关等穴。

三、结节性多动脉炎

结节性多动脉炎（polyartertis nodosa，PAN）是一种累及多脏器的炎性血管病，主要侵犯中小动脉，多发生于 20~40 岁，男女之比为（2~4）：1。内脏、肌肉、神经内营养血管最易受损，其次为皮肤。

（一）病因及病理生理

本病病因目前认为可能为病毒感染激发的自身免疫性疾病；或为一些药物及异体蛋白致使机体发生过敏反应、血液循环中免疫复合物沉积于血管壁中引起的一种血管炎。病理上为类纤维索性坏死性全层血管炎，内膜增生变厚，管腔变窄，中层玻璃样变；外层纤维组织结节状增生，并可形成微小血栓或微小动脉瘤，从而可导致脑梗死或脑、蛛网膜下腔出血。

（二）诊断

1. 症状

（1）各年龄均可发病，高峰期为 30~40 岁，男性多于女性。

（2）起病：常呈急性、亚急性或慢性起病，但均呈进行性发展。

（3）全身症状：发热、头晕、头痛、无力、出汗、消瘦、心悸、关节肌肉疼痛、水肿、精神不振。

（4）内脏损害症状：①肾脏，如腰痛、血尿。②呼吸系统，如哮喘、咯血。③消化系统，如恶心、呕吐、腹泻、呕血。④心血管系统，如高血压、心绞痛。

（5）神经系统症状

1）中枢神经症状

A. 脑部症状：有两种表现。弥散脑症状：为脑、脑膜血管广泛受累所致，常表现为头痛、视物模糊、癫痫发作、意识障碍等。局灶脑症状：为脑部部分血管受损，表现为偏瘫、失语、局限性癫痫等。此外，尚可出现精神症状。

B. 脊髓症状：可表现为双下肢或四肢感觉、运动障碍及大小便功能失控。

2）周围神经症状：可呈单一或多发性周围神经病损症状，主要表现为四肢远端感觉、运动障碍。脑神经较少受累。

（6）其他：眼部症状常有视物模糊、复视、失明。

2. 体征

（1）全身一般体征：贫血貌、精神委靡、体温增高等。

（2）皮肤体征：可有紫癜、红斑、皮下结节、网状青斑、溃疡、坏疽等。

（3）关节肌肉：关节肌肉压痛，活动时加重，晚期可有肌肉萎缩。

（4）神经系统体征：可有偏瘫、截瘫、四肢瘫、单瘫征，颅内压增高征、脑膜刺激征及大小便障碍、周围神经受损征。

（5）眼部体征：视网膜血管受损表现为渗出、出血、中心动脉阻塞、视神经萎缩；脉络膜、虹膜炎以及因脑动脉受损所致的眼内外肌麻痹；视神经受损等所致的视力、视野、瞳孔舒缩异常。

（6）其他：内脏受损，如心、肺、肝、肾等受累的相应体征。

（三）实验室检查

1. 血液　贫血，白细胞增多，血小板数增高；血浆免疫球蛋白如 IgG 增高，部分患者血 HBsAg 呈阳性；肝、肾功能异常、血沉增快。

2. 尿　因肾受损而表现血尿、蛋白尿及管型尿。

3. 脑脊液　因病损性质而有脑压升高，蛋白升高，白细胞、红细胞增多。

（四）特殊检查

1. 电生理检查　视病情选行肌电图、脑电图、脑地形图、诱发电位、心电图等检查，可见相应阳性结果。

2. 血管造影、血流动力学检查　可查获脑、眼、肾等受累血管的形态及功能异常。

3. 影像学检查（X线、CT、MRI）　可发现肺部病损征及脑部出血或梗死灶。

4. 活体组织检查　可选择病损组织，如皮下结节、肌肉、神经、肾、肝、脑等活检可以确诊。

（五）鉴别诊断

1. 结缔组织疾病　常有明显的风湿样结节、血清类风湿因子滴度增高及其临床特点可以区别。

2. 系统性红斑狼疮　活动期有血清免疫球蛋白增高或混合性冷凝球蛋白增高。此外，尚有抗糖脂抗体、抗心脂素抗体阳性。伴发肾病活动期，血清补体下降。

3. 巨细胞动脉炎　本病不出现肾小球炎、周围神经受损及皮肤结节。

4. 药物过敏性血管炎　有药物过敏史，常影响肺，少见胃肠症状，沿血管无结节。

（六）治疗

1. 肾上腺皮质激素治疗　本病为自限性疾病，一般预后良好，对皮质激素有良好反应，一般使用激素治疗 1～2 天后头痛出现改善，血沉、CRP 亦随之下降，如治疗反应不明显，需考虑其他疾病。常用：①地塞米松，10～20mg，置生理盐水 250～500ml 中，静脉滴注，1 次/日，共用 3～4 周，逐渐减至口服，维持 3～6 个月，视病情减量及停药。②泼尼松，

10～20mg，3 次/日，如视力障碍明显，可按 40～50mg/（kg·d）用药，逐减至维持量，可持续用至 1～1.5 年。

2. 手术治疗

（1）手术切除病变动脉。

（2）血管周围交感神经封闭、切除术。

3. 止痛疗法

（1）一般止痛剂：①颅痛定（罗通定，rotundine）30～60mg，3 次/日。②吲哚美辛（indomethacain）25mg，3 次/日。③强痛定（布桂嗪，AP－237）60mg，3 次/日；50mg，皮下注射。④布洛芬（ibprofen）0.2g，3 次/日。

（2）局部麻醉止痛剂：①普鲁卡因（procaine）用 0.5%～2.0% 溶液，5～10ml，局部注射。②利多卡因（lidocaine）0.5%～1% 溶液局部浸润。

4. 理疗　可选用一定能量和频谱的电磁波、超声波、激光，可达到抗炎、止痛作用。

5. 中医中药、针灸　可按辨证施治或活血化瘀、疏通经络进行治疗。针灸可选用太阳、阳白、合谷、外关等穴。

（何晓英）

第八节　颅内动脉瘤

颅内动脉瘤是引起自发性蛛网膜腔出血最常见的原因。

一、临床表现

（一）发病年龄

多在 40～60 岁，女多于男，约为 3：2。

（二）症状

1. 动脉瘤破裂出血　主要表现为蛛网膜下隙出血，但少数出血可发生于脑内或积存于硬脑膜下，分别形成脑内血肿或硬膜下血肿，引起颅内压增高和局灶性脑损害的症状。颅内动脉瘤一旦出血以后将会反复出血，每出一次血，病情也加重一些，死亡率也相应增加。

2. 疼痛　常伴有不同程度的眶周疼痛，成为颅内动脉瘤最常见的首发症状；部分患者表现为三叉神经痛，偏头痛并不多见。

3. 抽搐　比较少见。

4. 下丘脑症状　如尿崩症、体温调节障碍及脂肪代谢紊乱。

（三）体征

1. 动眼神经麻痹　是颅内动脉瘤所引起的最常见的症状。可以是不完全的，以眼睑下垂的表现最为突出。

2. 三叉神经的部分麻痹　较常见于海绵窦后部及颈内动脉管内的动脉瘤。

3. 眼球突出　常见于海绵窦部位的颈内动脉瘤。

4. 视野缺损　是由于动脉瘤压迫视觉通路的结果。

5. 颅内血管杂音　不多见，一般都限于动脉瘤的同侧，声音很微弱，为收缩期吹风样杂音。

二、辅助检查

（一）腰穿

腰穿用于检查有潜在出血的患者，或临床怀疑出血而 CT 蛛网膜下隙未见高密度影患者。

（二）影像学检查

1. 头颅 CT　在急性患者，CT 平扫可诊断90%以上的出血，并可发现颅内血肿、水肿，脑积水。

2. 头颅 MRI 和 MRA　可提供动脉瘤更多的资料。可作为脑血管造影前的无创伤筛选方法。

（三）脑血管造影

脑血管造影在诊断动脉瘤上占据绝对优势，可明确动脉瘤的部位和形状，评价对侧循环情况，发现先天性异常以及诊断和治疗血管痉挛有重要价值。

三、诊断

既往无明确高血压病史，突然出现自发性蛛网膜下隙出血症状时，均应首先怀疑有颅内动脉瘤的可能，如患者还有下列情况时，则更应考虑颅内动脉瘤可能。

（1）有一侧动眼神经麻痹症状。

（2）有一侧海绵窦或眶上裂综合征（即有一侧Ⅲ、Ⅳ、Ⅵ等颅神经麻痹症状），并有反复大量鼻出血。

（3）有明显视野缺损，但又不属于垂体腺瘤中所见的典型的双颞侧偏盲，且蝶鞍的改变不明显者，应考虑颅内动脉瘤的可能，应积极行血管造影检查，以明确诊断。

四、鉴别诊断

（一）颅内动脉瘤与脑动静脉畸形的鉴别（表4-3）

表4-3　颅内动脉瘤与脑动静脉畸形的鉴别

	颅内动脉瘤	脑动静脉畸形
年龄	较大，20岁以下，70岁以上少见，发病高峰为40~60岁	较小，50岁以上少见，发病高峰20~30岁
性别	女多于男，约3:2	男多于女2:1
出血症状	蛛网膜下隙出血为主，出血量多，症状较重，昏迷深、持续久，病死率高	蛛网膜下隙出血及脑内出血均较多，脑脊液含血量相对较少，症状稍轻，昏迷较浅而短，病死率稍低
癫痫发作	少见	多见
动眼神经麻痹	多见	少见或无
神经功能障碍	偏瘫、失语较少	偏瘫、失语较多

续　表

	颅内动脉瘤	脑动静脉畸形
再出血	相对较多，间隔时间短	较少，间隔时间长
颅内杂音	少见	相对较多
CT 扫描	增强前后阴性者较多，只有在适当层面可见动脉瘤影	未增强时多数可见不规则低密度区，增强后可见不规则高密度区，伴粗大的引流静脉及供血动脉

（二）有动眼神经麻痹的颅内动脉瘤

应与糖尿病、重症肌无力、鼻咽癌、蝶窦炎或蝶窦囊肿、眼肌麻痹性偏头痛、蝶骨嵴内侧或鞍结节脑膜瘤及 Tolosa – Hunt 综合征鉴别。

（三）有视觉及视野缺损的颅内动脉瘤

应与垂体腺瘤、颅咽管瘤、鞍结节脑膜瘤和视神经胶质瘤鉴别。

（四）后循环上的颅内动脉瘤

应与桥、小脑角的肿瘤，小脑肿瘤及脑干肿瘤作鉴别。

五、治疗

（一）手术治疗

首选手术治疗，由于外科手术技术的不断进步，特别是显微神经外科的发展，及各种动脉瘤夹的不断完善，使其手术效果大为提高，手术的病残率与死亡率都降至比其自然病残率及死亡率远为低的程度。因此，只要手术能达到，都可较安全的采用不同的手术治疗。

（二）非手术治疗

颅内动脉瘤的非手术治疗适用于急性蛛网膜下隙出血早期，病情的趋向尚未能明确时；病情严重不允许作开颅手术，或手术需要延迟进行者；动脉瘤位于手术不能达到的部位；拒绝手术治疗或等待手术治疗的病例。

1. 一般治疗　卧床应持续 4 周。
2. 脱水药物　主要选择甘露醇、呋塞米等。
3. 降压治疗　药物降压须谨慎使用。
4. 抗纤溶治疗　可选择 6 – 氨基己酸（EACA），但对于卧床患者应注意深静脉栓塞的发生。

（何晓英）

第九节　脑动静脉畸形

脑动静脉畸形系指一种先天性脑血管发育异常。脑内血管呈集团状的迂回走行，动静脉之间直接沟通或吻合短路，两者之间正常的毛细血管联络结构缺如，又称脑动静脉瘘。

一、病因病理及发病机制

病因为胚胎发育异常的先天性畸形。在胚胎期脑血管胚芽演化过程中即在不同阶段发生病变。由于动脉压力大而静脉压力低，短路血流通畅，其通路日益扩大，畸形血管团的体积范围亦日增，有几条灌注动脉和引流静脉可增粗如索。畸形区的静脉压增高，远端静脉因血液回流不畅而怒张，病变区血管壁菲薄，极易破裂出血。瘘口大小不一，大型者血管畸形成团，通常有核桃大小，甚至拳头大小，可涉及 1~2 个脑叶，呈楔形或三角形。小型者肉眼难见，通常不超过 20~30mm，如米粒大小。绝大部分病变区位于幕上半球浅部，而于中线及深部较少。供血动脉以大脑中动脉为多，而颈外动脉的脑膜支及头皮动脉供血较少。

二、临床表现

1. 头痛　约 60% 的患者表现为长期慢性头痛或突发性加重，常呈搏动性，可伴有颅内杂音，低头时更明显。周期性头痛者可能与血管痉挛有关。

2. 癫痫　约 30% 的患者表现为癫痫大发作或颞叶性精神运动性发作形成。

3. 定位征　天幕上病变可进行性出现精神异常、偏瘫、失语、失读、失计算等局灶症状；天幕下病变可见眩晕、复视、眼球震颤、步态不稳及构音障碍等症状。

4. 脑水肿　约 25% 的患者出现视神经乳头水肿，多继发于出血后导致的脑水肿。

5. 颅内出血　40%~60% 的患者为蛛网膜下腔出血，以 10~40 岁多发，其中约 65% 的患者发病于 20 岁以前。后颅凹动静脉畸形以蛛网膜下腔出血为首发症状者占 80% 以上。

6. 血管杂音　当病灶伸展于大脑表面时，相应头颅骨或眼眶部、颈部听诊可闻及血管杂音，压迫颈总动脉可使杂音减低或消失。

7. 单侧突眼　单侧突眼常是由于静脉压力增高，眼静脉回流不畅所致。

8. 并发症　常见的并发症有颅内动脉瘤、多囊肾、先天性心脏病、肝脏海绵样血管瘤等。

三、辅助检查

1. 头颅 X 线平片　头颅 X 线平片显示颅骨板障血管影明显，或颅骨内板局限被侵蚀而显示模糊影或骨质菲薄，脑膜中动脉沟迂曲变宽，少数病灶伴有病理性环形钙化影。

2. 脑脊液　血管未破裂前脑脊液正常，出血时脑脊液呈均匀血性。

3. 脑血管造影　依靠脑血管造影可发现畸形血管，扩张迂曲而成簇团，如有血肿则常见血管移位，有时显示来自颈外的供血动脉。

4. 脑电图　脑电图异常率占 61%。

5. CT 脑扫描　CT 脑扫描可显示大脑局限性或半球部位低密度影，必要时增强扫描。凡脑血管造影阴性而被 CT 扫描证实者，则称为隐匿性脑血管畸形。

四、诊断及鉴别诊断

（一）诊断

诊断主要依据：①青年人多发，有蛛网膜下腔出血和（或）脑出血史。②有癫痫发作史，特别是局限性癫痫，或偏头痛发作史。③有局限性神经定位征，头顶部血管杂音，单侧突眼等。④依靠脑血管造影或 CT 证实。

（二）鉴别诊断

本病主要应与偏头痛及其他病因所致的癫痫相鉴别。

五、治疗

（一）控制癫痫

选用镇静剂控制或减轻癫痫发作程度及次数，苯妥英钠 0.1g，3 次/d，或苯巴比妥 0.03g，3 次/d。

（二）出血期

出血期按急性出血性脑血管病内科治疗。

（三）病因治疗

病因治疗主要是手术治疗或血管内栓塞治疗。凡出血形成血肿者，应及时行血肿清除术，并争取同时将畸形血管切除。若仅为蛛网膜下腔出血，经内科治疗待病情稳定后，选择适当时机再施行畸形血管切除术，目的在于防止出血，控制癫痫，改善脑功能。脑动静脉畸形是由动脉与静脉构成，有的包含动脉瘤与静脉瘤，脑动静脉畸形有供血动脉与引流静脉，其大小与形态多种多样。一般部位的脑动静脉畸形，可采用手术切除病灶或微导管血管内栓塞治疗。位于重要功能区、位置特别深的脑内或巨大病灶，可采取在数字减影下动脉内栓塞的方法，以减少畸形血管病灶的血液供应，使病变减小或有利于进一步的手术切除或 γ 刀放射治疗。手术方法是先找到供应动脉，于靠近病变处夹闭切断。切勿远离病变以防阻断供应邻近脑组织的分支，然后分离畸形血管，完全分离后再夹闭引流静脉，将病变切除。对大的高血流病变应分期手术，先行人工栓塞或手术阻断供应动脉，使病变血流减低，改善周围脑血循环，1~2 周后再作病变切除。

（周　云）

第十节　颅内静脉窦及静脉血栓形成

一、定义及解剖学基础

颅内静脉系统包括脑静脉和静脉窦。

（1）脑部主要的静脉分深、浅两组：以大脑外侧沟为界，大脑浅静脉分为上、中、下三组。外侧沟以上的静脉属大脑上静脉，外侧沟部位的静脉为大脑中浅静脉，外侧沟以下的静脉属大脑下静脉。浅静脉主要收集大脑半球皮质和皮质下髓质的静脉血，分别注入颅顶部上矢状窦和颅底部海绵窦、横窦、岩上窦和岩下窦等。大脑中浅静脉是最大的浅静脉，它借大交通静脉（Trolard vein）与大脑上静脉吻合，通入上矢状窦；借枕交通静脉（Labbe vein）与横窦衔接。

大脑深静脉包括大脑内静脉、基底静脉等，主要收集大脑半球深部髓质、基底核、内囊、间脑、脑室脉络丛的静脉血，汇合成大脑大静脉（Galen's vein）。大脑大静脉位于胼胝体压部之下，血流注入直窦。

（2）大脑静脉窦为硬脑膜在某些部位两层分开形成的腔隙，是颅内静脉血的血流管道，又称硬脑膜窦；可分为甲、乙两组。甲组包括上矢状窦、下矢状窦、直窦、横窦、乙状窦。乙组包括海绵窦、岩上窦、岩下窦、基底静脉丛等。两组均引流入颈内静脉。颅内大的静脉窦主要如下：

上矢状窦位于大脑镰的上缘，前始自额骨的鸡冠，向后在枕骨内粗隆处与窦汇相沟通，再分流入左、右横窦。上矢状窦接受大脑上静脉分支来源的静脉血流，也与颅骨板障静脉以及属于颈外静脉系统的颅骨静脉相沟通。

下矢状窦位于大脑镰下缘的后半部，走向与上矢状窦相似，但比上矢状窦小而短，在小脑幕处直接与直窦相连。

直窦位于大脑镰与小脑幕连接处，接受来自下矢状窦、大脑大静脉的血液，向后与上矢状窦的后端融合称窦汇。

横窦是最大的静脉窦，位于枕骨内粗隆两侧，至小脑幕附着于颞骨岩部处即弯向下方。围绕颞骨乳突段呈乙字形，称乙状窦。它与颈内静脉沟通，向下通过两侧颈静脉孔出颅。乙状窦与乳突小房仅隔薄层骨板，因而在乳突炎症时可以波及乙状窦而引起血栓形成。

海绵窦位于颅中窝蝶鞍两侧，内部为小梁样结缔组织组成，形似海绵。海绵窦静脉交通广泛，它接受眼静脉、蝶顶窦、大脑中静脉和下静脉的血液，并通过岩上、下窦，与横窦、乙状窦相接，将血液导入颈内静脉。两侧海绵窦围绕垂体以环状海绵间窦相连。海绵窦外侧壁与颞叶相邻，外侧壁自上而下有动眼神经、滑车神经、眼神经和上颌神经通过。海绵窦内有颈内动脉与外展神经通过。海绵窦外下壁与三叉神经节和下颌神经相邻。面部静脉和眼静脉相交通，所以面部感染如疖可蔓延至海绵窦，引起海绵窦炎症和血栓形成，导致上述神经受压。

图4-1显示硬脑膜窦内静脉血流的方向：

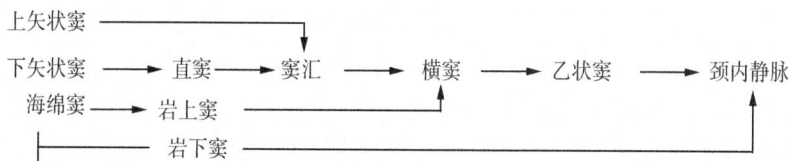

图4-1 硬脑膜窦内静脉血流的方向

颅内静脉窦及静脉血栓形成是由多种病因所导致的以脑静脉回流受阻、脑脊液吸收障碍为特征的一组特殊类型脑血管病。依病变的性质可分为感染性和非感染性，感染性静脉血栓形成又称为化脓性静脉血栓形成或血栓性静脉炎和静脉窦炎。根据血栓部位可区分为皮质静脉血栓形成、深静脉血栓形成和静脉窦血栓形成。

颅内静脉不与动脉伴行，但深浅静脉间存在广泛的吻合；局限性的或小静脉血栓形成，由于有丰富的侧支循环，临床体征可不明显，或仅有颅内压增高的表现。颅内静脉管壁薄、无弹性，静脉注入硬脑膜窦之间没有防止血液倒流的静脉瓣装置，仅在脑静脉开口于硬脑膜窦处有瓣膜起改变血流方向的作用。故当血栓使静脉窦堵塞，或影响大量侧支静脉，病因不能及时去除，病灶易于扩散，可导致一个至数个大静脉窦完全堵塞，并伴有大量侧支静脉堵塞。由于脑静脉血流回流受阻，导致脑组织淤血、脑水肿、脑皮质和皮质下出现多发性点片状出血灶，还可出现静脉性脑梗死。

二、流行病学

既往认为颅内静脉窦及静脉血栓形成是极为罕见的重症疾病，死亡率极高。随着神经影像学的发展，尤其是CT、MRI和MRV的临床应用，为及时正确诊断提供了无创且可靠的检查手段，可早期诊断该病，现在的发病率较以前有所提高。由于颅内静脉窦及静脉血栓形成的临床表现差异很大，容易漏诊、误诊，真正的发病率还没有明确的流行病学资料。有学者估计该病约占所有脑血管病的 1% ~ 2%。颅内静脉窦及静脉血栓形成可影响所有年龄段，婴幼儿、老年人、产妇、慢性病体弱患者易发。由于存在口服避孕药、妊娠等危险因素，20 ~ 35 岁的女性患者多见。在静脉窦血栓形成中上矢状窦、乙状窦常见，其次为海绵窦和直窦。岩上窦、岩下窦、皮层静脉以及单独的小脑静脉受累极为少见。需要注意的是：同一患者常有多个静脉窦和静脉的累及。

三、病因和发病机制

颅内静脉窦及静脉血栓形成依病变的性质可分为感染性和非感染性两大类。由于解剖结构的原因，头面部、眶部、鼻窦感染多累及海绵窦，乳突部感染多累及乙状窦。其他各种因素所致凝血机制异常、血液高凝状态或局部静脉血流郁积均可导致非炎性血栓形成。需要注意的是：许多患者具有不止一个的危险因素，即使已发现一个危险因素，还需进一步检查是否存在其他病因，特别是遗传性或获得性的凝血机制障碍。虽然目前已发现许多病因和危险因素，还有高达 20% ~ 30% 的患者未能明确病因，归为特发性血栓形成。表 4 - 4 详列可致颅内静脉窦及静脉血栓形成的具体疾病及危险因素。

表 4 - 4　颅内静脉及静脉窦血栓形成的病因以及危险因素

一、炎性因素

1. 局灶性

　　直接的化脓性外伤；颅内感染：脑脓肿，硬膜下积脓，脑膜炎；中耳炎，扁桃体炎，鼻窦炎，口腔感染，局部皮肤感染

2. 全身性

　　细菌性：败血症，心内膜炎，伤寒，结核

　　病毒性：麻疹，肝炎病毒，脑炎（疱疹，HIV 病毒），巨细胞病毒

　　寄生虫性：疟疾，旋毛虫

　　真菌性：曲霉菌

二、非炎性因素

1. 局灶性

　　颅脑损伤（开放型或闭合型，伴有或不伴骨折）；神经外科手术；脑梗死和脑出血；肿瘤（脑膜瘤，转移瘤）；蛛网膜囊肿；硬膜下

　　动静脉畸形；颈内静脉置管

2. 全身性

　　任何原因所致的严重脱水（腹泻、高热、任何癌症所致恶液质等）或休克

　　外科：任何手术伴有或不伴深静脉血栓形成

　　妇产科：妊娠和产后，口服避孕药（雌激素，孕激素）

　　心内科：先天性心脏病，心功能不全，安装起搏器

　　消化科：肝硬化，Crohn 病，溃疡性结肠炎

　　血液科：淋巴瘤，白血病，红细胞增多症，失血性贫血，镰状细胞贫血，阵发性晚间血红蛋白尿，缺铁性贫血，凝血机制障碍：抗凝血酶Ⅲ、蛋白 C、蛋白 S 缺乏，活化的蛋白 C 抵抗，弥散性血管内凝血，血浆纤溶酶原缺乏，V 因子 Leiden 突变，凝血酶原 20210G to A 突变，血小板增多症（原发性或继发性）

　　风湿科：系统性红斑狼疮，颞动脉炎，Wegener 肉芽肿，Behcet 病，Evan 综合征，结节病

　　肾病科：肾病综合征

　　其他：新生儿窒息，雄激素治疗，L-天冬氨酸治疗

四、临床表现

由于颅内静脉窦及静脉血栓形成起病形式快慢不一，病变部位不一，病变程度不一，因此临床表现复杂多样，病程及转归各不相同，除海绵窦血栓形成，临床表现均缺乏特征性。病程小于2天的急性起病者约占30%，多见于感染、妊娠或产后；病程1月以内亚急性起病最常见，约占40%~50%；慢性起病，病程大于1个月，多为炎性因素、凝血机制障碍所致。颅内静脉窦及静脉血栓形成起病的快慢与病因以及静脉侧支循环的建立有关，临床表现主要与血栓形成的部位、血栓形成的速度以及年龄、基础疾病有关。主要的、基本的临床表现可以分为以下四类。

1. 局灶性神经功能缺失和/或部分性癫痫　局灶性神经功能缺失包括颅神经麻痹和意识障碍，任何脑部病变的表现如失语、偏瘫、偏盲、记忆障碍均可出现。颈内静脉血栓形成可致第九、第十对颅神经麻痹。约有40%~50%的患者会有癫痫发作，初次发作多为局灶性癫痫，可伴有Todd瘫痪。

2. 颅内压增高症　颅内压增高症表现为头痛、视神经乳头水肿、外展神经麻痹，可类似于良性颅内压增高症的表现。其中头痛是最早出现、最常见的症状，多表现为急性发作的严重、类似蛛网膜下腔出血的疼痛，也可类似偏头痛的表现，头痛同时可完全没有局灶性神经系统体征。约有半数患者可出现视神经乳头水肿。

3. 亚急性脑病　亚急性脑病指不同程度的意识障碍，不伴有局灶性或特征性的症状。脑深静脉血栓形成，累及基底节、部分胼胝体、枕叶，患者意识障碍迅速加重，出现昏迷伴传导束征，可不伴有视神经乳头水肿和癫痫。

4. 痛性眼肌麻痹　尽管海绵窦血栓形成大多为急性起病，一些慢性起病的患者可表现为动眼神经、外展神经的痛性麻痹。

虽然该病有上述主要的、基本的临床表现，但部分患者症状很轻，甚至可以完全没有症状。而且由于血栓形成的部位不同，病因不同，其临床表现错综复杂，对上述症状进行鉴别诊断时要考虑本病的可能性，需仔细鉴别，避免误诊。以下分述各主要静脉窦血栓形成的表现。

（1）海绵窦血栓形成：常有副鼻窦炎或鼻窦旁皮肤严重感染，及眼眶周围、面部"危险三角"区的化脓性感染引起。海绵窦血栓形成的临床表现有其特异性，常有高热、眼部疼痛、剧烈头痛、呕吐和意识障碍。由于眶内静脉回流受阻，眼眶内软组织、眼睑、眼结膜、额部头皮往往水肿，眼球突出。由于海绵窦内有动眼神经、滑车神经、外展神经以及三叉神经眼支通过，在血栓形成时上述神经均可受累，出现海绵窦综合征，表现为眼睑下垂、病侧的眼球向各方向活动均受限制，严重时眼球正中位固定，瞳孔散大，对光反射消失，三叉神经第一支分布区感觉障碍，角膜反射消失。部分患者可出现视神经乳头水肿，眼底静脉瘀血，甚至可有出血，引起视力减退，甚至失明。由于两侧海绵窦相连，单侧海绵窦血栓形成常在数日内扩展到对侧海绵窦而表现出双侧眼球突出、充血、活动受限。

（2）上矢状窦血栓形成：以非炎性多见。多见于分娩1~3周的产妇、妊娠期、口服避孕药、严重脱水、全身衰竭、恶液质等情况下。偶可由于头皮或邻近部位感染、颅脑外伤所致。起病多为亚急性，以颅内压增高症状为主。可出现头痛、呕吐等颅内压增高症，严重时出现嗜睡、精神异常或昏迷。婴儿中可表现为喷射性呕吐、颅缝分离、囟门隆起。在成人患者中视神经乳头水肿可能是唯一的症状。在老年患者中，症状可能较轻微，无特异性表现，诊断困难。上矢状窦血栓扩展到脑皮层静脉，脑皮层水肿，可出现出血性梗死，出现相应的症状，如局灶性或全身性癫痫、偏瘫、失语等。

（3）横窦、乙状窦血栓形成：横窦和乙状窦解剖上紧密相连，血栓形成时多同时累及。其主要为化脓性乳突炎并发症，一侧血栓形成时可无明显的症状。在化脓性乳突炎或中耳炎患者中发生败血症就需考虑乙状窦血栓形成的可能。其主要症状为颅内压增高症候群，出现头痛、呕吐、视神经乳头水肿、不同程度的意识障碍。如上、下岩窦受到影响，出现患侧三叉神经眼支、外展神经麻痹症状；血栓扩展至颈静脉，出现舌咽神经、迷走神经、副神经同时受累；极为罕见可出现血栓经窦汇或颞交通静脉扩张到上矢状窦后出现偏瘫、癫痫发作。

（4）脑静脉血栓形成：单独的皮层静脉受累罕见。多数由静脉窦血栓扩展而来。可发生在高热或严重传染病患者中。常突然起病，出现头痛、呕吐，局灶性癫痫、肢体瘫痪、感觉障碍。由于脑静脉血栓形成常为多发性，分布于脑的不同部位，临床表现错综复杂，主要表现为局灶性功能缺失，可不伴颅内压增高症。深静脉如大脑大静脉血栓形成，可导致双侧丘脑对称性梗死，可表现为淡漠、痴呆的症状，病情严重时出现高热、痫样发作、昏迷、去大脑强直，即使患者存活，多遗留有不同程度的并发症。

五、实验室检查及特殊检查

除进行生化常规检查外，对怀疑颅内静脉窦及静脉血栓形成的患者特别要进行血常规检查，了解有无外周血白细胞增高，以明确有无感染因素；血电解质测定，了解有无高钠血症；凝血功能检查，了解有无凝血机制障碍；必要时可进行蛋白 S、蛋白 C、抗凝血酶 Ⅲ，Ⅷ因子，抗心磷脂抗体，以及 V 因子 G1691A 基因突变，凝血酶原 G20210A 基因突变检测。在急性发病疑似静脉血栓形成的患者还可检测血 D_2 聚体浓度，如在急性期浓度 $>500ng/ml$，有可疑病史，需高度怀疑该病的可能，必须予以影像学检查。

腰穿检查可明确患者是否存在颅内感染，排除脑膜炎。在颅内压增高的患者中进行腰穿可测定颅内压、适量放出脑脊液后将降低颅内压力，起到治疗的作用。但腰穿易诱发脑疝，在严重颅高压时，需充分评估检查的危险性。

脑影像学检查是目前诊断颅内静脉窦及静脉血栓形成最常用的方法，也是明确诊断首选的方法，主要包括头颅 CT、MRI、MRV 和 DSA，分述如下。

头颅 CT 是急诊室最常用的检查，通常为诊断本病最早采用的影像学方法。颅内静脉窦及静脉血栓形成的患者可出现具有诊断意义的"束带征"、"高密度三角征"和"空 delta 征"，但阳性率不高。"束带征"是指在 CT 平扫上，可见致密血栓形成后显示出增粗的血管条索状影，如显示出静脉窦影称"高密度三角征"。"空 delta 征"是指发病 1 个月内的 CT 增强中，由于血栓形成可显示出造影剂的充盈缺损，多见于上矢状窦血栓形成。上述特异性直接征象仅见于约 1/3 的患者，其他一些非特异性的间接征象较为常见，包括不同程度的脑水肿、多灶性常伴出血的静脉性梗死、小脑室、大脑镰和幕强化。由于头颅 CT 特异性征象出现率低，没有经验的医生难以识别，约 30% 的患者 CT 检查可以完全正常，通常不能用以确诊静脉窦血栓形成。

头颅磁共振（MRI）与磁共振静脉成像（MRV）结合是目前公认诊断和随访颅内静脉窦及静脉血栓形成的首选影像学方法，除非进行磁共振检查有禁忌证。它可以显示血栓形成后继发的脑组织病理改变及其程度，MRV 还可直接显示静脉窦和血栓本身，又能反映血栓的病理基础及演变过程，尚可用于观察治疗效果。静脉窦血栓的 MRI 表现演变可分为四期：急性期（1～5d），T_2WI 低信号，T_1WI 等信号；亚急性期（5～20d），T_1WI、T_2WI 均呈高信号；慢性期为患者出现症状 3 周后，血栓信号于所有序列均下降且信号不均；第四期（后期）特征性表现为血管再通或血栓的长期存留。其中亚急性期的高信号是较为典型的表现，而其他时期则不典型。MRV 检查可见血栓形成的直接征象和间接征象。直接征象指病变初期可见有病变的静脉窦高信号影缺失，而静脉窦血流再通时则表现为边缘欠清晰且不规则的稍低的血流信号。间接征象为梗阻远端侧支循环血管建立或其他引流静脉异常扩张、颈内静脉压升高等。

由于脑静脉解剖变异比动脉更大，判读 MRV 时必须注意如下几点，避免出现误读、误判。正常 MRV 上矢状窦、直窦、大脑大静脉、横窦、乙状窦、颈内静脉均可 100% 显示，其他小静脉或静脉窦不能完全显示，在诊断较小静脉窦血栓时要注意；横窦以右侧优势为多见，左右等势的仅占 16%，在诊断横窦血栓形成时要注意；上矢状窦横断面呈三角形，前端逐渐变细、消失，由皮层静脉代替，这需要与血栓形成相鉴别；血流间隙易与血栓形成和肿瘤侵蚀相混淆，优势侧横窦、上矢状窦、直窦和 Galen 静脉很少发现流动间隙。当在这些部位发现流动间隙时，应高度怀疑是由于病理状态引起的。

DSA 可显示静脉窦血栓形成的部位、范围，以及静脉异常回流和代偿循环的情况，具有目前 CT 和 MRI 甚至 MRA 所不能替代的作用。对 MRV 显示较少的下矢状窦、大脑大静脉及大脑内静脉等较小静脉窦及静脉血栓的诊断还是存在一定的优势。但是 DSA 不能显示血栓本身，亦不能显示静脉窦血栓形成继发的脑组织的病理改变及其程度。操作具有创伤性并可能加重患者的颅内高压的危险性影响了其应用。多用于不能进行磁共振检查的患者，或准备进行血管内溶栓时。

六、诊断和鉴别诊断

颅内静脉窦及静脉血栓形成中除海绵窦血栓形成的临床表现比较特殊，可依据临床表现、原发病灶的存在而明确诊断。其他部位的血栓形成如影响多支静脉和静脉窦诊断易，单独的小静脉受累诊断困难，不能仅从临床表现诊断，必须结合神经影像学检查，明确诊断。

急性起病伴局灶神经系统症状的需与动脉系统卒中鉴别，慢性者需与脓肿或肿瘤鉴别。

急性突发头痛为主要表现时需要与特发性颅内压增高症、蛛网膜下腔出血鉴别。

意识改变为主要表现者需与脑炎、代谢性疾病鉴别。

海绵窦血栓形成需与导致一侧眼球突出和眼球运动受限的一些其他情况相鉴别。如眼眶内球后蜂窝组织炎、骨膜下脓肿、球后占位性病变、视神经孔处胶质瘤。双侧眼球突出需与甲状腺功能亢进鉴别。

七、治疗

颅内静脉窦及静脉血栓形成是多种病因引起的，临床表现不同的疾病。因其少见，大宗病例临床治疗研究报道不多，治疗时需坚持个体化的综合治疗原则。

1. 病因治疗

（1）感染性血栓形成：应积极控制感染及处理原发病灶，如面部疖肿、乳突炎、副鼻窦炎，抗生素的应用应遵循尽早、合理、足量、长疗程原则。抗生素的选择可依据细菌培养、血培养、脑脊液检查的结果，如病原菌不清，可选用广谱抗生素或两药联用。在抗生素应用的基础上，应彻底清除原发病灶，如疖肿切开排脓、乳突根治术等。

（2）非感染性血栓形成：也应在针对原发疾患治疗的基础上，尽力纠正脱水，增加血容量，降低血黏度，改善脑循环。

2. 对症治疗

（1）脑水肿颅内高压者应积极行脱水降颅压治疗，使用甘露醇降低颅内压；颅内压较高的患者应在大剂量抗生素使用的同时短期加用激素；使用乙酰唑胺抑制脑脊液分泌；可行腰椎穿刺适当放出脑脊液，颅高压危及生命时可行颞肌下减压术。

（2）癫痫发作者采用抗痫治疗，高热者物理降温，意识障碍者加强基础护理、支持治疗、预防并发症。

3. 抗凝治疗　目前尚没有标准化治疗方案。国内外倾向肝素抗凝治疗是安全、有效的，可列为脑静脉系统血栓形成的一线治疗方法。肝素可限制血栓发展，促进其溶解。及时给予抗凝治疗，可解除静脉闭塞，恢复血流再通，为获取最佳疗效、改善预后的最有效措施。静脉给予普通肝素与皮下注射低分子肝素最为常用，至今尚缺乏两者疗效比较的大规模临床试验研究资料。既往由于担心肝素使用可能导致继发性出血，其使用受到限制，近期的研究显示肝素治疗不良反应较少，相对安全，即使发生出血性梗死，也可谨慎应用。急性期后，如患者存在凝血障碍，尚需口服抗凝药物 3~6 个月，或更长，保持 INR 在 2~3 之间。

4. 局部溶栓　目前不主张全身性溶栓，主要采用导管经股静脉、颈静脉到达血栓形成处释放溶栓剂，同时通过机械力破坏血栓。t-PA 溶解纤维蛋白性血栓以及促进血管再通的效果均优于尿激酶，局部药物溶栓一般用于起病即为昏迷的患者，或使用足量抗凝药物病情仍在进展的患者。不良反应包括肺栓塞、再栓塞，目前尚没有大规模的临床试验结果和明确的治疗规范。

八、预防及预后

颅内静脉窦及静脉血栓形成死亡率在 5.5%~30%。大面积出血性梗死、难治性癫痫、败血症、肺动脉栓塞、恶液质是主要致死的原因。感染性血栓形成的死亡率较非感染性高。妊娠和产后患者如能早期诊断治疗，预后较好。颅内静脉窦及静脉血栓形成后遗症如肢体乏力、感觉障碍、精神异常、视觉丧失等约占 15%~25%；约 50% 左右的患者可没有明显的后遗症。由于其预后个体差别很大，有人称其为"全或无"的疾病。年龄（过大或过小）；昏迷；严重颅高压；小脑静脉、深静脉受累；病因为严重感染或恶性疾病；难控制癫痫；肺动脉栓塞；CT 显示出血性梗死的患者预后不良。长期随访显示癫痫为最常见的并发症。颅内静脉窦及静脉血栓形成复发率 12%；出现颅内静脉窦及静脉血栓形成的产妇可以再次妊娠，除自然流产外，少见其他并发症。

（何晓英）

第五章

脊髓疾病

第一节　急性脊髓炎

急性脊髓炎是非特异性炎症引起的脊髓白质脱髓鞘病变或坏死，导致急性横贯性脊髓损害，也称为急性横贯性脊髓炎，以病损水平以下肢体瘫痪、传导束性感觉障碍和尿便障碍为临床特征。

一、病因及分类

脊髓炎通常包括脊髓的感染性和非感染性炎症。主要包括病毒性脊髓炎，继发于细菌、真菌、寄生虫感染的脊髓炎，继发于原发性肉芽肿疾病的脊髓炎和非感染性脊髓炎等。若炎症限于灰质称为脊髓灰质炎；若为白质则为脊髓白质炎。若脊髓整个断面受累，称为横贯性脊髓炎；若病变多发，在脊髓长轴内充分伸展，则称播散性脊髓炎。根据病变的发展速度又可分为急性、亚急性和慢性脊髓炎。急性脊髓炎的症状在数天之内达极期；亚急性常在 2~6 周；而慢性则在 6 周以上。

本节主要讨论非感染性脊髓炎，它主要包括感染后和疫苗接种后脊髓炎、脱髓鞘性脊髓炎（急性多发性硬化）、亚急性坏死性脊髓炎和副肿瘤性脊髓炎等。本病的病因尚不清楚，多数患者在出现脊髓症状前 1~4 周有上呼吸道感染、发热、腹泻等病毒感染症状，但脑脊液未检出抗体，脊髓和脑脊液中未分离出病毒，可能与病毒感染后变态反应有关，并非直接感染所致，故称非感染性炎症型脊髓炎。

二、病理

本病可累及脊髓的任何节段。以胸髓（$T_3 \sim T_5$）最常见，其次为颈髓和腰髓。病损可为局灶性、横贯性等。肉眼可见受损节段脊髓肿胀、质地变软、软脊膜充血或有炎性渗出物，切面可见脊髓软化、边缘不整、灰白质界限不清。镜下显示髓内和软脊膜的血管扩张、充血，血管周围炎性细胞浸润，以淋巴细胞和浆细胞为主；灰质内神经细胞肿胀、碎裂和消失，尼氏体溶解；白质髓鞘脱失和轴突变性。病灶中可见胶质细胞增生。

三、临床表现

（一）感染后和疫苗接种后脊髓炎

急性起病，常在数小时至 2～3d 内发展至完全性截瘫。可发病于任何年龄，青壮年较常见，无性别差异，散在发病。病前数日或 1～2 周常有发热、全身不适或上呼吸道感染症状，可有过劳、外伤及受凉等诱因。首发症状多为双下肢麻木无力、病变节段束带感或根痛，进而发展为脊髓完全性横贯性损害（胸髓最常受累），病变水平以下运动、感觉和自主神经功能障碍。

（1）运动障碍：病变早期常见脊髓休克，表现截瘫、肢体肌张力低和腱反射消失，无病理征。休克期多为 2～4 周，脊髓损伤严重或有合并证，则休克期更长。休克期过后肌张力逐渐增高，腱反射亢进，出现病理征，肢体肌力由远端逐渐恢复。

（2）感觉障碍：病变节段以下所有感觉缺失，在感觉消失水平上缘可有感觉过敏区或束带样感觉异常，病变节段可有根痛或束带感。随病情恢复感觉平面可逐步下降，但较运动功能恢复慢。

（3）自主神经功能障碍：早期可有尿便潴留，但尿潴留时无膀胱充盈感，呈无张力性神经源性膀胱，膀胱充盈过度出现充盈性尿失禁；随着脊髓功能恢复，膀胱容量缩小，尿液充盈到 300～400ml 时自主排尿，称为反射性神经源性膀胱。还可有受损平面以下无汗或少汗、皮肤脱屑和水肿、指甲松脆和角化过度等。

如脊髓病损由较低节段向上发展。瘫痪和感觉障碍由下肢迅速波及上肢或延髓支配肌群，出现呼吸肌瘫痪、吞咽困难、构音障碍，则为急性上升性脊髓炎。其特点是起病急骤，病变迅速进展，病情危重，甚至导致死亡。

（二）脱髓鞘性脊髓炎

多为急性多发性硬化，其临床表现与感染后脊髓炎相似，但临床表现倾向于慢性，病情常超过 1～3 周，甚至更长。可无明显前驱感染。临床常表现为从骶部向身体的一侧或双侧扩散的麻木，同时伴下肢无力或瘫痪，之后出现尿便障碍。感觉障碍水平不明显或有 2 个平面。

四、辅助检查

（一）腰穿

CSF 压力正常，外观无色透明，细胞数、蛋白含量正常或轻度增高，淋巴细胞为主，糖、氯化物正常。压颈试验通畅，少数病例可有不完全梗阻。

（二）电生理检查

（1）视觉诱发电位（VEP）正常，可与视神经脊髓炎及 MS 鉴别。

（2）下肢体感诱发电位（SEP）波幅可明显减低；运动诱发电位（MEP）异常，可作为判断疗效和预后的指标。

（3）肌电图呈失神经改变。

（三）影像学检查

（1）脊柱 X 线平片正常。

（2）MRI 典型显示病变部脊髓增粗，病变节段髓内多发片状或斑点状病灶，呈 T_1 低信号、T_2 高信号，强度不均，可有融合。有的病例可无异常。

五、诊断及鉴别诊断

（一）诊断

根据急性起病，迅速进展为脊髓横贯性或播散性损害，常累及胸髓。病变水平以下运动、感觉和自主神经功能障碍。结合脑脊液和 MRI 检查可以确诊。

（二）鉴别诊断

需与以下疾病鉴别：与急性硬脊膜外脓肿、脊柱结核或转移性肿瘤相鉴别见表 5-1。

表 5-1　急性脊髓炎与急性硬脊膜外脓肿、脊柱结核或转移性肿瘤相鉴别表

	急性脊髓炎	急性硬膜外脓肿	脊柱结核或肿瘤
前驱症状	有上呼吸道感染或疫苗接种史	有其他部位的化脓感染	脊柱结核常有低热、乏力等症状，肿瘤常无前驱症状
全身症状	轻	重	轻或无
起病形式急，数小时至数天	急，24h~1 周	较缓，数周至数月	
背痛	无或较轻	剧烈，可扩展至邻近节段	持续隐痛，不扩散
脊柱压痛	无或轻	明显	较明显
感觉缺失	传导束型感觉障碍，感觉平面清楚	传导束型感觉障碍，感觉平面不清楚	传导束型感觉障碍，从远端开始减退，常不对称
括约肌功能障碍	早期出现	较早	出现晚
CSF	正常或轻度细胞增高	细胞、蛋白增高	细胞正常、蛋白增高
X 线片	正常	可无明显异常	脊柱结核可见椎体破坏、椎间隙变窄，椎旁寒性脓肿；肿瘤可见椎体破坏
脊髓造影	可正常	可见椎管阻塞，髓外硬膜外压迫	可见椎管阻塞，髓外压迫

1. 视神经脊髓炎　如患者首先出现脊髓病损，则很难预测是否为视神经脊髓炎。能常规进行视觉诱发电位、MRI 检查则有利于鉴别。

2. 脊髓出血　多由脊髓外伤或血管畸形引起。起病急骤，迅速出现剧烈背痛、截瘫和括约肌功能障碍。腰穿 CSF 为血性，脊髓 CT 可见出血部位高密度影，脊髓 DSA 可发现脊髓血管畸形。

六、治疗

本病无特效治疗，主要采取减轻脊髓损害、防治并发症及促进功能恢复等治疗。

（一）药物治疗

1. 肾上腺皮质激素　目的是减轻可能致病的免疫反应，减轻脊髓损害。急性期可应用

大剂量甲泼尼龙短程疗法，500~1 000mg 静脉滴注，1 次/d，连用 3~5d，控制病情发展；或用地塞米松 10~20mg 静脉滴注，1 次/d，10~20d 为一疗程；用上述两药后可改用泼尼松口服，40~60mg/d，维持 4~6 周后或随病情好转逐渐减量停药。

2. 免疫球蛋白　急性上升性脊髓炎或横贯性脊髓炎急性期应立即使用，成人用量 0.4g/（kg·d），静脉滴注，连用 3~5d 为一疗程。

3. 抗生素　防治泌尿道或呼吸道的感染。

4. 其他　如 B 族维生素、神经细胞保护剂、扩血管药物的应用可有助于神经功能恢复。

（二）对症治疗

急性上升性脊髓炎和高颈段脊髓炎可发生呼吸肌麻痹：轻度呼吸困难可用化痰药和超声雾化吸入，重症呼吸困难者应及时注意保持呼吸道通畅，必要时气管切开，用呼吸机辅助呼吸。

（三）加强护理，注意预防或减少并发症

（1）勤翻身、叩背，防止坠积性肺炎；瘫痪肢体应保持功能位，防止肢体痉挛和关节挛缩。

（2）在骶尾部、足跟及骨隆起处放置气圈，保持皮肤干燥清洁，经常按摩皮肤，活动瘫痪肢体，防止褥疮发生；皮肤发红可用酒精或温水轻揉，涂以 3.5% 安息香酊；已发生褥疮者应局部换药并加强全身营养，促进愈合；忌用热水袋以防烫伤。

（3）排尿障碍应留置尿管，定期膀胱冲洗，注意预防尿路感染。

（4）高位脊髓炎吞咽困难应鼻饲饮食。

（四）患者的早期康复训练

对肢体功能恢复及生活质量的提高有十分重要的意义。可采取肢体被动活动和按摩，改善肢体血液循环，促进肌力的恢复，并鼓励患者尽早主动活动。对于遗留痉挛性瘫痪的可口服巴氯芬，也可采取适当的康复性手术治疗。

七、预后

本病的预后与病情严重程度有关。无合并证者通常 3~6 个月可基本恢复，生活自理。合并泌尿系感染、褥疮、肺炎常影响恢复，导致恢复时间延长，遗留后遗症。完全性截瘫 6 个月后肌电图仍为失神经改变、MRI 显示髓内广泛信号改变、病变范围多于 10 个脊髓节段者预后不良。急性上升性脊髓炎和高颈段脊髓炎预后差，可死于呼吸循环衰竭。约 10% 的患者可演变为多发性硬化或视神经脊髓炎。

（何晓英）

第二节　脊髓压迫症

脊髓压迫症是椎管内占位性病变或脊柱、脊髓的多种病变引起脊髓压迫，随病变进展出现脊髓半切综合征和横贯性损害及椎管梗阻，脊神经根和血管可不同程度受累。

一、临床表现

（一）急性脊髓压迫症

病情进展迅速，常于数小时至数日内脊髓功能完全丧失。多表现脊髓横贯性损害，出现病变平面以下运动、感觉、自主神经功能缺失症状和体征，可有脊髓休克。

（二）慢性脊髓压迫症

病情缓慢进展，临床上髓外与髓内病变表现完全不同。髓外压迫病变通常可分为 3 期。根痛期，表现为神经根痛及脊膜的刺激症状；脊髓部分受压期，表现为脊髓半切综合征的临床表现；脊髓完全受压期，出现脊髓完全横贯性损害的症状和体征。

主要症状和体征有以下几种：

（1）神经根症状：病变较小，压迫尚未及脊髓，主要表现是根性痛或局限性运动障碍。根性痛是早期病变刺激引起沿受损后根分布的自发性疼痛，疼痛剧烈难忍，改变体位可使症状减轻或加重，有时出现相应节段束带感。脊髓腹侧病变使前根受压，早期可出现前根刺激症状，支配肌群出现肌束颤动，以后出现肌无力或肌萎缩。

（2）感觉障碍：传导束性感觉障碍，一侧脊髓受压出现同侧病变水平以下深感觉障碍，对侧痛温觉障碍；脊髓前部受压出现病变水平以下双侧痛温觉丧失，触觉存在；脊髓后部受压出现病变水平以下深感觉障碍；晚期表现脊髓横贯性损害，病变水平以下各种感觉缺失。

（3）运动障碍：一侧锥体束受压引起病变以下同侧肢体痉挛性瘫痪，双侧锥体束受压初期双下肢呈伸直样痉挛性瘫痪，晚期呈屈曲样痉挛性瘫痪。

（4）反射异常：受压节段后根、前根或前角受累时出现病变节段腱反射减弱或缺失；腹壁反射和提睾反射缺失；锥体束受累出现损害平面以下腱反射亢进并出现病理反射。

（5）自主神经症状：圆锥以上病变早期出现尿潴留和便秘，晚期出现反射性膀胱；圆锥、马尾病变出现尿便失禁。病变水平以下血管运动和泌汗功能障碍。

（6）脊膜刺激症状：多因硬膜外病变引起，表现为脊柱局部自发痛、叩击痛，活动受限如颈部抵抗和直腿抬高试验阳性等。

二、辅助检查

欲确定病变的节段、性质及压迫程度，除根据临床神经系统的症状、体征外，常常需借助于适当的辅助检查。

（一）脑脊髓检查

脑脊液常规、生化检查及动力学变化对确定脊髓压迫症和脊髓受压的程度很有价值。椎管严重梗阻时脑脊液蛋白 – 细胞分离，细胞数正常，蛋白含量超过 10g/L 时，黄色的脑脊液流出后自动凝结，称为 Froin 征。

（二）影像学检查

（1）脊柱 X 线平片：可发现脊柱骨折、脱位、错位、结核、骨质破坏及椎管狭窄。

（2）CT 及 MRI：能清晰显示脊髓压迫的影像，尤其是 MRI 可提供脊髓病变部位、上下缘界线及性质等。

（3）椎管造影及核素扫描：前者可显示椎管梗阻界面，后者做脊髓全长扫描能较准确判断阻塞部位。

三、鉴别诊断

(一) 急性脊髓炎

急性起病,病前多有感染病史,数小时或数日后出现脊髓横贯性损害,急性期脑脊液动力学试验一般无梗阻,脊髓MRI有助于鉴别。

(二) 脊髓空洞症

起病隐袭,病程时间长,典型表现为病损节段支配区皮肤分离性感觉障碍。MRI可显示脊髓内长条形空洞。

(三) 亚急性联合变性

多呈缓慢起病、出现脊髓后索、侧索及周围神经损害体征。血清中维生素 B_{12} 缺乏、有恶性贫血者可确定诊断 (表5-2)。

表5-2　髓内、髓外硬膜内及硬膜外病变的鉴别

	髓内病变	髓外硬膜内病变	硬膜外病变
早期症状	多为双侧	自一侧,很快进展为双侧	多从一侧开始
根痛	少见,部位不明确	早期常有,剧烈,部位明确	早期可有
感觉障碍	分离性	传导束性,开始为一侧	多为双侧传导束性
痛温觉障碍	自上向下发展,头侧重	自下向上发展,尾侧重	双侧自下向上发展
脊髓半切综合征	少见	多见	可有
节段性肌无力和萎缩	早期出现,广泛明显	少见,局限	少见
锥体束征	不明显	早期出现,多自一侧开始	较早出现,多为双侧
括约肌功能障碍	早期出现	晚期出现	较晚期出现
棘突压痛、叩痛	无	较常见	常见
椎管梗阻	晚期出现,不明显	早期出现,明显	较早期出现,明显
脑脊液蛋白增高	不明显	明显	较明显
脊柱X线平片改变	无	可有	明显
脊髓造影充盈缺损	脊髓梭形膨大	杯口状	锯齿状
MRI	脊髓梭形膨大	髓外肿块及脊髓移位	硬膜外肿块及脊髓移位

四、治疗方法

(1) 脊髓压迫症的治疗原则是尽快去除病因,可行手术治疗者应及早进行,如切除椎管内占位性病变;恶性肿瘤或转移癌可酌情手术、放疗或化疗。

(2) 急性脊髓压迫更需抓紧时机,在起病6h内减压,如硬脊膜外脓肿应紧急手术并给予足量抗生素,脊柱结核在行根治术同时给予抗结核治疗。

(3) 瘫痪肢体应积极进行康复治疗及功能训练,长期卧床者应防治泌尿系感染、压疮、肺炎和肢体挛缩等并发症。

五、预后

脊髓压迫症预后的影响因素很多，如病变性质、治疗时机及脊髓受损程度等。髓外硬膜内肿瘤多为良性，手术彻底切除预后良好；髓内肿瘤预后较差。通常受压时间愈短，脊髓功能损害愈小，愈可能恢复。急性脊髓压迫因不能充分发挥代偿功能，预后较差。

（何晓英）

第三节　脊髓空洞症

脊髓空洞症一种慢性进行性的脊髓变性疾病，是由于不同原因导致在脊髓中央管附近或后角底部有胶质增生或空洞形成的疾病。空洞常见于颈段，某些病例，空洞向上扩展到延髓和脑桥（称之为延髓空洞症），或向下延伸至胸髓甚至腰髓。由于空洞侵及周围的神经组织而引起受损节段的分离性感觉障碍、下运动神经元瘫痪，以及长传导束动能障碍与营养障碍。

一、病因和发病机制

脊髓空洞症与延髓空洞症的病因和发病机制目前尚未完全明确，概括起来有以下 4 种学说。

（一）脑脊液动力学异常

早在 1965 年，由 Gardner 等人认为由于第四脑室出口区先天异常，使正常脑脊液循环受阻，从而使得由脉络膜丛的收缩搏动产生的脑脊液压力搏动波通过第四脑室向下不断冲击，导致脊髓中央管逐渐扩大，最终形成空洞。支持这一学说的证据是脊髓空洞症常伴发颅颈交界畸形。其他影响正常脑脊液循环的病损如第四脑室顶部四周软脑膜的粘连也可伴发脊髓空洞症。通过手术解决颅颈交界处先天性病变后，脊髓空洞症所引起的某些症状可以获得改善。但是这种理论不能解释某些无第四脑室出口处阻塞或无颅颈交界畸形的脊髓空洞症，也不能解释空洞与中央管之间并无相互连接的病例。也有人认为传送到脊髓的搏动压力波太小，难以形成空洞。因此，他们认为空洞的形成是由于压力的影响，脑脊液从蛛网膜下隙沿着血管周围间隙（Virchow - Robin 间隙）或其他软脊膜下通道进入脊髓内所造成。

（二）先天发育异常

由于胚胎期神经管闭合不全或脊髓中央管形成障碍，在脊髓实质内残留的胚胎上皮细胞缺血、坏死而形成空洞。支持这一学说的证据是脊髓空洞症常伴发其他先天性异常，如颈肋、脊柱后侧突、脊椎裂、脑积水、Klippel - Feil 二联征（两个以上颈椎先天性融合）、先天性延髓下疝（Arnol - Chiari 畸形）、弓形足等。临床方面也不断有家族发病的报道。但该学说的一个最大缺陷在于空洞壁上从未发现过胚胎组织，故难以形成定论。

（三）血液循环异常

该学说认为脊髓空洞症是继发于血管畸形、脊髓肿瘤囊性变、脊髓损伤、脊髓炎伴中央软化、蛛网膜炎等而发生的。引起脊髓血液循环异常，产生髓内组织缺血、坏死、液化，形成空洞。

（四）继发于其他疾病

临床上屡有报道，脊髓空洞症继发于脊柱或脊髓外伤、脊髓内肿瘤、脊髓蛛网膜炎、脊髓炎以及脑膜炎等疾病。因脊髓中央区是脊髓前后动脉的交界区，侧支循环差，外伤后该区易坏死软化形成空洞，常由受伤部的脊髓中央区（后柱的腹侧，后角的内后方）起始并向上延伸。脊髓内肿瘤囊性变可造成脊髓空洞症。继发性脊髓蛛网膜炎患者，可能由于炎症粘连、局部缺血和脑脊液循环障碍，脑脊液从蛛网膜下隙沿血管周围间隙进入脊髓内，使中央管扩大形成空洞。脊髓炎时由于炎症区脱髓鞘、软化、坏死，严重时坏死区有空洞形成。

目前，多数学者认为脊（延）髓空洞症不是单一病因所造成的一个独立病种，而是由多种致病因素造成的综合征。

二、病理

空洞较大时病变节段的脊髓外形可增大，但软膜并不增厚。空洞内有清亮液体填充，其成分多与脑脊液相似。有的空洞内含黄色液体，其蛋白增高，连续切片观察，空洞最常见于颈膨大，常向胸髓扩展，腰髓较少受累。偶见多发空洞，但互不相通。典型的颈膨大空洞多先累及灰质前连合，然后向后角扩展，呈"U"字形分布。可对称或不对称地侵及前角，继而压迫脊髓白质。空洞在各平面的范围可不相同，组织学改变在空洞形成早期，其囊壁常不规则，有退变的神经胶质和神经组织。如空洞形成较久，其周围有胶质增生及肥大星形细胞，形成致密的囊壁（1～2mm 厚，部分有薄层胶原组织包绕）。当空洞与中央管交通时，部分空洞内壁可见室管膜细胞覆盖。

空洞亦可发生在延髓，通常呈纵裂状，有时仅为胶质瘢痕而无空洞。延髓空洞有下列 3 种类型：①裂隙从第四脑室底部舌下神经核外侧向前侧方伸展，破坏三叉神经脊束核、孤束核及其纤维；②裂隙从第四脑室中缝扩展，累及内侧纵束；③空洞发生在锥体和下橄榄核之间，破坏舌下神经纤维。上述改变以①、②型多见，③型罕见。延髓空洞多为单侧，伸入脑桥者较多，伸入中脑者罕见。延髓空洞尚可侵犯网状结构，第 X、XI、XII 脑神经及核，前庭神经下核至内侧纵束的纤维，脊髓丘系以及锥体束等。

脑桥空洞常位于顶盖区，可侵犯第 VI、VII 脑神经核和中央顶盖束。

Barnett 等根据脊髓空洞症的病理改变及可能机制，将其分为 4 型。

（1）脊髓空洞伴孟氏孔阻塞和中央管扩大

1）伴 I 型 Chiari 畸形。

2）伴颅后窝囊肿、肿瘤、蛛网膜炎等造成孟氏孔阻塞。

（2）脊髓空洞不伴孟氏孔阻塞（自发型）。

（3）继发性脊髓空洞：脊髓肿瘤（常为髓内）、脊髓外伤、脊蛛网膜炎、硬脊膜炎、脊髓压迫致继发性脊髓软化。

（4）真性脊髓积水，常伴脑积水。

三、临床表现

发病年龄通常为 20～30 岁，偶尔发生于儿童期或成年以后，文献中最小年龄为 3 岁，最大为 70 岁。男性与女性比例为 3∶1。

（一）脊髓空洞症

病程进行缓慢，最早出现的症状常呈节段性分布，首先影响上肢。当空洞逐渐扩大时，由于压力或胶质增生的作用，脊髓白质内的长传导束也被累及，在空洞水平以下出现传导束型功能障碍。两个阶段之间可以间隔数年。

（1）感觉症状：由于空洞时常始于中央管背侧灰质的一侧或双侧后角底部，最早症状常是单侧的痛觉、温度觉障碍。如病变侵及前连合时可有双侧的手部、臂部尺侧或一部分颈部、胸部的痛、温觉丧失，而触觉及深感觉完整或相对地正常，称为分离性感觉障碍。患者常在手部发生灼伤或刺、割伤后才发现痛、温觉的缺损。以后痛、温觉丧失范围可以扩大到两侧上肢、胸、背部，呈短上衣样分布。如向上影响到三叉丘脑束交叉处，可以造成面部痛、温觉减退或消失，包括角膜反射消失。许多患者在痛、温觉消失区域内有自发性的中枢痛。晚期后柱及脊髓丘脑束也被累及，造成病变水平以下痛、温、触觉及深感觉的感觉异常及不同程度的障碍。

（2）运动障碍：前角细胞受累后，手部小肌肉及前臂尺侧肌肉萎缩，软弱无力，且可有肌束颤动，逐渐波及上肢其他肌肉、肩胛肌以及一部分肋间肌。腱反射及肌张力减低。以后在空洞水平以下出现锥体束征、肌张力增高及腱反射亢进、腹壁反射消失、Babinskin 征呈阳性。空洞内如果发生出血，病情可突然恶化。空洞如果在腰骶部，则在下肢部位出现上述的运动及感觉症状。

（3）营养性障碍及其他症状：关节的痛觉缺失引起关节磨损、萎缩和畸形，关节肿大，活动度增加，运动时有摩擦音而无痛觉，称为夏科（Charcot）关节。在痛觉消失区域，表皮的烫伤及其他损伤可以造成顽固性溃疡及瘢痕形成。如果皮下组织增厚、肿胀及异样发软，伴有局部溃疡及感觉缺失时，甚至指、趾末端发生无痛性坏死、脱失，称为 Mervan 综合征。颈胸段病变损害交感神经通路时，可产生颈交感神经麻痹（Homner）综合征。病损节段可有出汗功能障碍，出汗过多或出汗减少。晚期可以有神经源性膀胱以及大便失禁现象。其他如脊柱侧突、后突畸形、脊柱裂、弓形足等亦属常见。

（二）延髓空洞症

由于延髓空洞常不对称，症状和体征通常为单侧型。累及疑核可造成吞咽困难及呐吃、软腭与咽喉肌无力、悬雍垂偏斜；舌下神经核受影响时造成伸舌偏向患侧，同侧舌肌萎缩伴有肌束颤动；如面神经核被累及时可出现下运动神经元型面瘫；三叉神经下行束受累时造成同侧面部感觉呈中枢型痛、温觉障碍；侵及内侧弓状纤维则出现半身触觉、深感觉缺失；如果前庭小脑通路被阻断可引起眩晕，可能伴有步态不稳及眼球震颤；有时也可能出现其他长传导束征象，但后者常与脊髓空洞症同时存在。

四、辅助检查

（一）腰椎穿刺及奎肯试验

一般无异常发现。如空洞较大则偶可导致脊腔部分梗阻引起脑脊液蛋白含量增高。

（二）X 线检查

可发现骨骼 Charcot 关节、颈枕区畸形及其他畸形。

（三）延迟脊髓 CT 扫描（DMCT）

即在蛛网膜下隙注入水溶性阳性造影剂，延迟一定时间，分别在注射后 6h、12h、18h 和 24h 再行脊髓 CT 检查，可显示出高密度的空洞影像。

（四）磁共振成像（MRI）

是诊断本病最准确的方法。不仅因为其为无创伤检查，更因其能多平面、分节段获得全椎管轮廓，可在纵、横断面上清楚显示出空洞的位置及大小、累及范围、与脊髓的对应关系等，以及是否合并 Arnol - Chiari 畸形，以鉴别空洞是继发性还是原发性，有助于选择手术适应证和设计手术方案。

（五）肌电图

上肢萎缩肌肉有失神经表现，但在麻木的手部，感觉传导速度仍正常，是因病变位于后根神经节的近端之故。

五、诊断与鉴别诊断

（一）诊断

成年期发病，起病隐袭，缓慢发展，临床表现为节段性分布的分离性感觉障碍，手部和上肢的肌肉萎缩，以及皮肤和关节的营养障碍。如合并有其他先天性缺陷存在，则不难做出诊断。MRI 检查可确诊。

（二）鉴别诊断

本病须与下列疾病鉴别：

1. 脊髓内肿瘤　可以类似脊髓空洞症，尤其是位于下颈髓时。但肿瘤病变节段短，进展较快，膀胱功能障碍出现较早，而营养性障碍少见，脑脊液蛋白含量增高，可以与本病相区别。对疑难病例可做脊髓造影和 MRI 鉴别。

2. 颈椎骨关节病　可出现手部及上肢的肌肉萎缩，但根痛常见，感觉障碍为呈根性分布而非节段性分布的分离性感觉障碍。可行颈椎摄片，必要时做 CT 和 MRI 检查可明确诊断。

3. 肌萎缩性侧索硬化症　不容易与脊髓空洞症相混淆，因为它不引起感觉异常或感觉缺失。

4. 脑干肿瘤　脊髓空洞症合并延髓空洞症时，需要与脑干肿瘤鉴别。脑干肿瘤好发于 5～15 岁儿童，病程较短，开始常为脑桥下段症状而不是延髓症状，临床表现为展神经、三叉神经麻痹，且可有眼球震颤等；其后随肿瘤长大而有更多的脑神经麻痹症状，出现交叉性瘫痪。如双侧脑干肿瘤则出现双侧脑神经麻痹及四肢瘫。疾病后期可出现颅内压力增高等，可与延髓空洞症相鉴别。

5. 麻风　虽可有上肢肌萎缩与麻木，但无分离性感觉障碍，所有深浅感觉均消失，且常可摸到粗大的周围神经（如尺神经、桡神经及臂丛神经干），有时可见到躯干上有散在的脱色素斑、手指溃疡等，不难鉴别。

六、治疗

本病目前尚无特殊疗法，可从以下几方面着手。

（一）支持治疗

一般对症处理，如给予镇痛药、B族维生素、三磷酸腺苷、辅酶A、肌苷等。痛觉消失者应防止烫伤或冻伤。加强护理，辅助按摩、被动运动、针刺治疗等，防止关节挛缩。

（二）放射治疗

对脊髓病变部位进行照射，可缓解疼痛，可用深部X线疗法或放射性核素^{131}I疗法，以后者较好。方法有：

（1）口服法。先用复方碘溶液封闭甲状腺，然后空腹口服钠^{131}I溶液50~200μCi，每周服2次，总量500μCi为1个疗程，2~3个月后重复疗程。

（2）椎管注射法。按常规做腰椎穿刺，取头低位15°，穿刺针头倾向头部，注射无菌钠^{131}I镕液0.4~1.0μCi/ml，15d 1次，共3或4次。

（三）手术治疗

对Chairi畸形、扁平颅底、第四脑室正中孔闭锁等情况可采用手术矫治。凡空洞/脊髓的比值>30%者，有手术指征。手术的目的在于：

（1）纠正伴同存在的颅骨及神经组织畸形。

（2）椎板及枕骨下减压。

（3）对张力性空洞，可行脊髓切开和空洞—蛛网膜下隙分流术或空洞—腹膜腔分流术。

（四）中药治疗

有人采用补肾活血汤加减治疗该病，据报道有效。但至少持续服药3个月以上，否则疗效不佳。

七、预后

本病进展缓慢，如能早期治疗，部分患者症状可有不同程度缓解。少数患者可停止进展，迁延数年至数十年无明显进展。部分患者进展至瘫痪而卧床不起，易发生并发症，预后不良。

（耿　娜）

第四节　脊髓血管疾病

一、概念

脊髓血管疾病分为缺血性、出血性及血管畸形3类。发病率低于脑血管疾病，脊髓内结构紧密，较小的血管损害造成严重的后果。

二、病因及发病机制

（一）缺血性脊髓病

心肌梗死、心脏停搏、主动脉破裂、主动脉造影、胸腔和脊柱手术等引起的严重低血压，以及动脉粥样硬化、梅毒性动脉炎、肿瘤、蛛网膜粘连均可导致。

（二）出血性脊髓疾病

椎管内出血主要的原因是外伤。脊髓动静脉畸形、血管瘤、血液病、抗凝治疗和肿瘤等可引起自发性出血。

（三）脊髓血管畸形

是先天性血管发育异常，压迫、缺血、血栓形成及出血等导致脊髓功能受损，约1/3合并皮肤血管瘤、颅内血管畸形和脊髓空洞症等。

三、病理

脊髓对缺血耐受力较强，轻度间歇性供血不足不会造成脊髓明显损害，完全缺血15min以上造成脊髓不可逆损伤。脊髓前动脉血栓形成最常见于血供薄弱的颈胸段；脊髓后动脉左、右各一，形成血栓少见。

脊髓梗死可致神经细胞变性、坏死，灰白质软化、组织疏松和血管周围淋巴细胞浸润；晚期血栓机化，被纤维组织取代并有血管再通。脊髓内出血常侵及数个节段，中央灰质居多；脊髓外出血形成血肿或血液进入蛛网膜下腔，出血灶周围组织水肿、瘀血及继发神经组织变性。脊髓的任段都可发生脊髓血管畸形，是由扩张迂曲的异常血管形成网状血管团及其上下方的供血动引流静脉组成。

四、临床表现

（一）缺血性疾病

1. 脊髓短暂性缺血发作（spinal TIA）

（1）突然发作，持续时间短暂，可完全恢复，不遗留任何后遗症。

（2）典型表现：间歇性跛行和下肢远端发作性无力，休息或使用血管扩张剂后缓解。

（3）或仅有自发性下肢远端发作性无力，反复发作，可自行缓解，间歇期症状消失。

2. 脊髓梗死　卒中样起病，脊髓症状常在数分钟或数小时达到高峰。

（1）脊髓前动脉综合征。①中胸段或下胸段多见；②首发症状突然出现病损水平相应部位根或弥漫性疼痛，短时间内发生弛缓性瘫痪；③脊髓休克期过后转变为痉挛性瘫；④感觉障碍导束型，痛温觉缺失而深感觉保留；⑤尿便障碍较明显。

（2）脊髓后动脉综合征。①脊髓后动脉极少闭塞，因侧支循环良好，即使发生症状也较轻复较快；②急性根痛；③病变水平以下深感觉缺失和感觉性共济失调；④痛温觉和肌力保⑤括约肌功能常不影响。

（3）中央动脉综合征。①病变水平相应节段下运动神经元性瘫；②肌张力减低、肌萎缩；⑨多无感觉障碍和锥体束损害。

（二）出血性疾病

（1）急性横贯性脊髓损害表现：硬膜外、硬膜下和脊髓内出血，均可骤然出现剧烈的背痛、截瘫、括约肌功能障碍、病变水平以下感觉缺失等。

（2）硬膜下血肿比硬膜外血肿：少见。

（3）脊髓蛛网膜下腔出血：急骤的颈背痛、脑膜刺激征和截瘫等。

（4）脊髓表面血管破裂：可能只有背痛而无脊髓受压表现。

（三）血管畸形

（1）血管：动脉性及静脉性罕见，多为动静脉畸形所致。

（2）部位：多见于胸腰段，其次为中胸段，颈段少见。

（3）年龄和性别：多在 45 岁前发病，约半数在 14 岁前发病，男女之比为 3 : 1。

（4）发病特点：多见缓慢起病，亦可为间歇性病程，有症状缓解期；突然发病者由畸形血管破裂所致。

（5）首发症状：多为急性疼痛，表现不同程度截瘫，根性或传导束性感觉障碍。

（6）脊髓半切综合征：脊髓半侧受累。

（7）括约肌功能障碍：早期为尿便困难，晚期则失禁。

（8）单纯脊髓蛛网膜下腔出血：少数患者出现。

五、辅助检查

（一）脑脊液检查

脊髓蛛网膜下腔出血 CSF 呈血性；椎管梗阻时 CSF 蛋白量增高，压力低。

（二）CT 和 MRI

可显示脊髓局部增粗、出血、梗死，增强后发现血管畸形。脊髓造影确定血肿部位、血管畸形位置和范围。选择性脊髓动脉造影对确诊脊髓血管畸形最有价值，明确显示畸形血管大小、范围、类型及与脊髓的关系。

六、诊断及鉴别诊断

（一）诊断

（1）脊髓血管病的临床表现复杂，缺乏特异性检查手段。

（2）依据动脉硬化、外伤、血压波动等，配合脊髓影像学和脑脊液检查确诊缺血性病变。

（二）鉴别诊断

（1）脊髓间歇性跛行：应与血管性间歇性跛行鉴别，后者皮温低、足背动脉搏动减弱或消失，超声多普勒检查有助于鉴别。

（2）急性脊髓炎：表现急性起病的横贯性脊髓损害，病前多有前驱感染史或接种史，起病不如血管病快，CSF 细胞数可增加。

七、治疗

（一）治疗原则

缺血性脊髓血管病与缺血性脑血管病治疗相似，应用血管扩张剂及促进神经功能恢复的药物，低血压者纠正血压，疼痛明显者可给予镇静止痛剂。

（二）手术治疗

硬膜外或硬膜下血肿应紧急手术以清除血肿，解除脊髓压迫。

（三）病因治疗

其他类型椎管内出血应使用脱水剂、止血剂等；脊髓血管畸形可行血管结扎、切除或介入栓塞治疗。

（四）护理及康复

截瘫患者应加强护理，防止合并证如褥疮和尿路感染等；急性期过后或病情稳定后应尽早开始肢体功能训练及康复治疗。

（龙海丽）

第五节　脊髓亚急性联合变性

脊髓亚急性联合变性（SCD），是由于胃黏膜内因子的缺乏，胃肠道内维生素 B_{12} 吸收不良所引起的神经系统变性疾病，又称维生素 B_{12} 缺乏症。通常与恶性贫血一起伴发。其主要的病理变化是脊髓后索与侧索白质变性，但本病的损害不限于脊髓，周围神经、视神经及大脑半球也可发生改变。临床主要表现为下肢深感觉缺失、感觉性共济失调、痉挛性截瘫和周围神经病变。

一、病因与发病机制

亚急性联合变性的病因与维生素 B_{12} 缺乏相关。维生素 B_{12} 是人体核蛋白合成过程中所必需的两种酶——甲硫氨酸合酶和甲基丙二酰辅酶 A 变位酶的重要辅助因子。当其缺乏时会影响脱氧核糖核酸（DNA）和核糖核酸（RNA）的合成。同时，叶酸的代谢与维生素 B_{12} 也有密切关系，同样影响 DNA 的合成。其结果是直接影响骨髓和胃黏膜等组织进行细胞分裂而致贫血及胃肠道症状，成人神经细胞不再进行有丝分裂、髓鞘合成的某种缺陷致神经轴突变性，特别容易累及脊髓后、侧索。故本病有时与恶性贫血并存，在白种人中尤为常见，而我国则相对少见。

正常人维生素 B_{12} 的贮存量很大，每日对维生素 B_{12} 的需求很少（仅 $1\sim2\mu g$），通常维生素 B_{12} 缺乏很少见。摄入的维生素 B_{12} 经与胃液中的内因子结合成为稳定的复合物，才不被肠道细菌利用，而在回肠远端吸收。在维生素 B_{12} 的摄取、释放、吸收、结合和运转中的任一环节发生障碍都可引起维生素 B_{12} 缺乏。常见原因有：①营养不足或需要增加；②吸收障碍，如内因子缺乏，见于萎缩性胃炎、胃癌、胃大部切除术后、幽门梗阻等；③小肠疾患，如原发性或继发性小肠吸收不良综合征、节段性回肠炎或回肠切除术后等；④药物影响，如依地酸钙钠，新霉素等可影响维生素 B_{12} 在小肠内的吸收；⑤绦虫病等；⑥血液中转钴胺蛋白缺乏。

二、病理

主要病变为脊髓的后索与侧索白质和周围神经的缓慢髓鞘脱失和轴突变性，严重病例可累及视神经和大脑白质。这种变性的起初在脊髓上呈散在的海绵状，周围神经有髓鞘断裂，脑内可发生小的髓鞘变性灶，以粗大的神经纤维损害为重。

三、临床表现

本病多见于中年以上者。男女发病无差异，呈亚急性或慢性起病。多数患者在神经症状出现时伴有贫血，表现为倦怠、乏力、腹泻和舌炎等。但也有部分患者神经症状先于贫血。神经系统的初始症状见于肢体远端，足趾、足和手指末端感觉异常，如针刺感、麻木感和烧灼感等。随着病情进展，因后索病变导致深感觉障碍而出现步态不稳（感觉性共济失调）。周围神经受累表现为肢体无力、肌张力减退及腱反射减退或消失。腿部肌肉有压痛，四肢远端痛、温觉减退，呈手套、袜子样分布，提示存在周围神经病变。侧索受损出现腱反射亢进，锥体束征阳性和痉挛性不全截瘫。括约肌功能障碍及阳痿出现较晚。屈颈时可出现一阵阵由背脊向四肢放射的触电感。累及视神经和大脑神经时可出现如易激惹、抑郁、幻觉和认知功能减退及味觉、嗅觉的改变。近年来，由于有效和及时的予以治疗，精神症状出现的概率已大大减少。

四、辅助检查

少数病例可有脑脊液蛋白增高，注射组胺做胃液分析可发现有抗组胺的胃液缺乏，周围血象及骨髓涂片可发现巨细胞性低色素贫血，血清维生素 B_{12} 降低，血清甲基丙二酸和半胱氨酸吸收增高。Schilling 试验（口服放射性核素[57]Co 标记的维生素 B_{12} 测定其尿、粪中的排泄物含量）、神经传导速度和诱发电位等检查有助于明确或排除诊断。

五、诊断与鉴别诊断

中年以上起病，有脊髓后索、侧索与周围神经受损的神经体征及精神症状者，应考虑本病的可能。血清中维生素 B_{12} 降低（正常值为 $200 \sim 900ng/L$）或有恶性贫血者，可明确诊断。当血清维生素 B_{12} 在低水平时，还需要测定血清甲基丙二酸和高半胱氨酸，这两者在维生素 B_{12} 缺乏时异常增加。给予维生素 B_{12} 治疗后，血清甲基丙二酸降至正常或神经症状得以改善，也可确诊。

没有贫血改变或无维生素 B_{12} 缺乏的根据时，需要与糖尿病患者引起的神经系统改变及慢性使用一氧化氮（笑气）引起的脊髓病相鉴别。此外，还要与颈椎骨关节病、脊髓压迫症、周围神经病、多发性硬化和神经梅毒（脊髓痨）等相鉴别。根据各自的病史特点，佐以神经诱发电位、脑脊液检查和脊髓造影等有助鉴别。

六、治疗和预后

如不予对症治疗，发病后 $2 \sim 3$ 年可加重直至死亡。如能在发病后 3 个月内积极治疗可完全康复。因此，早期诊断和治疗是本病的关键。症状的好转大多发生在治疗后的 6 个月 ~ 1 年内。如轴突已发生破坏，则疗效较差。诊断后即肌内注射维生素 B_{12} 或甲基钴胺素。每日肌内注射维生素 B_{12} $0.5 \sim 1mg$，连续 2 周，然后每周 1 次持续 4 周，最后每月 1 次维持。某些患者需要终身用药。此外，可给予维生素 B_1 肌肉注射，每次 100mg，每日 1 次或 2 次，对有周围神经受损者效果较好，症状改善后可改口服，每次 $10 \sim 20mg$，每日 3 次。也可使用各种铁质剂如硫酸亚铁 $0.3 \sim 0.6g$，每日 3 次，10% 枸橼酸铁 10ml，每日 3 次，或右糖苷铁注射剂，隔日或每周 2 次，肌肉注射。对叶酸的应用意见不一。反对者认为叶酸会加重神经精神症状故不宜使用，也有认为叶酸参与氨基酸和核酸合成，与维生素 B_{12} 合用能促进红细胞的生成。建议对有恶性贫血者，与维生素 B_{12} 共同使用，每次 5~10mg 每日 3 次。同时应积极参加锻炼。对瘫痪肢体还可以用针灸、理疗、按摩等方法进行。

（赵丽静）

第六章

中枢神经系统感染性疾病

第一节　脑炎

脑炎系指由病毒、细菌及其他生物病原体感染脑实质所引起的弥漫性炎症性疾病，主要临床特点为发热、抽搐、不同程度的意识障碍，重则昏迷或死亡。

按照不同生物病原体所引起的脑部炎症，可将脑炎分为下列各类，表6-1。

表6-1　脑炎分类表

（一）病毒性脑炎

1. 虫媒病毒脑炎：森林脑炎，日本乙型脑炎，马型脑炎，圣路易脑炎等

2. 疱疹病毒脑炎：单纯疱疹病毒脑炎，带状疱疹病毒脑炎，巨细胞病毒脑炎，EB病毒脑炎，单纯疱疹-6病毒脑炎

3. 肠道病毒脑炎：ECHO病毒脑炎，Coxsackies病毒脑炎，灰质炎脑炎

4. 其他病毒脑炎：流行性腮腺病毒脑炎，麻疹病毒脑炎，登革热脑炎，黄热病脑炎

5. 慢病毒脑炎：风疹脑炎，亚急性硬化性全脑炎，进行性多灶性脑白质脑病

6. 艾滋病（AIDS）脑病

7. 边缘叶脑炎及其他自身免疫性脑炎

（二）细菌性脑炎

1. 细菌直接感染的脑炎：化脓性脑炎（脑脓肿），结核性脑炎（结核病），布氏杆菌性脑炎

2. 细菌毒素或代谢产物所引起的脓毒性脑病：伤寒，百日咳，细菌性痢疾，鼠疫，霍乱，风湿热，土拉伦斯菌病等

（三）真菌性脑炎：新型隐球菌、曲霉菌、组织胞浆菌、毛霉菌、放线菌、酵母菌、芽生菌、孢子丝菌、球孢子菌、念珠球菌病等

（四）螺旋体性脑炎：神经梅毒，中枢钩端螺旋体病，莱姆病等

（五）寄生虫病性脑炎

1. 原虫病性脑炎：弓形体虫病，恶性疟疾，脑锥虫病，脑阿米巴病，黑热病

2. 蠕虫性脑炎：脑血吸虫病，肺吸虫病，园口线虫病，旋线毛虫病等

一、虫媒病毒脑炎

虫媒病毒脑炎系指通过节肢动物传递的中枢神经病毒感染，最常见的病毒脑炎有森林脑炎和流行性乙型脑炎。

（一）森林脑炎

森林脑炎，又称蜱传染脑炎、春夏脑炎、壁虱脑炎、远东脑炎等，主要分布于俄罗斯的

西伯利亚，我国的黑龙江、吉林、新疆等地的森林地区。好发季节为 5～7 月，以青壮年的森林工作者多见，森林旅游者也有发生。

森林脑炎病毒属被盖病毒科的 B 组，嗜神经质性，寄生于森林的蜱虫。当森林工作人员或旅游者被感染的蜱虱叮咬后，即可产生病毒血症而不发生临床症状。抵抗力降低者，病毒可经血脑屏障薄弱部位（如嗅神经）进入中枢神经引起各脑部位的实质性病变而出现脑炎的临床症状。

1. 临床表现　多数感染患者在蜱虫叮咬后 1～4 周后出现上呼吸道样感染症状，多数发病较急，突然高热，体温可达 39～40℃，呈稽留热或弛张热，少数还可出现每日双峰或三峰热，持续 5～10d。患者精神萎靡，可伴出血性皮疹，部分可出现心肌损害和心律不齐，重者可出现血压下降。神经精神症状一般在发病的 2～5 天后出现，半数以上的患者出现不同程度的意识障碍，如嗜睡、谵妄、昏沉乃至昏迷；亦可出现胡言乱语、狂躁不安和惊厥、抽搐发作等。这种神经精神症状，往往随体温下降而逐步减轻。剧烈头痛、恶心、呕吐、颈项强直是多数患者的神经症状和体征。这些症状可与发热同时存在，持续 7～10d。此后可出现肩颈无力，抬头困难，两上肢近端无力和瘫痪。少数病者出现偏瘫和下肢瘫痪。所有瘫痪均属软瘫，肌张力降低，腱反射降低。多数患者出现上述症状和体征后持续 10～20d，此后逐步恢复。部分患者残留颈肌肩胛肌萎缩和垂头现象。极少数患者发病时出现震颤和不自主运动、眼球震颤和构音障碍等。

多数病程转归良好，极少数发展到慢性瘫痪，精神失常，继发癫痫、震颤麻痹等症状，迁延数年。极个别者因过度高热而救治不及，在 1～2d 内死亡。重症患者死亡率在 20% 以上。

实验室检查可见周围血白细胞的增高，可达（$10 \times 10^9 \sim 20 \times 10^9$）/L，以中性粒细胞为主。脑脊液检查，压力升高，白细胞增多，达（$50 \times 10^6 \sim 500 \times 10^6$）/L，以淋巴细胞为主。糖、蛋白质、氯化物含量正常。血清免疫学双份血清前后对照比较，抗体滴度增高 4 倍以上可供诊断参考。

2. 诊断与鉴别诊断　根据发病季节、职业、疫区活动史等流行病学资料，结合发热、头痛、项强、神经精神症状，特别是出现肩颈肌无力、肢体软瘫等临床表现，脑脊液蛋白、糖、氯化物正常和以淋巴细胞为主的白细胞增多等可作诊断。但临床上仍需与流行性乙型脑炎、肠道病毒中枢神经系统感染等相鉴别。

3. 治疗　本病无特殊治疗。急性高热期的物理降温，脑肿胀、脑水肿的积极降颅压以及镇静药的应用均十分必要。急性期后的恢复阶段，应康复治疗。

预防本病的发生是关键。春夏进入森林的工作者应作病毒疫苗的主动免疫接种。

（二）流行性乙型脑炎

流行性乙型脑炎（epidemic encephalitis – B）亦称为日本乙型脑炎（Japanese type B encephalitis），简称乙型脑炎，是由乙型脑炎病毒直接感染所引起的，以蚊子为主要传播的自然疫源性疾病。流行于夏秋季节。主要分布于亚洲日本、中国、东南亚各国、俄罗斯远东地区以及太平洋一些岛屿国家。我国以每年的 7～9 月为主要流行季节，每隔若干年出现一次较大的流行。其流行状况与人群的免疫水平、蚊子密度、季节消长以及牲畜、家禽乙型脑炎病毒血症出现的情况等因素有关。人群感染中，60% 以上见于 10 岁以下的儿童。

1. 病因和病理　乙型脑炎属黄病毒科，是我国流行的主要虫媒病毒，是一种核糖核酸

（RNA）病毒，直径为 20~40nm。电镜下见有核心、包膜和表面突起三部分。病毒寄生于蚊子体内，经卵传代，并在蚊子体内过冬。待气温高达 25℃ 以上时，病毒在蚊内繁殖活跃，并开始传染给人及动物。该病毒在 100℃ 环境中 2min、56℃ 30min 可以灭活，但在 4℃ 冰箱中可以存活数年之久。最适宜温度为 25~30℃。

当人体被带病毒的蚊虫叮咬后，病毒即侵入血液循环。多数患者只形成短暂的病毒血症，而不侵入中枢神经系统，称为隐性感染。部分患者由于病毒量多，毒力大，或机体免疫力低下，血-脑屏障功能受损，病毒侵入中枢神经系统，引起广泛性病变，发生脑炎，称为显性感染。流行地区健康人群隐性感染及轻微感染可获中和抗体。一般在感染后 1~2 周出现，可持续数年或终身，但 10 岁以下儿童的抗体滴度极低，故特别易发病，约占全部发生率的 80% 以上，尤以 3~6 岁儿童发病率最高。1 岁以下婴儿极少发病。

病理上，肉眼可见脑膜紧张充血，脑肿胀，脑回扁平，脑切面见皮质和深部灰质散在分布的软化灶，如针尖大小。若病变严重，软化灶可融合而成带状坏死，尤以脑干底部为多见。由于充血、水肿而有颅内压增高，可出现颞叶钩回或小脑扁桃体疝。慢性病例则有许多空隙可见。镜检可见小血管扩张，内皮细胞肿胀，脑膜和血管周围有少量淋巴细胞和单核细胞浸润。神经细胞呈不同程度的变性和坏死，坏死的神经细胞吸引大量单核细胞或小胶质细胞，形成胶质结节和小的软化灶，软化灶融合而成片状坏死，随后可形成钙化或空腔。

2. 临床表现

（1）分期：乙脑病毒侵入人体经 4~21d 潜伏期后出现神经症状。按病程可分为下列四期。

1）初热期：病初 3d 为病毒血症期，起病急，无明显前驱症状。有发热、精神萎靡、纳差或轻度嗜睡。儿童可诉有头痛，婴幼儿可出现腹泻。体温一般在 39℃ 左右，持续不退。此时神经系统症状及体征不明显而误诊为上呼吸道感染。少数患者出现神志淡漠、激惹或颈项轻度抵抗感。

2）极期：病程 3~10d，此期除全身毒血症状之外，常伴严重脑部损害的症状。主要表现为：①高热：体温表可高达 40℃ 以上，并持续不退，直至极期结束。轻者 3~5d，重者 3~4 周以上。发热越高，病程越长，症状越重。②严重的神经系统症状和体征：50%~94% 的患者意识障碍加重，由嗜睡转入昏迷。昏迷出现越早、越深，病情越重。一般患者此期持续 1 周左右，重者可达 1 个月以上。40%~60% 的患者可出现抽搐发作，呈强直-阵挛发作，发作后意识障碍加重，浅反射减弱或消失，腱反射亢进或消失，病理锥体束征阳性。部分患者可有脑膜刺激征阳性。随弥漫性脑损害加重，出现不同程度的脑水肿。随脑水肿加重，抽搐发作可以增多，昏迷加重，严重者出现天幕裂孔疝（颞叶疝），或出现枕大孔疝等极为严重的症状。

重症乙型脑炎患者由于受累水平的不同可以出现不同的神经系统体征，根据受累部位可分为以下几型。①大脑型：病变累及大脑及间脑，不累及脑干，此型患者临床表现为昏睡或昏迷，压眶反应存在，患者眼球运动正常，瞳孔光反射良好，呼吸正常，但可有颞叶的精神症状或枕叶的皮质盲。若累及间脑则可有脸色潮红和血压波动。②脑干型：当病变累及中脑时患者呈深昏迷，四肢肌强直，瞳孔散大、强直，光反应消失。两侧中脑受累常出现去脑僵直，两下肢挺直，两上肢旋后、伸直。鉴于同时伴皮质损害，往往伴发强直-阵挛痫性发作。当病变累及脑桥和延髓时，除出现深昏迷和相应脑神经（第Ⅸ、Ⅻ对脑神经）损害外，突出的表现为吞咽困难，喉部分泌物积贮和严重的呼吸障碍。以脑桥损害为主时出现潮式呼吸，延髓受累时出现鱼嘴状呼吸，叹息样呼吸等。重症乙型脑炎中，发生呼吸障碍者占30%～40%。凡有脑干损害者往往提示患者预后不佳。

3）恢复期：继极期之体温下降后，意识状况逐步恢复，由呆滞、淡漠而逐步转为清醒。重症患者，一般需1～6个月的恢复期。恢复期中亦可出现许多神经和全身症状和体征。例如，持续性中枢性低热不退；多汗、面色潮红、失眠等自主神经症状；反应堆迟钝、精神异常、行为紊乱或痴呆等弥漫性脑损害症状；失语或构音障碍，吞咽困难；癫痫发作以及肢体强直性瘫痪或不自主运动等。上述症状在半年内逐步消失者为恢复期，若在急性期后6个月内症状不能消除者为后遗症。

4）后遗症期：在半年恢复期后仍残留神经精神症状的患者，约占总病例的5%～20%。后遗症的多少和轻重直接与疾病的严重程度有关。主要的后遗症表现有：意识障碍、认知行为障碍（痴呆）、失语、不自主运动和肢体瘫痪等。少数长期意识不能恢复者可因继发全身感染而死亡。多数患者残留不同程度的神经系统体征而终身残废。

（2）分型：根据临床症状严重度，一般又可将乙型脑炎分为下列四种临床类型。

1）轻型：患者意识清醒，或有嗜睡，体温在38～39℃，可伴脑膜刺激征，脑脊液检查可有白细胞数增加。此型患者一般在7～10d后症状消失。除流行季节外，极易误诊为病毒性脑膜炎。往往需作乙型脑炎病毒抗体检测才能诊断。

2）中型：患者嗜睡或昏迷，高热39～40℃持续4～5d，可有短暂抽搐，并有明显的脑膜刺激征。可有浅反射消失，脑神经麻痹或肢体运动障碍。多数患者在2周内恢复。

3）重型：昏迷，持续高热40℃以上，伴频繁抽搐。脑膜刺激征明显，病理锥体束征阳性，脑干受累者可出现呼吸障碍，部分患者亦可出现脑疝症状。此型患者病程较长，若能度过脑水肿期，多数患者可在2～4周后恢复，但多数在恢复期中出现精神、行为障碍和一定的神经系统体征。

4）极重型：少见，占脑炎的5%左右。往往起病骤然，频繁抽搐，体温在40℃或41℃以上。患者昏迷，严重脑水肿和脑肿胀，抽搐极难控制，患者往往在发病后1～2d内因为呼吸衰竭或因脑疝而死亡。除上述四种典型类型之外，尚有少数表现脑干脑炎、脑膜脑炎或脊髓炎等不典型性临床症状者。

3. 实验室检查　周围血白细胞增多，一般在（10×10^9～20×10^9）/L间，偶亦可高达30×10^9/L之多，以中性白细胞为主。脑脊液检查可见压力升高，白细胞数增多，达（50×10^6～500×10^6）/L，早期以中性粒细胞为主，4～5d后转为淋巴细胞增多为主。脑脊液蛋白质、糖、氯化物含量正常或有轻度升高。

血清免疫学检测有诊断价值，IgM型乙脑病毒抗体可于病毒感染后5～7d内出现阳性，并速达高峰，对乙脑的早期诊断有一定价值。

4. 诊断和鉴别诊断　根据典型的临床表现：急性起病的发热、头痛、恶心、呕吐、嗜睡、昏迷和抽搐等症状，伴脑神经麻痹和肢体瘫痪等体征，在7～9月季节发病及蚊子（特别是库蚊）好发地区发病者，应当首先考虑乙型脑炎之可能。应作脑脊液和血清学抗体检测予以确诊。但同时亦应考虑其他病毒脑炎，特别是单纯疱疹病毒脑炎、肠道病毒脑膜脑炎、恶性疟疾等可能。暑天尚应与中暑相鉴别。

5. 治疗　乙型脑炎患者的治疗可归纳为：降温、止惊、脱水和防止呼吸衰竭四个方面。

（1）降温：凡高热者应尽一切措施，包括化学、物理和药物等综合措施，将体温降至38℃以下。反复抽搐发作者可考虑亚冬眠疗法，降低体温和降低脑细胞代谢。

（2）止惊：凡抽搐发作者应按癫痫发作治疗，可静脉推注地西泮 10～20mg，每分钟 2mg。若连续发作者可用地西泮 100mg 加于生理盐水 250ml 中静脉滴注。必要时，可加用苯妥英钠 250mg 加生理盐水 10～20ml 作静脉推注。亦可用 10% 水合氯醛 10～30ml 鼻饲或保留灌肠。

（3）脱水：颅内压增高的处理与一般相同，以 20% 甘露醇 250ml 静滴，短期内，每日可用 3～4 个剂量。急性脑肿胀和脑水肿期，在应用甘露醇同时，可加用地塞米松 10～20mg/d，分次静脉滴入。

（4）防止呼吸衰竭：凡有呼吸衰竭者，激素可加大剂量，亦可合用人体清蛋白等其他脱水剂。凡有严重呼吸道感染者除积极应用抗生素药物外，应尽早气管切开，加强引流。凡有呼吸麻痹和呼吸衰竭者应尽早应用人工辅助呼吸，保持呼吸道通畅。

中药大青叶、板蓝根、大蒜和大小青龙汤，以及紫雪丹、安宫牛黄丸等均在脑炎治疗中具有特殊效果，可以酌情使用。

6. 预后　若能度过急性期的病者，多数预后良好。5%～20% 的病者残留不同程度的后遗症，肢体瘫痪、言语障碍和认知障碍为最主要表现。韩国和南亚资料显示，上述残留神经精神症状在发病后十年至数十年仍未完全康复。

二、疱疹病毒脑炎

过去的 50 年中，从各种动物身上分离出疱疹病毒 50 余种，与人类有关的是单纯疱疹病毒、水痘 - 带状疱疹病毒、巨细胞病毒和 EB 病毒，都属于 DNA 病毒。此组病毒的共同特点是：①通过接触黏膜表面传染，也可通过胎盘屏障或器官移植传播，巨细胞病毒及 EB 病毒亦可通过输血感染；②引起多种临床表现不明显或轻型感染，但严重者可致死；③感染后病毒终身寄生，在机体抵抗力降低、免疫抑制等情况下，寄生病毒可被再次激活，并导致各种疾病；④与肿瘤和脱髓鞘性疾病有一定关系。

（一）单纯疱疹病毒脑炎

自 1941 年从脑炎患者的脑中分离出单纯疱疹病毒以来，确立了本病的致病原。本病呈散发性，见于世界各地，无季节性倾向。可能是非流行性脑炎中最常见的病原。据统计占病毒性脑炎的 2%～19%，散发性坏死性脑炎的 20%～75%，且发病率有逐渐增高趋势。

1. 病因和病理　单纯疱疹病毒脑炎又称急性坏死性脑炎，由 DNA 疱疹病毒感染引起，该病毒可分为两个抗原亚型，即 I 型和 II 型。I 型病毒主要通过嗅神经和三叉神经侵入并寄生于半月神经节，发病时常选择性地损害额叶基底部和颞叶，以成人及少年儿童感染为多。II 型病毒主要见于新生儿，与生殖道的感染有关。

病理改变主要是脑组织水肿、软化、出血性坏死。这种改变呈不对称分布，以颞叶、边缘系统和额叶最明显，亦可累及枕叶。镜下见脑膜和血管周围有大量淋巴细胞形成袖套状，小胶质细胞增生，神经细胞广泛性坏死。神经细胞和胶质细胞核内有嗜酸性包涵体，包涵体内含有疱疹病毒的颗粒和抗原。

2. 临床表现　本病可发生于任何年龄。10 岁以下和 20～30 岁之间有两个发病高峰。本病临床变化很大，常急性起病。前驱期可有呼吸道感染、发热、乏力、头痛、呕吐等非特殊性症状以及轻度行为、精神或性格改变，症状持续 1 到数天，继之，出现神经精神症状。

单纯疱疹病毒脑炎的临床表现轻重差异很大，形式亦有不同。其主要临床表现有：①症状性癫痫，局灶性或全面发作。临床上可见突然跌倒后抽搐发作，继之意识丧失，数次抽搐发作后逐步意识转清，或连续多次发作，持续意识不清，昏迷。重症病者，癫痫发作呈持续状态，并因继发颅内压增高，出现脑疝而致死。癫痫发作频度随病情严重程度和积极治疗而异，一般可持续抽搐，昏迷 1 至数周，重则可持续 1 个月至数个月，并残留严重后遗症。②精神症状，表现形式无固定模式，幻觉丰富、如幻嗅、幻视，呼喊别人名字、无目的的对话、大吵大闹、打人、骂人均很常见。多数精神症状丰富的患者不伴肢体瘫痪。③自动症和口周不自主运动，单纯疱疹病毒脑炎患者除丰富的精神症状、癫痫发作外，常可见摸索行为，口周掣动、咀嚼等不自主运动，有的患者还可出现吸吮等幼稚行为。除癫痫发作，精神异常和自动症等神经精神症状外，临床神经体征还可有颈项强直、失语、眼球同向凝视、瞳孔不等、偏盲、偏瘫、肌张力增高、反射亢进和病理征出现。32% 的患者出现脑神经功能障碍，如眼球联合运动障碍、展神经麻痹等。部分患者在疾病早期即呈去大脑强直姿势，最后由于脑实质坏死、水肿，脑疝而死亡。有极少数病例经治疗后 1~3 个月又复发。约半数患者可残留癫痫、精神异常或认知障碍等后遗症。

新生儿单纯疱疹病毒感染，约 80% 由单纯疱疹 Ⅱ 型病毒所致。从分娩过程中经产道感染或胎儿期经产道上行性感染。分娩过程中感染的潜伏期为 4~21d。常见受损部位是皮肤、肝脏、肺、脑等。神经方面表现为难喂养、激惹、嗜睡、局限性或全身性癫痫发作、囟门隆起、角弓反张、瘫痪、去大脑强直、昏迷。病死率高。胎儿早期的感染常造成畸形，如小头畸形、小眼球、颅内钙化等。Ⅱ 型疱疹病毒寄生于骶神经节，主要的临床表现为神经根痛、腰背痛。近年来，有认为与复发性上皮细胞性脑膜炎有关。

3. 实验室检查　周围白细胞数增高，可达 $10 \times 10^9/L$ 以上。早期出现轻度中性粒细胞增多。脑脊液检查可见压力升高，白细胞数正常或增多。一般在 $(10 \times 10^6 \sim 100 \times 10^6)/L$，以淋巴细胞为主，亦可以多形核增多为主者。部分患者可以见到较多的红细胞，$(50 \times 10^6 \sim 500 \times 10^6)/L$。脑脊液糖含量正常。蛋白质正常或轻度升高，一般均低于 $1.0g/L$。脑脊液单纯疱疹病毒抗体检测可以阳性。当脑脊液中单纯疱疹病毒抗体滴度与血清该抗体滴度相近或大于血清抗体滴度时，有诊断意义。

脑电图检查可见 α 波节律消失，额、颞部出现高波幅的周期性棘波和慢波，偶可出现局灶性的三相波。头颅 CT 可见局灶性脑肿胀。头颅 MRI 在 T_1W 可见额叶或颞叶低信号，T_2W 则见高密度异常信号。部分患者头颅 MRI 不能发现异常信号。放射性核素检查，可见颞部受累区核素摄入增加，这种改变较 CT 异常为早。

脑组织活检，可应用抗病毒抗体与活检脑组织标本进行免疫荧光检测脑组织中单纯疱疹病毒抗原，还可用免疫酶点术检测脑组织中的特异抗原，为最终肯定诊断提供依据。

4. 诊断和鉴别诊断　根据急性起病，发热，意识障碍，伴或不伴抽搐，脑电图异常和头颅 CT 或 MRI 见到额、颞叶的炎症性异常信号，可作出临床诊断。脑脊液细胞数增多和抗单纯疱疹病毒抗体阳性，脑脊液细胞单纯疱疹病毒抗体分泌细胞检测阳性（HSV – IgG sereating cells），脑组织活检，单纯疱疹病毒抗原检测阳性为肯定诊断。然而，鉴于肯定病因诊断的检测方法限制，临床上仍为拟似诊断，必须与流行性乙型脑炎、肠道病毒脑炎、其他疱疹病毒脑炎和中枢神经其他炎性疾病相鉴别。

近年来，关于自身免疫性边缘叶脑炎、脑血管炎、炎性假瘤、弓形体虫病及淋巴瘤等的不断报告，特别是在过去诊断为单纯疱疹病毒脑炎患者血清中检测到抗 NMDA 受体、AMPA 受体、GABAα 受体等抗体阳性，这些结果为疱疹病毒脑炎致病的免疫病理机制提供了新思路。

5. 治疗

（1）抗病毒治疗：单纯疱疹病毒脑炎诊断一旦拟定，应立即进行抗病毒治疗。常用的抗病毒药物应用如下。

1）阿昔洛韦：亦称无环鸟苷（aciclovir）。按 5mg/kg 静脉滴注，1h 内滴入，每日 2 次；或 250mg 静脉滴注，每日 3~4 次，连续 10d 后改为口服，剂量为 0.2g，每日 5 次，5~10d 后改为 2~3 次每日。用药时间不少于 4 周。

2）更昔洛韦（ganciclovir）：粉针剂，按 5mg/kg 静脉滴注，每日 2 次，每次滴注 1h，连续应用 2~3 周。

抗病毒药物有轻度肾功能损害和血小板减少的不良反应。用药中应当随访肝、肾功能和全血改变。

（2）脱水治疗：弥漫性脑肿胀和脑水肿者可应用地塞米松 10~20mg/d，或甲泼尼龙 1 000mg/d 冲击治疗，疗程为 7~10 天。同时应用 20% 甘露醇 125~250ml 静脉滴注，每日 3~4 次。严重者可应用人清蛋白和 IgG 静脉治疗，剂量为 0.4g/kg，每日 1 次，连续 5d 为 1 个疗程。

（3）中医中药：按中医学辨证论治的方法予以清热祛惊治则服用汤药。或服用安宫牛黄丸、紫雪丹等，每日 1 丸，不少患者有效。

6. 预后　单纯疱疹病毒脑炎，急性和暴发型者危险性大，病死率高，但轻型和中等严重者尤其自应用抗病毒药物以来，预后已大大改观，但仍有 1/3~1/2 患者遗留不同程度的后遗症（癫痫、偏瘫、痴呆等），需长期药物治疗和护理。

（二）带状疱疹病毒脑炎

带状疱疹病毒脑炎属 DNA 疱疹病毒，与水痘病毒一致，又称水痘-带状疱疹病毒。初次感染常见于儿童。病毒感染后以一种潜伏的形式长期存在于脊神经背根神经节或三叉神经节细胞内，当机体免疫功能低下时，如老年人，恶性肿瘤特别是淋巴瘤、白血病患者，较长期接受肾上腺皮质激素、免疫抑制剂治疗的患者，放射治疗的患者，艾滋病患者，潜伏的病毒可被激活并复制，沿感觉神经离心传到相应皮肤引起皮疹，或沿神经上行，进入神经系统引起脑炎或脑膜炎。

1. 临床表现　脑部症状一般在皮疹出现后 3~5 周出现，此时疱疹已消退，皮肤留有色素斑；少数患者脑损害可先于皮疹或与皮疹同时发生。常突然发生头痛、呕吐、发热、抽搐、偏瘫、失语以及精神异常、意识障碍。少数由烦躁不安、谵妄转为昏睡、昏迷甚至死亡。伴发脑干受累者可有脑神经麻痹、共济失调、病理征等。有报道，在眼部带状疱疹后发生迟发性同侧小脑症状或对侧渐进型偏瘫，CT 扫描提示在带状疱疹同侧的内囊部位有椭圆形、边界清楚的低密度区，大脑中动脉分布区有多灶性密度减低区。颈动脉造影显示大脑中动脉近端呈节段性串珠状狭窄，可能由于眼眶带状疱疹发展至颈内动脉虹吸部动脉炎造成大脑半球梗死所致。带状疱疹脑炎患者一般症状较轻，可以完全恢复，但老年人或三叉神经眼支感染侵犯眼球时可有严重并发症。

2. 实验室检查 脑脊液白细胞轻至中度增高，可达 $500 \times 10^6/L$，以淋巴细胞为主，蛋白质略升高，糖及氯化物正常。部分患者脑脊液中存在水痘 - 带状疱疹病毒抗体。

3. 治疗 带状疱疹病毒脑炎的治疗可参考单纯疱疹病毒脑炎的处理。阿昔洛韦（无环鸟苷）、阿糖腺苷以及转移因子和人血白细胞干扰素的应用可使症状减轻，病程缩短。

（三）巨细胞病毒脑炎

巨细胞病毒（CMV）感染普遍存在于世界各地，成人抗体的阳性率为 40% ~ 100% 不等，多数是隐性感染。巨细胞病毒为叶片神经病毒，它对神经系统有直接破坏和间接破坏作用。直接破坏作用系指巨细胞病毒感染后直接进入细胞内，形成包涵体，并利用细胞内物质进行繁殖，直接导致宿主细胞的死亡。间接作用是指巨细胞病毒感染后通过细胞介导的免疫反应而引起神经细胞死亡，如巨细胞病毒的感染，激活 TNF - α 和 IL - 6 分泌，IL - 8 的分泌可以增加巨细胞病毒的复制，并刺激白细胞数的增加。巨细胞病毒的直接感染引起脑内血管内皮细胞，通过血 - 脑屏障并感染星形细胞，因此，感染巨细胞病毒后，颅内血管内皮细胞中常发现包涵体，或伴发血管壁炎性反应和血栓形成，脑实质中有不同程度的胶质细胞增生，特别是在包涵体周边的胶质细胞增生更为明显。巨细胞病毒的间接侵入是由于病毒感染脉络膜上皮细胞后，引起脉络膜的炎性反应，继发地植入到脑室周边和向内扩散，引起脑室周围的脑白质坏死，称为坏死性脑室炎。病理上可见室管膜表面有大量的巨噬细胞，炎性渗出，细胞坏死，偶可伴出血。

临床表现以发热及呼吸道、神经系统及血液系统的症状为主。急性感染者常可累及脑血管而发生闭塞性脑膜血管病。体温可从低热到 40℃，神经症状为嗜睡、昏迷、惊厥、运动障碍、脑性瘫痪，有时有脑积水、智能减退、视网膜脉络膜炎等。

脑脊液检查中单核细胞增多。尿沉渣中找到特征性含核内包涵体的巨细胞有助于诊断。应用荧光抗体可检测组织或脱落细胞中的抗原。由于 IgM 不能通过胎盘，因此新生儿脐带血抗体阳性即可诊断先天性感染。

抗病毒药更昔洛韦对巨细胞病毒效果较好。剂量为 5mg/kg，静脉滴注，2 ~ 3 周为 1 个疗程，急性感染者疗效较好。颅内感染者治疗效果较差，但伴血管炎者效果较好。

（四）Epstein - Barr 病毒脑炎

Epstein - Barr 病毒属疱疹病毒科 γ 疱疹病毒亚科，人们较早认识它是因为它与单核细胞增多症及鼻咽癌的发病有关。近年来，该病毒与神经系统疾病的关系备受人们注意，特别是中枢神经系统脱髓鞘性疾病及脑炎等的关系深感关切。E - B 病毒感染通过软脑膜血管深入感染脑实质或经血管引起血管周围性脱髓鞘的机制不尽清楚。

临床上，急性 EBV 感染可出现癫痫发作、昏迷、人格改变、知觉异常、小脑共济失调和局灶性的脑干及大脑病变。这些并发症常在传染性单核细胞增多症临床起病后 1 ~ 3 周内发生，但也可出现在病程之前或病程中，或者有可能是急性 EBV 感染的唯一症状。发展为脑炎的患者在数天内常有发热和头痛。大多数患者为年轻人和大龄儿童。癫痫、昏迷以及其他弥散性脑部病变的表现可以不出现局部神经系统症状。但多数患者出现不同程度的局灶性神经症状和体征，如局灶性癫痫、轻度偏瘫、单瘫、锥体束征阳性等。E - B 病毒脑炎可累及脑的任何部位，其中小脑最易受累，大多以步态异常起病，严重者亦可因小脑肿胀、颅内压增高和脑疝而致死。多数病者可出现精神症状、视物变形、体像改变和知觉异常；部分患者可有锥体外系的症状和体征，如齿轮状强直、手足徐动和舞蹈症等。E－B 病毒脑炎是儿童和青年急性病偏瘫的常见原因，急性精神症状和短暂性遗忘症亦可能是 E－B 病毒脑炎的唯一神经系统表现。

E－B 病毒的特殊并发症有急性导水管阻塞、抗利尿激素分泌异常综合征、Reye 综合征等。

三、腮腺病毒脑炎

腮腺病毒脑炎系由流行性腮腺病毒感染所引起，该病毒属副黏病毒，主要感染腮腺，亦可感染附睾和中枢神经系统，产生腮腺病毒脑膜炎、脑炎。腮腺病毒的中枢神经感染，以脑膜炎最多见，亦有暴发性致死性脑炎。

腮腺病毒脑炎的发病机制尚不完全清楚。有的认为由病毒直接感染所致，有的认为系由病毒感染诱发脱髓鞘改变所致。

腮腺病毒脑炎多数在腮腺炎表现明显的时间发生，常表现为低热、厌食、乏力、头痛、耳痛和腮腺肿大。头痛和腮腺肿大往往同时出现，伴发脑膜炎者出现项强、恶心、呕吐，严重者意识不清、抽搐。体温可以高达 39～40℃，持续 3～4d。头痛、呕吐剧烈，持续 48～72h。多数患者在体温降低后症状减轻。体温降低后症状不见减轻，又出现嗜睡、意识不清或抽搐，或有局灶性神经体征者，拟为腮腺病毒脑膜炎脑炎。腮腺病毒感染的临床病程约为 7～14d，伴发中枢神经感染时，病程延长至 3～4 周。

腮腺病毒脑炎的诊断依赖于有典型的流行性腮腺炎临床表现和头痛、呕吐、昏迷等神经症状，脑脊液细胞增多，有糖、蛋白、氯化物正常的实验室检查特点可予诊断，但应与其他肠道病毒脑炎、脑膜炎等相鉴别。

腮腺病毒脑炎的治疗以对症治疗为主。应用退热药，注意水电解质平衡，多饮水，保证足够的营养为主要治疗措施。中药牛黄解毒制剂可以试用。

腮腺病毒脑炎预后良好，病程自限，不留后遗症。死亡率在 1.5% 以下，罕见永久性后遗症。最多见的后遗症状为抽搐、人格改变、慢性头痛、听力减退，偶有脑神经麻痹、肢体无力、偏瘫等局灶性神经体征。偶有继发性阻塞性脑积水的报道。

四、狂犬病毒脑炎

狂犬病毒脑炎又称恐水病，是狂犬病毒所引起的传染病，因被病犬咬伤而感染。病毒经狂犬的唾液从伤口进入人体，沿脊神经背根进入中枢神经系统。若未经适当处理，经数月至数年的潜伏期后出现典型的狂犬病症状。近年来，国内大中城市中居民家养宠物非常普遍，我国已成为全世界狂犬病患者最多的国家，应引起广大医务人员的重视。

（一）病理

病毒沿周围神经的轴索向心性扩散，到达背根神经节后，即大量繁殖，然后侵入脊髓和整个中枢神经系统。病变最明显的部位是颞叶海马回、延髓、脑桥、小脑和伤口相应的脊髓节段和背根神经节。脑实质充血、水肿及微小出血。镜下可见脑及脊髓弥漫性充血、水肿，炎症细胞浸润和血管周围脱髓鞘变，神经细胞空泡形成、透明变性和染色质分解。80% 的患者神经细胞质中有嗜酸性包涵体。电镜证明包涵体内含有杆状病毒颗粒。

（二）临床表现

本病潜伏期一般在 3 个月之内。半数在 1～2 个月之间，文献报道最长为数十年。典型发病可分三期。

1. 前驱期　在已愈合的伤口周围出现麻木、刺痛、痒及蚁走感，并有低热、食欲缺乏、头痛、周身不适等症状，持续 2~3d。

2. 兴奋激动期　高度兴奋、暴躁，出现反射性咽喉痉挛，饮水时明显加重，呼吸困难，极度惊恐，出现恐水、怕风、畏光，在看到水或听到水声、风声亦能引起咽喉痉挛发作。神志清楚，口涎增多，体温升高，脉搏加快，瞳孔散大，持续 1~2d。

3. 麻痹期　根据病毒侵入的途径，神经麻痹的临床表现可有两种形式。一种表现为肢体上升性瘫痪，酷似上升性运动性麻痹，表现为下肢远端，逐步累及躯干、上肢的肌无力，张力降低，腱反射消失，但感觉存在，病理征阴性，因此，又称为吉兰－巴雷型样上升性瘫痪。然而，肢体肌肉的麻痹仍会上升，累及呼吸肌、延髓肌而引起呼吸困难。另一种为脑干型，此时虽然没有痉挛或很轻痉挛发作，多数患者将出现昏迷、呼吸循环衰竭而死亡。

本病一旦出现神经症状，病程均无逆转可能，并且迅速发展，多数在一周内死亡，偶可达 10d 以上。

（三）实验室检查

血液中白细胞增加，可达（$20 \times 10^9 \sim 30 \times 10^9$）/L，以中性粒细胞为主。脑脊液细胞数增多，一般不超过 200×10^6/L，主要为淋巴细胞。蛋白质增加，糖和氯化物正常。

（四）诊断

根据有被病犬、病猫咬伤史，明确患者的典型恐水、畏光、流涎等症状，诊断并不困难。

（五）治疗

被狂犬咬伤后应及早接种狂犬病毒疫苗。目前国际上通用的狂犬疫苗有两种，即 Semple 疫苗和鸭胚疫苗（DEV）。目前国内采用 Semple 疫苗，在腹壁或肩胛下缘做皮下注射，严禁肌内或静脉注射。剂量为 1~6 岁 1ml，6 岁以上 2ml，每日 1 次。连续 14d 为 1 个疗程。伤口在颈部以上或伤势严重者可给 2ml，每日 2 次，7d 后改为每日 1 次。若能联合应用狂犬病毒血清则效果更好，一般剂量为 0.5ml/kg 肌内注射，伤情严重者可用 1~2ml/kg，此外，应积极处理伤口，做清创术。

五、慢病毒脑炎

慢病毒脑炎（slow viral encephalitis）系指由病毒直接感染后所引起的慢性弥漫性脑病，是中枢神经系统的一组难治性疾病，主要有进行性风疹病毒脑炎、亚急性硬化性全脑炎、进行性多灶性白质脑病等。

（一）进行性风疹病毒脑炎

进行性风疹病毒脑炎是一种非常罕见的缓慢进行性致死性疾病。自 1974—1984 年仅报道 12 例。

1. 病理　病理改变主要表现为脑膜和血管周围间隙的炎症以及脑组织的弥漫性萎缩，小脑萎缩严重。在大脑、小脑的实质内和小血管的壁上有广泛无定形嗜碱性沉积物，有时伴钙化。在脑组织中可发现风疹病毒。因此病理学上可根据无包涵体、有嗜碱性沉积物和严重的小脑萎缩与麻疹病毒引起的亚急性硬化性全脑炎（SSPE）相鉴别。

2. 临床表现　隐袭起病，发病年龄在8～19岁，开始报道的9例均为男性。出现行为异常，学习成绩下降，智力进行性减退，动作笨拙。步态、躯体和四肢共济失调为本病突出的表现，癫痫发作常见，晚期发生痉挛性四肢瘫。其他有构音障碍、面肌无力和眼球运动障碍，尚可有视神经萎缩。病情进行性加重，经8～10年呈完全性痴呆和进行性痉挛状态。

实验室检查可见脑脊液中单核细胞增多，蛋白质增高，IgG明显升高，有寡克隆IgG带，提示中枢神经系统内有抗风疹病毒抗体。血清及脑脊液中抗风疹病毒抗体滴度明显增高。脑电图示背景活动为慢节律，无局灶性表现。CT检查示脑室扩大，特别是第四脑室，并有小脑皮质萎缩。

3. 诊断　根据母亲怀孕期有风疹病毒接触或感染史，或患者有明确的风疹感染史，以及以上临床表现和实验室检查，可作出诊断。

4. 治疗　主要是对症治疗，和SSPE相同。无特殊治疗方法可以中止疾病的进展。

（二）亚急性硬化性全脑炎

亚急性硬化性全脑炎（subacute sclerosing panencephalitis，SSPE）又称亚急性硬化性白质脑炎、亚急性包涵体脑炎。1933年由Dawson首先报道。本病见于世界各地，主要发生在儿童和青年，农村儿童较城市儿童发病率高，50%以上病例在2岁前曾有麻疹感染。虽亦可发生在接种过疫苗的儿童，但其发生率只及自然麻疹感染后的1/5～1/50。自患者麻疹感染到SSPE发病的潜伏期平均5～8年。

1. 病因和病理　本病与麻疹病毒的持续感染有关。患者血清和脑脊液中抗麻疹病毒抗体滴定度升高，用荧光抗体技术证明在神经细胞内存在麻疹病毒抗原。偶可从死者脑组织中分离出麻疹病毒。近年来用对麻疹病毒易感的指示细胞进行协同培养，已使病毒分离成功。神经细胞核中有特殊形态的包涵体。电镜检查见脑内包涵体呈管状结构，大小与麻疹病毒的核衣壳相当。用患者脑组织接种于动物，可使动物成功地感染。以上资料支持本病与麻疹病毒感染有关。

关于SSPE的发病机制曾有多种学说，但至今仍有不明之处。有作者认为麻疹病毒初次感染时，病毒在机体内增殖而偶然发生变异株，或认为SSPE是由于机体对麻疹病毒发生不正常免疫反应所致。用电镜检查患者的脑组织发现麻疹病毒外，尚存在乳头状瘤病毒，因此提出两种病毒混合感染所致。麻疹病毒可使免疫细胞遭受破坏，影响了T细胞依赖性细胞的免疫功能，因而对麻疹病毒发生了细胞免疫的耐受性，致使病毒能够在脑内存活，造成对神经系统的进行性损害。综上多种学说，SSPE的发病可能与病毒的特点及宿主的免疫状态有关。

病理检查可见亚急性炎症变化，灰质和白质均受累。脑血管周围的淋巴细胞、巨噬细胞和浆细胞浸润，呈袖套状。灰质的炎性改变是非特异性的，神经元有严重丧失，伴明显的反应性胶质增生。在白质有星形细胞增多及神经胶质增生，并伴不同程度的髓鞘脱失。特征性的变化为电镜下可见神经节细胞、星形细胞及少突神经胶质细胞中有核内和胞质内包涵体存在，免疫荧光染色显示存在麻疹病毒抗原。一般认为，较慢性、病程较长的病例，有较多的白质髓鞘脱失，亚急性或病程较短者则包涵体显著。

2. 临床表现　起病年龄为2～20岁，平均7～8岁，以学龄儿童为最多见。男性略多于女性，为2.5：1～3.3：1。起病多呈隐袭进行性，偶有暂时缓解期。无全身性或中枢神经系统感染的临床表现。根据病程演变的特点，一般可分为四期。

（1）第一期：行为及精神障碍期，患者有性格和行为改变，情感不稳，记忆力减退，学习成绩下降，淡漠，嗜睡，幻觉。尚可有脉络膜视网膜炎，甚至失明。此期历时约数周至数个月。

（2）第二期：运动障碍期，一般为 1~3 个月。最重要的特征是肌阵挛抽动，每分钟 4~12 次，通常是头、躯干和四肢的突然屈曲运动，接着 1~2s 的缓慢放松期。发生在清醒时，尚可发生舞蹈样和手足徐动样姿态、震颤、半身狂跃运动或肌紧张不全、癫痫发作、共济失调。此外，由于脉络膜视网膜炎、视神经萎缩或皮质盲而致视力障碍。偶尔发生视盘水肿。

（3）第三期：昏迷、角弓反张期，表现为去大脑强直，阵发性角弓反张，伴不规则呼吸及自主神经功能紊乱症状，如体温波动、出汗异常、高热等，最终进入昏迷。

（4）第四期：终末期，大脑皮层功能几乎完全丧失并出现眼球浮动，肌张力低下，肌阵挛消失。

多数患者病情进行性加重，整个病程 9 个月至 3 年，最终因继发性感染、循环衰竭或营养不良、恶病质而死亡。亦有报道在病后 6 周就死亡或病程长达 10 年以上。长期存活者，约 5% 的患者有自发性的症状缓解。

脑脊液检查正常或轻微细胞、蛋白质升高，可见浆细胞和激活的淋巴细胞。大多数病例免疫球蛋白增高，主要是 IgG、IgM 增高，有寡克隆 IgG 带。血清、脑脊液中有高滴度的麻疹抗体。脑电图示特在低平的背景上间隔 4~8s，周期性地出现 2~3Hz 的高幅慢波，持续时间 0.5~2s。双侧对称，以枕顶部最为显著。该波在疾病第二期最显著，至第四期消失。早期脑 CT 及 MRI 正常，随着病情进展，可显示进行性皮质萎缩，脑室扩大和多灶性低密度白质病损。

3. 诊断　根据典型的临床病程，特殊的脑电图改变，脑脊液的细胞学检查，免疫球蛋白增高以及血清和脑脊液中抗病毒抗体的水平异常增高，可作出临床诊断。为进一步确诊可做脑活检，从脑组织中发现典型的包涵体、麻疹病毒抗原或分离出麻疹病毒。

4. 治疗和预防　主要是对症治疗，减轻肌阵挛及癫痫发作，加强护理，防止并发症。对疾病本身尚无特殊的治疗方法。曾用各种抗病毒药物、免疫抑制药或干扰素及转移因子，均不能肯定可影响疾病的自然过程。近年来有报道用肌苷治疗本病，特别对缓慢进展的患者似可延长生命，但确实的疗效尚待进一步研究。

预防本病最有效的方法是接种麻疹疫苗。

（三）进行性多灶性白质脑病

进行性多灶性白质脑病（PML）为一种少见的亚急性脱髓鞘疾病，1958 年首次报道至今已有许多报道，世界各地都有病例发生。

1. 病因和病理　本病为乳头多瘤空泡病毒（JC 病毒）感染引起，常在全身性严重疾病的基础上发生，特别是亚急性淋巴细胞增生性疾病，如慢性淋巴细胞性白血病、霍奇金病、淋巴肉瘤，单核—巨噬细胞系统良性疾病，如结核和结节病，以及癌症等。近来有报道发生于器官移植、长期使用免疫抑制剂者和获得性免疫缺陷综合征病例。电镜检查发现少突胶质细胞中有包涵体，直径为 33~45nm 的二十面体，与乳头多瘤空泡病毒颗粒相似，现已证实属多瘤病毒亚型，称为 JC 病毒。少数病例脑部已分离出此类病毒，并证明病毒直接作用于少突胶质细胞，破坏其所支撑的髓鞘，形成严重的脱髓鞘病变。因而认为本病系由于机体免疫功能低下，中枢神经系统慢病毒感染所致。

病理检查可见脑白质内有广泛性多灶脱髓鞘病变，以大脑半球为主，脑干及小脑亦可累及，轴突相对而言保持完整。病灶区少突胶质细胞及髓鞘脱失。病灶周围少突胶质细胞肥大，可见核内包涵体，系由大量乳头多瘤空泡病毒颗粒组成。

2. 临床表现　多见于成年男性，起病年龄 20～80 岁，多在 50 岁以上：起病无发热。大多数患者在原发疾病确诊后 2～4 年出现神经症状，进行性脑损害的症状有精神症状、偏瘫、四肢瘫、偏盲、皮质盲、共济失调、构音障碍、智能减退，最后成为痴呆。少数有癫痫发作、意识模糊，严重者昏迷。一旦出现神经症状后，病程迅速进展，平均 3～6 个月死亡，个别报道可有缓解。

脑脊液检查多数正常，偶可有轻度蛋白质增高或少量单核细胞。脑电图呈弥散性异常伴局灶性改变。CT 检查示白质内有多灶性低密度区，注射造影剂后无增强现象，无肿块效应：MRI 对特征性白质病损的发现更为敏感。

3. 诊断　根据在原有疾病基础上，经数年后迅速出现神经系统症状，结合实验室检查，可考虑本病诊断，然而只有脑组织活检才能作出肯定的诊断。

4. 治疗　以支持及对症治疗为主。加强护理，预防并发症的发生。

六、其他病毒的中枢神经感染

本节介绍了常见的一些中枢神经病毒感染，还有一些非常重要的或是随国际交流增多而传播或新变异型病毒引起的神经系统疾病，亦应引起重视。

（一）沙粒 RNA 病毒感染

沙粒 RNA 病毒可引起许多神经系统疾病，除众所周知的单疱病毒脑炎、HIV 等外，世界范围还有许多沙粒 RNA 病毒，例如流行于南美洲阿根廷、玻利维亚的流行性阿根廷出血热；在西非洲流行的拉萨热（Lassa fever）病毒每年致 5 000 多人的死亡。在美国则以淋巴细胞性脉络膜炎病毒（LCMV）最多见。

LCMV 是人、鼠共感染病毒，传染给人的主要宿主是仓鼠（pet hamster）。在动物中该病毒感染后引起一系列的细胞免疫反应，引起脑、视网膜、肝脏等病变。胚胎感染后则影响神经系统发育，产生一系列先天性发育异常。实验鼠的研究证明，该病毒感染引发的由 T 细胞介导的免疫反应和结构破坏是 LCMV 感染后的主要发病机制。

LCMV 急性感染的早期，特别是成年人的感染，可以没有症状，或出现轻度的一般症状，如头痛、发热、肌痛、咳嗽、项强等，少数儿童可有抽搐。少数可伴咽峡炎、附睾炎等。多数病者病程自限，持续发热数天至数周，脑脊液细胞数增多，超过 $1.0 \times 10^9/L$，持续 1 个月以上。慢性病者何时发病不清楚。儿童感染，特别是婴儿感染，常影响中枢神经发育，出现一系列发育异常，如小头畸形、脑积水、脑室扩大、脑室周边钙化、囊肿、小脑发育不全、视网膜变性等。临床表现为智能减退、抽搐、惊跳、共济失调、运动障碍和失明等。

LCMV 的诊断依赖于：①发热的病史，有脑膜炎表现；②脑脊液中淋巴细胞数的增多，细胞数在 $1.0 \times 10^9/L$ 以上，并持续大于 1 个月者；③脑脊液寡克隆区带（OB）阳性；④可除外腮腺病毒感染；⑤血清学检查示 LCMV 抗体滴度升高。

本病毒的成人感染预后良好。宫内病毒感染，特别是孕期和新生儿感染往往是神经先天性疾病的主要原因，预后差。

（二）新宿主、新病毒的中枢神经感染

（1）虫媒病毒脑炎：西尼罗病毒近年来在欧洲和美洲流行。该病毒抗体亦在我国脑炎患者中查到阳性结果。此外，切昆贡尼病毒、辛德毕斯病毒、东西方马脑炎病毒，均有在国内报道。Banna 病毒和我国的云南环状病毒等均已分离。有多种不明原因的脑炎，特别是在夏秋季节流行的脑炎均提示我国有多种新的虫媒病毒脑炎的存在与流行。

（2）尼帕病毒脑炎：1998 年和 1999 年在马来西亚和新加坡报道的发生于养猪场及其附近居民中的脑炎，共有 300 多例，死亡率高达 40%。2001—2004 年南亚有一次暴发流行，病死率高达 75%。该组病例表现为发热、意识障碍、偏瘫及抽搐发作，3～4d 后出现肌阵挛、腱反射减退、项强及小脑体征。头颅 MRI 检查可见皮质下和深部白质多发散在病灶，可以增强，皮质、丘脑、小脑亦可异常。脑脊液示无菌性脑膜炎样变。血清抗尼帕病毒 IgM 和 IgG 抗体滴度升高。该病毒的天然宿主是狐蝠和果蝠，它们与猪可互相传播，感染的猪可传播给人而致病。

（3）禽流感病毒与蝙蝠狂犬病毒：在欧洲和澳大利亚已报道了由蝙蝠狂犬病毒引起的病例。临床表现为脑干神经症状、共济失调和进行性瘫痪。头颅 MRI 显示脑干和小脑局灶性异常信号。血清狂犬病毒中和抗体阳性。

2010 年和 2011 年，国际神经病学联盟（WFN）发表全球简报，共有 1 000 多例感染禽流感病毒的神经并发症者，亦有少数死亡病例，但未有病理报道。

随全球化进展的加速，认识更多中枢神经病毒感染将有利神经病学的发展。

（周　云）

第二节　脑膜炎

一、病毒性脑膜炎

病毒性脑膜炎又名无菌性脑膜炎、虚性脑膜炎，系由多种病毒引起的一种脑膜感染，具有急性脑膜感染的临床表现，多无并发症。脑脊液白细胞增多，以淋巴细胞为主。病毒侵犯脑膜常同时侵犯脑实质者为病毒性脑膜脑炎。本病见于世界各地，约有 2/3 的患者已可确认为某种病毒引起。目前所知能引起脑膜炎的病毒包括：肠道病毒，柯萨奇 A、B 组病毒，ECHO 病毒，灰髓炎病毒，腮腺炎病毒，单纯疱疹病毒，水痘－带状疱疹病毒，虫媒病毒，传染性单核细胞增多症（EB）病毒，淋巴细胞脉络膜脑膜炎病毒，脑、心肌炎病毒，肝炎病毒，腺病毒。

以上诸病毒中以柯萨奇和 ECHO 病毒最常见。约 50% 的患者由该两组病毒所引起。

由肠道病毒引起的病毒性脑膜炎，发病高峰主要在夏季和早秋。腮腺炎病毒脑膜炎一般多见于冬、春季节，与腮腺炎同时流行。淋巴细胞脉络膜脑膜炎则以冬季较常见，而单纯疱疹脑膜炎无明显季节性。

（一）临床表现

不论何种病毒所引起的脑膜炎，其临床表现大致相同。通常急骤起病，有剧烈头痛、发热、颈项强直，并有全身不适、咽痛、恶心、呕吐、嗜睡、眩晕、畏光、项背部疼痛、感觉异常、肌痛、腹痛及寒战等。症状的严重程度随患者年龄的增长而加重，体温很少超过40℃，除颈强直等脑膜刺激征外，多无其他阳性体征。某些肠道病毒感染可出现皮疹，大多与发热同时出现，持续4～10d。柯萨奇和ECHO感染，典型的皮肤损害为斑丘疹，皮疹可局限于面部、躯干或涉及四肢，包括手掌和足底部。ECHO感染的皮疹为斑点状，易与脑膜炎球菌感染混淆。柯萨奇B组病毒感染可有流行性肌痛（胸壁肌）和心肌炎。

（二）实验室检查

血液中白细胞数大多正常，部分减少或中度增多。EB病毒感染者的周围血液中可见大量不典型单核细胞。腮腺炎病毒感染，血清淀粉酶增高。脑脊液检查压力正常或轻度升高，色清，白细胞数增加，（$10 \times 10^5 \sim 1\,000 \times 10^5$）/L；早期以中性粒细胞为主，数小时后主要为淋巴细胞；蛋白质含量增高，糖含量一般正常。但在腮腺炎和淋巴细胞脉络膜脑病毒感染时，糖含量可减少。

（三）诊断和鉴别诊断

根据发热、头痛、恶心、呕吐、肌痛、脑膜刺激征、血液和脑脊液的特征性改变，诊断一般并不困难，但病原学的诊断往往需从脑脊液中分离出病毒才可确诊。诊断时应与各种邻近脑膜的化脓性感染引起的脑膜反应，细菌性、结核性、真菌性脑膜炎，钩端螺旋体病脑膜炎，癌性脑膜病，单核细胞增多症等相鉴别。

（四）治疗

主要为对症及支持治疗。发热可用退热镇痛药。有明显颅内压增高者用甘露醇等脱水药。抗病毒药物，可参见本章疱疹性脑炎。中药大蒜注射液、银翘解毒片曾用于临床。急性期患者适当应用激素可能有缓解症状之功效。

本病为自限性疾病，多数预后良好，不留后遗症。若两周不能缓解者，需考虑其他疾病或病毒侵及脑实质之可能，应予以注意。

二、化脓性脑膜炎

化脓性脑膜炎是神经系统最常见的中枢细菌性感染。按照致病菌的种类，临床表现各有不同，其中最常见的致病菌是脑膜炎双球菌、肺炎双球菌及流行性感冒嗜血杆菌B型，其次是金黄色葡萄球菌、链球菌、大肠杆菌、变形杆菌、厌氧杆菌、沙门菌、铜绿假单胞菌（绿脓杆菌）等。脑膜炎双球菌最常侵犯儿童，称为流行性脑膜炎，是儿童最常见的脑膜炎，但成人亦可发病。流感杆菌脑膜炎好发于6岁以下幼儿。肺炎双球菌脑膜炎好发于老年人及婴幼儿。大肠杆菌是新生儿脑膜炎最常见的致病菌。金黄色葡萄球菌和铜绿假单胞菌脑膜炎往往继发于腰椎穿刺、颅脑外科手术或开放性损伤之后。近年来，由于抗生素的广泛应用，典型的细菌性脑膜炎已经十分少见，治疗不彻底或不典型性化脓性脑膜炎渐为多见，应引起广大临床医师注意。特别应当指出的是，随着医疗技术的进步，抗菌药物的发展，院内医源性感染和混合感染已是细菌性脑膜炎的重要原因。

院内感染所致的细菌性脑膜炎常与开颅手术、导管引流及颅脑损伤有关。经流行病学研究结果显示：①开颅手术发生细菌性脑膜炎者为0.8%～1.5%。开颅手术后发生细菌感染者1/3发生于术后一周内，1/3发生在第三周，仅1/3发生于手术2周后。②脑室内引流，常用于颅内压增高、交通性脑积水的患者。脑室内引流患者中约有4%~17%的患者发生继发性细菌性脑膜炎，多数发生于内引流术后1个月之内。③脑室外引流，用于急性颅内压增高的抢救治疗。引流后发生细菌性脑膜炎的发生率约为8%，引流超过5d者感染率将进一步增高，因此脑室外引流的时间应当不超过一周为宜。④腰椎穿刺亦可引起继发性颅内感染，但发生率极低，约为数万分之一。腰椎穿刺留置引流，用于蛛网膜下腔出血的病者，引起继发颅内感染的比例较高，约为5%左右，多数发生在5d之内，因此建议腰椎穿刺的留置引流最长不要超过5d。⑤颅脑外伤，特别是伴有颅底骨折的闭合性颅脑损伤者，继发性细菌性脑膜炎约为1%~4%。伴有副鼻窦，特别是蝶窦的损伤并发颅内细菌感染的机会更大，可达颅脑损伤的1/4。开放性颅脑损伤继发细菌感染者约为2%~11%。总之，颅脑损伤是继发颅内细菌感染的最重要感染途径。

医源性颅内细菌感染的病原学以葡萄球菌或革兰阴性的厌氧菌为最多见。颅底骨折者由鼻腔而入，以肺炎双球菌感染为多。

（一）病理

各种致病菌引起的急性化脓性脑膜炎的病理变化基本相同。早期软脑膜及大脑浅表血管充血、扩张，炎症沿蛛网膜下腔扩展，大量脓性渗出物覆盖于脑表面，常沉积于脑沟及脑基底部脑池等处，亦可见于脑室内。脓液颜色与致病菌种有关，脑膜炎双球菌及金黄色葡萄球菌脓液为灰或黄色，流感杆菌为灰色，大肠杆菌及变形杆菌呈灰黄色，铜绿假单胞菌（绿脓杆菌）则为草绿色。随着炎症的扩展，浅表软脑膜和室管膜均因纤维蛋白渗出物覆盖而呈颗粒状。病程后期则因脑膜粘连引起脑脊液吸收及循环障碍，导致交通性或非交通性脑积水。儿童病例常出现硬膜下积液、积脓，偶可见静脉窦血栓形成、脑脓肿或因脑动脉内膜炎而致脑梗死、脑软化。

显微镜检下可见脑膜有炎性细胞浸润，早期以中性细胞为主，后期则以淋巴细胞和浆细胞为主。常可发现病原菌。血管充血，有血栓形成，室管膜及脉络膜亦有炎性细胞浸润。脑实质中偶有小脓肿存在。

（二）临床表现

化脓性脑膜炎者大多为暴发性或急性起病。急性期出现全身症状，有畏寒、发热、全身不适及上呼吸道感染症状。头痛为突出的症状，并伴呕吐、颈项强直、项背痛或畏光等；精神症状常见，表现为激动、混乱、谵妄；以后发展为意识模糊、昏睡以至昏迷。然而，不同类型的细菌感染，其临床表现各不相同。

1. 脑膜炎双球菌脑膜炎　多见于儿童，特别是幼儿。其临床表现轻重不一，临床过程可分为3种类型，即普通型、暴发型和慢性败血症型。普通型约占全部病例的90%左右，但也有不典型病例。

（1）普通型：临床过程可分为上呼吸道感染期、败血症期和脑膜炎期。①上呼吸道感染期，除部分患者有咽喉疼痛、鼻塞、流涕等症状外，多数患者没有任何症状。②败血症期，30%~50%的病者没有脑膜炎症状，表现为头痛、发热、寒战、呕吐、全身乏力、肌肉酸痛、食欲不振、神志淡漠等毒血症状。约70%的患者在高热不久即出现大小不等的皮肤、黏膜瘀点、瘀斑，1~2mm左右，大的可达到1cm。瘀点分布于口腔黏膜、胸腹壁皮肤，严重者瘀斑可扩大成大片，皮肤坏死。少数患者在出现皮肤瘀点前出现全身玫瑰色斑丘疹。部分患者还可出现唇周单纯疱疹，伴有严重中毒症状的此期患者可继发脾肿大。多数患者在1~2d内出现脑膜刺激症状而进入脑膜炎期。③脑膜炎期，多数患者急性起病，高热，全身或局部出现皮下瘀点，同时出现刺激症状。此期患者头痛剧烈，伴有频繁恶心、呕吐、血压升高、烦躁、重则抽搐、意识到不清。体格检查可见颈项强直，凯尔尼格征阳性，重则角弓反张。严重者昏迷或因颅内压增高出现脑疝而呼吸衰竭。若能有效积极治疗者，本期病者多数可在2~5d内逐步开始恢复，体温下降，瘀斑逐步消退，延迟诊断和治疗者，预后严重。

（2）暴发型：见于少数病例，以儿童为多。主要临床特征为突起高热、寒战、头痛、呕吐并迅速出现精神委靡、意识混浊或抽搐。体检可见皮肤瘀点、瘀斑或皮片融合。此种典型症状被称为华-弗综合征（Waterhouse-Friderichsen's syndrome），是急性暴发性脑膜炎双球菌性脑膜炎的极严重综合征，除高热和皮疹外，多数患者无脑膜刺激征。脑脊液检查压力升高，但细胞数正常或轻度增多。血培养可以阳性，瘀点涂片可见革兰阴性双球菌。若不能及时诊断和治疗，此组病例常因并发中毒性休克而死亡

（3）慢性脑膜炎双球菌脑膜炎：表现极不典型。病程可连续数个月，反复发作，表现为间歇性畏寒、发热，每次发作持续12h后缓解，间隔1~4d后又可再次发作。发作时皮肤可以出现皮疹，以红色斑丘疹为多见，亦可出现瘀斑、脓疱疹、结节红斑样皮疹以及腕、膝等关节酸痛。体温曲线酷似疟疾。发热期血培养可能阳性。少数患者可继发其他细菌的化脓性脑膜炎和心内膜炎。

2. 肺炎球菌性脑膜炎（pneumococcus meningitis）　呈散发性，多见于婴儿及老年患者。50%以上的患者继发于肺炎球菌性肺炎之后，绝大多数于肺炎后7~10d内逐步出现脑膜症状。本病起病急，常有高热、头痛、呕吐和不同程度的意识障碍，胡言乱语，谵妄昏睡或昏迷。半数以上患者可有脑神经受累症状，最常见的依次为展神经，面神经，动眼神经和滑车神经麻痹。有明显的颅内压增高和脑膜刺激症状。婴儿患者常表现为抽搐、嗜睡、烦躁、厌食和呕吐，反应特别敏感，突然尖叫，两眼发呆，重则角弓反张。老年患者则深睡，精神紊乱或抽搐发作。

反复多次发作（数次至数十次）的复发性脑膜炎是本病特征之一，绝大多数由肺炎球菌引起，发作期间为数个月或数年。反复发作的原因为：①脑脊液鼻漏；②先天性缺陷（如先天性筛板裂、先天性皮样窦道、脑膜或脊髓膜膨出）或后天性颅骨损伤；③脑膜旁感染病灶如慢性乳突炎或鼻窦炎的存在；④儿童脾切除术后；⑤宿主免疫功能缺陷（如先天性免疫球蛋白缺乏症），应用免疫抑制剂等；⑥脑脊液极度黏稠，易形成粘连及脓性包裹，影响药物疗效。

由于炎症渗出和渗出物中的纤维蛋白含量升高，慢性患者常可出现脑膜粘连。粘连既可引起多脑神经损害，亦可继发硬脑膜下积液、积脓、阻塞性脑积水，可继发脑血管闭塞、偏瘫、失语乃至共济失调等症状。

3. 葡萄球菌性脑膜炎　以金黄色葡萄球菌性脑膜炎最为多见，偶见表皮葡萄球菌，是严重的化脓性脑的主要原因之一。多见于新生儿和成年糖尿病患者的继发感染。主要临床表现为：急性起病，除有或无局部葡萄球菌感染灶之外，一般均有明显的全身中毒症状，如高热在39℃以上，呈弛张热，伴或不伴畏寒、关节痛，肝、脾肿大，严重者伴感染性休克。神经系统表现为头痛、呕吐、畏光、眩晕、精神异常、激惹不安或精神淡漠、嗜睡，重则昏迷。神经系统体格检查可见项强、凯尔尼格征阳性等。未作积极有效治疗者，常可早期继发

颅底粘连，出现多脑神经麻痹和颅内压增高，或继发脑内感染、脑脓肿或脑病而长期意识不清，重则继发脑疝而死亡。鉴于金黄色葡萄球菌脑膜炎常有全身或局部葡萄球菌感染的征兆，因此，脑膜炎的症状常为继发于全身败血症或脓毒血症之后。此组病者若不及时积极治疗常可继发脓毒症性脑病（septic encephalopathy），残留严重后遗症。

4. 流感杆菌性脑膜炎　多见于3岁以下的儿童，成人极为少见。亦见于免疫力降低的头颅外伤、中耳炎、副鼻窦炎的成年人患者。主要临床表现为，前驱症状较轻，以上呼吸道感染症状为多。成年患者常为突然头痛发热，在7~10d后出现项强、嗜睡或伴恶心呕吐，或伴抽搐。在追问病史和体格检查中可发现中耳炎或副鼻窦炎，或有头颅外伤或颅脑手术史。暴发病例中前驱症状不明显，可迅速出现高热、抽搐和昏迷，在数天内死亡。流感杆菌性脑膜炎患者常留后遗症，50%的患者残留不同程度的并发症，其中30%的患者可并发硬膜下积液、脑积水、脑脓肿等，其中以硬膜下积液占多数。临床过程中有下列情况者应考虑并发硬膜下积液可能：①积极而合理治疗4~7d后，脑脊液中细胞数已经好转而体温不退或退而复升者；②一般临床好转后，患者出现不明原因的呕吐、抽搐等神经症状者；③婴儿患者的脑脊液检查已经正常，但囟门却明显隆起，并有呕吐、厌食者。此型细菌感染的脑膜炎常留较多的神经后遗症，如共济失调、失明，耳聋、智能减退甚至瘫痪。

5. 铜绿假单胞菌性脑膜炎　铜绿假单胞菌是一种条件致病菌，仅当机体免疫功能降低或颅脑、脊柱手术或腰椎穿刺等检查时，污染手术野和创口后才能进入中枢神经系统而致病。近年来，由于免疫抑制剂的广泛应用，抗肿瘤药物以及HIV的感染等因素，条件性致病菌的中枢神经感染亦渐有增多。铜绿假单胞菌、变形杆菌等条件致病菌性脑膜炎尤为多见。主要临床表现与其他脑膜炎的表现没有区别，均以发热、头痛、呕吐和脑膜刺激症状等为表现，但是铜绿假单胞菌常继发于：①耳、乳突、副鼻窦感染的扩散；②头颅外伤，颅脑手术后；③脊柱手术，椎管内手术，腰椎穿刺；④脑室引流；⑤肺部感染，心内膜炎，尿路感染；⑥褥疮等其他部位的铜绿假单胞菌感染。铜绿假单胞菌性脑膜炎患者较少急性发病，常表现缓慢起病，病程迁延，38~39℃高热。晚期病者逐步出现意识丧失或弥漫性脑病。有时起病隐匿，缺乏系统的症状和体征，造成诊断和治疗的延误。铜绿假单胞菌性脑膜炎患者预后差，死亡率在60%以上。

6. 肠杆菌脑膜炎　系指由大肠杆菌、变形杆菌、克雷白杆菌等肠道杆菌引起的脑膜炎。2岁以下的儿童以大肠杆菌最为多见。成年人常发生于基础疾病的晚期；妇女患者常由产前、产时的感染，产生产褥热或大肠杆菌败血症及脑膜炎；中耳炎、胆脂瘤性中耳炎和乳突炎者最易继发大肠杆菌、变形杆菌的继发感染而发生脑膜炎。大肠杆菌脑膜炎早期和轻型的病例，炎症主要表现为脑及脑膜表面的炎性渗出，随病程的发展逐步漫及大脑表面、基底部及脊髓，并累及脑血管和脑神经，引起颅内压增高和多脑神经麻痹。由于大肠杆菌性脑膜炎极易并发脑室炎，引起严重后遗症，因此，脑室穿刺往往是治疗本病的重要手段。凡具下列体征时，可考虑脑室穿刺：①头颅CT或MRI提示脑室扩大；②常规抗菌药物治疗后，临床效果不佳，并有严重脑组织受压证据，如呼吸困难、意识不清；③脑脊液培养阳性；④伴发中枢神经先天畸形。大肠杆菌脑膜炎临床过程虽不凶险，但并发症多，后遗症多，往往预后较差。

细菌性脑膜炎的临床表现虽然随不同病原菌的发病年龄和转归有些差异，但其共同特点为发热、头痛、恶心、呕吐、颈项强直和抽搐。若不能及时治疗均可并发颅底粘连，产生颅内压增高和多脑神经麻痹，继之产生脓毒血症性脑病而长期意识障碍，或残留严重神经精神症状。

（三）实验室检查

周围血检查均可见白细胞总数增高，达（$10×10^8 \sim 20×10^8$）/L。以中性粒细胞增高为主，恢复期的白细胞数可以降低。脑脊液检查可见白细胞增多，数千只至万只均可能。大肠杆菌脑膜炎可见脑脊液混浊，呈米汤样；铜绿假单胞菌性脑膜炎可呈草绿色。脑脊液压力增高，色浑浊或呈脓性，细胞数增多，在（$10×10^6 \sim 100×10^6$）/L，甚至更高，以多形核细胞为主，有时脓细胞聚集呈块状物，此时细胞培养、涂片阳性率高。蛋白质含量增高可达1.0g/L；糖含量降低，可低至0.5mmol/L以下，甚至为"零"。氯化物含量亦下降。50%的病例可在脑脊液中找到致病菌。脑脊液中pH降低，乳酸、乳酸脱氢酶、溶菌酶的含量以及免疫球蛋白IgG和IgM明显增高。乳酸的增高亦是细菌感染的重要证据之一。

头颅平片检查是寻找化脓性脑膜炎感染原的重要途径，常可见副鼻窦炎、中耳炎等影像学证据。头颅CT是早期发现交通性脑积水、脑室扩大以及发现继发性颅内脓肿的重要手段。脑膜炎病者的脑电图检查没有临床意义。

（四）诊断与鉴别诊断

根据发热、头痛、脑膜刺激征，脑脊液中以多形核白细胞增多为主的炎症变化，可予诊断。但需与病毒性、结核性及真菌性脑膜炎、脑炎、脑病、脑肿瘤、蛛网膜下腔出血以及其他疾病引起的昏迷相鉴别。脑脊液中糖含量降低，乳酸、乳酸脱氢酶、溶菌酶的含量增高和pH降低，可与病毒性脑膜炎鉴别。细胞数增多，以多形核细胞为主，对鉴别结核性与真菌性脑膜炎有帮助。但在疾病的早期，婴幼儿或老年，以及经过部分治疗的化脓性脑膜炎患者，其脑脊液的改变不典型，往往给诊断带来困难，常需反复多次脑脊液检查以明确诊断。具有下列标准，可作为急性化脓性脑膜炎的诊断：①脑脊液的革兰染色细菌涂片，细菌培养阳性或乳胶颗粒凝集试验检测抗原阳性；②脑脊液细胞数增高，达$1×10^9$/L以上，其中60%为多形核白细胞；蛋白质升高在1 200mg/L以上和糖浓度降低，脑脊液/血液的糖浓度小于0.3为异常。大约70%~80%的细菌性脑膜炎患者脑脊液中可以查到细菌，细菌培养的阳性率在80%~90%之间，但是慢性化脓性脑膜炎者常常培养阴性。近年来，根据血浆中原降钙素（procalcitonin）水平的升高可为细菌性与病毒性脑膜炎提供鉴别诊断。

（五）治疗

化脓性脑膜炎的治疗包括病因治疗和并发症的治疗两大方面。

1. 病因治疗　凡化脓性脑膜炎诊断一旦成立，均应积极地选择有效的抗生素进行病因治疗，治疗的积极性与准确性直接与患者的预后相关。因此，诊断一经确立，按病原菌选用抗生素。如病原菌未明确者，应选用广谱抗生素，并按一般发病规律选用药物。首先经静脉给药，使其血浓度短期内明显升高，脑脊液中相应达到较高的药物浓度。某些抗生素经静脉给药不能通过血－脑屏障，可作鞘内注射或脑室内给药，但应注意药物剂量、稀释浓度、注射速度及间隔时间。然而，临床实践中，常常不能立即明确病原菌，因此，治疗中必须分为病原菌明确前和明确后的两种治疗方案。

（1）常规的抗生素选择原则：①新生儿：选用头孢噻肟钠（cefotaxime sodium）、氨苄西林（ampicillin）；②婴儿和儿童：选用第三代头孢菌素；③成人：原来健康和社区获得性感染者，选用第三代头孢菌素，加用氨苄西林；外伤后或颅脑手术后感染者，选用万古霉素（vancomycin）加用头孢类抗生素或美罗培南（meropenem）；④老年，免疫能力差者，选用氨苄西林加用头孢拉啶；脑膜炎并发短路引流者，选用万古霉素加头孢菌素或美罗培南。

（2）已知病原菌者的药物治疗

1）脑膜炎球菌脑膜炎：鉴于我国所流行的 A 群菌株，大多对磺胺药敏感，仍为首选药物。磺胺嘧啶的脑脊液浓度为血浓度的 40% ~ 80%。首次剂量 50 ~ 100mg/kg，静脉缓慢注入；以后每日 80 ~ 160mg/kg，分 4 次口服或静脉内注入，同时给予等量碳酸氢钠和足够水分。如治疗后 48h 症状无减轻，体温不下降，则需及时改药。国外由于大多为耐磺胺的 B 群及 C 群菌株流行，故以青霉素为首选药物。对暴发型流脑，宜用大剂量青霉素 G（20 万 ~ 30 万 U/kg，儿童 10 万 ~ 25 万 U/kg）或（和）氯霉素联合应用。氯霉素易透过血 – 脑屏障，其脑脊液浓度为血浓度的 30% ~ 50%；成人每日 50mg/kg，分次静脉滴注，应密切注意对骨髓的抑制作用。亦可用氨苄西林，剂量为 150mg/kg，分次静滴。

2）肺炎双球菌脑膜炎：50% 发生在急性大叶性肺炎恢复期。若青霉素敏感者首选青霉素 G，用量为 2 000 万 U/d，分次静脉滴注，2 周为 1 个疗程。青霉素耐药（MIC 为 0.1 ~ 1.0μg/ml）者，选用头孢曲松（ceftriaxone），2.0 ~ 4.0g/d，分 2 次静滴；或头孢噻肟钠（cefotaxime）2.0g，每日 2 ~ 3 次；或头孢吡肟 4.0g/d，分 2 次肌内注射。当青霉素 MIC > 1μg/ml 时，选用头孢曲松或头孢噻肟或头孢吡肟加万古霉素或利福平。

3）金黄色葡萄球菌脑膜炎：目前认为 90% 以上的金黄色葡萄球菌对青霉素 G 耐药。甲氧苯青霉素的蛋白质结合率低于其他半合成青霉素，所以较易透入脑脊液，可作为首先药物，剂量为 12g/d，分次肌内注射或静脉滴注，4 周为 1 个疗程。青霉素过敏者可用万古霉素，剂量为 5g/d。杆菌肽对葡萄球菌有高度活性，使用时耐受性好，成人常用量为 5 000U，鞘内注射，每周 2 ~ 3 次。

4）流感杆菌脑膜炎：以氨苄西林或氯霉素作为首选药物，剂量同前。近年来，国外建议首选头孢噻肟或头孢曲松，剂量如肺炎球菌。

5）肠道革兰阴性杆菌脑膜炎：该组脑膜炎在成人中占 22%，以大肠杆菌多见，其次为肺炎杆菌、铜绿假单胞菌。治疗方案见表 6 – 2。

表 6 – 2　革兰阴性杆菌脑膜炎抗生素的选择

菌种	常用方案
大肠杆菌	氨苄西林 + 庆大霉素（或卡那霉素）或妥布霉素
肺炎杆菌	头孢噻啶 + 庆大霉素（或卡那霉素、阿米卡星、妥布霉素）
铜绿假单胞菌	羧苄西林 + 庆大霉素（或阿米卡星）、多黏菌素 B
变形杆菌	氨苄（或羧苄）西林 + 卡那（或庆大）霉素
产气杆菌	头孢噻啶 + 庆大霉素
沙门菌属	氨苄西林或氯霉素
沙雷菌	氨苄西林（或氯霉素）+ 庆大霉素（或卡那霉素）
粪产碱杆菌	氯霉素（或多黏菌素 B、E）

2. 对症治疗

（1）肾上腺皮质激素：在应用大剂量抗生素的同时，静脉滴注 5mg/d 的地塞米松，对减少颅内粘连，减少脑积水和脑膜增厚等均有远期效果。

（2）20%甘露醇：400～600ml/d，分次静脉滴注，对急性颅内压增高者有改善症状之作用。

3. 脑室引流 脑膜炎后期，继发交通性脑积水或阻塞性脑积水者，均可选择脑室外引流或脑室体内引流。

（七）预后

化脓性脑膜炎的预后依赖于诊断的早期确定和及时、足量以及合理的抗生素应用。若能早期合理和足量地应用抗生素，多数患者预后良好；抗生素选择不当，疗程不足等易使病程转化为慢性化脓性脑膜炎，并继发脑神经麻痹、交通性脑积水、偏瘫、共济失调、癫痫等后遗症。急性病期未作积极治疗者亦可继发化脓性脑炎和脑脓肿等。

三、结核性脑膜炎

结核性脑膜炎（tuberculous menigitis）是由结核杆菌感染所引起的非化脓性细菌性脑膜炎。近年来，由于广谱抗生素的应用和公共环境及社会竞争激烈等综合因素，结核病包括结核性脑膜炎的发病似有增加趋势。结核性脑膜炎可伴或不伴全身结核如粟粒性肺结核、淋巴结核、骨关节结核等。据WHO（1990）的统计，全球约有1/3的人已经感染了结核菌，每年约有800万新结核患者发生，约有300万结核患者死亡，2000年，因结核病死亡至少350万人。在发达国家大部分感染人口是老年人，是以前形成的感染，而发展中国家的感染人口以青壮年为多，因此今后的发病将集中在生产能力最强的青壮年。总的来看，结核疫情以非洲最严重，其次是东南亚和西太平洋地区，再次为中南美洲国家和东地中海地区，而欧洲和其他发达国家为最低。

我国的结核疫情不容乐观，1990年抽样调查，肺结核患病率为523/10万，估算全国患者约600万人，痰液涂片阳性患病率134/10万，全国感染性患者约150万，结核死亡率21/10万，每年结核患者死亡约23万。其中结核性脑膜炎病死率为20%～30%。

（一）病因和发病机制

结核菌在分类上属于放线菌目、分枝杆菌科、分枝杆菌属。包括人型、牛型、非洲型和鼠型4类，过去的鸟型结核菌现划为非典型分枝菌第3组。实际上中枢神经系统的结核感染几乎都是由人型结核菌引起的，牛型结核菌很少见，其他分枝杆菌引起的感染也很少见。

结核菌细长而稍弯，约0.4μm×0.4μm，两端微钝，不能运动，无荚膜、鞭毛或芽孢，属需氧菌，天然寄生于人类。结核菌不易染色，但经品红加热染色后不能被酸性乙醇脱色，故称抗酸杆菌。电镜下结核菌细胞壁厚约20nm，其表层粗糙，伴有横式排列的绳索状皱褶物。胞壁上有不同的噬菌体受体，据此人型结核菌可分为4型。胞质外紧包一层质膜。胞质内分布大小不等的糖原和多磷酸盐等颗粒，大颗粒常位于两端。颗粒的大小及多少依菌株或培养条件而异。胞质中的间质呈膜样结构，由质腹内陷折叠而成，可能与细胞壁合成、核质分裂、细菌呼吸等功能有关，应用卡那霉素后可见撕裂，甚至缺损。细胞核发为高度盘旋的DNA纤维，无核膜和核仁。

结核菌的培养生长缓慢，人型结核菌的体外培养至少需2～4周才可见菌落。经抗结核药物作用后，细菌活力显著减弱，需6～8周，甚至20周才能出现菌落。结核菌培养生长缓慢的原因，长期认为是由结核菌胞壁的疏水性使营养物质不能渗入所致，近年研究认为，主要是由于 DNA 合成所依赖的 RNA 聚合酶在结构上的异常所致。此外，结核菌的生长速度还与氧供有关。

结核菌菌体的化学成分十分复杂。首先，它含有大量的类脂质，约占菌体干重的 20% ~ 40%，主要分布于结核菌的胞壁中，它具疏水性，对环境有较强的抵抗能力。类脂的成分有磷脂、脂肪酸和蜡质三种，它们都与蛋白或多糖相结合。磷脂能增强菌体的致敏作用，脂肪酸中的结核菌酸有促进结核结节形成，蜡质中分枝菌酸与抗酸性有关。第二，结核菌中含有多种蛋白，约占菌体干重的 50%，构成菌体和核质。结核蛋白是变态反应的反应原。结核菌素的主要成分为结核蛋白。第三，除类脂蛋白之外，结核菌中尚存在糖原或多糖体，它们多数与脂质一起缩合存在于胞壁中，构成免疫反应的抗原物质。此外，结核菌中也含其他的矿物质和维生素。

自从用抗结核药物治疗结核菌感染以来，很快即发现有耐药结核菌的存在。目前耐药结核菌可分为三型：①原发性耐药，见于从未接受过抗结核药物的结核患者，结核菌株对一种或多种抗结核药物耐药，由耐药结核菌传播引起，耐药菌来自以往未经合适治疗的结核患者；②获得性耐药见于初始对抗结核药物敏感的结核病，在治疗过程中发展为耐药，多数是治疗不足所致；③继发性耐药指以往经过抗结核药物治疗后出现的耐药，包括既有原发又有获得性耐药的患者。多种利药结核菌指在体外至少耐异烟肼及利福平的结核分枝杆菌菌株。

在全世界范围内，结核杆菌的耐药性已越来越普遍。在美国，肺结核中结核杆菌的耐药性已从 20 世纪 60 年代的 2% 增长到 90 年代的 9%。我国各地差异较大，在 10.4% ~ 53.8% 之间，平均 31.9%，且呈上升趋势。

中枢神经系统的结核菌感染与全身其他部位的感染一样，均由呼吸道传入结核杆菌的微粒后，结核杆菌在 2 ~ 4 周内播散到全身各大器官，并激活细胞免疫反应，病原体可以被激活的巨噬细胞消灭，形成结核结节。结核结节由大量巨噬细胞、淋巴细胞聚集而成，中心形成干酪样坏死。结核结节的大小和炎症反应的程度与机体的免疫力和遗传因素有关。当机体免疫能力降低时，结节中心形成干酪样坏死，病原体迅速增殖，并导致结核结节破裂，释放结核杆菌及其毒素。当此过程发生于脑膜时，则产生结核性脑膜炎。多数情况下，颅内的结核感染均由血液播散所致；少数颅内结核系由邻近组织，如内耳、乳突或脊柱的感染所继发。中枢神经内结核感染后的症状，依赖于结核感染的部位，感染于脑膜、蛛网膜下腔者为脑膜炎；位于脑实质深部或脊髓膜则可形成结核球或结核性肉芽肿。

（二）病理

结核性脑膜炎病理改变包括脑膜、脑血管、脑实质。最初的病理变化是在蛛网膜下腔产生一层厚的结核性渗出物，有时渗出物靠近破裂的结核结节，在脑底部渗出往往最明显，但并不靠近破裂的结核结节。若渗出物围绕脚间窝，包裹视神经交叉并扩散到脑桥和小脑。渗出物经常进入侧裂，但却很少包绕大脑半球。在侧脑室中，类似的分泌物经常覆盖脉络丛。渗出物为凝胶状且常呈结节样，显微镜下，可见多形核细胞、红细胞、巨噬细胞和纤维组织，随着病程的发展，淋巴细胞较为突出，病程后期出现纤维母细胞和组织连接成分。渗出物可以形成典型的结核结节或大片的干酪样坏死。渗出物中可找到分枝杆菌，数量不一。

闭塞性血管炎系由结核性脑膜炎的渗出物侵犯和累及血管后所引起，表现为血管内膜增厚，血管闭塞，以中等大小到小动脉最易受累。毛细血管和静脉亦可累及。显微镜下，可见血管外膜有大量的结核渗出物附着类上皮细胞、结核结节、干酪样坏死，有时可见结核杆菌群落。血管内层也可受到类似的影响，或发生纤维蛋白样透明变性，反应性内皮下细胞增生可以堵塞管腔。因此，缺血性脑梗死是结核性动脉炎的常见并发症。脑积水是结核性脑膜炎患者非常常见的病理特征，由炎性渗出物沉积于大脑导水管或孟氏孔，引起脑脊液循环的不通畅，继发脑室扩大和阻塞性脑积水。渗出物在颅底引起粘连，除引起脑脊液循环障碍外，还可引起多脑神经的粘连，特别是外展神经、面神经以及后组脑神经的粘连而产生多脑神经麻痹。

渗出物、血管炎和脑积水都会影响脑实质。渗出物附近的组织反应包括脑组织软化、星形细胞、小胶质细胞和弥散的炎症反应。渗出物附近血管血栓形成，脑组织片状出血和梗死。渗出物所引起脑血管的病理改变也可以引起病灶远处的脱髓鞘性改变，或血管源性脑白质病变而致脑病。

（三）临床表现

各年龄段均可发病。往往起病隐匿，轻度到中度发热，主诉头痛、嗜睡或不同程度的意识障碍。继之出现颈强直、克尔尼格征（克氏征）阳性等脑膜刺激症状，此时可出现不同程度的脑神经麻痹和肢体运动功能异常。随着疾病进展，可出现抽搐、昏迷以及严重的神经功能障碍。儿童病者，常以恶心、呕吐和行为异常等症状起病。大样本资料分析结果提示：头痛为主诉起病者占35%。3岁以下的儿童则以便秘、食欲不振为主诉者多见。抽搐亦是儿童结核性脑膜炎的首发症状，整个病程中约有50%的儿童可有癫痫发作，但因癫痫而入院者仅为10%~20%。儿童患者的既往结核病史常不明确，约有一半以上的儿童找不到明确结核病接触史。有人认为结核性脑膜炎的起病与儿童麻疹、百日咳、预防接种、头颅外伤等因素有关，但尚无法证实。儿童患者结核性脑膜炎的发展迅速，一旦起病，病程发展迅速，常在3周内发展到严重的临床症状。

成年人结核性脑膜炎的临床表现很不典型，症状可在感染后数天、数周、数个月甚至数年后才发病，但多数在感染后数周开始出现临床症状。20%的患者既往有结核病史。成人结核性脑膜炎的症状较儿童多而重。50%~70%的患者主诉头痛，但轻重不一，一般不伴恶心、呕吐。常有情感淡漠、意识模糊和行为异常。第三期的结核性脑膜炎患者常可出现局灶性神经症状和体征，30%以上的患者可出现单侧或双侧的脑神经麻痹，以第Ⅵ对脑神经（展神经）最多见，其次是第Ⅲ、Ⅳ、Ⅶ对脑神经，偶亦可累及第Ⅱ、Ⅷ、Ⅸ、Ⅺ、Ⅻ对脑神经。由于大脑血管病变的存在，可出现大脑中动脉主干或内侧豆纹动脉、丘脑穿支动脉的闭塞而出现肢体偏瘫、抽搐、偏侧投掷动作、舞动等症状，亦可出现肌阵挛和小脑共济失调等症状。这些症状和脑血管并发症，儿童结核性脑膜炎患者较成年人结核性脑膜炎病者更为多见。第三期脑膜炎患者常可出现颅内压升高，眼底检查可见明显眼底视视神经盘水肿，脉络膜层黄色的结核结节，边缘不清，在粟粒性肺结核患者中多见，其他病例较少见，少于10%。

（四）实验室检查

周围血液的常规检查显示，白细胞数正常或有轻度升高。血液生化检查亦无临床意义。若伴严重恶心、呕吐者可能出现低钠、低氯等电解质失衡改变。

1. 脑脊液检查　脑脊液检查是结核性脑膜炎的主要实验室指标。腰椎穿刺可见脑脊液压力升高，50%以上的成年人或70%的儿童结核性脑膜炎病者均有不同程度的压力升高。脑脊液常规检查显示无色，清（晚期病者可黄变），细胞数增多，一般为（$10 \times 10^7 \sim 20 \times 10^7$）/L，最高可达（$300 \times 10^7 \sim 400 \times 10^7$）/L，在早期急性发作阶段，中性粒细胞数增高，随着病程 1~2 周的发展后，中性粒细胞数逐步减少，而淋巴细胞逐步成为主要细胞。

（1）脑脊液的生化检查：生化检查可见糖的含量降低，平均在 2.0mmol/L 左右，严重病者可以降低至 0.5~1.0mmol/L 以下。脑脊液中糖含量的高低与脑膜炎症的活动程度有关，脑脊液中结核杆菌培养阳性的糖含量远比培养阴性者为低。因此，脑脊液中糖含量的变化亦可用作疾病发展过程的重要指标之一。结核性脑膜炎患者脑脊液中的蛋白质含量增高，平均为 1.5~20g/L，早期增高可能不明显，随着疾病发展，特别是第三期结核性脑膜炎病者，蛋白可以进一步升高，甚至可达 10.0~20.0g/L，此时极易引起椎管阻塞和脑膜粘连。脑脊液中结核杆菌培养阳性与否与脑脊液中蛋白含量的高低没有关系。脑脊液的氯化物含量降低，但在诊断与鉴别诊断中的意义较低。脑脊液中氯化物的降低可见于严重水盐代谢紊乱和结核性脑膜炎的晚期，因此氯化物含量的过分降低亦可作为本病预后的重要指标之一。

（2）免疫学检查：免疫学检查包括皮肤结核菌素试验和脑脊液抗结核免疫学检查。

1）皮肤结核菌素试验：取结核菌素蛋白 1：10 000 或 1：5 000 的浓度，于前臂内侧皮内注射形成皮丘，观察 48h，若皮丘周边发红形成大约 1.0cm 直径的红色皮丘为阳性。结核菌素皮内试验阳性者提示有结核感染，但不提示结核性脑膜炎的诊断。近年来，由于病者常常应用皮质固醇类激素，因此，结核菌素皮内试验常为阴性结果。

2）免疫酶联（ELISA）法检测脑脊液中抗结核抗体：应用结核杆菌蛋白或结核菌素为抗原包被，以免疫酶联技术测定血清和脑脊液中的抗结核杆菌的抗体滴度，当脑脊液中的抗体光密度（OD）值大于血清中的光密度值时，具有诊断意义。

3）免疫酶点（Elispot）：系指应用结核菌蛋白或结核菌包膜蛋白为抗原，包被硝酸纤维膜板，取患者脑脊液，分离脑脊液中的淋巴细胞，1 000 个/ml 以上，在培养基中加于硝酸纤维膜板上培养 24h，洗去淋巴细胞后按免疫酶联方法操作步骤和显色。若见到棕红色的免疫斑点则为阳性。每个斑点提示一个抗结核的抗体分泌细胞，可为结核性脑膜炎提供特异的诊断依据。其特异性在 90% 以上。值得指出的是所有的免疫学检查均需脑脊液检查才有诊断意义。

（3）聚合酶链反应（PCR）：检测脑脊液中分枝杆菌的 DNA 片段。该方法是灵敏度最高的检测方法。但是，由于灵敏度高、特异性差、污染率高等缺陷，缺乏特异性而没有诊断价值。国内已被叫停。

（4）新检查法：结核病性脑膜炎的新诊断方法很多，包括：①溴化物通过血脑屏障的时间，方法为应用口服或静脉给予溴化胺，1~2d 后，血和脑脊液中浓度相近（γ 分析法），以 ≤1.6 作为结核性脑膜炎的诊断依据，敏感性和特异性约为 90%。假阳性可见于单纯疱疹感染以及其他病毒性脑炎、李司忒菌脑膜脑炎和中枢神经系统淋巴瘤。另外，神经梅毒也可出现溴化物的血/脑脊液比率降低，因此，该试验不能够区别结脑和神经梅毒。②生物化学法，检测脑脊液中腺苷脱氨酶（ADA）评估结脑患者宿主反应的一种新的生物化学方法。这种酶与人的 T 淋巴细胞相关，在全身感染时，可以引起细胞介导的免疫反应，从而使血中 ADA 浓度升高，如果胸水、腹水或滑膜腔液被感染，其中的 ADA 浓度也可升高。

结核病性脑膜炎的实验室检查方法繁多，其中最肯定的方法仍以脑脊液的结核培养最具特征意义。但是由于该方法的阳性率太低，较好的实验中，阳性率亦仅 25% 左右，而且耗时长，一般需在 3～4 周后方有结果。如此缓慢的实验室检查缺少临床指导意义。结核性脑膜炎的诊所有诊断方法，包括最新的方法都应密切结合临床。

2. 影像学检查　常用的检查有胸部 X 片及头颅 CT 和头颅 MRI 检查。

（1）胸片：X 胸片有无异常与患者的年龄有关。有 25%～50% 的成人患者可见近期或陈旧性结核病灶。胸片检查不能用于结核性脑膜炎的诊断。

（2）头颅 CT 和 MRI：在病程早期，约 75% 的 CT 扫描有异常发现，可看到脑实质、脑血管和脑膜病变，随着病程的发展，这一比例逐步增高。在不增强状态下，CT 平扫可以发现脑积水造成的脑室扩张和由于室管膜结核渗出物形成的脑室旁软化灶，低密度缺血性脑梗死。CT 增强后可见脑膜炎增强，最常见于蛛网膜下腔基底池、大脑侧裂及脑干周围。钆增强的 MRI 发现结脑患者的异常要比 CT 扫描更敏感。在 MRI 成像中，可出现脑神经增粗，颅底结核渗出物增强，在渗出物覆盖下可出现大范围的脑实质损害。MRI 检查可以发现血管狭窄和受累动脉的血管瘤形成。或动脉梗塞所致的脑内软化灶。

（五）诊断与鉴别诊断

结核性脑膜炎的诊断主要依赖于：①典型的临床表现，如低热、头痛、呕吐、项强、凯尔尼格征阳性等脑膜刺激症状。②特殊的脑脊液检查结果，表现为中度白细胞增高，生化检查提示糖、氯化物降低，蛋白质增高。典型病例诊断不难，但治疗不完全的化脓性脑膜炎、真菌性脑膜炎、癌性脑膜炎等均需予以鉴别。脑脊液的改变常为鉴别诊断的主要依据。

（六）治疗

自从应用链霉素治疗结核性脑膜炎以来，结核性脑膜炎病者的死亡率已有明显降低，虽然最佳的治疗方案尚未统一，用药剂量、疗程和给药途径等仍有各家的独立经验，但在抗痨药物选择等方面，仍然大同小异。

1. 药物的选择

（1）一线药物

1）异烟肼（isoniazld，INH）：自 1952 年，INH 被引入临床后，很快成为治疗各种结核感染的核心药物。它可抑制结核杆菌 DND 合成，破坏菌体内酶活性，干扰分枝菌酸合成，对细胞内外、静止期或生长期的结核菌均有杀菌作用。最低抑菌浓度（MIC）0.025～0.05μg/ml。儿童患者推荐的口服剂量是每日 10mg/kg，成人可以 0.3～0.4g/d 顿服。口服经胃肠道迅速吸收，1～2h 后，血药浓度可达 3～5μg/ml，广泛分布于组织和体液，易透过血脑屏障，在结核性脑膜炎患者，脑脊液浓度可达血药浓度的 90%。INH 杀菌力与细菌活力成正比，对生长繁殖状态的细菌作用最强。INH 既可口服也可胃肠外给药，半减期限为 0.5～1.0h，大部分的乙酰异烟肼在 24h 内由尿排泄。单独应用易产生耐药性。不良反应以肝脏毒性最常见，可以表现为无症状性转氨酶升高到急性肝坏死；在常用剂量下，偶有周围神经炎、精神症状、诱发癫痫甚至昏迷等不良反应。对易发生周围神经炎的患者，如糖尿病、尿毒症、慢性酒精中毒、营养不良等肺结核患者可并用维生素 B_6 100～200mg/d。对妊娠、癫痫患者也可并用维生素 B_6，剂量酌情选择。INH 与苯妥英钠之间存在互相增加药物血浓度的影响。当两药同服时，须监测苯妥英钠血浓度水平，必要时减少用量。

2）利福平（rifampin，RFP）：它与菌体 RNA 聚合酶结合，干扰 DNA 和蛋白质的合成而灭菌。对细胞内外结核菌有同样的杀菌作用，特别对半休眠状态、偶有突发生长的细菌最为有效。利福平口服吸收较好，也可静脉给药，甚至对重症结核性脑膜炎患者可以通过 Ommaya 留置器给药。儿童剂量为 10～20mg/（kg·d），成人剂量为每日 10mg/kg，最大不超过每日 600mg，晨起饭前 1h 空腹顿服，1.5～3h 后血药峰浓度可达 7μg/ml，但个体差异较大，有效浓度维持 8～12h。对中枢神经系统结核患者不需调整剂量。利福平可以广泛分布于组织和体液，部分透过炎症脑膜，脑脊液中的浓度可以超过 0.1mg/ml，但峰浓度很少超过 1μg/ml。随着炎症的消退，脑脊液中的浓度越来越低。半减期为 2.5～3.0h，代谢产物 60% 由粪便排出，18%～30% 有尿液排泄，泪液、汗液及其他体液中也可排出，尿可呈橘红色。单药治疗易在短期内产生耐药性。耐 RFP 菌致病力可有不同程度的下降。利福平的不良反应较少见，可有肝肾功能损害和血液系统毒性，间歇性用药的患者可出现流感综合征和超敏反应。消化道反应较常见，一般不影响继续用药。

3）吡嗪酰胺（pyrazinamide，PZA）：破坏菌体内酶活性，干扰菌体需氧电子运输系统，在酸性环境下对细胞内结核菌具有杀灭作用，特别对半休眠状态的菌群更有效。口服 1.0g PZA 后，血药浓度可达 45μg/ml。目前推荐剂量为每日 25～35mg/kg，分 3 次口服。口服在胃肠道内几乎全部被吸收。2h 后达高峰浓度，迅速分布到各组织与体液中，并可自由透过血脑屏障。半减期 9h，主要自尿液排出。单药治疗极易产生耐药性。肝脏毒性较多见，偶尔引起高尿酸血症和关节疼痛。过敏反应较少见。

4）乙胺丁醇（ethambutal，EMB）：乙胺丁醇是一种结核杆菌抑制剂，它可抑制细菌 RNA 合成，阻碍核酸合成，干扰脂类代谢，与其他抗结核药物合用能防止耐药菌产生。在药物敏感试验中，约有 70% 的结核分枝杆菌可被 1μg/ml 的 EMB 抑制，其余的也可被 5μg/ml 的 EMB 抑制。给药 25mg/kg，峰药血浓度可达 1～8μg/ml，平均为 4μg/ml；给药 15mg/kg，平均血药浓度为 1.8～1.9μg/ml。经胃肠道吸收良好，其口服剂量为每日 15～25mg/kg，成人 750～1 000mg/d 顿服或分次服用，4h 达峰血浓度，半减期 4h。24 h 内大部分以原形由肾排泄。脑膜炎症时，脑脊液浓度可达同期血药浓度的 10%～50%，大多超过 1μg/ml；脑膜正常时，EMB 难以进入脑脊液。忌与利尿剂配伍，碱性药物能降低药效。单药治疗产生耐药速度缓慢。若剂量偏大，约有 5% 的患者出现球后视神经炎，表现为视物不清、辨色力差，或视野狭窄。常用剂量的球后视神经炎的发生率一般 <1%，在肾功能不全者发生率增高，停药后视神经损害可恢复。过敏反应极少见。

5）链霉素（streptomycin，SM）：尽管链霉素在很大程度上已被更有效、毒性更低的药物取代，但它在结核性脑膜炎的治疗中仍占有一定的地位。它可干扰菌体蛋白质合成和需氧电子运输系统而杀灭或抑制结核菌生长，在碱性的条件下为细胞外杀菌药。链霉素经胃肠道不能吸收，必须胃肠外给药。儿童剂量为每日 20～40mg/kg，成人每日 1.0g，1.5h 达高峰血浓度。有效浓度维持 12h，主要分布在细胞外液，易渗入胸腹膜腔，也可透过胎盘进入胎儿循环，不易渗入干酪病灶和脑脊液。在脑膜炎患者，脑脊液浓度可达血药浓度的 25%。半减期 5h，大部分以原形经肾小球滤过排出。主要毒性反应为第Ⅷ对脑神经的不可逆损害，前庭损害比听力下降更多见。总剂量大或血药浓度过高都可引起这些毒性，成人比儿童更常见。肾脏毒性作用在肾功能不全时尤易发生。此外，尚有皮疹、发热、嗜酸细胞增多和关节痛等。在多数抗结核治疗方案中，一般均在治疗的前几周每日给链霉素，以后逐渐减至每周 2～3 次，鞘内应用链霉素亦曾是大多数抗结核治疗方案的一部分，但目前已不再主张。常用抗结核药物透过血脑屏障比较如表6-3。

表6-3 抗结核药物对血脑屏障的通透性

药物	每日剂量 [mg/（kg·d）]	峰浓度（μg/ml）		
		血清	CSF（正常脑膜）	CSF（炎性脑膜）
异烟肼	5~10	3.0~5.0	0.6~1.6	2.0~3.2
利福平	10~20	0.4~12.0	0	0.4~1.0
乙胺丁醇	15~25	1.0~7.7	0	0.5~2.5
吡嗪酰胺	25~30	35~50	30	30~50
链霉素	15~40	25~50	一过性	2~9

（2）二线药物：1991年WHO制订抗痨的二线药物为环丝氨酸、乙硫异烟胺、卡那霉素、卷曲霉素、对氨基水杨酸、氨硫脲。二线药物为抑菌药，主要用以防止结核菌耐药性的产生。这些药物对血脑屏障的通透性差异较大。对氨基水杨酸（PAS）曾被广泛用于结核性脑膜炎的治疗，但脑膜没有炎症时不能达到有效的脑脊液浓度；乙硫异烟胺在脑膜正常或有炎症时，其脑脊液浓度都可接近血药浓度；环丝氨酸也有较好的通透性，但由于其严重的神经系统毒性，限制了它在中枢神经系统感染中的应用；卡那霉素（KM）和阿米卡星都具有抗分枝杆菌作用，在脑膜正常时，脑脊液中药物浓度很低，当脑膜有炎症时，脑脊液药物浓度可轻度升高。另外，在喹诺酮类药物中，氧氟沙星最易透过血脑屏障，其脑脊液浓度可达血药浓度的70%，甚至更高。

2. 治疗方案

（1）国外经验：结核性脑膜炎的治疗方案是从其他形式结核的治疗方案演化而来。INH和RFP是治疗方案中的主要药物。INH和RFP联用9个月已可有效治疗非中枢神经系统结核病，但对中枢神经系统感染，大多数医师主张应加用其他抗结核药物。由于PZA的血脑屏障通透性好，所以结核性脑膜炎治疗方案中多含PZA。对儿童结脑患者，可先给予INH、RFP和PZA联用2个月，再继用INH和RFP 4个月，疗效较好。目前，WHO推荐结核性脑膜炎治疗方案为：联合应用INH、RFP、PZA和EMB 2个月后，对成人患者继用INH和RFP 4个月，儿童患者则继用INH和RFP 10个月，在维持治疗的前2个月，可每2~3周加用SM或EMB。

（2）国内方案：我国学者主张联合应用INH、RFP、PZA和SM。①INH：以往应用INH 0.6g/d，但疗效欠佳。由于中国人有80%属INH快代谢型，而快代谢型的血及脑脊液药物浓度仅为慢代谢型的20%~50%，因此为提高脑脊液中的药物浓度需增加INH量至1.2g/d［儿童为20~25mg/（kg·d）］，在起始的1~3个月内静滴，病情稳定后改口服；3个月后减为0.9g/d，6个月后0.6g/d，1年后0.4g/d，直至治疗满2年后停药。由于用量较大，可分为每日2次给药，并密切随访肝功能。②RFP：0.45g/d晨起饭前1h空腹顿服，应用9~18个月，密切随访肝脏功能。③PZA：1.5g/d，分3次口服，若有关节酸痛等症状时减量或暂停，疗程3~4个月。④SM：0.75/d，肌内注射，1个月后改为隔日肌注，疗程长短依个体差异而定，凡发现眩晕、头晕、快速转动后出现恶心、呕吐时应立即停药。若无以上明显的不良反应，应连续应用，总量达到60~90g为止。

（3）耐药性结核性脑膜炎的治疗：由于抗结核治疗的不规范和数十年结核杆菌的变异，

结核性脑膜炎的耐药患者日趋常见。广大临床医师数十年来的经验已经有了一个比较一致的共识。目前，对耐药菌所致的结核性脑膜炎的治疗方案是：联合 4 种一线的抗结核杀菌药物，包括 INH、RFP、PZA 和 SM。当药物敏感度报告后，可加用 EMB。至少应用两种敏感药物持续治疗 18～24 个月。在治疗结核性脑膜炎的病程中，常常可发现在刚开始应用抗结核药物时，脑脊液中的生化指标反见恶化，而原来结核杆菌阴性的反而可见阳性，脑脊液蛋白质含量亦可见增高。反之，经积极抗结核治疗，而脑脊液的生化指标没有改变者，往往结核性脑膜炎的诊断值得怀疑。颅内结核瘤的治疗也可见类似的反应，在抗结核治疗过程中，在结核瘤消失之前可有暂时增大的现象。在抗结核治疗过程中，临床症状改善较慢，患者体重增加和一般状况改善常为病情恢复的早期表现，体温降低往往见于持续治疗一个月或更长的时间之后。INH 治疗的结核性脑膜炎患者，脑脊液中糖含量的升高、淋巴细胞数的降低常为最早的治疗反应，蛋白质的降低随其之后。整个治疗过程和恢复，大约需要 6 个月，甚至更长的时间。

3. 辅助治疗

（1）肾上腺皮质激素：尽管皮质固醇类激素的应用与抗结核治疗的基础理论不符，但长期以来仍然主张应用，但它在抗结核性脑膜炎治疗中的地位仍不清楚，结论亦有有效、无效和更坏的说法，但是多数学者仍主张结核性脑膜炎患者应用皮质固醇类激素。目前主张口服泼尼松 1mg/（kg·d），一个月内逐步减量并停药，不主张鞘内注射。推荐指征如下：①病期：结核性脑膜炎第 2、第 3 期，有或部分椎管阻塞的患者。②剂量：成人，泼尼松 1mg/（kg·d），或地塞米松 10～20mg/d 分次给予；儿童，地塞米松 0.3～0.6mg/（kg·d）。③用药时间：持续 3～6 周，此后在 2～4 周内逐步停用。

（2）脱水剂：由于颅内压的增高，常需降压治疗。常用的药物有：①20% 甘露醇 125～250ml 静脉滴注，每日 2～3 次，应注意肾功能改变。②10% 甘油果糖 250ml 静脉滴注，每日 2～3 次。③七叶皂苷钠静脉滴注。

（3）抗癫痫药物：结核性脑膜炎患者常可继发癫痫发作。由于抗结核药物的 INH 的大量应用，抽搐发作颇为多见。服用 INH 者应加用大剂量维生素 B_6，并可选用卡马西平 0.1g，每日 2～3 次；或丙戊酸钠 0.2g，每日 3～4 次。

4. 手术治疗　结核性脑膜炎第 3 期病者，常继发颅底粘连和阻塞性或交通性脑积水，此时应作手术治疗。常用的方法有：①脑室引流：适用于急性颅内压增高，而颅内结核病灶没有很好控制之时，可作脑室引流；②脑室–颈静脉或脑室–心房引流：适用于脑内病灶稳定，没有活动性病灶，以 Omaya 手术，作脑脊液分流。

5. 后遗症的治疗　结核性脑膜炎的后遗症主要有两大方面，即广泛性脑功能损害而致的精神、认知功能障碍和继发性神经功能损伤。儿童结核性脑膜炎，特别是 2 岁之前发生的结核性脑膜炎患者残留后遗症较重，常表现为认知障碍和精神症状。神经损伤主要表现有：①脑神经麻痹，第Ⅵ对脑神经损伤最为多见，治愈以后残留内斜视；②偏瘫，常由结核性脑膜炎累及脑血管后产生的脑梗死所致；③脊蛛网膜炎，由结核性脑膜炎累及脊蛛网膜炎，粘连而引起椎管阻塞，脊髓压迫而产生痉挛性截瘫和排尿功能障碍；④癫痫，50% 的结核性脑膜炎患者可以出现癫痫发作。所有结核性脑膜炎的后遗症状均应作相应的症状治疗。

四、真菌性脑膜炎

真菌性脑膜炎是由真菌侵犯脑膜所引起的炎症，常与脑实质感染同时存在，属于深部真菌病。随着抗生素、激素、免疫抑制剂，特别是器官移植后的大剂量和长期应用，艾滋病的发病增加以及家庭饲养动物的增多等因素的影响，中枢神经系统真菌感染的发病率有增加趋势。引起中枢神经系统真菌感染的有致病性真菌和条件致病菌。前者有新型隐球菌、环孢子菌、皮炎芽生菌、副球孢子菌、申克孢子丝菌、荚膜组织胞浆菌等；后者有念珠菌、曲霉菌、接合菌、毛孢子菌属等。

（一）病因

真菌是本病的病原，不同的真菌类型，临床特征各有差异：①隐球菌（cryptococcus）：有17种和7个变异种，其中仅新型隐球菌及其变异型具有致病性。该菌存在于土壤及鸽粪中，鸽子是最重要的传染源。鸽粪进入土壤，干燥后引起尘土飞扬，含有新型隐球菌的泥土颗粒及干燥的真菌颗粒（直径约为1mm的隐球菌），随呼吸进入肺泡，并在体内迅速形成荚膜。有荚膜的新型隐球菌具有致病性和免疫原性，并与机体发生免疫反应，当存在机体抵抗力降低，免疫功能受抑制或头部外伤等条件时，将发生中枢神经系统感染。②念珠菌（candida）：属小圆酵母菌，以出芽繁殖。它广泛存在于自然界，特别是奶制品、水果、蔬菜中，属人类正常菌群之一。念珠菌中的白色念珠菌是中枢神经系统感染中最常见的菌种，约占念珠菌中枢神经系统感染的90%左右。少见的念珠菌还有热带念珠菌、吉利菜念珠菌和星状念珠菌。念珠菌感染仅发生于长期应用广谱抗生素、恶性肿瘤化疗、长期应用皮质固醇类激素、糖尿病、药物依赖或艾滋病等免疫抑制状态的患者，不发生于正常健康人群。③曲霉菌（asporgilillosis）：属曲霉属，它广泛分布于自然界、土壤、植物、空气，正常人的面颊、趾间和外耳道，属条件致病菌。曲霉菌有200多种，其中约有9种可引起中枢神经系统感染，它们是烟曲霉、白色曲霉、黄曲霉、米曲霉、灰绿曲霉、杂色曲霉、土曲霉、萨氏曲霉等。其中烟曲霉和黄曲霉是引起人类曲霉菌感染的主要病原体。④球孢子菌（coccidioidomyces immitis）：是具有高度传染的双相型真菌，它可以原发感染，亦可继发感染。原发感染以肺部感染为最多见，其次为皮肤。该病症状一般均较轻，病程短，而且自愈。少数病者由于抵抗力降低，或因吸入大量球孢子菌，则出现较重的肺部症状，而且可以播散到脑膜、皮肤及骨骼。脑膜感染约占球孢子菌病的30%强。⑤荚膜组织胞浆菌（histoplasma capsulatum）：该菌种分布于全世界，但以北美洲较多，且为该地区的一种流行病。我国于1955年首先在广州发现。该菌存在于土壤中，人体由吸入含有该真菌的尘土而致病。因此，原发病变为肺部感染，仅10%~25%的患者出现中枢神经系统感染。⑥皮炎芽生菌（blastomyces dermatsdcs）：属双相型真菌，它存在于土壤或腐木之中，经呼吸道吸入肺部或皮肤而致病。主要流行于北美洲、非洲，我国亦有报道。⑦副球孢子菌（paracoccidioides brasiliensis）：属双相型真菌。存在于土壤和植物中。经呼吸道传播。主要流行于南美洲，以巴西和阿根廷为多见。上述所有真菌感染均以免疫功能低下状态下多见，但不同真菌的易感人群亦有所不同。

（二）发病机制

新型隐球菌脑膜炎，致病菌为新型隐球菌及其变异型，极易侵入中枢神经，传染途径为：①呼吸道吸入，导致肺部感染；②消化道途径，经食物摄入，但尚无证据证明；③皮肤感染，系由皮肤性隐球菌病后发生。然而，隐球菌进入人体不一定能发生中枢性隐球菌病。

隐球菌性中枢性感染机制为：干燥的隐球菌颗粒仅为 $1\mu m$ 大小，土壤及鸽粪中的隐球菌随尘被吸入呼吸道，能直接进入肺泡，在体内后很快形成荚膜，并具有致病性。隐球菌的荚膜（多糖物质）是主要的致病因子，它作为一种特异抗原，引起机体的一系列细胞免疫反应和体液免疫反应。当机体抵抗能力降低，特别是艾滋病或抗肿瘤化疗后的细胞免疫反应能力降低时，抗原的反应能力降低，荚膜性隐球菌即可在体内繁殖和增长，并通过血－脑屏障而进入中枢神经系统，发生脑膜炎、脑膜脑炎。

念珠菌为小圆酵母菌，依赖出芽繁殖。它广泛存在于自然界，但致病机制较为复杂。一般说，可归为三方面因素：①机体免疫功能降低，特别是中性粒细胞减少和 T 细胞（CD_4^+ 阳性）的降低，如 AIDS 病或肿瘤化疗后的患者；②菌体的变化，念珠菌在体外是小圆酵母菌，不易致病，但在体内呈丝状生存，丝状菌体易被吞噬而增加致病性；③医源性条件，例如长期抗肿瘤化疗，大剂量长期抗菌或激素应用，长期置入性导管（静脉导管、脑室引流管等）。在上述三种条件下，念珠菌侵入中枢神经系统，侵犯血管，并累及脑组织，引起中枢神经血管炎、血栓形成和脑膜炎、脑膜脑炎等。

曲霉菌的孢子可由呼吸道吸入引起原发性肺部感染。中枢神经曲霉菌病常为血源感染，经血液循环进入中枢神经系统。在肺曲霉菌中约 13% ～16% 并发脑曲霉菌病。散发性曲霉菌患者 40% ～60% 累及脑部。曲霉菌侵入中枢神经系统后可引起慢性炎症、实质性脑脓肿、肉芽肿和脑膜炎；侵犯脑血管而产生血管炎和继发性脑梗死。

其他真菌均属少见的真菌神经系统感染。①球孢子菌病具有高度传染性，多数为肺部感染，或由肺部感染基础上继发脑膜炎。在肺外球孢子菌中，1/3 的患者出现真菌性脑膜炎。②荚膜组织胞浆菌病，经肺部感染后约有 10% ～25% 的机会出现中枢神经系统感染。③表皮炎症芽生菌一般为皮肤感染，机体抵抗力降低时也可侵入中枢神经系统，其发生率约 6% ～33%。

（三）临床表现

真菌性中枢神经系统感染属于一种亚急性或慢性的中枢神经系统感染，临床表现以慢性中枢神经系统感染为多见，但亦随真菌感染类型而异。

1. 隐球菌性中枢感染　隐球菌性中枢感染的临床表现可分为脑膜炎、脑膜脑炎、脑脓肿或脑和脑膜肉芽肿等，以脑膜炎表现为最多见。脑膜炎患者起病隐匿，表现为阵发性头痛，此后逐步变为持续性，并日益加重。极少数患者起病不清，表现为突然发作，剧烈头痛，眩晕，呕吐，或抽搐发作。多数病者除头痛、呕吐外，伴有发热，热度不高，在 38℃ 左右，偶可达 40℃，但亦有少数病例不伴发热。体格检查可有颈项强直、凯尔尼格征阳性；眼底检查可见眼底乳头水肿、渗出和出血。晚期患者可因颅底粘连而出现脑神经麻痹（面瘫，眼球运动受限，双侧内斜视）和失明以及交通性脑积水。在脑膜炎基础上，隐球菌感染沿血管进入脑实质后可引起脑内小脓肿，弥漫性脑病而出现意识障碍或癫痫发作。当沿血管发展而出现血管闭塞时可发生脑血栓形成而出现偏瘫的抽搐发作。若隐球菌沿血管进入脑实质，而临床抗真菌治疗比较晚或不彻底则可形成隐球菌性肉芽肿，临床表现为颅内占位病变。其症状依病变所在的解剖部位而出现神经症状，如偏瘫、抽搐、精神症状或共济失调等。

隐球菌性脑膜炎、脑膜脑炎是所有真菌性神经系统感染中最常见的临床类型，若能及时诊断和积极治疗，多数患者可以成活。若不能及时诊断，多数患者可因继发颅底粘连和脑实质感染而致隐球菌性脑炎，导致长期意识障碍或继发脑疝而死亡。

2. 念珠菌性脑膜炎　较少见。见于儿童，免疫功能低下，或长期应用抗菌药物治疗，或长期应用免疫抑制剂而并发。临床表现为低热、头痛、畏光、颈项强直、嗜睡或意识不清。当形成脓肿时，表现为颅内占位病变的症状和体征。当累及血管引起血管炎和脑梗死时产生脑卒中的临床病态和体征。念珠菌的中枢感染者常有颅外多部位的念珠菌感染，如鹅口疮、念珠菌性尿路感染和支气管感染等。严重者可在中枢念珠菌病的同时并发念珠菌性败血症。念珠菌中枢感染者多数预后不良。

3. 中枢神经曲霉菌病　很少见。多数患者均为头面邻近器官曲霉菌病的延续，如耳、鼻、副鼻窦等部位的曲霉菌感染后直接蔓延，亦可见于肺部曲霉菌感染后，经血行播散侵犯颅内。曲霉菌进入颅内后根据累及的部位出现相应临床症状和体征。脑膜炎、脑膜血管病、慢性颅内肉芽肿均有可能，但共同的特点往往是头痛、恶心、呕吐，但发热不明显。累及脑动脉后可能继发脑血管炎、脑梗死，出现神经系统定位的症状和体征。脑曲霉菌患者常并发颅外的曲霉菌感染，如肺曲霉菌病而出现咳嗽、哮喘、胸痛、咯血和呼吸困难等。脑曲霉菌患者90%以上均并发有颅外曲霉菌病的存在。

各种真菌侵入中枢神经系统所产生的临床症状有其共性，亦有其各自的特性。一般说，共同的症状有颈强直等脑膜刺激症状、弥漫性精神症状、癫痫或局灶性症状。

（四）实验室检查

1. 血液检查　中枢神经真菌感染者常规血液检查多数正常，白细胞数正常或有轻度升高。血清学检查特别是隐球菌性脑膜炎患者，血清乳胶试验，其敏感性和特异性均达90%以上。但是，类风湿病、红斑狼疮、肿瘤或其他慢性脑膜炎，血清乳胶试验亦可能出现阳性，应当注意。真菌抗原检测，特别是在机体抵抗力降低或肿瘤化疗或患艾滋病等患者，血液中亦可检测到真菌的存在。

2. 脑脊液检查

（1）生化常规：特别是隐球菌感染时，脑脊液压力明显增高，多数人在200mmH$_2$O以上或达300mmH$_2$O以上。脑脊液外观清，透明或微混，细胞数增多，以单核细胞为主，细胞数（10×10^7～15×10^7）/L。脑脊液蛋白含量轻度增高，为0.5～1.0g/L，晚期伴颅底粘连时可高达或超过1.0g/L。脑脊液的糖含量往往降低，其降低程度较结核性脑膜炎、化脓性脑膜炎、癌性脑膜炎为轻，多数人为2.0～2.5mmol/L，极少降低至1.0mmol/L以下。应当注意的是，在长期应用免疫抑制剂或长期应用激素治疗的患者继发隐球菌感染时，脑脊液的细胞数可能很低或正常。亦有少数隐球菌性脑病患者仅表现为慢性脑膜炎，出现中性粒细胞增多。

（2）脑脊液病原学检测：真菌感染的直接证据是在脑脊液中找到病原菌。常用的方法有：①脑脊液墨汁涂片直接找真菌。该方法简便。取脑脊液3～5ml，离心（1 000rpm）后取沉渣1滴加于玻璃片上，即加等量印度墨汁涂色后镜检。此方法可在70%的隐球菌性脑膜炎患者中找到阳性结果，其中90%的患者可在一次中得到阳性结果。但由于技术原因，人工镜检亦可出现误诊。②脑脊液培养，从脑脊液中直接培养出真菌是中枢神经真菌的金标准。取2～3ml脑脊液直接注入培养皿中进行培养，可以提高培养的阳性率。隐球菌性脑膜炎的阳性率为75%左右，若将脑脊液离心后再直接倒入培养基中培养其阳性率可以增加。一般的培养周期为2～10d。③脑或脑膜组织活组织检查。除隐球菌外，念珠菌和曲霉菌等感染，常难在脑膜炎的脑脊液培养中找到病原，因此，脑组织活检和脑膜的活检，从病理切片中找到真菌，或取脑组织、脑膜等组织进行培养予以确诊。

3. 影像学检查　头颅 CT 或 MRI 常无明确病灶，仅表现脑实质水肿，脑室受压等。在脑实质中可见不均匀的低密度病灶，病灶分布于大脑皮质、基底节和丘脑。脑实质中亦可见到等密度或低密度的阴影，病灶在 0.5cm 左右，大则 1.0cm 左右，单发或多发。病灶一般为组织坏死或脓肿形成，若作增强 MRI 检查则可见病灶周围增强。头颅 MRI 检查还可显示局灶性改变：①颅内结节或脓肿形成，见颅内片状低密度区或小结节，环形强化病灶相互融合形成脓肿，形成占位病变压迫邻近组织。②脑室扩大，皮质受压变薄，继发交通性脑积水。慢性病程者还可以有脑膜增厚和蛛网膜囊肿，出现假性占位病变。③脑梗死样改变，见于继发性血管病变、血管炎性闭塞，引起相应血管供应区的低信号。④肉芽肿性改变，MRI提示炎性占位病变，可有增强改变，但占位效应不明显。

（五）诊断与鉴别诊断

中枢神经系统真菌感染的诊断主要依赖于慢性起病的病史。临床有脑膜刺激症状和脑脊液中中等数量的细胞数增多，蛋白增高和糖降低的特征改变。它的确诊有赖于实验室的病原诊断，包括真菌涂片、培养以及特异性抗原的免疫学检测结果。真菌的神经系统感染，没有特征性，仅表现慢性或亚急性起病的头痛、发热、颈项强硬等一般性慢性脑膜炎的症状和体征，甚至病程长达数年以上。因此，临床上当遇到下列情况时均应特别注意真菌性感染的可能，并作详细的真菌检查：①临床拟诊为结核性脑膜炎，治疗不满意；②临床拟诊为颅内压增高，原因不明，影像学显示有交通性脑积水表现者；③临床或头颅影像学显示有颅内占位病变，并且伴有发热者；④慢性消耗性疾病，恶性肿瘤或长期使用免疫抑制剂、皮质固醇类激素而出现头痛、发热、颈项强直者。

脑脊液的检查和临床表现是中枢神经系统感染中最常见的诊断和鉴别诊断手段，因此必要和重复的腰椎穿刺检查对脑脊液中的细胞、糖、蛋白质和氯化物分析，肿瘤细胞寻找和真菌涂片、培养等均十分必要。用于临床诊断的脑脊液分析比较可见表 6-4。

表 6-4　隐球菌脑膜炎、结核性脑膜炎、脑膜癌病的鉴别诊断

	隐球菌脑膜炎	结核性脑膜炎	脑膜癌病
病原菌	新型隐球菌	结核杆菌	无
起病	慢性或亚急性	亚急性	慢性
发热	早期不明显，以后多不规则	病程中较早出现发热	多无发热
脑神经受累	视神经受累或视乳头水肿	视乳头水肿少见，展神经受累多见	以展神经受累多见
脑脊液细胞数	轻、中度升高，$200 \times 10^6/L$ 以下多见	中度升高，$(200 \sim 500) \times 10^6/L$ 以下多见	正常或轻度升高
糖	明显减低	多数在 $(200 \sim 400)$ g/L	一般为正常（脑膜癌中亦可见显著降低）
蛋白	轻、中度升高	明显增高	一般正常
氯化物	减低	减低	正常
涂片查菌	新型隐球菌	结核杆菌	无

	隐球菌脑膜炎	结核性脑膜炎	脑膜癌病
隐球菌抗原检测	阳性	阴性	阴性
脑电图	弥漫型异常	弥漫型异常	多有定位性改变
头颅 CT 与 MRI	无特异性改变	无特异性改变	可有特殊改变

（六）治疗

中枢神经真菌感染的治疗包括病原治疗和对症治疗两方面。

1. 抗真菌治疗　抗真菌治疗是真菌性中枢神经病治疗能否有效与患者预后直接相关的治疗。目前用于临床的主要抗菌药物有下列数种。

（1）两性霉素 B（amphotericin B，AMB）：为深部真菌病首选药物，几乎对所有真菌均有活性，本品的作用机制为药物与敏感真菌细胞上的固醇结合，损伤细胞膜的通透性，导致细胞主要物质如钾离子、核苷酸和氨基酸等外漏，从而影响了细胞的正常代谢而抑制其生长。口服本品后肠道吸收少且不稳定。蛋白结合率为 91% ~95%。本品开始时每日静滴 1~5mg，逐渐增至每日 0.65mg/kg 时血药峰浓度为 2~4mg/L，半减期 24h。在体内经肾脏缓慢排出，每日约有 2% ~5% 以药物原形排出，7d 内自尿中排出给药的 40%，停药后药物自尿中排出至少持续 7d，在碱性尿中药物排出增多。临床应用于新型隐球菌、球孢子菌、荚膜组织胞浆菌、芽生菌、孢子丝菌、念珠菌、毛霉菌、曲菌等引起的内脏或全身感染。用法：首次 0.02~0.1mg/kg 静滴，以后每日或隔日增加 5mg，当增至每日总剂量为 0.6~0.7mg/kg 时，即可暂停增加剂量。每日最大剂量不超过 1mg/kg，为减轻不良反应，应加入 5% 或 10% 葡萄糖液 500ml 避光缓滴，并加用 1~5mg 地塞米松。总累计量 1.5~3.0g，疗程 1~3 个月。鞘内注射：应从小剂量开始，首次为 0.05~0.1mg，逐渐增至每次 0.5mg，总量 20mg 左右。鞘内给药时宜与地塞米松或琥珀酸氢化可的松同时应用，并需用脑脊液反复稀释药液，边稀释边缓慢注入以减少反应。

两性霉素 B 脂质体：是两性霉素 B 与脂质体的结合物。其突出优势在于不良反应低于两性霉素 B。两性霉素 B 脂质体较两性霉素 B 增加了对真菌细胞膜内麦角固醇的亲和力，降低了对哺乳动物细胞膜胆固醇的亲和力，从而提高了抗真菌活性，而且对宿主器官的损伤大为降低。与两性霉素 B 相比，该药半衰期长（26~38h），在肝脏、脾脏和肺腑中的药物浓度高，在血浆、肾脏、淋巴结、脑组织用心脏中的浓度低，主要经网状内皮细胞系统吸收，然后到达感染灶。两性霉素 B 脂质体通过抑制中性粒细胞、巨噬细胞炎症介质的释放，因而减少高热、寒战、血栓形成等的不良反应，并且因其肾内药物浓度较两性霉素 B 低 3~8 倍，肾毒性也大大下降。

两性霉素是一种毒性很大的抗真菌药物，临床应用中应特别注意其安全性。静脉滴注中恶心、呕吐、浑身颤抖常可发生，偶有心动过速、心室颤动等心脏不良反应。应当定期检查肝、肾功能和心电图，一旦发现有重要的器官功能受损时，应当及时停药。由于频繁呕吐，应注意电解质失衡；因长期静脉给药，亦应注意静脉炎和深静脉血栓形成。

（2）氟胞嘧啶（flucytosin，5 - FC）：本品对隐球菌属、念珠菌属和球拟酵母菌等具有较高抗菌活性，对着色真菌、少数曲菌属有一定抗菌活性，但对其他真菌抗菌作用均差。本品为抑菌剂，高浓度时具杀菌作用。其作用机制在于药物通过真菌细胞的渗透酶系统进入细胞内，转换为氟尿嘧啶替代尿嘧啶进入真菌的脱氧核糖核酸中，从而阻断核酸的合成。口服吸收迅速而完全，具有正常肾功能的成人，单剂口服 2g 后血药峰浓度为 30mg/L，隐球菌脑膜炎患者口服相同剂量后血药峰浓度可达 48.5mg/L，口服的生物利用度达 80% 以上。2g 单剂静脉滴注后，其血药峰浓度约为 50mg/L。药品的半减期为 3~6h，肾功能不全患者可明显延长，约有 80%~90% 的给药量以原形自尿中排出；约有 10% 的药物不吸收，随粪便排出。

临床主要用于念珠菌病、隐球菌病和其他敏感真菌所致的感染。由于本品单独应用时真菌易对其产生耐药性，故在治疗深部真菌感染或疗程较长时均宜与两性霉素 B 等抗真菌药联合应用。用法为每日 100~150mg/kg 静滴或口服，口服者分 3~4 次给药，静脉滴注者分 2~3 次给药（成人每次 2.5g 溶解于 250ml 生理盐水中）。

（3）吡咯类药物：目前此类药物较多，作用机制是通过与菌体胞膜结合，使胞浆外渗，菌体溶解死亡。常用的药物有：①氟康唑，为新型广谱抗真菌药，在治疗隐球菌及念珠菌感染中取得可靠疗效，它在治疗真菌性中枢神经系统感染中的疗效确切而不良反应少。该药血脑屏障的通透性良好，在中枢神经系统中的半衰期长，极少出现的不良反应，包括粒细胞减少、消化道症状以及严重皮损等。氟康唑单独应用易产生耐药性，宜与氟胞嘧啶或两性霉素 B 联用。②伊曲康唑，为亲脂性制剂，在脑脊液中浓度低，但在脑膜与脑组织中浓度高。有研究推测伊曲康唑能以免疫细胞为载体而直接到达感染灶。该药不良反应相对较少，常见有消化道症状、一过性肝损、低钾血症、皮疹等，患者多能耐受。③酮康唑与咪康唑，因不易渗入脑脊液，故不用于脑膜炎患者的治疗。

长期临床实践与临床研究后，目前针对隐球菌性中枢神经系统感染的治疗方案有了一些共识。抗真菌药物治疗主要有两性霉素 B 与氟胞嘧啶或其他抗真菌药物联合治疗。两性霉素的成人剂量开始为 1mg，加入 10% 葡萄糖液 250ml 内静脉缓慢滴注，滴注时间不少于 6~8h，第 2 与第 3 天各为 2mg 与 5mg，加入 500ml 葡萄糖液中静脉滴注，若无严重反应，第 4 天可将剂量增至 10mg，若仍无严重反应，则以后每日递增 5mg，一般每日达 25~40mg（最高剂量 50mg/d）即可，疗程一般需 3~4 个月，总剂量为 3~4g。对于严重隐球菌脑膜炎，经单用静脉滴注无效者或复发患者，可同时由鞘内或小脑延髓池内给药，首次剂量为 0.05~0.1mg，加地塞米松 2~5mg。注入时用脑脊液反复稀释，以免因药物刺激而导致下肢瘫痪等严重后果，以后逐次增加剂量至每次 1mg 为高限，鞘内给药一般可隔日 1 次或每周 2 次，总量以 20mg 为宜。

采用氟胞嘧啶与两性霉素 B 联合治疗隐球菌脑膜炎时具有协同作用，能增强疗效，降低复发率。氟胞嘧啶成人口服或静脉剂量为每日 5~10g，儿童每日 100~200mg/kg，分次给予。病程 3 个月以上者，疗程第 1 个月须每周检查血象及肝肾功能，以后每月复查 1 次。联合用药时两性霉素 B 的剂量可减少至 20mg/d。

两性霉素 B 尚可与利福平联用，亦具协同作用。

在隐球菌脑膜炎治疗中曾对氟康唑单独用药的疗效与联合治疗（两性霉素 B 加氟胞嘧啶）作对照，发现前者在最初数周内的治疗失败率高于后者。氟康唑剂量初为 400mg/d，后可改为 200mg/d，分 2 次给药，初用静脉滴注，病情稳定后改为口服。目前，氟康唑多在急性期与两性霉素 B 及 5 - 氟胞嘧啶联合用药，病情稳定后撤药，或在患者不能耐受两性霉素 B 时采用氟康唑联用 5 - 氟胞嘧啶或氟康唑单独用药。

抗真菌的治疗，除选择合理方案外，还须对治疗效果进行审慎的评估。一般认为除临床症状、体征完全消失外，还须每周做 1 次脑脊液涂片及培养，连续 4 次阴性，脑脊液糖含量恢复正常，以及脑脊液中抗原转阴方可停药。尽管涂片阳性并非炎症活动的指标，但是如果持续阳性且糖含量偏低或颅内压仍高，宜相应延长疗程直到脑脊液上述指标转为阴性。

中枢神经系统真菌感染的合理药物选择和联合用药的方法学很有讲究，联合应用抗真菌药物可以增强疗效而同时降低每一成分的剂量，减少了不良反应。两性霉素 B 加 5 - 氟胞嘧啶在治疗隐球菌脑膜炎中取得了显著的疗效。该两种药物联用在治疗念珠菌性脑膜炎中亦能取得疗效。

球孢子菌脑膜炎主要治疗药物为两性霉素 B。用法与隐球菌脑膜炎相同，而总剂量为 1g，可采用鞘内注射。氟康唑每日 400mg 口服，绝大多数患者可获得症状改善，而脑脊液检测指标好转则稍滞后。绝大多数球孢子菌脑膜炎不能治愈，只是抑制感染。对该菌有抑制作用的口服药物氟康唑长期治疗是控制这种难治性感染的巨大进步。球孢子菌脑膜炎的疗程难以确定，一般建议至少保持脑脊液细胞数低于 $10 \times 10^6/L$ 及糖含量正常达 1 年。脑脊液内特异性抗体水平降低亦可用于疗效评估。由于该病的复发率高，常须不定期进行抑菌治疗。

芽生菌以及孢子丝菌脑膜炎的治疗目前尚无足够的经验。个别病例以两性霉素 B 治疗后获得痊愈。中枢神经系统曲霉菌感染极难愈。在机体免疫功能好转时采用大剂量两性霉素 B 治疗有时能够获得较理想的疗效。一般建议在感染获得稳定控制后继续长期服用伊曲康唑进行抑菌治疗。

总结各种联合用药的方案，一般推荐如下列用药方案（表 6 - 5）。

表 6 - 5 抗真菌药物治疗方案

病原体	用药方案
皮炎芽生菌	AMB
粗球孢子菌	FLU TT/AMB
荚膜组织胞浆菌	AMB
副球孢子菌	AMB/TTZ
申克孢子丝菌	AMB
接合菌纲	AMB
毛球孢子菌	FLU/AMB
曲霉菌	AMB
念珠菌属	AMB/5FC
新型隐球菌	AMB/5FC FLU

注：AMB 为两性霉素 B，5FC 为 5 - 氟胞嘧啶；FLU 为氟康唑；TTZ 为酮康唑。

2. 症状治疗

（1）降低颅内压：隐球菌脑膜炎者常伴有急性颅内压增高，可在发病后 2 周内因颅内压增高，脑疝而死亡。因此急性颅内压增高的治疗十分重要。降低颅内压的药物治疗有：①20% 甘露醇 250ml 静滴，每日 2 ~ 3 次，必要时可加用地塞米松 5 ~ 10mg/d；②七叶皂苷钠静脉注射，虽然比较安全，但脱水效果没有甘露醇明显；③10% 人体清蛋白 20 ~ 40ml/d

静脉滴注，每日1~2次。如药物治疗仍不能改善颅内压增高而出现脑疝前综合征时应考虑脑外引流，但应严格进行头皮及引流装置、导管及手术的无菌操作，防止医院内的医源性继发感染的发生。

（2）支持疗法：由于真菌性中枢感染病者常伴严重的消耗性改变，患者消瘦、营养不良或因严重呕吐、不能进食而出现水和电解质的紊乱。因此，经常了解病者的水盐电解质平衡的维持兼顾而治，切忌强力脱水而不注意水盐平衡。

3. 特殊治疗

（1）手术切除和活组织检查：当真菌病不能证实时，可选择组织或脑膜的活组织检查。特殊类型的真菌感染，如曲霉菌病患者可选择肉芽肿或脓肿的手术切除。一般说，病灶或脓肿大于3cm者可作手术切除，但手术中必须完整，彻底切除之。手术前和手术后均应使用抗真菌药物。若为曲霉菌病者，一般均推荐大剂量曲康唑16mg/（kg·d），联合应用利福平0.6g/d或氟胞嘧啶0.1~0.15g/（kg·d），4次分服，连续3个月为1个疗程。每月随访肝肾功能。

（2）脑室外引流和内引流：脑室外引流适用于急性或慢性颅内压增高，有交通性脑积水，并有可能发生脑疝危险的患者。此法属救急不救病，仅适合急性期真菌病原学没有诊断时用，在手术后积极抗真菌药物治疗。外引流的时间以1周为宜，最长不应超过2周。真菌性脑膜炎晚期，在有效药物治疗的基础上，脑脊液中找不到真菌的前提下可以选择脑室内引流手术治疗。

（七）预后

隐球菌性脑膜炎者，若能早期诊断，积极应用抗真菌药物治疗，多数人预后良好，死亡率约在10%左右，但其他中枢神经系统真菌感染的预后总体较差。一般说，凡有下列表现的隐球菌性脑膜炎者往往预后不好：①急性起病；②长期意识障碍；③确诊前的病程长，起病一个半月后才确诊者；④有明显神经定位症状和严重癫痫发作者；⑤颅外病灶，特别是血培养隐球菌阳性者；⑥脑脊液中蛋白持续升高，糖和氯化物持续降低，隐球菌培养持续阳性；⑦伴有免疫功能低下，或接受化疗，长期激素治疗的免疫功能低下者。

五、其他脑膜炎病

（一）硬脑膜炎

硬脑膜炎（pachymeningitis）是一种罕见的硬脑膜炎性病变，主要特征为头痛和头颅MRI可见硬脑膜增厚。根据Kupersmith报道，其原因可列为：①特发性颅脊硬膜炎；②低颅压综合征：自发性和腰穿后引流性低颅压；③感染性：莱姆病、梅毒、结核、真菌、囊虫病、恶性外耳道性假瘤和HIV感染等；④全身性自身免疫性/血管炎性疾病，包括Wegener肉芽肿、风湿性关节炎、结节病、Behcet病、干燥综合征、颞动脉炎等；⑤恶性病变：硬脑膜癌病、颅骨转移、淋巴瘤、脑膜瘤等；⑥外伤。

主要临床特征表现有头痛、脑神经麻痹、共济失调和癫痫发作等，一般没有定位体征。有低颅压综合征表现者，常表现为头痛与体位相关，补液后头痛改善。脑脊液检查可见细胞增多，以淋巴细胞为主，蛋白质增高，但糖和氯化物正常。头颅MRI可见均匀或不均匀的硬脑膜增厚。脑膜活检可见浆细胞和上皮细胞增多，但常难找到有关的病因证据。

激素治疗常能改善症状。硫唑嘌呤和甲氨蝶呤亦可应用。

（二）Mollaret 脑膜炎

Mollaret 脑膜炎（Mollaret's meningitis）亦称复发性内皮细胞性脑膜炎，或良性复发性脑膜炎综合征。主要临床特征为突然或发病迅速的剧烈头痛、颈部肌肉痛、发热及颈项强直等。患者可在短期内剧烈头痛、烦躁、焦虑不安，但极少伴有呕吐。头痛后迅速发烧，体温可达 39～40℃，持续 1 至数天。头痛和发热以 1～3d 最明显，多数患者在 3～7d 症状消失。体格检查可有颈项强直，50% 的患者伴发抽搐、复视、脑神经麻痹、锥体束征阳性、幻觉等，偶伴昏迷。脑脊液检查可见巨大的内皮细胞，在发病高热期的 24h 较易见到，此后则难以发现。脑脊液生化检查通常正常，偶有球蛋白含量增高。

Mollaret 脑膜炎为反复发作性，每次发作时间约为 3～7d，发作后完全恢复，间歇期一切正常，不留后遗症。数月或数年后可反复发作。既无明确诱因，亦无先兆。

本病病因不清。曾被认为与头颅外伤有关，但无证据。近年来认为与病毒感染，包括 Epstein–Barr 病毒，Coxsakie 病毒 B_5、B_2，ECHO 病毒 9、7 及单疱病毒 I、II 感染有关，但可能仍不是本病的病因。

Mollaret 脑膜炎的诊断为排除性诊断，特别应除外无菌性脑膜炎、内皮囊肿性脑膜炎等可能。1962 年 Byrum 提出下列数条为 Mollaret 脑膜炎的诊断标准：①反复发作的头痛，发热和脑膜炎症状；②脑脊液检查细胞数增多（包括内皮细胞、中性粒细胞和淋巴细胞）；③病程自动缓解；④数周、数月或数年后可复发，发作间歇期完全正常；⑤病因不清。

Mollaret 脑膜炎为自限性疾病，无需特殊治疗可以缓解。近年来认为与病毒感染有关，由此建议使用阿昔洛韦、更昔洛韦等抗病毒治疗。

（三）癌性脑膜病

癌性脑膜病是由恶性细胞在软脑膜多灶种植所引起的，其发生率约占所有癌肿患者的 3%～5%，其中实体瘤性脑膜病占 4%～15%，白血病和淋巴瘤占 5%～15%，原发性脑肿瘤占 1%～2%。按组织类型区分，以腺瘤为最常见，如乳房癌、肺癌等。

癌细胞进入脑膜的途径大致归纳为：①血源性，经 Batson 静脉丛或经动脉而血行播散；②肿瘤直接扩展；③系统性肿瘤向中枢移行，沿血管周围或神经周围腔播散。癌细胞一旦进入蛛网膜下腔，即可经脑脊液转运和播散，引起软脑膜上的播散性和多灶性种植。肿瘤的浸润最主要见于颅底，特别是基底池和脊髓下段（圆锥）。由于肿瘤细胞在软脑膜上的种植、沉积而形成结节，特别是第四脑室和基底池，阻塞脑脊液的正常循环，极易继发交通性脑积水。

1. 临床表现　癌性脑膜病的临床表现可归纳为：大脑半球功能障碍、脑神经损害、脊髓和脊神经根损害三大方面。

（1）大脑半球损害的症状：头痛（32%～75%），意识改变，包括昏睡、意识紊乱、记忆丧失（33%～63%），步行困难（27%～36%），昏迷（4%～9%），构音困难（4%），头昏（4%）。主要体征：智能状态改变（45%～65%），癫性发作（11%～14%），感觉障碍（11%～25%），视盘水肿（11%～21%），糖尿病（4%），偏瘫（2%～3%）。

（2）脑神经损害：39%～41% 的患者出现脑神经受累的症状，而其中 49%～55% 有体征可见。症状以复视最多见，其次是听力丧失、面部麻木、耳鸣、眩晕、构音障碍等。主要体征有运动障碍、面瘫、听神经病、视神经病、三叉神经病、舌下神经麻痹和失明等。

（3）脊髓及脊神经根损伤：主要表现为肢体无力（73%），感觉异常（42%），背及颈部疼痛，神经根痛，膀胱直肠功能障碍等症状，同时出现对称性上下运动神经元瘫痪，感觉缺失，项强及大小便困难等。

除上述大脑半球、脑神经和脊髓损害外，常有一个共同症状和体征，即剧烈头痛、项强和颅内压增高，或圆锥损伤等特殊表现。

2. 实验室检查　脑脊液检查是诊断癌性脑膜病的重要手段。脑脊液检查常见有颅内压升高，蛋白质增高，糖降低，氯化物正常。糖的降低程度随脑脊液细胞数增多而降低。脑脊液中细胞学的检查是癌性脑膜病诊断的必要条件，但首次检查可有45%的为阴性结果，反复多次检查后，其阳性结果为77%～100%。脑脊液细胞学的检查不仅为癌性脑膜病的诊断提供依据，亦是抗肿瘤治疗效果随访的重要参数。

神经影像学检查是评估癌性脑膜病的重要手段。头颅CT检查除证明有无脑室扩大和脑积水之外，对本病的诊断没有什么意义。头颅MRI，特别是应用镉增强MRI，常可见到脑膜增强或软脑膜上结节性增强。近年来，应用放射核素以及PET的应用，为癌性脑膜病的早期诊断提供了极大方便，但总体阳性率仍在70%左右。

3. 诊断　癌性脑膜病的诊断主要依赖于有肿瘤病史，脑脊液检查时蛋白质升高，糖含量降低和氯化物的基本正常，特别是脑脊液中找到癌细胞为诊断依据。在没有肿瘤病史的慢性脑膜病变者中，凡伴剧烈头痛、颈项强直者，在排除蛛网膜下腔出血、后颅凹占位和真菌性脑膜炎后，均应排除癌性脑膜病之可能，并多次寻找脑脊液中的肿瘤细胞，直到证实为止。

4. 治疗

（1）确诊癌性脑膜病者首先化疗，可以首选氨甲蝶呤（methotrexate）、阿糖胞苷（cytarabine）局部注射，或全身大剂量化疗治疗。可选用的药物随肿瘤性质而异。

（2）可根据病变范围进行局部或颅、脊髓放疗。

（3）神经外科引流或脑脊液分流手术，适用于脑脊液循环受阻者。

（何晓英）

第三节　脑脓肿

一、概述

脑脓肿（cerebral abscess）主要指各种化脓性细菌，通过身体其他部位的感染灶转移或侵入脑内形成的脓肿，破坏脑组织和产生占位效应。近年来，由于神经影像技术如CT和MRI的应用，有效抗生素的使用，脑脓肿的诊断和治疗水平显著提高。脑脓肿可发生于任何年龄，男性多于女性。

二、病因及发病机制

1. 邻近感染病灶扩散所致的脑脓肿　根据原发化脓性病灶可分为耳源性脑脓肿和鼻源性脑脓肿。其中以慢性化脓性中耳炎或乳突炎导致的耳源性脑脓肿为最多，约占全部脑脓肿的一半以上。这种脑脓肿多发生于同侧颞叶或小脑半球，多为单发脓肿，以链球菌或变形杆菌为主的混合感染多见。鼻源性脑脓肿为继发于鼻旁窦炎的化脓性感染，较少见。

2. 血源性脑脓肿　约占脑脓肿的25%。血源性脑脓肿由身体远隔部位化脓性感染造成的菌血症或脓毒血症经血行播散到脑内而形成。根据原发感染部位的不同分为胸源性脑脓肿（即继发于脓胸、肺脓肿、慢性支气管炎伴支气管扩张等）和心源性脑脓肿（即继发于细菌性心内膜炎、先天性心脏病等）。此外，面部三角区的感染、牙周脓肿、化脓性扁桃体炎、化脓性骨髓炎、腹腔盆腔感染都可以导致血源性脑脓肿。血源性脑脓肿通常多发，常位于大脑中动脉供血的脑白质或白质与皮质交界处，故好发于额叶、颞叶、顶叶。致病菌以溶血性金黄色葡萄球菌多见。

3. 创伤性脑脓肿　开放性颅脑损伤时，化脓性细菌直接由外界侵入脑内所致。清创不彻底、不及时，异物或骨折片进入脑组织是创伤性脑脓肿产生的主要原因。此外，颅脑外伤后颅内积气、脑脊液漏、颅骨骨髓炎也可能引起脑脓肿。此类脓肿多位于外伤部位或异物所在处。病原菌多为金黄色葡萄球菌或混合菌。

4. 医源性脑脓肿　由颅脑手术后感染所引起的脑脓肿。多与无菌操作不严格、经气窦的手术、术后发生脑脊液漏而没有及时处理、患者抵抗力低下、并发糖尿病或使用免疫抑制剂有关。致病菌多为金黄色葡萄球菌。

5. 隐源性脑脓肿　占脑脓肿的10%～15%。指病因不明，无法确定其感染源的脓肿。可能因原发感染病灶轻微，已于短期内自愈或经抗生素药物治愈，但细菌已经血行潜伏于脑内，在机体抵抗力下降时形成脑脓肿。

细菌进入脑实质后，其病理变化是一个连续的过程，大致可分为3个阶段。

（1）急性脑炎期：病灶中心有坏死，局部出现炎性细胞浸润伴病灶周围血管外膜四周炎症反应。病灶周围脑水肿明显。临床上有全身感染症状（如发热、寒战、头痛等），也可有脑膜刺激症状，并可出现脑脊液的炎性改变等。

（2）化脓期：脑实质内化脓性炎症病灶进一步坏死、液化、融合，同时与脑软化、坏死区汇合逐渐扩大形成脓腔，周围炎症反应带有炎症细胞和吞噬细胞。此期脓肿壁尚未完全形成。因为炎症开始局限，所以全身感染症状趋于好转。

（3）包膜形成期：脓肿周边逐渐形成包膜，炎症进一步局限。显微镜下见包膜内层主要为脓细胞或变性的白细胞，中层为大量纤维结缔组织，外层为增生的神经胶质、水肿的脑组织和浸润的白细胞。脓肿包膜的形成决定于病原菌、感染途径及机体抵抗力的强弱。需氧菌如金黄色葡萄球菌和链球菌性脑脓肿易形成包膜而且包膜较厚，厌氧菌如肠道杆菌引起的脑脓肿包膜形成缓慢，而且常不完善。直接蔓延所致的脑脓肿包膜较血源性者完善。

三、临床表现

（一）症状

（1）全身中毒症状：患者多有近期原发病灶感染史，随后出现脑部症状及全身表现。有发热、畏寒、头痛、全身乏力、肌肉酸痛、精神不振、嗜睡等表现。体检有颈阻阳性，克氏征、布氏征阳性。外周血白细胞增多，中性粒细胞比例升高，血沉加快等。隐源性脑脓肿的中毒症状不明显或缺如。中毒症状可持续1～2周，经抗生素治疗，症状可很快消失。部分患者可痊愈，部分脓肿趋于局限化，即进入潜伏期，时间长短不一，持续时间可从数天到数年。

（2）颅内压增高症状：颅内压增高症状在脑脓肿急性脑炎期即可出现，随着脓肿的形成和逐渐增大，症状更加明显。头痛多为持续性，并有阵发性加重。头痛部位与脓肿位置有关，一般患侧较明显。头痛剧烈时常伴喷射性呕吐。半数有视视神经盘水肿，严重时可有视网膜出血及渗出。患者常常伴有脉搏缓慢、血压升高、呼吸缓慢等表现，严重者甚至出现表情淡漠、反应迟钝、嗜睡、烦躁不安等表现。

（3）局灶性症状：脑脓肿局灶性症状与脑脓肿所在的部位有关。额叶脓肿常有表情淡漠、记忆力减退、个性改变等精神症状，可伴有对侧肢体局灶性癫痫或全身大发作、偏瘫或运动性失语（优势半球）等。颞叶脓肿可出现欣快、感觉性或命名性失语（优势半球）等。

应警惕颞叶或小脑脓肿随着脓肿的不断扩大容易发生脑疝。一旦出现，必须紧急处理。此外，脑脓肿溃破引起化脓性脑炎、脑室炎，患者表现为突然高热、寒战、意识障碍、脑膜刺激征、癫痫等。腰穿脑脊液白细胞明显增多，可呈脓性。应迅速救治，多预后不良。

（二）类型

（1）急性暴发型：起病突然，发展迅速。呈急性化脓性脑炎症状。患者头痛剧烈，全身中毒症状明显。早期即出现昏迷，并可迅速导致死亡。

（2）脑膜炎型：以化脓性脑膜炎表现为主。脑膜刺激症状明显，脑脊液中白细胞和蛋白含量显著增高。

（3）隐匿型：无明显的颅内压增高或神经系统体征。仅有轻度头痛、精神和行为改变、记忆力下降、嗜睡等症状。诊断较困难，脑脓肿常被忽略，多数是开颅手术或尸检时才得以证实。

（4）脑瘤型：脓肿包膜完整，周围水肿消退，病情发展缓慢，临床表现与脑瘤相似，手术证实为慢性脑脓肿。

（5）混合型：临床表现多样，不能简单归于以上任何一类。脓肿形成过程中的各种症状均可出现，较为复杂。

四、诊断及鉴别诊断

（一）诊断

通常脑脓肿的诊断依据有：①患者有原发化脓性感染病灶，如慢性胆脂瘤性中耳炎、鼻窦炎等，并有近期的急性或亚急性发作的病史。②颅内占位性病变表现，患者有高颅压症状或局灶症状和体征。③病程中曾有全身感染症状。

具有以上3项者须首先考虑脑脓肿的诊断，如再结合 CT 或 MRI 扫描可对典型病例做出诊断。

（二）鉴别诊断

（1）化脓性脑膜炎：化脓性脑膜炎起病急，脑膜刺激征和中毒症状较明显。神经系统定位体征不明显，CT 或 MRI 扫描无占位性病灶。

（2）硬膜外和硬膜下脓肿：单纯的硬膜外脓肿颅内压增高和神经系统体征少见。硬膜下脓肿脑膜刺激征严重。两者可与脑脓肿并发存在。通过 CT 或 MRI 扫描可明确诊断。

（3）脑肿瘤：某些脑脓肿患者临床上全身感染症状不明显。CT 扫描显示的"环形强化"征象也不典型，故与脑肿瘤（如胶质瘤）、脑转移性肿瘤不易鉴别，有时甚至需通过手术才能确诊。因此，应仔细分析病史，结合各种辅助检查加以鉴别。

五、辅助检查

1. 实验室检查

（1）外周血象：急性期白细胞增高，中性粒细胞显著增高。脓肿形成后，外周血象多正常或轻度增高。大多数脑脓肿患者血沉加快。

（2）脑脊液检查：脑脓肿患者颅内压多增高，因此腰椎穿刺如操作不当可能诱发脑疝。腰穿脑脊液多不能确定病原菌（除非脓肿破入脑室）。脑膜脑炎期脑脊液中白细胞可达数千以上，蛋白含量增高，糖降低。脓肿形成后白细胞可正常或轻度增高，一般在（50～100）×10^6/L，蛋白常升高，糖和氯化物变化不大或稍低。

2. 影像学检查

（1）X线平片：可见原发感染部位骨质变化。耳源性及鼻源性脑脓肿可见颞骨岩部、乳突、鼻旁窦骨质有炎性破坏。外伤性脑脓肿可见颅骨骨折碎片、金属异物等。

（2）CT扫描：是目前诊断脑脓肿的首选方法，敏感性为100%。脓肿壁形成前，CT平扫病灶表现为边缘模糊的低密度区，有占位效应。增强扫描低密度区不发生强化。脓肿形成后CT平扫见低密度边缘密度增高，少数可显示脓肿壁，增强扫描可见完整、厚度均一的环状强化，伴周围不规则脑水肿和占位效应。这种"环状强化影"是脑脓肿的典型征象。

（3）MRI：脑脓肿MRI的表现随脓肿形成的时期不同表现也不同。急性脑炎期表现为边界不清的不规则长T_1、长T_2信号影。包膜形成后病灶中央区在T_1加权像表现为明显低信号，周边水肿区为略低信号，两者之间的环状包膜为等或略高信号。T_2加权像病灶中央脓液为等或略高信号，包膜则为低信号环，周围水肿区信号明显提高。Gd-DTPA增强后T_1加权像包膜信号呈均匀、显著增强。病灶中央脓液及包膜周围水肿区信号不变。

六、治疗

原则上，急性脑炎及化脓阶段以内科治疗为主。一旦脓肿形成，则应以外科手术治疗为主。

1. 治疗原发病灶　临床上常常因为脑脓肿病情较为危急，因此应先处理脑脓肿。术后情况许可，再处理原发病灶。如耳源性脑脓肿可先做脑部手术，术后病情许可时再行耳科根治手术。

2. 内科治疗　主要是抗感染、降颅内压和对症治疗。少数患者经内科治疗可以治愈，多数患者病情可迅速缓解，病灶迅速局限，为进一步手术治疗创造好条件。

内科治疗时抗生素应用原则：①及时、足量使用抗生素。一般静脉给药，必要时可鞘内或脑室内给药。②选用对细菌敏感和容易通过血脑屏障的抗生素。细菌培养和药敏试验结果出来前，可按病情选用易于通过血脑屏障的广谱抗生素，待结果出来之后，及时调整。③用药时间要长。必须在体温正常，脑脊液及血常规检查正常后方可停药。脑脓肿静脉使用抗生素的时间为6～8周。

3. 外科治疗　脑脓肿包膜形成后，应在抗感染、脱水、支持治疗的同时，尽早采用外科治疗。

（洪　艳）

第四节　神经系统寄生虫感染

一、概述

蠕虫（囊虫、肺吸虫、血吸虫、包虫、蛔虫、旋毛虫、丝虫、线虫等）、原虫（阿米巴、疟原虫、弓形虫、锥虫）等病原体侵入人体引起疾病称为人体寄生虫病；侵入神经系统称为神经系统寄生虫病。

（一）病因及发病机制

1. 机械作用　①破坏：虫体直接侵蚀损害周围组织，造成组织坏死变性，丧失其功能，如血吸虫病。②压迫：虫体成堆生长，可形成大团块病灶或大囊性病灶，将周围组织挤压推移，造成类似肿瘤压迫作用，同样影响组织功能，如囊虫、包虫病。③阻塞：虫体好寄生在血液供应丰富的组织内，可阻塞中小动脉、静脉，或引起脉管炎均可影响血管的血液供应功能，影响组织功能，如血吸虫、疟原虫病。④增殖：一些原虫寄生在组织细胞内，以芽植或分裂反复增殖成团块状挤压推移周围组织，使之移位影响组织功能，如弓形虫病。

2. 化学作用及免疫反应　虫体的代谢物及分泌的一些物质和酶对人体的组织均有刺激和损害作用，尤其是脑组织更敏感，主要引起颅内压增高，使患者头痛、恶心、呕吐、视力下降，严重时造成意识障碍甚至昏迷，威胁患者生命。

虫体对人体来说为异体蛋白，可引起变态反应，肉芽组织增生，导致周围组织损害，加重病情。

寄生虫所致周围组织病理改变是寄生虫与宿主相互作用的结果，是宿主对寄生虫的致病因素所表现出的组织学、生理学、免疫学的反应。神经系统寄生虫病有以下共同的病理特点：

（1）组织反应：①包围虫体：寄生虫的蚴虫（或成虫）在组织内寄生，周围组织反应性形成一层膜将其包围在内，称为包囊，由淋巴细胞、嗜酸性粒细胞、组织细胞组成。活的寄生虫的包囊极薄，透明，与周围组织没有粘连，坏死变性的寄生虫的包囊变厚，结构被破坏，有渗出物，常与周围组织粘连，并引起反应性水肿。②细胞浸润：在寄生虫的退变死亡期，或一些寄生虫的生存期由于免疫反应，常有细胞浸润，以淋巴细胞、嗜酸性粒细胞为主。血吸虫及肺吸虫明显。③细胞增生：寄生虫常引起局部周围组织内细胞增生，致使组织肿胀成肉芽组织。溶组织阿米巴在结肠形成的溃疡性病变周围常见肉芽组织。血吸虫虫卵还可引起局部或弥漫性肉芽肿性病变，为血吸虫的主要致病因素。

（2）变态反应：为机体对异体抗原的一种异常反应，常发生在组织受损明显时，寄生虫的致病因素中免疫反应具有重要作用。可分为四种类型：速发型、细胞毒型、免疫复合型、迟发型。各型反应见于不同寄生虫病，一些寄生虫可有多种反应。

（二）临床表现

（1）脑部症状：①一般性脑功能损害，包括头昏、烦躁、失眠、记忆力下降等。②颅内压增高，包括头痛、恶性、呕吐，视力下降，不同程度意识障碍。③局部脑组织损害症状，包括癫痫、偏瘫、失语、眩晕、共济失调等。

（2）脊髓症状：脊髓横断或半横断损害症状，如截瘫，感觉障碍，括约肌障碍，出汗异常等。当神经根受影响时出现根性疼痛。

（3）周围神经症状：单发或多发周围神经损害，肢体无力，麻木，感觉异常，肌肉萎缩，肌张力减低等。

二、囊虫病

（一）概述

囊虫病是链状绦虫（猪肉绦虫）的幼虫，即囊尾蚴（囊虫）侵入人体的组织器官所引起的疾病。以寄生于脑组织内、皮下肌肉内、眼、口腔等处多见，也可见寄生于肺、心脏、骨骼等处，但极罕见。寄生在脑内所引起的疾病称之为脑囊虫病，寄生于脊髓的囊虫称之为脊髓囊虫病。脑和脊髓囊虫统称为中枢神经系统囊虫病。

（二）病因及发病机制

人是猪肉绦虫唯一的终宿主，也是中间宿主。人类囊虫病的感染方式有三种。

（1）内源性自身感染：肠内有猪肉绦虫寄生的患者由于呕吐或肠道逆蠕动，使绦虫成熟妊娠节片逆流到胃内。虫卵在十二指肠内孵化成六钩蚴，钻进肠壁进入血液被送至全身，多数进入脑组织内。六钩蚴进入人脑组织后约10周发育成囊尾蚴，在这个过程中宿主反应性的形成一层膜将其包围在内，这层由宿主产生的膜即为囊尾蚴壁。

（2）外源性自身感染：患有猪肉绦虫的患者大便后手被虫卵污染，在进食时虫卵经口而进入消化道感染囊虫病。

（3）外来感染：患者没有猪肉绦虫寄生在肠内，因食入了污染绦虫卵的未煮熟食物，未洗净的蔬菜和水果等而感染。

根据囊尾蚴的生活状态可将其相应的病理变化分为三期：

（1）生存期：此期从囊尾蚴到达所寄生的部位开始，一直到因某种原因被破坏走向死亡为止。在此时期内，当囊尾蚴进入脑组织后，由于宿主对异体组织反应性进行包绕，产生轻度免疫反应，患者一般没有明显的临床症状。如果一次寄生的虫体较多，或寄生在较重要组织部位，如脑组织，也可出现颅内压增高（头痛、呕吐、视力下降等），癫痫发作等临床症状。

（2）退变死亡期：此期从囊尾蚴被破坏开始，直到完全死亡为止。这个过程可以是自然衰老死亡，也可以是药物或其他原因所致的蜕变死亡。虫体自然衰老死亡时宿主的免疫反应一般不明显，一是因为虫体死亡过程较缓慢，二是虫体多分批死亡，通常不会引起强烈的免疫反应。

（3）钙化期（静止期）：虫体被破坏死亡后，虫体或被溶解吸收，或钙化，周围脑组织免疫反应消失，患者恢复正常或症状体征减轻，或留有一些后遗症（癫痫、智能减退等）。

（三）临床表现

1. 脑囊虫临床表现 脑囊虫病任何年龄均可患病，但青壮年期多见。国内报道发病最大年龄69岁，最小3岁。14岁以上，50岁以下者约占80%。

脑囊虫病的临床表现复杂多变，主要取决于虫体寄生的部位、数量及囊尾蚴的生存状态、周围脑组织炎性免疫反应程度、脑脊液循环受阻情况等因素。将本病主要临床表现分述如下：

（1）头痛：是比较常见的症状之一，但疼痛的程度可有很大差别。脑囊虫引起头痛的机制一是刺激脑膜或颅内疼痛敏感组织（血管、神经根等）；二是使脑组织受挤压移位。头痛的程度轻重不一，随病情而变化，无特异性。

（2）癫痫发作：大脑半球的皮层灰质和皮层下灰白质交界处是囊尾蚴好寄生的部位，而且多在皮质运动区。因此本病临床多表现为刺激症状——癫痫发作。脑囊虫病的癫痫发作约占60%～70%，这与囊虫的寄生部位有直接的关系。

脑囊虫病患者的癫痫发作形式也是多种多样，与囊虫在颅内多部位寄生有关。由于大脑皮层运动区是囊虫好寄生部位，全身强直阵挛发作最多见；囊虫寄生在颞叶、顶叶部位则可引起简单部分性或复杂部分性发作及失神小发作。

癫痫发作的多样性和易变性为脑囊虫病的特征。

（3）颅内压力增高和脑积水：颅内压力增高也是脑囊虫病的常见症状之一，据报道约占脑囊虫病的47.4%。主要表现为剧烈头痛、恶心、呕吐，视物不清，视力下降以致失明。

（4）精神症状和智能减退：脑囊虫病可引起患者精神症状和智能减退。脑囊虫病的智能减退常和精神症状同时出现，也可有单纯智能障碍。进行性智能减退多见于颅内压增高及频繁癫痫发作患者，因为颅内压增高及频繁癫痫发作使皮层神经细胞受损。

（5）脑部局灶功能损害症状：囊尾蚴可寄生于脑组织内任何部位，一般都是多部位寄生，寄生在不同的部位可表现出不同的临床症状。如寄生于第四脑室可出现 Brun's 征；寄生在桥小脑角部位可出现类似听神经瘤的症状；寄生在小脑可出现共济失调，语言障碍等。

（6）颅内炎性免疫反应症状：囊虫寄生于蛛网膜下腔，皮层表浅部位，或囊虫的退变死亡期，脑组织反应严重时都可以表现为非特异性免疫反应性脑膜炎及脑炎样改变。患者可有发热，头痛，呕吐，意识障碍等症状。脑脊液的炎性反应可以持续时间较长，约为1～2年，甚至达3～4年，时好时坏，患者的临床症状常与脑脊液变化不相符合，这是脑囊虫病的又一特点。

（7）血管炎性反应：由于宿主对囊虫异体蛋白免疫反应，可引起脑血管内皮非特异性炎性改变，使管壁变厚，管腔变窄，影响血流速度，造成动脉供血障碍或血栓形成。临床上表现出缺血性脑血管病的症状，如偏瘫、失语、眩晕等，头颅 CT 或 MRI 可显示出梗死病灶。

（8）脑神经症状：①视神经受损最常见，可表现为急性的损害，视力在几天内急剧下降，以致失明。但脑囊虫病患者的视神经受损多为慢性过程，先有阵发性视物不清，继而视力逐渐减退，视力下降程度和颅内压力增高的情况有直接关系，颅内压力越高视力下降越明显。②第Ⅲ、Ⅳ、Ⅵ脑神经即动眼神经，滑车神经，展神经也常受到损害，或单独出现，或联合出现。

2. 脊髓囊虫临床表现

（1）脑脊髓膜炎的临床表现：表现为头痛、发热和脊髓神经根受刺激症状。腰穿压力有不同程度增高，脑脊液白细胞增高，以淋巴细胞为主。

（2）脊髓压迫症的临床表现：可仅有神经根受刺激症状，也可出现截瘫表现（包括感觉障碍、括约肌障碍等）。

（3）脊髓痨表现：共济失调、步态异常、下肢闪电样疼痛等症状。以上三个综合征不是脊髓囊虫特有的症状，仅是较常见的临床表现。脊髓囊虫还可表现为两种形式：髓内型和髓外型，据报道髓内型多于髓外型。

3. 其他部位囊虫

（1）皮下肌肉内囊虫：皮下和肌肉也是囊虫好发部位，占囊虫病的70%。皮下肌肉内囊虫经常与脑囊虫同时并存。由于它凸出皮肤表面，不压迫重要脏器，患者无特殊不适。皮下肌肉内囊虫死亡后大部分被吸收，消失，少数钙化。这个部位的囊虫易被触及，常成为临床上确诊囊虫病的重要依据。

（2）眼囊虫病：脑囊虫伴发眼内囊虫病约占脑囊虫病的0.5%，单纯眼囊虫病占囊虫病的12%。眼内囊虫多为单眼寄生，双眼均有囊虫者极为罕见。

（四）辅助检查

1. 免疫学检验　血和脑脊液中的各种免疫学检验是必不可少的检查手段，是诊断囊虫的重要依据。

2. 补体结合试验（Complement Fixation test，CF）　本实验是以囊虫抗原与其特异性抗体结合成抗原－抗体复合物。实验操作复杂，影响因素颇多，结果欠稳定，在20世纪70年代应用比较广泛。

3. 乳胶凝集试验　此实验是将苯乙烯等具有双链的单体聚合而成高分子乳胶颗粒，作用于囊虫抗原（猪囊虫的囊液经离心沉淀后吸取上清液为抗原原液）的载体，囊虫抗原与乳胶颗粒结合后成为致敏乳胶颗粒。

4. 间接血凝试验（lndirect hemagglutination test，IHA）　红细胞经鞣酸或其他偶联剂处理后，能在红细胞表面吸附囊虫抗原，这种被抗原致敏化的红细胞遇到相应抗体时，由于抗原抗体相结合而间接引起红细胞凝集，这一反应称为间接血凝试验或被动血凝试验（PHA）。

5. 酶联免疫吸附试验（Enzyme－linked immunosor－bent assay，Elisa）　将囊虫抗原吸附于固定载体，经温育后洗除未吸附抗原，加入待测稀释抗体，经温育后洗除未反应物质，再加入酶标记抗同种球蛋白经温育后洗清，再加入底物。

6. 囊虫循环抗原　采用双抗体夹心方法，将单克隆抗体分别作用在包被和酶标记抗体上，检测囊虫病患者血清或脑脊液中的循环抗原（CA）。

7. 脑脊液常规与生化检验

（1）脑脊液压力：约47%的脑实质囊虫患者压力高于正常，多为慢性颅内压升高过程，使一些患者能适应颅内压力增高，一般没有明显不适。

（2）细胞数：囊虫数量少，或位于脑实质内，脑脊液白细胞多数正常。囊虫位于大脑皮层表浅部位，脑膜或脑室系统引起了局部炎症性免疫反应，白细胞增加，一般不超过100×10^6/L，淋巴细胞占优势。脑脊液中白细胞增多在囊虫的退变死亡期明显，由于宿主的免疫反应所致。钙化期消失。

（3）生化：脑囊虫病患者脑脊液中蛋白基本正常，脑膜炎和蛛网膜炎型患者有不同程度升高，一般在100mg/L以下，个别达1g/L。脑脊液中蛋白以球蛋白为主。

8. 影像学检查　按囊虫的生活状态可分为共存期、退变死亡期、钙化期（静止期）。

（1）共存期：囊尾蚴存活着，周围脑组织没有明显的免疫反应，囊虫与所寄生的脑组织处于共存状态，CT和MRI显示为①脑实质囊虫：头颅CT为多个散在或单个的圆形低密度病灶，不强化，头节为偏在一侧小点状高密度灶。囊虫直径一般为0.5~1.5cm，少数患者有大囊病灶，直径可达 4～10cm，CT 值为 4～10Hu，与脑脊液相似。②脑室囊虫：CT 显示脑室扩大、变形，可见单个或多个圆形、卵圆形囊性病灶，CT 值脑脊液相似，病灶显示不清楚。70% 患者伴有交通性或梗阻性脑积水。③蛛网膜下腔、脑池及脑底部囊虫：CT 显示分叶葡萄状或大囊性低密度病灶，脑池、脑裂增宽，部分患者有交通性或梗阻性脑积水。

（2）退变死亡期：CT 显示虫体周围脑组织水肿明显，可连成片，呈类似脑炎改变。虫体增大呈不规则形状，囊壁环状强化或呈结节状强化，不少情况与肿瘤及转移瘤难以区别。在退变死亡期中可看到囊虫特异性改变——壁结节：CT 显示头节变大偏在一侧，呈高密度；MRI 的 T_1 加权像呈高信号，T_2 加权像显示呈低信号，壁结节为囊虫死亡的标志。

（3）钙化期（静止期）：此期囊虫已死亡，头颅 CT 显示：多发的或单发点状高密度或钙化灶，CT 值近似颅骨的 CT 值。直径为 0.2～0.3cm，周围没有水肿，脑室和中线结构无移位，无增强。

（五）诊断

确诊标准：具备下列三项中两项可确诊为脑囊虫病。

（1）有局灶或弥散性脑部损害症状和体征，如头痛、癫痫发作、颅内压增高等症状并排除了其他病因所造成的脑组织损害。

（2）脑脊液囊虫免疫学检验阳性。

（3）头颅 CT/MRI 检查显示有典型囊虫寄生改变。

拟诊标准：不具备确诊标准中第 2、3 项，但具备下列三项中两项可拟诊本病。

（4）病理活检证实皮下、肌肉内有囊虫寄生或手术证实眼内有囊虫。血清囊虫免疫学检验阳性。

（5）脑脊液中白细胞增多，蛋白增高，糖降低或找到嗜酸细胞。

（6）颅骨及肢体平片发现多个点状钙化。

（六）治疗

1. 驱虫治疗　驱绦虫药物种类较多，经治疗大多数患者可迅速排虫而治愈。

（1）槟榔和南瓜子：槟榔对绦虫头部及前段有麻痹作用，南瓜子对绦虫中、后段有麻痹作用，两药合用可使整个虫体变软，借小肠蠕动作用将绦虫随粪便排出体外。用药方法：南瓜子 120g 炒熟带皮早晨空腹服用，2h 后服槟榔水 150ml（槟榔 120g 煮水），2.5h 后服 50% 硫酸镁 50ml，约 3～4h 后可排出绦虫。

（2）氯硝柳胺：氯硝柳胺对绦虫有杀死作用，疗效优于槟榔水南瓜子，本药主要抑制绦虫的线粒体氧化磷酸化作用而杀死绦虫头部。用药方法：早晨空腹服用 1g（咬碎药片），1h 后再服 1g，氯硝柳胺不良反应少，驱虫作用强。对心脏、肝、肾功能损害较少，孕妇也可服用。

（3）米帕林：对绦虫整体有麻痹作用。早晨成人空腹服用 0.8g（4～6 岁 0.4g，6～13 岁 0.6g），同时服用碳酸氢钠 1g，2h 后服 50% 硫酸镁 50ml，也可和槟榔水 150ml（槟榔 120g 煮水）合用。

（4）二氯甲双酚：对绦虫整体有破坏性致死作用，早晨成人空腹服用 6g（4～13 岁 4g），连服 2d。

2. 杀囊虫治疗

（1）吡喹酮（Praziquantel Embay）：系异喹啉吡嗪衍生物，为一种广谱抗寄生虫药，吡喹酮因能增加细胞膜对 Ca^{2+} 的通透性而导致虫体挛缩，并破坏头节结构使虫体死亡。

用量：总量为 180～200mg/kg。皮下肌肉内囊虫可 1g/d，分 2～3 次服用，直至达到总量为止。脑囊虫病为避免治疗过程中强烈免疫反应，须先从小剂量开始，100～200mg/d，如没有头痛、呕吐等颅压增高反应，可逐渐增加剂量，但每日不得超过 1g，达总量为止。3～4 个月后再服用第二个疗程，一般 2～3 个疗程可痊愈。

（2）丙硫咪唑（Albendazole，阿苯哒唑）：丙硫咪唑是一种广谱高效、安全抗蠕虫药，对肠道线虫作用明显，还可用于治疗绦虫病、囊虫病、包虫病、肝吸虫病、肺吸虫病。

丙硫咪唑对脑实质、眼部及脑室囊尾蚴均有效，ALBSO 较吡喹酮更能透过蛛网膜下腔，这一特性使丙硫咪唑对蛛网膜下腔的大囊型囊尾蚴和脊髓囊尾蚴有较好的治疗效果。

用量：治疗囊尾蚴的总剂量为 180～200mg/kg。皮下肌肉内囊虫 1g/d，分 2～3 次服用，直至达到总量为止。为避免治疗过程中强烈免疫反应，须先从小剂量开始，100～200mg/d，如没有头痛、呕吐等颅内压力增高反应，可逐渐增加剂量，但每日不得超过 1g，达总量为止。3～4 个月后再服用第二个疗程，一般 2～3 个疗程可痊愈。

3. 对症治疗

（1）抗癫痫治疗：癫痫发作是脑囊虫患者的主要临床症状，甚至是一些患者的唯一症状。因此抗癫痫治疗是脑囊虫病治疗的主要措施之一，甚至是贯彻始终的。有癫痫发作的患者，应及时服用抗癫痫药物。

（2）保护脑细胞治疗：囊尾蚴在脑组织中寄生所引起的炎性免疫反应、癫痫发作、颅内压增高均可影响脑细胞功能，造成患者智力下降，在脑囊虫病的治疗过程中保护脑细胞药物应注意配合使用，以保护脑细胞功能。目前较常用的药物有：钙离子拮抗剂、茄拉西坦类、赖氨酸等药物。

（3）降低颅内压及抗炎治疗：宿主的免疫反应是神经系统囊尾蚴病颅内压力增高的主要原因，降低颅内压力及抗炎（免疫反应）是脑囊虫病治疗的重要部分，皮质类固醇是抗炎治疗的关键，使用皮质类固醇（主要应用泼尼松）及口服降低颅内压力药物（50% 甘油盐水 150ml/d，呋塞米 20～60mg/d 等），可使颅内压力维持在正常范围，并能预防继发性脑神经、血管、脑膜和脑组织持续炎症性反应。颅内压高于 $300mmH_2O$ 时需静脉给脱水药物（甘露醇 250ml，每天 3～4 次）。

4. 外科手术治疗　脑室内囊虫适合于手术取虫治疗。

三、阿米巴脑脓肿

（一）概述

本病系由组织内阿米巴感染所致。溶组织阿米巴生活史的基本过程是：包囊→小滋养体→包囊。在一定条件下，小滋养体→大滋养体并大量繁殖，破坏组织。四个核的包囊为感染期，人经口食入了四个核的包囊，在小肠内经消化液作用使囊壁变薄，出现小孔，随之脱囊分裂成四个小滋养体，小滋养体定居在结肠黏膜皱褶或肠腺窝间，以宿主的黏膜、细菌及消化食物为营养，以二分裂法增殖。部分小滋养体在肠内随内容物向下移动，由于内环境的改变，使之停止活动，排出体内未消化的食物，缩小并分泌出一层膜将自己包围起来成为包囊，包囊随粪便排到体外，污染食物和水源，再重新感染宿主。未形成包囊的小滋养体排出体外后很快死亡。小滋养体寄生于大肠内，对宿主没有损害，当宿主因感染、中毒等情况使机体的免疫力下降，肠壁受损，小滋养体可借伪足的机械作用和酶的化学作用侵入肠壁组织，吞噬红细胞和组织细胞转变为大滋养体，并在组织内以二分裂法大量增殖，破坏组织形成溃疡，引起阿米巴痢疾。大滋养体还可以在某种情况下经血液蔓延至肝、脾、脑等肠外组织，产生各脏器阿米巴病。神经系统阿米巴感染途径为：自肠壁进入血液循环也可至脑膜；自椎旁静脉丛至脑膜，再进入脑实质内；由肺毛细血管入血液循环进入颈内动脉。

以大滋养体形式寄生，可寄生在脑部任何部位，易形成脓肿。幕上多于幕下，额叶最多，颞叶次之。多为单个寄生，少数多个寄生；直径一般为 2～3cm，个别可达 10cm。多个脓肿可互相融合，分界不清，易破入脑室内。阿米巴性脓肿的病灶内多无细菌，因此发病机制可能是由大滋养体栓塞脑部血管，然后通过虫体本身的溶组织作用，促使脓肿形成。

（二）临床表现

与脑脓肿相似，以癫痫、神经系统局灶体征（复视、偏瘫、失语等）、颅内压增高、意识障碍、脑膜炎为主要表现。严重者病情发展迅速，数日内死亡。单独发生脑阿米巴脓肿者少见，多继发于肠、肝及脑阿米巴病，常在患阿米巴肠病多年后发生脑阿米巴病。

（三）辅助检查

（1）腰穿脑脊液压力增高，粒细胞浸润，涂片偶可见阿米巴滋养体；粪便中能找到原虫。

（2）影像学头颅 CT、MRI 显示多发脓肿，以额、颞、顶叶多见，小脑少见；常为单发，也可见多个存在，有时融合成大片，直径可达 10cm，周围组织界限清楚；还可见慢性肉芽肿；灶内可有出血，可破入脑室。

（四）诊断及鉴别诊断

（1）有阿米巴病史，粪便中找到病原体。

（2）有脑部局灶体征，脑脊液中找到滋养体，本病应与脑脓肿、转移瘤相鉴别，但结合病史，脑脊液中找到阿米巴滋养体可鉴别。

（五）治疗

1. 杀阿米巴药物

（1）吐根碱类：依米丁：通过直接阻断滋养体的分裂而杀灭阿米巴，为目前最有效的抗阿米巴药物，作用快、杀伤力强。经肾脏缓慢排泄。本药毒性较大，对心肌心血管系统有损害，对注射的局部组织有刺激，主要用于肠外重病者。用量：1mg/（kg·d），分两次深部肌肉注射，连续 6d；重症者可半量再连续 6d。

碘化铋吐根碱：为 25% 吐根碱和 20% 铋，不易被吸收，主要用于肠阿米巴。用量 0.2g，每晚一次，连服 12d。

去氢吐根碱：毒副作用小，主要用于肠道阿米巴，50mg/d，皮下注射，共 3～10d。

（2）喹啉类：氯喹：作用不如吐根碱，但口服后在小肠高位处全部被吸收，排泄缓慢，毒副作用小，主要作用于肠外阿米巴和体弱者。每日 0.6g，服用两天后每日 0.3g，2～3 周为一个疗程。

喹碘仿：本品含 28% 的碘，口服不易吸收，有直接杀阿米巴滋养体作用，毒性小，偶可引起胃肠道症状和肝脏损害，主要用于慢性肠阿米巴。用量 0.5～1.0g，每日 3 次，8～

10d 为一个疗程，必要时一周后可再服一个疗程。小儿用量酌减。

双碘喹啉：作用和毒副作用与喹碘仿相似，成人用量 0.6g，连服 15～20d，必要时可在两周以后再服一个疗程。

氯碘喹啉：作用和毒副作用均与喹碘仿相似，成人用量 0.25g，每日 3 次，10d 为一个疗程。小儿用量酌减。

（3）有机砷剂：卡巴砷在肠内浓度高，不易吸收，其作用不如吐根碱，毒性较低，偶有胃肠道症状和皮疹，主要用于慢性肠阿米巴和带虫者。成人用量为 0.25g，每日 3 次，10d 为一个疗程，必要时可在两周以后再服一个疗程。小儿用量酌减。

（4）新合成药物：二氯散糠酸酯：不易吸收，用于轻型肠内阿米巴和带虫者，毒副作用小，偶见胃肠道症状。成人用量为 500mg，每日 3 次，10d 为一个疗程。小儿用量酌减。

安痢平：对肠内滋养体及带虫者有效，能杀死肠内其他寄生虫，毒副作用小，轻度胃肠反应。0.1g，每日 4 次，10d 为一个疗程。

对二甲苯肢胀：主要对慢性肠阿米巴痢疾，无明显毒副作用，成人用量为 0.1g，每日 3 次，5d 为一个疗程。小儿用量酌减。

（5）硝基咪唑类：甲硝唑（灭滴灵）：口服后可迅速吸收，广泛分布于体内各脏器及体液，对各部位的阿米巴均有效，有直接杀阿米巴滋养体的作用，有轻度不良反应，如恶心、腹泻、头昏、头痛等。本品为近年来抗阿米巴首选药物。成人用量为口服每次 0.4～0.8g，每日 3 次，5～10d 为一个疗程。小儿用量酌减。

甲硝磺唑：与甲硝唑相似，吸收快，可广泛分布于全身各个脏器，不良反应小，偶有纳差、恶心、腹泻或便秘，皮肤瘙痒。每日 2g，一次服用，连服 3～5d。

氯甲硝哒唑：与甲硝唑相似，偶有下肢麻木和感觉异常不良反应，0.5mg/kg，每日 3 次，10d 为一个疗程。

2. 对症治疗　包括降低颅内压、抗癫痫、改善脑功能等药物。

3. 手术治疗　如果脑内阿米巴脓肿较大，药物治疗差，那么外科手术抽脓将能取得较理想的效果。

本病预后差，如不及时治疗 6～8d 内死亡，极少超过 2 周。

（洪　艳）

第五节　神经梅毒

神经梅毒（neurosyphilis）是由梅毒螺旋体感染人体后引起的大脑、脑膜或脊髓损害的一组临床综合征，通常是晚期梅毒全身性损害的重要表现之一。神经梅毒的临床表现十分复杂，导致临床诊断时误诊的机率较大。

一、流行病学

在抗生素广泛应用以前，西方国家成人梅毒感染率为 8%～10%，其中超过 40% 的病例出现神经系统受累。随着青霉素等抗生素的应用，梅毒的感染率曾一度保持相对稳定，但近年来由于艾滋病的流行和毒品的泛滥，梅毒感染率急剧回升。1999 年联合国卫生组织估计全世界成年人中梅毒新发病例为 1 200 万。西欧梅毒发病率较低，在英国人群中约为 0.3/10 万，而俄罗斯1996年20～29岁人群中梅毒发病率为900/10万。20世纪50年代以后梅毒曾经在我国几乎绝迹，但70年代以后发病又有上升趋势。据文献报道，1989—1998年，我国梅毒的发病增加了近20倍。

二、病因和发病机制

神经梅毒的病原体是苍白密螺旋体，可直接经过皮肤和黏膜破损部位感染人体，进入人体后引起螺旋体血症，并可通过血液循环进入子宫导致母婴感染或因共用注射器而引起血源性传播。通常在侵入机体3～18个月以后，梅毒螺旋体逐步侵入中枢神经系统。神经梅毒的主要病理改变是脑（脊）膜的炎症和小动脉的血管内膜炎。

三、临床表现

神经梅毒是全身梅毒的一部分，多发生于梅毒晚期，未经治疗的梅毒患者中约4%～9%可以发展成为有症状的神经梅毒。按发病过程和临床表现，神经梅毒分为以下类型。

1. 无症状性神经梅毒　临床无神经系统症状和体征，诊断完全依赖于血清学和脑脊液检查。

2. 脑（脊）膜血管型梅毒　广泛的脑（脊）膜炎症和小动脉血管内膜炎是脑（脊）膜血管型梅毒的共同发病基础。临床以慢性脑膜炎为主，常见间歇性头痛、头晕以及记忆力下降等；少数患者可以出现急性脑膜炎或脑膜脑炎的表现，表现为发热、头痛、意识障碍、癫痫发作等，体征主要表现为颈项强直，Kernig征阳性。影响脑脊液循环时可出现颅内压增高的症状和体征。

脑膜血管和大脑表面血管内膜炎时可以阻塞血管而出现相应供血区的脑梗死症状。临床上往往突然发病，局灶性神经系统症状和体征与脑卒中没有明显差别，主要是偏瘫、偏身感觉障碍、偏盲、失语、吞咽困难和前庭功能障碍等。

脊膜血管型梅毒相对少见，主要表现为脊髓脊膜炎或者横贯性脊髓炎。

3. 脑（脊髓）实质型梅毒　自抗生素应用以来已罕见，是由梅毒螺旋体直接侵袭神经组织并破坏组织结构引起的，常在感染后数年或数十年后出现，主要包括麻痹性痴呆和脊髓痨两种类型。

（1）麻痹性痴呆：记忆力减退、判断力丧失和情绪不稳是最常见的症状，也可出现人格改变、虚构和夸大妄想等精神症状。体格检查可见瞳孔对光反应迟钝，最终可进展成阿－罗瞳孔。疾病后期痴呆和肢体瘫痪症状加重，也可出现癫痫发作。

（2）脊髓痨：一般在梅毒感染后15～20年出现，其特征性的临床表现为"闪电样疼痛"，常发生在肢体远端，表现为剧烈的刺痛、放射痛，历时短暂，可反复发作。因主要累及脊髓后索，可出现进行性共济失调症状，因此也称为进行性运动性共济失调。腰骶神经根受累时尚可出现括约肌功能障碍，主要表现为膀胱功能失调和男性性功能损害等。主要体征包括膝反射和踝反射消失，下肢震动觉和位置觉减退以及闭目难立征等。

4. 先天性梅毒　梅毒未经彻底治疗的母亲生出的新生儿中，可出现类似于成人梅毒的临床表现，可以为无症状性梅毒，也可以表现为其他任何一种类型。部分患儿可以出现脑积水和哈钦森三联征（间质性角膜炎、畸形齿和听力减退）。

四、实验室检查及特殊检查

脑脊液检查表现为淋巴细胞轻度增高，蛋白质含量增高，糖含量正常或减低。

从脑、脑膜或者脑脊液中分离出梅毒螺旋体才能确诊神经梅毒，但因为实行难度大，难以用于临床梅毒的诊断。

目前梅毒的血清学和脑脊液检查是诊断的主要方法。疑诊患者可先应用 RPR（rapid plasma reagin）或高效价 VDRL（venereal disease research laboratory）筛查，阳性者可采用 TPHA（Treponema pallidum haemagglutination assay）或 FTA-abs（fluorescent treponemal antibodies）进行确诊。筛查试验敏感度高，假阳性可见于自身免疫性疾病、结核、疫苗接种和其他类型的螺旋体感染等。其中 VDRL 能进行浓度测定，可用于随访治疗的效果。确诊试验的特异性更强，有文献报道 TPHA 的灵敏度和特异度分别为 98.3% 和 100%。艾滋病患者的梅毒筛查和确诊试验都可出现假阴性。

五、诊断和鉴别诊断

活动期神经梅毒的诊断需要满足 3 个标准，即相关的临床病史（不洁性接触史、皮肤梅毒症状史等）、脑脊液表现和梅毒血清学检查阳性，同时还要排除其他可引起同样神经功能缺失和脑脊液异常的神经系统疾病。

无症状梅毒的诊断必须依据血清学和脑脊液检查。

本病需要与其他各种原因引起的脑膜炎、脑血管病、痴呆和脊髓病相鉴别，梅毒血清学和脑脊液检查具有重要的鉴别价值。

六、治疗

神经梅毒应早期治疗。

（1）青霉素为首选药物，高剂量的青霉素能在脑脊液中达到杀灭梅毒螺旋体的药物浓度。青霉素 G 可安全有效地治疗有或无症状的梅毒患者，剂量为每天 1 800～2 400 万 U，每 4 小时 1 次静脉滴注或连续滴注，10～14 天为 1 个疗程。普鲁卡因青霉素每天 240 万 U，肌肉注射，并发丙磺舒每次 500mg，每日 4 次，10～14 天为 1 个疗程。

（2）青霉素过敏者可以改用头孢曲松 2g 肌注或静滴，每日 1 次，连用 14 天；或用四环素 500mg 口服，每日 4 次，连用 14 天。

治疗过程中应密切注意有无 Jarisch-Herxheimer 反应出现。这是抗生素应用后导致大量的病原体死亡，释放毒素入血而导致的发热反应。临床表现为突然发热、寒战、颜面潮红、呼吸急促和血压下降等。据报道 50% 以上的患者在治疗时可出现该反应，通常发生在首剂抗生素治疗后 2～6 小时，可持续 24 小时。该反应发生时情况危重，应立即使用氢化可的松 200～300mg，或地塞米松 5～10mg，静脉滴注，同时予以饮水、镇静、退热和抗休克治疗。

神经梅毒治疗后应在第 3、6、12 个月以及第 2、3 年年底进行临床检查和血清学与脑脊液检查，如果第 6 个月脑脊液细胞数仍不正常或脑脊液 VDRL 滴度仍未降低者，可认为治疗不彻底，仍可重复应用大剂量青霉素治疗。

闪电样疼痛可应用卡马西平进行治疗。

七、预后

麻痹性痴呆患者难以独立生活，未经治疗者可在 3～4 年内死亡；脊髓梅毒预后不定，多数患者可以获得改善；其他类型的梅毒经正规积极治疗后，一般预后较好。

（龙海丽）

第六节　中枢神经系统真菌感染

常表现为慢性脑膜炎，但脑实质真菌感染的临床表现与细菌性脑脓肿相似。中枢神经系统真菌感染可以发生在免疫功能健全的个体上，但更好发于免疫功能缺陷的患者，如肿瘤、淋巴瘤、接受免疫抑制治疗的患者或艾滋病患者。常见致病菌有：新型隐球菌、粗球孢子菌和白色念珠菌，而曲霉菌属、夹膜组织胞浆菌和芽生菌很少累及中枢神经系统，毛霉菌可导致典型的 Rhinocerebral 综合征，可以伴发脑膜炎。表 6 - 6 列举相应治疗的方案。

表 6 - 6　抗真菌治疗

致病菌	首选治疗	联合治疗
隐球菌	两性霉素 B0.5mg/（kg·d），iV 5 - 氟胞嘧啶 150mg/（kg·d），po	蛛网膜下腔应用两性霉素 B
粗球孢子菌	两性霉素 B1.5mg/（kg·d），iv 两性霉素 B0.5mg 鞘内注射，biw	脑室内应用两性霉素 B
念珠菌	两性霉素 B1.5mg/（kg·d），iv	5 - 氟胞嘧啶 150mg/（kg·d），po 蛛网膜下腔应用两性霉素 B
曲霉菌	两性霉素 B1.5mg/（kg·d），iv	5 - 氟胞嘧啶 150mg/（kg·d），po 蛛网膜下腔应用两性霉素 B
夹膜组织胞浆菌	两性霉素 B1.5mg/（kg·d），iv	蛛网膜下腔应用两性霉素 B
芽生菌	两性霉素 B1.5mg/（kg·d），iv	蛛网膜下腔应用两性霉素 B
毛霉菌	两性霉素 B1.5mg/（kg·d），iv	蛛网膜下腔应用两性霉素 B

一、两性霉素 B

两性霉素 B 几乎可以对抗目前所知的所有真菌，但也有抗药性的报道，且有较多严重的副作用，尽管如此，仍作为中枢神经系统所有真菌感染的一线药物。

（一）给药方式和方法

1. 静脉给药　常从小剂量开始，在 5～10 天内加到足量：一般开始剂量 1mg/d，之后每日剂量加倍，到 16mg/d 后，每日增加 10mg/d，直到足量 50mg/d。血清肌酐大于 3.5mg/dl 时要减少药量。若治疗中断 10 天以上，要重新开始，仍需重复该加量过程。药物应避光经中心静脉输注，速度要慢（4～6 小时）。治疗过程中要监测全血细胞计数、网织红细胞计数、尿素氮或肌酐、血清电解质、肝功能和尿常规等。

2. 鞘内给药　鞘内给药的指征有：①静脉给药治疗无效或足量治疗后复发；②病情危重，濒临死亡；③严重免疫抑制的患者；④粗球孢子菌脑膜炎患者。

给药方法有：①脑室内给药：通过 Ommaya 储液囊可以建立可靠的脑室内给药途径，是目前大多数医疗机构首选的方法；②脑池内给药：某些医疗中心选用的方法，由于需要专门的训练和丰富的经验，故不推荐；③腰椎穿刺给药：到基底池的药量很少，几乎不能到达脑室，当有蛛网膜粘连时（真菌性脑膜炎的常见并发症），不应选用该法。

首次剂量为 0.025mg，用 5ml 的脑脊液稀释，并加入 5 ~ 15mg 的氢化可的松减少副反应。隔天给药，每次剂量增加 0.025mg，直到最大剂量 0.5mg/d，然后给药频率减至每周 2 次。

3. 副作用 主要是肾毒性，总剂量达 4g 时，50% 的患者有永久性肾功能不全；总剂量达 5g 时，肾功能不全的患者达 85%。

（1）与剂量相关的副作用：①短期的全身反应：发热、寒颤、恶心、呕吐、食欲下降、乏力、头痛等。②肾毒性：肾小球滤过率和肌酐清除率下降，可导致少尿；肾小管毒性，可致远曲小管酸中毒和严重低钾血症。③抑制骨髓造血功能导致贫血。④给药处毒性反应：静脉注射可致静脉炎；腰椎穿刺给药可致感觉异常、神经麻痹、背痛、截瘫、化学性脑膜炎、蛛网膜炎和脑积水；脑池穿刺给药可致脑积水；脑室内给药可致室管膜炎、脑病、惊厥发作和死亡。

（2）特异性药物效应：休克、血小板减少、急性肝功能衰竭、惊厥、心脏骤停和心室颤动。

二、5 - 氟胞嘧啶

5 - 氟胞嘧啶有效对抗隐球菌、念珠菌、曲霉菌和球拟酵母菌，但不是听有菌株都敏感，而且原来敏感的菌株在治疗过程中可产生耐药，因此在 5 - 氟胞嘧啶使用前和治疗过程中均应监测敏感性。另外不能单独应用 5 - 氟胞嘧啶治疗致命性的真菌感染。

5 - 氟胞嘧啶最常用于治疗隐球菌感染，与两性霉素 B 合用有协同作用，并可抑制耐药菌株出现。5 - 氟胞嘧啶口服吸收好，脑脊液浓度可达血清浓度的 80% ~ 100%，常用剂量 75 ~ 150mg/（kg·d），分 4 次口服。

氟胞嘧啶经肾脏排泄，在肾功能不全时，每次给药剂量不变（25 ~ 40mg/kg），而增加给药间隔时间，如表 6 - 7 所示。

表 6 - 7 氟胞嘧啶经肾排泄给药间隔时间

肌苷清除率（ml/min）	给药间隔
100	每 6 小时 1 次
40 ~ 25	每 12 小时 1 次
25 ~ 12	每 24 小时 1 次
12	每 48 小时 1 次

副作用有：①胃肠道副作用：恶心、呕吐、食欲下降和腹泻；②肝毒性：引起谷草转氨酶和碱性磷酸酶增高，可能与肝细胞坏死有关，故应每周监测肝功能；③血液系统副作用：贫血、白细胞减少或血小板减少，与剂量有关且好发于氮质血症患者，故应每周 2 次检查血细胞计数。

三、酮康唑

有效对抗球孢子菌、组织胞浆菌和念珠菌感染，只有口服制剂，难以透过血脑屏障，增加剂量对部分球孢子菌脑膜炎患者有效，主要副作用是恶心和肝功能损害。

四、氟康唑

对于轻症隐球菌脑膜炎，氟康唑可作为首选，剂量为 400mg/d，治疗 10～12 周；艾滋病患者并发隐球菌脑膜炎，可选用氟康唑 200～400mg/d 作为维持治疗；有报道氟康唑治疗球孢子菌脑膜炎有效率达 70%。副作用较少，以胃肠道副作用为主，罕见药物性肝炎和过敏。

中枢神经系统真菌感染的疗程尚无统一标准，一般而言，对治疗反应良好的患者停药指征有如下几点：①至少治疗 6 周；②最后一次脑脊液培养阴性后再治疗 1 个月；③中枢神经系统无活动性感染的表现；神经系统检查稳定或逐步改善；脑脊液检查正常或轻度异常；④中枢神经系统以外无活动性感染的表现；⑤药物毒副作用不能耐受。

下列情况需要延长治疗时间：①脑脊液隐球菌培养或墨汁染色持续阳性者应延长疗程，而只有蛋白含量高者，不是延长疗程的指征，艾滋病患者并发隐球菌脑膜炎应终生抗真菌治疗；②隐球菌感染患者，在治疗过程中，血清或脑脊液中抗原滴度不降者，提示预后差，应延长疗程；③有学者认为球孢子菌脑膜炎患者应终生接受每周一次的经蛛网膜下腔给药的两性霉素 B 治疗；④由于肾脏毒性的原因而停用静脉两性霉素 B，改用蛛网膜下腔给药，应延长疗程。

五、激素的应用

与其他微生物感染中枢神经系统一样，真菌性脑膜炎患者由于脑肿胀或脑实质感染灶导致颅内压增高者，可用大剂量激素，但应事先排除脑积水所致的颅内压增高；另外在鞘内注射两性霉素 B 的时候应合用氢化可的松以减少局部刺激反应。

六、脑实质内真菌感染

真菌可侵犯脑实质导致脑脓肿或肉芽肿，尤以曲霉菌最多见，预后较单纯脑膜累及差。对于手术路径可以到达的病灶应予以手术摘除，术前 48 小时开始用最大可耐受剂量的抗真菌治疗；对于有多个脑实质病灶或手术路径不能到达的病灶，只能以药物治疗，应给予最大剂量的两性霉素 B，并加用 5－氟胞嘧啶（如果敏感）。

七、放线菌和诺卡放线菌中枢神经系统感染

不是真正的真菌，特性介于细菌和真菌之间，当累及中枢神经系统时，常导致脑脓肿，也可表现为脊髓脓肿或脑膜炎，罕见的有硬膜外脓肿并发颅骨骨髓炎。抗细菌药物治疗有效，单个可切除脓肿应手术摘除。

放线菌的治疗可选用青霉素 G，成年人剂量为 2 400 万 U/d，儿童剂量为 20 万 U/（kg·d），分次静脉注射，至少应用 8 周，根据病情，最长可用至 5 个月。青霉素过敏患者可选用红霉素，成年人 4g/d，儿童 50mg/（kg·d），分 4 次静注。

诺卡放线菌可选用复方新诺明 15～20mg/（kg·d），分 4 次静注，至少需要 5% 葡萄糖水 75ml 来溶解药物，1～1.5 小时缓慢注入；如果肾功能不全，肌酐清除率 15～30ml/min，剂量减半，如果肌酐清除率小于 15ml/min，禁用该药。对于病情严重、多发颅内脓肿或单用复方新诺明治疗无效者，可加用环丝氨酸（氧霉素）15mg/（kg·d），分 4 次口服。

（龙海丽）

第七节　获得性免疫缺陷综合征

获得性免疫缺陷综合征（AIDS）是人类免疫缺陷病毒-1（HIV-1）所致的多系统感染，约 1/2～2/3 的患者神经系统受累，可在感染的任何时期发病，但多于晚期出现。HIV 感染直接产生的神经系统损害的机制是多因素的，包括病毒产物和免疫反应对神经的毒性作用（如肿瘤坏死因子对大脑、脊髓和周围神经均有损害作用），另外还与宿主和不同病毒株的神经毒性差异有关；继发的神经损害与机会菌感染、肿瘤和治疗药物的副作用有关。

一、中枢神经系统 HIV 感染

HIV 属于逆转录病毒科慢病毒属，具有亲神经和亲淋巴细胞的特性，宿主感染后其神经系统均受侵犯。伴有各种神经系统综合征的艾滋病患者的脑脊液和脑组织中都能分离出 HIV，即使只有血清学阳性而无症状的患者，其脑脊液中也可分离出病毒。

（一）急性感染

尽管大多数患者在 HIV 早期侵犯中枢神经系统时无任何症状，但部分患者以神经系统病变为首发症状，甚至可早在免疫指标正常的血清转化期发病。①急性可逆性脑病：表现为意识模糊、记忆力下降和情感障碍等。②急性无菌性脑膜炎：表现为头痛、颈强、畏光、关节痛和斑丘疹等。③还可表现为单颅神经炎（特别是面神经炎）、急性上升性或横贯性脊髓炎和类似于吉兰-巴雷综合征的炎症性多神经病。

（二）慢性感染

1. 人类免疫缺陷病毒伴发认知运动障碍综合征或艾滋病痴呆综合征　约 20% 艾滋病患者发生，尤以严重免疫抑制的患者好发。表现为进展性皮层下痴呆，可伴有平衡障碍和下肢无力。疾病早期表现为注意力不集中、记忆力下降、感情淡漠和精神运动迟滞，因此常误诊为抑郁症。还可伴发躁狂症、器质性精神病；由于神经元细胞受到 HIV 感染，可产生惊厥。其他常见症状和体征有：握持反射和其他额叶释放症状、震颤、齿轮样强直、锥体束征（巴氏征阳性）、精细运动笨拙和肌阵挛。脑影像学检查常无特殊异常表现，因此艾滋病痴呆是一种临床诊断而不是影像学诊断。还有一种影像学检查异常的 HIV 脑炎，CT 特征性地表现为弥散的皮层萎缩和脑室扩大；T_2 加权 MRI 提示多灶或弥散的白质信号增高，但患者认知功能正常。病理学检查可发现 HIV 脑炎特异性的多核巨细胞（即受感染的巨噬细胞的合胞体），血管周围单核细胞袖套是常见而非特异性表现。

2. 人类免疫缺陷病毒伴发的脊髓病　也称空泡性脊髓病，临床表现和病理表现都与维生素 B_{12} 缺乏的亚急性联合变性相似，表现为无痛性痉挛性截瘫和脊髓后索损害的深感觉异常，有时伴尿失禁。若同时有人类免疫缺陷病毒伴发的周围神经病变，可使神经系统检查变得复杂。应与维生素 B_{12} 缺乏、神经梅毒、人嗜 T 淋巴细胞病毒性脊髓病和脊髓肿瘤相鉴别。

3. 周围神经病变　是常见的并发症，发病机制是多因素的，如免疫介导损伤、继发感染所致（特别是进展性腰骶神经根病）和治疗药物的副作用。临床类型、临床表现、电生理学检查和治疗见表 6 - 8。

4. 腰骶神经根病　除少数是 HIV 感染的自限性并发症，大多数是巨细胞病毒（机会致病菌）感染的并发症，可以治疗，但有潜在致死性。表现为亚急性起病的双下肢无力，可伴或不伴背痛和神经根痛，早期出现大小便障碍，肛周感觉异常和双下肢腱反射下降或消失。肌电图和神经传导速度检查有助诊断；脑脊液检查有一定特异性，白细胞数常大于 $500/\mu l$，以多形核细胞增高为主，蛋白含量增高，糖可正常或稍低。脑脊液必须送巨细胞病毒培养，约 1/2 ~ 2/3 患者培养阳性，但治疗必须在培养结果前即经验性地应用更昔洛韦，因为只有早期治疗才能改善症状。鉴别诊断包括淋巴瘤性脑膜炎、水痘带状疱疹病毒感染和神经梅毒，另外还应行影像学检查排除马尾和圆锥肿瘤。

表 6 - 8　HIV 感染相关的周围神经病变

神经病变类型	肌力下降	感觉障碍	尿潴留	肌电图/神经传导速度提示	治疗
远端对称性	+	+ + +	-	小纤维轴索病变	叠氮胸苷
感觉性共济失调	-	+ + +	-	大纤维神经节细胞炎	未明
吉兰 - 巴雷	+ + +	+	-	脱髓鞘 + 轴索病变（重症）	血浆置换
CIDP	+ + +	+	-	脱髓鞘 + 轴索病变	血浆置换
多发性单神经炎	+ +	+ +	-	多灶性轴索病变	血浆置换
进展性多神经根神经病（马尾综合征）	+ + +	+ +	+	轴索病变±脱髓鞘	更昔洛韦

注：CIDP：慢性炎症性脱髓鞘性多神经病。

(三) HIV 感染的脑脊液改变

HIV 血清学阳性的患者，即使无神经系统症状和体征，脑脊液中也有所变化：轻中度的单核细胞增多、蛋白含量增高和轻度糖浓度降低（不低于 35mg/dl）。脑脊液中细胞数多少和能否培养出 HIV 无关，脑脊液中能否培养出 HIV 与是否并发神经系统并发症无关。尽管脑脊液性状改变比较常见，但都缺少特异性改变。

(四) 抗 HIV 治疗

1. 叠氮胸苷（齐多夫定，AZT）　是第一个批准用于治疗 HIV 感染的抗逆转录病毒的药物，特异性地抑制逆转录酶，常与至少一个核苷类似物和一种蛋白酶抑制剂合用。剂量为 200mg，每日 6 次口服，或 1.5mg/kg 每 4 ~ 8 小时静注，若有骨髓抑制应适当调整剂量。药物在肝脏代谢，葡萄苷酸化的代谢产物经肾脏排出，血浆半衰期约 1 小时，血脑屏障透过良好；常见的副作用是骨髓抑制，是剂量相关的和可逆的；在维生素 B_{12} 或叶酸缺乏、合用其他细胞毒性药物时，有潜在的骨髓毒性；头痛和轻良行为异常也可发生；肌病少见，停药或减少剂量可缓解。丙磺舒、西咪替丁、劳拉西泮和吲哚美辛克干扰药物排泄导致毒副作用增加。

2. 2′, 3′ - 双脱氧肌苷（ddI）和扎西他宾（ddC）　也是通过抑制逆转录酶来抗 HIV，与核苷类似物和蛋白酶抑制剂合用。双脱氧肌苷剂量随患者体重不同而改变；75kg 以上，300mg 每日 2 次；50~75kg，200mg 每日 2 次；35~49kg，125mg 每日 2 次。扎西他宾剂量 0.75mg 每日 3 次。两个药均可引起胰腺炎（双脱氧肌苷可致暴发性胰腺炎），大剂量、长疗程或二者合用可致痛性周围神经病，停药后 2~6 周缓解。

二、中枢神经系统机会致病菌感染

艾滋病患者易感弓形体、隐球菌、结核、进行性多灶性白质脑病、巨细胞病毒和带状疱疹；有时也可见中枢神经系统曲霉菌、念珠菌和诺卡菌感染；神经梅毒易感性是否增加尚有争议；急性细菌性脑膜炎和脑脓肿的危险性并不增加。治疗上与非艾滋病患者的药物选择完全一致，不同的是应延长疗程，有的甚至终生治疗。

三、脑局灶性病变

艾滋病患者经常出现脑弥漫性或局灶性的神经症状和体征，当 CT 扫描发现脑内有单个或多个低密度环状强化的病灶时，应与下列疾病作鉴别诊断：弓形体病、淋巴瘤、结核球、真菌性脓肿、脑卒中、细菌性脓肿和转移性肿瘤。卡博肉瘤和杆菌性血管瘤病极少累及大脑。虽然确诊依靠病理，但由于每个患者都做脑组织活检是不现实的，所以根据影像学的特性（如强化特性，水肿情况等）作出经验性治疗是必要的。

一般而言，不强化的脑白质病灶且不伴有水肿或占位效应，提示进行性多灶性白质脑病或 HIV 脑炎；多个强化的病灶应经验性抗弓形体治疗，若临床和影像学均未改善，考虑脑组织活检；手术径路可到达的单个病灶可行脑组织活检，除非该病灶高度提示弓形体感染（皮层或灰质深部环状强化病灶，25% 的弓形体性脓肿表现为单个病灶）；有些学者推荐，所有有局灶神经系统病变的艾滋病患者，不管病灶的数量和强化特性，只要弓形体血清学检查阳性就给予抗弓形体治疗，治疗无效者再考虑行病理检查。

四、肿瘤

艾滋病患者易患原发性中枢神经系统淋巴瘤、淋巴瘤性脑膜炎和较罕见的卡博肉瘤。

（周　云）

第八节　带状疱疹及神经系统并发症

带状疱疹是临床常见的病毒感染，年发病率为 3/1 000~5/1 000，水痘-带状疱疹病毒（varicella-zoster virus，VZV）可引起水痘和带状疱疹两种常见疾病。水痘是儿童期多见的原发性感染，带状疱疹是幼儿患水痘后在感觉神经节细胞内潜伏的病毒再度活化所致。VZV 的神经系统并发症（如急性小脑共济失调、脑膜炎、脑炎和脊髓炎等）是 VZV 感染后的带状疱疹血管病。

一、临床表现

（一）带状疱疹

主要累及脊髓神经节，20% 的患者为颅神经受累，三叉神经多见，脊神经根受累顺序依次为胸、腰、颈和骶节段，均为单侧。

1. 脊神经节带状疱疹　出现疱疹前 2~4d 常有全身不适、发热及厌食，受累节段皮肤痒感、麻木或烧灼感等，数日后出现节段性排列成簇的带状水疱样皮疹，疱疹沿神经根呈簇状分布，好发于胸段皮节，T_5~T_{10} 最常见，约占全部病例的 2/3 以上；颅颈区较常见，且疼痛严重，皮疹开始为红斑，12~24h 变成水疱，呈散在或融合分布，72h 水疱内液体化脓，1 周内脓液变干，10~12d 干燥结痂，皮疹期可伴无痛性淋巴结增大。2~3 周痂脱落留有瘢痕、色素沉着或色素减退，可伴感觉缺失，数月始能恢复正常。

2. 眼带状疱疹　三叉神经第 1 支受累常见，可引起眼带状疱疹，导致全眼球炎、角膜瘢痕和视力障碍，可出现暂时性或永久性动眼神经支配眼肌麻痹。

3. 膝状神经节带状疱疹　出现面神经麻痹，50% 的患者伴舌前 2/3 味觉丧失，伴外耳道和鼓膜带状疱疹，称为 Hunt 综合征。有时疱疹累及 C_2、C_3 皮节，累及 Cortis 器和前庭神经节可出现眩晕、呕吐、耳鸣和耳聋。

（二）并发症

1. 运动麻痹　肢体和躯干带状疱疹常伴节段性肌无力，肌无力的范围与皮肤感觉障碍一致，85% 的病例肌无力可恢复。部分患者脑膜受累，可伴发热、头痛和颈强直等，颈段和腰段受累时出现上肢和下肢肌萎缩，骶段受累可出现尿潴留或尿失禁，但很罕见。

2. 带状疱疹性脊髓炎　VZV 感染可引起不同程度的脊髓炎，多发生于病后数周至数月，脊髓受累节段通常与皮疹节段一致，常见双下肢无力、腱反射不对称、感觉障碍和尿便障碍。严重病例可出现 Brown-Sequard 综合征或脊髓横贯性病损。

3. 带状疱疹性脑炎（herpes zoster encephalitis，HZE）　多见于老年人和免疫功能缺陷患者，HZE 可发生于皮肤疱疹以前、同时或疱疹痊愈后，表现为典型的脑膜脑炎症状和体征，如发热、头痛、脑膜刺激征、谵妄和精神混乱，以及偏瘫、共济失调和癫痫发作等。脑脊液淋巴细胞和蛋白增高，CSF 可检出 VZV 膜抗原特异性抗体。病死率可达 30%，存活者多遗留神经系统后遗症。

4. 带状疱疹性脑血管炎　是带状疱疹的严重并发症，包括两种类型。

（1）眼带状疱疹伴迟发性对侧偏瘫：眼带状疱疹消退或痊愈后数周到 6 个月，在皮疹对侧突发偏瘫、失语等症状，是皮疹同侧颈内动脉主干及主要分支炎症和闭塞导致半球缺血性损害所致，病理为肉芽肿性血管炎。

（2）动脉炎：其他脑血管可能发生过敏性动脉炎，受累血管多为感染神经节支配的局部血管，动脉炎可能与病毒直接侵犯有关。

5. 带状疱疹感染性多发性神经炎　表现为以运动障碍为主的 Guillain-Barre 综合征（GBS），或 GBS 的变异型 Fisher 综合征等。此外，可见节段性神经根脊髓炎、颅神经病和多灶性脱髓鞘综合征等。

6. 带状疱疹后神经痛　老年体衰患者多见，肋间神经和三叉神经眼支多见，表现为持续锐痛或闪电样疼痛，皮肤对触觉敏感，神经痛可持续数月或数年，各种治疗效果不佳。

二、诊断要点

1. 诊断　根据患者的特征性水疱皮疹沿神经根呈簇状分布，累及胸段皮节、三叉神经第 1 支和膝状神经节，影响肢体运动功能，出现脊髓炎、脑炎、脑血管炎和多发性神经炎等症状、体征，偶有患者发生肋间神经痛或面神经麻痹而无带状疱疹，出现持续锐痛或闪电样疼痛。CSF 淋巴细胞数增高，PCR 检出特异性VZV – DNA。

2. 实验室检查 单一皮节受累脑脊液可正常，颅神经节或中枢神经受累 CSF 淋巴细胞数增高，细胞计数从十余个至数百，蛋白正常或轻度增高，糖及氯化物正常。病原学检查可行疱疹刮片疱疹液，镜检可见多形核巨细胞及核内包涵体，用 PCR 法可检出特异性VZV – DNA。

三、治疗方案及原则

治疗原则是阻止感染向全身播散，预防带状疱疹的神经系统并发症，如脊髓炎、脑炎、脑血管炎、多发性神经炎和疱疹后神经痛等。可用抗疱疹病毒药物阻断病毒复制，用皮质类固醇缓解局部炎性反应。治疗应视患者具体情况而定，免疫功能正常的年轻人患带状疱疹一般较轻，恢复迅速，不遗留任何后遗症，所以无需任何特殊治疗。免疫功能障碍患者易发生严重播散性感染，应给予全身抗病毒治疗。

1. 抗病毒药物治疗 常用无环鸟苷 500mg，1 次/8h，静脉滴注，疗程 14～21d；更昔洛韦 5～10mg/（kg·d），静脉滴注，1 次/12h，14～21d；也可试用万乃洛韦或伐昔洛韦。可阻止病毒播散，减少并发症，促进疱疹愈合和预防疼痛。

2. 动脉炎 可能有变态反应参与，可合用皮质类固醇如地塞米松 10～20mg/d，静脉滴注。免疫机制正常的老年人易患疱疹后神经痛，在应用抗病毒药的同时可给予短疗程皮质类固醇，可能促进水疱愈合及缩短疼痛时间。带状疱疹感染性多发性神经炎患者可试用水痘 – 带状疱疹病毒特异性免疫球蛋白（VZIG），或用大剂量免疫球蛋白 400mg/（kg·d）静脉滴注，每个疗程 3～5d。

3. 疱疹后神经痛 治疗困难，常规镇痛药无效。可在疼痛的皮肤处反复涂抹辣椒素油，使皮肤痛觉丧失以解除疼痛。周围神经不完全损害引起痛觉过敏，可用卡马西平 0.2g 口服，3 次/d，合用阿米替林 50～100mg/d；也可试用苯妥英钠、加巴喷丁。眼部带状疱疹可用 0.5% 无环鸟苷油剂涂眼，4～5 次/d。受累神经根切断术对缓解疼痛无效。

（周　云）

第七章

周围神经疾病

第一节 脑神经疾病

一、三叉神经痛

三叉神经痛是一种病因和发病机制尚不完全清楚的三叉神经分布区内的短暂、突发和反复发作的剧烈疼痛，又可称为原发性三叉神经痛。

（一）解剖学基础

三叉神经也称为第 V 对脑神经，是混合神经。感觉纤维来自位于颞骨岩尖三叉神经压迹处、颈内动脉外侧、海绵窦的后方的三叉、神经半月节（trigeminal ganglion）。其周围支随眼支、上颌支、下颌支分布于头皮前部和面部皮肤以及眼、鼻、口腔内黏膜；中枢支进入脑桥后，触觉纤维终止于感觉主核，痛觉和温度觉纤维循三叉神经脊束下降，终止于三叉神经脊束核，然后分别由感觉主核及脊束核的二级神经元发出纤维交叉至对侧成三叉丘系上升，与脊髓丘脑束一起止于丘脑外侧核群中的腹后内侧核，换神经元后发出纤维经内囊后肢，最后终止于大脑皮质中央后回的下 1/3 区。眼支支配颅顶前部头皮、前额、鼻背、上睑、眼球、鼻腔上部的黏膜以及额窦。还支配小脑幕以上的硬脑膜，所以许多脑内病变累及硬脑膜和静脉窦时，可产生额部疼痛。上颌支（maxillary nerve）通过海绵窦外侧壁后，经圆孔出颅腔，穿过翼腭窝，经眶下孔（裂）至面部，支配上颌部的皮肤、上唇、上部牙齿和牙龈、硬腭和软腭、扁桃体窝之前部、鼻腔下部、上颌窦以及鼻咽部黏膜等。下颌支（mandibular nerve）与运动支并行，经卵圆孔出颅后，分布于下颌、舌前 2/3、口腔底部、下部牙齿和牙龈以及外耳道和耳鼓膜等处之皮肤及黏膜。

（二）病因和发病机制

目前尚不完全清楚。以往认为原发性三叉神经痛通常无明确的原因和特殊的病理改变。有学者认为三叉神经痛是一种感觉性癫痫发作，发放部位可能在丘脑 - 皮质和三叉神经脊束核。近年来在感觉根切除术活检时发现部分神经纤维有脱髓鞘或髓鞘增厚、轴索变细或消失等改变，推测发作性疼痛可能与三叉神经脱髓鞘后产生的异位冲动发放或伪突触传递有关。部分患者影像学或手术发现后颅窝有小的异常血管团或动脉硬化斑块压迫三叉神经根或延髓外侧面，后者手术治疗效果，较好。部分患者手术后症状可复发，因此，以上原因难以解释。

（三）临床表现

1. 发病年龄　以中老年人多见，70%~80%在40岁以上。女性略多于男性，男：女为（2：3）~（1：2）。发病率为4.3/10万。

2. 疼痛的分布　大多数为单侧1支或2支，以第3支受累最多见，其次是第2支，第1支受累最少见。3支同时受累者极为罕见。

3. 疼痛的性质　三叉神经分布区内突发的剧烈的放射样、电击样、撕裂样或刀割样疼痛而无任何先兆，突然出现突然停止，每次持续数秒至1~2min。口角、鼻翼、上下颌以及舌等部位最明显。轻触即可诱发，故称为"触发点"或"扳机点"。严重者洗脸、刷牙、说话、咀嚼和哈欠等均可诱发，以至于不敢做以上动作，导致面部不洁和疼痛侧皮肤粗糙。每天可发作数次，持续数天、数周或数月不等。疼痛可引起反射性面肌抽搐，称为"痛性抽搐"。严重者伴有面部肌肉的反射性抽搐，口角牵向患侧，并可伴有面部发红、皮温增高、结膜充血和流泪等，可昼夜发作，夜不成眠或睡后痛醒。部分患者可伴有抑郁和情绪低落。

4. 病程　每次发作期可为数日、数周或数月不等；缓解期也可数日至数年不等。病程愈长，发作愈频繁、愈重；很少自愈。

5. 体征　神经系统检查一般无阳性体征。

（四）辅助检查

影像学检查和脑脊液检查等并非三叉神经痛诊断的必须手段，检查的目的是除外多发性硬化、延髓空洞症、桥脑小脑角肿瘤及转移瘤等原因引起的继发性三叉神经痛。

（五）诊断和鉴别诊断

1. 诊断　主要根据疼痛的部位、性质、发作特点及伴有"扳机点"等，而神经系统检查无客观的阳性体征即可确诊。

2. 鉴别诊断

（1）继发性三叉神经痛：多表现为持续性疼痛，神经系统检查可发现面部感觉减退、角膜反射迟钝、咀嚼肌无力萎缩以及张口下颌偏斜等三叉神经麻痹的体征，常合并其他颅神经受累的症状和体征。常见的原因有多发性硬化、延髓空洞症、桥脑小脑角肿瘤及转移瘤等。脑脊液、颅底X线平片、头部CT或MRI检查可有相关疾病的发现。

（2）舌咽神经痛：是局限在舌咽神经分布区内的发作性剧烈疼痛，主要部位在咽喉部、舌根和扁桃体窝，有时可累及外耳道。讲话和吞咽等动作可诱发疼痛的发作。疼痛性质和发作持续时间与三叉神经痛相似。两者在临床上难以鉴别时可用1%的丁卡因喷涂于咽喉壁，对鉴别诊断有帮助，舌咽神经痛可获得暂时缓解。

（3）牙痛：临床上极易误诊为三叉神经痛，部分患者因拔牙后仍然疼痛不止而确诊。牙痛多为持续性钝痛，局限在牙龈部，对冷热食水和食物刺激较敏感，局部X线检查有助于诊断。

（4）不典型面痛：又称Sluder病。疼痛位于颜面的深部，表现为持续性钝痛，程度较三叉神经痛轻；疼痛的范围明显超出三叉神经分布的区域，可集中于面部的中央区、眼眶和头后部，甚至影响背部。发作时可以伴有鼻塞和流涕。通常伴有精神因素。服用三叉神经痛的药物治疗通常无效，甚至可以加重。用棉签蘸以1%丁卡因或4%可卡因填塞于鼻中甲后部，可获得止痛效果，有助于诊断和鉴别诊断。

（六）治疗

治疗原则对症处理以止痛为目的。首先选用药物治疗，无效时可用神经阻滞疗法或手术治疗。

1. 药物治疗

（1）抗痫药物

1）卡马西平（carbamazepine）和奥卡西平（oxcarbazepine）：卡马西平是临床常用的抗惊厥药之一，作用于网状结构－丘脑系统，可抑制三叉神经系统（脊核－丘脑）的病理性多神经元放电或反射。服用方法：首服 0.1g，每天 2 次；以后可每天增加 0.1g，直至疼痛停止后逐渐减量，并采用最小有效量维持。一般为每天 0.6~0.8g，最大量可达每天 1.0~1.2g。70%~80% 有效。不良反应有头晕、嗜睡、口干、恶心、皮疹、消化道障碍和血白细胞减少等，停药后可恢复正常。如出现眩晕、走路不稳、再生障碍性贫血、肝功能障碍等严重不良反应则需立即停药。孕妇忌用。奥卡西平是卡马西平的替代药，前者的一片剂量相当于后者的 1/3 多，首次服用可从 300mg 起始，隔日增加 0.3g 直到疼痛减退或消失。服用期间应注意低钠血症等不良反应。

2）苯妥英钠（phenytoin）：是最早用于治疗三叉神经痛的抗癫痫药物。单独用药的有效率约为 25%~50%。每次 0.1g，每天 3 次，如果无效可加大剂量，每日增加 0.1g，最大量不超过每天 0.6g，疼痛消失 1 周后逐渐减量。不良反应有头晕、嗜睡、齿龈增生及共济失调等。

3）氯硝西泮（clonazepam）：上述两药影响睡眠时可选用该药。每次 2mg，每天 4~6mg，或 2mg 睡前服用。40%~60% 病例有效，症状可以完全控制，25% 显著减轻。主要不良反应（特别是老年人）应注意嗜睡、共济失调及短暂性精神错乱等，停药后可消失。

（2）巴氯芬（baclofen）：是临床较常用的抗痉挛或痛性痉挛的药物，可能通过抑制三叉神经核的兴奋性递质而发挥抗三叉神经痛的作用。一般起始剂量 5~10mg 口服，每天 3 次。隔日增加 10g，直到疼痛消失或不良反应出现。通常的维持量是每天 5~60mg。由于它的半衰期相对较短，对难以控制的疼痛患者，可每隔 4h 服药 1 次。巴氯芬与卡马西平或苯妥英钠合用比单独应用更有效，主要用于单药治疗无效的患者。最常见的不良反应是嗜睡、头晕和胃肠道不适。约 10% 的病例因不能耐受不良反应而停药。长期服药后突然停药可偶尔出现幻觉和癫痫样发作，应在 10~14d 的时间里逐渐减量至停药。

（3）其他治疗用药：扶他捷、阿司匹林及泰诺等。

（4）大剂量维生素 B_{12}：国外文献曾报告大剂量维生素 B_{12} 肌肉注射，可以使多数患者疼痛明显减轻和缓解。近年国内文献也有类似的报道，但机制尚不清楚。肌肉注射的剂量为每次 1 000~3 000μg，每周 2~3 次，连用 4~8 周为 1 个疗程。如果复发可重复使用，剂量和疗程与以往的用法相同。

2. 神经阻滞疗法　将药物注射到三叉神经的分支、半月节、三叉节后感觉根，以达到阻断其传导作用。并非治疗的首选或常规的方法。适应证为药物治疗无效或不能耐受其不良反应者；拒绝手术治疗或身体健康情况不适合手术者；作为过渡治疗为手术创造条件等。注射的药物有无水乙醇、酚、甘油、维生素 B_{12} 等。目前因甘油疗效持久，故都推荐甘油。方法为将注射药物直接注射到三叉神经分支或半月神经节内，使之凝固性坏死，阻断神经传导，使注射区面部感觉缺失而获得止痛效果。但疗效并不持久，仍不能解决疼痛的复发。

3. 经皮半月神经节射频热凝疗法　在 X 线监视下或在 CT 导向下将射频针经皮插入三叉神经半月节处，用射频发生器加热，使针头处加热至 65～75℃，维持 1min。可选择性破坏半月节后无髓鞘的 Aδ 及 C 细纤维（传导痛温觉），保留有鞘的 Aα 及 β 粗纤维（传导触觉），疗效可达 90% 以上。适于年老健康状况差不能耐受药物治疗和手术的患者。部分患者治疗后可出现面部感觉异常、角膜炎、咀嚼肌无力、复视和带状疱疹等并发症。长期随访复发率为 21%～28%，但重复应用仍然有效。

4. 手术治疗　早年采用的经典手术是三叉神经节后感觉根部分切断术，止痛效果肯定。近年来三叉神经微血管减压术因其创伤小、止痛效果好而逐渐在临床得到推广。手术暴露脑桥入口处的三叉神经感觉根及压迫该处神经的异常走行或扭曲的血管，将此血管分开，并用涤纶薄片、涤纶棉、不吸收海绵或纤维等将两者隔开，即可达到良好的止痛效果。近期疗效可达 80% 以上，长期随访复发率约为 5%。并发症有听力减退或消失、气栓、眼球活动障碍（暂时性）、面部感觉减退和带状疱疹等。

5. 立体定向放射治疗　近年来国内外开展 γ 刀照射治疗三叉神经痛，适于药物和神经阻滞治疗无效、手术治疗失败或复发、身体情况不适合手术者，能较有效地缓解疼痛发作，远期疗效有待于大样本的研究和追踪。

二、特发性面神经麻痹

特发性面神经麻痹（idiopathic facial palsy）又称为面神经炎或贝尔麻痹（Bell palsy），是茎乳孔内面神经急性非特异性炎症所致的面神经麻痹。

（一）解剖学基础

面神经（facial nerve）即第Ⅶ对脑神经，为混合性神经。其中包括：①特殊内脏运动纤维，自脑桥尾端被盖腹外侧的面神经核发出，向后近中线绕过展神经核（内膝），向前下行，于脑桥下缘近听神经处穿出，在听神经上方进入内耳孔，再经面神经管下行，横过膝状神经节，最后出茎乳孔。面神经支配除咀嚼肌和上睑提肌以外的面肌以及耳部肌、枕肌、颈阔肌、镫骨肌等。支配面上部肌肉的神经元接受双侧皮质延髓束的控制，支配面下部肌肉的神经元单独接受对侧皮质延髓束的控制。②一般内脏运动纤维，发自脑桥上涎核，属副交感节前纤维，经中间神经、舌神经，至下颌神经节，节后纤维支配舌下腺、颌下腺和泪腺。③特殊内脏感觉纤维即味觉纤维，其胞体位于面神经管内膝状神经节（geniculate ganglion），周围支沿面神经下行，在面神经管内，离开面神经向前形成鼓索支，加入舌神经，中止于舌前 2/3 味蕾。中枢支形成面神经的中间支进入脑桥，与舌咽神经之味觉纤维一起，终止于孤束核。

（二）病因及病理

尚不完全清楚。部分患者通常在风吹或受凉以及病毒（带状疱疹病毒）感染后发病。可能与局部营养神经的血管痉挛，导致面神经缺血、水肿及在面神经管内受压等有关。早期病理改变主要为面神经水肿和不同程度的髓鞘脱失，在茎乳孔内和面神经管内最明显，严重者可有轴索变性。

（三）临床表现

（1）通常急性或亚急性起病，数小时内可达高峰。任何年龄均可发病，以中年人多见；男性略多于女性。大多数患者表现为单侧受累，双侧通常是 Guillain – Barre 综合征的表现。

（2）症状和体征：大部分患者在起病前几天或病初有同侧耳后、耳内和乳突区疼痛或不适感。患侧面神经受累表现：额纹消失，皱额蹙眉困难；眼裂闭合不全或闭合不能，闭眼时患侧眼球向上外方转动，显露角膜下缘的白色巩膜，称为 Bell 征；患侧鼻唇沟变浅或消失，口角低，示齿时口角偏向健侧；口轮匝肌瘫痪时鼓气和吹口哨不能或漏气；颊肌受累可导致食物残渣滞留于患侧的齿颊之间。面神经在发出鼓索神经支前受累可出现舌前 2/3 味觉丧失；如在发出镫骨支以上受累可出现味觉障碍和听觉过敏。病变在膝状神经节时，还可有患侧乳突疼痛、耳郭和外耳道感觉减退或异常外耳道或鼓膜出现疱疹。称为 Hunt 综合征。

（四）辅助检查

1. 神经电生理检查

（1）肌电图：病变早期在面神经支配的肌肉可见自发电位，继之可出现运动单位时限增宽、波幅增高以及募集电位明显的失神经等神经源性损害的表现。

（2）运动末端潜伏期的测定：主要异常表现为运动末端潜伏期延长、复合肌肉动作电位波幅降低或消失，该检查除了有助于诊断外，还可帮助判断预后。波幅明显降低或消失者预后较差。

2. 影像学检查　头颅 CT 或 MRI 检查的目的是除外其他原因导致的继发性面神经麻痹。乳突的 X 线检查有助于判断是否同时伴有乳突炎。

（五）诊断和鉴别诊断

根据起病的特点、周围性面瘫的症状和体征即可确诊。但应与以下几种主要的疾病鉴别。

1. 急性 Guillain – Barre 综合征　面瘫多为双侧性，同时伴有肢体对称性下运动神经元损害的症状和体征，EMG 和 NCV 可提示周围神经传导速度减慢伴有或不伴有波幅降低、F 波出现率降低、潜伏期延长或消失等异常表现；脑脊液常规检查可见蛋白 – 细胞分离现象。

2. 耳源性面神经麻痹　通常由局部的炎症所致，通常包括中耳炎、乳突炎、迷路炎、腮腺炎或腮腺肿瘤、下颌化脓性淋巴结炎等。详细的询问病史和原发病相应的症状和体征有助于诊断。影像学检查特别是头颅 MRI 可为原发病的诊断提供客观依据。

3. 后颅窝病变　桥脑小脑角肿瘤、转移瘤、颅底脑膜炎等均可引起周围性面瘫，影像学检查和脑脊液的结果有助于诊断。

（六）治疗

治疗原则是减轻水肿、抑制炎症反应和促进神经功能恢复。

1. 药物治疗

（1）泼尼松：急性期可用 1～2 周；剂量 20～40mg 口服，每天 1 次或每次 10mg 一天 2～3 次，逐渐减量至停药。

（2）阿昔洛韦（acyclovir）：急性期可连续服用 3～7d，5mg/kg，每天 3 次，适用于带状疱疹感染引起的 Hunt 综合征。

（3）维生素 B_1 100mg、维生素 B_{12} 500μg，每天 1 次，肌肉注射或按常规剂量口服。

2. 理疗　急性期在茎乳孔附近可行超短波透热疗法、热敷和红外线照射等，有助于水肿减轻和炎症的消退。恢复期做碘离子透入疗法、针灸和电针治疗等。

3. 康复治疗　康复师指导下，或自我功能训练，可面对镜子练习皱眉、闭眼、鼓腮、吹口哨和皱额等动作，还可自我面部肌肉按摩，每日数次，每次 5~10min。

4. 手术治疗　严重面瘫患者，经 2 年或 2 年半以上治疗仍未恢复者，可行面部整容手术。

5. 眼部并发症的预防　如患者不能闭目和瞬目，可采用眼罩、点眼药水或涂眼药膏等方法预防并发症。

（七）预后

大多数面神经麻痹患者的预后良好，通常与以下因素有关：①不完全性面瘫者起病后 1~3 周开始恢复，1~2 个月内逐渐恢复正常。②轻度面瘫和年轻患者预后好。③有受凉史，面瘫 1 周后镫骨肌反射仍存在者预后较好。④老年人伴有糖尿病、高血压及动脉硬化者预后较差。⑤完全性面瘫不恢复或不完全恢复时，可产生面肌痉挛和联带运动等并发症，而且通常遗留不同程度的后遗症。

三、偏侧面肌痉挛

偏侧面肌痉挛指仅限于一侧面部的阵发性、不自主的阵挛性抽搐。通常无神经系统其他阳性体征。偏侧面肌痉挛也可以是特发性面神经麻痹的暂时性或永久性后遗症。

（一）病因和发病机制

病因和发病机制目前尚不清楚。可能与面神经的异位兴奋点传导所致有关。部分患者是由于面神经进入脑干处被异常微血管袢、动脉硬化斑块压迫所致，减压手术可收到明显的疗效。少数患者可由椎－基底动脉系统的动脉瘤或桥脑小脑角肿瘤压迫所致。

（二）临床表现

起病隐袭，大多数中年以后发病，女性较男性多见。大多数为单侧受累。早期多从眼轮匝肌开始，表现为间歇性轻度抽搐，发作逐渐频繁，程度逐渐加重，而且缓慢地扩散到一侧面肌，口角肌肉最易受累，口角抽搐最易引起注意。严重者可累及同侧的颈阔肌。抽搐的程度轻重不等，精神紧张、情绪激动、劳累和自主运动均可使抽搐加重，入睡后症状消失。神经系统检查除面部肌肉不自主抽搐外，通常无其他阳性体征。

（三）辅助检查

1. 影像学检查　头颅 CT 或 MRI 检查的目的是除外其他原因导致的继发性面肌痉挛，如脑干异常微血管袢和动脉硬化斑块、椎－基底动脉系统的动脉瘤或桥脑小脑角肿瘤等，为减压手术提供客观依据。

2. 神经电生理检查　常规肌电图和神经传导速度除可见运动单位不自主发放外，其余正常。瞬目反射各波潜伏期正常，但可见波幅增高。

（四）诊断和鉴别诊断

根据本病发作的特点、面肌痉挛的表现和神经系统检查无其他阳性体征即可确诊。但需与以下疾病鉴别。

1. 继发性面肌痉挛 各种原因所致的脑干病变、桥脑小脑角肿瘤、延髓空洞症和颅脑外伤等均可出现面肌抽搐。局限性面肌抽搐也可是部分性运动性癫痫的表现。详细的神经系统检查、头颅 CT 和 MRI 及脑电图检查有助于鉴别。

2. Meige 综合征 也称眼睑痉挛-口下颌肌张力障碍综合征。好发于老年女性，通常伴有双侧眼睑痉挛、口舌和喉肌张力障碍。

3. 功能性眼睑痉挛 好发于老年女性，通常仅累及双侧眼睑，而颜面下部通常不受累。

4. 习惯性面肌抽搐 常见于儿童和青壮年。与精神因素有关，通常表现为双侧短暂的面部肌肉收缩。

5. 药物所致的面肌运动障碍 奋乃静、三氟拉嗪等三环类抗精神病类药物及甲氧氯普胺等可导致面肌不自主运动。服药史是确诊的依据。

（五）治疗

1. 药物治疗 原则是对症治疗，试以最小的剂量取得最佳的效果。

（1）氯硝西泮：最常用的治疗肌张力障碍药物之一，口服 0.5mg，每天 2~3 次，逐渐增加剂量至发作控制或出现不良反应，国外成人最大剂量可达 20mg。

（2）卡马西平：口服 0.1g，每天 3 次，剂量逐渐增加至每天 0.8~1.2g，70% 左右的患者有效（不良反应见三叉神经痛的治疗）。

（3）苯妥英钠：口服 0.1~0.2g，每天 3 次（不良反应见三叉神经痛的治疗）。

（4）巴氯芬（Baclofen）：小剂量开始服用，可逐渐加至每天 30~40mg。

2. A 型肉毒毒素（botulinum toxin type A，BTX） 局部注射。在选择的肌肉终板处根据病变的程度选择小剂量 BTX。平均疗效可维持 3~6 个月。常见的并发症是暂时性眼睑下垂、口角下垂；偶尔可见一过性吞咽困难。

3. 手术治疗 以上治疗无效者可行手术治疗，主要的术式有：①面神经主干或分支切断术，其目的是破坏面神经的传导功能，使其支配的肌肉瘫痪，而达到疗效，但也有复发的病例报告。②微血管减压手术，治愈率可达 60%。

四、舌咽神经痛

舌咽神经痛是一种局限于舌咽神经分布区的短暂的、反复发作的剧烈疼痛。本病首先由 Weisenburg 于 1910 年报道，1927 年 Dandy 采用舌咽神经根切断术治疗本病获得了成功，因而开始被视为一个独立疾病。

（一）解剖学基础

舌咽神经为混合神经，感觉神经元在颈静脉孔内的岩神经节和上神经节，周围支传导外耳道、鼓膜后侧的痛、温觉，咽壁、软腭、悬雍垂、扁桃体、鼓室、耳咽管、乳突气室、舌后部、颈动脉窦、颈动脉体的感觉及舌后 1/3 的味觉，除外耳道的痛、温觉纤维进入三叉神经的延髓脊髓束核外，其他纤维都进入孤束核。副交感纤维起自延髓的下泌涎核，节前支通过岩小浅神经核耳神经到达耳节，节后支支配腮腺。舌咽神经与迷走神经的运动支配有些交错，无绝对界限。孤束核的核上纤维交叉到对侧的内侧丘系上行，经丘脑至大脑感觉皮质区，味觉的核上纤维与面神经的味觉纤维上行通路相同。

（二）病因和发病机制

舌咽神经痛分为原发和继发两种。部分原发性舌咽神经痛的病因可能为椎动脉或小脑后下动脉压迫于舌咽神经及迷走神经上，解除压迫后症状可缓解。而部分病例并无明确的原因，可能与局部无菌性炎症或其他理化刺激有关。舌咽及迷走神经的脱髓鞘性变引起舌咽神经的传入冲动与迷走神经之间发生"短路"，引起舌咽神经痛，受损的神经膜对去甲肾上腺素变得敏感，诱发伤害性冲动，引起发作性疼痛。继发性舌咽神经痛指在舌咽神经通路上由任何刺激性因素所造成的舌咽神经痛，占舌咽神经痛的 15% ～25%。可继发于外伤、局部感染、肿瘤、过长的茎突或骨化的茎骨舌骨韧带。

（三）临床表现

1. 原发性舌咽神经痛　起病年龄多在 35 岁以后，男性较女性为多见，多数仅累及单侧。疼痛的性质与三叉神经痛相似。疼痛位于扁桃体、舌根、咽、耳道深部，可因吞咽、谈话、呵欠、咳嗽而发作，伴有喉部痉挛感，心律紊乱如心动过缓甚至短暂停搏等症状，少数患者在发作时或发作后短暂时间内出现晕厥。间歇发作，每次持续数秒至数分钟。间歇期相对较长，多数间歇期在 0.5～9 年间。神经系统检查，舌咽神经的运动、感觉功能均属正常。在同侧咽喉、舌根、扁桃体窝等部位可有痛的触发点，吞咽、与食物或液体接触均可触发。将表面麻醉药可卡因涂于患侧的扁桃体及咽部，可暂时阻止疼痛的发作。间歇期检查无异常。

2. 继发性舌咽神经痛　除有以上特点外，还有疼痛时间长和无明显间歇期等特点。可卡因涂于患侧的扁桃体及咽部不能减轻疼痛或阻止疼痛发作。仔细查体可发现其他脑神经如迷走神经、舌下神经等损害的体征。影像学检查常可发现舌咽神经附近病灶。

（四）诊断和鉴别诊断

根据本病的临床特点诊断并不困难。确定诊断后应进一步确定是原发性还是继发性舌咽神经痛。若疼痛持续，则需与鼻咽癌侵及颅底以及耳咽管肿瘤、扁桃体肿瘤相鉴别。此时，除仔细查体外，可进行颅底摄片、颈静脉孔像、CT 及 MRI 检查，必要时行脑脊液检查及鼻咽部活检。

1. 三叉神经痛　两者的疼痛部位及触发因素不同。三叉神经痛多发生在第 Ⅱ、Ⅲ 支分布区，舌咽神经痛多发生在咽喉部、舌根部、扁桃体区、耳深部、下颌角下方。三叉神经痛患者面部特别是口周区轻度触觉刺激可以诱发疼痛发作，说话、咀嚼、刷牙、洗脸均可诱发三叉神经痛；舌咽神经痛多由吞咽和与食物及液体接触而诱发。有时讲话、呵欠、咳嗽、喷嚏亦可诱发，故患者多不敢咽下口水。但有少数舌咽神经痛患者并发三叉神经痛。三叉神经痛发病以老年为主，舌咽神经痛发病以中年为主。

2. 颞下颌关节痛　20～40 岁女性常见，临床表现为颞下颌关节咬合运动时出现疼痛、运动异常、弹响或杂音等三大主症。关节处可有压痛，X 线检查可见颞下颌关节间隙变窄或增宽、髁状突畸形增生、骨质破坏和运动受限或过大等。

3. 非典型面痛　多见于青壮年，疼痛的部位多由颜面开始，向颞部、顶部、枕部和颈肩部扩散。疼痛较深在、弥散和不易定位，讲话、咀嚼和吞咽等并不诱发，无扳机点。疼痛发作缓慢，持续时间较长，轻重不一，多为钝痛，也可为刺痛或烧灼痛。发作时常伴有同侧自主神经症状，如流泪、颜面潮红、鼻塞等。

（五）治疗

治疗原发性三叉神经痛的药物亦可应用于本病，卡马西平每次 100mg，每日 2～3 次口服，可使疼痛发作次数减少，疼痛减轻或消失。最有效及彻底的治疗方法为经颅内切断病侧的舌咽神经根及迷走神经的最上端的 1～2 根丝。有人主张，如在术中发现有血管压迫舌咽神经，做微血管减压术以解除压迫，亦可有效。

（魏玲莉）

第二节　脊神经疾病

一、单神经病及神经痛

单神经病（mononeuropathy）是单一神经病损产生与该神经分布一致的临床症状。神经痛（neuralgia）是受损神经分布区疼痛，分为特发性与症状性两类。特发性神经痛是受损神经分布区的特发性疼痛，通常神经传导功能正常，无病理形态学改变；症状性神经痛是多种病因所致神经病的早期症状，可以无明显感觉及运动功能缺失，需要仔细查找脊椎或神经通路上邻近组织的病变。

（一）病因

单神经病主要由于创伤、缺血、物理性损伤和肿瘤浸润等局部病因所致，也可由全身代谢性或中毒性疾病引起。

（1）创伤：是单神经病最常见的原因。外伤过程中的骨折、脱位、穿通伤及压迫性麻痹均可引起单神经病。急性创伤多为机械性，根据临床表现和病理所见可分为：①神经失用（neurapraxia）：是神经外伤导致的暂时性神经传导阻滞，可分为两种，一种为神经短暂缺血而无解剖改变，引起轻度短暂传导阻滞；另一种为节段性脱髓鞘，轴索正常，症状可在 2～3 周内恢复。②轴索断伤（axonotmesis）：轴索断离使远端发生华勒变性，围绕轴索的 Schwann 细胞和基底层、神经内膜结缔组织正常，轴索可再生恢复功能。③神经断伤（neurotmesis）：轴索和周围结缔组织支架均断离，仅少部分轴索可再生达到原靶器官，大多数轴索芽支因迷走而形成神经瘤，故恢复慢而不完全。

（2）嵌压综合征（entrapment syndrome）：可以引起单神经病。压迫神经病是因为肿瘤、骨痂、滑膜增厚和纤维带等的压迫所致的周围神经损伤。在上下肢的神经通路中可能通过骨性神经纤维间隙，或纤维间隙、肌肉间隙等，这些间隙由于先天、后天的，或绝对的、相对的狭窄，以及某些动力学因素可造成神经的嵌压。轻微压迫引起脱髓鞘，严重者导致轴索变性。神经通过狭窄的解剖通道并经历反复缩窄性压迫可导致脱髓鞘，称为嵌压性神经病（entrapment neuropathy）。这类疾病常见的有腕管综合征，胸腔出口综合征，肘管综合征，前骨间神经、后骨间神经麻痹，腓管、跗管综合征以及梨状肌综合征等。

（3）肿瘤浸润：多指恶性肿瘤侵犯周围神经，如肺尖肿瘤造成的臂丛神经的压迫称为 Pancost 综合征，卵巢癌造成的坐骨神经痛等。

（4）血管炎：可导致神经的营养血管循环障碍，引起缺血性神经病。如结节性多动脉炎、系统性红斑狼疮等。

（5）炎性致病因子：如细菌、病毒、寄生虫等均可侵犯周围神经。

（6）免疫机制引起的神经脱髓鞘性传导阻滞，如多灶性运动神经病（multifocal motor neuropathy，MMN），伴有神经节苷脂周围神经抗体 GM1 的存在。

（7）原因不明的单神经病。

（二）治疗

单神经病因病因而异，可根据神经外伤程度和性质选择治疗，神经断伤需进行神经缝合，疤痕压迫做神经松解术，急性压迫性神经病出现感觉刺激症状，无麻痹体征可保守治疗。神经外伤急性期应用皮质类固醇如泼尼松 30mg/d 以及维生素 B 族、神经生长因子等有助于恢复。

1. 桡神经麻痹　桡神经由 C$_{5\sim8}$ 组成，支配上肢肱三头肌、肘肌、肱桡肌、旋后肌、指伸肌及拇长展肌等，主要功能是伸肘，伸腕和伸指。

（1）病因：桡神经上段紧贴于肱骨中段背侧桡神经沟，由上臂内侧行至外侧，肱骨干骨折时极易损伤，或骨折后骨痂形成压迫受损；睡眠时以手臂代枕、手术时上臂长时间外展、上臂放置止血带不当等均可导致损伤，铅中毒和乙醇中毒也可选择性损害桡神经。

（2）临床表现：运动障碍典型症状是垂腕，损伤部位不同，表现各异。

1）高位损伤：桡神经在腋下发出肱三头肌分支以上受损产生完全性桡神经麻痹症状，上肢各伸肌完全瘫痪，肘、腕和掌指关节均不能伸直，前臂伸直时不能旋后，手掌处于旋前位；肱桡肌瘫痪使前臂在半旋前位不能屈曲肘关节；垂腕时腕关节不能固定使握力减低，伸指和伸拇肌瘫痪。

2）在肱骨中 1/3 处发出肱三头肌分支以下受损时，肱三头肌功能完好。

3）若损伤肱骨下端或前臂上 1/3 时，肱桡肌、旋后肌、伸腕肌功能保存。

4）前臂中 1/3 以下损伤仅伸指瘫痪而无垂腕。

5）接近腕关节的损伤由于各运动支均已经发出，可不产生桡神经麻痹症状。

桡神经感觉支分布于上臂、前臂、手和手指背面，但由于临近神经的重叠，感觉手背拇指和第一、第二掌间隙极小的区域。

桡神经再生功能良好，治疗后可恢复功能，预后良好。

2. 正中神经麻痹　正中神经由 C$_6\sim$T$_1$ 组成，支配旋前圆肌、桡侧腕屈肌、各指屈肌、掌长肌、拇对掌肌及拇短展肌。主要功能是前臂旋前和屈腕、屈指。该神经位置较深，一般不易损伤。

（1）病因：正中神经损伤常见的原因是肘前区静脉注射药物外渗，以及腕部被利器割伤、肱骨或前臂骨折及穿通伤，腕管综合征压迫所致。

（2）临床表现：运动障碍表现为握力和前臂旋前功能丧失。

1）上臂受损时，正中神经支配的肌肉完全麻痹，前臂旋前完全不能，屈腕力弱，拇指、食指、中指不能屈曲，握拳无力；拇指、食指也不能过伸，拇指不能对掌和外展，大鱼际肌萎缩，状如猿手；因手指功能受到严重损害，持物困难。手指大部分感觉丧失，表明手的伤残很重。

2）损伤位于前臂中 1/3 或下 1/3 时，旋前圆肌、腕屈肌、指屈肌功能仍可保存，运动障碍仅限于拇指外展、屈曲和对掌。

感觉障碍区主要在桡侧手掌及拇指、食指、中指的掌面，无名指的桡侧一半和食指、中指末节的背面。正中神经富于交感神经纤维，故损伤后易发生灼性神经痛。

腕管综合征（carpal tunnel syndrome）的压迫可致正中神经麻痹，腕管由腕屈肌支持带与腕骨沟围成，正中神经走行其间，受压可发生桡侧三指的感觉障碍及麻木、疼痛和鱼际肌瘫痪。多见于中年女性，右侧多见。劳动后加剧，休息后减轻。治疗应局部制动，掌侧用夹板固定腕关节于中间位，可服用吲哚美辛、布洛芬等非类固醇抗炎剂。严重者可在腕管内注射泼尼松龙 0.5mL 加 2% 普鲁卡因 0.5mL，每周 1 次。两次以上无效时，并肌电图显示鱼际肌呈失神经支配，宜手术治疗。

3. 尺神经麻痹　尺神经由 $C_8 \sim T_1$ 组成，支配尺侧腕屈肌、指深屈肌尺侧一半、小鱼际肌、拇收肌及骨间肌等；并支配小指和环指尺侧及尺侧一半手背的感觉。

（1）病因：尺神经损害可见于压迫、外伤、麻风等，它在肱骨内上髁后方及尺骨鹰嘴处最表浅，刀伤或骨折易受累；肱骨内上髁发育异常及肘外翻畸形、长期以肘支撑劳动易损伤之。肘管综合征也很常见，在上肢单神经病的发病率仅次于腕管综合征。

（2）临床表现：尺神经损伤的典型表现是手部小肌肉运动功能丧失，影响手指的精细动作。

1）尺侧腕屈肌麻痹而桡侧腕屈肌有拮抗作用，使手向桡侧偏斜。

2）拇收肌麻痹而拇展肌有拮抗作用，使拇指处于外展状态。

3）由于伸肌过度收缩，使手指的基底节过伸，末节屈曲，小鱼际平坦，骨间肌萎缩凹陷，手指分开、合拢受限，小指动作丧失，呈外展位，各指精细动作丧失，第 4～5 指不能伸直呈屈曲位，状如爪形手。

4）尺神经在前臂中 1/3 和下 1/3 受损时，仅见手部小肌肉麻痹。

感觉障碍在手背尺侧一半、小鱼际、小指和无名指尺侧一半。尺神经、正中神经、肌皮神经和肱动脉的起始段彼此紧密地连在一起，成为一血管神经束，常合并受伤。

（3）治疗：肘管综合征处理包括：肘部用夹板固定，并用非类固醇抗炎剂，如 3～4 个月后无效，应考虑手术减压。

4. 腓总神经损害　腓总神经由 $L_4 \sim S_3$ 组成，在大腿下 1/3 从坐骨神经分出，在腓骨头处转向前方，分出腓肠外侧皮神经分布于小腿的侧面，然后形成腓浅神经和腓深神经，前者支配腓骨长肌和腓骨短肌，后者支配胫骨前肌、拇长伸肌、拇短伸肌和趾短伸肌。可使足背屈、足外展及内收、伸拇趾等。

（1）病因：腓浅神经和腓深神经可因外伤、牵拉受损。腓总神经绕过腓骨颈部最易受损，可因穿通伤腓骨头骨折、铅中毒、各种原因的压迫（如石膏固定，盘腿坐、跪位和蹲位的时间过久）等引起。

（2）临床表现：腓总神经麻痹（common peroneal nerve palsy）的临床特点是：①足和足趾不能背屈，足下垂，步行时举足高，足尖先落地，呈跨阈步态；不能用足跟行走。②感觉障碍在小腿前外侧和足背。

（3）治疗：腓神经麻痹内翻垂足可行局部封闭，2% 普鲁卡因 5～10mL，加的士宁 1mg 在腓骨小头前方阳陵泉穴封闭，或用加兰他敏 2.5mg 封闭，促使肌力恢复。针灸、理疗及药物离子透入等也可应用。严重内翻垂足可带小腿矫形器或穿矫形鞋，完全麻痹保守治疗无效者可行手术矫正。

5. 胫神经损害　胫神经由 $L_4 \sim S_3$ 组成，胫神经支配小腿三头肌、腘肌、跖肌、趾长屈肌、胫骨后肌和足底的所有短肌。

（1）临床表现

1）足和足趾不能背屈、足尖行走困难、足内翻力弱。

2）感觉障碍主要在足底。

（2）治疗：腓总神经和胫神经麻痹的治疗包括：

1）急性期可用肾上腺皮质激素，如泼尼松每次 10mg，每日 3 次；地塞米松 5～10mg 静脉滴注或局部封闭，每日 1 次；神经营养药可用维生素 B 族、神经生长因子等。

2）垂足内翻严重者可行局部封闭，用 2% 普鲁卡因 5～10mL，加士的宁 1mg 在腓骨小头前侧阳陵泉穴位封闭；也可用加兰他敏 2.5mg 封闭，以促使肌力恢复；也可采用针灸、理疗及药物离子透入等。

3）腓神经麻痹产生内翻垂足，可带小腿矫形器或穿矫正鞋；完全麻痹保守治疗无效者可行手术矫正。

6. 枕神经痛　枕大神经、枕小神经和耳大神经分别来自 $C_{2\sim3}$ 神经，分布于枕部，该分布区内的神经痛统称枕神经痛（occipital neuralgia）。

（1）病因：可为上段颈椎病、脊柱结核、骨关节炎、脊髓肿瘤、硬脊膜炎、转移性肿瘤等，也可由上呼吸道感染或扁桃体炎引起，或病因不明。

（2）临床表现

1）枕神经痛以一侧较多，起于枕部，可向头顶（枕大神经）、乳突部（枕小神经）或外耳（耳大神经）放射，呈持续性钝痛，可有阵发性加剧，也可呈间歇性发作，头颈部活动、咳嗽、喷嚏时可加剧，在枕外隆凸下常有压痛。

2）枕神经分布区可有感觉过敏或减退。

（3）治疗：除针对病因外，可用止痛剂、局部封闭、理疗等对症治疗。

7. 臂丛神经痛　臂丛由 $C_5\sim T_1$ 脊神经的前支组成，主要支配上肢的感觉和运动。受损时可产生其支配区的疼痛，称为臂丛神经痛（brachial neuralgia）。

原发性臂丛神经痛或称臂丛神经炎（brachial neuritis），泛指肩胛带及上肢疼痛、肌无力和肌萎缩综合征，又称"神经痛性肌萎缩"。其病因未明，多认为是一种变态反应性疾病，可能与感染和疫苗接种有关。

臂丛神经痛的诊断要点是：

（1）有感染或异种血清、疫苗接种史，多见于成年人。

（2）急性、亚急性起病，病前及发病早期多伴有发热及全身症状。

（3）病初以肩和上肢疼痛为主，继之出现肌无力和肌萎缩。

继发性臂丛神经痛的病因多为臂丛邻近组织病变压迫。神经根压迫可因颈椎病，颈椎间盘突出，颈椎的结核、肿瘤、骨折、脱位，颈髓肿瘤及蛛网膜炎等引起。压迫神经干者有胸腔出口综合征、颈肋及颈部肿瘤、腋窝淋巴结肿大（如转移性癌肿）、锁骨骨折、肺沟瘤等，或因臂丛神经外伤引起。各种原因所致臂丛神经痛的临床表现是：肩部及上肢不同程度的疼痛，呈持续性或阵发性加剧；夜间及活动肢体时疼痛明显。臂丛范围内有感觉障碍、肌萎缩和自主神经障碍，腱反射减低。治疗和预后因病因而异。

颈椎病是由于椎间盘退行性病变和椎体骨质的增生性病变，压迫颈神经根和/或脊髓引起的临床综合征。其临床表现主要有三，即颈痛和强迫头位、臂神经痛及脊髓压迫症状；三种症状可单独或先后合并发生，其中尤以臂神经痛为多见，也是臂神经痛最常见的原因。随着年龄的增长，椎间盘髓核逐渐脱水，髓核周围的纤维环变性而弹性减少，椎间盘退行性变最终可致纤维环破裂而髓核脱出，椎间盘内压力减低而椎间隙变窄，引起前和/或后纵韧带宽松，脱出的髓核使韧带与骨膜分离并嵌入其间，以后逐渐纤维化、钙化而形成骨赘，椎体两侧后外方的 Luschka 关节也可有骨赘形成，最后可影响整个椎体的周围。理论上任何脊椎都可发生骨赘，但与支持重力和活动程度有关，故以下颈及腰椎体后侧最明显。

由于胸椎比较固定，紧接其上的下颈椎（颈椎 4、5、6）的活动范围及损伤机会最大。除年龄因素外，较长时间的颈部不正确姿位，如颈部过仰或过屈（喜卧高枕或某些职业）、颈部肌肉紧张（某些职业或睡眠不良、精神紧张等）、上呼吸道感染等可为颈椎病的诱因。髓核脱出和骨赘形成的结果，椎间孔及椎管变小、变形，使经过椎间孔的神经根和/或椎管内脊髓受压，后者参见脊髓压迫症。

由于颈椎病主要影响 $C_{4\sim5}$ 及 $C_{5\sim6}$ 椎间隙，主要表现为压迫 C_5 及 C_6 神经根引起的臂神经痛。压迫感觉神经根时产生根性神经痛，压迫运动神经根产生肌痛性疼痛。根性神经痛为发麻或触电样疼痛，位于上肢远端，大多在前臂桡侧及手指，与神经根支配节段的分布一致，相应区域可有感觉减退。肌痛性疼痛常在上肢近端、肩部和/或肩胛等区域，表现为持续性钝痛和/或短暂的深部钻刺样不适感。大部分病例因疼痛而使肩部运动受限，病程较长者可致凝肩。病程较短者常有肩部附近肌腱压痛。肱二、三头肌反射可减低。

颈椎病常在 40～50 岁起病，男性较多见，病程较缓慢，常可反复发作。诊断主要依据病史及体征，颈椎 X 线平片对诊断有帮助，但 X 线改变与临床症状可不一致，有时神经症状明显而 X 线检查可正常，也可相反。并需与肩周炎及脊柱转移性肿瘤鉴别。颈椎病引起的臂神经痛以保守治疗为主。头颈部位置应予纠正，平时避免颈部过伸过屈，头位固定在某一位置的时间不宜太久，平卧时枕头不宜过高，其位置应垫及部分肩部，以免颈部过屈。

药物可先试用消炎止痛剂如酮洛芬 50mg，合并肌肉松弛剂如艾司唑仑 1mg，每日 3～4 次。也可用 2% 普鲁卡因及泼尼松龙各 0.5～1mL 痛点局部封闭治疗。颈痛和/或强迫头位和肩部痛可试用理疗。用颈托支架或吊带牵引，以减少颈部活动或有帮助。

8. 肋间神经痛　肋间神经痛（intercostals neuralgia）是指肋间神经支配区内的疼痛综合征。原发性者罕见，多为继发性病变。

（1）病因：有胸腔疾病如胸膜炎、肺炎和主动脉瘤等；胸椎及肋骨外伤继发骨痂形成或骨膜炎，胸椎及肋骨肿瘤或畸形，胸髓肿瘤或炎症等；带状疱疹性肋间神经痛在相应肋间可见疱疹，疼痛可出现在疱疹之前，消退之后仍可存在相当长的时间。

（2）临床表现

1）疼痛位于一个或几个肋间，多呈持续性，可有阵发性加剧。

2）呼吸、咳嗽和喷嚏等可加剧疼痛。

3）可有相应肋间的皮肤感觉过敏和肋骨边缘压痛。

（3）治疗

1）病因治疗：如切除肿瘤、抗感染治疗等；常见为带状疱疹病毒，可选用阿昔洛伟（acyclovir）静脉滴注，或 α-干扰素肌肉注射等。

2）对症治疗：可用止痛剂、镇静剂、B 族维生素和血管扩张剂地巴唑、烟酸和 654-2 等。

3）胸椎旁神经根封闭、胸椎旁交感神经节封闭和肋间神经封闭等。

9. 股外侧皮神经病　股外侧皮神经病（lateral femoral cutaneous neuropathy）或感觉异常性股痛（meralgia paresthetica）是最常见的一种皮神经炎。

（1）病因：主要病因是受压或外伤、各种传染病、乙醇及药物中毒、动脉硬化、糖尿病、肥胖、腹部肿瘤和妊娠子宫压迫等，有的病因不明。该神经为单纯感觉神经，由 L_2、L_3 神经组成，通过腹股沟韧带下方，在离髂前上棘以下 5～10cm 处穿出大腿的阔筋膜，分布于股前外侧皮肤。

（2）临床表现

1）男性多于女性，约为 3：1，常发生于一侧，可有家族倾向。

2）主要症状是大腿外侧面感觉异常，如蚁走感、烧灼感、麻木针刺感等，或出现局部感觉过敏、感觉缺失、疼痛；常呈慢性病程，预后良好。

（3）治疗

1）治疗糖尿病、动脉硬化、感染和中毒等全身性疾病，肥胖者减肥后症状可减轻或消失。

2）可用维生素 B 100mg 加 654－2 10mg，或 2% 普鲁卡因 5～10mL，在腹股沟下 5～10cm 该神经穿过阔筋膜部位行浸润封闭，可有较好效果。

3）疼痛严重者可给予口服止痛剂、镇静剂及抗痫药苯妥英钠、卡马西平，或神经营养药如维生素 B 族。

4）理疗、针灸、推拿和按摩等可能有效。

5）疼痛严重、保守治疗无效者可考虑手术治疗，切开使该神经受压的阔筋膜或腹股沟韧带。

10. 坐骨神经痛　坐骨神经痛（sciatica）是沿坐骨神经通路及其分布区内的疼痛综合征。坐骨神经是由 L_4～S_3，神经根组成，是全身最长最粗的神经，经臀部分布于整个下肢。

（1）病因及分类：病因可分为原发性和继发性两大类。原发性坐骨神经痛或坐骨神经炎，原因未明，可能因牙齿、鼻窦、扁桃体等感染病灶，经血流而侵犯周围神经引起间质性神经炎；继发性坐骨神经痛是因坐骨神经在其通路上受周围组织或病变的压迫所致。按病变的部位可分为根性和干性坐骨神经痛。

1）根性者主要是椎管内和脊椎病变，远较干性者多见；最常见为腰间盘脱出症，其他如腰椎肥大性脊柱炎、腰骶段硬脊膜神经根炎、脊柱骨结核、椎管狭窄、血管畸形、腰骶段椎管内肿瘤或蛛网膜炎等。

2）干性者主要是椎管外病变，常为腰骶丛和神经干邻近病变，如骶髂关节炎、骶髂关节结核或半脱位、腰大肌脓肿、盆腔肿瘤、子宫附件炎、妊娠子宫压迫、臀部肌肉注射不当或臀部受伤、感染等。

（2）临床表现

1）常见于成年人，青壮年多见。沿坐骨神经径路的典型放射性疼痛为其特点，病变多为单侧性。疼痛位于下背部、臀部，并向股后部、小腿后外侧、足外侧放射，呈持续性钝痛，并有阵发性加剧，为刀割或烧灼样痛，夜间常加重。

2）行走、活动或牵拉坐骨神经可诱发或加重疼痛，患者常采取减痛姿势，如患肢微屈并卧向健侧；在仰卧起立时病侧膝关节弯曲；坐下时先是健侧臀部着力；站立时脊柱向患侧方侧凸。

3）沿坐骨神经的压痛局限于 L_4、L_5 棘突旁、骶髂点、臀点、股后点、腓点、腓肠肌点、踝点等。坐骨神经牵拉试验引发的疼痛为牵引痛，如直腿抬高试验（Lasegue 征）、交叉性直腿抬高试验等；还可发现轻微体征，如患侧臀肌松弛、小腿萎缩、小腿及足背外侧感觉减退、踝反射减弱或消失等。压颈静脉试验（压迫两侧颈静脉至头内感发胀时）亦可激发或加剧下肢疼痛。干性坐骨神经痛的压痛以臀部以下的坐骨神经径路明显，一般无腰椎棘突及横突压痛，压颈静脉及颏胸试验阴性。

（3）诊断和鉴别诊断：根据疼痛的分布、加剧及减轻的诱因、压痛部位、Lasegue 征阳性、感觉和踝反射减退等，诊断不难。临床上需与腰肌劳损、臀部纤维组织炎、髋关节炎等鉴别，因这些病损也可引起下背部、臀及下肢疼痛，但其疼痛和压痛都在局部，无放射、感觉障碍及肌力减退、踝反射减退等。为明确病因应详细询问有关病史，检查时注意脊柱、骶髂关节及骨盆内器官的情况；并区别根性与干性坐骨神经痛。必要时可进行脑脊液、X 线摄片、CT 或 MRI 等检查。

（4）治疗：首先应针对病因。腰椎间盘突出和坐骨神经痛的急性期应卧硬板床休息，使用止痛剂，对严重病例可静脉滴注地塞米松 10～15mg/d，7～10d；一般口服泼尼松 10mg，每日 3～4 次，10～14d 为 1 个疗程；也可用 1%～2% 普鲁卡因或加泼尼松龙各 1mL 椎旁封闭。可配合针灸及理疗，腰椎间盘突出经保守治疗大多可缓解；疗效不佳时可用骨盆牵引或泼尼松龙硬脊膜外注射；个别无效或慢性复发病例可考虑手术治疗。

11. 股神经痛　股神经由 $L_{2～4}$ 神经组成，是腰丛中最大的分支，股神经受到刺激可产生股神经痛（femoral neuralgia），又称 Wassermann 征。

（1）病因：股神经及其分支的损伤可见于枪伤、刺割伤、骨盆骨折、股骨骨折、中毒、传染病、骨盆内肿瘤和炎症、静脉曲张和股动脉动脉瘤等。

（2）临床表现

1）股神经损伤时步态特殊，患者尽量避免屈曲膝部，行走时步伐细小，先伸出健脚，然后病脚拖拉到一起，不能奔跑和跳跃。皮支损伤可产生剧烈的神经痛和痛觉过敏现象。

2）令患者俯卧位，检查者向上抬其下肢，则在大腿的前面及腹股沟部出现疼痛；如患者蹲坐在两脚上也可引起疼痛而需伸直，膝腱反射消失；感觉障碍在大腿前面及小腿内侧，可伴有水肿、青紫和挛缩等营养性改变。

（3）治疗

1）去除病因：如神经离断伤需行神经缝合，瘢痕等压迫应行神经松解术，盆腔肿瘤、股动脉瘤应行手术切除，解除对神经的压迫；神经外伤可用肾上腺皮质激素消除局部水肿和粘连，有助于外伤恢复；与止痛剂合用有明显的止痛作用。

2）神经营养药：如维生素（B_1、B_6、B_{12}），ATP、地巴唑和神经生长因子等。

3）镇痛药：如索米痛片、阿司匹林和布洛芬等。

二、多发性神经病

多发性神经病（polyneuropathy）以往称为末梢神经炎，主要表现为四肢远端对称性感觉障碍、下运动神经元瘫痪和/或自主神经障碍的临床综合征。

（一）病因和发病机制

四肢周围神经的轴突变性、神经元病及节段性脱髓鞘病变都可表现为多发性神经病。其机制以轴突变性最常见也最为典型，通常轴突变性从远端开始，逐渐向近端发展，故称远端轴突病（distalaxonopathy）。引起多发性神经病的原因很多，其共同特点是这些病因都是全身性的。常见病因如下：

1. 各类毒物中毒

（1）药物：如呋喃类、异烟肼、磺胺类、氯霉素、链霉素、两性霉素、乙胺丁醇、呋喃唑酮、甲硝唑、苯妥英钠、长春新碱、顺铂、肼苯达嗪、戒酒硫、保泰松、甲巯咪唑和丙米嗪等，长期服用异烟肼可干扰维生素 B_6 的代谢而致多发性神经病。

（2）化学品：如二硫化碳、三氯乙烯、丙烯酰胺等。

（3）有机磷农药和有机氯杀虫剂。

（4）重金属：如铅、砷、汞等中毒。

（5）白喉毒素等。

2. 营养缺乏和代谢障碍　如 B 族维生素缺乏、慢性乙醇中毒、妊娠、慢性胃肠道疾病或手术后等；代谢障碍性疾病也可继发营养障碍，如糖尿病、尿毒症、血卟啉病、黏液性水肿、肢端肥大症、淀粉样变性和恶病质等所致的代谢障碍。

3. 继发于胶原血管性疾病　如结节性多动脉炎、系统性红斑狼疮（SLE）、硬皮病、肉瘤病、类风湿性关节炎（RA）等，多由于血管炎而致病。

4. 自身免疫性　如吉兰-巴雷综合征、急性过敏性神经病（血清注射或疫苗接种后神经病）等，以及各种结缔组织病并发的多发性神经病，多为血管炎性；炎症性病变如白喉性、麻风性及莱姆病（Lvmedisease）引起的多发性神经病。

5. 遗传性　如遗传性运动感觉性神经病（hereditary motor sensory neuropathy，HMSN）、遗传性共济失调性多发性神经病（Refsum 病）、遗传性自主神经障碍（hereditary dysautomonia）等。

6. 其他　如淋巴瘤、肺癌和多发性骨髓瘤等引起的癌性远端轴突病、癌性感觉神经元病、亚急性感觉神经元病、麻风和 POEMS 综合征。

（二）病理

主要病理改变是轴突变性及节段性脱髓鞘，均以周围神经病远端最明显。轴突变性由远端向近端发展，表现为逆死性神经病。

（三）临床表现

其临床表现可因病因而不同，可为急性、亚急性和慢性经过，但多数经过数周至数月的进展过程，病情发展由肢体远端向近端，病情缓解则由近端向远端。也可见复发的病例。

可发生于任何年龄。神经损害的共同特点是肢体远端对称性分布的感觉、运动和/或自主神经障碍。

1. 感觉障碍　表现为肢体远端对称性各种感觉缺失，呈手套袜子形分布，也可有感觉异常、感觉过度和疼痛等刺激症状。

2. 运动障碍　为肢体远端下运动神经元性瘫痪，表现为肌无力、肌萎缩和肌束颤动等，远端重于近端；下肢肌萎缩以胫前肌、腓骨肌，上肢以骨间肌、蚓状肌、大小鱼际肌为明显；可有手、足下垂和跨阈步态，晚期因肌肉挛缩而出现畸形。

3. 四肢腱反射减弱及消失　为疾病早期的表现，以踝反射明显，并较膝反射减弱出现得早。

4. 自主神经障碍　可有肢体远端皮肤发凉，多汗或无汗，指/趾甲松脆，皮肤菲薄、干燥或脱屑，竖毛障碍，高血压及体位性低血压等，膀胱传入神经病变可出现无张力性膀胱，也可有阳痿、腹泻等。

（四）实验室检查

脑脊液除个别患者可有蛋白含量轻度增高外，一般均为正常；肌电图和神经传导速度测定有助于本病的神经源性损害与肌源性损害的鉴别，也有利于轴突病变与节段性脱髓鞘病变的鉴别，轴突病变表现为波幅降低，而脱髓鞘病变表现为神经传导速度变慢；神经组织活检对确定神经病损的性质和程度可提供较准确的证据。

（五）诊断

多发性神经病的诊断主要依据临床特点，如肢体对称性末梢型感觉障碍、下运动神经元性瘫痪和/或自主神经障碍。神经传导速度测定对亚临床型病例的早期诊断以及鉴别轴突与节段性脱髓鞘变性很有帮助，纯感觉或纯运动性的轴突性多发性神经病提示为神经元病。

本病的病因诊断颇为重要，因其决定患者的病因治疗。可根据病史、病程、特殊症状及有关实验室检查进行综合分析判定。

1. 药物性多发性神经病　以呋喃类药如呋喃妥因以及异烟肼最常见。尿路感染并有肾功能障碍患者应用呋喃类药，易致血药浓度增高而发病，症状常出现于用药后 1～2 周内，为感觉、运动及自主神经功能合并受损，尤以疼痛和自主神经功能障碍最明显。长期服用异烟肼的患者因干扰维生素 B_6 的代谢而致本病，每日剂量 300mg 时本病发生率约 2%，每日剂量 400mg 时为 17%；以双下肢远端感觉异常和感觉减退为主；服异烟肼的同时并用维生素 B_6（剂量为异烟肼的 1/10）可有预防作用。

2. 中毒性多发性神经病　如在一群体或工厂中群集性发病时，应考虑重金属或化学品中毒的可能。砷中毒可从患者尿、头发、指甲等测定砷含量以确诊。

3. 糖尿病多发性神经病　发生率与年龄和病程有关，初诊的糖尿病患者为 8%，25 年病程者可达 50%。可表现为感觉性、运动性、自主神经性或混合性，以混合性最多见，但感觉障碍通常较运动障碍为重。如主要损害小感觉神经纤维则以疼痛为主，夜间尤甚；主要损及大感觉纤维引起感觉性共济失调，并可因反复的轻微外伤、感染和血供不足而发生无痛性溃疡和神经元性骨关节病。也有的病例以自主神经损害表现突出。

4. 尿毒症多发性神经病　尿毒症的毒素或代谢物潴留也可引起多发性神经病，约占透析患者的半数，典型症状与远端性轴突病相同，初期多表现为感觉障碍，下肢较上肢早且严重，透析后可好转。

5. 营养缺乏性多发性神经病　多见于慢性乙醇中毒、慢性胃肠道疾病、妊娠和手术后等。

6. 恶性肿瘤　对周围神经的损害多为局部压迫或浸润，多发性神经病也可见于副肿瘤综合征和 POEMS 综合征（表现为多发性神经病、脏器肿大、内分泌病变、M 蛋白及皮肤损害）。

7. 感染后多发性神经病　如吉兰－巴雷综合征及疫苗接种后多发性神经病可能是一种变态反应。各种结缔组织病并发的多发性神经病多为血管炎引起的多数性单神经病发展而来，病史及全身症状可提供线索，周围神经活检也有帮助。白喉性多发性神经病系因白喉外毒素通过血循环作用于血－神经屏障较差的后根神经节及脊神经根，引起 Schwann 细胞中毒而致脱髓鞘，多为感觉运动性，常起病于白喉病后 8~12 周，多可于数天或数周内恢复。麻风性多发性神经病系麻风杆菌感染引起，潜伏期长，起病缓慢，特点是周围神经增粗而常可触及，肢体营养障碍较明显，可发生大疱、溃烂和指骨坏死，周围神经活检可确诊。

8. 遗传性多发性神经病　特点是起病隐袭，呈慢性进行性发展，并可有家族史。

（六）治疗

1. 病因治疗

（1）中毒性多发性神经病的治疗原则是：积极采取措施阻止毒物继续进入人体，加速排出和使用解毒剂；药物引起者应立即停药，如病情需要继续用异烟肼者可用较大剂量维生素 B_6；重金属和化学品中毒应立即脱离中毒环境，急性中毒应大量补液，促进利尿、排汗和通便，以尽快排出毒物；重金属砷中毒可用二硫基丙醇（BAL）3mg/kg 肌肉注射，每4~6h 1 次，2~3d 后改为每日 2 次，连用 10d；铅中毒用二巯丁二酸钠，每日 1g，多加入 5% 葡萄糖液 500mL 静脉滴注，5~7d 为 1 个疗程，可重复 2~3 个疗程；也可用依地酸钙钠每日 1g，稀释后静脉滴注，3~4d 为 1 个疗程，停 2~4d 后再重复，一般可用 3~4 个疗程。

（2）营养缺乏及代谢障碍性多发性神经病的治疗原则是：积极治疗原发病；糖尿病性应严格控制血糖，尿毒症性可采用血液透析和肾移植治疗，黏液性水肿性用甲状腺素有效，肿瘤并发的行肿瘤切除后可缓解，砜类药物对麻风性神经病有效，胶原血管性疾病如 SLE、硬皮病和 RA 及变态反应如血清注射或疫苗接种后神经病，可用皮质类固醇治疗。

2. 一般治疗　急性期应卧床休息，特别是累及心肌者，如维生素 B_1 缺乏和白喉性多发性神经病；各种原因引起的均可用大剂量维生素（B_1、B_6、B_{12}）等，重症病例可并用辅酶A、ATP 及神经生长因子等；疼痛明显者可用各种止痛剂，严重者可用卡马西平和苯妥英钠。恢复期可采用针灸、理疗、按摩及康复治疗等。

3. 护理　重症患者应做好护理，四肢瘫痪者应定时翻身，并维持肢体的功能位，有手足下垂者应用夹板和支架以防瘫痪肢体的挛缩和畸形。

三、急性炎症性脱髓鞘性多发性神经病

急性炎症性脱髓鞘性多发性神经病（acuted inflammatory demyelinating polyneu rovathies，AIDP）又称吉兰－巴雷综合征（Gnillain－Barre syndrome，GBS），是以周围神经和神经根的脱髓鞘及小血管周围淋巴细胞及巨噬细胞的炎性反应为病理特征的自身免疫性周围神经病。

（一）流行病学

GBS 的年发病率为 0.6~1.9/10 万人，男性略高于女性，各年龄组均可发病。白种人的发病率高于黑种人。美国的发病高峰在 50~74 岁，发病年龄有双峰现象，即 16~25 岁和45~60 岁出现两个高峰，欧洲国家发病趋势与之相似。我国尚无大规模系统的流行病学资料，以儿童和青壮年多见。国外多无明显的季节倾向，但我国 GBS 的发病似有地区和季节

流行趋势，在我国河北与河南交界地带的农村，多在夏、秋季节有数年一次的流行趋势。1974 年在甘肃的张掖、临泽地区，1986 年在河北的清河地区有 GBS 的丛集性发病的报告。国外曾报告过丛集发病的情况，如美国 1977—1978 年的丛集发病与注射流感疫苗有关；约旦的丛集发病主要前驱因素为腹泻，少数为伤寒和肝炎，患者大多为青年。

（二）病因和发病机制

GBS 的病因还不清楚。GBS 患者病前多有非特异性病毒感染或疫苗接种史，最常见为空肠弯曲菌（campylobacter jejuni，CJ），约占 30%，此外还有巨细胞病毒（CMV）、EB 病毒、肺炎支原体、乙型肝炎病毒（HBV）和人类免疫缺陷病毒（HIV）等。以腹泻为前驱感染的 GBS 患者 CJ 感染率可高达 85%，CJ 感染常与急性运动轴索型神经病（AMAN）有关。CJ 是一种革兰阴性微需氧弯曲菌，有多种血清型，GBS 常见的血清型为 2、4 和 19 型，我国以 Penner 19 型最常见；CJ 感染潜伏期为 24 ~ 72h，最初为水样便，后变为脓血便，高峰期为 24 ~ 48h，1 周左右恢复，GBS 发病常在腹泻停止之后，故分离 CJ 较困难。也有白血病、淋巴瘤和器官移植后应用免疫抑制剂出现 GBS 的报告，系统性红斑狼疮和桥本甲状腺炎等自身免疫病可合并 GBS。

分子模拟（molecular mimicry）机制认为，GBS 的发病是由于病原体某些组分与周围神经组分相似，机体免疫系统发生错误的识别，产生自身免疫性 T 细胞和自身抗体，并针对周围神经组分发生免疫应答，引起周围神经髓鞘脱失。

周围神经髓鞘抗原包括：

1. P_2 蛋白　是分子量 15kD 的碱性蛋白，因其致神经炎的作用最强，常作为诱发实验性自身免疫性神经炎（experimental autoimmune neuritis，EAN）的抗原。

2. P_1 蛋白　是分子量 18.5kD 的碱性蛋白，它相当于 CNS 的髓鞘素碱性蛋白（MBP），用 P1 免疫动物可同时诱发 EAN 和实验性自身免疫性脑脊髓炎（EAE）。

3. P_0 蛋白　是分子量 30kD 的糖蛋白，是周围神经中含量最多的髓鞘蛋白，致神经炎作用较弱。

4. 髓鞘结合糖蛋白（MAG）　是分子量 110kD 的糖蛋白，CNS 也存在。而神经节苷脂是一组酸性糖脂，由酰基鞘氨醇和寡糖链构成，分布于神经元和轴索的质膜上，尤其在 Ranvier 结及其周围的髓鞘，抗原性较弱。

GBS 的实验动物模型 EAN 可用牛 P_2 蛋白免疫 Lewis 大鼠诱发，病理可见神经根、神经节、周围神经节段性脱髓鞘及炎性反应，严重者可累及轴索；用 EAN 大鼠的 P_2 蛋白抗原特异性 T 细胞被动转移给健康 Lewis 大鼠，经 4 ~ 5d 潜伏期也可出现 EAN，与脱髓鞘为主的 AIDP 相似。

（三）临床表现及分型

1. 临床表现

（1）多数患者可追溯到病前 1 ~ 4 周有胃肠道或呼吸道感染症状，或有疫苗接种史。

（2）多为急性或亚急性起病，部分患者在 1 ~ 2d 内迅速加重，出现四肢完全性瘫痪及呼吸肌麻痹，瘫痪可始于下肢、上肢或四肢同时发生，下肢常较早出现，可自肢体近端或远端开始，多于数日至 2 周达到高峰；肢体呈弛缓性瘫痪，腱反射减低或消失，发病第 1 周可仅有踝反射消失；如对称性肢体无力 10 ~ 14d 内从下肢上升到躯干、上肢或累及脑神经，称为 Landry 上升性麻痹。

（3）发病时多有肢体感觉异常如烧灼感、麻木、刺痛和不适感，可先于瘫痪或与之同时出现；感觉缺失较少见，呈手套袜子样分布，震动觉和关节运动觉障碍更少见，约 30% 患者有肌肉痛。也可始终无感觉异常，有的患者出现 Kernig 征和 Lasegue 征等神经根刺激症状。

（4）有的患者以脑神经麻痹为首发症状，双侧周围性面瘫最常见，其次是延髓麻痹，眼肌及舌肌瘫痪较少见，因数日内必然要出现肢体瘫痪，故易于鉴别。

（5）自主神经症状常见皮肤潮红、出汗增多、手足肿胀及营养障碍，严重患者可见窦性心动过速、体位性低血压、高血压和暂时性尿潴留。

（6）所有类型 GBS 均为单相病程（monophasecourse），多于发病 4 周时肌力开始恢复，恢复中可有短暂波动，但无复发 - 缓解。

2. 临床分型　Griffin 等（1996 年）根据 GBS 的临床、病理及电生理表现分成以下类型：

（1）经典吉兰 - 巴雷综合征：即 AIDP。

（2）急性运动轴索型神经病（AMAN）：为纯运动型。主要特点是病情重，多有呼吸肌受累，24~48h 内迅速出现四肢瘫，肌萎缩出现早，病残率高，预后差。国外学者将中国发现的这种急性软瘫称作"中国瘫痪综合征"。

（3）急性运动感觉轴索型神经病（AMSAN）：发病与 AMAN 相似，病情常较其严重，预后差。

（4）Fisher 综合征：被认为是 GBS 的变异型，表现为"眼外肌麻痹、共济失调和腱反射消失（ophthalmopleda - ataxia - areflexia）"三联征。

（5）不能分类的 GBS：包括"全自主神经功能不全"和复发型 GBS 等变异型。

（四）辅助检查

（1）脑脊液蛋白细胞分离，即蛋白含量增高而细胞数正常，是本病的特征之一；起病之初蛋白含量正常，至病后第 3 周蛋白增高最明显，少数病例 CSF 细胞数可达（20~30）×10^6/L。

（2）严重病例可出现心电图异常，以窦性心动过速和 T 波改变最常见，如 T 波低平，QRS 波电压增高，可能是自主神经功能异常所致。

（3）神经传导速度（NCV）和 EMG 检查对 GBS 的诊断及确定原发性脱髓鞘很重要。发病早期可能仅有 F 波或 H 反射延迟或消失，F 波改变常代表神经近端或神经根损害，对 GBS 诊断有重要意义；脱髓鞘电生理特征是 NCV 减慢、远端潜伏期延长、波幅正常或轻度异常；轴索损害以远端波幅减低甚至不能引出为特征，但严重的脱髓鞘病变也可表现波幅异常，几周后可恢复；NCV 减慢可在疾病早期出现，并可持续到疾病恢复之后，远端潜伏期延长有时较 NCV 减慢更多见；由于病变的节段性及斑点状特点，运动 NCV 可能在某一神经正常，而在另一神经异常，因此异常率与检查的神经数目有关，应早期做多根神经检查。

（4）腓肠神经活检发现脱髓鞘及炎性细胞浸润可提示 GBS，但腓肠神经是感觉神经，GBS 以运动神经受累为主，因此活检结果仅可作为诊断参考。

（五）诊断和鉴别诊断

1. 诊断　可根据病前 1~4 周有感染史，急性或亚急性起病，四肢对称性弛缓性瘫，可有感觉异常、末梢型感觉障碍、脑神经受累，常有 CSF 蛋白细胞分离，早期 F 波或 H 反射延迟、NCV 减慢、远端潜伏期延长及波幅正常等神经电生理改变。

2. 鉴别诊断

（1）低血钾型周期性瘫痪：本病为遗传因素引起的骨骼肌钠通道蛋白的 α 亚单位突变所致的钾离子转运异常，表现为四肢肌肉的发作性、弛缓性瘫痪，发作时伴有血清钾的改变及相应的心电图的异常，低钾型最常见，一般发作持续 2~7d，低钾型给以补钾治疗效果好。

（2）脊髓灰质炎：多在发热数天之后，体温尚未完全恢复正常时出现瘫痪，常累及一侧下肢，无感觉障碍及脑神经受累；病后 3 周 CSF 可有蛋白细胞分离现象，应注意鉴别。

（3）急性重症全身型重症肌无力：可呈四肢弛缓性瘫，但起病较慢，无感觉症状，症状有波动，表现晨轻暮重，疲劳试验、腾喜龙试验阳性，CSF 正常。

（4）中毒性神经炎：包括药物、重金属以及其他化学物品中毒，此类患者常有突出的感觉症状及体征以及明显的植物营养性障碍，运动障碍不如 GBS 重，亦不如感觉障碍明显。

（5）卟啉病：又称血紫质症，是卟啉代谢障碍引起的疾病，为常染色体显性遗传的亚铁血红素生物合成酶的缺陷引起卟啉在体内的聚集。可表现为以运动障碍损害为主的多神经疾病，急性发作，女性多见，常有腹痛。除周围神经病外，患者可有头痛、癫痫发作、精神症状（特别是谵妄）。患者尿液在日晒后呈紫色，血卟啉及尿卟啉阳性。

（六）治疗

主要包括辅助呼吸及支持疗法、对症治疗、预防并发症和病因治疗。

1. 辅助呼吸　呼吸肌麻痹是 GBS 的主要危险，抢救呼吸肌麻痹是治疗重症 GBS 的关键。密切观察患者呼吸困难程度，当出现缺氧症状，肺活量降低至 20~25mL/kg 体重以下，血气分析动脉氧分压低于 9.3KPa，应及早使用呼吸器；通常可先行气管内插管，如 1d 以上无好转，则进行气管切开，用外面围有气囊的导管插管，外接呼吸器。

呼吸器的管理非常重要，需根据患者的临床情况及血气分析资料，适当调节呼吸器的通气量和压力，通气量不足或过大均影响气体正常交换，甚至危及患者生命；需加强护理，预防并发症，保持呼吸道通畅，定时翻身拍背、雾化吸入和吸痰，使呼吸道分泌物及时排出，预防肺不张。

对气管阻塞发生肺不张的患者，可用纤维气管镜取出黏稠的痰块，及时发现及处理患者的憋气、烦躁、出汗和发绀等缺氧症状，一旦出现，应及时检查呼吸器及连接处有无漏气或阻塞，呼吸道有无分泌物阻塞；适当应用抗生素预防呼吸道感染。

患者有恢复迹象后可暂时脱离呼吸器，观察是否有心动过速和发绀，如能长时间脱离呼吸器，可阻塞气管插管观察 1~2d，确定是否适合拔管；拔管前需了解患者的咳嗽反射是否恢复，否则拔管后不能咳嗽，则有痰液窒息危险。呼吸器的湿化和吸痰通常是保证辅助呼吸成功的关键。

2. 对症治疗

（1）重症患者入院后即进行持续心电监护，直至开始恢复；窦性心动过速常见，通常不需治疗；心动过缓可能与吸痰有关，可用阿托品或吸痰前给氧预防；严重心脏传导阻滞和窦性停搏少见，如发生需立即植入临时性心内起搏器。

（2）高血压可能与失神经支配后 β 受体上调有关，可用小剂量 β 受体阻断剂；低血压可补充胶体液或调整患者体位治疗。

3. 预防长时间卧床的并发症

（1）坠积性肺炎和脓毒血症可用广谱抗生素治疗。

（2）保持床单平整和勤翻身以预防褥疮。

（3）可穿弹力长袜预防深静脉血栓形成及并发的肺栓塞。

（4）早期进行肢体被动活动防止挛缩，用夹板防止足下垂畸形。

（5）不能吞咽的应尽早鼻饲，进食时和进食后 30min 取坐位，以免误入气管引起窒息。

（6）尿潴留可做下腹部加压按摩，无效时则需留置导尿，便秘者可用番泻叶代茶或肥皂水灌肠；一旦出现肠梗阻迹象应禁食，并给予肠动力药如西沙必利。

（7）疼痛很常见，常用非阿片类镇痛药，或试用卡马西平和阿米替林，有时短期应用大剂量激素有效。

（8）对焦虑和抑郁应及早识别并适当处理，可用百忧解（氟西汀，Fluoxetine）20mg，每日 1 次口服；并应始终对患者进行鼓励。

4. 病因治疗　目的是抑制免疫反应，消除致病性因子对神经的损害，并促进神经再生。

（1）血浆交换（plasma exchange，PE）：可去除血浆中致病因子如抗体成分，每次交换血浆量按 40mL/kg 体重或 1~1.5 倍血浆容量计算，血容量复原主要靠 5% 白蛋白，可减少使用血浆的并发症，临床试验表明，接受 PE 的患者获得良好的疗效；轻度、中度和重度患者每周应分别做 2 次、4 次和 6 次 PE；主要禁忌证是严重感染、心律失常、心功能不全及凝血系统疾病。

（2）静脉注射免疫球蛋白（intravenous immunoglobulin，IVIG）：已证实 IVIG 治疗 AIDP 是有效的，应在出现呼吸肌麻痹前尽早施行，成人为 0.4g/kg·d，连用 5d；近年国外的临床试验比较了 IVIG、PE 及二者联合治疗，疗效无差异，故推荐单一治疗。禁忌证是免疫球蛋白过敏或先天性 IgA 缺乏患者，先天性 IgA 缺乏患者使用后可造成 IgA 致敏，再次应用可发生过敏反应；发热和面红等常见的不良反应，可通过减慢输液速度而减轻。有个别报告发生无菌性脑膜炎、肾衰和脑梗死，后者可能与血液黏度增高有关；近来发现 IVIG 可引起肝功能损害，但停用 1 个月后即可恢复。

（3）皮质类固醇（eorticosteroids）：研究认为，无论在 GBS 早期或后期用皮质激素治疗均无效，并可产生不良反应。故目前不主张应用皮质类固醇激素治疗。

总之，IVIG 和 PE 是 AIDP 的一线治疗方法，PE 需在有特殊设备和经验的医疗中心进行，而 IVIG 在任何医院都可进行，且适合于各类患者。但两种疗法费用都很昂贵。

5. 康复治疗　可进行被动或主动运动，针灸、按摩、理疗及步态训练等应及早开始。

（七）预后

预后取决于自然因素如年龄、病前腹泻史及 CJ 感染，以及人为因素如治疗方法和时机，应强调早期有效治疗的意义，支持疗法对降低严重病例的死亡率也很重要，及时合理的使用辅助呼吸至关重要。大部分 GBS 患者可完全恢复或遗留轻微的下肢无力，约 10% 患者可出现严重后遗症，多发生在病情严重、进展快、轴索变性和需长期辅助通气的患者。疾病早期的主要死因是心跳骤停、成人呼吸窘迫综合征或辅助通气意外，后期是肺栓塞和感染。条件完备医院的 GBS 死亡率已降至 3%~5%。

四、Guillain – Barre 综合征变异型

Guillain – Barre 综合征变异型（variant form of GBS）包括：①复发型急性炎症性脱髓鞘性多发性神经病。②Miller – Fisher 综合征。③急性运动轴索型神经病。④急性运动感觉轴索型神经病。⑤纯感觉型 Guillain – Barre 综合征。⑥多数脑神经型 Guillain – Barre 综合征。⑦全自主神经功能不全型 Guillain – Barre 综合征。⑧GBS 伴一过性锥体束征或小脑性共济失调等。

（一）复发型急性炎症性脱髓鞘性多发性神经病

复发型急性炎症性脱髓鞘性多发性神经病（relapsing type of AIDP）是 AIDP 患者发病数周或数年后再次出现 GBS 的临床表现。研究发现约有 5% ~9% 的患者可能复发，其中 50% 的患者可能复发 2 次以上。病理表现与单相病程的 GBS 不同，同时可见脱髓鞘与再生以及洋葱头样改变。该型的临床表现与第一次发作基本相同，但进展缓慢，对治疗反应较好。仅少数持续进展或不完全缓解，转变成慢性型。

（二）Miller – Fisher 综合征

Miller – Fisher 综合征（MSF）或称 Fisher 综合征，临床少见。本病以男性青壮年发病率较高，急性或亚急性发病，病前常有上呼吸道或消化道感染史，经数日或数周出现神经系统表现。眼外肌麻痹、共济失调及腱反射消失是其典型表现，称为三联征。但需注意的是个别患者可以出现腱反射活跃。该综合征患者均有抗 GQ1b 抗体存在，具有病理生理学意义。CSF 蛋白轻度或中度增高，病后 2 周最明显，可出现寡克隆带，细胞数正常，呈蛋白 – 细胞分离。电生理检查可见原发性脱髓鞘及轴索损害，四肢周围感觉神经损害及脑运动神经损害为主。腓肠肌神经活检节段性脱髓鞘与轴索损害并存。

MSF 的诊断主要依据眼外肌麻痹、共济失调及腱反射消失三联征表现以及 CSF 蛋白 – 细胞分离。应该与引起眼外肌麻痹的其他疾病相鉴别。治疗可参考 AIDP 的治疗。MSF 是一种良性病程，纯 Fisher 综合征预后较好，大多数患者可以自愈，病后 2 ~3 周或数月内完全恢复。

（三）急性运动轴索型神经病

急性运动轴索型神经病（acute motor axonal neuropathy，AMAN）为纯运动性，以肢体瘫痪为主。AMAN 的病因不明，CJ 感染常与此病相关。AMAN 失神经病变主要发生在神经末梢的远端。其临床表现是病前腹泻史，血清学检查证实 CJ 感染，粪便中分离出 CJ。病情重，以肢体瘫痪为主，24 ~48h 内迅速出现四肢瘫，多合并呼吸肌受累，无感觉症状，可早期出现肌萎缩。预后差。

（四）急性运动感觉轴索型神经病

急性运动感觉轴索型神经病（acute motor sensory axonal neuropathy，AMSAN）也称爆发轴索型 GBS，临床不常见。AMSAN 与 AMAN 的起病方式相似，症状较 AMAN 重，恢复慢，预后差。其电生理表现为运动、感觉神经兴奋性降低及重度失神经改变。诊断主要依据病前 CJ 感染史、临床特征及电生理检查，确诊需病理资料。治疗与 AIDP 相同，研究认为 IVIG 可能要好于 PE。本病预后较差，功能恢复缓慢而不完全。

（五）纯感觉型 Guillain – Barre 综合征

纯感觉型 Guillain – Barre 综合征（pure sensory Guillain – Barre syndrome）主要表现为四肢对称性感觉障碍和疼痛，深感觉障碍较突出。临床特点为起病快，四肢呈对称性感觉障碍，深感觉损害重，可伴有疼痛，无明显瘫痪或仅有轻瘫，腱反射可减弱。CSF 蛋白增高，细胞少或无，呈蛋白 – 细胞分离，神经电生理检查符合脱髓鞘性周围神经病改变，恢复较完全。本病的治疗主要为去除病因，给予神经营养治疗。

（六）多数脑神经型 Guillain – Barre 综合征

多数脑神经型 Guillain – Barre 综合征（multi – cranial nerve type of Guillain – Barre syndrome）是 GBS 伴有多数脑神经受累。主要累及单侧或双侧的脑运动神经，面神经、舌咽及迷走神经多见，其次为动眼、滑车和外展神经，舌下神经也可受累。脊神经受累较轻，可有一过性肢体无力，有的病例表现为颈 – 臂 – 咽肌无力变异性型。

（七）全自主神经功能不全型 Guillain – Barre 综合征

全自主神经功能不全型 Guillain – Barre 综合征（pandysautonimia type of Guillain – Barre syndrome）是急性单纯型自主神经功能不全，表现为急性或亚急性发作的全自主神经系统功能失调。本病的临床表现是患者在病前可完全健康，部分有上呼吸道或其他病毒的感染史，病前数日已恢复正常。表现周身无汗，皮肤、鼻腔、口腔干燥，泪腺、唾液腺分泌减少，便秘及排尿困难、直立性低血压、瞳孔不等大、对光反射消失、阳痿、失张力性膀胱。无感觉障碍和瘫痪，腱反射减弱。约 40% 的患者出现 CSF 蛋白 – 细胞分离现象，肌电图为神经源性损害。腓肠肌活检可见脱髓鞘和部分轴索变性，Schwann 细胞增生和胶原纤维增多，巨噬细胞及单个核细胞浸润等。本病预后良好，呈单相病程，经治疗后数月可完全或基本恢复。

（八）GBS 其他变异型的诊断

GBS 的其他变异型主要表现为临床症状或体征以部分孤立的形式出现、非对称性表现等。如单纯性眼肌麻痹，病变先累及颅神经或上肢后才出现下肢等的受累。目前有学者认为，无论任何 GBS 的变异型均呈急性或亚急性发病的单相病程，常伴 CSF 蛋白 – 细胞分离，电生理及病理表现符合 GBS 的基本特点为特征。临床需注意与某些特殊病因所致的 GBS 相鉴别，如继发于钩端螺旋体病的 GBS。

五、慢性炎症性脱髓鞘性多发性神经病

慢性炎症性脱髓鞘性多发性神经病（chronic inflammatory demyelinating polyneuropathy，CIDP）是周围神经的慢性复发性疾病，也称慢性吉兰 – 巴雷综合征。CIDP 主要特点是：①慢性进行性或慢性复发性病程。②起病隐匿，很少发现有前驱因素。③病理上炎症反应不明显，脱髓鞘与髓鞘再生可同时并存，Schwann 细胞再生，出现"洋葱头样"改变。④激素的疗效较肯定。

（一）病因和发病机制

CIDP 发病机制与 AIDP 相似而不同。CIDP 的动物模型是用半乳糖脑苷脂与蛋白酶制成，CIDP 患者目前只发现微管蛋白抗体、髓鞘结合糖蛋白（MAG）抗体，而无髓鞘素蛋白、GMI 及其他神经节苷脂的自身免疫证据，也没有针对 CJ 及巨细胞病毒（CMV）等感染因子

反应的证据。

（二）临床表现

（1）CIDP 发病率低，国内报告占 GBS 的 1.4%～4.7%；男女患病比率相似；各年龄均可发病，但儿童很少。

（2）隐匿发病，多无前驱因素，进展期数月至数年，平均 3 个月；其自然病程有阶梯式进展、稳定进展和复发－缓解等三种形式，最初病情迅速进展可与 AIDP 相似，当进展超过 4 周时，其慢性特征就变得明显了。

（3）常见对称分布的肢体远端及近端无力，自远端向近端发展，腱反射减弱或消失；从上肢发病的罕见，躯干肌、呼吸肌及脑神经受累少见，偶见复视、构音障碍和吞咽困难等；大多数患者同时存在运动和感觉障碍：可有痛觉过敏、深感觉障碍及感觉性共济失调，走路蹒跚，容易踩空；肌萎缩较轻，部分患者可较严重；少数病例可有 Horner 征、原发性震颤、尿失禁和阳痿等。

（三）辅助检查

（1）CSF 可见蛋白细胞分离，但蛋白量波动较大，部分患者寡克隆带阳性。

（2）NCV、远端潜伏期、F 波潜伏期等异常通常均较 AIDP 严重，病程不同时间的电生理检查显示脱髓鞘及继发轴索损害的程度不同。

（3）因感觉神经受累较常见，故腓肠神经活检常可发现炎症性节段性脱髓鞘，典型"洋葱头样"改变高度提示 CIDP；但此改变并非 CIDP 的特异性改变，也可见于 Deierine－Sottas 病、Charcot－Marie－Tooth 病、炎症性局限性肥大性单神经病、神经束膜瘤、创伤性神经瘤和神经纤维瘤等。如怀疑糖尿病性周围神经病并发 CIDP，活检发现炎症性脱髓鞘反应更有确诊意义。

（4）MRI 在病程较长的 CIDP 患者可发现神经增粗，强化扫描有助于发现活动性病变。

（四）诊断和鉴别诊断

1. 诊断　CIDP 是一种比 AIDP 更具异质性的疾病，其慢性特点及不对称型 CIDP 使诊断更困难。CIDP 的诊断主要根据临床症状和体征、电生理及 CSF 检查，有时需神经活检来确诊。

2. 鉴别诊断

（1）复发型 GBS：与 GBS 相似，多在 1 个月内进展至高峰，并常有面神经及呼吸肌受累；而 CIDP 的进展平均为 3 个月；复发型 GBS 多有前驱感染因素，而 CIDP 少见。

（2）结缔组织病：如系统性红斑狼疮、血管炎和干燥综合征等由于小血管炎影响周围神经血液供应，而造成慢性进行性多发性神经病，结节病可浸润神经根导致慢性多发性神经病。

（3）异常蛋白血症：合并周围神经病是一组异质性神经病，多伴发于意义不明的良性单克隆丙种球蛋白血症（MGUS），少数患者有潜在的恶性浆细胞增生性疾病、Waldenstrom 巨球蛋白血症、POEMS 综合征等。

（4）多灶性运动神经病（multifocal motor neuropathy，MMN）：是仅累及运动神经的脱髓鞘性神经病，表现为不对称性、节段性 NCV 减慢或阻滞，激素疗效不佳，多需用环磷酰胺治疗。

（5）副肿瘤性神经病（paraneoplastic neuropath）：可见于临床发现肿瘤前，多为纯感觉性或感觉运动性，感觉症状明显，可出现感觉性共济失调。部分患者随肿瘤治疗好转，神经病也有好转。

（6）淋巴瘤和白血病可浸润神经根造成慢性多神经病，淋巴瘤以多神经病为首发症状。

（7）遗传性感觉运动性神经病（HSMN）：家族史及手足残缺、色素性视网膜炎、鱼鳞病和弓形足等体征可帮助诊断，确诊需依靠神经活检。

（8）中毒性周围神经病有长期暴露于可引起周围神经病的药物或毒物病史。

（9）CIDP 可继发于代谢性疾病，应检查肝、肾和甲状腺功能；常与糖尿病性神经病同时存在，电生理有助于鉴别；皮肤活检及用刚果红染色标本可发现原发性和继发性淀粉样蛋白沉积所致神经病；维生素缺乏性神经病可见皮肤及黏膜溃疡、消化及 CNS 症状；CIDP 可与这些疾病同时存在。

（五）治疗

泼尼松是治疗 CIDP 最常用的药物，随机对照试验已证实有效。CIDP 患者应长期口服泼尼松 100mg，每日 1 次，连用 2~4 周；后逐渐减量，大多数患者平均在 2 个月时临床出现肌力改善。隔日用药及隔日减量方案可减轻皮质类固醇不良反应。每 2 周减量 15% 及转换隔日用药方案见表 7-1。

表 7-1　泼尼松早期转换为隔日用药方案

剂量（dayl/day2）	治疗的周数	用此剂量的周数
60/60	0	4
60/45	4	2
60/30	6	2
60/15	8	2
60/0	10	2
50/0	12	2
45/0	14	2
40/0	16	2
30/0	18	4
25/0	22	2
20/0	24	4
15/0	28	4
10/0	32	4
7.5/0	36	4
5/0	40	6 或更多

注：初始剂量 60mg，每日 1 次，连用 4 周，逐渐减量每 2 周 1 次。早期转换为隔日方案首先是次日减量。

近来采用地塞米松 40mg 静脉滴注，连续冲击 4 天；然后用 20mg/d，12d；10mg/d，12d；28d 为 1 个疗程，经 6 个疗程后均有缓解，疗效可保持 15～23 个月。地塞米松抗炎作用强、不良反应轻，易出现激素不良反应的患者可考虑应用；因含氟，故伴有风湿性疾病患者慎用。

血浆交换（PE）取静脉注射免疫球蛋白（IVIG）CIDP 患者可每周接受 2 次 PE，连用 3 周，3 周时疗效最明显，但多数患者的反应是暂时的，可多次或定期进行 PE。随机对照试验已证明 IVIG 有效，0.4g/（kg·d），连续 5d。IVIG 与 PE 短期疗效相近，但 IVIG 疗效维持时间较长，与小剂量激素合用疗效维持时间更长。虽然费用较高，但如条件许可时仍不失为可选择的治疗方法。

免疫抑制剂如环磷酰胺冲击治疗、硫唑嘌呤、环孢素 A 及全淋巴系统照射通常在其他治疗无效时使用。难治性患者的治疗始终具有挑战性，目前尚无指导性的成功方案。

（六）预后

Dyck 等对 52 例 CIDP 进行长期观察，发病后 2～19 年因各种并发症死亡为 11%，3 例死于其他疾病。包括最终死亡病例在内，完全恢复者占 4%；有轻度神经系统症状，能正常工作和生活者占 60%；有中度症状，仍能步行，但不能正常工作和生活者占 8%；卧床不起或需坐轮椅者占 28%。

（孙　同）

第三节　吉兰－巴雷综合征

一、定义

急性炎症性脱髓鞘性多神经炎（acute inflammatory demyelinating polyneuropathy，AIDP）又称吉兰－巴雷综合征（Guillain - Barre's syndrome，GBS），是一种自身免疫性疾病。其主要病理改变为周围神经系统的广泛性炎性脱髓鞘。临床上以四肢对称性弛缓性瘫痪为其主要表现。

二、病因与发病机制

目前尚未清楚。近年认为与空肠弯曲菌感染后所致的免疫障碍有关。体液免疫在该病的发病和发展中起主要作用。

三、病理

病变部位主要在脊神经根，也可累及脑神经。病理特点为节段性脱髓鞘和炎性细胞浸润（主要是淋巴细胞），轴索损害相对较轻。脊神经前根较后根受损较重，近段较远端重（图 7-1，图 7-2）。

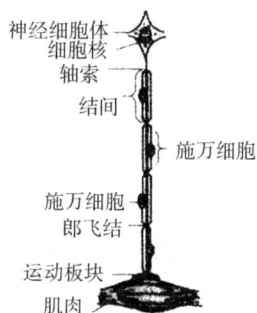

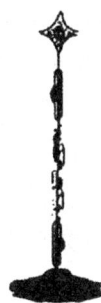

图 7 – 1　正常周围神经　　　图 7 – 2　周围神经节段性脱髓鞘

四、临床表现

（一）发病情况

任何年龄均可发病，但以青壮年男性多见。四季均有发病，夏、秋季多见。多呈急性或亚急性发病。起病前有前驱感染史（腹泻或上感）。

（二）四肢无力

对称性下运动神经元性瘫痪。四肢肌张力低下，腱反射减弱或消失，无病理征。瘫痪一般近段较重。通常在 1 ~ 2 周内发展到高峰，起病 2 ~ 3 周后可有肌萎缩。

（三）呼吸肌麻痹

少数患者可出现呼吸肌麻痹，是 GBS 的严重状态，处理不及时可危及患者生命，应严密监护，必要时行气管切开、呼吸机辅助呼吸。

（四）脑神经麻痹

约半数患者可有脑神经损害，以两侧面神经、舌咽、迷走神经双侧受累多见，其次是动眼神经、滑车神经和外展神经。

（五）感觉障碍

常为首发症状，以主观感觉障碍为主，多为四肢末端的麻木、针刺感。客观检查可有手套、袜套样感觉减退，也可无感觉障碍体征。

（六）自主神经功能障碍

初期或恢复期常有多汗（交感神经受刺激），部分患者可出现血压不稳、心动过速和心电图异常等。

五、临床分型

本病的临床分型如下几种。

（1）急性炎症性脱髓鞘性多神经炎（acute inflammatory demyelinating polyneuropathy，AIDP）。

（2）急性运动轴索神经病（acute motor axon neuropathy，AMAN）。

（3）急性运动感觉轴索神经病（acute motor – sensory axon neuropathy，AMSAN）。

（4）Fisher 综合征（Fisher syndrome）。

（5）不能分类的吉兰－巴雷综合征。

六、辅助检查

（一）脑脊液

多表现为蛋白增高而细胞数正常或接近正常的蛋白－细胞分离现象。蛋白在发病 2～3 周后达高峰。

（二）血常规及血沉

白细胞总数增多和血沉增快，多提示病情严重或有肺部并发症。

（三）肌电图检查

其改变与病情的严重程度及病程有关。典型改变为神经传导速度减慢、F 波或 H 波反射消失、出现率下降或潜伏期延长。

七、诊断与鉴别诊断

（一）诊断要点

（1）急性或亚急性起病。

（2）四肢对称性下运动神经元性瘫痪，感觉障碍较轻或缺如。

（3）脑脊液有蛋白－细胞分离现象。

（4）电生理检查：神经传导速度减慢，F 波或 H 波反射消失、出现率下降或潜伏期延长。

（二）鉴别诊断

1. 急性脊髓灰质炎　为急性起病的肢体迟缓性瘫痪。但有明显发热，肢体瘫痪为节段性、不对称，无感觉障碍，脑脊液细胞及蛋白均升高。

2. 急性脊髓炎　颈膨大以上损害，早期可有四肢迟缓性瘫痪，但有传导束型感觉障碍、二便障碍。随病情发展，肌张力逐渐增高、腱反射亢进，可引出病理反射，脑脊液蛋白、细胞正常或轻度升高。

3. 全身型重症肌无力　有四肢迟缓性瘫痪，但病情逐渐加重，症状呈波动性，多有晨轻暮重，疲劳试验及新斯的明试验阳性，脑脊液正常。

4. 低血钾型周期性麻痹　多有反复发作史，无感觉和脑神经损害，脑脊液正常，发作时有低血钾和低钾心电图改变，补钾后症状迅速好转（见表 7－2）。

表 7－2　GBS 与低血钾型周期性麻痹的鉴别

鉴别点	GBS	低血钾型周期性麻痹
病因	多种病前感染史和自身免疫反应	低血钾、甲亢
病程	急性或亚急性起病，进展不超过 4 周	起病快（数小时至 1d）恢复快（2～3d）
肢体瘫痪	四肢瘫常自双下肢开始，近端较明显	四肢迟缓性瘫痪
呼吸肌麻痹	可有	无
脑神经受损	可有	无

鉴别点	GBS	低血钾型周期性麻痹
感觉障碍	可有（末梢型）、疼痛	无感觉障碍及神经根刺激征
脑脊液	蛋白-细胞分离	正常
电生理检查	早期F波或H波反射延迟，运动NCV减慢	EMG电位幅度降低，电刺激可无反应
血钾	正常	低，补钾有效
既往发作史	无	常有

八、治疗

1. 严密观察呼吸功能　出现呼吸肌麻痹时尽早行气管切开、呼吸机辅助呼吸。

2. 加强护理　保持呼吸道通畅，监测生命体征，翻身拍背，肢体置于功能位，吞咽困难者尽早行鼻饲，预防肺炎、压疮、下肢静脉血栓形成。

3. 免疫治疗　血浆交换或静脉滴注大剂量免疫球蛋白。

4. 应用激素　治疗尚有争议。主要用于急性进展期患者。

5. 促进神经修复　维生素 B_1、B_{12} 等。

6. 康复治疗　尽早进行康复训练。

九、预后

（1）大多数患者经积极治疗后预后良好，轻者多在1~3个月好转，数月至1年内完全恢复。

（2）部分患者可有不同程度的后遗症，如肢体无力、肌肉萎缩和足下垂等。

（3）重症患者常因呼吸肌麻痹或肺部并发症死亡。

（孙　同）

第四节　血管炎性神经病

一、概述

血管炎是指血管壁炎症、坏死，导致管腔闭塞，血管支配区缺血的一组疾病。血管炎可损害单一或多个器官系统，常累及周围神经系统。系统性血管炎累及中小动脉，因常累及神经表面的动脉，故常引起神经病；而主要累及微血管或大血管的血管炎不常引起神经病。可影响周围神经系统的中小血管炎分为两大类（表7-3）。

表7-3　损害周围神经系统的血管炎分类

系统性血管炎

　结节性多动脉炎

　变态反应性血管炎（Churg-Strauss综合征）

　韦格纳肉芽肿病

　系统性红斑狼疮

　风湿性关节炎

　干燥综合征

非系统性血管炎

系统性血管炎又可分为两类：①原发性系统性血管炎，是指没有已知原因的系统性血管炎，包括结节性多动脉炎、变态反应性血管炎、韦格纳肉芽肿病。②继发性系统性血管炎，由病毒、药物或结缔组织病所引起的血管壁炎症，结缔组织病包括系统性红斑狼疮、风湿性关节炎及干燥综合征等。系统性血管炎与非系统性血管炎的一个重要区别是非系统性血管炎常常不致命，但两者在早期不易鉴别，有10%的患者在病初似非系统性血管炎，最后为系统性血管炎。

结节性多动脉炎为最常见的血管炎，特征为中小动脉坏死性炎症，累及肾、骨骼肌、肠道、皮肤、周围及中枢神经系统，50%~75%的患者可出现周围神经系统损害。变态反应性血管炎典型表现为哮喘、嗜酸性粒细胞增多及肺受累。播散性中小血管炎，累及周围神经系统的概率也为50%~75%。韦格纳肉芽肿病影响上下呼吸道，伴肾小球肾炎及坏死性血管炎，10%~20%的患者累及周围神经系统，11%的患者有脑神经和眼外肌麻痹。风湿性关节炎是血管炎性神经病的最常见原因。

经活检证实的血管炎性神经病患者中有1/3缺乏系统性疾病或肯定的结缔组织疾病，仅影响周围神经及骨骼肌，为非系统性血管炎性神经病。最常见的临床表现为多数性单神经病，其次为非对称性神经病或远端多神经病。起病隐袭，进展缓慢，症状的轻重存在个体差异。诊断需依靠神经及肌肉活检，病理改变与结节性多动脉炎相同，影响肌肉神经的中小动脉。

系统性血管炎患者除全身症状（发热、不适及体重减轻）外，有多系统症状体征。累及周围神经系统者大多以周围神经病作为首发表现。所有血管炎性周围神经病的表现相同，临床上表现为多数性单神经病及远端对称性神经病，感觉运动均受累。最常受累的神经是腓神经（91%），其次为腓肠神经（47%）、胫神经（44%）、尺神经（43%）、正中神经（30%）、桡神经（19%）。

二、诊断

怀疑为血管炎的患者辅助检查应着重于明确潜在的疾病或寻找血清学异常以确定特定的血管炎综合征。检查内容包括：血沉、全血细胞及嗜酸性粒细胞计数、肾功能、尿液分析、肝酶、风湿因子、抗核抗体、可溶出性核抗原（ENA）、血清补体、抗中性粒细胞胞浆抗体、冷球蛋白、乙肝抗原及抗体、丙肝抗体。抗中性粒细胞胞浆抗体对诊断变态反应性血管炎、韦格纳肉芽肿病及显微镜下多血管炎有帮助（80%以上的患者有增高）。

电生理检查有助于了解神经损害类型及损害的对称性，肌电图可提示失神经损害，传导速度相对正常。

脑脊液检查常正常。

血管炎的肯定性诊断需依靠皮神经活检（有时需结合肌肉活检）证实有血管病变，血管炎表现为穿透血管壁的单核炎性细胞浸润（主要为T淋巴细胞及巨噬细胞）和血管壁的坏死。通过免疫染色方法，80%以上的患者可发现免疫球蛋白、补体及膜攻击复合物沉积于血管。神经表现为轴索变性及神经纤维缺失。

三、发病机制

血管炎的发生与免疫机制有关，但导致血管损害的确切免疫过程尚不完全清楚。免疫复合物沉积于血管壁及 T 淋巴细胞介导的细胞毒性反应是引起血管壁破坏的两个基本免疫机制，也可能涉及抗体介导的免疫机制。产生血管炎性神经病的最终途径都是由 $50 \sim 300 \mu m$ 的神经血管广泛闭塞致神经缺血所引起，神经缺血导致轴索变性，可伴轻度继发性节段性脱髓鞘。

四、治疗

（一）系统性血管炎

对系统性血管炎需立即抑制疾病活动，以限制进一步的器官和神经损害。治疗方法为泼尼松（首选），泼尼松剂量为每天 1.0mg/kg，每日早餐后顿服。严重患者可先给予甲泼尼龙（$500 \sim 1\ 000$mg/d，$3 \sim 5$d），再应用泼尼松口服。临床症状缓解后，泼尼松应在 $4 \sim 6$ 周后减为 1mg/kg，隔日 1 次。获得最佳改善后，泼尼松再逐渐减量。对韦格纳肉芽肿病或危及生命的结节性多动脉炎及变态反应性血管炎（累及心、胃肠道或中枢神经系统）患者，应采用泼尼松加细胞增殖抑制剂（常用环磷酰胺）。环磷酰胺剂量为每天 2mg/kg（最大剂量为 150mg/d），每日早餐后顿服。环磷酰胺应在疾病活动消失后维持 1 年时间。

通过以上治疗，系统性血管炎及韦格纳肉芽肿病的缓解率可达 80% ~ 90%。神经恢复比较慢，改善率在半年为 60%，在 1 年为 86%。

环磷酰胺的恶心、呕吐不良反应可给予甲氧氯普胺（10mg，qid）或 5 - HT_3 受体拮抗剂（如昂丹司琼 8mg，bid），严重不良反应有骨髓抑制、泌尿系统毒性、性腺毒性、致癌性及致畸性。

在治疗期间应密切监测全血细胞计数，并通过调节环磷酰胺剂量使淋巴细胞绝对计数维持在 0.75×10^9/L 左右，白细胞总数在 3.0×10^9/L 以上，中性粒细胞总数在 1.5×10^9/L 以上。注意血小板及红细胞计数不要过低。

出血性膀胱炎及移行细胞癌是最严重的泌尿系统毒性。约有一半患者因膀胱炎而出现血尿，血尿是环磷酰胺所致膀胱损伤的敏感指标。膀胱损伤是由于环磷酰胺的代谢产物丙烯醛分泌进入尿液的毒性作用所致，多饮水可减少出血性膀胱炎的发生。移行细胞癌几乎总是发生于血尿后，因此应每 $3 \sim 6$ 个月进行一次尿检，包括停药后，因移行细胞癌可发生于停药后数十年。

血浆置换对危重患者有益，但并不能改善生存率。其他免疫抑制剂的有效证据不多，有时可选择性应用，剂量为：甲氨蝶呤 $10 \sim 25$mg/周，硫唑嘌呤 $100 \sim 250$mg/d，环孢素 $2 \sim 5$mg/（kg·d），霉酚酸酯 $1 \sim 3$mg/（kg·d），免疫球蛋白 500mg/（kg·d），连用 4d。

（二）非系统性血管炎性神经病

非系统性血管炎性神经病常随时间出现自发恢复，因此，如患者症状较轻或在改善之中则需不治疗。如疾病处于活动期（症状加重或有新症状出现），则需免疫抑制治疗。常采用单一的泼尼松治疗。用法为：$40 \sim 60$mg/d，症状改善后快速减量至低剂量（常为 10mg/d），以后为隔日疗法。

也可应用硫唑嘌呤，常在泼尼松减量中应用。开始剂量为 1mg/（kg·d）（分次餐后服用以减少恶心反应），以后每月增加 50mg 至剂量达到 $2 \sim 2.5$mg/（kg·d）。硫唑嘌呤的起效时间可能长达 8 个月。其不良反应参见重症肌无力章节。

也可应用小剂量泼尼松加小剂量甲氨蝶呤。甲氨蝶呤的开始剂量为每周7.5mg，逐渐增加至每周15mg。

主要血管炎性神经病的治疗摘要见表7-4。

表7-4　主要血管炎性神经病的治疗要点摘要

血管炎类型	一线治疗药物	不敏感者的二线选择
非系统性血管性神经病（NSVN）		
重（进展快，运动缺陷为主）	诱导（标准疗法） 静脉注射MP 15mg/（kg·d），共3~5d； 口服CYC 2.0mg/（kg·d） PRD 1.0mg/（kg·d）；2~4周后改为qod； 维持（缓解后） 继续口服CYC，共6~12个月 PRD超过6~12个月逐渐减量	①口服或静脉注射，MTX 15~25mg，qw，共18~24个月 ②IVIg，0.5g/（kg·d），共4d，然后每3~4周0.5g/（kg·d），共6~12个月
轻（进展慢，感觉障碍为主）	PRD 1.0mg/（kg·d），减量同上	
ANCN相关性血管炎（WG，MRA）	诱导（标准疗法） 应用MP、CYC和PRD同NSVN； 维持（缓解后） ①继续口服CYC，2.0mg/（kg·d），共12个月，然后每2~3个月减少25mg ②将CYC改为AZA，1.5~2.0mg/（kg·d），共18~24个月 ③将CYC改为MTX，口服或静脉注射，15~25mg/周，共18~24个月	①将口服CYC改为脉冲静脉注射CYC，每3~4周，0.5~1.0g/m^2，共12~24个月 ②将CYC改为MTX，口服或静脉注射，15~20mg/周，共24个月 ③IVIg，参见NSVN ④血浆置换6~12次
结节性多动脉炎和变态反应性血管炎（CSS）	①患者有两个以上预后不良因素（肌酐>1.58mg/dl，蛋白尿>1g/d；中枢神经系统，胃肠或心脏受累）：治疗同ANCN相关性血管炎 ②患者少于一个预后不良因素：单用PRD，同标准疗法	参见ANCN相关性血管炎，INF-α用于不敏感型CSS

注：ANCN为抗中性粒细胞胞质抗体；AZA为硫唑嘌呤；CYC为环磷酰胺；IVIg为静脉注射免疫球蛋白；MPA为显微镜下多血管炎；MP为甲泼尼龙；MTX为甲氨蝶呤；PRD为泼尼松；WG为韦格肉芽肿病。

（张志丽）

第五节　药物性周围神经病

药物介导的周围神经病大多以感觉性周围神经病表现为主，多数情况下存在剂量依赖性特点，常见于短期大剂量应用或长期应用某种药剂后。以下几种临床常用药物较易诱发药物性周围神经病。

一、抗肿瘤药物

约半数应用顺铂或卡铂化疗的患者，在化疗开始数周后，即可出现周围神经病的症状。周围神经粗大的纤维成分最易受累，甚至可累及后索而出现Lhermitte's征。患者深感觉、触觉受累较痛温觉为著，常常自远端开始，指/趾尖可有麻木、疼痛，而后逐渐向近端发展，有时自主神经也能受累，出现指尖疼痛及颜色改变。病理研究发现，神经纤维发生轴索变性，神经组织中存在铂盐沉积，其中脊神经节的沉积较为明显。可给予神经营养药物治疗，关键在于开始化疗前，医生应对铂剂的周围神经毒性作用予以重视，出现症状后及时减量或减少用药频率。

长春新碱是另一种临床上常用的抗肿瘤药物，应用药物数周后可出现周围神经受损的症状，患者主观感觉异常较重，查体时则客观感觉障碍较少，早期即可出现跟腱反射的减弱或消失。肌无力发生较早，通常累及四肢末端的伸肌肌群，出现不能伸指/趾，严重时肌无力向近端发展，远端症状更为明显，甚至出现足下垂。自主神经可以受累，偶尔也可出现颅神经症状。本病的剂量依赖性较强，通常停药或减量后自行恢复，但恢复较慢。可给予神经营养药物对症治疗。

紫杉萜与紫杉醇常用于卵巢肿瘤及乳腺癌的化疗，长期或过量应用亦可导致周围神经病的发生，其症状与铂剂的症状相近，多以感觉障碍症状为主，病理表现为远端轴索变性，以大纤维为主。本型疾病多为剂量依赖性，停药或减药后多可自行恢复。

二、抗生素类药物

服用异烟肼抗结核治疗时，可诱发周围神经损伤。表现为四肢末端对称性的感觉异常，如麻木、疼痛、烧灼感等。继续发展，可出现感觉减退、四肢远端肌无力等症状，肌无力以下肢为主，同时可伴有四肢腱反射减退。其发病机制为干扰周围神经的吡哆醇的磷酸化代谢，使酶的活性减低。故临床应用异烟肼时给予维生素 B_6 预防其周围神经损害。

呋喃类抗生素也可诱发周围神经损害。病理可见周围神经的轴索变性，感觉神经根尤为明显。患者早期表现为下肢末端的感觉异常，随着病情的发展逐渐波及上肢，严重时出现感觉运动功能的损害。合并肾功能不全时，该药物的周围神经损伤更为明显。

（张志丽）

第六节 中毒性神经病

一、概述

周围神经病是神经系统对毒性物质最常见的反应之一。可引起中毒性神经病的物质有工业物质、环境物质、生物物质、重金属及药物。在药物中，最常见为抗癌药。神经毒性物质可产生远端轴索变性（轴索病）、神经细胞体变性（神经元病）或原发性脱髓鞘（髓鞘病）。中毒性神经病的生化病理机制尚不清楚。

大多数毒物可产生对称性轴索变性，许多中毒性轴索病还可累及中枢神经系统，出现后索及视神经损害。己烷或有机磷类物质可引起皮质脊髓束变性。毒物引起的第二种神经变性为神经元病或神经节病，常见物质为甲基汞复合物、大剂量维生素 B_6 及阿霉素。因存在神经元变性，其功能恢复差。

原发性脱髓鞘不常见，见于白喉、药鼠李毒素（buckthorn toxin）、哌克昔林（perhexiline）、胺碘酮及苏拉明（suramin）。继发性脱髓鞘见于六碳神经病。脱髓鞘神经病患者的神经传导速度明显减慢。

中毒性神经病的起病速度取决于毒物的内在神经毒性、接触剂量、接触时间、病理反应部位及患者的易感性。

二、诊断

中毒性神经病的诊断必须满足下列临床标准。

（1）有肯定的毒物，有足够的接触剂量和接触时间，并与临床症状的出现存在时间关系。神经病症状常于接触毒物后立即出现或经过数月的潜伏期后出现。

（2）必须有主观症状、神经体征及异常的电生理检查结果。

（3）易感因素（如已有神经病、糖尿病、酗酒）、同时应用其他神经毒性药物或存在干扰药物代谢的代谢障碍或有肾功能损害，可使发生严重中毒性神经病的危险性增加，短时间的低剂量接触也可发生中毒性神经病。

（4）停止接触毒物后疾病不再进展并出现改善。某些轴索病在停止接触毒物后，在开始恢复前有数周的症状加重期。铂类化合物在停止使用后其感觉损害还可进展数月。

中毒性神经病的病史应重点了解职业、环境及药物方面。大多数中毒性神经病患者临床表现为感觉运动性或纯感觉性神经病。自主神经功能障碍很少为突出表现，但丙烯酰胺、顺铂及长春碱引起者自主神经功能障碍较明显。运动为重的中毒性神经病罕见，见于氨苯砜（dapsone）、铅及有机磷引起的迟发性多神经病。六碳神经病的典型病理表现为神经丝轴索肿胀，哌克昔林及胺碘酮出现板层状施万细胞包涵体。

三、治疗

中毒性神经病的治疗首先在于要识别出引起神经损害的物质，然后脱离接触。重金属引起者可给予螯合剂，铅中毒可给予青霉胺或 EDTA，砷中毒可给予青霉胺或巴尔（BAL），铊中毒可给予氯化钾或普鲁士蓝。神经营养因子（包括 NGF、神经营养因子 - 3、脑源性神经生长因子及胰岛素样生长因子 - Ⅰ）可能对抗癌药的神经毒性作用有预防效果。

支持方法，如物理治疗和应用夹板在治疗中也有用。

四、药物性神经病

许多药物可引起可逆性周围神经病，主要表现为感觉运动性神经病、纯感觉性神经病或神经节病，因施万细胞及髓鞘对哌克昔林、胺碘酮及苏拉明有选择性易感性可引起原发性脱髓鞘性神经病。另外，有些药物还可引起骨骼肌、中枢神经系统（皮质脊髓束及后索）损害。

可产生周围神经病的部分药物见表 7 - 5。

表 7 - 5　可引起神经病的药物

药物	临床及病理表现	说明
抗肿瘤药		
顺铂	S，DA，N	结合于 DNA，可能损害轴索运输
苏拉明	SM，DA，SD	DA：抑制生长因子的结合；SD：免疫反应？
紫杉烷（醇，萜）	S，DA	促进微管集合；损害轴索运输

药物	临床及病理表现	说明
长春新碱	S＞M，M，DA	干扰微管集合；损害轴索运输
依托泊苷（etoposide）	S	
奥沙利铂	DA	
抗生素		
氯喹	SM，DA	肌病：肌纤维和施万细胞板层体包涵体
氨苯砜	M，DA	视神经萎缩
异烟肼	SM，DA	维生素 B_6 拮抗剂
乙胺丁醇	S，视神经病	
甲硝唑	S，DA	
呋喃妥因	SM，DA	
抗病毒药		
双脱氧核苷（双脱氧胞苷、双脱氧肌苷、斯塔夫定）	S，DA	
心血管药物		
胺碘酮	SM，SD	溶酶体板层体包涵体，肌病

注：DA 为远端轴索病；M 为运动神经病；N 为神经元病；S 为感觉神经病；SD 为节段性脱髓鞘；SM 为感觉运动神经病；MM 为多数性单神经病。

1. 停药或减量　药物性神经病的治疗主要在于预防，尽量不用或少用可引起神经病的药物，确需应用者要严格掌握剂量和疗程。在用药过程中，应注意观察，一旦出现神经症状应及时减量或停药。症状严重者应给予对症治疗。

2. 药物治疗　①乙酰基－L－卡尼汀：该药具有神经保护及神经营养作用，抗氧化作用，促线粒体代谢作用。动物实验发现，预防性应用可防止化疗药物所产生的周围神经毒性损害。②钙镁及谷胱甘肽：研究显示静脉内给予钙镁及谷胱甘肽对防止化疗药所产生的周围神经病有潜在效果。③神经营养药物：神经损害较重者可加用神经营养药物。④血浆交换：苏拉明引起的神经病需停药，并进行血浆交换。⑤谷氨酸：非随机安慰剂对照的小样本临床试验研究显示口服谷氨酸对紫杉醇或奥沙利铂所致的周围神经病（感觉及运动损害）有改善作用。⑥对症治疗：疼痛者可应用局部止痛药（如巴氯芬、阿米替林、氯胺酮凝胶）或5－羟色胺和去甲肾上腺素再摄取抑制剂（如文拉法辛或度洛西汀）。

五、中毒性神经病预后

中毒性神经病的预后取决于两个方面：病理损害部位及神经病范围。前角细胞或后根神经节受累者预后差，轴索病如进展严重也恢复差，严重脱髓鞘会伴有明显轴索损害，恢复程度会受限。一般来说，大多数中毒性神经病患者只要停止接触毒物，即使损害程度较重，也不会再加重。

（张志丽）

第七节　副肿瘤综合征性多发性周围神经病

副肿瘤综合征性多发性周围神经病（Paraneoplastic polyneuropathy）是指由肿瘤的远隔效应所导致的多发性周围神经的损害，又称为癌性周围神经病。本型周围神经病其最终结局多呈感觉运动型周围神经病的表现，单纯感觉型仅占本病的 1/5 ~ 1/4。相当一部分病人在发现原位肿瘤的数月 ~ 1 年前首发周围神经的症状，甚至可以是肿瘤早期的唯一症状，而肿瘤晚期病人本病的发生率更高。许多癌症、淋巴瘤、骨髓瘤以及多种恶性疾病导致的异常蛋白血症等均可导致周围神经病，其中以肺癌常见。

癌性周围神经病的发病机制至今尚未完全清楚。病理资料表明，未能发现肿瘤细胞直接浸润周围神经的证据。病变早期可见周围神经组织中少量淋巴细胞的浸润，病人周围神经的变性程度远端重于近端，病情严重时，可累及神经根，甚至脊神经节。周围神经组织中同时存在髓鞘脱失以及轴索变性的病理征象，但二者之间的因果关系尚不明了。纯感觉障碍症状为主的癌性周围神经病，其病理改变主要限于感觉神经，后根神经节的感觉神经元数量减少，同时伴有炎症反应，最终造成脊神经后根甚至脊髓后索的轴索变性。免疫学及组织化学研究表明，癌性脑脊髓炎的病人体内存在 Ⅰ 型抗神经元抗体（Anti‑neuronal antibody, type Ⅰ），又称 anti‑Hu，该抗体主要针对脑、脊髓、脊神经节、自主神经外周神经节中的神经元胞核，可与其内的某些 RNA 结合蛋白相互作用，此外还发现另一些抗体，如 anti‑Ma1、anti‑Ma2 等，它们也有类似作用。此类抗体 CSF 中的效价远高于血清，提示抗体可能主要产生于神经系统。另外，不同类型的肿瘤其抗体的类型不尽相同，例如 anti‑Hu 常见于小细胞性肺癌；同一种类的癌变不一定都存在抗神经元抗体，例如，无神经系统远隔症状的小细胞性肺癌，其体液中 anti‑Hu 的浓度也较低。总之，上述研究提示，由肿瘤诱导产生的某些抗神经元抗体可能与癌性周围神经病的发生有关。

副肿瘤综合征性多数性周围神经病的临床表现与一般的周围神经病相似，早期可出现手指或足趾的感觉异常、如麻木、疼痛、烧灼感等，症状可局限于某一肢体，通常远端重于近端，以后症状逐渐发展，并扩展到四肢。肌无力在感觉异常出现的同时或以后发生，也呈末梢型分布，常常合并腱反射减低或消失。严重时可出现肌萎缩，也可合并自主神经症状。单纯感觉型癌性神经病其症状以感觉障碍为主，很少累及运动功能，虽然患者可有力弱主诉，但客观检查大多正常。急性发病，进展较快者，很难与 GBS 鉴别。

实验室检查可见，患者 CSF 中 anti‑Hu 抗体升高，异常蛋白血症时患者血清中可出现多克隆异常球蛋白。神经电生理检查可见周围神经轴索变性或髓鞘脱失的改变。

恶性肿瘤病人合并周围神经病变的症状体征时，即可考虑本病，故典型病例的诊断并不难，本病的诊断难点在于临床医生有时容易忽视早期恶性肿瘤的周围神经症状，错过肿瘤的早期诊断与治疗的时机，因此，对于中老年患者，出现不明原因的周围神经损害，特别要排除副肿瘤综合征性多数性周围神经病的可能，对于一时难以确诊者，宜进一步追踪观察。以单纯感觉障碍为主的癌性周围神经病，应与 GBS 相鉴别。本型癌性周围神经损害，虽有肌无力主诉，但客观查体力弱并不明显，而 GBS 多以肌无力症状为主，客观感觉障碍相对较轻；同时 GBS 的 CSF 中存在蛋白—细胞分离现象，而本病亦可见 CSF 蛋白升高，但 anti‑Hu 蛋白大多阳性。此外血清中的异种球蛋白升高也有助于本病的诊断。应用化疗药物的癌症患者出现周围神经症状时，应考虑到药物性周围神经病的可能。事实上，恶性肿瘤晚期的化疗病人，其癌性周围神经病与化疗药物引起的周围神经病往往并存。

本病以治疗原发病为主，可同时给予神经营养药物，有报道静点免疫球蛋白或应用血浆置换疗法可以使部分患者的症状减轻。从总体上看，本病的疗效及预后不佳。

（耿　娜）

第八节　糖尿病性周围神经病

糖尿病性周围神经病（Diabetic neuropathy）是糖尿病患者周围神经系统的继发病变。临床上，15%的糖尿病患者可同时出现周围神经病变的症状与体征，约50%的患者可有周围神经的症状或出现神经电生理的异常表现。本病常见于50岁以上的糖尿病患者，30岁以下或儿童患者本病少见。Ⅰ型糖尿病患者本病的发生率为27%，而2型患者为73%。

糖尿病周围神经病的发病机制并不完全清楚。目前认为可能与以下几种情况有关：①代谢异常。患者血糖增高，过剩的糖不能通过三羧酸循环而代谢，从而进入多元醇途径生成山梨醇与果糖，而它们消耗胞内大量肌醇，使得 Na^+/K^+ - ATP 酶活性降低，不能维持神经组织的动作电位而产生传导阻滞，应用醛糖还原酶抑制剂或山梨醇脱氢酶抑制剂可以缓解糖尿病周围病的症状。另一方面，山梨醇可造成细胞高渗，从而导致细胞肿胀，易发生变性坏死。②神经营养血管变性，造成神经缺血而导致其功能发生障碍。③研究表明，糖尿病患者的神经营养因子生成与转运障碍，不能对周围神经的生长与再生形成有效的刺激，特别是对自主神经纤维与细纤维的影响最为明显。④实验发现，层黏蛋白可刺激神经元的轴突延展；糖尿病患者层黏蛋白 & 基因表达减低，造成层黏蛋白合成异常，因此可能阻碍了神经轴突的生长。⑤自身免疫异常。糖尿病患者周围神经活检可见供应神经的小血管周围存在炎性细胞的浸润，静点免疫球蛋白对部分糖尿病周围神经病疗效较好的现象，也支持这一观点。⑥周围神经组织的蛋白糖基化，造成神经功能的障碍。

远端型周围神经病以髓鞘脱失为主要病理特征，此外，节段性脱髓鞘与髓鞘再生合并存在，可有"洋葱球现象"，脊髓后根、后索、交通支、交感神经节也有同样的病理变化。有的还发现神经轴索变性。周围神经内存在小血管内膜增厚及血管透明样变。对糖尿病眼肌麻痹、急性单支周围神经病、亚急性近端型周围神经病的病理检查发现，患者的周围神经干内存在多灶性缺血性微小梗塞，提示这些疾病存在血管病变基础。此外，一些病理还发现神经干内小血管周围有免疫细胞浸润的现象。糖尿病性周围神经病的电生理检查可见神经传导速度减低，甚至神经传导阻滞，亦可发现轴索变性的改变，总之，其定性意义不大。

糖尿病性周围神经病患者的临床表现复杂多样，大致归纳以下七种：①糖尿病性急性眼肌麻痹，病人可突发第三对脑神经麻痹，出现复视，有时还可合并外展神经麻痹。本病恢复较慢。②急仕单支周围神经病，常见于50岁以上的病人，患者血糖控制差，体重减轻明显。症状多累及某一胸神经或上位腰神经神经根，一般不对称，出现疼痛、麻木、烧灼感等症状，夜间尤著。③痛性胸腹神经神经根病，表现为感觉异常的诸多症状累及多支胸腹部神经。本型临床表现可与②、⑤合并存在。④多发性运动神经病，多累及腰骶神经根，单侧多见，很少累及上肢。常见于50岁以上血糖控制不佳的患者，男性多见，以运动功能障碍为主，症状近端重于远端，亦可伴有感觉异常，常见表现为股神经、腰骶神经支配区的运动功能障碍，腱反射减低或消失，晚期多伴有肌萎缩。⑤亚急性近端型周围神经病，以四肢近端无力为主，可有肌束颤动，严重时可出现肌萎缩。病程多为亚急性或慢性过程，有时伴有感觉障碍。⑥远端型周围神经病，是糖尿病所致的最常见周围神经损伤。本病起病隐袭，常为患者忽略，早期一般检查尚难明确体征，一般需借助神经电生理的手段方能确诊。当患者出现症状时，常常最先感到足部及下肢的麻木、痛痒，夜间尤著，严重时伴有情绪烦躁。常有踝反射减弱或消失，膝反射有时亦消失。病情进展可波及上肢。本病的感觉障碍程度重，运动障碍症状相对较轻，但严重者仍可出现四肢远端的肌力减蒻、肌萎缩或肌束颤动。本型可与⑤型合并存在。⑦自主神经型周围神经病，表现为汗腺分泌功能、胃肠道功能、膀胱直肠功能、循环功能的自主神经调节障碍。由于本病自主神经功能受损，故血锗浓度的感受功能亦减低，因此不能感受通常情况下的低血糖状态，从而更易发生低血糖反应。本型可与④、⑤型合并存在。

　　本病的治疗首先在于科学有效地控制血糖浓度，合理应用胰岛素可以有效地减轻患者周围神经感觉异常的症状，如感觉异常影响患者的情绪，可加用三环类药物予以控制。如出现烧灼感、刺痛感等剧烈的感觉异常时，可使用卡马西平对症处理。较大剂量的维生素 E 具有减低蛋白糖基化的作用，可以试用。应用醛糖还原酶抑制剂可抑制山梨醇的生成，有人应用依帕司他（Epalrestat）治疗本病，据报道疗效较好。此外维生素 C 也有醛糖还原酶抑制剂的作用，也可用于本病的治疗。有报道静点免疫球蛋白治疗本病有效，目前尚无大宗实验证实。

　　糖尿病周围神经病的预后取决于对原发病的控制。一般来讲，远端型周围神经病的预后时间长短不等，其他类型者所需恢复时间较长，通常在数月或数年。

（耿　娜）

神经内科
疾病治疗与重症监护

（下）

刘海英等◎主编

吉林科学技术出版社

第八章

神经肌肉接头疾病

第一节 重症肌无力

重症肌无力（myasthenia gravis）是乙酰胆碱受体抗体（AchR-Ab）介导的、细胞免疫依赖及补体参与的神经-肌肉接头（neuromuscular junction，NMJ）传递障碍的自身免疫性疾病。也就是说重症肌无力是在某些具有遗传素质的个体中，产生抗乙酰胆碱受体抗体为代表的自身循环抗体，以神经肌肉接头处为靶点，在补体参与下破坏突触后膜烟碱型乙酰胆碱受体（nicotinic acetylcholine receptor），造成突触间隙和突触前膜的形态和生理功能异常，神经肌肉接头传递障碍，导致临床上随意肌病态的易疲劳和无力，休息或用抗胆碱酯酶抑制药后可缓解的特征表现。

英国医生 Willis 1672 年描述一例肢体和延髓肌极度无力患者，可能是最早的 MG 记述。约 200 年后，法国医生 Herard 首次描述该病肌无力的典型波动性。Goldflam 1893 年首次对本病提出完整说明，并确定延髓麻痹特点，也称为 Erb-Goldflam 综合征。Jolly 1895 年首次使用重症肌无力（myasthenia gravis）概念，还用假性麻痹（pseudoparalytica）概念说明尸检缺乏结构性改变；最早证明可通过重复刺激运动神经使"疲劳"肌肉不断应答电流刺激，可复制肌无力，建议用毒扁豆碱（physostigmine）治疗本病未被重视，直至 Reman 1932 年及 Walker 1934 年证实此药治疗价值。

Laquer 和 Weigert 1901 年首次注意到 MG 与胸腺瘤关系，Castleman 及 Norris 1949 年首先对胸腺病变进行了详尽描述。

Buzzard 1905 年发表 MG 临床病理分析，指出胸腺异常和肌肉淋巴细胞浸润（淋巴溢，lymphorrthage），还指出 MG 与甲亢（Graves 病）及肾上腺机能减退症（Addison 病）有密切关系，现已证明它们存在共同自身免疫基础。

1960 年 Simpson 及 Nastuk 等各自独立地从理论上阐明 MG 的自身免疫机制。1973 年后 MG 自身免疫机制通过 Patrick、Lindstrom、Fambrough、Lennon 及 Engel 等一系列研究者杰出工作得到确立。

Patrick 和 Lindstrom1973 年用电鳗电器官提取纯化 AchR 作为抗原，与 Freund 完全佐剂免疫家兔成功制成 MG 动物模型实验性自身免疫性重症肌无力（EAMG），为 MG 免疫学说提供有力证据。EAMG 模型 Lewis 大鼠血清可测到 AchR-Ab，并证明该抗体结合部位就在突触后膜 AchR，免疫荧光法检测发现 AchR 数目大量减少。

许贤豪教授总结 MG 的特点有：临床上是活动后加重，休息后减轻，晨轻暮重的选择性骨骼肌无力；电生理上是低频重复电刺激波幅递减，微小终板电位降低；单纤维肌电图上颤抖（jitter）增宽；药理学上是胆碱酯酶抑制剂治疗有效，对箭毒类药物的过渡敏感性；免疫学上是血清 Ach – ab 增高；免疫病理上是神经肌接头（NMJ）处突触后膜的皱褶减少、变平坦和突触后膜上 AchR 减少。

一、流行病学

世界各地均有发生。重症肌无力的发病率为 30～40/10 万，患病率约 50/10 万，估计我国有 60 万 MG 患者，南方发病率较高。胸腺在其发病中起一定作用。

任何年龄组均可发病，常见于 20～40 岁，两个发病高峰，40 岁前女性患病率为男性的 2～3 倍；60～70 岁，多为男性合并胸腺瘤，总的男性与女性比为 4：6。胸腺瘤多见于 50～60 岁中老年患者；10 岁以前发病者仅占 10%，家族性病例少见。

二、病因和发病机制

神经肌肉接头由突触前膜、突触间隙和突触后膜组成，在突触后膜存在乙酰胆碱受体（muscle nicotinic acetylcholine receptor，AchR）、胆碱酯酶和骨骼肌特异性的酪氨酸激酶受体（muscle – specific receptor tyrosine kinase，MuSk），后者对 AchR 在突触后膜具有聚集的作用，此外突触前膜也存在少量的 AchR。MG 和自身免疫相关，80% 的患者存在乙酰胆碱受体抗体，该抗体和补体结合破坏突触乙酰胆碱受体，造成突触后膜结构破坏，使终板信息传递障碍。最近发现 20% 的 MG 患者出现 AchR 抗体阴性，这些患者出现骨骼肌特异性的 MuSK 抗体阳性，导致 AchR 脱落出现症状，乙酰胆碱受体抗体的产生可能和胸腺的微环境有关，但 MuSK 抗体产生的原因不明确。病毒感染和遗传因素在发病中具一定促发作用。在严重的 MG 以及合并胸腺瘤的患者出现抗肌浆网的雷阿诺碱受体抗体（ryanodine receptor antibodies，RyR – Ab），在胸腺瘤患者常出现抗 titin 抗体（Antititin antibodies）。在少数患者可能存在抗胆碱酯酶抗体和抗突触前膜 AchR 抗体。

虽然其确切发病机制不完全清楚，但肯定的是重症肌无力是一种以神经肌肉接头处为靶点的自身免疫性疾病。证据是：①85%～90% MG 患者血清可检出 AchR – Ab，正常人群及其他肌无力患者（－），具有诊断意义。②MG 患者血清 AchR – Ab 水平与肌无力程度相关，血浆交换后 AchR – Ab 水平降低，病情随之好转，1 周后随 AchR – Ab 水平回升，病情又复恶化。③AchR – Ab 可通过血 – 胎盘屏障由母体传给胎儿，新生儿 MG 出生时血清 AchR – Ab 水平高，病情重，若能存活血清 AchR – Ab 水平逐渐下降，病情渐趋好转。④将 MG 患者血浆、血清、引流液及 IgG 或 AchR – Ab 注入小鼠，可被动转移 MG 使小鼠发病，若把发病小鼠血清被动转移给健康小鼠，同样可引起 EAMG。⑤NMJ 在体标本试验显示，将鼠正常腓深神经 – 伸趾长肌标本放在 MG 患者血清或血清提取物中孵育，用低频重复电刺激神经，肌肉复合动作电位及微小终板电位波幅明显降低，用正常血清清洗后检测，电位波幅完全恢复。⑥AchR – Ab 主要针对 AchR 的 α – 亚单位细胞外区 N 端 61～76 是主要免疫源区（main immunogenic region，MIR）。自身免疫的启动及胸腺在 MG 中的作用机制目前有 3 个学说。

（1）分子模拟假说：由于先天遗传性因素决定某些个体胸腺易被某些病毒所感染，被感染的胸腺上皮细胞变成上皮样（肌样）细胞，其表面出现新的抗原决定簇。机体对此新抗原决定簇发动免疫攻击，而该抗原决定簇的分子结构与神经肌肉接头处突触后膜 AchR 相似，于是启动对 AchR 自身免疫应答。约 90% MG 患者有胸腺病变，胸腺增生和肿瘤分别占 75% 和 15%～30%。

（2）病毒感染：单纯疱疹病毒糖蛋白 D 与 α－亚单位 160～170 氨基酸相同，逆转录病毒多聚酶序列和 α－亚单位 MIR 67～76 部分序列相似。

（3）胸腺阴性选择过程被破坏和"自身模拟"假说：例如胸腺瘤上存在一种 15.3 万蛋白，它既不与 α－Butx 结合，也不表达主要免疫区（MIR），但与 AchR 有部分交叉反应。这也许是一种自身免疫原。

病理上约 70% 成人型 MG 患者胸腺不退化，重量较正常人重，腺体淋巴细胞增殖；约 15% MG 患者有淋巴上皮细胞型胸腺瘤，淋巴细胞为 T 型淋巴细胞。NMJ 病理改变可见突触后膜皱褶丧失或减少，突触间隙加宽，AchR 密度减少。免疫化学法证实，残余突触皱褶中有抗体和免疫复合物存在。

三、临床表现

（一）一般表现

重症肌无力可发病于任何年龄，多数患者的发病在 15～35 岁。一般女性多于男性，女和男之比为 3∶2，男性发病年龄较晚，在 60～70 岁达到发病高峰。在青春期和 40 岁以后则男女发病率相等。在 40～49 岁发病的全身型重症肌无力多伴胸腺瘤。

（二）首发症状

起病隐袭，侵犯特定随意肌，如脑干运动神经核支配肌（眼肌、咀嚼肌、面肌、吞咽肌和发音肌），以及肩胛带肌、躯干肌、呼吸肌等，表现波动性肌无力或病态疲劳。50%～65% 患者首先眼外肌受累。最早出现症状为眼睑下垂（25%）、复视（25%）。也有以延髓部肌肉无力为首发，表情呆板、面颊无力（3%）；构音困难、进食易呛（1%）。也可以肢体症状首发，下肢无力，包括下肢酸软、上楼费力等（13%）；上肢上举和梳头无力（3%）。

（三）病程

典型病程是起病第 1 年首先影响眼肌，1 年内陆续影响其余部分的肌肉，不同肌群交替出现症状或从一处扩展到另一处。四肢近端肌疲劳重于远端，多数患者双侧同时受累。有 20%～25% 病程中自发缓解。近年来由于治疗方法和呼吸器械的改进，重症肌无力死亡率约 4%。老年患者常表现为眼睑下垂、吞咽、咀嚼和讲话困难，肌无力持续存在，常合并胸腺瘤，预后较差。

（四）体格检查

主要是眼球活动障碍、眼睑下垂和复视。也可有咽肌或全身肌无力。疲劳试验阳性。腱反射一般存在或较活跃，肌肉萎缩仅出现在晚期，无感觉障碍和肌肉压痛，无病理反射。

（五）加重或危象诱发因素

感染、高热、精神创伤、过度疲劳等可为诱因。一些药物使症状突然恶化，这些药物包括：抗生素如四环素、氨基糖甙类抗生素和大剂量青霉素；抗心律失常药物如奎尼丁、普鲁卡因酰胺、普萘洛尔、苯妥英钠；抗疟疾药如奎宁、风湿和感冒药物；精神药物；抗痉挛药物；激素类如 ACTH、皮质激素、催产素、口服避孕药和甲状腺激素；α 和 β 干扰素、青霉胺；肌松药和麻醉药物。应避免使用。

20%的患者在怀孕期间发病。30%的患者在怀孕期间症状消失，45%的患者症状恶化。分娩后 70%症状加重。

（六）重症肌无力危象

指重症肌无力患者急骤发生呼吸肌无力、不能维持换气功能，重症肌无力危象是神经科急诊。由于咽喉肌和呼吸肌无力，患者不能吞咽和咯痰，呼吸极为困难，常端坐呼吸，呼吸次数增多，呼吸动度变小，可见三凹征。按危象不同的发生机制可分为 3 种。

1. 肌无力危象（Myasthenic crisis） 发生于没有用过或仅用小剂量抗胆碱酯酶剂的全身型的重症患者，由于病情加重，抗胆碱酯酶药物不足而造成。最常见，90%以上危象均为此型。多有诱发因素，常见的诱发因素有全身感染、分娩、药物应用不当（庆大霉素、链霉素等抗生素，安定、吗啡等镇静呼吸抑制剂）等。注射新斯的明或依酚氯铵可缓解症状。

2. 胆碱能危象（Cholinergic crisis） 抗胆碱酯酶药物过量造成。见于长期服用较大剂量的抗胆碱酯酶剂的患者，常有短时间内应用过量的抗胆碱酯酶药物史。有乙胆碱能性不良反应的表现如出汗、肉跳（肌束颤动）、瞳孔缩小、流涎、腹痛或腹泻等。注射新斯的明症状加重，用阿托品后症状可好转。发生率为 1.1% ~6%。近年临床上十分罕见。

3. 反拗性危象（Brittie crisis） 抗胆碱酯酶剂量未变，但突然对抗胆碱酯酶药物失效。原因不明，少数在感染、电解质紊乱、胸腺手术后等发生。无胆碱能不良反应出现。依酚氯铵、新斯的明或阿托品注射后均无变化。

3 种危象可用依酚氯铵试验鉴别，用药后肌无力危象可改善，胆碱能危象加重，反拗危象无反应。

（七）重症肌无力伴发疾病

1. 胸腺瘤 80%的患者有胸腺异常，10% ~40%的患者有胸腺瘤。胸腺增生多见于青年女性，胸腺髓质区有淋巴结型 T 细胞浸润和生发中心，有产生 AchR 抗体的 B 细胞和 AchR 特异性 T 细胞，肌样细胞合并指状树突细胞增多，并指状树突细胞与 T 细胞密切接触。胸腺增生。

多见于 40 ~60 岁，20 岁以下患者伴发少见。一般说伴有胸腺瘤的临床症状严重。胸腺瘤在病理上可分为上皮细胞型、淋巴细胞型和混合型。也可从另一角度分非浸润型（Masaoka 分期 Ⅰ、Ⅱ 期）和浸润型（Masaoka 分期 Ⅲ、Ⅳ 期）两大类。以非浸润型占多数，非浸润型的胸腺瘤本身常无临床症状，大多是在给 MG 患者做纵隔 CT 检查时发现。

（1）WHO 胸腺瘤分类临床意义

A 型和 AB 型浸润性较小。

B 型浸润性较 A 型和 AB 型浸润性强，预后差。

C 型浸润性最强，预后更差。

B_2 型胸腺瘤最易伴发 MG（95.8%），B 型胸腺瘤较 A 型和 AB 型胸腺瘤更易伴发 MG。

（2）WHO 胸腺瘤分型与生存分析：5 年和 10 年总生存率分别为 75.6% 和 36.4%。其中 5 年生存率：A 和 AB 型 91.7%，B 型胸腺瘤 73.1%（B_1 型 84.6%，B_2 型 62.5%，B_3 型 60%），C 型胸腺癌 33.3%，A 和 AB 型较 B 型存活期长（$P < 0.05$）。

（3）WHO 胸腺瘤分类临床意义：WHO 分类方法能反映肿瘤在胸腺内部所在层次，提示肿瘤性质（良性或恶性，越向皮质恶性程度越高），帮助判断预后。

然而，胸腺细胞层次的形成和分布是连续移行的，胸腺肿瘤分类是相对的。有识别困难时，最好观察多个切片，不要简单分类。遇疑难病例应全面观察，WHO 分类方法只对胸腺肿瘤分类，应结合临床论证。

2. 心脏损害 约 16% 患者有心律失常，尸解中发现局限性心肌炎，也有报道左心室功能损害。所以重症肌无力患者的死因除考虑到呼吸道的阻塞和呼吸功能衰竭以外，尚有心脏损害应引起重视。

3. 其他自身免疫病 10% ~ 19% 的患者合并甲状腺疾病，可以合并其他结缔组织病。一般认为女性比男性多见。约 2.2% ~ 16.9% 的全身型肌无力和眼肌型患者可伴发由于甲状腺炎造成的甲状腺功能亢进，而在 19% 的重症肌无力尸解中有甲状腺炎。还可伴风湿性关节炎、系统性红斑狼疮、自身免疫性胃炎和恶性贫血、干燥综合征、溶血性贫血、溃疡性结肠炎、多发性肌炎、硬皮病、天疱疮、肾炎、自身免疫性血小板减少症、有胸腺瘤的单纯红细胞性贫血、原发性卵巢功能减退、胸腺瘤伴白细胞减少等。

（八）临床分型

根据临床症状，重症肌无力可分为不同类型。

1. 儿童肌无力型

（1）新生儿 MG：12% MG 母亲的新生儿有吸吮困难、哭声无力，新生儿在出生后 48 小时内出现症状，持续数日至数周（一过性 MG）。

（2）先天性肌无力综合征：以对称、持续存在，不完全眼外肌无力为特点，同胞中可有此病。

（3）家族性婴儿 MG：家族中有此病，而母亲无，出生呼吸、喂食困难。

（4）少年型 MG：多在 10 岁以后发病，血 nAch - Rab 阴性，常见。

（5）成人型：多见，可有 AchR - Ab。

2. Osserman 分型 1958 年 Osserman 提出 MG 的临床分类方法，并在 1971 年修订，此分型有助于临床治疗分期及判定预后。

Ⅰ 型：眼肌型（15% ~ 20%）。仅眼肌受累，一侧或双侧眼睑下垂，有时伴眼外肌无力，可有轻度全身症状。儿童多见。

$Ⅱ_A$ 型：轻度全身型（30%）。进展缓慢，胆碱酯酶抑制剂敏感，无危象，可伴眼外肌、球部症状和肢体无力，死亡率极低。

$Ⅱ_B$ 型：中度全身型（25%）。开始进行性发展，骨骼肌和延髓肌严重受累，明显咀嚼、构音和吞咽障碍等，胆碱酯酶抑制剂的效果不满意，死亡率低，无危象。

Ⅲ 型：重症急进型（15%）。症状重，进展快，在几周或几月内急性发病和迅速发展，球部肌、呼吸肌其他肌肉受累及，胆碱酯酶抑制剂效果差，常伴胸腺瘤出现危象需气管切开或辅助呼吸，死亡率高。

Ⅳ 型：迟发重症型（10%）。开始为眼肌型或轻度全身型，2 年或更长时间后病情突然恶化，常合并胸腺瘤。胆碱酯酶抑制剂反应不明显，预后不好。

Ⅴ型：肌萎缩型。此型少见，出现在晚期。

3. 其他分型　如药源性重症肌无力：见于青霉胺治疗后，停药消失。

（九）对病情的动态变化进行描述和评估

1. "临床绝对评分法"（准确客观，总分计60分）

（1）上睑无力计分：患者平视正前方，观察上睑遮挡角膜的水平，以时钟位记录，左、右眼分别计分，共8分。0分：11～1点；1分：10～2点；2分：9～3点；3分：8～4点；4分：7～5点。

（2）上睑疲劳试验：令患者持续睁眼向上方注视，记录诱发出眼睑下垂的时间（秒）。眼睑下垂：以上睑遮挡角膜9～3点为标准，左、右眼分别计分，共8分。0分：>60；1分：31～60；2分：16～30；3分：6～15；4分≤5。

（3）眼球水平活动受限计分：患者向左、右侧注视，记录外展、内收露白的毫米数，同侧眼外展露白毫米数与内收露白毫米数相加，左、右眼分别计分，共8分。0分：外展露白＋内收露白≤2mm，无复视；1分：外展露白＋内收露白≤4mm，有复视；2分：外展露白＋内收露白>4mm，≤8mm；3分：外展露白＋内收露白>8mm，≤12mm；4分：外展露白＋内收露白>12mm。

（4）上肢疲劳试验：两臂侧平举，记录诱发出上肢疲劳的时间（秒），左、右侧分别计分，共8分。0分：>120；1分：61～120；2分：31～60；3分：11～30；4分：0～10。

（5）下肢疲劳试验：患者取仰卧位，双下肢同时屈髋、屈膝各90°。记录诱发出下肢疲劳的时间（秒），左、右侧分别计分，共8分。0分：>120；1分：61～120；2分：31～60；3分：11～30；4分：0～10。

（6）面肌无力的计分：0分：正常；1分：闭目力稍差，埋睫征不全；2分：闭目力差，能勉强合上眼睑，埋睫征消失；3分：闭目不能，鼓腮漏气；4分：噘嘴不能，面具样面容。

（7）咀嚼、吞咽功能的计分：0分：能正常进食；2分：进普食后疲劳，进食时间延长，但不影响进食量；4分：进普食后疲劳，进食时间延长，已影响每次进食量；6分：不能进食，只能进半流质；8分：鼻饲管进食。

（8）呼吸肌功能的评分：0分：正常；2分：轻微活动时气短；4分：平地行走时气短；6分：静坐时气短；8分：人工辅助呼吸。

本法简单，每个患者检查及评分时间最多不超过5～6分钟。

2. 相对计分计算法　相对计分＝（治疗前总分－治疗后总分）/治疗前总分

3. 临床疗效分级　临床相对记分≥95%者定为痊愈，80%～95%为基本痊愈，50%～80%为显效，25%～50%为好转，≤25%为无效。

临床绝对计分的高低反映MG患者受累肌群肌无力和疲劳的严重程度；以临床相对计分来做病情的比较和疗效的判定。相对分数越高，说明病情变化越大，相对分数为正值，表明病情有好转，负值表明病情有恶化。

四、实验室检查及特殊检查

（一）血、尿、脑脊液常规检查

血、尿、脑脊液常规检查常正常。

（二）神经电生理检查

（1）肌电图低频重复电刺激：特征是以 3~5Hz 的低频率电流对神经进行重复刺激时，出现肌肉动作电位波幅的递减，递减的幅度至少在 10% 以上，一般对重症肌无力的检查采取 3Hz 刺激 5~6 次的方法，常用检查部位为三角肌和斜方肌，眼轮匝肌、口轮匝肌、额肌和大小鱼际肌也可以应用于检查，如果检查的神经超过 3 条，则阳性率可达 90%，活动后、加热和缺血情况下可以增加阳性率。

（2）单纤维肌电图：可以出现歧脱（jilter）增加，并出现间隙，称阻断（blocking）。单纤维肌电图的阳性率可达 90%~95%，且不受应用胆碱酯酶抑制剂的影响，在高度怀疑重症肌无力而重复电刺激又正常时可以采用。

（3）常规肌电图：一般正常，严重的重症肌无力患者通过给予胆碱酯酶抑制剂也不能改善临床症状，在此情况下肌电图显示肌病改变。应当注意肌电图结果和依酚氯铵试验一样对重症肌无力无特异性。神经传导速度多正常。大部分全身型重症肌无力可以发现脑干听诱发电位的异常。

（三）免疫学检查

（1）乙酰胆碱受体抗体和酪氨酸激酶受体（MuSk-Ab）。用人骨骼肌提取的乙酰胆碱受体做抗原，采用放射免疫法或酶联免疫吸附试验，80%~90% 的患者出现阳性，在缓解期仅 24% 的患者阳性，眼肌型约 50% 阳性，轻度全身型阳性率为 80%，中度严重和急性全身型 100% 阳性，慢性严重型 89% 阳性，临床表现与 AchR-Ab 阳性和抗体滴度没有相关性，但如果血清抗体滴度下降 50% 并持续一年以上多数患者的临床症状可以缓解，而且在激素、免疫抑制剂、血清置换和胸腺切除后临床症状的改善和血清抗体滴度的下降相关，胆碱酯酶抑制剂对抗体滴度改变没有影响，临床上必须考虑到，不同的试验方法和抗原的不同其检查结果也不同。10%~20% 患者 AchR-Ab 阴性。

（2）柠檬酸提取物抗体，血清中抗体的出现提示该重症肌无力患者有胸腺瘤。

（3）抗突触前膜抗体：仅部分患者阳性，提示突触前膜受累可能也参与了部分重症肌无力的发病机制。

（4）乙酰胆碱酯酶抗体：见于以眼肌麻痹为主的重症肌无力及肌无力综合征。

（5）其他非 AchR 抗体：这些抗体包括抗骨骼肌抗体、抗甲状腺抗体、titin 抗体、雷阿诺碱受体抗体（ryanodine receptor antibodies，RyR-Ab）等。

（四）X 线或 CT 检查

75% 的重症肌无力患者可发现胸腺增生，约 15% 患者具有胸腺瘤。

（五）肌肉活检

从临床角度看肌肉活检对于重症肌无力的诊断没有意义，多数患者没有必要进行肌肉活检，少部分患者出现淋巴溢现象和个别肌纤维出现变性改变，此外可见肌病改变、神经源性肌萎缩、Ⅱ型肌纤维萎缩和弥漫性肌纤维萎缩，神经末梢出现萎缩和终板加大。电镜检查和神经肌肉接头的形态计量分析显示神经末梢和突触后膜萎缩，突触后膜变短，乙酰胆碱受体抗体脱失，出现免疫复合物沉积，此外肌间神经和毛细血管也出现异常改变。

五、诊断和鉴别诊断

（一）重症肌无力的诊断

（1）起病隐袭，侵犯特定随意肌，如脑干运动神经核支配肌，以及肩胛带肌、躯干肌、呼吸肌等，受累肌肉分布因人因时而异，表现波动性肌无力或病态疲劳。

（2）肌无力呈斑片状分布，持续活动出现，休息减轻，呈晨轻暮重规律性波动，不符合某神经或神经根支配区。

（3）疲劳试验：快速眨眼50次，观察睑裂变化；大声朗读3分钟可诱发构音不清和鼻音；双上肢平举3分钟诱发上肢无力。

（4）用抗胆碱酯酶药的良好反应（依酚氯铵试验或新斯的明试验阳性）。①Neostigmine试验：1~2mg 肌内注射，为防止腹痛等不良反应，常配以 0.5mg 的阿托品进行肌肉注射，20 分钟后肌力改善为阳性，可持续 2 小时。②Tensilon 试验：10mg 用注射用水稀释至 1ml，先静脉注射 2mg，再用 15 秒静脉注射 3mg，再用 15 秒静脉注射 5mg。30 秒内观察肌力改善，可持续数分钟。

（5）特异性 EMG 异常：约 80% 的 MG 患者尺神经、腋神经或面神经低频神经重复电刺激（2~3Hz 和 5Hz）出现阳性反应（动作电位波幅递减 10% 以上）。单纤维肌电图显示颤抖（jitter）增宽或阻滞。

（6）血清中测得高于正常值的乙酰胆碱受体抗体，或其他神经肌肉接头传导相关自身抗体。血清 nAchR – Ab 滴度 >0.4mmol/L，放免法阳性率 85%，伴发胸腺瘤阳性率 93%。

（7）肌肉病理检查发现突触后膜皱褶变平，乙酰胆碱受体数目减少。

（二）确定是否合并胸腺病变

（1）70% 胸腺增生，多见于年轻女性；10%~15% 合并胸腺瘤，伴胸腺瘤的 MG 的临床特征为 40~59 岁为高峰，大多为 MG 全身型，以男性略多。

（2）影像学检查，主要依靠胸部 X 线照片、CT 和 MRI 扫描等影像学检查。X 线照片不能发现 <2cm 的胸腺瘤，阳性率低。CT 阳性率约 91%。

（3）胸腺瘤相关抗体（CAEab）的测定，阳性率约 88%。

（三）有无伴发其他自身免疫性疾病

约 10% 伴发其他自身免疫性疾病，女性多见。一般可伴发甲亢、桥本甲状腺炎、类风湿关节炎、系统性红斑狼疮、干燥综合征、溶血性贫血、溃疡性结肠炎、天疱疮、Crohn 病、多发性肌炎。根据相关的病史、症状和体征，结合实验室检查可明确诊断。

（四）鉴别诊断

（1）主要与 Lambert – Eaton 综合征鉴别（表 8 – 1）。

表 8 – 1 **MG 与 Lambert – Eaton 综合征鉴别要点**

疾病	MG	Lambert – Eaton 综合征
发病机制	是与胸腺有关的 AchR – Ab 介导、细胞免疫依赖的自身免疫病，主要损害突触后膜 AchR，导致 NMJ 传导障碍	多数与肿瘤有关累及胆碱能突触前膜电压依赖性钙通道（VGCC）的自身免疫病

疾病	MG	Lambert – Eaton 综合征
一般情况	女性患者居多，常伴发其他自身免疫病	男性患者居多，常伴小细胞肺癌等癌或其他自身免疫病
无力特点	表现眼外肌、延髓肌受累，全身性骨骼肌波动性肌无力，活动后加重，休息后减轻，晨轻暮重	四肢近端肌无力为主，下肢症状重，脑神经支配肌不受累或轻，活动后可暂时减轻
疲劳试验	阳性	短暂用力后肌力增强，持续收缩后又呈病态疲劳，为特征性表现
Tensilon 试验	阳性	可呈阳性反应，但不明显
电生理	低频、高频重复电刺激波幅均降低，低频更明显	低频使波幅降低，高频可使波幅增高
血清检测	AchR – Ab 为主	VGCC – Ab 为主
治疗	抗胆碱酯酶药对症治疗，皮质类固醇病因治疗，血浆置换、免疫球蛋白静脉注射、胸腺切除等	二氨基吡啶治疗，病因治疗如手术切除肺癌。也可皮质类固醇、血浆置换、免疫球蛋白静脉注射等

（2）肉毒杆菌中毒：肉毒杆菌毒素作用在突触前膜，影响了神经肌肉接头的传递功能，表现为骨骼肌瘫痪。但患者多有肉毒杆菌中毒的流行病学病史，应及时静脉输葡萄糖和生理盐水，同时应用盐酸胍治疗。

六、治疗

一经确诊，进行分型，了解肌无力的程度以便判断和提高疗效；进一步检查确定有无伴发胸腺瘤和合并其他自身免疫性疾病；注意有无感染和是否使用影响神经肌肉接头处传导的药物，有无结核、糖尿病、溃疡病、高血压、骨质疏松等干扰治疗的疾病。

（一）一般支持治疗

主要是消除各种诱发因素和控制并发症。适当休息，保证营养，维持水电解质和酸碱平衡，降温，保持呼吸通畅，吸氧，控制感染，尤其注意不用影响神经肌接头的抗生素、镇静剂和肌肉松弛剂等药物。

（二）胆碱酯酶抑制剂

使用于除胆碱能危象以外的所有患者，通过抑制胆碱酯酶，使乙酰胆碱的降解减少，神经肌肉接头处突触间隙乙酰胆碱的量增加，利于神经冲动的传递，从而使肌力增加，仅起对症治疗的作用，不能从根本上改变自身免疫过程。长期使用疗效渐减，并促进 AchR 破坏。故应配合其他免疫抑制剂治疗，症状缓解后可以减量至停药。

最常用为溴吡斯的明（pyridostigmine bromide），对延髓支配的肌肉无力效果较好，成人起始量60mg 口服，每 4h1 次；按个体化原则调整剂量，根据患者具体情况用药，如吞咽困难可在饭前30 分钟服药，晨起行走无力可起床前服长效溴吡斯的明 180mg，可改善眼肌型眼睑下垂，但有些患者复视持续存在起效较慢，不良反应较小，作用时间较长。副作用为毒蕈碱样表现，如腹痛、腹泻、呕吐、流涎、支气管分泌物增多、流泪、瞳孔缩小和出汗等，预先肌内注射阿托品 0.4mg 可缓解症状。新斯的明常用于肌无力急性加重时。

（三）免疫抑制剂治疗

1. 皮质类固醇　适应证为所有年龄的中 – 重度 MG 患者，对 40 岁以上成年人更有效，常同时合用抗胆碱酯酶药。常用于胸腺切除术前处理或术后过渡期。值得注意的是，应用肾上腺皮质激素治疗重症肌无力在治疗开始时，有可能使病情加重，因而最好能在病房中进行，准备好病情加重时的可能抢救措施。

（1）泼尼松大剂量递减隔日疗法：60 ~ 80mg/d 或隔日开始，1 个月内症状改善，数月疗效达高峰，逐渐减量，直至隔日服 20 ~ 40mg/d 维持量。较推崇此法。

（2）泼尼松小剂量递增隔日疗法：20mg/d 开始，每周递增 10mg，直至隔日服 70 ~ 80mg/d 至疗效明显时。病情改善慢，约 5 个月疗效达高峰，病情加重的概率少，但日期推迟，风险较大。

（3）大剂量冲击疗法：甲基泼尼松龙（methyl – prednisolone）1g/d，连用 3 日；隔 2 周可重复治疗，2 ~ 3 个疗程。

2. 其他免疫抑制剂　激素治疗半年内无改善，可试用。

（1）硫唑嘌呤（azathioprine）：成人初始剂量 1 ~ 3mg/kg·d，维持量 3mg/kg·d。抑制 T 细胞，IL – 2 受体，每日 50 ~ 200mg，3 个月起效，12 ~ 24 个月高峰。应常规检查血象，发现粒细胞减少，及时换药和对症处理。

（2）环磷酰胺（cyclophosphamide，CTX）：1 000mg + NS500ml，静脉滴注每 5 ~ 7 天 1 次。10 次后改为半月 1 次，再 10 次后改为每月 1 次。大剂量主要抑制体液免疫，小剂量抑制细胞免疫。冲击疗法疗效快，不良反应小。总量≥30g。疗程越长效果越佳，疗程达 33 个月可使 100% 的患者达完全缓解而无复发，这说明记忆 T 细胞也受到了抑制。不良反应为骨痛，对症治疗好转后不复发。若 WBC $< 4 \times 10^9/L$ 或 plt $< 60 \times 10^9/L$ 应暂停治疗 1 ~ 2 周，再查血象，若正常可继用 CTX。

（3）环孢素（cyclosporine）：影响细胞免疫，多用于对其他治疗无效者，每天 3 ~ 6mg/kg，3 ~ 6 个月为 1 个疗程。常见不良反应为高血压和肾功能损害。

（四）血浆置换

是通过清除血浆中 AchR 抗体、细胞因子和免疫复合物起作用。起效迅速，但疗效持续时间短，一般持续 6 ~ 8 周。多用于危象抢救、新生儿肌无力、难治性重症肌无力和胸腺手术前准备。每次平均置换血浆约 2 000 ~ 3 000ml，连续 5 ~ 6 次为 1 个疗程。缺点是医疗费用太高。

（五）大剂量丙种球蛋白

治疗机制尚不完全明了，可能为外源性 IgG 使 AchR 抗体结合紊乱。常用剂量为每天 400mg/kg，静脉滴注，连续 5 天。多用于胸腺切除术后改善症状、危象抢救和其他治疗无效时。起效迅速，可使大部分患者在注射后症状明显的好转，疗效持续数周至数月，不良反应少，但价格昂贵。

（六）胸腺切除

胸腺切除术能切除胸腺内肌样细胞表面上的始动抗原，切除抗体的主要来源（因胸腺是合成抗体的主要部位），胸腺切除后可见血中淋巴细胞迅速减少。适应于：①伴胸腺瘤的各型重症肌无力（包括眼型患者），应尽可能手术。②60岁以下全身型MG，疗效不佳宜尽早手术，发病3～5年内中年女性手术疗效佳。特别对胸腺肥大和高抗体效价的年轻女性患者效果尤佳。③14岁以下患者目前尚有争议。症状严重患者风险大，不宜施行。

术前用肾上腺皮质激素疗法打好基础，再行胸腺切除术，术后继续用肾上腺皮质激素疗法巩固，本手术疗效的特点：①女性优于男性。②病情越轻、病程越短越好。③胸腺内的生发中心越多，上皮细胞越明显，手术疗效越好。④术前术后并用肾上腺皮质激素和放射治疗效果好。因胸腺切除的疗效常延迟至术后数月或数年后才能产生。

胸腺手术本身死亡率极低，有的学者甚至认为是0，胸腺手术死亡率不是由于手术本身而系术后可能出现的危象。为取得胸腺手术的疗效，手术前后的处理是十分重要的。一般来讲，希望患者能在肌无力症状较轻的状况下进行手术，以减少术后的危象发作。因而术前应使用适量的抗胆碱酯酶药或激素，把患者病情控制到较理想的程度，必要时可在术前使用血浆置换。

由于胸腺手术后的疗效一般需数月至数年才能有效，因而术后应继续给以内科药物治疗。非胸腺瘤患者，术后5年有效率可达80%～90%，而胸腺瘤患者亦可达50%左右。

胸腺瘤与重症肌无力的并存：既不是胸腺瘤引起了MG，也不是MG引起了胸腺瘤，那只是并存关系，是免疫功能紊乱所导致的两个相伴疾病，30%MG患者有胸腺肿瘤。

对伴胸腺瘤的MG患者手术疗法的确切疗效尚未能做出结论。而对MG患者的胸腺的手术切除的缺点和危害性却发现了许多。①术后MG患者的病情恶化。②术后MG患者的抗乙酰胆碱受体抗体效价增高。③术后MG患者发生危象的机会增多。④术中死亡时有发生。⑤术后长期疗效并不理想。手术切除胸腺瘤不仅存活率较低，而且存活质量也较差。

伴有胸腺瘤的胸腺确实具有免疫调节作用，而且主要是免疫抑制作用，切除了这种具有免疫抑制作用的胸腺瘤以后使原来的MG症状恶化，抗体增高，甚至本来没有MG而术后诱发了MG等现象就不难理解了。对伴良性胸腺肿瘤的肌无力患者，特别是尚处于Ⅰ、Ⅱ期的良性胸腺瘤患者则应尽可能久地采用非手术的保守疗法。而对伴有浸润型（Ⅲ、Ⅳ期）胸腺瘤的MG患者应积极采用手术治疗，且尽可能地采用广泛的胸腺瘤和胸腺的全切手术。术前就尽快采用免疫抑制疗法，把MG患者的病情调整到最佳状态再进行手术，术后继续给予类固醇疗法、化学疗法和放射疗法等。

另外尚需提出的一个问题是部分原来没有重症肌无力临床症状的胸腺瘤患者，在手术切除胸腺瘤后临床上出现了重症肌无力，部分重症肌无力患者切除胸腺瘤后肌无力症状反而加重。这是一个临床事实，目前对此有多种解释，如认为胸腺瘤细胞可分泌抗肌无力因子，术后使已存在着的轻症重症肌无力（可能被临床漏诊）表现加重而被发现。也有人认为手术是促发产生重症肌无力的一种诱因等。

（七）胸腺放疗

可直接抑制胸腺增生及胸腺瘤，MG药物疗效不明显者，最好于发病2～3年内及早放疗，巨大或多个胸腺，无法手术或术前准备治疗，恶性肿瘤术后追加治疗。^{60}Co每日200～300cGy，总量5 000～6 000cGy。有效率达89.4%。大多在放疗后1～4年，完全缓解及显著好转率66.5%，2～20年随访，疗效较巩固。以往文献报告疗效欠佳多与剂量偏小有关。为预防放射性肺炎，对60岁左右的患者总量≤5 200cGy，在放疗的同时最好不并用化疗。

（八）伴胸腺瘤的 MG 患者的治疗

（1）伴胸腺瘤的 MG 患者的治疗：采用手术、激素、放疗和环磷酰胺化疗综合治疗，提高远期生存率。原则上应针对胸腺肿瘤手术切除治疗，并清扫纵隔周围脂肪组织。即使年老患者也可争取手术或放疗。对拒绝手术或有手术禁忌证患者，采用地塞米松治疗，病情缓解后针对胸腺进一步采用胸腺区放射治疗，经长期随访，疗效稳定。5 年和 10 年生存率分别达到 88.9% 和 57.1%。

Masaoka 分期 Ⅲ 期和 Ⅳ 期患者，2 年和 5 年生存率分别达到 81.3% 和 50%，而未放疗患者仅为 25% 和 0。2 例经活检和 3 例复发者放疗后肿瘤明显缩小。

（2）伴恶性胸腺瘤的 MG 患者：对恶性胸腺瘤手术和放疗后，仍反复出现 MG 危象，肿瘤复发转移，按细胞周期采用联合化疗治疗。MG 患者伴恶性胸腺肿瘤，虽手术切除肿瘤、放疗及激素治疗，患者仍易反复出现危象，并且 MG 症状难以控制，针对肿瘤细胞增殖周期，对手术病理证实恶性胸腺瘤，术后反复出现危象的 MG 患者，选用抗肿瘤药物组成联合化疗。

（九）危象的治疗

一旦发生危象，应立即气管切开，并进行辅助呼吸、雾化吸入和吸痰，保持呼吸道通畅，预防及控制感染，直至康复。

（1）调节抗 AchR 剂的剂量和用法：一般装上了人工呼吸器应停用抗胆碱酯酶剂 24～72 小时。可明显减少唾液和气管分泌物，这些分泌物与支气管痉挛和肺阻力增加有关。然后重新开始给予适量的新斯的明肌肉注射或溴吡斯的明鼻饲或口服。应从小剂量开始。

（2）对诱因治疗：积极抗感染、降温、停用能加重 MG 的药物等。链霉素、卡那霉素、新霉素、黏菌素、多黏菌素 A 及 B、巴龙霉素及奎宁、氯仿和吗啡等均有加重神经肌肉接头传递及抑制呼吸肌的作用，应当禁用。地西泮、苯巴比妥等镇静剂对症状较重、呼吸衰竭和缺氧者慎用。

（3）大剂量免疫球蛋白疗法：外源性 IgG 使 AchR 抗体结合紊乱，常用剂量为每天 400mg/kg，静脉滴注，连续 5 天。

（4）血浆交换疗法：有效率 90%～94%。通常每次交换 2 000～3 000ml，隔日 1 次，3～4 次为 1 个疗程。

（5）大剂量糖皮质激素疗法：一般可用泼尼松每日 60～80mg，晨顿服，特大剂量甲基泼尼松龙（每次 2 000mg，静脉滴注，每隔 5 天 1 次，可用 2～3 次）停药过早或减量过快均有复发的危险。拔管后继续用激素（下楼法）、化疗、放疗或手术疗法。

（6）环磷酰胺：1 000mg 静脉滴注每周 1 次（15mg/kg）以促进 T、B 淋巴细胞的凋亡。不良反应：第二天呕吐。可用甲氧氯普胺 10～20mg 肌肉注射，每日 2 次。骨痛可用止痛药。

由于辅助呼吸技术的高度发展，死于呼吸困难的危象已日益减少。从总体上讲，约 10% 的重症肌无力患者可发生危象，大多有促发诱因，胸腺切除术为促发危象之最重要原因，上呼吸道感染亦是一个重要的促发原因。危象的定义是症状的突然恶化并发生呼吸困难，因而危象的最基本治疗是进行辅助呼吸，控制诱因，保持生命体征及控制可能合并的感染。由于临床上实际很难区分肌无力危象及胆碱能危象，因而在危象时，原则上主张暂停用乙酰胆碱酯酶抑制剂，但可继续使用肾上腺皮质激素。只要辅助呼吸进行得顺利，也不一定使用血浆置换或大剂量丙种球蛋白。当然治疗危象是血浆置换的重要适应证之一。危象前如已应用抗胆碱酯酶药物，则危象解除后应重新给以抗胆碱酯酶药物。

（十）选择合理治疗的原则

（1）确诊为重症肌无力后首先要合理安排活动与休息，原则上在不影响患者生活质量前提下尽量鼓励多活动，以多次小幅度活动为好。

（2）再就是防止各种肌无力危象的诱发因素。

（3）抗胆碱酯酶剂和肾上腺皮质激素两大主要治疗都是"双刃剑"。

抗胆碱酯酶剂具有两重性，治标不治本，治标疗效明显，可暂时缓解症状、改善吞咽和呼吸，勉强维持生命，为进一步进行免疫治疗争取时间。但不能从根本上改变自身免疫过程。长期使用疗效渐减，并可使神经肌接头损害加重，故应配合其他免疫抑制剂治疗。

肾上腺皮质激素治本不治表，见效慢，甚至可使病情一过性加重，免疫抑制剂的长远效果可使病情根本缓解，应是最根本的治疗措施。渐减法出现疗效快，但早期出现一过性加重者较多，适用于Ⅰ型和Ⅱa型；渐增法出现疗效慢，但一过性加重者较少，适用于Ⅱb、Ⅲ和Ⅳ型患者。一过性加重的出现是由于大剂量激素可抑制 Ach 释放。可用下列措施减轻肌无力加重现象：酌情增加溴吡斯的明的剂量和次数；补充钾剂和钙剂。不良反应：胃出血；股骨头坏死（为缺血性，做"4"字试验可早发现，行手术减压）。

（4）血浆置换和丙种球蛋白疗法疗效确切，但效果为一过性，用于危重情况，以避免气管切开和上呼吸器。

（5）胸腺切除术是治疗 MG 最根本的方法。全部胸腺及周围的淋巴组织彻底清扫干净。手术有效率达 70% ~90%。手术前后并用激素疗法，术后 3 年缓解率达 100%，而对伴胸腺瘤的 MG 患者手术疗法的确切疗效尚未能做出结论。

七、预后

除上述力弱的波动性外，原则上讲重症肌无力并不是一个进行性发展的疾病。全身型患者，通常在第一个症状出现后数周至数月症状即会全部表现出来。眼肌型患者，如发病后 2 年仍局限于眼肌，则很少转变为全身型。自发性的缓解亦似乎主要发生在发病后的头 2 年内，因而头 2 年内对症状的观察及治疗是十分重要的。大多数 MG 患者用药物治疗可有效处理。常死于呼吸系统并发症如吸入性肺炎等。

典型病程是起病第 1 年首先影响眼肌，1 年内陆续影响其余部分的肌肉。有 20% ~25% 病程中自发缓解。近年来由于治疗方法和呼吸器械的改进，重症肌无力死亡率约 4%。一般说来 40 岁以上的老年患者、起病急而严重、有胸腺瘤者预后较差。

（耿　娜）

第二节　多发性肌炎

一、概述

炎症性肌病（inflammatory myopathies）是以肌肉纤维、纤维间和肌纤维内炎症细胞浸润为病理特征，表现为肌无力和肌痛的一组疾病。主要包括多发性肌炎、皮肌炎和包涵体肌炎等。人们早已认识到横纹肌和心肌是许多感染性疾病唯一攻击的靶子，但许多肌肉炎症状态无感染病灶存在，提出自身免疫机制，至今尚未完全确定。

特发性多发性肌炎（idiopathic polyrnyositis，PM）和皮肌炎（dermatomyositis，DM）的病变主要累及横纹肌、皮肤和结缔组织。多发性肌炎是以多种病因引起骨骼肌间质性炎性改变和肌纤维变性为特征的综合征，病变局限于肌肉，累及皮肤称皮肌炎，如 PM 和 DM 均与结缔组织有关，则命名为 PM 或 DM 伴风湿性关节炎、风湿热、系统性红斑狼疮、硬皮病，或混合性结缔组织病等。本组疾病早在 19 世纪就已为人们所知，特发性 PM 和 DM 的病因及发病机制尚未明确。目前研究发现，可能的病因包括：

1. 感染　较多的研究显示，感染与 PM/DM 有关。如寄生虫、立克次体感染可造成严重的肌炎症状。目前对病毒的研究较为深入，至今已成功地用小 RNA 病毒，如柯萨其病毒 B_1，流行性腮腺炎（SAIDSD）病毒及 HTLV - 1 型（人 T 淋巴瘤病毒 1 型）病毒造成多发性肌炎样动物模型。病毒可能通过分子模拟机制，诱导机体产生抗体，在一些易感人群中导致 PM/DM 的发生。有人曾在电镜下观察到本病肌纤维有病毒样颗粒，但致病作用尚未得到证实，也未发现患者病毒抗体水平持续升高。PM 和 DM 常伴许多较肯定的自身免疫性疾病，如重症肌无力、桥本甲状腺炎等，提出其与自身免疫有关。PM 被认为是细胞免疫失调的自身免疫性疾病，也可能与病毒感染骨骼肌有关。DM 可发现免疫复合物、IgG、IgM、补体等沉积在小静脉和小动脉壁，提示为免疫反应累及肌肉的小血管，典型病理表现为微血管周围 B 细胞为主的炎症浸润，伴有微血管梗死和束周肌萎缩。PM/DM 常与恶性肿瘤的发生有关。国内报道 DM 伴发恶性肿瘤的频率为 8%，国外报道其发生率高达 10% ~ 40%，PM 合并肿瘤的发病率较 DM 低，约为 2.4%。50 岁以上患者多见，肿瘤可在 PM/DM 症状出现之前、同时或其后发生。好发肿瘤类型与正常人群患发肿瘤类型基本相似。

2. 药物　研究发现肌炎的发生可与某些药物有关。如乙醇、含氟的皮质类固醇激素、氯喹及呋喃唑酮等，药物引起的肌炎发病机制尚不清楚，可能是由于免疫反应或代谢紊乱所造成。药物引起的肌炎在停药后症状可自行缓解或消失。

3. 遗传因素　Behan 等曾报道 PM/DM 有家族史。研究发现，PM/DM 中的 HLA - DR_3 和 HLA - B_8 较正常人增高。PM/DM 的自身抗体产生及临床类型与 HLA 表现型有关。包涵体肌炎 HLA - DRI 的发生率为正常对照组的 3 倍。经动物实验研究发现不同遗传敏感性小鼠患多发性肌炎的易感性明显不同。以上这些研究都说明 PM/DM 的发生有一定遗传倾向。

二、诊断步骤

（一）病史采集要点

1. 起病情况　发病率为 0.5 ~ 1.0/10 万，女性多于男性。文献报道 PM 与 DM 的男女比例分别为 1 : 5 和 1 : 3.75。本病可发生在任何年龄，呈双峰型，在 5 ~ 14 岁和 45 ~ 60 岁各出现一个高峰。本病在成人发病隐匿，儿童发病较急。急性感染可为其前驱表现或发病病因。呈亚急性至慢性进展，多为数周至数月内症状逐渐加重。

2. 主要临床表现　主要的临床表现包括：近端肌无力和肌萎缩，伴肌痛、触痛。DM 患者还伴有皮疹的出现。

（1）多发性肌炎的首发症状依次为下肢无力（42%）、皮疹（25%）、肌痛或关节痛

（15%）和上肢无力（8%）等。可出现骨盆带、肩胛带和四肢近端无力，表现为从坐或蹲位站立、上下楼梯、步行、双臂上举或梳头等困难，颈肌无力表现为抬头困难、头部歪斜。大多数学者认为 PM 合并周围神经损害是 PM 的一个罕见类型。郭玉璞等报道 43 例 PM 的神经或肌肉病理分析，发现有 8 例并发神经损伤（18.60%），提示 PM 合并神经损伤可能是变态反应性神经病对肌肉和神经两系统的损伤。最常见和最重要肌电图表现是运动和/或感觉神经传导速度减慢。有学者认为多发性肌炎是主要累及骨骼肌的疾病，有时除肌病外还伴随周围神经损伤的表现，如感觉损伤和/或肌腱反射消失等，则称为神经肌炎（NM）。至于 PM 合并周围神经损伤是一独立的疾病，还是 PM 病程中神经受损伤的表现之一，目前还没有定论。

（2）皮肌炎：①肌无力表现与 PM 相似，但病变较轻。②典型皮疹包括：向阳性紫红斑：上眼睑暗紫红色皮疹伴水肿，见于 60% ~80% DM 患者，是 DM 的特异性体征。Gottron 征：位于关节伸面，肘、掌指、近端指间关节多见，为斑疹或在红斑基础上高于皮面的鳞屑样紫红色丘疹，是 DM 特异性皮疹。暴露部位皮疹：位于颈前、上胸部"V"区、颈后背上部、前额、颊部、耳前、上臂伸面和背部等处。技工手：掌面和手指外侧面粗糙、鳞屑样、红斑样裂纹，尤其在抗 Jo-1 抗体阳性 PM/DM 患者中多见。③其他皮肤病变：虽非特有，但亦时而出现，包括指甲两侧呈暗紫色充血皮疹，指端溃疡、坏死、甲缘梗死灶、雷诺现象、网状青斑、多形性红斑等。皮损程度与肌肉病变程度可不平行，少数患者皮疹出现在肌无力之前，约7%患儿有典型皮疹，但始终无肌无力、肌病、酶谱正常，称为"无肌病皮肌炎"。④儿童 DM 皮损多为暂时性，临床要高度重视这种短时即逝的局限性皮肤症状，可为诊断提供重要线索，但常被忽略。⑤DM 伴发结缔组织病变较 PM 多见。⑥关节炎改变通常先于肌炎，有时同时出现，血清 CK 轻度升高。

PM 和 DM 患者常有全身表现，所有系统均受累：①关节：关节痛和关节炎见于约15%患者，为非对称性，常波及手指关节，引起手指屈曲畸形，但 X 线无骨关节破坏。②消化道：10% ~30% 患儿出现吞咽困难、食物反流，造成胃反流性食管炎。③肺：约30% 患儿有肺间质改变，急性间质性肺炎、急性肺间质纤维化临床表现，部分患者为慢性过程，临床表现隐匿。肺纤维化发展迅速是本病死亡重要原因之一。④心脏：仅 1/3 患者病程中有心肌受累，出现心律失常、心室肥厚、充血性心力衰竭，亦可出现心包炎。心电图和超声心动图检测约30%出现异常，其中以 ST 段和 T 波异常最常见。⑤肾脏：约 20% 患者肾脏受累。⑥钙质沉着：多见于慢性 DM 患者，尤其是儿童。钙质在软组织内沉积，若沉积在皮下，溃烂后可有石灰样物流出，并可继发感染。⑦恶性肿瘤：约1/4 患儿，特别是 50 岁以上患者，可发生恶性肿瘤，多为实体瘤，男性多见。DM 发生肿瘤多于 PM，肌炎可先于恶性肿瘤 2年左右，或同时或晚于肿瘤出现。⑧其他结缔组织病：约20% 患儿可伴其他结缔组织病，如 SLE、系统性硬化、干燥综合征、结节性多动脉炎等，PM 和 DM 与其他结缔组织病并存，符合各自的诊断标准，称为重叠综合征。

3. 既往史 患者既往病史对诊断有一定意义。特别要询问有否肿瘤和其他结缔组织病史。

（二）体格检查要点

1. 一般情况 有些患者精神萎靡，乏力。有肌肉和关节疼痛患者会出现痛苦面容，可伴低热。有些晚期患者可出现呼吸功能障碍，患者气促，大汗淋漓等。

2. 淋巴结　合并有肿瘤的患者，淋巴结可肿大。

3. 皮肤黏膜　这是体格检查的重点所在。可出现不同程度的皮疹，早期为紫红色充血性皮疹，逐渐转为棕褐色，晚期可出现脱屑、色素沉着和硬结。眶周、口角、颧部、颈部、前胸、肢体外侧、指节伸侧和指甲周围可见红色皮疹和水肿，皮肤损害常累及关节（如肘、指及膝）伸侧皮肤，表现为局限性或弥漫性红斑、斑丘疹、脱屑性湿疹及剥脱性皮炎。某些病例表现为一处或多处局限性皮炎，恢复期皮肤可遗留暗红萎缩性色素沉着和扁平的带鳞屑基底，晚期皮肤可出现硬皮病样改变，称硬皮病性皮肌炎。

4. 心脏　可出现室性房性早搏等心律失常，心音减弱等改变。

5. 肺部　严重病例可出现双肺呼吸音减弱，如果合并有吸入性肺炎，双肺可布满干湿啰音。

6. 关节　合并有关节炎的患者，可发现关节肿胀，甚至畸形、肌肉挛缩等改变。

7. 神经系统体格检查　主要阳性体征集中在运动系统的检查中。一般面部的肌肉不受损，可见上肢近端、下肢近端和颈屈肌无力，以及吞咽困难、肌痛或触痛（一般以腓肠肌明显）、肢体远端无力和肌萎缩。腱反射通常不减低，无感觉障碍。

（三）门诊资料分析

1. 血清肌酶　肌肉中含有多种酶，当肌肉受损时这些酶释放入血液中，因此对肌酶的检测，不仅有助于 PM/DM 的诊断，而且定期复查是了解病情演变的良好指标，肌酸激酶（CK）是肌炎中相对特异性的酶，有一部分肌酶在疾病初期即可升高，在疾病稳定、临床症状尚未好转时降低，因此对诊断、指导治疗和估计预后具有重要意义。

其中以 CK 对 PM 的诊断及其活动性判断最敏感且特异。血清肌酶的增高常与肌肉病变的消长平行，可作为诊断、病程疗效监测及预后的评价指标。肌酶升高常早于临床表现数周，晚期患者由于肌肉萎缩肌酶不再释放。故慢性 PM 和广泛肌肉萎缩的患者，即使处于活动期，肌酶水平也可正常。

（1）CK：95% 的 PM 在其病程中出现 CK 增高，可达正常值的数十倍。CK 有 3 种同工酶：即 MM、MB、BB。CK - MM 大部分来源于横纹肌、小部分来自心肌；CK - MB 主要来源于心肌，极少来源于横纹肌；CK - BB 主要来源于脑和平滑肌。其中 CK - MM 活性占 CK 总活性的 95% ~98%。PM 主要是 CK - MM 升高，CK - MB 也可稍增高，多由慢性或再生的肌纤维所释放引起。晚期肌萎缩患者 CK 可以不升高。血清 CK 受下列因素的影响：长期剧烈运动、肌肉外伤或手术、肌电图操作、针刺、心肌梗死、肝炎、脑病及药物影响（吗啡、地西泮、巴比妥可以使 CK 的排出降低），因此 CK 的特异性也有一定的限度。

（2）ALD：小部分 CK 不升高的 PM 其血清 ALD 升高，但其特异性及与疾病活动性的平行性不如 CK。

（3）CAⅢ：为唯一存在于横纹肌的氧化酶，横纹肌病变时升高。对 PM 特异性较好，但临床应用较少。

（4）其他：AST、LDH 因在多种组织中存在，特异性较差，仅作为 PM 诊断的参考。

2. 其他常规检查　血常规通常无显著变化，可有轻度贫血和白细胞增多，约 1/3 病例有嗜酸性粒细胞增高，ESR 中度升高，血清蛋白量不变或减低，血球蛋白比值下降，白蛋白减少，α_2 和 γ 球蛋白增加。约 1/3 患者 C_4 轻度至中度降低。C_3 偶可减少。部分病例循环免疫复合物增高。多数 PM 患者的血清中肌红蛋白水平增高，且与病程呈平行关系，有时先于肌酸肌酶（CK）升高，也可出现肌红蛋白尿。

（四）进一步检查项目

1. 免疫指标　由于本病是自身免疫性疾病，故在血清中存在多种抗体，可作为诊断及病情观察的指标。

（1）抗核抗体（ANA）：PM 患者 ANA 的阳性率为 38.5%，DM 为 50%。

（2）抗合成酶抗体，其中抗 Jo-1 抗体（胞浆 tRNA 合成酶抗体）阳性率最高，临床应用最多。抗 Jo-1 抗体在 PM 的阳性率为 25%，主要见于 DM，阳性率为 8%~20%。儿童型 DM 及伴恶性肿瘤的 DM 偶见抗 Jo-1 抗体阳性。

（3）抗 SRP 抗体：仅见于不到 5% 的 PM，其阳性者多起病急、病情重，伴有心悸，男性多见，对治疗反应差。

（4）抗 Mi-2 抗体为 PM 的特异性抗体。

（5）其他抗核抗体：多出现在与其他结缔组织病重叠的患者。抗 Ku、抗 PM-Scl 抗体见于与系统性硬化重叠患者。抗 RNP 抗体为混合性结缔组织病中常见抗体，抗 SSA、抗 SSB 抗体多见于与干燥综合征重叠的患者。抗 PM-1/PM-Sul 抗体：抗原为核仁蛋白，阳性率为 8%~12%，可见于与硬皮病重叠的病例。抗 PL-7 抗体：即抗苏酰 tRNA 合成酶抗体，PM 患者中阳性率为 3%~4%。抗 PL-12 抗体：即抗丙氨酰 tRNA 合成酶抗体，阳性率为 3%。

2. 肌电图（EMG）　肌电图检查是一种常用的肌肉病变检查方法，它通过对骨骼肌活动时的电生理变化分析，从而断定肌肉运动障碍的原因、性质及程度，以协助诊断、判定预后。对早期表现为肌无力，而无明显肌萎缩者，肌电图检查可以做到早期发现。PM 和 DM 的异常 EMG 表现为出现纤颤电位、正锐波，运动单位时限缩短、波幅减小，短棘多相波增加，重收缩波型异常和峰值降低，但以自发电位和运动单位电位时限缩短为最重要。自发性电活动出现，提示膜的应激性增加，神经接头的变性或不稳定，或是由于肌肉节段性坏死分离终板和肌肉导致继发性失神经电位，也可能是肌纤维的变性和间质炎症所造成的电解质浓度改变，使肌纤维的兴奋性升高的结果。肌电图自发电位的出现与 PM 和 DM 患者疾病时期有关。自发电位出现量多表示病变处于活动期，自发电位出现量少则表示病变处于恢复过程或在缓慢进展中或肌肉显著纤维化等。活动期与稳定期比较，运动单位时限缩短、波幅降低和病理干扰相的出现率没有明显差异，说明运动单位时限缩短、波幅降低和病理干扰相与 PM 和 DM 疾病分期没有直接关系。在多发性肌炎的发展过程中除了由于肌肉坏死变性而使一个运动单位异步化所形成的多相波外，还有肌肉的坏变引起的肌纤维失神经的影响，在修复过程中又有芽生所造成的时限长的多相波。这些现象会在疾病的不同时期存在，它反映了疾病的不同时期神经、肌肉所处的功能状态。部分患者出现神经元损害的表现，并不代表有原发性神经源性病变，可能肌膜易激惹性增高所致，也可能是由于肌肉内神经小分支的受累或者肌纤维节段性坏死而导致部分正常的运动终板隔离而出现失神经性的改变。肌电图检查是诊断 PM/DM 的重要手段，选择合适的肌肉进行检查以获得较高的 EMG 阳性率。

3. 病理检查　皮肤和肌肉活检是诊断此病的关键，光镜下可见 PM 的病理表现为：肌纤维膜有炎细胞浸润，且有特异性的退行性表现；DM 特征性的病理表现为：肌束周围萎缩和微小血管改变。有人认为，肌束周围萎缩是诊断 DM 的主要表现。肌束周围萎缩即肌束周边区肌纤维处于同一程度的萎缩，束周萎缩区包括变性坏死纤维、再生纤维和萎缩纤维。可能是由于一些损伤因素的持续存在造成了束周区肌纤维的反复坏死和不完全再生所致。电镜下的超微结构主要表现为：激活的淋巴细胞浸润，肌丝坏死溶解，吞噬现象，肌纤维内线粒体、糖原颗粒、脂滴明显增多。PM 的毛细血管改变轻微，而 DM 毛细血管改变较明显，主要有微血管网状结构病变、内皮细胞浆膜消失、胞浆内异常细胞器等。

4. 影像学检查——核磁共振（MRI） 作为一种非创伤性技术，MRI 已用于许多神经肌肉疾病的诊断，国内研究 PM/DM 的 MRI 的表现为在常规自旋回波序列上，受累肌肉在 T_2WI 上呈片状或斑片状高信号。T_1WI 上呈等信号。提示肌肉的炎性水肿样改变。同时还发现 DM 的异常多发生在股四头肌，肌肉的 MRI 表现与肌肉的力弱，肌酶的升高，EMG 的表现，病理表现无必然相关性。

5. ^{31}P 磁共振波谱分析（$^{31}PMPS$）技术是唯一可测定人体化学物质 无机磷（Pi），三磷酸腺苷（ATP），磷酸肌酸（Pcr）的非创伤性技术。Pi 和 Pcr 的比值是检测肌肉生化状态和能量储备的有效指标。Pi 和 Pcr 的升高常提示肌组织产生和利用高能磷酸化合物障碍。Park 等用该技术测得肌肉感染的患者发现，休息状态下 ATP、Pi、Pcr 均低于正常人。而运动时更低，而 ADP 增高。说明其与肌肉力弱程度和疲劳程度相关，本技术对肌肉力弱，而对肌酶正常的患者有重要意义。肌肉的 MRI 和 $^{31}PMRS$ 技术应用于临床诊断，对确定活检部位、观察病情演变及指导临床用药有重要意义。

三、诊断对策

（一）诊断要点

Bohan 和 Peter（1975）提出的诊断标准：①对称的四肢近端肌无力，面肌和颈肌均可累及。②血清肌酶升高。③肌电图提示为肌源性损害。④肌活检提示肌纤维变性、坏死和再生，间质内炎性细胞浸润。⑤典型的皮疹。具备上述 1～4 项者可确诊 PM；具备上述 1～4 项中的 3 项可能为 PM；只具备 2 项为疑诊 PM。具备第 5 条，再加上 3 或 4 项可确诊为 DM；第 5 条加上 2 项可能为 DM；第 5 条加上 1 条，为可疑 DM。应注意有否合并其他结缔组织病的可能。对 40 岁以上的男性患者，需除外恶性肿瘤的可能。

血清酶是一种较客观、敏感的指标，它能较准确地反映出肌肉病变的程度，是诊断 PM 和 DM 较重要的化验指标。大多数活动期 PM 和 DM 患者 CK 明显增高，治疗后在疾病开始稳定、临床症状尚未好转时，稳定期 PM 和 DM 患者 CK 明显降低，CK－MB、AST、LDH、HBDH 均与 CK 有一致性，但升高幅度和动态变化均不及 CK 明显，说明 CK 的升高是 PM/DM 中最常见且是所有血清酶中最敏感的指标，可以作为监测疾病活动性的一个指标，CK 的检测对诊断、指导治疗和估计预后具有重要意义。

（二）鉴别诊断要点

1. 进行性肌营养不良症 此病患者学龄前起病，表现为近端肌无力，病程较缓，有家族史，既往无结缔组织病史，血清 CK 增高明显，肌电图提示肌源性受损，肌活检发现抗肌萎缩蛋白缺如，皮质类固醇治疗后可使患者的血清肌酶下降，但病情改善不明显。

2. 慢性吉兰－巴雷综合征 患者表现为四肢乏力，以远端为主，可伴有末梢型浅感觉障碍，肌电图提示周围神经受损，脑脊液提示蛋白细胞分离现象，患者无肌肉酸痛，血清肌酶不高等可与多发性肌炎鉴别。

3. 重症肌无力　患者表现为四肢无力，眼肌麻痹很常见，受累肌肉呈无力或病态疲劳，症状常局限于某组肌肉，肌群重复或持续运动后肌力减弱，呈晨轻暮重规律性波动，活动后症状加重，休息后不同程度缓解。肌疲劳试验（Joily 试验），新斯的明和依酚氯铵试验阳性，血清 AChR – Ab 测定，肌电图等可确诊。

4. 线粒体肌病　属于遗传性疾病，患者以轻度活动后的肌肉病态疲劳为主要临床表现，休息可缓解。血清肌酶可增高，血乳酸和丙酮酸值增高。鉴别有困难者可分析运动前后乳酸与丙酮酸的浓度，运动前乳酸，丙酮酸浓度高于正常值，或运动后 5 分钟以上不能恢复正常水平为异常。肌肉活检可见破碎红纤维为其特征性改变，运用分子生物学方法检测线粒体 DNA 是确诊本病的金标准。

5. 脂质沉积性肌病　为常染色体隐性遗传，有家族史，是由于遗传因素致卡尼汀或卡尼汀棕榈转移酶缺乏引起肌纤维内脂肪代谢障碍，致使肌细胞内脂肪堆积而引起的肌病。临床表现与多发性肌炎相似，确诊主要根据肌肉病理和生化测定。肌肉活检的重要依据就是脂肪染色阳性，脂滴聚集以 I 型纤维为重，但需要鉴别线粒体肌病和炎性肌病中肌纤维增多的问题。陈琳等认为，与原发性脂质沉积性肌病相比，肌炎患者肌纤维内脂滴增多的程度比较轻，或为散在单根纤维内脂滴堆积，或为普遍轻度到中度增多。

6. 肌糖原累积病　是一种遗传性疾病，由于糖酵解的关键酶突变引起糖原的合成与分解障碍，大量异常或正常的糖原累积在肝脏、心脏与肌肉而引起多种临床表现。临床主要表现为肌无力运动后肌肉酸痛和痉挛，又是伴有腓肠肌肥大，易误诊为多发性肌炎。确诊主要依靠糖原代谢酶的生化检查和肌肉活检。活检提示主要以空泡纤维为主，PAS 染色阳性，多累及 I 型纤维，纤维坏死再生及淋巴细胞浸润少见，电镜下可见大量糖原沉积。与多发性肌炎的肌纤维坏死和炎症细胞浸润不同。

7. 甲状腺功能低下性肌病　最早的甲低性肌肉病是在 1880 年报道，之后陆续有相关报道。该病主要表现为不同程度的近端肌无力，肌痉挛，肌痛，肌肥大，反射延迟等。同时可以有甲状腺功能低下的表现，如黏液水肿，怕冷，行动迟缓，反应迟钝，心率减慢，腹胀厌食，大便秘结。但是甲状腺功能低下所致的全身性症状不能作为甲低性肌肉病的主要诊断依据，因为有的甲低患者并无明显的系统性症状，而以肌肉的症状为主。肌肉活检可见肌纤维形态和大小的改变，以及肌细胞坏死，中心核沉积，炎细胞浸润，核心样结构，I 型、II 型肌纤维的萎缩或肥大等。这些改变与多发性肌炎有很多相似之处，甲状腺功能的实验室检查及甲状腺素替代治疗有效（骨骼肌症状缓解，血清学指标恢复正常或趋于正常等）可予以鉴别。

（三）临床类型

（1）Walton 和 Adams 最早指出，多发性肌炎和皮肌炎可表现为多种形式，根据患者的病因范围，年龄分布及伴发的疾病，可分为 5 型：

I 型：单纯多性肌炎，炎症病变局限于横纹肌。

II 型：单纯皮肌炎，单纯多发性肌炎合并皮肤受累。

III 型：儿童多发性肌炎或皮肌炎。

儿童型 DM 和儿童型 PM：儿童型临床特征与成人 DM/PM 类似，均可表现对称性近端肌无力、肌痛，血清肌酶增高，肌电图呈肌源性损害，但儿童型也有其自身的特点，如肌萎缩、胃肠道受累、钙质沉着等较常见，而并发恶性肿瘤者少见，另外大部分患儿有发热，对称性大、小关节炎，腓肠肌疼痛，除皮疹与成人型相同外，还可有单纯性眼睑红斑；30% ~ 70%患者出肌肉钙化，多见于肘、臀部的皮下筋膜内；可伴有关节挛缩。儿童型的肌组织与成人基本相同，但最典型的改变是在病程的早期出现微血管病变或血管炎症，且其后可发展成为钙化灶。儿童型 PM 也具有自身的特征和转归：学龄儿童发病，呼吸道感染后出现肌肉症状，腓肠肌疼痛，步态异常，后逐渐波及大腿，伴肌肉肿胀。CK 升高，对激素反应较好，预后比成人好，大部分患者在 1 ~ 5 天，少数在 4 ~ 7 周内完全恢复，本型因其症状轻易被忽视。

Ⅳ型：多发性肌炎（或皮肌炎）重叠综合征，约 1/3 的 PM 或 DM 合并 SLE、RA、风湿热、硬皮病、Sjogren 综合征或几种病变构成的混合性结缔组织病等。重叠综合征的发病率不清，据报道仅 8% 的 SLE 病例伴真正的坏死性炎症性肌病，硬皮病、风湿性关节炎等，接受 D - 青霉胺治疗的风湿性关节炎患者 PM 和 DM 的发病率增加。重叠综合征肌无力和肌萎缩不能单用肌肉病变解释，因关节炎引起疼痛可限制肢体活动，导致失用性肌萎缩。有些结缔组织病可伴发肌炎或多年后出现肌炎，疾病早期仅有肌肉不适、酸痛及疼痛，诊断有时依靠血清肌酶、EMG 及肌肉活检。PM 或 DM 可与风湿性关节炎、风湿热、系统性红斑狼疮、硬皮病及其他混合性结缔组织病并存。

Ⅴ型：伴发恶性肿瘤的多发性肌炎或皮肌炎。1916 年 Stertz 首次报道了 PM/DM 与恶性肿瘤的相关性，并存率为 5% ~ 25%，大部分出现在 DM，小部分在 PM，其后不断有相关文献报道，但各报道之间恶性肿瘤的发生率（13% ~ 42.8%）以及肿瘤分型差别较大。目前认为男性患者肿瘤综合征与肺癌和结肠癌、前列腺癌的关系最密切，女性患者与乳腺癌和卵巢癌关系密切。肿瘤可发生在所有的器官，但此型患者肌肉和皮肤均未见肿瘤细胞。约半数患者 PM 或 DM 症状先于恶性病变有时早 1 ~ 2 年或更多年。40 岁以上发生者尤其要高度警惕潜在的恶性肿瘤可能，应积极寻找病灶，定期随访，有时需数月至数年才能发现病灶。PM 或 DM 伴发症的发生率和病死率通常取决于潜在恶性肿瘤的性质及对治疗的反应，有时肿瘤切除可避免发生肌炎。PM/DM 易合并恶性肿瘤，且恶性肿瘤的发生可出现在 PM/DM 的任何时期。因此对于年龄较大（40 岁以上）的 PM/DM 患者应提高警惕，尤其是对于男性、合并系统损害、肿瘤血清学检测阳性的患者，应积极寻找肿瘤的证据，以避免延误病情。

（2）以上的分类标准对本病的诊断、治疗和预后有一定的指导作用，但由于患者起病方式、临床表现、实验室检查等方面变化很大，这些方法区分的各类型肌炎患者在临床、实验室、遗传学方面的差别不显著。而肌炎特异性抗体（MSAs）与某些临床表现密切相关，有更好的分类作用。以 MSAs 来区分 PM/DM，按阳性率高低主要分为三大类：抗合成酶抗体，以抗 Jo - 1 抗体为主，临床表现为抗合成酶综合征，预后中等。抗 SRP 抗体易发生心肌受累，对免疫抑制剂反应差，有很高的病死率，预后差。抗 Mi - 2 抗体主要见于 DM 对免疫抑制剂有很好的反应，一般预后良好。不同的 MSAs 分别与各自的临床类型相联系，对预后有判断价值。

其中抗 Jo - 1 抗体阳性者常有特征性临床表现：间质性肺病、关节炎、雷诺现象、技工手等，合称为抗 Jo - 1 抗体综合征。由于其临床表现多样化，容易延误诊治。其中以间质性肺炎为首发症状者最多见。由于在整个病程中以间质性肺炎为主要表现，且可出现在肌炎之前，临床甚至无肌炎表现，常被诊为"特发性肺间质病变"、"肺感染"、"类风湿性关节炎"，因此联合检测抗 Jo - 1 抗体、肌酶及免疫学指标有利于诊断。患者在间质性肺炎的基础上，加之呼吸肌无力易致分泌物潴留和肺换气不足，吞咽困难增加了吸入性肺炎机会，激素、免疫抑制剂的应用也增加感染的机会，故抗 Jo - 1 抗体阳性的 PM/DM 患者易发生肺部感染，也是主要的死亡原因之一。

四、治疗对策

（一）治疗原则

抑制免疫反应，改善临床症状，治疗原发病。

（二）治疗计划

1. 一般治疗　急性期卧床休息，病情活动期可适当进行肢体被动运动和体疗，有助于预防肢体挛缩，每天 2 次，症状控制后的恢复期可酌情进行主动运动，还可采用按摩、推拿、水疗和透热疗法等。予高热量、高蛋白饮食，避免感染。

2. 皮质类固醇　皮质类固醇是 PM 和 DM 的一线治疗药物，泼尼松成人 0.5 ~ 1.0mg/（kg·d），儿童剂量为 1 ~ 2mg/（kg·d），多数患者于治疗 6 ~ 12 周肌酶下降，接近正常，待肌力明显恢复、肌酶趋于正常 4 ~ 8 周开始缓慢减量（一般 1 年左右），减量至维持量 5 ~ 10mg/d 后继续用药 2 年以上；对病情发展迅速或有呼吸肌无力、呼吸困难、吞咽困难者，可选用甲泼尼龙成人 0.5 ~ 1.0g/d，儿童 30mg/（kg·d），静脉冲击治疗，连用 3 天，之后改为 60mg/d 口服，根据症状及肌酶水平逐渐减量。在服用激素过程中应密切观察感染情况，必要时加用抗感染药物。激素使用疗程要足，减量要慢，可根据肌力情况和 CK 的变化来调整剂量，治疗有效者 CK 先降低，然后肌力收善，无效者 CK 继续升高。

应注意长期应用皮质类固醇减量停药后的不良反应和防治：①反跳现象：皮质类固醇减量乃至停药过程中出现原有疾病加重。防止或减轻"反跳现象"的方法："下台阶"阶梯减量的方法逐渐撤减皮质类固醇。②虚弱征群：长期、连续服用皮质类固醇而停用后会出现乏力、纳差、情绪消沉，甚至发热、呕吐、关节肌肉酸痛等。患者对皮质类固醇产生依赖性，对停用有恐惧感。主观感觉周身不适和疾病复发。此时须鉴别确实是"疾病复发"还是"虚弱征群"。防治方法：在疾病处于稳定期后或在停用前隔日服用皮质类固醇，以减少对垂体的抑制。③应激危象：长期用皮质类固醇后 HPA 轴功能被抑制，停用后该轴功能需要 9 ~ 12 个月或更长时间恢复。因此，各种应激状态时均应加大皮质类固醇用量，已停用者可再次应用。

3. 硫唑嘌呤（AZA）　除激素外，硫唑嘌呤是临床上使用最悠久自身免疫性疾病的药物。AZA 的活性产物[62]MP，能抑制嘌呤生物合成而抑制 DNA、RNA 及蛋白合成。对细胞和体液免疫均有明显的抑制作用，但并不干扰细胞吞噬和干扰素的产生，为一种非特异性的细胞毒药物。对激素治疗无效或不能耐受的患者，可予口服硫唑嘌呤 2 ~ 3mg/（kg·d），初始剂量 25 ~ 50mg/d，渐增加至 150mg/d，待病情控制后逐渐减量，维持量为 25 ~ 50mg/d。无类固醇激素不良反应，适于需长期应用免疫抑制剂的患者。

在人类 AZA 不良反应发生率为 15%。主要不良反应为骨髓抑制，增加感染机会，肝脏毒性，脱发，胃肠道毒性，胰腺炎以及具有诱发肿瘤危险。①骨髓抑制：最常见为剂量依赖性，常发生在治疗后的 7 ~ 14 天。表现为白细胞减少，血小板减少导致凝血时间延长而引起出血和巨幼红细胞性贫血。AZA 所致造血系统损害是可逆性的，及时减量或停用，大部分患者造血功能可恢复正常。②肝脏毒性：主要表现为黄疸。实验室检查异常：血清碱性磷酸酶，胆红素增高，和/或血清转氨酶升高。罕见的但严重危及生命的肝毒性为静脉闭塞性病。③胃肠道毒性：主要发生在接受大剂量 AZA 患者，表现为恶心呕吐，食欲减退和腹泻。分次服用和/或餐后服药可减轻胃肠道不良反应。呕吐伴腹痛也可发生在少见的过敏性胰腺炎。其他包括口腔，食道黏膜溃疡以及脂肪泻。④致癌性和致畸性：对人类具有致癌性已经被公认。AZA 能致膀胱肿瘤和白血病。关于对人类的致畸性尚未见报道，但对动物（大鼠、小鼠、兔子、仓鼠）的致畸性已经得到证实（四肢、眼、手指、骨骼、中枢神经系统）。⑤过敏：不可预知，罕见并具有潜在致命危险的不良反应是超敏反应，AZA 药物过敏反应表现多样，可从单一的皮疹到过敏性休克（如发热，低血压和少尿）。胃肠道过敏反应的特点为严重恶心呕吐。这一反应也可以同时伴发腹泻、皮疹、发热、不适、肌痛、肝酶增高，以及偶尔发生低血压。⑥增加感染机会。

AZA 为一种毒性药物，应该在严密监护下合理使用。AZA 与其他免疫抑制药物合用将明显增加其毒性作用，应注意监测外周血细胞计数和肝脏功能。

4. 甲氨蝶呤（MTX） MTX 剂量由 5mg 开始，每周增加 5~25mg，每周 1 次静脉注射，口服时由 5~7.5mg 起始，每周增加 2.5~25mg，至每周总量 20~30mg 为止，待病情稳定后渐减量，维持治疗数月或数年。儿童剂量为 1mg/kg。甲氨蝶呤可与小剂量泼尼松（15~20mg/d）合用，一般主张开始从小剂量泼尼松治疗时就与一种免疫抑制剂合用，DM 并发全身性血管炎或间质性肺炎时须采用此方案。

5. 环磷酰胺（CTX） 对 MTX 不能耐受或不满意者可选用，50~100mg/d 口服，静脉注射重症者可 0.8~1.0g 静脉冲击治疗。用药期间应注意白细胞减少、肝肾功能及胃肠道反应。

6. 环孢素 A（CsA） 环孢素 2.5~5.0mg/（kg·d），使血液浓度维持在 200~300ng/ml，可能对 DM 患者更有益。主要不良反应为肾功能异常，震颤，多毛症，高血压，高脂血症，牙龈增生。尽管其肾脏毒性是有限的，但为必须调整或停药的指征。①牙龈增生：常见的不良反应，常发生在使用后的第 1 个月，服用 CsA 后 3 个月内就会出现明显牙龈增生。15 岁以下儿童更常见。钙离子通道阻滞剂硝苯地平（心痛定）能够加剧 CsA 所致的牙龈增生。②肾脏毒性：CsA 所致肾毒性为最常见但同时也是最严重的不良反应。表现为 BUN 和 Scr 升高。临床上也可表现为水潴留，水肿，但常常不易被察觉。其肾毒性与药物剂量相关且停药或减量后可恢复正常。血浆浓度 >250ng/ml 肾毒性明显增加。CsA 的肾毒性分急性和慢性肾性两种。急性肾脏毒性发生在用药的开始 7 天内；亚急性毒性 7~60 天，CsA 的慢性毒性出现在 30 天以后。表现为不可逆肾脏功能异常。其临床特征为进行性的肾功能减退，影响患者的长期存活。一旦发生无有效的治疗方法。③肝脏毒性：发生在用药的第 1 个月并与药物剂量呈正相关。表现为肝功能异常（GOT，GPT，γ2GT 增高）以及血胆红素增高。肝脏毒性可在 CsA 减量或停药后逆转。④对水电解质的影响：高钾血症（常伴高氯性代谢性酸中毒），低镁血症以及碳酸氢盐浓度下降。高尿血症也较常见，尤其是同时给予利尿剂治疗时更易发生而可能导致痛风。⑤神经系统不良反应：震颤，手掌烧灼感，跖肌感觉异常，头痛，感觉异常，抑郁和嗜睡，视觉障碍（包括视神经盘水肿、幻视）等。偶尔发生抽搐或癫痫发作等副作用。有报道，CsA 与大剂量甲基泼尼松龙同时使用，可发生抽搐或癫痫发作。中毒剂量表现醉酒感，手足感觉过敏和头痛等。⑥胃肠道不良反应：腹泻，恶心呕吐，食欲减退和腹部不适等常见。其次可发生胃炎，打嗝和消化性溃疡。也有报道可出现便秘，吞咽困难和上消化道出血。⑦皮肤：多毛症（分布于脸、上肢和背部）。⑧内分泌不良反应：高血糖，催乳素增高，睾酮下降，以及男子女性化乳房，糖尿病等 CsA 能增加早产发生率，CsA 能通过胎盘并可分泌入乳汁。至今尚未见有关正在哺乳的妇女使用该药的报道。⑨其他：例如肌病，可逆性肌损害伴肌电图异常。

CsA 肾毒性的防治：①严格注意用药适应证和禁忌证，肝肾功能异常或肾组织病理检查有明显小管间质病变者慎用或禁用。②选择合适剂量，疗程并监测血药浓度调整用量。剂量一般每日 4~6mg/kg，分 12 小时口服给药，3 天后以血药浓度调整 CsA 剂量，总疗程一般不超过 2 年（足量 6~9 个月后开始减量）。③严密监测临床不良反应，血压，肝肾功能，如 BUN，Scr，血清胆红素，电解质（尤其是钾和镁）。监测尿酶，微量蛋白等。④中药：冬虫夏草、丹参、人参总皂苷和粉防己碱对 CsA 引起的急性肾毒性有保护作用。

7. 免疫球蛋白　免疫球蛋白对 PM 的治疗有益，0.4g/（kg·d），静脉滴注，连用 5 天，每月 1 次，根据病情可适用数月。可减少免疫抑制剂的用量，但缺乏临床对照试验证实。血浆置换疗法可在免疫抑制剂无效时采用，去除血液中细胞因子和循环抗体，改善症状。

8. 全身放疗或淋巴结照射　抑制 T 细胞免疫活性，对药物治疗无效的难治性 PM 病例可能有效，不良反应较大。

9. 支持疗法和对症治疗　包括注意休息、高蛋白及高纤维素饮食、适当体育锻炼和理疗等。重症卧床患者肢体可被动活动，以防关节挛缩及失用性肌萎缩，恢复期患者应加强康复治疗。

10. 中西医结合治疗　雷公藤兼有免疫抑制及糖皮质激素二者的作用特点，故可应用。某些中药替代激素治疗或联合使用时，可减少激素用量，从而降低其副作用。雷公藤为卫矛科雷公藤属长年生藤本植物，具有清热解毒、消肿、消积、杀虫、止血等功效。是迄今为止免疫抑制作用最可靠的中药之一。因其毒副作用较大，又有断肠草之称。目前临床上雷公藤有多种剂型，如汤剂、糖浆剂、颗粒剂、片剂、流浸膏剂、酊剂、擦剂、软膏剂等。

雷公藤多贰片为临床最常用的剂型，对免疫系统呈双向调节作用。在体外低浓度时促进 T、B 细胞增殖，高浓度时则呈抑制作用；在体内，低浓度时促进 B 细胞功能，但对 T 细胞功能无明显影响；高浓度则对 T、B 细胞功能均有抑制作用。对 NK 细胞的作用也是如此。

其毒副作用包括生殖系统毒性、肝脏损害、粒细胞减少和肾脏损害等，长期应用可导致肾间质纤维化，其中较为突出的是对生殖系统的影响。①生殖系统：对生殖系统有明显影响，不仅影响女性卵巢功能，也影响男性睾丸精子发育。因此，此药疗程不宜过长，一般用药疗程小于 6 个月，长期使用也可能引起生殖器官的难逆性损害。一般停药后，生殖系统功能有望恢复。②血液系统和骨髓抑制作用：白细胞及血小板减少，严重者可发生粒细胞缺乏、贫血和再生障碍性贫血。多在用药后 1 周出现，常同时伴有腹泻，停用本品后常于 1 周后可逐渐恢复正常。③肝肾功能的不良反应：本品可出现肝脏酶谱升高和肾肌酐清除率下降，这种作用一般是可逆的，但也有严重者发生急性肾功能衰竭而导致死亡。④皮肤黏膜改变：可达 40%，表现皮肤色素沉着、皮疹、口腔溃疡、痤疮、指甲变软、皮肤瘙痒等。⑤其他不良反应：可致胃肠道反应，纵隔淋巴瘤，不宁腿综合征，听力减退，复视等。

为了减少雷公藤多甙的毒副作用，在临床用药过程中要严格掌握适应证和禁忌证，防止滥用本品；尤其青春期儿童慎用。肝、肾功能异常及造血功能低下者慎用；掌握好用药剂量和疗程：不超过每日 1mg/kg，最大不超过 30mg/d，疗程一般不超过 6 个月。对生殖系统不良反应的防止：青春发育期慎用。对哺乳期妇女，雷公藤能通过乳汁影响婴儿，此阶段应禁止使用。控制用药剂量，适量联合用药，可提高疗效，减少不良反应。可与 CsA 等药物联用，增加药物疗效，降低用药剂量，减轻单独用药的不良反应。在疾病的活动期，不宜单独使用雷公藤制剂。用药期间严密监测血常规，肝肾功能等。出现不良反应立即停药，并积极对症处理以达到安全、有效、合理的应用。

（三）治疗方案的选择

（1）本病的治疗通常联合应用免疫抑制剂和细胞毒性药物。一般说来，对激素反应好的 PM、DM，应选择激素 + 细胞毒性药物治疗；对激素抵抗的 PM、DM，应选择细胞毒性药物 IVIG 治疗；对激素依赖的 PM、DM，应选择细胞毒性药物；对激素、细胞毒性药物均抵抗的 DM、PM，应选用甲基泼尼松龙 + 细胞毒性药物，如 MTX + CSA、IVIG 治疗。陈洁等认为在免疫抑制剂的使用中，MTX 的疗效优于 CTX 和硫唑嘌呤，故以 MTX 为首选。

难治性 PM、DM 可首选 IVIG、激素 + CSA、CSA + IVIG，儿童型 DM 选用甲基泼尼松龙，合并有肺间质病变时选用环磷酰胺，皮炎治疗选用羟基氯喹、MTX、IVIG，钙盐沉着时加用阿仑磷酸钠、丙磺舒。激素、细胞毒性药物及丙种球蛋白推荐逐级、逐步经验治疗，前二者可一开始即联合应用。

（2）部分难治性 PM/DM 的治疗：现有许多研究者采用静脉注入大量人体免疫球蛋白（IVIG）进行治疗，其机制是抑制 B 细胞产生有交叉反应基因型的自身抗体，抑制 T 细胞介导的细胞毒作用，对有血管病变的 DM 患者可改善血管壁病变。静脉注射 IVIG 的剂量为 0.4g/kg，连用 5 天后，可每月应用 1 次，Dalakas 等研究认为，应用大剂量的 IVIG1g/kg，连续 2 天，每月 1 次，使用 4 ~ 6 个月，可使难治性 PM/DM 获得明显的疗效。免疫抑制剂无效时，也有学者提出使用血浆交换及白细胞去除方法，去除血液中的细胞因子和循环抗体，是治疗难治性 PM/DM 的有效方法。对于难治性或危及生命的 PM/DM 患者，有学者提出使用全身放疗（TBI）。其作用机制是通过抑制周围淋巴细胞数量，从而影响其功能，Hengstman 等应用抗肿瘤坏死因子 α 的单克隆抗体治疗 PM/DM 患者，取得了较好的疗效，认为是一种安全起效快的治疗方法。但这一方面只处于初步研究阶段，尚缺大样本的病例研究。

五、病程观察及处理

（一）病情观察要点

（1）注意生命体征，特别是呼吸功能，必要时予呼吸机辅助呼吸。

（2）四肢的肌力和肌张力情况，注意腱反射等的改变。

（3）心脏的功能，有否颈静脉怒张，下肢水肿等情况。

（4）监测药物的不良反应，皮质类固醇激素引起的高血压、血糖增高等，细胞毒性药物引起的骨髓抑制等。

（5）定期复查血常规，肝肾功能等。

（6）对于进行血浆置换的患者，需观察其血压、神志等情况，注意低钾、低钙、过敏等并发症。

（二）疗效判断与处理

治疗的理想标准应该是主要临床症状肌肉力弱及皮疹消失，CK 水平恢复正常，激素完全撤除。但不是每个患者都能达到这一标准，因此需要一个现实的实际标准，即临床症状明显减轻，使用最小的激素维持量，CK 正常或下降，皮疹减轻。但有时临床症状减轻与 CK 下降不平行，或力弱有恢复而皮疹不减轻，因此如何确定治疗标准以评定疗效和正确选择治疗还需要进一步研究，是否不以临床改善作为主要判断，是否监测 CK 变化而不以 CK 正常作为治疗标准，是否不以皮疹消失作为用药标准。

六、预后评估

PM 和 DM 一般预后尚好，伴恶性肿瘤例外。成人及儿童的病程明显不同，大多数病例经皮质类固醇治疗后症状改善，也有许多患者遗留不同程度的肩部、臀部肌无力。20% 的患者完全恢复，20% 长期不复发。急性或亚急性 PM 起病即开始治疗预后最好，合并恶性肿瘤者用皮质类固醇治疗可减轻肌无力和降低血清酶水平，但数月后可复发，继续用药无效，如成功切除肿瘤可不再复发。发病数年后病死率约 15%，儿童型 DM、PM 合并结缔组织病及恶性肿瘤病死率高。由于本病合并恶性肿瘤概率为 9% ~ 52%。对于中、老年患者，应每 3~6 个月随访 1 次，详细地检查有无肿瘤伴发。

七、出院随诊

患者出院后每 2 周复诊 1 次，出院以带口服药为主，注意肝肾功能、血常规等。出院后要注意休息，避免劳累，预防感冒，避免参加剧烈体育活动。

（龙海丽）

第三节 进行性肌营养不良

一、概述

进行性肌营养不良是一组缓慢进行性加重的以对称性肌无力和肌萎缩为特点的遗传性肌肉疾病。临床上病变主要累及四肢肌、躯干肌和头面肌，少数累及心肌。大部分患者有明确的家族史，约 1/3 的患者为散发病例。根据遗传方式、发病年龄、受累肌肉分布、有无肌肉假肥大、病程及预后等分为不同的临床类型，包括假肥大型肌营养不良、面肩肱型肌营养不良、肢带型肌营养不良、眼咽型肌营养不良、远端型肌营养不良、眼肌型肌营养不良、埃-德型肌营养不良、脊旁肌营养不良等。以假肥大型肌营养不良最为常见，其又分为 Duchenne 型和 Becker 型肌营养不良。Duchenne 型肌营养不良（DMD），发病率为 1/3 500 男婴，无明显地理和种族差异。

二、诊断步骤

（一）病史采集要点

1. 起病情况　慢性起病，缓慢进行性加重。耐心询问病史，尽量掌握比较确切的起病时间，了解病程和疾病进展情况，对于疾病分型有一定帮助。DMD 起病年龄约 3～5 岁，12 岁不能走路，25 岁死亡。BMD 平均发病年龄为 11 岁，病程可达 25 年以上，40 岁后仍可行走，死亡年龄较晚。面肩肱型肌营养不良自儿童至中年发病，多在青春期发病。肢带型肌营养不良在儿童晚期、青少年或成人早期发病。眼咽型肌营养不良常见于 30～50 岁患者。远端型肌营养不良多在 40 岁以后起病。眼肌型肌营养不良通常在 30 岁以前发病。埃－德型肌营养不良在儿童期发病。脊旁肌营养不良 40 岁以后发病。

2. 主要临床表现　DMD 主要表现为四肢近端和躯干肌无力和萎缩。下肢重于上肢，上楼及坐位站起困难，抬臂困难。1/3 患儿有精神发育迟缓和心脏受累。BMD 临床表现与 DMD 相似，只是症状较轻，通常不伴有心肌受累和认知功能缺损。面肩肱型肌营养不良肌无力典型的局限于面、肩和臂肌，翼状肩胛常见，心肌不受累，临床严重程度差异很大。肢带型肌营养不良与 DMD 相比，肩带肌与骨盆带肌几乎同时受累。眼咽型肌营养不良表现为上睑下垂、眼球活动障碍和吞咽困难。远端型肌营养不良主要表现为四肢远端肌肉萎缩和无力。眼肌型肌营养不良表现为眼睑下垂和眼外肌瘫痪。埃－德型肌营养不良主要表现为肌萎缩、无力和挛缩。脊旁肌营养不良表现为脊旁肌无力、背部疼痛和脊柱后凸。

3. 家族史　DMD 和 BMD 均是 X 连锁隐性遗传，只有男性患者，女性为基因携带者，有些携带者可有肢体无力、腓肠肌假肥大和血清肌酶升高。面肩肱型肌营养不良为常染色体显性遗传，但是临床严重程度差别大，有的患者家属需要医师检查、判断才发现自己有问题。肢带型肌营养不良为常染色体显性或隐性遗传，也有散发病例。眼咽型肌营养不良为常染色体显性遗传，也有散发病例。远端型肌营养不良有常染色体显性变异型和隐性遗传或散发病例。眼肌型肌营养不良为常染色体显性遗传，也有散发病例。埃－德型肌营养不良多为 X 连锁隐性遗传。脊旁肌营养不良可有家族史。

（二）体格检查要点

1. 一般情况　约 1/3 DMD 患者有智能障碍，大多数患者有心肌损害和胃肠平滑肌有功能异常，表现急性胃扩张和假性肠梗阻。BMD 患者通常不伴有心肌受累和认知功能障碍。埃－德型肌营养不良可出现心脏传导异常和心肌病。其余类型一般心脏不受累。

2. 神经系统检查　DMD 和 BMD 可见鸭步（骨盆带肌无力则走路左右摇摆）、Gower 征（腹肌和髂腰肌无力使患者从仰卧位站起时必须先转为俯卧位，再用双手臂攀附身体方能直立）、腰椎前凸和腓肠肌假肥大（脂肪浸润，体积增大，但无力。有时臀肌、三角肌和冈下肌也可见肥大）。面肩肱型肌营养不良查体可见面部表情肌无力（眼睑闭合不全，鼓腮和吹哨困难），斧头脸（面肌萎缩引起），翼状肩胛（肩胛带肌受累），口唇变厚而微噘（口轮匝肌假肥大）。肢带型肌营养不良见鸭步、Gower 征、腰椎前凸和翼状肩胛，但无腓肠肌假肥大。眼咽型肌营养不良可发现眼睑下垂和眼球活动障碍（瞳孔对光反射正常），咀嚼无力和吞咽困难。远端型肌营养不良可见手足小肌肉、腕伸肌、足背屈肌等萎缩和肌力减退。眼肌型肌营养不良可发现眼睑下垂和眼球活动障碍（瞳孔对光反射正常）。埃－德型肌营养不良常见于肱三头肌、肱二头肌、腓骨肌、胫前肌和肢带肌萎缩和挛缩。脊旁肌营养不良可触及背部疼痛，脊柱后凸。

（三）门诊资料分析

1. 心酶检查　DMD 患者血清肌酸肌酶（CK）、乳酸脱氢酶、谷草转氨酶和谷丙转氨酶均增高，尤其 CK 水平异常增高，可达正常 50 倍以上。BMD 血清肌酸肌酶水平也增高，但不如 DMD 明显。面肩肱型肌营养不良血清肌酸肌酶正常或轻度增高。肢带型肌营养不良、眼咽型肌营养不良、远端型肌营养不良、眼肌型肌营养不良、埃－德型肌营养不良、脊旁肌营养不良血清肌酸肌酶正常或轻度增高。

2. 肌电图　各类型均为典型的肌源性损害，受累肌肉主动收缩时，动作电位的幅度减低，间歇期缩短，单个运动单位的范围和纤维密度减少，多相电位中度增加。

3. 从病史和体格检查　可见患者一般以四肢近端无力和萎缩，不伴感觉障碍，符合肌源性损害，心酶和肌电图帮助确诊。根据临床特点、起病年龄和检查结果，可以初步判断各个类型肌营养不良。

（四）进一步检查项目

1. 心脏检查　包括 X 线、心电图、超声心电图等。DMD 和埃－德型肌营养不良患者可发现心肌损害和心功能不全。

2. 视网膜电图　DMD 患者存在视网膜电图异常。

3. 肌肉 MRI　可见变性肌肉不同程度的蚕食现象，探查变性肌肉的程度和范围，为肌肉活检提供优选部位。

4. 肌肉活检　基本病理改变为肌纤维坏死和再生，肌膜核内移，细胞间质可见大量脂肪和结缔组织增生。DMD 组化检查可见 Dys 缺失和异常。

5. 基因检测

三、诊断对策

（一）诊断要点

本病根据临床表现和遗传方式，特别是基因检测，配合心酶、肌电图以及肌肉活检，一般均能确诊。

（二）鉴别诊断要点

1. 少年近端型脊髓性肌萎缩　本病为常染色体显性和隐性遗传，青少年起病，主要表现四肢近端对称性肌萎缩，有肌束震颤，肌电图可见巨大电位，为神经源性损害，肌肉病理符合神经性肌萎缩。基因检测显示染色体 5q11－13 的 SMN 基因缺失或突变等。

2. 良性先天性肌张力不全症　本病应与婴儿期肌营养不良鉴别，特点为没有明显肌萎缩，CK 含量正常，肌电图和肌肉活检无特殊发现，预后良好。

3. 慢性多发性肌炎　病情进展较急性多发性肌炎缓慢，无遗传史，血清 CK 水平正常或轻度升高，肌肉病理符合肌炎改变，激素治疗有效。

（三）临床类型

根据遗传方式、发病年龄、受累肌肉分布、有无肌肉假肥大、病程及预后等分为不同的临床类型，包括假肥大型肌营养不良、面肩肱型肌营养不良、肢带型肌营养不良、眼咽型肌营养不良、远端型肌营养不良、眼肌型肌营养不良、埃－德型肌营养不良、脊旁肌营养不良等。以假肥大型肌营养不良最为常见，其又分为 Duchenne 型和 Becker 型肌营养不良。

四、治疗对策

（一）治疗原则

（1）对症支持治疗。

（2）康复锻炼。

（3）无特异性治疗。

（二）治疗计划

1. 基础治疗

（1）日常生活注意事项：鼓励患者尽可能从事社会活动，避免长期卧床，防止病情加重或残疾；尽可能提供辅助步行的设备，防止脊柱侧弯和呼吸衰竭。增加营养，避免过劳和防止感染。

（2）康复锻炼：物理治疗可预防或改善畸形和痉挛，对维持活动功能非常重要。严重者，可行矫形治疗。

2. 特异性治疗

（1）泼尼松：可以改善患者的肌力和功能，但是长期使用会出现激素不良反应，包括体重增加、类 Cushing 综合征表现和多毛等。而且其对本病的远期效果尚不明确。

（2）别嘌呤醇：治疗 DMD 可不同程度的改善临床症状，CK 值也有下降。其机理是防止一种供肌肉收缩和生长的高能化合物"腺苷三磷"的分解，从而缓解其病情的进展。效果以年龄小者为好，治疗过程应定期检查血白细胞，如低于 $3\,000 \times 10^6/L$ 则停用。

（3）肌酸：可能有效。

（4）神经肌肉营养药物：ATP、维生素 B、维生素 E、肌生注射液、肌苷、核苷酸、甘氨酸、苯丙酸诺龙以及中药等。

（5）成肌细胞移植治疗有局限性，效果短暂。基因取代治疗正在研究当中，尚无明确结论。

五、病程观察及处理

根据疾病严重程度和研究的需要，Swinyard 等将肌营养不良症的运动障碍分为 10 级：1 级为正常。2 级为平地行走正常，扶住栏杆上楼。3 级为平地行走正常，扶住栏杆上楼 8 级需 25 秒以上。4 级为平地能行走，但不能上楼梯。5 级为能独立平地行走，但不能上楼，坐椅子上不能起立。6 级为搀扶才能在平地行走。7 级为坐轮椅活动，能坐直并自己转动轮子，能在床上翻身。8 级为坐轮椅活动，能坐直，但不能自己滚动轮子前进。9 级为坐轮椅上不能坐直，生活基本不能自理。10 级为生活完全依赖别人。

六、DMD 预防措施

主要包括携带者的检出和产前诊断。

1. 携带者检出

（1）家系分析：DMD 患者的女性亲属可能为携带者，可分为：①肯定携带者，有一名或一名以上男患者的母亲，同时患者的姨表兄弟或舅父也患同样病者。②很可能携带者，有两名以上患者的母亲，母系亲属中无先证者。③可能携带者，指散发病例的母亲或患者的同胞姐妹。

（2）血清酶学检测：部分携带者血清酶学水平升高，但由于血清酶学在正常女性和女性携带者之间有一定的重叠，易造成误诊，故目前血清酶学水平的检测多作为携带者诊断的参考指标。

（3）肌肉活检：携带者的肌肉活检结果与患者相类同，只是程度较轻。肌活检进行抗肌萎缩蛋白的免疫荧光检测、红细胞膜的磷酸化、肌肉核糖体蛋白合成、淋巴细胞帽形凝集现象等均对女性携带者的检测有一定的帮助。

（4）分子生物学方法：可以采用不同的方法进行携带者的检测。

2. 产前诊断　对已经怀孕的携带者进行产前诊断。首先区别胎儿的性别，若是男胎，只有一半是正常，必须采用分子生物学方法进行检测，避免产出患儿。可在妊娠早期或中期取绒毛或羊水来检查，发现胎儿为患者，应行人工流产处理。

七、预后评估

DMD 患者一般在青春期出现严重残疾，长期用脚尖走路使跟腱挛缩，通常到 9 ~ 12 岁时患儿不能行走。功能废用可使肘、膝关节挛缩，多数患儿心肌受累，少数患儿严重受损发生充血性心力衰竭；约 20 岁时出现呼吸困难，晚期需要辅助呼吸。患者多在 25 ~ 30 岁前死于呼吸道感染、心力衰竭或消耗性疾病。BMD 预后较好，病程可达 25 年以上，40 岁以后仍可行走。面肩肱型肌营养不良病情进展缓慢，病后约 20 年失去行动能力。

八、出院随访

（1）出院时带药。

（2）定期复诊和门诊取药。

（3）出院时应注意问题。

（4）继续康复训练。

（时贤德）

第四节　周期性瘫痪

一、概述

周期性瘫痪（periodic paralysis）是以反复发作的突发的骨骼肌弛缓性瘫痪为特征的一组疾病，发病时大多伴有血清钾含量的改变。由 Cavare（1863 年）首先描述。临床上主要有三种类型：低钾型、高钾型和正常血钾型。以低钾型最多见，其中有部分病例合并甲状腺功能亢进，称为甲亢性周期性瘫痪。本节主要描述低钾型。

二、病因及发病机制

低钾型周期性瘫痪（hypokalemic periodic paralysis，HoPP）是常染色体显性遗传性钙通道病，而我国以散发者多见。离子通道病（ion channel disease）是因离子通道功能异常而引起的一组疾病，主要侵及神经和肌肉系统，心脏和肾脏等器官也可受累。

离子通道是贯穿于质膜或细胞器膜的大分子蛋白质，其中央形成能通过离子的亲水性孔道，离子通道是信号传导的基本元件，在信号沿神经传导到肌肉收缩装置的过程中起重要作用。离子通道因其通过离子的不同而分为钠通道、钾通道、钙通道和氯通道等，目前已经克隆出离子通道达百余种。通道又可分为非门控性和门控性通道两种，后者又分为电压门控和配体门控通道。

离子通道病包括中枢神经系统通道病和骨骼肌钙通道病，HoPP 属于后者。HoPP 至少有3 种不同核苷酸替换，引起 CACNL1A$_3$ 基因上推测为电压敏感性片段发生错义突变，此基因编码骨骼肌二氢吡啶受体上 α_1 亚单位，二氢吡啶受体是电压感受器和 L 型钙通道；该突变可通过干扰去极化信号传递给肌浆网中 RYR 而损伤兴奋 - 收缩耦联，但该病的发作性和低钾现象却无法解释。但某些病例并不与 CACNL1A$_3$ 位点连锁，显示 HoPP 遗传的异质性。

家族性 HoPP 是人类周期性瘫痪的最常见类型，家系研究证实与染色体 1q31 - 32 连锁，此区域编码 DNPR 的 1s 亚单位。目前已经发现了 3 个突变，其中 2 个为精氨酸替换为组氨酸（Arg - 528 - His，Arg - 1239 - His），位于 II、IV 功能区的 S$_4$ 片段；第 3 个是 IVS$_4$ 区域内的精氨酸替换为甘氨酸（Arg - 1649 - Gly）。

高钾型和正常血钾型周期性瘫痪属于骨骼肌钠通道病，这些疾病的致病基因均位于17q23.1 - 25.3 的 SCN4A（编码骨骼肌钠通道的亚单位），在此基因已发现与上述疾病有关的 21 个错义突变。

病理主要变化为肌浆网的空泡化。肌原纤维被圆形或卵圆形空泡分隔，空泡内含透明的液体及少数糖原颗粒。在病变晚期可能有肌纤维变性，可能与发病期间持续肌无力有关。

三、临床表现

发病一般多发生在夜晚或晨醒时，表现为四肢软瘫，程度可轻可重，肌无力常由双下肢开始，后延及双上肢，两侧对称，以近端较重；肌张力减低，腱反射减弱或消失；即使是严重病例，口咽部和呼吸肌也罕见累及。患者神志清楚，构音正常，头面部肌肉很少受累，眼球运动也不受影响。发作期间部分病例可有心率缓慢、室性早搏和血压增高等。发作一般持续 6～24h，或 1～2d，个别病例可长达 1 周。最早瘫痪的肌肉往往先恢复。部分患者肌力恢复时可伴有多尿、大汗及麻痹肌肉酸痛及僵硬。

诱因包括饱餐（尤其是过量进食碳水化合物）、酗酒、过劳、剧烈运动、寒冷、感染、创伤、情绪激动、焦虑和月经，以及注射胰岛素、肾上腺素、皮质类固醇或大量输入葡萄糖等。发病前驱症状可有肢体酸胀、疼痛或麻木感，以及烦渴、多汗、少尿、面色潮红、嗜睡、恶心和恐惧等，有人提出此时如稍加活动有可能抑制发作。

四、辅助检查

散发性病例发作期血清钾一般降到 3.5mmol/L 以下，最低可达 1～2mmol/L，尿钾也减少，血钠可升高。心电图可呈典型低钾性改变，如出现 U 波，P - R 间期、Q - T 间期延长，S - T 段下降等。肌电图显示电位幅度降低或消失，严重者电刺激无反应。

五、诊断及鉴别诊断

根据临床发作过程及表现、实验室检查，发作时常伴血清钾降低，补钾和乙酰唑胺治疗有效等可确立诊断；有家族史者诊断更易。需与以下疾病进行鉴别。

（1）散发病例需与甲亢性周期性瘫痪鉴别，可检查甲状腺功能；还可用肾上腺素试验，将肾上腺素10mg在5min内注入肱动脉，同时以表皮电极记录同侧手部小肌肉由电刺激尺神经所诱发的动作电位，注射后10min内电位下降30%以上者为阳性，证实为原发低钾型；甲亢性偶可阳性，但仅出现在瘫痪发作时。尚需排除其他疾病可能出现的反复血钾降低，如原发性醛固酮增多症、肾小管酸中毒、应用噻嗪类利尿剂、皮质类固醇等，还要与胃肠道疾病引起钾离子大量丧失、吉兰-巴雷综合征、癔病性瘫痪鉴别。

（2）高血钾型周期性瘫痪（hyperkalemic periodic paralysis，HyPP）罕见，其临床表现为：发病年龄早（10岁之前），男女比例相等。诱因为饥饿、寒冷、激烈运动和摄入钾，发作时钾离子逸出肌纤维而产生内膜去极化，并出现血钾和尿钾偏高。对可疑病例可令其服钾盐使血清钾达7mmol/L时，本病患者必然诱发瘫痪，而对正常人无影响。发作时血钙水平降低，尿钾偏高；心电图可呈高钾性改变。应与醛固酮缺乏症、肾功能不全、肾上腺皮质功能低下和服用氨苯蝶啶、安体舒通过量引起高钾型瘫痪相鉴别。

（3）伴心律失常型周期性瘫痪：又称为Andersen综合征，发病时可为高血钾、低血钾或正常血钾；患者对应用钾盐敏感，儿童发病因有心律失常需安置起搏器。患者表现周期性瘫痪、肌强直（较缓和）和发育畸形；心律失常发作前心电图可有Q-T间期延长。治疗除控制心律失常外，发作时大量生理盐水静脉滴注可使瘫痪恢复。

六、治疗

1. 低血钾型周期性瘫痪治疗

（1）急性发作时可顿服10%氯化钾或10%枸橼酸钾20~50ml，24h内再分次口服，总量为10g；如无效可继续服用10%氯化钾或10%枸橼酸钾30~60ml/d，直至好转；病情好转后逐渐减量，一般不用静脉给药，以免发生高血钾而造成危险；重症病例可用氯化钾静脉滴注（500ml输液中可加10%氯化钾10~15ml）与氯化钾口服合用。

（2）甲亢性周期性瘫痪应积极治疗甲亢，可预防发作。

2. 高血钾型周期性瘫痪治疗

（1）发作轻者通常无须治疗，较严重者可用10%葡萄糖酸或氯化钙10~20ml，静脉注射，或10%葡萄糖500ml加胰岛素10~20U静脉滴注以降低血钾，也可用呋塞米排钾。

（2）有人提出用沙丁胺醇喷雾吸入，此药有利于钾在细胞内的积聚。

3. 正常血钾型周期性瘫痪治疗　治疗与高血钾型相同，可用10%葡萄糖酸钙或氯化钙10~20ml，静脉注射，每日1~2次；或用钙片，每天0.6~1.2g，分1~2次口服。

（张志丽）

第五节　代谢性肌病

代谢性肌病是一组基因缺陷所致的酶缺陷性遗传性肌肉疾病。提供肌肉能量的物质来源为脂肪酸和葡萄糖，其中任何一种物质的代谢异常均会导致肌肉能量代谢异常而发生肌肉疾病产生的症状包括急性或慢性的肌肉疼痛、疲劳、横纹肌溶解症、肌红蛋白尿症和类似于肌营养不良的进行性肌无力和萎缩等。线粒体是能量代谢的场所，线粒体基因组缺陷也会导致肌肉及其他器官（如心脏、大脑、视神经或周围神经等）的损害。

根据能量代谢异常的种类把累及肌肉的代谢性异常划分为脂质沉积性肌病、糖原病性肌病及线粒体肌病。

一、脂质沉积性肌病

持续的肌肉活动依赖于脂肪代谢提供的能量。在线粒体内发生的脂肪氧化磷酸化是关键性环节。肉碱（carnitine）活化脂肪酸转运至线粒体进行 β 氧化，其缺乏或肉碱酯酰转移酶Ⅰ或Ⅱ（cPTⅠ、cPTⅡ）会导致脂肪酸不能在线粒体内有效代谢而发生肌肉疾病及其他重要器官病变。

从病理生理的角度，可以把脂质沉积性肌病分为以下三类：

（1）脂肪酸氧化障碍：主要为肉碱缺乏症及 cPT 缺陷。

（2）三酰甘油代谢缺陷。

（3）三酰甘油及细胞膜磷脂生物合成缺陷。

脂质沉积在肌肉活检切片 ORO 染色和 Sudan Black 染色光镜下能显示脂质呈油滴状颗粒，电镜能进一步明确其聚集。

原发性肉碱缺乏症（primary carmtine deficiency，PCD）是 OCTN2 基因突变所致的肉碱转运载体蛋白缺乏症。常常表现为进行性肌肉无力和萎缩，运动、饥饿、感染或呕吐后会导致肌肉尤其是肢带肌疼痛和痉挛。部分患者为发作性肢带肌无力而萎缩不明显，严重病例可能出现心、肝、肾等重要器官病变。肌酶和肌红蛋白一般均升高，急性发作时会显著升高甚至导致横纹肌溶解症和血红蛋白尿症。发作时测定血浆肉碱水平可以确诊。肌肉活检可发现肌纤维内明显脂质沉积。口服 L - 肉碱 ［100 ~ 200mg/（kg·d）］ 能使多数患者获益，能显著改善肌力和心脏病变。

CPT 缺乏症为常染色体隐性遗传性疾病，是发作性肌无力和肌红蛋白尿症的常见原因。男性较易受累，往往青春期后开始发病。在剧烈运动或饥饿后出现肌肉疼痛、僵直、痉挛和无力，严重时因横纹肌溶解导致肌红蛋白尿（深咖啡色）和肾功能不全。发作时血 CK 及肌红蛋白显著升高。发作间歇期患者肌力及 CK 往往正常。其诊断依赖于测定肌肉 CPTⅡ活性或皮肤成纤维细胞培养测定 CPTⅡ水平。本病主要与 V 型糖原病（McArdle 病）进行鉴别（表 8 - 2）。目前无特效治疗，主要是预防性的，包括不进行长时间的剧烈运动和饥饿，补充糖类能提高肌肉耐力。

表 8 - 2　CPT 缺乏与 V 型糖原病的鉴别

	McArdle 病	CPT 缺乏
运动	短时剧烈运动往往导致肌肉痉挛及疼痛	长时间运动后导致肌痛和压痛而没有肌肉瘤挛，饥饿后加重缺乏
第二次风暴现象	存在	1
发作肌红蛋白尿	500/左右	常见
间歇期血钾	升高	正常
前臂缺血试验	缺乏正常的乳酸升高	正常
肌肉活检	糖原沉积	可能正常
基因	11q13	1p32（CPTⅡ）

二、糖原病性肌病

糖原是提供肌肉能量的主要物质之一，其代谢异常会导致多种细胞组织的异常，包括肌肉。其中糖原病Ⅱ、Ⅲ、Ⅴ、Ⅶ、Ⅻ型会导致肌肉病变，主要表现为肌无力、肌萎缩、运动后疼痛、肌肉痉挛、僵硬、疲劳或肌红蛋白尿症等。这类疾病往往从儿童或婴儿期开始，可以合并肝脏肿大、心肌病变及中枢神至系统异常等。CK 往往持续性升高。肌肉活检能提示各种形式的糖原沉积，电镜检查发现大量糖原颗粒聚集，免疫组织化学检测能提示糖代谢酶的缺陷。结合糖代谢筛查及基因诊断，能区分各种亚型。

三、线粒体脑肌病

线粒体脑肌病是一组因线粒体代谢酶缺陷而导致线粒体能量代谢障碍的多系统疾病。若临床上以骨骼肌受损为主，则称"线粒体肌病"；若同时侵犯中枢神经系统，则称"线粒体脑肌病"。

（一）病因

线粒体是生物体获取能量来源的生化装置。本病由于线粒体 DNA（mtDNA）突变造成线粒体 ATP 产生减少，以致不能满足需要高能量供应的器官（脑、周围神经、视神经、心肌、骨骼肌、肝和肾）行使正常功能的需要而产生相应的临床症状。

（二）病理

肌肉活检新鲜冰冻切片，在 Gomori、NADH、SDH 或 COX 染色后呈现大量线粒体积聚于肌纤维周边，呈"破碎红纤维"（ragged red – fibre，RRF）样外观。电镜见线粒体数目明显增多，形态发生改变，并可见脂肪堆积及结晶样包涵体或嗜锇酸包渥体，线粒体嵴排列紊乱。

（三）临床表现

1. 慢性进行性眼外肌麻痹

（1）Keams – SayTe 综合征：由固定的三联征组成，即 20 岁以前发病；慢性进行眼肌麻痹；眼色素视网膜病变。除此以外，尚具备下列症状之一：心脏传导阻滞、小脑性共济失调、脑脊液蛋白含量超过 100mg/L。几乎所有病例在肌肉组织化学染色时发现"破碎红纤维"。

（2）线粒体周围神经病胃肠型脑病（mitochondriaI neurpathy gastro – intestinal encephalopathy，MEGIE）或称线粒体脑肌病伴多发周围神经病、眼肌麻痹和假性肠梗阻（mitochondrial polyneuropathyophthalmoplegia and pseudo – obstruction，MEPOP）：此综合征见于儿童期，临床表现为终身营养吸收障碍，后期可出现假性胃肠道梗阻和营养不良，另有感觉运动性多发性神经炎和眼外肌麻痹。

2. 无眼肌麻痹的多系统神经综合征

（1）线粒体脑肌病伴乳酸中毒和卒中样发作 40 岁以前发病，儿童及青少年多见。临床表现有癫痫发作、卒中样发作所造成的亚急性脑功能障碍，可致精神衰退和痴呆。也可有乳酸中毒及近端肌无力性肌病等其他异常。CT 和 MRI 显示的脑内病变范围和主要血管分布不一致，脑内病灶与局部代谢障碍有关。

（2）肌阵挛癫伴肌肉"破碎红纤维"综合征：临床特征为儿童和青年期发病的肌阵挛、小脑性共济失调、肌阵挛样癫痫发作和线粒体脑疾病常见的神经系统与生化代谢异常。CT和MRI可见小脑萎缩、白质脑病。

3. 其他伴有mtDNA缺陷的疾病

（1）Leigh综合征（Leigh syndrome）：多在婴儿出生后数月开始出现呼吸困难、进食困难、哭声低微、四肢肌张力低下，以后出现视力、听力减退，眼球震颤，共济失调，智能减退和抽搐。生化检查可在不同组织中或培养的成纤维细胞中测出细胞色素c氧化酶及其亚基缺乏。

（2）Leber遗传性视神经病（Leber's hereditary optic neunopathy，LHON）：主要侵犯年轻男性，临床表现为亚急性无痛性、双侧视力减退，伴中央盲点和视神经萎缩。双眼可同时和先后受累。本征和其他线粒体脑肌病很少有相似之处。

（四）诊断要点

线粒体脑肌病临床表现复杂多样，以下要点有提示性意义：

（1）四肢近端为主的肌肉无力、肌萎缩和疲劳，可有眼外肌麻痹、心脏异常或视神经损害等。

（2）中枢神经系统病变的临床表现。

（3）往往有血乳酸、丙酮酸水平增高。

（4）肌电图多呈肌源性改变，部分病例可合并轴索病变（如NARP）或脱髓鞘改变（如MNGIE）。

（5）肌肉活检可查到大量RRF，电镜可见多种形式的线粒体形态及内部结构异常。

（6）MRI及MRS对脑及肌肉进行影像学及代谢产物分析，有助于发现代谢异常。

（7）基因诊断。

（五）鉴别诊断

临床表现方面需与重症肌无力、先天性肌病、代谢性肌病及进行性肌营养不良等疾病鉴别。肌肉活检能提供有用的信息，基因分型可确诊。

（六）治疗

对本组疾病的治疗从根本上讲应为基因治疗，国内外对此症尚缺乏成熟的治疗经验。有报道，静脉滴注ATP 80～120mg及辅酶A 100～200U，每日1次，持续10～20天，以后改为口服，多数患者的症状可得到改善。给予辅酶Q_{10}可能有益。经验性使用皮质激素也可能有所帮助。若发现酶复合体活性降低，可用维生素K_1、维生素C及大剂量B族维生素治疗。剧烈运动会加重能量代谢障碍，应予避免。

（张志丽）

第六节　炎症性肌病

特发性炎症性肌病（idiopathic inflammatory myopathy，IIM）是一组异质性、自身免疫介导的系统性结缔组织病。以骨骼肌炎症细胞浸润和肌纤维坏死、变性与再生为主要病理特点，临床上主要表现为对称性四肢近端肌肉、肢带肌、颈肌和咽喉部肌肉无力，常累及多脏器，可伴发其他结缔组织病。主要有多发性肌炎（polymyositis，PM）、皮肌炎（dermatomyositis，DM）和包涵体肌炎（inclusion body myositis，IBM）。

一、发病机制

（1）DM 是以体液免疫为主的自身免疫性疾病，其靶抗原主要是肌内膜毛细血管内皮细胞。DM 的炎细胞浸润以 B 淋巴细胞和 CD_4^+ T 淋巴细胞为主，多分布在肌束膜、肌外膜及血管周围，肌纤维破坏呈束周分布或灶性坏死，尤其在束周肌纤维明显，是 DM 特征性的肌活检病理改变。

（2）在 PM 中，CD_8^+ T 淋巴细胞介导的胞毒作用在 PM 发病机制中占重要地位。激活的 CD_8^+ T 淋巴细胞穿出血管壁选择性迁移至炎性肌肉，黏附在肌原纤维并在肌纤维表面释放穿孔素和颗粒酶导致肌细胞坏死。

（3）IBM 发病机制目前尚不确定，主要可能机制包括：环境和基因共同作用的结果；泛素突变导致 IBM 肌肉组织中 26S 蛋白酶小体活性受到抑制，使异常折叠蛋白分解受阻并在细胞内集聚，形成包涵体。

（4）IBM 的一个显著病理特点是肌纤维内含有镶边空泡和 18～23mm 的细丝包涵体。空泡内包涵淀粉样相关蛋白、β 淀粉前体蛋白（β - App）、磷酸化 tau、早衰蛋白 1 及参与氧化应激的蛋白，其形成过程和阿尔茨海默病相似。

二、临床表现

（1）两性均可受累，中年女性病例较多，其他年龄组也可发病，但 PM 儿童少见。多为亚急性起病，部分患者可能呈急性发病。一般无发热。全身症状还包括乏力、食欲缺乏、体重减轻等。

（2）肌肉损害：表现为慢性或亚急性发展的对称性四肢近端无力。往往从下肢开始，表现为上下楼梯困难和起蹲困难，上肢受累是表现为上举费力。半数患者颈肌受累表现为卧位抬头困难或坐位无力仰头。咽喉肌受累也常见，表现为吞咽困难、构音障碍。重症患者呼吸肌受累，表现为呼吸困难、胸闷或呼吸肌麻痹。眼外肌受累罕见。肌肉疼痛见于约 1/3 的患者。

（3）心脏损害：心脏异常并不少见，包括心律失常、充血性心力衰竭或心肌炎等，往往是猝死的原因之一。

（4）肺部损害：间质性肺炎在 PM/DM 中肺部受累较常见，还有肺间质纤维化、吸入性肺炎等。

（5）皮肤损害：DM 和 PM 均可合并皮肤损害，但 DM 的皮肤损害见于近 90% 的病例，其表现往往早于其他症状，甚至出现在肌无力症状之前。DM 典型皮疹改变是水肿性紫红斑，最常见于眼睑部的皮肤，逐渐扩大蔓延至前额、头皮、颊部及耳前下方等部位，呈蝶形分布。此外，尚可出现面部和上胸部的红丘疹，眉弓、指关节和膝盖皮肤上的鳞状淡紫斑等。甲床基底部的毛细血管扩张也是特征性的。某些患者仅有特征性皮疹而无肌肉损害称为无肌病性皮肌炎（amyropathic DM）。

（6）合并结缔组织疾病（connective tissue disease，CTD）：儿童或中青年患者可能合并 CTD，如 SLE、Sjogren 综合征或硬皮病等。可见 Ravnaud 现象。

（7）其他症状：胃肠道也可因为相应肌肉受累出现症状，如反酸、腹胀甚至胃肠出血穿孔等。某些患者伴有关节痛及滑膜炎，肾脏受累少见。体重减轻多是由于吞咽肌功能障碍导致饮食摄入减少所致，但持续严重的消瘦要考虑合并恶性肿瘤的可能。

（8）合并肿瘤：中年或以上年龄患者往往有较高的肿瘤发生率，尤其是 DM 患者，罹患恶性肿瘤的可能性是普通人群的 3～13 倍。合并的肿瘤可能先于肌肉损害发生，但也可能在肌肉损害后数年才发现。常见类型包括肺癌、消化道肿瘤、妇科肿瘤、血液系统恶性疾病或鼻咽癌等。

（9）儿童型 PM 与成人型 PM 相似，但有更多的病例合并血管炎和低热，并可见急性血管栓塞所致急性胃肠穿孔。

（10）IBM 一般累及中年或中年以上人群，主要表现为不对称性的四肢无力和肌肉萎缩，至少 50% 的病例远端重于近端。肌无力进展非常缓慢，病程长，可选择性累及部分肌群，上肢主要累及肩带肌、肱二头肌、肱三头肌、前臂屈肌，下肢累及骨盆带肌、股四头肌及胫前肌。

三、诊断

1. 典型临床表现　如前所述。

2. 血清肌酶　当肌纤维受到损害时，可释放多种肌酶进入血液，使血清肌酶水平明显升高，尤其是肌酸磷酸激酶（creatine kinase，CK）可升高数倍或数十倍，可反映炎性肌病早中期肌肉受损的严重程度。或表明疾病处于活动期。但是，当疾病进展至晚期或出现严重肌肉萎缩时，血清肌酶水平反而升高不明显甚至可在正常值范围，此时应结合神经系统专科检查结果进行判断。

3. 肌电图检查　显示肌源性损害，对 IIM 诊断无特异性，有 10%～15% 的患者肌电图可完全正常。

4. MRI　对诊断有提示意义，并能指导进行肌肉活检。STIR 图像显示肌组织内弥漫或片状信号增强。

5. 自身抗体　应作为常规检查。抗核抗体（ANA）最常见。有 1/3 患者的自身抗体具诊断意义，称为肌炎特异性抗体（myositis - specific antibodies，MSA）。抗氨酰 tRNA 合成酶抗体；80% 为抗 Jo - 1 抗体。在 PM/DM 中的阳性率为 20%～30%，但在伴有间质性肺病的患者中阳性率高，为 60%～70%；抗信号识别颗粒（SRP）抗体阳性率为 4%～5%，其存在往往提示预后不良；抗 Mi - 2 抗体：诊断 IIM 的敏感性为 4%～20%，特异性为 98%～100%，与 DM 高度相关。此外，抗 CADM - 140 抗体可能为临床无肌病性皮肌炎的新标志物，且和迅速进展的肺间质病变有联系。

6. 肌肉活检　这是决定性的诊断方法。除了前述的炎性肌病的改变之外，还有一些特征性的改变。如 PM 有 CD_8^+T 淋巴细胞环绕在非坏死的肌纤维周围。非坏死的肌纤维上有 MHC - Ⅰ 类分子表达。而束周萎缩和束周毛细血管上 MAC 沉积是 DM 的特征性改变。IBM 有淀粉样物的空泡变性。

7. 肿瘤探查　对于确诊的 PM/DM 病例，尤其是中年以上的患者，均应常规进行肿瘤学探查，包括脏器扫描和标志物的检测。

8. 心脏或肺功能检查　部分患者合并心脏异常，EKG 和心脏彩超可以协助了解心脏情况。胸片和 CT 能帮助确定是否存在间质性肺炎。

四、治疗

PM/DM 治疗的主要目的在于阻止肌肉进一步损害和肌无力进一步加重，改善肌肉功能，消除不适症状和防治并发症。

1. 一般治疗　急性期应卧床休息，适当进行一些肌肉活动和锻炼以防止肌肉挛缩，并有助于已损害肌肉的自身修复。DM 的皮肤病必须避免直接日光照射。对重叠综合征患者应加强对全身症状的治疗。

2. 激素　糖皮质激素为一线治疗药物，但其给药方式和剂量目前尚无统一标准。一般开始剂量为每天泼尼松 1mg/kg 或等效剂量的其他糖皮质激素，每日早晨一次顿服，也可采用隔日双倍剂量服用以减少其副作用。常在用药 1～4 周症状开始改善，病情最大程度改善需 1～6 个月，平均为 2～3 个月。一般认为初始治疗时较大剂量的泼尼松应该持续应用到 CK 恢复正常及临近肌力改善后，才开始逐渐减少激素用量。激素的减量也无统一的方法，应遵循个体化原则，有学者主张每 2～3 周减 5mg，减至每日 7.5～20mg 的剂量时作为维持量，维持治疗需 1 年左右，总疗程约 2 年。在治疗过程中应检测血清酶的改变和评估肌力恢复的情况。注意不能过早停药，否则可能导致复发，而复发比首次发病时更难以治疗。在急性或病情危重的病例，首次大剂量甲泼尼龙冲击治疗，即 500～1 000mg/d 静脉滴注，每日一次，连用 3～5 天。在急性期激素静滴一段时间后，改为口服用药。长期皮质类固醇激素治疗应预防其副作用，给予低糖、低盐和高蛋白饮食，用抗酸剂保护胃黏膜，注意补充钾和维生素 D。DM 的皮肤病变可局部应用皮质激素。

3. 免疫抑制剂　如果单用激素治疗效果不佳、无效，或有激素治疗的禁忌证，或为复发性、难治性等，可使用或在激素治疗的基础上加用甲氨蝶呤、硫唑嘌呤、环磷酰胺或环孢素等免疫抑制剂。其中甲氨蝶呤和硫唑嘌呤是治疗 PM/DM 最常用的二线药。甲氨蝶呤用法一般为口服 7.5～25mg/周，不仅对控制肌肉的炎症有帮助，而且对改善皮肤症状也有好处，且起效比硫唑嘌呤快，一般较常用。硫唑嘌呤每天口服 1.5～2mg/kg，起效时间较慢，通常应在用药 6 个月后才能判断是否有明显的治疗效果，至少直连续用 2 年。在应用免疫抑制剂药物之前必须做白细胞和血小板及肝、肾功能检查。治疗初期每周监测 2 次血常规，达到相对稳定的剂量后可以 1 周或 2 周监测 1 次。肝、肾功能应每月检查 1 次。环磷酰胺不如甲氨蝶呤、硫唑嘌呤常用，多见于伴有肺间质病变的病例。新型免疫抑制剂如他可莫司或麦考酚酸酯也可选用。

4. 静脉注射免疫球蛋白　少数患者对激素和免疫抑制药产生抗药性或者不能耐受，可试用大剂量静脉滴注入免疫球蛋白，每天 0.4g/kg，连续 5 天为 1 个疗程，每个月可进行 1 个疗程。有双盲试验表明患者的肌力有明显改善，但这种改善能够维持多久尚不能确定。常见的不良反应：偶可并发脑梗死、血管舒缩障碍、头痛、皮疹、白细胞减少和发热等。

5. 血浆置换疗法　有临床研究表明血浆置换对 PM/DM 治疗无明显效果，可能只有"生化的改善"，即短暂的肌酶下降而对整体病程无明显的作用。

6. 新的治疗方法　近年来，许多新的免疫调节剂正逐渐被用于 IIM 的试验治疗，主要包括 TNF－α 拮抗剂（infliximab 和 etanercept）、抗补体成分的抗体（eculizumai）以及抗 B 淋巴细胞抗体（rituximab）等。这些药物多用于难治性病例的治疗。

目前所有的常规治疗模式对 IBM 均无效。激素治疗虽可使 IBM 患者血清 CK 水平下降，减轻肌组织内炎性细胞的浸润，但对肌细胞内淀粉样物的沉积无改善，也不能缓解患者肌无力的进展。免疫抑制剂药物亦未证明有效，大剂量免疫球蛋白静脉滴注及血浆置换疗法，疗效均不确定。

五、预后

炎性肌病的 5 年生存率可达 80% 以上，但我国缺乏统计学数据。合并间质性肺炎、心脏损害或 SRP 抗体阳性者预后较差。导致死亡的原因包括呼吸肌麻痹、心脏异常、血管炎性消化道出血或肺栓塞等。

（吴大龙）

第七节　肌强直性肌病

肌强直（myotonia）是一种肌肉松弛障碍的病态现象，表现骨骼肌在随意收缩或物理刺激引起收缩后不能立即松弛。其原因可能是多方面的，主要由于肌膜对某些离子的通透性异常而引起，如在强直性肌营养不良症，其肌膜对钠离子通透性增加；而先天性肌强直则对氯离子通透性减退。

一、强直性肌营养不良症

强直性肌营养不良症（myotonic dystrophy，DM）由 Delege（1890 年）首先描述，肌强直表现为骨骼肌收缩后不能立即松弛，肌强直时肌电图出现连续高频后放电现象。

（一）病因和发病机制

DM 是一种多系统受累的常染色体显性遗传疾病，致病基因位于染色体 19q13.2，该病是终生疾病，基因外显率为 100%。全球患病率为 3 ~ 5/10 万，无地理或种族的明显差异，发病率约为 1/8 000 活婴，是成年人最常见的肌营养不良症。其发病机制不清，近年来认为本病系因包括骨骼肌膜、红细胞膜、晶状体膜和血管膜等广泛的膜异常所致。除表现多组肌群萎缩和肌强直外，还有如晶状体、皮肤、心脏、内分泌和生殖系统等多系统损害。

（二）病理

典型的肌肉病理改变为细胞核内移，呈链状排列；肌细胞大小不一，呈镶嵌分布；肌原纤维往往向一侧退缩而形成肌浆块。肌细胞坏死和再生并不显著。

（三）临床表现

（1）本病发病年龄差异较大，但多见于青春期或 30 岁以后；男性多于女性，且症状较严重，进展缓慢。

（2）主要症状是肌无力、肌萎缩和肌强直，前两种症状更为突出。肌无力出现于全身骨骼肌，前臂肌和手肌无力可伴有肌萎缩和肌强直，有足下垂及跨阈步态，行走困难而易跌跤；部分患者可有构音和吞咽困难；肌萎缩常累及面肌、咬肌、颞肌和胸锁乳突肌，故患者面容瘦长，颧骨隆起，呈斧状脸，颈部瘦长而稍前屈；肌强直往往在肌萎缩之前数年或同时发生，分布不如先天性肌强直那样广泛，多仅限于上肢肌、面肌和舌肌，如用力握拳后不能立即将手松开，需重复数次后才能放松；用力闭眼后不能立即睁眼；欲咀嚼时不能张口等。用叩诊锤叩击四肢和躯干肌肉可见局部肌球形成，尤多见于前臂和手部伸肌，持续数秒后才能恢复原状，此体征对诊断本病有重要价值。

（3）约90%以上患者伴有白内障、视网膜变性、眼球内陷、眼睑下垂等，许多患者可有多汗、消瘦、心脏传导阻滞、心律失常、颅骨内板增生、脑室扩大、肺活量减少、基础代谢率下降等，约半数伴有智能低下。内分泌症状多见于男性，常见前额秃发和睾丸萎缩，但生育力很少下降，因此该病能在家族中传播；女性患者月经不规则和卵巢功能不全并不常见，也很少影响生育力。玻璃体红晕为早期特征性表现。本病进展缓慢，部分患者因肌萎缩及心、肺等并发症而在40岁左右丧失工作能力，常因继发感染和心力衰竭而死亡；轻症者病情可长期稳定。

（四）辅助检查

（1）肌强直时肌电图出现连续的高频强直波并逐渐衰减，为典型肌强直放电；67%患者的运动单位时限缩短，48%有多相波；心电图常可发现传导阻滞及心律失常。

（2）头颅CT检查可见蝶鞍变小及脑室扩大。

（3）肌活检表现轻度非特异性肌原性损害。

（4）CPK和LDH血清肌酶滴度正常或轻度增高。

（5）基因检测有特异性，患者染色体19q13.2位点萎缩性肌强直蛋白激酶基因（DMPK）内CTG三核苷酸序列异常重复扩增超过100（正常人为5～40），且重复数目与症状的严重性相关。

（五）诊断和鉴别诊断

根据头面部肌肉、胸锁乳突肌和四肢远端肌萎缩、肌无力表现，体检时出现肌强直，叩击出现肌球，肌电图的典型肌强直放电，以及DAN分析出现异常的CTG重复，诊断应无问题。

临床需要与其他类型肌强直鉴别。有些患者首发症状为足下垂，并有跨阈步态，是下肢远端无力所致，易与Charcot–Merie–Tooth病混淆，也需注意鉴别。

（六）治疗

目前尚无有效的治疗方法，仅能对症治疗。

（1）膜系统稳定药：如苯妥英钠0.1g，每日3次；普鲁卡因酰胺1g，每日4次；或奎宁0.3g，每日3次；这类药物能促进钠泵活动，降低膜内钠离子浓度以提高静息电位，改善肌强直状态；但有心脏传导阻滞者忌用普鲁卡因酰胺和奎宁。

（2）试用钙离子通道阻滞剂或其他解痉药也有效；或可试用肾上腺皮质类固醇和ACTH。

（3）治疗肌萎缩可试用苯丙酸诺龙以加强蛋白的合成代谢；近年来用灵芝制剂有一定的疗效。

（4）缺乏有效方法改善肌无力，康复治疗对保持肌肉功能有益；合并其他系统症状者应予对症治疗，成年患者应定时检查心电图和眼疾。

二、先天性肌强直

先天性肌强直（congenital myotonia）因 Thomsen（1876 年）详细地描述了他本人及其家族的 4 代患者，而被称为 Thomsen 病。男女均可受累，为常染色体显性遗传，外显率高；但少数患者可为常染色体隐性遗传。

（一）临床表现

（1）症状自婴儿期或儿童期开始出现，呈进行性加重，至成年期趋于稳定。但我国患者的发病年龄一般较国外报告的要迟。

（2）该病没有肌萎缩和肌无力症状，肌强直表现与强直性肌营养不良相似，如用力握拳后需要一段时间才能将手松开，常有咀嚼第一口后张口不能，久坐后不能立即收起，静立后不能起步，握手后不能松手，发笑后表情肌不能立即收住，打喷嚏后眼睛不能睁开而引起他人的惊异等，严重者跌倒时不能以手去支撑，状如门板样倾倒。但全身肌肉肥大，貌似运动员。患者动作笨拙，静止不动、寒冷和受惊均可使症状加重，温暖可使肌强直减轻。可表现起动困难，反复运动可使症状减轻。用叩诊锤叩击肌肉时出现局部凹陷或呈肌球状，称为叩击性肌强直。如呼吸肌和尿道括约肌受累时可出现呼吸及排尿困难。有时可表现精神症状如易激动、情绪低落、孤僻、抑郁及强迫观念等。

（3）重复肌肉运动后肌强直症状不见减轻反而加重者，称为反常性肌强直；肌强直发作时伴有肌肉疼痛者称为 Ⅱ 型肌强直。肌电图呈典型肌强直电位。

（二）鉴别诊断

（1）与萎缩性肌强直鉴别是其无肌萎缩、肌无力，但肌强直程度更严重而致功能障碍，肌强直是无痛性的，范围较广泛，表现握拳松开困难、用力闭眼后睁眼困难、走路或跑步的始动困难、吞咽困难，但呼吸肌很少涉及。

（2）与强直性肌营养不良症鉴别，本病不伴有肌萎缩、肌无力、白内障、脱发和内分泌功能障碍。

（3）与先天性副肌强直症鉴别，没有寒冷刺激也可出现肌强直症状。

（三）治疗

同强直性肌营养不良症。

（周　云）

第九章

脑神经疾病

第一节 嗅神经疾病

嗅神经疾病是指由嗅觉传导通路损伤或嗅觉中枢病变所致的嗅觉障碍。其中，嗅觉传导通路损伤可导致嗅觉减退及缺失；嗅觉中枢病变可出现嗅幻觉、嗅觉过敏以及嗅觉异常。

一、嗅神经解剖

嗅神经（特殊感觉神经）起源于鼻腔上鼻甲及鼻中隔间黏膜的双极细胞，其轴突为无髓鞘纤维，穿过筛骨的筛板，于嗅球换元后，经嗅束行至前穿质附近分为内侧嗅纹和外侧嗅纹（或称嗅三角）。内侧嗅纹进入颞叶内侧面皮质，外侧嗅纹进入颞叶钩回。前者移行于大脑半球内侧面隔区，连接胼胝体下回，并经前连合与对侧嗅球联系；后者移行于梨状皮质，终止于颞叶、海马沟回内的杏仁复合体；中间嗅纹则进入嗅结节。嗅中枢分为初级嗅觉皮质（包括梨状皮质或梨状叶、前梨状区、前嗅区、杏仁周区和内嗅区）和次级嗅觉皮质（包括眶额皮质、丘脑背内侧核、下丘脑、杏仁核、海马），嗅球与初级嗅觉皮质之间的往返纤维联系在气味的主观识别方面起着主要作用，眶额皮质、岛叶皮质通过丘脑背内侧核将嗅觉冲动与味觉、内脏感觉甚至视觉和一般躯体感觉整合在一起。由于存在这些丰富的神经网络，因此嗅刺激会引起内脏反应和情绪活动。

二、病因和临床表现

许多病因均可导致嗅觉障碍，分述如下。

1. 先天性嗅觉障碍　胚胎期嗅神经发生异常可出现先天性嗅觉缺失。发生在鼻根部的鼻咽部脑膜膨出可出现一侧或双侧嗅觉缺失。家族性嗅神经 – 性发育不全综合征（familial olfactory – sexual aplasia syndrome），或称嗅神经 – 性发育不全综合征（anosmia eunuchoidism, kallmann syndrome），为 X – 性连锁隐性遗传疾病。由于先天性促性腺激素缺乏引起性腺发育不全，伴嗅觉缺失或减退。

2. 颅脑外伤　颅前窝、颅底骨折常可阻断嗅觉传导通路致嗅觉缺失。颅前窝底部骨折时，由于涉及筛板，可撕脱嗅丝和脑膜，常可使该侧嗅觉缺失，有时合并有脑脊液鼻漏。后枕部受力的对冲性脑挫裂伤时，由于挫伤主要集中于额叶的眶面，为两侧嗅神经所在，常常出现永久性双侧嗅觉缺失。有时脑损伤导致脑在颅内大块移动，两侧嗅球出现脱位。此外，外伤后颅内局部血肿亦可引起嗅神经的移位或脱位而影响嗅功能。

3. 颅脑占位　许多颅前窝、鞍区、鞍旁的肿瘤可侵犯嗅神经而引起嗅觉的减退或缺失。嗅沟旁脑膜瘤是最早能引起一侧嗅觉缺失者，并常可因这一症状的出现而确立定位诊断。蝶骨嵴的脑膜瘤、鞍旁肿瘤、鞍上肿瘤达到一定程度时均能影响嗅神经、嗅束、嗅三角区而引起嗅觉减退或缺失。垂体肿瘤向前方生长时亦有可能侵犯嗅神经而影响其功能。额叶的脑内病变如胶质瘤、脑脓肿等到达一定程度时亦可影响嗅神经而产生症状。颈内动脉的动脉瘤有时亦可侵及嗅神经而产生单侧的嗅觉障碍。在少见的情况下颅内压的增高、脑积水、狭颅畸形等均可引起嗅神经的压迫而产生嗅觉障碍。嗅觉缺失亦可为某些颅前窝手术后的后遗症。一般说来嗅觉障碍常不引起患者的注意，特别是早期单侧的缺失，但是在诊断上具有重要的定位意义。

4. 鼻腔疾病　局部鼻腔病变，上呼吸道感染、慢性鼻黏膜炎症、萎缩性鼻炎均可引起嗅觉缺失。鼻腔炎症或上呼吸道感染引起鼻塞时的嗅觉缺失又称为呼吸性嗅觉缺失（respiratory anosmia）。这种嗅觉缺失常是两侧性及暂时性的。常可合并鼻腔黏膜充血、鼻甲肥大、鼻腔分泌物增多并伴有鼻阻塞。嗅神经母细胞瘤（olfactory neuroblastoma，ONB）起源于嗅神经上皮细胞，又称嗅神经上皮瘤，是一种少见的鼻腔恶性肿瘤。临床上大多数有鼻衄、鼻阻塞症状，少数有嗅觉减退或丧失。当病灶侵犯邻近结构时，可出现相应的突眼、视力减退、头痛及脑神经受损表现。

5. 中枢神经系统退行性疾病　大脑老化的最早迹象发生在嗅区，52周岁以上的正常人群中约25%存在嗅觉丧失。某些伴有痴呆的中枢神经系统疾病，如早老性痴呆、柯萨可夫精神病、遗传性舞蹈病等，可有嗅神经萎缩引起双侧嗅觉减退。96%以上的帕金森病患者存在功能性嗅觉丧失或严重的嗅觉减退。嗅觉丧失在帕金森病的早期阶段即存在，是帕金森病出现运动障碍前的重要临床表现。

6. 癫痫　嗅觉中枢（包括颞叶内侧的海马回、钩回、杏仁核等）的刺激性病变可致嗅幻觉。患者嗅到客观不存在的特殊气味，如腐烂食品、尸体、烧焦物品、化学品、臭皮蛋、布帛烧焦等不愉快的难闻气味。嗅幻觉多为颞叶癫痫的先兆症状，随即患者可出现咂嘴、抵舌、咀嚼等动作，有时伴有肢体的抽动，或继发意识不清，梦境状态或自动症。醒来常不能记忆发作的经过。这样的发作称为钩回发作。

7. 癔症　嗅幻觉、嗅觉过敏、嗅觉异常亦可见于癔症及各种精神病患者，往往合并有其他幻觉和妄想，精神检查多能明确。以下方案有助于鉴别诊断：在神经性嗅觉缺失时，患者对于刺激性强的物质如甲醛液、醋酸、氨水等仍能感受，因这些物质足以引起三叉神经末梢的刺激。而在癔症性嗅觉缺失中，患者对这些强刺激剂都不能辨认其特殊气味。

三、治疗

虽然嗅觉障碍对人们的影响远不如视觉和听觉障碍严重，但是，嗅觉功能与饮食、生殖及信息沟通有密切关系。由于嗅觉障碍患者分辨不出异常的气味，可以误食有毒食物或误吸有毒的气味造成中毒，最常见的有煤气中毒，日久可造成精神压力和抑郁症状。嗅觉障碍的患者应作进一步检查以明确原因，然后进行病因治疗。对于非呼吸阻塞性嗅觉障碍，临床上试用药物有：维生素类，如维生素 B_1、维生素 B_{12}、α硫辛酸（300~600mg/d），激素类，口服或肌注 ATP，营养治疗等。目前临床上对于嗅觉障碍的恢复尚缺乏完全有效的方法。

（耿　娜）

第二节　视神经疾病

一、视神经解剖

视神经由特殊躯体感觉纤维组成。感应神经元是视网膜的节细胞，它的轴突在视神经盘处聚集。穿过巩膜筛板后组成视神经。视神经在眶内长 2.5 ~ 3cm，行向后内，经视神经孔入颅中窝。在蝶鞍上方垂体前方，两侧视神经鼻侧纤维进行交叉（视交叉）分别与对侧的颞侧纤维构成视束，向后绕过大脑脚外侧，大部分纤维在外侧膝状体换元后经视放射投射到枕叶视觉中枢。

由于视神经是胚胎发生时，间脑向外突出形成视器的一部分，故视神经外面包有三层由脑膜延续而来的被膜，脑的蛛网膜下腔也随之延伸至视神经周围。因此当颅内压增高时，常出现视神经盘水肿。

视觉通路从前向后贯经全脑，影响其中任何部位，均会产生相应的症状。临床上可依据视路受损所产生的视野缺损或视力障碍而作出病损部位的定位诊断。本章所述的视神经疾病仅指视神经病，不包括视网膜疾病以及视神经通路疾病。

常见的视神经疾病为视神经炎、视神经萎缩以及遗传性视神经疾病。

二、视神经炎

视神经的炎性病变可侵犯视神经的任何部位。临床上把视神经炎分为视盘炎和球后视神经炎两种。在视盘炎中，仅视盘（球内视神经）受侵，用检眼镜可看到视盘有明显的炎症变化。在球后视神经炎中，炎症发生于眶内球后、视神经孔内或颅内视交叉处的视神经，只能由视力障碍和视野缺损加以判断。球后视神经炎约占视神经炎的70%以上。

（一）病因

视神经炎病因众多，分述如下。但临床上常遇到原因不明的病例。

1. 局部病灶感染　眼球邻近组织的病灶感染，眼球炎症（视网膜脉络膜炎、葡萄膜炎和交感性眼炎，均可向视盘蔓延，引起球内视神经炎）、眶部炎症（眼眶骨膜炎、眼眶蜂窝织炎）、邻近组织炎症（鼻窦炎、面部感染）。

2. 全身传染性疾病　病毒感染如眼带状疱疹、脊髓灰质炎、淋巴细胞性脉络膜脑膜炎或传染性单核细胞增多症有时亦可累及视盘或视神经。视神经炎偶然亦见于布氏杆菌病、结节病、土拉伦斯菌病、钩端螺旋体病等。急性细菌性脑膜炎和结核性脑膜炎都较常见。在全身寄生虫病中，疟疾、弓形虫病及盘尾丝虫病（onchocerccoss）亦可引起视神经炎或球后视神经炎，许多病例尚可发生继发性视神经萎缩。视神经炎亦可因梅毒引起。但继发于肺炎、白喉或猩红热者很少见。

3. 代谢障碍与中毒　代谢性疾病，如：糖尿病、尿毒症、痛风等，甲醇或砷中毒等。

4. 脱髓鞘疾病　视神经脊髓炎、同心圆硬化、多发性硬化等。视神经炎常为多发性硬化的首发症状，经常伴有脑白质的临床或亚临床病灶。

· 289 ·

5. 其他　蝶窦或筛窦黏液囊肿压迫视神经，多发性神经根炎，妊娠高血压综合征。

（二）临床表现

视神经炎是临床常见疾病，20～49 岁为高发人群，女性多于男性。临床表现多为亚急性单侧视力丧失，部分可以出现双眼视力同时或先后丧失。视盘炎特征性的临床表现为视力急速明显减退，出现中心暗点，盲点轻度扩大，畏光，患眼运动时有明显的眼球疼痛。多为单眼受侵。眼底检查显示：视盘呈现灰红色、水肿不显著，若有出血多甚轻微。多数病例症状发展极为迅速，往往在数天内中心视力显著减退，甚至完全失明。失明时瞳孔扩大，直接对光反射消失，但调节反应仍存在（Gunn 氏现象）。球后视神经炎的症状与视盘炎相同，患眼视力急速减退，有眼后疼痛，并出现中心暗点。因病变在视盘后方，所以早期的视盘形态正常，但在后期可以出现视盘萎缩。依据疾病严重程度不同，90% 的患者可出现不同程度的眼球周围疼痛和活动性眼球疼痛。疼痛可以出现于视觉症状产生前，持续时间短暂，多在数天内缓解。视力在数天到 2 周内恶化，之后逐渐缓解。如给予及时治疗，多数病例的症状在数周内开始改善，但恢复的程度不一，有的可完全恢复正常，有的则遗留一定程度的视力减退和视野缺损。如不恢复而继续进展，即演变成视神经萎缩。

眼底改变：视盘炎时视盘充血轻度隆起，边缘不清，生理凹陷消失。视盘表面或其周围有小的出血点，但渗出物很少。视网膜静脉充盈、纡曲，动脉一般无改变。视盘周围视网膜水肿、浑浊、火焰状出血及黄白色渗出，有时可波及黄斑部，导致黄斑部出现反射状水肿皱褶。视盘的外观可与因颅内高压所致的视盘水肿或假性视盘水肿相似。但依靠某些征象仍可鉴别这三种情况（表9－1）。球后视神经炎时，早期眼底基本正常，晚期视盘颜色变淡，视神经萎缩。

表 9 – 1　视盘炎＼视盘水肿与假性视盘水肿鉴别

鉴别要点	视盘水肿	视盘炎	假性视盘水肿
视力减退	早期正常，晚期可明显减退	早期迅速明显减退	正常
眼球运动时疼痛	无	有	无
部位	多为两侧	常为单侧但亦可两侧	两侧
视盘隆起程度	大于 2 屈光度	小于 2 屈光度	小于 2 屈光度
出血	常有且广泛	可能有，轻	无
视网膜血管	静脉充血，动脉正常	静脉和动脉曲张	血管充盈
视野	正常	有中心暗点	正常
盲点	扩大	扩大	正常
出现视神经萎缩的时间	数月或 1～2 年	1～2 月	不出现
神经系统症状	有	通常无	无
头颅 CT、MRI、DSA 检查	常有改变	无改变	无改变

本病的另一重要体征是视野改变，多数患者有中央暗点或旁中央暗点，生理盲点不扩大，周边视野呈向心性缩小或楔形缺损，一般用红色视标或小白色视标易于查出，严重者中央视野可以全部丧失。

视觉诱发电位表现 P 波潜伏期延长，波幅值下降。眼底荧光血管造影显示：视盘炎早期，静脉期乳头面荧光渗漏，边缘模糊，呈强荧光。眼眶的脂肪抑制序列 MRI 可显示受累视神经增粗、信号增强，对部分特发性脱髓鞘性视神经炎有辅助诊断意义，但特异性不高。

（三）诊断与鉴别诊断

依据典型的临床表现，诊断并不困难。一般需与其他视神经疾病相鉴别。出现以下指征：发病年龄在 20～50 岁的范围之外，双眼同时发病，发病超过 14d 视力仍下降者，需要进行相应的检查以明确病因。

主要的鉴别诊断如下。

1. 皮质类固醇激素依赖性视神经病　临床表现为进行性、严重的双侧视力丧失，可同时或相继起病。本病可孤立存在或并存于多系统疾病中，如结节病、系统性红斑狼疮、自身免疫性视神经炎、慢性复发性炎性视神经病、视神经周围炎、白塞病以及视神经脊髓炎（Devic 病）的一部分。激素撤药后可复发。如果怀疑皮质类固醇激素依赖性视神经病，必须进行眼眶和脑部 MRI 常规和增强检查。在结节病、慢性复发性炎性视神经病（CRION）、视神经周围炎典型患者中可以见到视神经髓鞘强化。在结节病患者中还可见到脑膜强化和脑部病灶强化。通过腰穿检测到脑脊液细胞数增多、蛋白升高、局灶性或系统性寡克隆带的产生，有助于鉴别脱髓鞘性视神经炎和其他原因导致的炎性视神经病。

2. 前部缺血性视神经病（anterior ischemic optic neuropathy，AION）　临床表现为无痛性视力骤然丧失。本病常见视盘水肿，而视神经炎中视盘多正常，很少出现水肿。视盘肿胀趋于灰白色，视野缺损最常见为下方。非动脉炎性 AION 多见于 40～60 岁，病史中多数有可导致动脉粥样硬化性血管病的危险因素，如高血压、高血脂、糖尿病、长期吸烟史等。

3. 眼动脉栓塞　可引起急性单眼视力丧失，无眼痛。

4. 颅内肿瘤特别是蝶鞍区占位性病变　早期可呈球后视神经炎改变，视野及头颅 X 线有助诊断。头颅 CT 及 MRI 更有助于早期发现。

5. 感染性视神经病　主要表现为感染后进行性视力丧失，严重的视盘水肿，玻璃体内细胞反应。炎性或肉芽肿性视神经病中视力丧失较典型的视神经炎更为严重，无自发缓解。后巩膜炎或感染性、肉芽肿性视神经病患者眼球活动时剧烈疼痛甚至在睡眠中痛醒。

6. 中毒和营养相关性的视神经病　多表现为进行性、无痛性双侧视力丧失，可能继发于酒精，营养不良，贫血，各种毒素如乙胺丁醇、氯喹、异烟肼、氯磺丙脲、重金属等。

7. Leber 遗传性视神经病变　属线粒体遗传性疾病，常发生于十几岁或二十几岁的男性，女性为遗传基因携带者。一眼视力迅速丧失，对侧眼在数天至数月内视力也丧失。视盘旁浅层毛细血管明显扩张，但无荧光素渗漏，视盘水肿，随后出现视神经萎缩。线粒体 DNA 点突变检查可帮助鉴别诊断，90%～95% 的患者由 DNA 11778、14484 或 3460 位点突变所致。

（四）治疗

应尽力明确病因，进行相应的病因治疗。

一般在急性期以促进炎症消退，抢救视力为主。

不论视盘炎或球后视神经炎均可选用以下治疗：甲泼尼龙 1 000mg 加于 5% 葡萄糖溶液中每日静脉滴注 1 次，共 3～5d；后继以口服泼尼松 10～20mg，每日口服 2 至 3 次。目前尚无证据认为静滴丙种球蛋白对视神经炎有改善作用。其他的辅助治疗包括：维生素 B_1 20mg，维生素 B_6 20mg 每日口服 3 次，维生素 B_{12} 0.5mg 肌注，每日 1 次，或 0.5mg 口服，每日 3 次。

（五）预后

视神经炎是一种自限性疾病。值得注意的是：视神经炎可以是多发性硬化的首发表现。女性、伴有视网膜血管畸形、HLA－DR2 阳性、脑脊液寡克隆带阳性者发病风险明显增加。当脑部 MRI 存在无症状性病灶时提示发展成多发性硬化的风险增加。

三、视神经萎缩

视神经萎缩一般指发生于视网膜至外侧膝状体之间的神经节细胞轴突变性。任何疾病引起视网膜神经节细胞和其轴突发生病变，均可导致视神经纤维的变性和消失，传导功能障碍，出现视野变化，视力减退并丧失。视神经萎缩可分原发性和继发性两种。原发性视神经萎缩则除了视盘苍白外，眼底无其他异常。继发性视神经萎缩是指除了视盘苍白外视网膜或视盘尚有其他改变（如视盘水肿、视网膜病变等），并可有新生的胶质组织代替消失的神经组织。

（一）病理

视神经萎缩是视神经纤维变性的临床表现，其主要症状为视力减退和视盘颜色从原来的淡红变为苍白。如病变在于视网膜节细胞，即引起上行性变性，这种变性的发生较速。如变性位于视神经、视交叉或视束者，则引起下行性变性，这种变性的发生较前者为慢。压迫、炎症、变性、外伤和中毒等都可引起视神经萎缩。外侧膝状体以上的视放射至大脑枕叶的病损所引起的失明称中枢性盲，其眼底正常，瞳孔对光反射仍存在，与周围神经元萎缩性视盘苍白及瞳孔对光反射消失者不同。大部分中枢性盲的病例经数年后可发生明显的视神经萎缩，这种萎缩称为视神经元性变性，何以仅在一部分病例有此现象，原因不明。视神经萎缩时必出现视盘苍白。正常神经组织原为灰色，正常视盘所以呈淡红色是由供养视盘的血管所形成。视神经功能障碍时必伴有血液供应的减少，且在正常状态下可以看到的较小血管，此时也不复可见，血液供应减少是引起视盘苍白的主要因素。在继发性视神经萎缩时，神经胶质组织的增生也是视盘苍白的一个因素。此外，视盘苍白亦可见于先天性有髓鞘神经纤维病患者。必须指出，正常人的视盘颜色颞侧较鼻侧稍淡，只有发现视盘颞侧凹陷或鼻侧颜色亦变淡时，方可考虑有视神经萎缩。

（二）病因和临床表现

1. 原发性视神经萎缩　视神经、视交叉或视束因不同病因而阻断其传导时皆可引起原发性视神经萎缩。常因球后视神经炎、遗传性视神经病变（Leber 病）、眶内肿瘤压迫、外伤、神经毒素等原因所致。这些病变发生在球后，萎缩呈下行性。

在原发性视神经萎缩中，视盘呈白色或灰色，边缘齐整，筛板结构常清晰可见，萎缩经常出现于两眼，但可有迟早和轻重之别。病程若不断进展，最后必致失明，其初期引起的视野缺损以向心性缩小或扇形缺损最为多见。尽管萎缩状态已十分显著，但尚可全无自觉症状，直至后来中心视力及色觉相继发生障碍时，方引起患者注意。

（1）肿瘤：巨大垂体肿瘤是引起两侧原发性视神经萎缩较常见的原因。起初多先有两颞侧偏盲，然后逐渐发生单眼或双眼失明及视盘苍白。颅骨 X 线片如显示蝶鞍扩大，巨大垂体肿瘤的诊断即可确定。垂体瘤出血或破溃入蛛网膜下腔者可引起突然双目失明或蛛网膜下腔出血，称垂体卒中。其他如鼻咽癌向眶内伸展，蝶鞍附近蝶骨嵴上和嗅沟脑膜瘤、视神经胶质瘤及神经纤维瘤病等均可引起同侧视神经萎缩。

额叶底部的肿瘤（如嗅沟脑膜瘤）可压迫视神经引起同侧视神经萎缩和对侧视盘水肿（Foster-Kennedy 综合征）。颅咽管瘤虽也可引起原发性视神经萎缩，但此瘤多向鞍上发展易阻塞第三脑室而引起颅内压增高，产生视盘水肿。头颅 CT 或 MRI 检查有助于诊断和鉴别。

（2）炎症：球后视神经炎、脱髓鞘病，或由各种原因所致的脑膜炎影响视神经或视交叉时，常引起原发性视神经萎缩。常见于多发性硬化、结核性、化脓性或真菌性脑膜炎，或合并有筛窦炎或蝶窦炎的患者。原因不明的慢性视交叉蛛网膜炎也是引起双侧视神经原发性萎缩较少见的原因。梅毒，特别是脊髓痨，发生视神经萎缩者相当多见。

（3）外伤：头颅外伤，特别是颅底骨折或视神经管骨折可撕裂视交叉或视神经，引起原发性视神经萎缩。受伤后患眼立刻失明，3~6 周后视盘出现苍白。

（4）血管疾病：因中心动脉血栓形成或栓塞所形成的"血管性萎缩"都有突然失明的病史。其乳头边缘多很清晰，但也可先出现视盘水肿，以后产生视神经萎缩。动脉多极细小，筛板不能见到。颈内动脉血栓形成使眼动脉供血不良或颈内动脉硬化压迫视交叉的两外侧时均可引起视神经萎缩，后者常先产生两鼻侧偏盲。供养视神经的血管循环障碍，在视神经管内受硬化动脉的压迫或大量失血后的严重贫血患者均可出现视神经萎缩。高血压性视网膜病变，早期出现视盘水肿，后期出现视神经萎缩，这类患者早期还可伴有玻璃体或视网膜出血。

（5）中毒：中毒的病理改变虽亦可发生于视网膜，但视盘苍白迟早总要发生。可引起视神经萎缩的有害物质以甲醇和乙醇（特别是甲醇）中毒最为多见，奎宁、卤化羟基喹啉、氯霉素、乙胺丁醇、异烟肼、链霉素、麦角胺、氯磺丙脲及烟草毒有时亦可见到。

（6）眼球和眼眶病变：青光眼可引起视神经萎缩，生理凹陷变深，并常有特征性的鼻侧视野缺损和视力减退。恶性突眼及眼眶假瘤有时也可引起视神经萎缩。畸形性骨炎、小头畸形或眼眶骨膜炎引起视神经管狭窄时均可引起视神经萎缩。

（7）其他疾病：恶性贫血、慢性肾上腺皮质功能减退、慢性病兼有贫血、维生素缺乏症、糖尿病、黄色瘤病、妊娠高血压综合征及大面积烧伤等有时亦可出现视神经萎缩。

2. 继发性视神经萎缩　在继发性萎缩中，视盘呈苍白和边缘模糊，苍白程度常较原发性者稍轻，边缘模糊的程度不等，一般继发于视盘水肿者较重。因胶质组织增生致使筛板结构不能见到，生理凹陷不明显，血管细小，且常有血管周鞘。值得注意的是，按照视盘外观的不同来分类并不能阐明病因。连续性视神经萎缩，视盘苍白合并有视网膜明显的病变，如脉络膜炎、色素性视网膜炎、视网膜中心动脉的血栓形成或栓塞等，此种萎缩系由视网膜节细胞变性引起连续上行发展的萎缩过程，与原发性萎缩中的下行性萎缩不同。视盘水肿、视盘炎和离视盘甚近的球后视神经炎均可引起继发性视神经萎缩，如果先前的视盘病变是明确的，则尚可根据其为视盘炎或视盘水肿而再分为视神经炎后乳头萎缩或水肿后乳头萎缩。

原发性视神经萎缩与继发性视神经萎缩的鉴别见表 9-2。

表9-2　原发性和继发性视神经萎缩的鉴别要点

	乳头颜色	乳头边界	乳头上胶质组织增生	筛板结构	原因
原发性萎缩	白色或灰白色	清晰锐利	无	清晰	视神经、视交叉、视束的压迫、炎症、脱髓鞘、外伤、中毒等。遗传性视神经萎缩
继发性萎缩	苍白，程度常较原发性轻，呈灰色、灰白色或灰红色	模糊不清	有	不能见到	视盘水肿、视盘炎或离视盘甚近的球后视神经炎

（三）诊断

依据眼底检查发现视盘灰白或苍白结合视功能检查以明确诊断。由于该病可有多种原因引起，必须尽可能同时作出病因诊断。

1. 视觉诱发电位（VEP）检查　可发现 P_{100} 波峰潜时延迟或/和振幅明显下降。VEP 对视神经萎缩的诊断、病情监测和疗效判定有重要意义。

2. 视野检测　可见向心性缩小。如发现双颞侧偏盲应排除颅内视交叉占位病变，巨大中心或旁中心暗点应排除 Leber 遗传性视神经病变。

3. 头颅或眼部 CT、MRI 检查　压迫性和浸润性视神经病变患者可见颅内或眶内的占位性病变压迫视神经；视神经脊髓炎、多发性硬化等病患者可见中枢神经系统白质脱髓鞘病灶。

4. 线粒体 DNA 或核基因进行检测　可见遗传性视神经病变导致的视神经萎缩患者存在相应基因位点的突变，如线粒体 DNA 的 11778、14484、3460 位点，核基因位点 OPA1（3q28-q29）、OPA2（Xp11.4-p11.2）、OPA3（19q13.2-q13.3）、OPA4（18q12.2）、OPA5（22q12.1-q13.1）、OPA6（8q21.13-q22.1）等。

不论原发性或继发性视神经萎缩，首先应针对病因作局部或全身治疗。例如因肿瘤压迫引起的视神经萎缩，应切除肿瘤，使视力恢复。由各种病原菌引起脑膜炎导致视神经萎缩者，应使用相应的抗生素。因多发性硬化而致的球后视神经炎主要用皮质类固醇激素治疗。因眼底中心动脉或颈动脉阻塞所形成的"血管性萎缩"可选用抗血小板聚集剂以及钙离子拮抗剂。中毒或代谢病引起者，应尽快除去中毒原因或治疗代谢病。青光眼应降低眼压。视神经管狭窄用抗炎或手术治疗。继发性视神经萎缩最常由颅内压增高引起，有肿瘤者应尽早切除肿瘤；不能除去引起颅内压增高的病因者，可行颅脑减压或分流术以延长保存视力的时间。对原发性视神经萎缩尚无肯定的有效疗法，可试用 ATP 40mg 加于 5% 或 10% 葡萄糖液 500ml 中静滴，每日 1 次，1 个疗程 10~14d；辅酶 A 每次 100u，肌注，每日 1 次，1 个疗程 10~14d。也可试用高压氧治疗。不论原发性抑继发性视神经萎缩都可使用 B 族维生素，如维生素 B_1（口服或肌注）、维生素 B_{12}（肌注或口服）。

四、Leber's 遗传性视神经病

在许多家族性疾病（Leber's 遗传性视神经病、家族性黑矇性痴呆、遗传性共济失调、色素性视网膜炎等）所致的遗传性视神经萎缩综合征中，以 Leber's 遗传性视神经病

（Leber's hereditary optic neuropathy，LHON）最为重要。这是一种较少见的家族性疾病，由 Leber 在 1871 年首先描述。20 世纪 80 年代末期以来，LHON 作为一种与线粒体 DNA 异常有关的母系遗传性疾病受到广泛关注。

（一）病因与发病机制

LHON 与线粒体基因点突变相关。所有临床诊断 LHON 的家系都为母系遗传。世界范围内 90%～95% 的 LHON 病例主要为线粒体 DNA（mtDNA）的三个点突变所致：11778（占病例的 69%）、3460（占病例的 13%）和 14484（占病例的 14%）。近年来亦有报道其他少见的原发位点。mtDNA 突变可以在 LHON 患者的所有母系家族成员中存在，即使无临床症状。

LHON 患者视网膜的神经纤维层、胶质细胞层和视神经明显萎缩。电镜观察发现视网膜胶质细胞层细胞内出现双层膜结构内含钙的包涵体，提示线粒体内钙化。线粒体功能下降后出现 ATP 产生减少和/或自由基损伤导致视网膜神经节细胞凋亡是主要的发病机制。无髓鞘的视神经板前部分具有高水平的线粒体复合物 I 呼吸活性部分，此部分特别易受线粒体功能障碍影响。LHON 患者视力丧失的时间和程度取决于线粒体功能下降程度，线粒体能量产出随年龄减少，全身性疾病、营养缺乏、用药或毒素通过直接或间接方式抑制线粒体代谢可诱导疾病的表达。

（二）临床表现

LHON 起病年龄 2～80 岁，多见于 15～35 岁。男性多于女性。女性为遗传基因携带者而本身发病较少。主要临床表现为单眼中心视力下降，不伴有疼痛，几周或几个月后累及另一眼。亦有报道两眼同时起病，可能是两眼同时累及或者起病初期单眼视力下降未被发现。仅单眼罹患者罕见，97% 的患者在单眼发病一年内另一眼亦受累。

患者视力下降程度可轻度至完全无光感。病程早期即出现严重色觉障碍。视野缺损通常表现为中央视野缺损或中心盲点。未受影响的眼有微小的中心盲点性暗点，用红色视标易于查出。大多数 LHON 患者的视力丧失为永久性，部分患者视力在起病 6 个月至 1 年后逐渐恢复。视力恢复情况与发病年龄和线粒体 DNA 突变特征相关：20 岁前发病、14484 位点突变者预后较好，11778 位点突变者的视力预后较差。

除视力减退，LHON 缺少其他特异性伴随症状。视力丧失的急性期，可出现视神经乳头充血、膨胀，静脉曲张，视网膜和视盘出血，黄斑水肿、渗出，视网膜条纹，视盘边缘模糊。随着疾病的进展，毛细血管扩张和视盘假性水肿可消退。LHON 患者可有视盘周围毛细血管扩张性微血管征，视盘周围神经纤维层水肿（假性水肿）以及视盘或视盘区荧光血管造影无荧光素渗漏的三联征和 Uhthoff's 综合征，然而特异性不高。非特异性伴随症状包括头痛、眼部不适、肢体轻瘫、头晕等。一些家系成员中可合并有预激综合征。

（三）诊断与鉴别诊断

无痛性视力下降结合其遗传特征，需要考虑本病。

需与视神经炎，缺血性、中毒和营养相关性的视神经病等相鉴别。尤其是最初的充血消退后，LHON 患者的视盘一段时间内不会呈现苍白。这一特征，加上相对保留的瞳孔反射和眼球活动无疼痛，易致误诊。

（四）治疗

目前尚未有特异性治疗方案。

通过基因检测可以明确高危患者，在日常生活中指导患者避免使用烟草、过度酒精摄入和接触环境毒素等可能影响线粒体代谢的因素。

治疗上可尝试给予辅酶 Q_{10}、艾地苯醌、左旋肉碱等改善线粒体代谢的药物，以及多种维生素，如维生素 K_1、维生素 K_3、维生素 C、硫胺素、维生素 B_2 和维生素 E。

开颅手术松解视交叉蛛网膜粘连以及基因治疗均尚无肯定的结果。

（洪　艳）

第十章

运动障碍性疾病

第一节 震颤

一、概述

震颤（tremor）是指肢体某部位（局部或全身）以保持平衡位置为中心而呈现的有节律、不随意、不自主的震动，是在受损部位的机械作用、周围反射、长潜伏期反射和中枢摆动机制之间相互作用下产生的，是主动肌和拮抗肌交替或同步放电，导致沿中轴产生的不自主、机械性、在波幅和频率上可以规则也可以不规则的摆动。简言之，震颤是指至少一个肢体功能区的节律的、机械的摆动。震颤是最常见的运动失调。

二、机制

震颤的病理生理机制颇为复杂，可为中枢性，也可为周围性；包括机械性振动（mechanical oscillations）、反射性振动（oscillations based on reflexes）、中枢神经元性振动（oscillations due to central neuronal pacemakers）、反馈环路异常的振动（oscillations because of disturbed feedforward or feedback loops）等。其可能的机制见图 10 - 1。

特发性震颤（essential tremor，ET）属于一种病因不明的震颤，在病理学上也未找到病变部位。目前对震颤的病理生理研究最多的是中枢神经系统的摆动学说。多认为橄榄、小脑相互协调节律紊乱是 ET 的病因，震颤起源于下橄榄核，其节律通过纤维到达小脑蒲肯野纤维和小脑核，并通过前庭神经外侧核和网状核输出，再沿小脑丘脑皮质路径激活脊髓运动神经元。引起 ET 的神经化学异常也未明确，可能与 GABA 能系统紊乱有关。

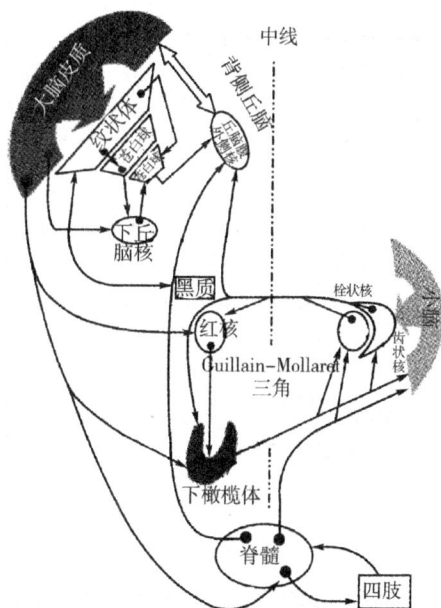

图 10 - 1　震颤发生可能的机制图

三、分类

（一）根据病因分类（表10-1）

表10-1　震颤分类

生理性震颤和强化的生理性震颤（7~12Hz）
特发性震颤
经典的特发性震颤（4~12Hz）
原发的直立性震颤（primary orthostatic tremor）（13~18Hz）
任务执行或位置性特异性震颤（task-and position specific tremor）（4~12Hz）
不能分类的震颤
肌张力障碍性震颤（dystonic tremor）（4~12Hz）
帕金森病（PD）性震颤（3~10Hz）
小脑性震颤
Holmes震颤（holmes tremor，以前称为红核型或中脑震颤）（2~5Hz）
腭肌震颤（palatal tremor）
周围神经病性震颤（tremor in peripheral neuropathies）（2~12Hz）
中毒性和药物诱发性震颤（2~12Hz）
心因性震颤（psychogenic tremor）（3~10Hz）

静止性震颤被认为是在基底核环路产生，而姿势性和意向性震颤可能是在橄榄-小脑、丘脑-皮质环路或Guillain-Mollaret三角产生［GPe为外侧苍白球，GPi为内侧苍白球，VLa为腹外侧核的前部，VLp为腹外侧核的后部（腹外侧核），STN为下丘脑核，SNc为黑质致密部，RN为红核，GE为小脑栓状核，D为小脑齿状核，IO为下橄榄体］

（二）根据震颤频率分类

震颤频率分类见表10-2。

表10-2　根据震颤频率分类

震颤类型	频率	幅度	发生部位	常见疾病
生理性震颤	8~10Hz	固定频率，幅度可变	身体某一部位	毒物、毒素和生理或情感状态，如恐惧或焦虑、极度疲劳、运动后、饥饿、低血糖、甲亢、乙醇戒断、代谢紊乱、中毒、发热等可加强
静止性震颤	低到中（3~6Hz）	大，在随意运动中减轻或消失	支撑重力的肢体肌肉并没有激活	PD，药物诱导性PD综合征（神经安定剂、甲氧氯普胺等）
动作性震颤	-	-	任何随意肌肉收缩	
姿势性震颤	中到高（4~12Hz）	小，随意运动时明显	当肢体处于某一对抗地心引力的姿势时	生理性震颤、特发性震颤、代谢紊乱、药物或乙醇戒断
等轴性震颤	中	多变	对抗静止性物体的肌肉收缩	在一只手握持重物时
运动性震颤				
单纯性震颤	变化大（3~10Hz）	当肢体接近某一物体时，其幅度并无明显变化	肢体简单运动，发生于任何运动时	-
意向性震颤	低（<5Hz）	肢体接近某一物体时幅度增加	接近某一物体的肢体	小脑性病变（脑卒中、MS、肿瘤），药物诱导（锂盐、乙醇）
任务执行和位置性特异性震颤	多变（4~10Hz）	多变	发生在特定的动作	书写震颤、音乐家震颤

四、临床特点

震颤可以发生在身体的任何部位。它的出现可以是生理性的，也可以是病理性的。生理性震颤常累及全身，病理性的震颤最常累及双手，也可累及头部、腿部等，与其病因密切相关。

震颤可分为静止性和动作性震颤。前者发生时受累肢体完全能对抗重力，而后者是在受累肢体肌肉随意收缩时发生，其又分为［姿势性震颤、运动性震颤（包括单纯性震颤、意向性震颤）、任务执行和位置性特异性震颤、等轴性震颤］。

震颤主要包括六种综合征：生理性震颤、特发性震颤、PD 震颤、毒物或药物诱导的震颤、小脑性震颤、心因性震颤，见表 10 - 3。

表 10 - 3　震颤综合征的临床和诊断特点

震颤综合征	临床特点	诊断实验
生理性震颤	姿势性震颤：无神经系统阳性体征	血糖、肝功能检查，甲状腺功能检查，询问药物史
特发性震颤	姿势性震颤：影响手臂和头，当压力、疲劳、受刺激时增加，饮酒后可减少，β 受体阻滞剂、扑痫酮治疗有效	没有特异性实验，需行常规血液检查和甲状腺功能检查排除生理性震颤
PD 震颤	静止性震颤：紧张时增加，肢体随意运动时减轻或消失，对多巴胺能药物治疗有反应，伴有其他症状如运动缓慢、强直等	无特异性实验，MRI 为非特异性表现，必要时可行 PET、SPECT
小脑性震颤	意向性震颤（病变侧肢体）、跟 - 膝 - 胫实验、快复轮替运动异常、姿势异常、构音障碍、眼球震颤	CT 或 MRI 扫描，怀疑 MS 时需行 CSF 检查了解 IgG 寡克隆带；乙醇滥用检查（怀疑时）；若怀疑锂盐中毒，需行血锂水平检测
心因性震颤	多变（静止性、姿势性或意向性震颤），在注视时增加，注意力分散时减轻	电生理检查
肝豆状核变性（Wilson 病）	扑翼样震颤：腹水、黄疸、肝疾病的体征，角膜 K - F 环，强直，肌肉阵挛，精神症状	肝功能检查、血浆铜蓝蛋白、尿铜、裂隙灯检查

特发性震颤可累及头、面、下颌、舌、臂及腿部，震颤为唯一的常见运动障碍。在人群中的发病率为 0.31% ~ 5.55% 本病可见于婴儿到老年的任何年龄，大多在青春期发病，无性别或种族差异。约半数有家族史，男女均可患病，属外显率不全的常染色体显性遗传，故又称为家族性震颤。本病常表现为单一的姿势性震颤，通常从一侧手臂向前平举或取特定的姿势时出现低频率（3 ~ 14Hz，平均 4 ~ 8Hz）的细震颤。一般两上肢，特别是双手呈对称性受累。早期震颤呈间歇性，多在精神紧张或疲劳时出现，情绪稳定及休息时消失或减轻，逐渐转为持续性。一般早晨较重，饮茶及咖啡、吸烟、公众场合或高温环境、性交时可加重；独处、心理弛缓状态等常能暂时减轻。饮酒可使震颤减轻或完全缓解，据 Growden 报道饮酒至血乙醇浓度大于 10mg/dl 时，震颤基本消失。本病患者不少伴有血压波动、多汗、皮肤划痕强阳性等自主神经功能紊乱症状。但大多数没有肌张力改变或运动变慢等帕金森综合征、小脑征或其他神经系统体征。

五、特发性震颤的诊断标准

（一）核心标准

（1）双侧肉眼可见且呈持续性的手或前臂的姿势性震颤或动作性震颤（而不是静止性震颤）。

（2）缺乏其他的神经系统体征，没有齿轮样肌张力增高。

（3）可能有孤立的头震颤而没有异常的姿势。

（二）次要标准

（1）长时程（>3年）。

（2）家族史。

（3）对乙醇治疗有效。

（三）排除标准

（1）其他异常的神经系统体征（特别是肌张力障碍）。

（2）病因明确的强化的生理性震颤。

（3）有心因性震颤的病史和临床证据。

（4）有确切的证据证实：震颤突然发生或阶梯式恶化。

（5）原发性直立性震颤。

（6）孤立的声音震颤。

（7）孤立的位置性特异性或任务执行特异性震颤。

（8）孤立的舌震颤和下颌震颤。

（9）孤立的腿震颤。

（10）单侧的震颤、局灶震颤、姿势异常、强直、运动迟缓、静止性震颤。

（11）当前的治疗药物可能造成或加重震颤。

（12）孤立的头震颤并伴有异常的姿势（头摆动或旋转）。

六、症状性震颤的实验室检查

（1）TRH（促甲状腺素释放激素）。

（2）Na^+、K^+、Ca^{2+}、Cl^-。

（3）ALT、AST、GGT，胆碱酯酶。

（4）肌酐，尿酸，血糖。

（5）24h铜排泄＋血浆铜蓝蛋白。

（6）毒理学试验。

七、治疗

震颤综合征主要针对疾病本身治疗，随着疾病本身的好转，震颤也随之好转，本节着重讲述特发性震颤的治疗。

1. 药物治疗　特发性震颤的药物治疗效果还不完全令人满意。最常用的两种药物是β受体阻滞剂和扑痫酮，而扑痫酮在逐步增量期有多种不良反应。最新研究表明，托吡酯作为单药或辅助治疗特发性震颤较安慰剂对照是安全而且有效的（400mg/d或最大耐受剂量），托吡酯400mg/d可以明显减轻震颤评分。最常见的不良反应是食欲减退或体重减轻，感觉异常。加巴喷丁（gabapentin）对震颤的治疗也有益处，国外研究表明，加巴喷丁可以明显减轻MS所致的震颤，并能明显减轻姿势性震颤，但目前的样本量还较少，可以作为其他药物治疗失败的辅助治疗。

非典型的神经镇静药物也被用于治疗特发性震颤。奥氮平单药治疗对缓解特发性震颤有效。详见表 10 - 4。

表 10 - 4　特发性震颤药物治疗

药物名	剂量	药物不良反应
β 受体阻滞剂（首选药物）：		
普萘洛尔	最初剂量 20mg, bid, 可以增加到 120 ~ 320mg/d	血压降低、脉搏减弱、心动过速、心动过缓、阳痿、嗜睡、运动性呼吸困难、神志模糊、头痛、头昏，有心肺疾病及糖尿病等慎用
普萘洛尔控释片	最初剂量 120mg, qd, 可以增加到 240mg/d, qd	同上，相对较轻，可出现皮疹、短暂头昏等
美托洛尔	最初剂量 50mg, qd, 可以增加到 200mg/d, 分次服用	心动过缓、头昏、头痛、恶心等，低血压、显著心动过缓（心率 < 45 次/min）、心源性休克、重度或急性心力衰竭、末梢循环灌注不良、二度或三度房室传导阻滞、病态窦房结综合征、严重的周围血管疾病
美托洛尔缓释剂	最初剂量 50mg, qd, 可以增加到 200mg/d, qd	同上，相对较轻
阿替洛尔	50 ~ 150mg/d	头晕、恶心、咳嗽、口干、思睡
纳多洛尔	120 ~ 240mg/d	无
索他洛尔（甲磺胺心定）	75 ~ 200mg/d	警觉性降低
苯二氮䓬类（benzodiazepines）：		
氯硝西泮	最初剂量 0.25mg, qd, 可以增加到 6mg/d	嗜睡、镇静、依赖、成瘾等，肝功能损害慎用
地西泮	最初剂量 1mg, qd, 可以增加到 10mg/d	镇静、疲乏、成瘾、依赖等
劳拉西泮	最初剂量 1mg, qd, 可以增加到 10mg/d	镇静、疲乏、成瘾、依赖等
阿普唑伦	0.75 ~ 2.75mg/d	镇静、疲乏、药物依赖
抗惊厥药物：		
扑痫酮	最初剂量 12.5mg, 睡前服, 可以增加到 250mg/d, 尤其优先用于 60 岁以上的老人	镇静、嗜睡、疲乏、恶心、眼花、呕吐、共济失调、心神不定、眩晕、急性中毒反应等
加巴喷丁	最初剂量 300mg, tid, 可以增加到 1 800mg/d; 1 200 ~ 1 800mg/d	昏睡、疲乏、性欲下降、头昏、烦躁、呼吸急促
托吡酯	400mg/d 以上	食欲下降、体重减轻、感觉异常、畏食、注意力下降
唑尼沙胺	100 ~ 200mg/d	共济失调、头昏、焦虑、神志恍惚、畏食
其他：		
BTXA（手震颤）	多肌内注射, 50 ~ 100U; 每3 ~ 4 个月重复注射	手/指无力、握力下降、注射部位疼痛、僵硬、血肿、感觉异常
BTXA（头震颤）	多肌内注射, 40 ~ 400U; 每3 ~ 4 个月重复注射	颈部无力、注射后疼痛
BTXA（声音震颤）	多肌内注射, 0.6 ~ 15U; 每3 ~ 4 个月重复注射	声音低微、吞咽困难
正辛醇	64mg/kg 以上	味觉异常
尼莫地平	120mg/d	头痛、胃灼热、直立性低血压

2. 手术治疗　药物依赖的特发性震颤可以采用丘脑毁损术或者丘脑腹中间核深部电刺激治疗（deep brain stimulation，DBS）。头和声音震颤（vocal tremor）是特发性震颤中最常见的，采用手术治疗风险大，且效果欠佳，可能并发严重并发症，且很多患者不能耐受，尤其是双侧丘脑毁损术会导致难以忍受的不良反应，而最近的20年研究发现丘脑腹中间核深部电刺激对ET及PD震颤效果良好，但具体机制尚不十分清楚。有报道对一些单纯的头部特发性震颤患者采用这种方法治疗相对安全有效，可以维持9个月以上，也有报道其对声音震颤有效。

有散在病例报道，经皮电刺激双侧丘脑对特发性震颤有较好的临床治疗作用。

3. 其他震颤的治疗　PD静止性震颤药物治疗效果相对较差。一些患者对左旋多巴替代治疗反应较好。经随机双盲多中心的临床药物研究表明抗帕金森病药物多巴胺受体激动剂普拉克索能明显改善PD震颤（作为辅助治疗，7周内逐渐加量，最大量维持4周），而且普拉克索对PD及药物依赖性震颤都有效。

治疗PD药物罗匹尼洛（roplnirole）也能改善静止性震颤、姿势性/动作性震颤，尤其是能明显改善PD静止性震颤，这一结果表明罗匹尼洛能有效改善PD早期的静止性震颤。

比较不同的多巴胺受体激动剂（普拉克索、培高利特）以及安慰剂对PD震颤的剂量效应。0.5mg的普拉克索或培高利特能减少PD静止性震颤评分，疗效相当，但后者的恶心、呕吐不良反应较前者更明显。不过，通常情况下治疗PD时多巴胺受体激动剂最初剂量不会给予这么大。

药物源性震颤（如抗抑郁药及抗癫痫药物丙戊酸等）和中毒性震颤的治疗：停止造成震颤的药物或毒物；对于迟发性震颤可以试用安坦或氯氮平。

（龙海丽）

第二节　痉挛

一、临床特征

痉挛（spasticity）是上运动神经元（UMN）综合征的一部分。中枢神经系统损害（如脑卒中、脑外伤、脑性瘫痪、肿瘤术后、脊髓炎及脊髓损伤等疾病）后，患者常出现上运动神经元综合征，包括以肌肉活动过度活跃为特征的阳性体征，即巴宾斯基征、阵挛、张力障碍、反射亢进、手足徐动症和痉挛，以及以功能丧失为特点的阴性体征，即动作灵巧性、力量、协调性和运动控制能力丧失。痉挛指牵张反射兴奋性增高所致的肌张力增高，并伴下列条件：①对外部给予的运动有阻力，且阻力随牵张速度的增加和关节运动方向的改变而增加。②对外部给予的运动产生的阻力超过了一定的速度阈值或关节角度。

上运动神经元综合征是大脑皮质、脑干和脊髓水平的运动通路受损所致。在损伤急性期，痉挛尚未出现，肌张力低下，呈软瘫；此后，受损部位逐渐在数天至数月内出现痉挛。牵张反射兴奋性在痉挛的第一个月逐渐增加，之后保持稳定，一年后下降。痉挛肌肉受到快速牵张后，除正常腱反射外，不出现反射性快速收缩，而是缓慢收缩。除肌张力改变外，痉挛的征象还包括折刀现象、反射亢进、巴宾斯基征阳性及屈肌痉挛。痉挛可影响患者活动，造成不适及护理不便，进一步的肌肉僵硬可使肌肉逐渐挛缩、疼痛，加重患者的功能障碍，有时可成为功能障碍的主要问题。

二、病理生理机制

痉挛性肌张力增高的病理生理机制尚不完全清楚，可能是由于缺乏完整的皮质脊髓系统和脊髓内神经元间环路，以及上下行神经通路之间的平衡受到破坏。在正常情况下，肢体休息位或在其活动范围内被动运动，对该运动产生的任何阻力，都可单独归因于生物力学因素。只要阻力存在，肌肉收缩就不是阻力中的一部分，肌电活动也就不能引出。1924 年 Sher-rington 发现牵张反射产生肌肉收缩，这是产生姿势的基础，Nathan 认为痉挛只是在正常情况下隐伏的牵张反射变得明显的一种状态。Magoun 和 Rhines 则认为痉挛起源于脊神经，是由脊髓的兴奋和抑制作用失衡所致。

目前，关于痉挛的一些机制主要包括肌梭运动活动过度、运动神经元兴奋过度，脊神经节段的异常兴奋，失去脊髓影响（抑制和兴奋）节段中间神经元的异常兴奋及肌肉本身的改变等。

痉挛是一个与神经系统对感觉冲动输入产生运动整体反应有关的感觉运动现象。尽管一般情况下认为痉挛是一个运动问题，但它随感觉刺激的反应而增加，这一特点起始于脊髓水平简单的反射，延伸到涉及脑干和大脑更复杂的反应。感觉信号经由后根进入脊髓，一些分支进入脊髓灰质，而其他的则上行进入脑干和大脑。尽管长期以来认为感觉纤维从后根、运动纤维从前根进入脊髓，但有证据表明，至少在脑瘫痉挛患者中，感觉刺激也会在前根产生电生理信号。这一发现的临床和功能意义尚不清楚，但对 UMN 综合征的肌张力过高的临床表现有一定影响。

前角运动细胞传递给 2 型运动神经元，α 和 γ 运动神经元支配三至几百条肌纤维，运动单位是指由单一神经纤维和其所支配的骨骼肌纤维的集合。α 运动神经元支配大的骨骼肌，相对较小的 γ 运动神经元也位于脊髓前角，它们通过 A 型 γ 纤维（小的、特别的骨骼肌纤维）传递冲动到肌梭内肌纤维。肌梭传递关于肌肉长度和变化速率的信息，肌梭位于每条肌肉的肌腹内，每一肌梭包绕 3~12 条小的梭内肌纤维附着于肌梭外骨骼肌纤维上，肌梭内肌纤维和高尔基腱器官传递肌肉牵张、张力和改变速率的信息。高尔基腱器官和肌梭一起促进肌肉控制和收缩，因此维持肌肉的张力。当肌梭的长度突然增加时，一级神经末梢受到刺激，引起运动反应，对快速的长度变化速率产生反应。缓慢牵张时，一级和二级神经末梢传递信号。在正常情况下，γ 运动神经元释放一定数量的感觉冲动，牵张肌梭增加释放冲动的速率，肌肉缩短或松弛则减少肌梭释放冲动的速率。高尔基腱器官是防止张力过高的感觉受体。曾经认为高尔基腱器官是痉挛的主要因素，但这未经进一步的研究求得证实。高尔基腱器官对传入有静态或动态反应，正常情况下，高尔基腱器官用来维持肌肉松弛和紧张及主动肌和拮抗肌之间的平衡，来自高尔基腱器官和肌梭的信息通过脊髓运动通路传递到更高级的大脑中枢。

与痉挛有关的抑制系统的另一部分是中间神经元，中间神经元存在于脊髓灰质，与前角运动神经元数量之比为 30：1，它们兴奋性极高，可以自发地释放冲动。许多中间神经元支配前角运动神经元，许多感觉冲动通过中间神经元进入中枢神经系统，并与来自其他地方包括皮质脊髓通路的冲动整合。闰绍细胞是抑制系统的其中一部分，刺激某一运动神经元会抑制到闰绍细胞的有侧支循环的周围运动神经元，这一连接称为折返抑制，这一功能如有障碍会导致越过关节的分离运动发生困难。主要抑制通路是背侧的网状脊髓通路，对脊髓的许多其他抑制影响来自脑干。当考虑到手的运动时，屈肌和伸肌有同等量的冲动传入。然而，中枢神经系统损害后见到的临床变化常反映了这些肌群不平衡。另外，丘脑核调节来自基底神经核和小脑的传入冲动。生理上，由于兴奋性升高、突触输入和抑制性突触冲动减少，运动神经元的兴奋性增加，单纯的网状脊髓通路的损害不产生痉挛。中枢神经系统弥漫性损害，会使下行抑制指令和异常冲动减少，肌肉活动变得活跃，这表现在牵张－反射通路的几个区域。下行抑制冲动的减少导致了 α 神经元和 γ 运动神经元兴奋性增加。其他脊髓通路如前庭脊髓和红核脊髓通路变得更活跃。实质上，痉挛可因皮质、基底神经核、丘脑、脑干、小脑、中央白质或脊髓的损伤而引起。

痉挛性肌张力过高，其反射弧是完整的，因此反射仍然存在。肌肉过度活动是由于来自脊髓以上的抑制受损或歪曲。这时可表现为阵挛、巴宾斯基征阳性，或反射亢进。痉挛性肌张力过高表现各异，在同一患者中，取决于其他的刺激或活动。

脊髓反射，尽管不是痉挛纯定义中的一部分，但与 UMN 综合征的临床表现有关，传入到脊髓的冲动由于改变或重组而歪曲。在正常情况下，脊髓反射可能由于感受伤害的本体感受反应而产生。深部腱反射更精确的说是肌伸张反射，性质被认为是本体感受。肌牵张反射如髌腱反射是最常见的肌伸张反射。单突触牵张反射对牵张产生快速的反应，是肌梭突然牵张而引发的，相反，收回的屈肌反射是多突触反射，是阳性支持性反射。屈肌痉挛代表脱抑制屈肌收回反射。张力牵张反射的另一表现是折刀现象，是由于屈肌反射传入神经限制的结果。必须记住的是痉挛不仅具有速度依赖性，而且与肌肉的长度有关。与痉挛有关的另一个反射是丛集反射，脊髓对感受伤害刺激的反应突然活跃，脊髓因而大范围兴奋。临床上，这可能与排便、排尿、出汗和血压升高有关。联合反应可能由于运动活动的异常扩散而引发突然反应，联合反应被认为与痉挛性张力障碍有联系，脑卒中患者移动时典型的姿势，常有马蹄内翻足、膝反射亢进、骨盆控制无力和躯干缩短。上肢表现为屈肘、握拳、肩内旋。用力时患者协同作用模式增加，这些运动模式是伴随不需要的其他动作而发生的运动。协同作用和联合反应是因为随意运动时来自大脑皮质或脊髓的刺激或兴奋过度所引起。联合反应与痉挛综合征有关。

1906 年，Sherrington 描述了交互神经支配的过程，即一组肌肉（主动肌）必须放松以允许另一组肌肉（拮抗肌）收缩。在正常情况下，主动肌和拮抗肌必须协同收缩以便在活动过程中稳定关节。在这些情况下，协同收缩是适当的。在 UMN 综合征中，协同收缩变成病理的，干扰了肌肉的运动和功能，皮质和脊髓发生交互抑制允许适当的协同收缩，UMN综合征交互抑制受损，事实上，需要的运动可能被不想要的运动完全掩盖，如踝背屈时足通常情况下出现跖屈位。痉挛肌肉的牵张位加重了偏瘫患者的协同收缩。不适当的协同收缩除肌肉痉挛外还产生其他的作用。

三、痉挛的评定

临床上通过徒手被动运动肢体较容易发现痉挛的存在，并可粗略评定痉挛的程度。目前常用 Ashworth 量表（Ashworth scale for spasticity，ASS）、改良的 Ashworth 量表（modified Ashworth scales，MAS）、Tardieu 分级、综合痉挛量表/临床痉挛指数（compositespasticity scale，CSS/clinic spasiticity index，CSI）对痉挛进行评估。主要是根据被检测肌群的肌张力有无增高来判断是否存在痉挛，并根据肌张力增高的程度将痉挛分为不同程度。

Ashworth 量表分级包括 Ashworth 分级和改良的 Ashworth 分级，Ashworth 分级通过从最大屈曲位到伸展快速运动患肢来评定痉挛的程度。根据肌肉对快速牵张的反应，将痉挛分为 0~4 级。Ashworth 分级被认为是肌肉痉挛的顺序分级，由于经常分组较低的分数，所以对最初的 Ashworth 分级作了改良，包括了 1⁺ 级，表示张力轻微的增加。改良的 Ashworth 分级被认为是肌肉痉挛令人满意的分级。如 Ash worth 分级一样，它也不能区分是中枢性还是外周性原因引起的牵张阻力。Ashworth 分级提供了有关肌肉痉挛的临床信息，为内科医生、康复治疗师和护士所熟知。

Tardieu 分级则包括运动速度和运动质量，Tardieu 分级评定是在 3 个不同速度下进行的，根据肌肉对牵张的反应进行客观的观察，是否突然出现中止和阵挛而进行分级。Tardieu 分级也被认为是肌肉痉挛的顺序分级，除评定速度外，Tardieu 分级还提供 Ashworth 分级的肌张力变异的其他信息和敏感性。Tardieu 分级评定应在每日相同的时间进行，患者在相同的特异体位进行，这对张力过高的患者来讲难以采取。不管采取何种评定分级法，应记录有价值的临床信息连同其他有关功能和症状信息，以达到最佳治疗方法，产生最好的治疗效果。定量评定痉挛和运动可进行肌电生理研究，但尚未被大多数临床医生所采用。

CSS/CSI 的评定内容包括 3 个方面：腱反射、肌张力及阵挛。根据其程度进行评分，分别是腱反射 0~4 分；肌张力 0~8 分；阵挛 1~4 分。三者分数相加，结果判断：0~9 分为轻度痉挛，10~12 分为中度痉挛，13~16 分为重度痉挛。痉挛是一种复杂的神经生理变化，不仅表现为肌张力的增高，腱反射的亢进和肌阵挛的产生也是肌痉挛的重要临床表现。ASS 和 MAS 量表都只是对患肢肌张力进行评定而忽略腱反射和肌阵挛。相比而言，CSS/CSI 除了对患者肌张力进行评定外，还加入了跟腱反射和踝阵挛的评定，对肌痉挛的评定更全面、更完整。

在神经电生理检查中，可以通过用肌电图检查 F 波、H 反射、T 反射等电生理指标来反映脊髓阶段内 α 运动神经元、γ 运动神经元、闰绍细胞及其他中间神经元的活动。此外还可以应用等速装置，通过生物力学方法对痉挛进行更为量化的评定以指导临床治疗。在治疗过程中，也可通过动态评定痉挛程度以评价疗效。

四、治疗

痉挛并非必须治疗，首先应对痉挛的严重程度作出评价，从而考虑治疗指征和预期效果。轻微的肌张力增高有利于患者维持一定的肢体功能，不需要进行治疗。只有当痉挛影响到患者的功能，妨碍将来潜在的功能恢复及造成疼痛时才应进行必要的治疗。抗痉挛治疗必须权衡潜在的治疗益处和药物不良反应，并根据不同患者恢复的具体目标不同（如日常生活自理、改善步态或减轻疼痛等），慎重选择。

抗痉挛治疗应逐步进行，并以改善患者的功能为目的。选择治疗方法时，应从较为简便的、不良反应少的、可逆的疗法开始，逐步到较为复杂的、不良反应较多的、不可逆甚至是毁损性的治疗，并遵循个体化治疗原则，根据不同的治疗目标选择适当的治疗方法。

（一）基本治疗

1. 被动运动　坚持每日牵伸痉挛肢体是非常重要的，应根据患者情况制订规律的、个体化的运动计划。牵伸应力求达到全关节活动范围，有效的被动牵伸可通过脊髓环路上突触的改变使受累肌肉放松数小时。通过有规律地牵伸肢体，部分患者可有效预防肌肉短缩和关节囊挛缩，大部分患者可减轻痉挛程度，维持肢体和关节的活动范围。

2. 避免刺激 外来的刺激可以增加牵张反射传入神经的输入，因此应避免任何可能引起痉挛的刺激，如避免刺激手掌部位的抓握反射引发区等。特别应注意避免某些不易引起注意的刺激，如膀胱和直肠过胀（便秘）、尿路感染、患肢指（趾）甲向内生长、压疮、裤腿口过紧、支撑用具或轮椅不合适等均可能加重痉挛。

（二）物理治疗

1. 抗痉挛姿势和体位 特别适用于早期痉挛尚不明显的患者。可用约束带将患肢固定；还可用支具协助患者站立和活动，避免某些可能加重痉挛的姿势；或者对痉挛肌伸展位负重支持，例如，一侧小腿后旋肌痉挛时，取站立位，保持伸膝、踝关节功能位（90°）负重。功能训练前采用充气压力夹板压迫肢体可缓解痉挛，休息时用石膏或塑型夹板取功能位固定肢体。

也可利用矫形器，通过牵拉肌肉、固定骨骼及关节位置、约束或限制关节异常活动，能在一定程度上缓解肌痉挛及疼痛病情，并可预防和矫正肌痉挛引起的畸形。上肢有肘及腕手矫形器，下肢有膝及踝足矫形器等。

2. 冷疗和热疗 局部的浅部冷疗和热疗可抑制脊髓 α 运动神经元和 γ 运动神经元，降低牵张反射的兴奋性，但整体热疗如热水浴会加重痉挛。

3. 水疗 水疗有全身电动浴缸、Hubbard 浴槽、步行浴、水中运动池和水中步行训练等，利用温度的作用和被动关节活动也有缓解痉挛的作用，能提高患者残存肌力、运动功能和日常生活能力，短时缓解肌肉紧张度和肌痉挛，消减胀痛等症状。

4. 神经肌肉再训练 中枢神经损伤后肌肉的过度兴奋不是均匀分布于躯体的所有肌肉，在痉挛患者成对的主动肌－拮抗肌中，两者都减弱，但其中一个相对于另一个兴奋过度，采用主动肌－拮抗肌交互电刺激进行神经肌肉再训练，可使痉挛缓解 8% ~ 10%，同时可以改善肌肉无力，主要用于偏瘫患者的治疗。

5. 按摩 按摩也是缓解疼痛和痉挛的一种物理治疗，分为深部按摩和表面触摸。与轻柔软组织按摩相比，深部按摩能产生中枢抑制。皮肤刺激还有一些特殊效应，如降低某些肌肉肌紧张和提高交感神经兴奋性的作用。

6. 肌电生物反馈疗法 可减少静态时肌痉挛的活动及相关反应，也可抑制被动牵张时痉挛肌的不自主运动。

7. 电刺激 对皮肤、肌肉、神经及脊髓的电刺激均有一定的缓解痉挛的作用。①功能性电刺激（FES）：其原理是通过电流直接刺激痉挛肌肉，使之强烈收缩，引起肌腱上高尔基腱器官兴奋，经 Ih 纤维传入脊髓内，产生反射性抑制主动肌痉挛的作用，或通过刺激拮抗肌收缩来交互抑制主动肌痉挛。②直肠电刺激（RPES）：Halstead 等于 1991 年首先报道 RPES 可以有效缓解 SCI 患者的痉挛，其作用原理可能是抵消了肌梭变化时产生和传递的电脉冲，从而使痉挛缓解，适用于服用抗痉挛药物无效或不能长期坚持服药的患者。每次直肠电刺激后，平均可缓解痉挛 8.5h，所以患者早晨起床后做 1 次电刺激，可以保证白天日常生活和康复训练的顺利完成；而且直肠电刺激对截瘫患者的神经痛和尿频也有一定治疗作用因此，RPES 不良反应小而效果明显，可能成为治疗严重痉挛的有效方法。③经皮神经电刺激（TENS）：在反射活动增强的运动训练或睡眠之前可用 TENS 作为辅助治疗，从长远效果来看，亦可作为痉挛的辅助治疗手段。

物理治疗多作用于痉挛比较局限、程度较轻（改良 Ashworth 量表 1～3 级）的患者，并且受累肢体有残余随意运动功能。由于物理治疗一般缓解痉挛的维持时间较短，此类治疗应在运动功能训练前进行。

（三）药物治疗

目前的抗痉挛药物多数是通过调节作用于皮质－脊髓水平的各种神经递质（包括 GABA、谷氨酸、去甲肾上腺素及 5－HT 等）发挥作用的。药物治疗有四种途径：口服、经皮注射、鞘内注射及局部组织注射。

1. 口服和经皮注射药物

（1）苯二氮䓬类药物：治疗痉挛的第一代药物，最常用的是地西泮，其他还有氯硝西泮和二甲氯氮䓬（tranxene）。苯二氮䓬类药物具有中枢神经活性，主要作用于脑干网状结构和脊髓水平，增加 GABA 和 GABAA 受体复合体亲和性，增加突触前后抑制，减少单突触和多突触反射，改善痉挛状况。

地西泮口服吸收良好，服药后 1h 达峰值血药浓度，半衰期 20～80h。起始剂量为每次 2.5mg，每日 2 次，或 5mg 睡前服用，以后每次增加 5mg，治疗剂量为每日 20～40mg，最大剂量为每日 60mg。目前已知的不良反应有抑郁、协调性降低、记忆力和注意力减退、无力、共济失调、可能的药物成瘾及药物性意志减退，最严重的不良反应是呼吸抑制和意识障碍。并且，在用药过程中突然停药可导致坐立不安、焦虑、激动、易怒、震颤、恶心、噩梦、高热及精神症状，严重时造成死亡。地西泮可使被动运动范围（range of motion，ROM）、痛性痉挛及腱反射改善，但肢体功能无显著变化。

（2）巴氯芬：巴氯芬作用于脊髓突触前、后膜 GABAB 受本。在突触前膜，它与 GABA 神经元结合，是细胞膜超极化，阻滞钙内流和介质释放；在突触后膜，它结合到 Ia 传入纤维，使细胞膜去极化，抑制天冬氨酸、谷氨酸释放，最后的效应是抑制单突触和多突触脊髓反射。

巴氯芬口服吸收良好，服药后 2h 达峰值血药浓度，半衰期约 3.5h，主要经肾排泄，肾功能不全患者应减量。起始剂量为 5mg，每日 2～3 次，每周增加 5～10mg/d，服药后 5～10d 达到最佳临床效果。常用最大剂量为 80mg/d，但 300mg/d 仍认为是安全有效的。巴氯芬比地西泮更易耐受，但不同患者耐受性差异较大，应注意个体化用药。常见不良反应包括嗜睡、疲劳、无力、头晕、恶心、口干、肝功能异常、感觉异常、幻觉及疾病发作阈值降低。剂量增加速度减慢可减少不良反应，停药后 1～2d 不良反应可消失。突然停药可能出现幻觉或痉挛的反弹增加。

（3）丹曲林（dantrolene）：丹曲林是唯一直接作用于骨骼肌的口服抗痉挛药，其作用机制是在肌肉收缩时抑制钙从肌质网的释放，抑制肌肉兴奋－收缩耦联。它有两种作用方式：①直接作用于肌肉本身。②作用于肌梭 γ 运动神经元，降低肌梭的敏感性。丹曲林的活性主要针对快反应纤维，效应包括 ROM 增加和肌张力易控制，对于脑瘫和脑外伤引起的痉挛尤其有效。起始剂量为每日 25mg，分两次服用，每周缓慢增加 25～50mg/d，最大剂量为 400mg/d。药物半衰期为 15h。丹曲林最严重的不良反应为肝脏毒性，0.3% 患者可发生严重的肝功能衰竭，因此有肝病史者禁用。服用雌激素患者慎用。不宜与其他具有肝脏毒性的药物联用。治疗前及治疗过程中必须监测肝功能。其他不良反应有头晕、无力、感觉异常、恶心及腹泻等。

（4）可乐定：可乐定是 α_2 去甲肾上腺素、能激动剂。它的作用方式有：①通过 α_2 活性对蓝斑区起作用，降低肌张力增高的诱发因素。②加强 α_2 介导的突触前抑制作用，减少兴奋性氨基酸释放。口服吸收率为 95%，服后 3～5h 达峰值血药浓度，半衰期为 5～19h，约 50% 在肝脏代谢。62% 经尿液排出。口服剂量为 0.1mg，每日 2 次。不良反应主要为心动过缓和低血压，在治疗中需监测血压和脉搏。其他不良反应有口干、足踝肿胀和抑郁。可乐定也可经皮使用，皮下注射剂量为每日 0.1mg 或 0.2mg，皮丘可将药效维持 7d。经皮使用的常见不良反应是过敏，若皮肤红斑持续存在表示可能发生过敏反应。

（5）替扎尼定（tizanidine）：替扎尼定是咪唑类衍生物，与可乐定类似，也是中枢 α_2 去甲肾上腺素能激动剂，作用于脊髓及脊髓上水平，抑制多突触反射。在脊髓上水平，替扎尼定抑制脊髓反射去甲肾上腺素能下行激活通路，普遍抑制 II 型传入纤维或专门抑制 γ 运动神经元，从而抑制 α 运动神经元活动；在脊髓水平，通过加强突触前抑制减少兴奋性氨基酸释放，并兴奋抑制性中间神经元，释放抑制性神经递质甘氨酸，降低脊髓中运动神经元的紧张性。替扎尼定口服吸收良好，服药后 1h 达峰值血药浓度，半衰期 2.5h；起始剂量 1～4mg，睡前服用，以后每 2～4d 增加 1～4mg，最大剂量为 36mg/d。服用替扎尼定患者耐受性较好。与其他抗痉挛药物比较，替扎尼定最大的优势是不引起肌无力，也不引起血压和脉搏的持久改变，但与降压药联合应用时可能诱发症状性低血压。最常见的不良反应是嗜睡和头晕，其次为镇静、无力、恶心、呕吐及口干。少数患者可出现肝损害，应在开始用药时及用药后 1、3、6 个月时行肝影像学检查。

（6）右美托咪唑（dexmedetomidine，DXM）：DXM 是一种较新、较高选择性的抗痉挛药，为 α_2 – 去甲肾上腺素受体激动剂，作用比可乐定强 8 倍以上，能减少麻醉剂、止痛剂、镇静剂及催眠药的需求。其作用有：①剂量相关的抗伤害效应；②降低 3%～1g% 的心排血量；③降低体温。DXM 可静脉用药，半衰期为（1.90±0.62）h，常用于辅助外科麻醉。

（7）盐酸赛庚啶（cyproheptadine）：有报道显示可减轻脊髓损伤和多发性硬化患者的痉挛性肌张力增高，从而改善步态，增加行走速度。盐酸赛庚啶可引起显著的镇静作用，因此宜睡前首次服用 4mg，逐渐增加至 16mg/d，分 4 次服用，最大剂量为 36mg/d。

（8）加巴喷丁：加巴喷丁是一种抗癫痫药，结构类似于 GABA，但不影响 GABA 代谢且不作用于 GABA 受体。它可能影响新皮质和海马，结合到 GABA 神经元相应受体。口服后吸收 50%～60%，服药后 2～3h 达峰值血药浓度，半衰期为 5～8h，原型经尿液排泄。口服剂量为每次 400mg，每日 3 次。常见不良反应为嗜睡、头晕、头痛、疲劳及共济失调。

2. 鞘内及局部注射用药

（1）鞘内注射：鞘内注射药物治疗痉挛是较新的治疗方法，目前多用于治疗脊髓损伤和脑性瘫痪后的痉挛。鞘内注射巴氯芬（intrathecal baclofen，ITB）对获得性脑损伤引起的严重痉挛有效。ITB 在 20 世纪 80 年代开始应用，1996 年美国 FDA 批准应用于脑源性痉挛状态，我国也在 2008 年出台了《鞘内注射巴氯芬治疗卒中后痉挛性肌张力增高的专家共识指南》以指导 ITB 在脑卒中后痉挛的临床应用。临床试验证实 ITB 治疗相比口服巴氯芬治疗有效且比较安全，后者存在脂溶性差、不能有效通过血脑屏障的缺陷。对于严重痉挛、对其他创伤性治疗反映差、对 ITB 巨丸剂反应呈阳性的患者，且患者体格适于安装药泵者，可考虑 ITB 治疗。同时，脑外伤患者病程需达 1 年以上；如患者无须上肢有任何恢复，延迟治疗可能引起下肢挛缩或其他痉挛并发症时，病程不到1年也可以考虑。

患者筛选试验：腰穿或脊髓导管注射50μg/次，0.5～1h起效，4h达高峰，效果维持8h或更长时间。应注意准备呼吸暂停监测仪或脉冲血氧机及复苏装置，以便在药物过量或严重不良反应时及时抢救。Ashworth量表或改良Ashworth量表降低1分或更多者，适于应用ITB治疗。

治疗时首次采用大剂量给药，然后置入泵。全麻或局麻下导管经髓腔置于胸髓，远端由皮下引致泵处，泵置于前腹部。24h剂量一般为筛选时维持8h以上的剂量，脑源性痉挛剂量增加应为5%～15%。24h只能调整剂量1次，若剂量增加疗效仍不好，要注意重新评价泵与导管的功能；脊髓损伤时，维持量一般为22～1 400μg/d；每4～12周，药泵需再次加药。

ITB的治疗优势在于可以留置巴氯芬，降低药物总剂量及全身反应。伴随的问题是需要外科操作、费用高、存在感染风险、诱发疾病发作、巴氯芬过量、泵失调、脱瘾性症状、插管扭结及断裂等。

本药经肾排泄，有肾病者要特别慎用：确实需要下肢痉挛以维持站立体位与转移平衡和活动者，以及妊娠、哺乳、有自主反射异常及精神不正常者禁用。

（2）局部组织注射：包括神经阻滞和化学性去神经术（chemodenervation）。神经阻滞是用化学方法暂时或永久阻滞神经功能，而化学性去神经术是破坏神经。目前常用的药物为乙醇、石炭酸和肉毒杆菌毒素。

1）乙醇：乙醇是第一批有报道用于局部注射治疗痉挛的药物，能有效治疗脑性瘫痪、脊髓损伤和脑卒中所致的局灶性痉挛。使用方法有神经肌肉阻滞、神经鞘内注射和神经周围注射。药物浓度为45%～100%。效应与使用浓度有关，但浓度过高会导致明显炎症反应。

2）石炭酸：石炭酸是苄基乙醇，是苯的氧化代谢产物。1%～7%的石炭酸可损害传入和传出神经纤维，临床上用于治疗痉挛的浓度大于30%。1次注射剂量为1g，即5%的石炭酸最大注射剂量为20ml。肌内注射和远端运动分支，特别是运动点部位的注射均可，神经周围注射比肌内注射更安全，作用时间更持久。注射后立刻可观察到去神经效应。石炭酸的作用时间平均为6个月，作用影响因素有药物浓度、应用方式、研究人群及注射方法等。石炭酸的主要不良反应有注射时烧灼样或针刺样疼痛，可用冰敷或服用非甾体类抗炎药。更严重的并发症是注射部位不当或石炭酸扩散到相邻组织，尤其是直接渗入动脉或静脉内导致深静脉血栓形成，引起梗死、缺血和组织坏死。石炭酸过量会引起震颤、癫痫发作、中枢神经系统抑制和心血管功能衰退。

3）肉毒素（botulinum toxin，BTX）：BTX是由肉毒杆菌合成的蛋白质，有7种抗原性免疫血清（A～G）。近年来应用BTX行化学性去神经术治疗局灶性痉挛已成为重要的治疗方法。对多发性硬化、脊髓损伤、成人及儿童脑瘫、脑卒中后的痉挛均有明显改善。且不像口服抗痉挛剂那样出现镇静、认知障碍等不良反应，主要注射于肌肉，技术上比石炭酸注射到运动神经容易，特别适用于儿童。其中A型肉毒素（BTXA）已在临床上广泛应用。BTXA能作用机体周围运动神经末梢神经-肌肉接头处，通过阻滞突触前膜释放乙酰胆碱而导致肌肉麻痹，缓解肌肉痉挛，且对中枢神经系统和脑干无阻遏作用。2010年3月美国FDA正式批准Allergan公司生产的保妥适（Botox，一种BTXA）用于治疗成人肘、腕部和手指屈肌群的痉挛，注射BTXA后配合运动疗法、矫形器等康复训练效果更佳。目前应用

BTXA 后症状改善持续最长时间 4 个月，结合理疗、手法牵张及支具等辅助治疗，只能辅助改善痉挛程度，不能延长作用时间。作用维持还需依靠反复注射，且价格昂贵，故只有在物理治疗和其他常规疗法无效时才用。

BTXB 也已上市，商品名为 Myobloco BTX 作用于神经肌肉接头，抑制乙酰胆碱的释放。注射 BTXA 后通常在 2~10d（平均 3d）后出现临床效应，最大效应出现在注射后第 4 周，作用时间为 6 周到 6 个月，增加剂量可能延长效应持续的时间，反复注射可使大多数患者肌张力降低。

早期对 BTX 效果的研究，包括了多种诊断或以单个肌群为目标，剂量小而固定，张力的测定主观欠准确。近年来，常结合注射协同肌，剂量较大，采用特定的稀释和定位技术，治疗结果的描述更为精确。靶肌内注射有助于提高疗效和减少不良反应。确定注射点的应用最广泛的 3 种技术是表面解剖定位触摸、针极肌电图和电刺激。大多数情况下，采用肌电图，将针电极插入活动过多的肌肉，定位后再注射 BTX。躯干肌、上肢远端、肢体深部肌和肥胖患者注射时也用肌电图引导。对上肢远端痉挛肌群，尤其是有先前对 BTX 注射效果不太理想的情况下，针电刺激是一个基本定位技术。

注射剂量受功能目标、肌肉大小、痉挛程度、协同模式、神经恢复阶段、预期反应的量和时间的影响，剂量和注射方法应个体化。仅在初期临床检查的基础上为大多数受累肌群决定理想剂量是困难的。临床经验允许为特殊肌群提供一个简单的剂量范围。推荐使用的最大剂量为 400U，儿童为 8~11U/kg。可结合其他治疗如支具、物理疗法、步态及体位训练。BTXA 注射的不良反应发生率低，全身不良反应非常少见，多数是注射部位疼痛，注射肌肉无力或轻微青紫，可随总剂量增加而发生，若发生亦可恢复。

禁忌证：运动神经元病、脊髓灰质炎后综合征、重症肌无力、Lambert – Eaton 综合征；不要与氨基糖苷类抗生素同时使用；孕妇禁用。

3%~10% 的患者会对 BTXA 产生耐受性，可能是其血清中存在相应抗体，换用其他血清型如 BTXB 可能有效。

3. 治疗药物的选择

（1）脊髓损伤和多发性硬化：首先要注意可能引起肌张力增高的一些合并症，如感染、压疮、深静脉血栓形成或异位骨化。若肌张力亢进是局部性的，宜用化学性去神经术；若为广泛性的，宜用口服抗痉挛药，以替扎尼定和巴氯芬效果最理想，可两者合用。苯二氮䓬类药物可能有效，丹曲林和可乐定属二线药物。如口服药无效，可考虑 ITB 系统。多发性硬化患者对口服抗痉挛药的不良反应常敏感，可用 ITB 治疗或局部注射 BTXA。

（2）获得性脑损伤：一般口服药物效果差。不良反应大，对早期恢复不利。有文献报道可用替扎尼定，但可能引起肝损害和乏力；可用 ITB 系统。治疗方法取决于损伤原因和并发症的发生，若是由于缺氧，可在 3~4 月后用泵，若是血管和外伤原因，则宁可 4~6 个月后用泵。

（3）脑性瘫痪：因为手足徐动症和肌张力障碍对口服药物效果不好，常考虑 ITB，但应先试用口服药。由于丹曲林的肝毒性作用及苯二氮䓬类药物的镇静作用，口服药多选择替扎尼定；在口服药无效后再用 ITB 系统。对单纯痉挛者考虑神经根切除，而对伴显著手足徐动和肌张力障碍者，由于后根切除可带来难以接受的乏力，则唯一选择为 ITB。

（4）BTX 治疗：BTX 治疗的对象主要有两类，即脑性瘫痪儿和成年脑卒中患者。肌张力增加限制了纵肌的伸长而形成挛缩导致脑瘫患儿需要反复行矫形手术、动物实验证明，BTXA 注射能逆转纵肌伸长的限制，从而可能改善功能位置和步态，避免手术。不同剂量 BTXA 可减轻脑卒中后上肢痉挛，尤其是远端的上肢痉挛在注射后有显著改善，疗效高峰出现在第 4 周。对脑外伤所致局灶性痉挛，注射 BTX 也有效。

（四）中医康复治疗

有文献报道以针刺阳陵泉为主治疗外伤性痉挛状态，其痉挛程度较治疗前有显著降低；督脉电针疗法对脊髓损伤后下肢痉挛确有一定疗效，可以减轻一部分患者痉挛状态，但缺乏大规模的临床数据证实。

（五）机器人辅助训练疗法

机器人辅助训练是近年逐渐新起的一项新兴的康复治疗技术。其治疗机制主要与重复性牵伸和反复运动有关。而且在很大程度上减轻康复治疗师的劳动强度并提高康复训练效率，是非常有前景的康复治疗手段，如德国的 MOTOmed 智能运动训练系统等。随着科技的高速发展以及临床研究的不断深入，机器人辅助训练在康复领域必将发挥更加广泛的作用。

（六）手术治疗

当肌痉挛通过药物、理疗、神经阻滞等方法都不能得到控制时，可以通过手术方法使过高的肌张力得到下降而不损害残余的感觉和运动功能，特别是脊髓损伤后的肌痉挛。常见选择性胫神经切断术、选择性闭孔神经切断术、选择性脊神经后根切断术、脊髓切开术、针刀松解术及其他矫形手术。由于远期效果不理想，又不利于患者功能恢复，目前开展较少。

五、结语

痉挛对中枢神经系统损害患者的预后、功能恢复、生活质量有重要影响。目前物理治疗及抗痉挛药物治疗一直是临床治疗痉挛的主要手段，但其具有疗程长、起效慢及药物不良反应多等不足。神经阻滞疗法其抗痉挛短期疗效较佳，必须配合康复训练方能取得较好疗效。同时应结合传统医学、手术治疗及现代的机器人辅助治疗，一起进行综合治疗，以期获得更理想的治疗效果。

（洪　艳）

第三节　肌阵挛

肌阵挛（myoclonus）是起源于神经系统的突然、短暂、闪电样肌肉收缩或收缩抑制所致的不自主运动：正性肌阵挛起源于某一块或一组肌肉的快速主动性的收缩；当主动肌的肌张力出现短暂的丧失（收缩抑制）而拮抗肌群随之出现代偿性的抽动时，就产生了负性肌阵挛。负性肌阵挛较正性肌阵挛更为少见。肌阵挛的病理生理与脑内的一些神经递质功能异常有关，主要表现在 5 - 羟色胺（5 - HT）能、γ - 氨基丁酸（GABA）能神经递质的代谢异常，与甘氨酸及谷氨酸能系统也有一定关系。肌阵挛的治疗也多通过影响这些神经递质来发挥作用。

一、肌阵挛的分类及临床特点

(一) 根据病因分类

1. 生理性肌阵挛　生理性肌阵挛发生于健康个体,最常见的例子是在睡眠和睡眠转换期的生理性肌阵挛。可见于任何年龄,如新生儿良性睡眠肌阵挛 (benign neonatal sleep myoclonus)、婴儿良性睡眠肌阵挛 (benign sleep myoclonus in infancy) 及成人睡眠肌阵挛。这种肌阵挛本质是一种良性的肌阵挛,其特征有:①在思睡或入睡后出现节律性肌阵挛样抽动,唤醒后发作立即停止;②可为局灶性、多灶性或全身性,发作无规律,间隔时间和动作幅度大小不等,重者全身抖动,甚至惊醒;③体格检查和影像学无异常;④本质属一种睡眠生理现象而无须治疗。该生理现象易被误诊为癫痫性肌阵挛,但该种良性睡眠肌阵挛主要在入睡初期发生,随睡眠加深或唤醒发作消失。新生儿及婴儿睡眠期良性肌阵挛随年龄增长多在 1 岁内消失。此外,因膈肌肌阵挛而出现的呃逆也是生理性肌阵挛常见的例子,很少需要治疗。

2. 特发性肌阵挛　包括散发性特发性肌阵挛和遗传性特发性肌阵挛。散发性肌阵挛包括各种病因不清和家族史阴性的肌阵挛。遗传性特发性肌阵挛是一种少见的女性遗传印记的常染色体显性遗传病,与 7 号染色体上 epsilon - sarcoglycan 基因的突变相关,多在 20 岁以前发病,呈良性病程,患者的生活及寿命无明显影响,一般无共济失调、痴呆、痉挛性肌张力增高及癫痫发作,2/3 患者有肌张力失调 (肌阵挛 - 肌张力障碍综合征)。肌阵挛以上肢明显,多数对乙醇敏感,摄入乙醇后出现戏剧性好转,电生理检查提示为皮质下肌阵挛。

3. 癫痫性肌阵挛　肌阵挛可以发生在潜在的癫痫背景之上,如可出现于青少年肌阵挛癫痫或患有如 Lennox - Gastaut 综合征等严重癫痫综合征的患者中,不在本章讨论内容范围。

4. 症状性肌阵挛 (继发性肌阵挛)　继发于神经系统或非神经系统疾病,常见病因包括缺氧缺血性脑病 (心脏骤停后)、代谢性脑病、药物或酒精中毒、神经变性疾病 (Huntington 病、Alzheimer 病、帕金森病、路易体痴呆、皮质 - 基底神经节变性、多系统萎缩等)、感染性疾病、克 - 雅病等对大脑造成损害的疾病,常伴有精神症状、共济失调及其他运动障碍表现。

(二) 根据肌阵挛的起源分类

依据神经电生理技术,如脑电图和肌电图,尤其是借助与肌阵挛发作有锁时关系的脑电平均技术 (jerk - locked back averaging, JLA),按其发作起源的解剖部位分类,是人们认识肌阵挛的一个重要突破。确定肌阵挛是起源于皮质、皮质下、脑干、脊髓还是周围神经是在选择抗肌阵挛治疗中最重要的指导信息。JLA 技术并不能作为常规检查来应用,并且在重症患者中也难以完成测试,临床医生可以通过临床检查,根据经验判断肌阵挛的起源 (表 10 - 5)。

表 10 - 5　Caviness 和 Brown 根据起源对肌阵挛的分类

分类	脑电图	肌电图	JLA	SEP
皮质性肌阵挛	图形多样,可出现癫痫样放电波或慢波	肌阵挛肌电爆发持续时间 <75ms	肌阵挛肌电发放前 10~40ms 存在有锁时关系尖波	常伴有巨大皮质反应电位

分类	脑电图	肌电图	JLA	SEP
皮质 – 皮质下性肌阵挛	全面性棘性发放	肌阵挛相关肌电活动 <100ms	肌电爆发与脑电图有锁时关系	可能有巨大皮质反应电位
皮质下 – 脊髓上性肌阵挛	无恒定异常	肌电爆发时程不定	无锁时关系	正常
脊髓性肌阵挛	正常	相关肌电爆发时程 >100ms	无锁时关系	正常
周围性肌阵挛	正常	相关肌电爆发时程不定	无锁时关系	正常

二、肌阵挛的电生理检查

神经电生理检查是研究肌阵挛最具重要意义的实验室检查，对肌阵挛的临床诊断、分类、病理机制以及治疗均有重要参考价值。

1. 肌电图　借助肌电图记录肌阵挛闪电样肌肉抽动信息，特别有助于与其他不自主运动如震颤、舞蹈病和张力障碍的鉴别，同时还有助于对不同起源肌阵挛部位的分析与确认。

2. 脑电图和肌电图同步检测　肌阵挛往往与特定脑区的一组神经元被过度激活相关，因此脑电图与肌阵挛发作的相关性对研究肌阵挛具重要意义。临床研究中，特别强调同步记录脑电图和肌电图。皮质和皮质下起源的肌阵挛脑电图常显示多灶性或全面性棘慢波或多棘慢发放，可伴有或不伴有同步肌阵挛发作。皮质起源的负性肌阵挛，脑电图也可出现棘波或棘慢复合波。在克 – 雅病中，周期性肌阵挛常与脑电图中周期性同步性放电相关，这两种现象与躯体皮质定位有不同程度联系。在亚急性硬化性全脑炎中，不自主运动常伴随周期性、高幅、形态恒定的脑电图放电。在其他类型肌阵挛中，其脑电图一般无异常改变。

3. 脑电平均技术（JLA）　JLA技术是脑电图 – 肌电图多导记录的延伸与扩展，其原理是利用肌阵挛发生时的肌电图作触发信号，返回性提取相关脑电图进行计算机叠加分析。这项技术可揭示用传统多导记录不能发现的肌阵挛相关脑电图放电，准确测量脑电图放电与各种肌阵挛发作的不同间期。

4. 体感诱发电位（SEP）　在所有肌阵挛患者中，仅有皮质肌阵挛和皮质反射性肌阵挛才能引出巨大SEP反应电位，因而可用于这两种肌阵挛的临床诊断。从各个SEP成分在头部的解剖分布表明，巨大SEP是来源于正常SEP生理成分的过度增加，而不是有异常组分的参与。值得注意的是，皮质性肌阵挛也常不伴有巨大SEP，特别是当病理损害导致感觉皮质或邻近组织大量神经元缺失，就不会出现巨大SFP，甚至表现为SEP波幅降低。

5. 其他　近年来，电生理技术如脑磁图、经颅磁刺激也开始用于皮质兴奋性变化的研究，但它们对皮质性肌阵挛的诊断价值有待进一步探索。

三、治疗

特发性肌阵挛无特异性治疗，药物治疗主要以抗癫痫药和抗精神病药物对症治疗为主。与抗癫痫治疗原则不同，肌阵挛治疗药物通常需联合应用，很少能仅靠一种药物获得肌阵挛的完全控制。一般需根据病因诊断、肌阵挛可能的起源以及抗肌阵挛药物的不良反应等来选择治疗药物。如不能确定肌阵挛的起源，则按照皮质性肌阵挛治疗。对于引起继发性肌阵挛的原发疾病或诱因的控制对治疗更为重要。

（一）肌阵挛常用治疗药物

大部分抗肌阵挛的药物，都通过增加抑制性神经递质 GABA 发挥作用。

1. 左乙拉西坦（levetiracetum） 左乙拉西坦是一种新型抗癫痫药物，通过阻断 GABA 受体的下调达到抗肌阵挛作用，对正性和负性肌阵挛均有效。左乙拉西坦在 2000 年初进入美国，现有 250mg、500mg、750mg 三种剂量的片剂。慢性肌阵挛患者起始剂量为 250～500mg/d，然后以每周 500mg 的速度逐渐加量，一般认为达 2 000～4 000mg/d 时治疗肌阵挛有效，推荐最大剂量为 3 000mg/d。儿童用量为 20～40mg/（kg·d）。左乙拉西坦对治疗皮质性肌阵挛特别是缺氧缺血性脑病后肌阵挛患者有效。与传统抗癫痫药物比较，由于左乙拉西坦的蛋白结合率较低，并经过肾排泄，对其他伴随用药的血药浓度无影响，不存在药物间相互作用，使用较安全。同时，左乙拉西坦有良好的耐受性，最常见的不良反应有抑郁、复视、头晕、嗜睡及无力等，偶见精神症状及共济失调。由于主要经肾排泄，老年患者及肾功能减退患者需慎用。

2. 丙戊酸（valproic acid） 丙戊酸能抑制 GABA 降解，增加 GABA 合成，并减少其转运，从而增加 GABA 的抑制作用。现有每粒 125mg、250mg 和 500mg 三种片剂，也有每粒 125mg 的胶囊。丙戊酸通常以 125mg，每日两次开始给药，再加量直至临床治疗有效。多数患者需要达到 1 200～2 000mg/d 的剂量。丙戊酸常见的不良反应有消化不良、体重增加、疲乏、眩晕、头痛、恶心及镇静作用，动作性震颤、脱发及可逆性帕金森病并不常见。丙戊酸最严重的不良反应为肝功损害和凝血时间延长，不应用于有肝病或严重肝功能异常的患者，也禁用于尿素循环障碍的患者。服用丙戊酸的患者通常在治疗的前 6 个月中，可 ILH 现致死性的肝衰竭，这种情况可出现在既往没有肝受损病史的患者中，因此对服用丙戊酸的患者，应经常监测肝功能。丙戊酸在成人和儿童中也可能引发导致有潜在生命危险的胰腺炎。与剂量相关的血小板减少症也有可能发生。丙戊酸可引起神经管发育缺陷、颅面部发育缺陷及心血管畸形，应避免妊娠期间使用。提高肝酶诱导剂水平的药物可降低丙戊酸的血药水平，苯妥英、卡马西平及苯巴比妥可降低丙戊酸的血药水平，丙戊酸可提高华法林、拉莫三嗪、苯巴比妥及苯妥英的血药水平，与其他抗癫痫药物联用时应注意调整剂量。丙戊酸是第一个被明确地用来治疗肌阵挛的药物，已显示它对治疗皮质性和皮质下肌阵挛有效，但部分观点认为，由于丙戊酸存在广泛不良反应以及潜在的危及生命的不良反应，该药应作为二线药物使用。

3. 氯硝西泮 苯二氮䓬类和巴比妥盐类药物能促进 GABA 的传递。氯硝西泮可用于皮质、皮质下及脊髓性肌阵挛，并可作为脊髓性肌阵挛的首选药物，但常需要较大剂量。现有每片 0.5mg、1mg 和 2mg 三种片剂型，通常需每天三次给药。较谨慎的做法是以小剂量开始，通常为 0.5mg，再逐渐加量直至症状得到控制或出现了不良反应，最大可达 15mg/d。大多数患者需要至少 2mg/d 的剂量。氯硝西泮最常见的不良反应是嗜睡，部分患者可能出现共济失调或人格改变，缓慢加量能够减少不良反应出现。氯硝西泮对肝功能异常或窄角型青光眼患者应禁用。氯硝西泮与其他药物间的相互作用并不明显，但可增强其他药物的镇静效果。在长期应用后，当需要停止用药时，应逐渐减量以避免出现戒断症状。

4. 吡拉西坦　吡拉西坦是一种促智药物。已显示吡拉西坦对治疗皮质性肌阵挛患者有效。吡拉西坦与左乙拉西坦是 S - 异构体，具有相似的化学结构。在临床前研究中，吡拉西坦能有效改善学习和记忆，左乙拉西坦对认知的改善效果不如吡拉西坦，但能有效预防癫痫发作。吡拉西坦片剂每片 400mg 或 800mg，一般每日分三次给药，治疗剂量范围为 2.4g ~ 21.6g/d，更高剂量（30g ~ 40g/d）可能获得更好的治疗效果，但患者不易坚持，采用小剂量吡拉西坦与小剂量左乙拉西坦联合治疗患者依从性可能更理想。吡拉西坦禁用于肾功能不全或肝功能异常的患者。由于吡拉西坦以原形排出，与蛋白不结合，与其他药物无明显的药物间相互作用，亦无明显的严重不良反应，因此总的耐受性较好，但有发生可逆性血小板减少症及白细胞减少症的个案报道。应避免突然地停用吡拉西坦以免发生戒断症状。

5. γ - 羟基丁酸　GABA 在某些欧洲国家用来治疗乙醇戒断症以及维持戒酒状态。因为有被滥用作为约会强暴药物的危险，在被美国批准用来治疗发作性睡病患者的猝倒发作之前，GABA 曾一度被列为 Ⅰ 类麻醉药物。GABA 应被严格地管理，在美国仅能作为用于上述适应证的处方药物。在一篇报道中，6.125g/d 的 GABA 成功地治疗了乙醇敏感性的肌阵挛—肌张力障碍。对继发于结节性硬化的婴儿痉挛，GABA 也有一定作用。但也有报道显示 GABA 可能加重肌阵挛。GABA 在怀孕期为 C 类药物，孕妇不建议使用。应特别注意的是 GABA 与其他中枢神经系统镇静剂同时应用时，可引起呼吸抑制。

6. 扑痫酮　扑痫酮有时用于皮质或皮质下肌阵挛患者，但很少作为一线抗肌阵挛药物。现有 50mg、125mg 和 250mg 三种片剂。与癫痫患者不同，肌阵挛患者难以耐受扑痫酮的快速加量。较谨慎的做法是以 25mg/d 开始治疗，再以每周 25 ~ 50mg 的速度逐渐加量。该药通常需加量至目标为 500 ~ 750mg/d 的耐受量。由于扑痫酮有可能导致镇静、抑郁及思维迟缓的风险，老年患者慎用。最常见的不良反应是嗜睡，虽然对该不良反应通常可以耐受，少数患者仍可以引起严重神经行为及轻度认知方面的不良反应，它可能加重已有的行为障碍并可能引发为易激惹，也可能损害记忆，并对需要长时间注意力的作业任务的完成有影响。扑痫酮禁用于卟啉症患者。扑痫酮经代谢为苯巴比妥和苯乙基丙二酰胺，苯巴比妥可诱导肝酶进而导致那些在肝脏代谢药物的血药水平下降。扑痫酮可降低华法林和类固醇的血药水平，可降低或提高苯妥英的血药水平，丙戊酸可降低苯巴比妥的代谢，与其他抗癫痫药联合用药时应注意调整剂量。

7. 其他　5 - 羟色胺（5 - HT）在动物模型及少数个案研究中报道对缺氧后肌阵挛有效，但由于可能出现嗜酸性粒细胞增多，且治疗效果不肯定，很少用于肌阵挛治疗。苯妥英和卡马西平对少数肌阵挛患者有效，但有报道认为苯妥英在某些情况下会加重肌阵挛。唑尼沙胺一般不用于治疗肌阵挛，偶有报道认为对部分患者有效。

（二）不同类型肌阵挛的治疗

1. 皮质性肌阵挛　以往认为治疗皮质性肌阵挛最有效的药物是丙戊酸和氯硝西泮，但由于左乙拉西坦不良反应更少，一般无镇静作用，现在已逐渐取代丙戊酸和氯硝西泮成为皮质性肌阵挛的首选药物，但尚无研究证明哪种药物效果最理想。吡拉西坦、GABA 及扑痫酮也可用于皮质性肌阵挛。

2. 缺氧后肌阵挛　最初于 1963 年由 James Lance 和 Raymond Adams 进行了描述，缺氧事件的幸存者可能出现一种综合征，表现为严重的动作性和意向性肌阵挛，而认知功能及神经功能状态得以保留。缺氧后肌阵挛根据起源可分为皮质源性和皮质下源性。皮质源性肌阵挛多典型累及上肢、下肢和面部，可由动作和意念触发，并经常表现为非节律性、刺激敏感性和动作诱发性。皮质下源性是起源于皮质下结构、脑干、脊髓的肌阵挛，经常表现为节律性，对刺激非敏感性。有时两者区分比较困难，尤其是缺氧后肌阵挛，就同一患者而言，可能是皮质源性，也可能是皮质下源性，或者两者兼有。缺氧后肌阵挛药物治疗主要分为两类：一类是与5-羟色胺相关的药物如5-羟色胺，另一类是与氨基酸类递质相关的药物如左乙拉西坦、拉莫三嗪、利鲁唑及四氢烟酸、氯硝西泮。根据病例报告及系列研究的报道，缺氧后肌阵挛患者经1 000～1 500mg/d 剂量的左乙拉西坦治疗后获得了较好甚至戏剧性的效果。5-羟色胺已经在临床上用于治疗 Lance - Adams 综合征，动物模型研究也发现拉莫三嗪可有效减轻肌阵挛的发作，是一种很有潜力的抗缺氧后肌阵挛药物。其他非药物治疗包括物理治疗手段（电刺激）生物反馈及自我放松疗法等。

3. 特发性肌阵挛　尽管乙醇可抑制特发性肌阵挛患者的肌阵挛，但由于有被滥用和产生依赖的风险应避免使用。根据经验，对特发性肌阵挛患者试用反复经颅磁刺激治疗是有效的。一例遗传性特发性肌阵挛在对脑深部的丘脑腹中间核行高频刺激后得到了改善。氯硝西泮、苯扎托品、抗胆碱能药物、丙戊酸及吡拉西坦等均有报道对某些选择性的患者有效。Gassers 等曾报道对 MDS 患者施行立体定向丘脑切开术后，可消除肌阵挛。但一例患者出现构音障碍，另一例患者出现轻偏瘫。近年来有报道显示深部电刺激对少数特发性肌阵挛患者治疗有效，但目前缺乏足够的数据支持。

4. 顽固性呃逆　呃逆只有在经过常规处理无效后才需要治疗。巴氯芬、阿米替林及丙戊酸仍是最常用的药物。由于可能出现迟发性运动障碍，抗精神病药物应避免使用。在过去2 年中无新的治疗呃逆的方法发表。

5. 腭肌阵挛　腭肌阵挛可引起腭部节律性运动，可能是特发性的或继发性的（因 Guillain - Mollaret 三角处的病变引起）。无症状的腭肌阵挛不需要治疗。目前认为肉毒毒素注射到腭帆提肌和腭帆张肌是有疗效的，甚至可以作为一线治疗。有个案报道显示，拉莫三嗪可改善因腭肌阵挛引起的耳部咔嗒声。部分患者应用卡马西平、5-羟色胺、苯妥英、巴比妥、地西泮及安坦等药物有效。腭肌肌腱断裂术可用于终止腭肌阵挛引起的耳部咔嗒声。

6. 斜视性阵挛 - 肌阵挛　这种副肿瘤性或副感染性疾病可自发缓解，特别是当它继发于病毒感染时。对持续性、致人衰弱的斜视性阵挛 - 肌阵挛患者，已应用过各种不同的免疫调节方面的治疗。有报道，静脉用大剂量免疫球蛋白治疗有效（Ⅲb 级证据）；大剂量的甲基泼尼松也有效（Ⅲb 级证据）。一项随机临床试验显示应用吡拉西坦治疗儿童斜视性阵挛，肌阵挛无效。血浆交换也发现有效（Ⅲb 级证据）。有关于应用硫胺素和氯硝西泮治疗有效的数个独立的个案报道。

7. 脊髓性肌阵挛　Keshwani 曾描述了 3 例在应用左乙拉西坦后症状得到改善的脊髓性肌阵挛患者。近来一项报道提到，脊髓性肌阵挛对阿扑吗啡的反应较好。注射肉毒毒素也被应用于治疗刺激敏感性的节段性脊髓肌阵挛。氯硝西泮、卡马西平、巴氯芬、丁苯那嗪、安坦、丙戊酸、苯妥英、拉莫三嗪、舒马普坦、吡拉西坦、5-羟色胺等都可用于治疗脊髓性肌阵挛。

8. 不宁腿综合征/睡眠中周期性肢体运动　不宁腿综合征和睡眠中周期性肢体运动均已显示对多巴胺能药物，包括培高利特、氯硝西泮及普拉克索有反应。正如在双盲、安慰剂对照的交叉试验中所证实的那样，加巴喷丁也可用于治疗不宁腿综合征。

肌阵挛可出现在很多情况下，并且常具致残性。根据病史及检查获得的线索以及通过借鉴抗癫痫治疗方法，通常可以选择一个有效的治疗肌阵挛的策略。

（赵丽静）

第四节　抽动障碍

一、概述

抽动障碍是一种病因不明、具有明显遗传倾向的神经精神疾病，主要表现为反复发作、不自主的运动性或发声性抽动（vocal tics），常合并注意缺陷多动障碍（attention deficit hyperactivity disorder，ADHD）、强迫症（obsessive – compulsive disorder，OCD）或情感障碍等。多数患者伴有感觉先兆，表现为抽动前出现的感觉异常或难以形容的不适感。其中最常见的抽动障碍是 Tourette syndrome，称为儿童抽动秽语综合征，又称进行性、多发性抽动障碍，是一种家族性神经退行性疾病，常在儿童期发病，临床以多发性抽动、爆发性发声为主要表现。病程在一年以上，常有起伏波动的特点。50% ~90% 的抽动秽语综合征 TS 患者可能有焦虑、抑郁、人格障碍、学习障碍、工作能力下降、情绪控制能力差等；还可能有各种行为异常，如 ADHD，OCD，认知障碍（如智力发育迟钝、学习困难、视觉或运动失认），易冲动及其他强迫性行为异常。本病由 Itard 于 1825 年首次报道，因 Gilles de la Tourette 于 1885 年对其进行系统描述而得名。最常见的动作包括：多动、秽语、模仿别人的动作及语言，如甩头、耸肩、皱眉、眨眼、蹙鼻、晃手等简单动作，比较复杂的动作有摸鼻子、碰别人、乱踢腿、做鬼脸等表现，甚至有的小孩模仿别人或者做出看似猥亵的动作，故得名。

二、病因及分类

抽动障碍是很多疾病的表现之一，其中最常见的疾病是抽动秽语综合征。自身免疫异常和遗传易感性是 TS 发病的重要原因。

（一）原发性抽动障碍

1. 散发性抽动症

（1）短暂运动性或发声性抽动（transient motor of phonic tics disorder，TTD），病程＜1年，18 岁前发病。

（2）慢性运动性和（或）慢性发声性抽动（chronic motor or chronic vocal tics disorder，CMTD 或 CVTD），单一或多种抽动类型，运动抽动，发声性抽动，或者两者均无，病程＞1年，18 岁前发病。

（3）成人发作性抽动（复发性）［adult – onset（recurrent）tics］：运动和（或）发声抽动，18 岁后发病，病程＜1年，但不能完全缓解。

（4）抽动秽语综合征。

2. 遗传性抽动秽语综合征

（二）继发性抽动障碍

1. 遗传性

（1）亨廷顿病原发型肌张力障碍。

（2）神经棘红细胞增多症。

（3）NBIA1（neurodegeneration with brain iron accu－mulation type 1，Ⅰ型伴脑组织铁离子蓄积的神经变性病）。

（4）结节性硬化。

（5）肝豆状核变性。

（6）Duchenne 型肌营养不良。

2. 感染性 脑炎，CJD（克雅病），神经梅毒，风湿性舞蹈病。

3. 药物诱导 安非他明，哌甲酯，匹莫林，左旋多巴，可卡因，卡马西平，苯妥英钠，苯巴比妥，拉莫三嗪，抗精神病药物，其他多巴胺受体拮抗剂药物（迟发性抽动症，迟发性类 TS）。

4. 中毒 一氧化碳中毒。

5. 发育障碍 精神发育迟滞，染色体异常，自闭症（阿斯伯格综合征）。

6. 染色体疾病 Down 综合征，克氏综合征，XYY 核型综合征，脆性 X 综合征等。

7. 其他 头外伤，脑卒中，神经皮肤综合征，精神分裂症，神经变性疾病。

三、病理生理机制

TS 发病机制目前仍不清楚，基于临床表现的解剖和神经生化改变，观察到以下特点：

（1）一些研究证明，基底核和其他神经系统的功能和结构改变，尤其是皮质纹状体－丘脑通路，多巴胺的黑质纹状体通路，会严重影响该病的病理生理状态及症状。这些变化可能导致感觉阈值的下降，促发机体过度和（或）频繁地执行动作和发音。

（2）在尾状核和壳核，高达 60% 的 GABA 能神经元和胆碱能中间神经元减少。

（3）影像学显示，TS 患者普遍表现为基底核区代谢程度下降，运动区和运动前区代谢增加，与神经解剖结构的改变一致。

（4）射频消融或电刺激苍白球内部/丘脑核，能降低抽搐严重程度；多巴胺 D2 受体拮抗剂能够有效减轻 TS 的运动症状，相反增加多巴胺水平，能加重抽动频率。

（5）对于其他神经通路，如去甲肾上腺素能、血清素、组胺、谷氨酰胺、GABA、胆碱能系统，均有可能与 TS 发病有关，针对这些系统的药物，可以在一定程度上改善 TS 的症状。

四、临床特点

简单的运动性抽动是身体上部孤立而重复的刻板运动，抽动是突然发生且不连续的，特别是面颈部产生简单的刻板运动，如眨眼、抬眉、短暂耸肩。复杂的运动性抽动包含有广泛的多组肌肉收缩和抽动，在不同的肌群中呈序贯和协调的肌肉运动，类似于正常的运动姿势。

抽动起始突然，并且孤立地从一部分肢体到另一部分肢体而波动，在注意力不集中、松弛状态或注视某一活动时减少，在情绪紧张激动时可增加。许多患者有能力自发地控制抽动动作。运动性抽动能通过意愿及集中精力而抑制，当患者放松时可以消失。抽动可以先于或伴随感觉现象而出现，最常见的感觉现象是不同寻常的肢体感觉（如触觉），这种伴随有痛苦或疼痛的不适感的异常抽动障碍，称为感觉性抽动。

TS 是最常见的抽动障碍，其临床特点主要包括以下几方面：

（1）以前本病的流行率约占人群的 0.8‰，现在发现其发病率有逐年上升的趋势，可达 1‰，男女之比为 4.4 : 1。

（2）多发于 4~6 岁的儿童，14~16 岁的青少年仍有发作，10~12 岁达高峰。在青春期，抽动症状趋于缓解；在成年早期，抽动明显减少甚至无抽动障碍。成年抽动障碍可归因于幼年时期抽动的复发，或其他因素（药物，创伤，脑卒中，颅内感染等）的刺激。

（3）动作性抽动多于发声性抽动之前出现，多由简单抽动发展为复杂抽动。主要以儿童的面部、手足以及身体不自主抽动、异常发声及猥秽语言为特征的综合征。

（4）抽动部位常见于面部，如挤眉、眨眼、口角抽动、肩部和上下肢体抽动，干咳、吼叫、不自主地发出怪声、骂人或骂脏话。

（5）TS 有时表现类似舞蹈病的肌阵挛性运动和刻板行为，但可出现抽动先兆，并能够短暂性抑制抽动，可作为 TS 与其他抽动障碍的区别。

五、诊断标准

1. TTD 的诊断标准

（1）存在单个或多个运动或发声性抽动。

（2）抽动每日发生多次，几乎每日发生，至少持续 1 个月，但不会超过 12 个月。

（3）对职业、学习或其他社会活动造成明显的影响。

（4）抽动首次发生在 18 岁以前。

（5）抽动不是由药物所致。

（6）不符合 CMTD、CVTD 或 TD 标准。

2. TS 诊断标准

（1）多种运动性和（或）多种发声性抽动必须在同一段时间内发生，但不必同时发生。

（2）抽动每日发生多次，几乎每日发生，发作持续时间超过 1 年。在发作期内，从来不会有连续 3 个月的无抽动期。

（3）患者的抽动发作对社会工作、职业、学习以及其他重要的日常生活造成明显影响。

（4）抽动第一次发作在 18 岁以前。

（5）排除由于药物（如可卡因等）或其他继发原因（脑卒中，亨廷顿病，病毒性脑炎等）引起的抽动。

3. CMTD 或 CVTD 的诊断标准

（1）在疾病发作期的某一时候出现单（多）部位运动性抽动或者发声性抽动。

（2）抽动每日发生多次，几乎每日发生，发作持续时间超过 1 年。在发作期内，从来不会有连续 3 个月的无抽动期。

（3）患者的抽动发作对社会工作、职业、学习以及其他重要的日常生活造成明显影响。

（4）抽动第一次发作在 18 岁以前。

（5）排除由于药物引起的抽动。

（6）排除 TS。

六、治疗

至今，没有治愈 TS 的药物。单纯的轻度抽动障碍一般不需要药物治疗，必要时可以采取行为干预等治疗方式。约 20% 的 TS 不需要药物干预，即使某些严重的患者也不需要药物治疗。需要药物治疗的标准是抽动障碍开始影响患者的人际关系、社会关系、工作及日常生活等。由于每个患者的临床症状表现多种多样，且症状轻重不等，治疗常常需要个体化。治疗应遵循的原则是处理最明显的症状，药物治疗应从小剂量开始，逐渐加量至最低有效剂量，在无压力期间逐渐减量（如学龄儿童的寒暑假）。在减量的过程中，如果患者重新出现抽动，造成功能损害，需立即重新给予正规治疗。治疗的目标不是完全抑制抽动运动，而是减少这种抽动运动使之不再造成严重的功能障碍。治疗应该遵循最小有效剂量。患者应定期随访，以决定是否继续治疗，但药物治疗效果不佳。行为和外科治疗，尤其是脑深部刺激，目前尚处于临床尝试阶段，目前的结果提示可能有广泛的应用前景。

尽管许多种药物用于抑制抽动的发生，但只有匹莫齐特（抗精神病药）和氟哌啶醇通过美国 FDA 认证可用于治疗 TS。

1. 非药物治疗（表 10-6）

表 10-6　TS 的非药物治疗

治疗	对象	优点	注意
行为治疗			
全面的行为干预治疗	抽动（轻度至中度）	降低 50% 患者抽动的严重程度和频率	未被广泛应用，可单独治疗也可联合药物治疗
暴露和反应预防	成人和儿童的强迫症	减少抽动发作频率的一线治疗方法	对 TS 伴 OCD 患者疗效不如对只患 OCD 者好
认知行为学治疗	成人和儿童的破坏性和爆炸性行为	初步试验研究表明其明显减少 TS 的症状	需要患者的积极配合
外科治疗			
脑深部电刺激（苍白球内部，丘脑底核，丘脑中央中核-束旁核复合体，伏隔核，内囊前肢）	严重的，无法控制的，自我伤害的抽动	研究表明其能降低抽动的严重程度和频率，并能减少抽动产生的伤害	最近才被研究但有前景的治疗方法有不良反应和并发症，如合并主要的神经外科并发症（感染，脑卒中，出血）如有适应证，脑深部电刺激将严格用于严重抽动患者和耐药患者
补充和替代治疗			
包含替代，锻炼	没有报道	一些个案报道其可降低抽动严重程度	没有临床试验表明其对 TS 患者有效

（1）行为学方法：意外事件管理，松弛训练，认知，行为学治疗，行为反向训练，抽动症的综合行为干预等。

（2）饮食调整和环境治疗：如注意妥善安排日常作息时间，避免过度紧张疲劳，适当参加一定的体育和文娱活动，使其尽量处于一种轻松愉快的环境之中。食物添加剂等可促使这类儿童行为问题的发生，包括活动过度和学习困难。含咖啡因的饮料可加重抽动症状。为此，对这些儿童的食物应避免应用食物添加剂、色素、咖啡因和水杨酸等。

（3）其他：针灸及 rTMS，小样本研究对 TS 治疗有效。

2. 药物治疗　药物治疗方案见图 10-2、表 10-7、表 10-8。

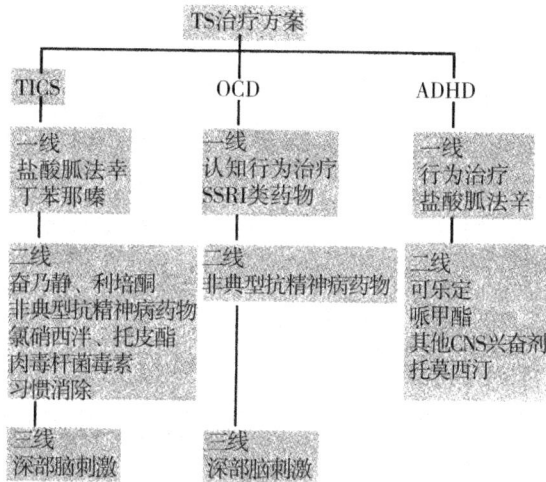

图 10-2　TS 治疗方案

表 10-7　抽动障碍常用的治疗药物选择

一线药物	二线药物	其他药物
可乐定（clonidine）	匹莫齐特	丁苯那嗪
胍法辛	氟奋乃静	多巴胺受体激动剂
巴氯芬	利培酮	BTX
托吡酯	奥氮平	
左乙拉西坦	阿立哌唑（aripiprazole）	
氯硝西泮	齐拉西酮（ziprasidone）	
	喹硫平	
	舒必利	
	泰必利	

表 10-8　TS 和其他慢性抽动障碍最常见和最重要的药物治疗指南（欧洲指南）

药物	适应证	开始剂量（mg）	治疗剂量（mg）	常见的不良反应	开始服药及治疗中监测指标	循证医学证据
α-肾上腺素能受体激动剂						
可乐定	ADHD/TS	0.05	0.1~0.3	直立性低血压、镇静、嗜睡	血压、ECG	A
胍法辛	ADHD/TS	0.5~1.0	1.0~4.0	直立性低血压、镇静、嗜睡	血压、ECG	A

药物	适应证	开始剂量（mg）	治疗剂量（mg）	常见的不良反应	开始服药及治疗中监测指标	循证医学证据
典型的抗精神病药物						
氟哌啶醇	TS	0.25～0.5	0.25～15.0	EPS、镇静、食欲增加	血细胞计数、ECG、体重、转氨酶、神志、催乳素	A
匹莫齐特	TS	0.5～1.0	1.0～6.0	EPS、镇静、食欲增加	血细胞计数、ECG、体重、转氨酶、神志、催乳素	A
非典型的抗精神病药物						
阿立哌唑	TS	2.50	2.5～30	镇静、静坐不能、EPS、头痛、食欲增加，较其他抗精神病药物轻，直立性低血压	血常规、血压、ECG、体重、转氨酶、血糖	C
奥氮平	TS/OCB	2.5～5.0	2.5～20.0	镇静，静坐不能，食欲增加	血常规、血压、ECC、体重、电解质、转氨酶、催乳素、血脂、血糖	B
喹硫平	TS	100～150	100～600	镇静，食欲增加，焦虑，直立性低血压	血常规、血压、ECG、体重、电解质、转氨酶、催乳素、血脂、血糖	C
利培酮	TS/DBD	0.25	0.25～6.0	EPS，镇静，食欲增加，直立性低血压	血常规、血压、ECG、体重、电解质、转氨酶、催乳素、血脂、血糖	A
齐拉西酮	TS	5.0～10.0	5.0～10.0	EPS，食欲增加	血常规、ECG、体重、转氨酶、催乳素	A
苯酰胺类						
舒必利	UTS/OCB	50～100（2mg/kg）	2～10mg/kg	睡眠障碍，焦虑，食欲增加	血常规、ECG、体重、转氨酶、催乳素、电解质	B
泰必利	TS	50～100（2mg/kg）	2～10mg/kg	镇静，食欲增加	血常规、ECG、体重、转氨酶、催乳素、电解质	B

注：A. 超过两项双盲对照研究实验；B. 一项对照、双盲实验；C. 病例研究，开放性实验；DBD. （儿童）破坏性行为障碍；OCB. 强迫症；TS. Tourette syndrome；EPS. 锥体外系症状。

3. 其他药物治疗　大麻（△-9 四氢大麻酚）及免疫调节治疗（IVIg 用于治疗合并链球菌感染的儿童自身免疫性神经精神异常），小样本研究部分有效。

4. 外科治疗　深部脑刺激是目前可能有潜在治疗前景的治疗方法。有小样本研究其可以减少 70%～90% 的抽动发生频率。但由于是有创的方法，需要严格选择病例，也需要进一步的临床实验研究证实。其他神经外科治疗方法包括额叶、边缘系统、小脑、丘脑损毁术被尝试用于治疗难治性抽动障碍。

（耿　娜）

第五节　肌张力障碍

一、概述

肌张力障碍（dystonia）是一种不自主、持续性肌肉收缩引起的扭曲、重复运动或姿势异常综合征，是一种很常见的具有特殊表现形式的运动障碍性疾病，其特征性表现为主动肌和拮抗肌过度收缩或收缩不协调引起的不自主运动和异常姿势。肌张力障碍可以按年龄（儿童和成人）、分布（局灶、节段、多灶、全身或偏身的肌张力障碍）等来分类。原发型肌张力障碍又可分为遗传性和散发性。DYT-1和TORIA型基因是仅有的用于商业化实验的基因，但目前至少有15种其他的基因处于研究阶段。传统的治疗主要着重于最初的药理学、外科和支持治疗。自从20世纪80年代后期，BTX的应用给肌张力障碍治疗带来了革命性的跨越，其已应用于多种肌张力障碍的治疗。最近，外科手术以及脑深部电刺激对全身和局灶型肌张力障碍治疗有效，重新引起了临床医师的关注。

二、病因及分类

原发型肌张力障碍病因尚不清楚，可能与遗传因素、环境因素等相关。根据病因主要分为四大类：原发型肌张力障碍、肌张力障碍叠加综合征、遗传性肌张力障碍和继发型肌张力障碍。原发型肌张力障碍占肌张力障碍的70%，继发型占30%。继发型肌张力障碍中，5%源于一些遗传性疾病，2.5%源于退行性疾病，而环境和外源性因素所致者占80%，常见因素依次是药物引起的迟发性肌张力障碍（40%），围生期脑缺氧（15%），精神因素（13%），外伤（10%），脑炎（4%），脑血管病（1%），毒物接触（1%）。

研究表明肌张力障碍可能有以下几种发病机制：脑干和脊髓异常的相互抑制；感觉运动反馈与整合不完善；苍白球活动低下伴有皮质丘脑投射的过度兴奋等。

（一）根据病因分类

1. 原发型（特发性）肌张力障碍　可分为家族性（有家族遗传史）和散发性（无明确家族遗传史）。而多巴反应性肌张力障碍（dopa-responsive dystonia，DRD）是原发型肌张力障碍的一种变异型，以肌张力障碍与帕金森病为主要症状，伴有不同程度的症状波动（晨轻暮重）。对多巴胺极敏感，小剂量多巴胺可有持续性的戏剧性反应效果。

2. 继发型（症状性）肌张力障碍　儿童肌张力障碍最常见的病因是脑瘫，而成人可由外伤、脑炎等引起。约10%的使用某些抗精神病药物患者可以出现肌张力障碍的症状。

3. 肌张力障碍叠加型　肌张力障碍是主要的临床表现之一，但与其他的运动障碍疾病有关，没有神经变性疾病的证据，如DYT-3、DYT-5、DYT-11、DYT-12、DYT-14、DYT-15型肌张力障碍。

4. 发作性肌张力障碍　表现为突然出现且反复发作的运动障碍，发作间期表现正常。

依据诱发因素的不同分为3种主要形式：①发作性运动诱发的肌张力障碍（PKD，DYT-9），由突然的动作诱发；②发作性过度运动诱发的肌张力障碍（PED，DYT-10），由跑步、游泳等持续运动诱发；③发作性非运动诱发型肌张力障碍（PNKD，DYT-8），可因饮用酒、茶、咖啡或饥饿、疲劳等诱发（表10-9）。

表 10 – 9　肌张力障碍的病因学分类

疾病类型	临床特点	常见疾病
原发型肌张力障碍	除震颤外,没有其他异常的神经系统症状和体征;除一些患者有明确的遗传因素外,没有其他可知的病因;没有神经变性疾病的证据	局灶性肌张力障碍:颈肌张力障碍,眼睑痉挛,书写痉挛,遗传性肌张力障碍(如 DYT – 1 和 DYT – 6 肌张力障碍)
肌张力障碍叠加综合征	以扭转痉挛为突出表现,伴有其他运动障碍疾病;没有神经变性疾病的证据	多巴反应性肌张力障碍,急性肌张力不全 – 帕金森综合征,肌阵挛性肌张力障碍综合征
原发性发作性运动障碍和肌张力障碍	短暂的运动障碍,在发作期间可伴有或不伴有肌张力障碍(主要发生于有家族史的患者,也有散发个案报道)	发作性运动诱发肌张力障碍(DYT – 9),发作性过度运动诱发的肌张力障碍和发作性非运动诱发性肌张力障碍
遗传性肌张力障碍	肌张力障碍发生在有其他神经系统症状体征的遗传性变性疾病	Wilson 病,亨廷顿病,神经铁蛋白病(neuroferritinopathy,是一种由编码铁蛋白轻链基因发生突变引起的)
继发性(症状性)肌张力障碍	肌张力障碍由其他疾病或脑损伤所致,包括异常的生产史和围生期病史,发育迟缓,发作时与年龄不相符合的部位(如成人以下肢肌张力障碍或儿童以头部肌张力障碍为首发症状),静止状态发生的肌张力障碍(而不是活动状态时发生),癫痫,异常的药物暴露,病情早期持续进展,早期出现严重的延髓功能障碍,持续性偏身肌张力障碍,合并有其他神经系统症状(除震颤外)或多系统受累	CNS 肿瘤、先天畸形或脑卒中,CNS 外伤,围生期脑损伤如瑞氏综合征,病毒性脑炎、亚急性硬化性全脑炎、朊蛋白病、肺结核、红斑狼疮、抗磷脂抗体综合征、梅毒、干燥综合征,药物诱导:左旋多巴、多巴胺拮抗剂[如神经松弛药、普鲁氯嗪(洛呕宁,止吐药)、甲氧氯普胺、5 – 羟色胺再摄取抑制剂(SSRIs)、丁螺环酮、可卡因、单胺氧化酶抑制剂、氟卡尼、钙通道阻滞剂、麦角碱、麻醉药,中毒如一氧化碳、锰、氰化物、甲醇、戒酒药物双硫醒、二硫化碳],代谢如甲状腺功能减退、副肿瘤综合征、脑桥中央髓鞘溶解症
肌张力障碍作为其他疾病的表现之一的疾病	在其他运动障碍疾病中的非主要的临床症状,包括变性和非变性疾病	帕金森病,进行性核上性麻痹,皮质基底核变性,抽动障碍

（二）根据年龄分型

（1）早发型：≤26 岁,一般先出现下肢或上肢的症状,常常进展累及身体其他部位。

（2）晚发型：>26 岁,症状常先累及颜面、咽颈或上肢肌肉,倾向于保持其局灶性或有限地累及邻近肌肉。

（三）根据病变部位分型

（1）局灶型：又称为头颈部局灶性肌张力障碍。

（2）节段型：两处相邻部位的肌张力障碍。

（3）多灶型：两个以上非相邻部位的肌群受累。

（4）偏身型：偏身受累,多为继发性肌张力障碍。

（5）全身型：下肢与其他任何局灶性或节段性肌张力障碍的组合。

三、临床特点

肌张力障碍的评价：肌张力障碍的最初评价目的是根据年龄、分布、流行病学建立的分类和诊断标准：

原发性全身性肌张力障碍常常开始于小孩，多从小腿发作起病。多数情况下，可扩散至肢体的其他部位。原发性局灶性肌张力障碍可累及面部、喉部、颈部肌肉。成人则以肢体肌张力障碍为典型表现。成人的原发性肌张力障碍扩散到其他部位的可能性比儿童少，但成人面、颈及上肢的严重肌张力障碍15%~30%可以发展到肢体其他部位。临床医师需要询问药物接触史、周围和中枢神经系统的外伤史、伴随的运动障碍或运动障碍家族史。DYT-1肌张力障碍患者，进行遗传学检测可能会发现染色体9q32~q34上GAG缺失。因此建议对26岁以前发病的肌张力不全患者的扭转痉挛，应进行遗传学检测；对26岁以后发生的，且有相关阳性家族史的肌张力不全患者也应进行类似的检测。

特发性全身型肌张力障碍诊断标准：

（1）肌张力障碍是仅有的神经系统异常症状或体征，除可能伴发震颤外。

（2）缺乏影像学及实验室异常提示获得性或神经变性肌张力障碍的证据。

（3）对多巴胺治疗无反应。

（4）没有获得性或者环境因素所致的病因（如围生期缺氧、神经松弛药物的使用）。

临床常见肌张力障碍：

1. 扭转痉挛　又称扭转性肌张力障碍或变形性肌张力障碍，其特点是间歇性或持续性的肌肉痉挛，四肢近端和躯干绕身体纵轴畸形扭转，睡眠时消失。肌张力在扭转发作时增高，停止时正常。基因学研究认为，原发性扭转痉挛的致病基因有15个（DYT-1~DYT-15），其中最为常见的是位于9q34的DYT-1基因。基因的表现形式是常染色体显性遗传，外显率30%~40%，男女患病率相似。

2. 手足徐动症　或称指划动作，与肌张力障碍密切相关，可能为四肢远端的肌张力障碍。表现为手指或四肢远端缓慢的蚯蚓样扭曲运动，呈各种奇特姿势。

扭转痉挛和手足徐动症通常都由基底核损害引起，可分为原发性与症状性两种。扭转痉挛以原发性多见，儿童期起病，无智力障碍，可有家族史，病因不明。手足徐动症以症状性多见，病变主要在壳核，其病因有围生期缺氧、脑外伤、肝豆状核变性、脑卒中、Leigh病、帕金森病、遗传性舞蹈病、中毒（锰、一氧化碳、二硫化碳）、药物（左旋多巴、神经安定剂、抗癫痫药）、感染或感染后、代谢障碍、纹状体黑质变性等。

3. 痉挛性斜颈　多于成年缓慢起病，系由颈肌阵发性的不自主收缩而引起头向一侧扭转或倾斜。当一侧胸锁乳突肌收缩时引起头向对侧旋转，颈部收缩向一侧屈曲；两侧胸锁乳突肌同时收缩时则头部向前屈曲；两侧头夹肌及斜方肌同时收缩时则头向后过伸。本病多由基底核变性引起，亦可为扭转痉挛或手足徐动症的组成部分。

四、治疗

肌张力障碍的治疗流程见表10-10。

表 10 −10　肌张力障碍的治疗流程

---

1. 诊断

  a. 建立流行病学资料（原发、继发）和分布（全身、局灶）

  b. 必要时进行遗传学检查

2. 口服药物试验

3. BTX 注射

  a. BTX A 或 B 型

  b. 用 EMG 描记

  c. 如果注射无效且不良反应较少，可考虑增加剂量或校

    正肌内注射的部位

  d. 如果怀疑耐药，可考虑检测可用的中和抗体

  e. 如果耐药存在，考虑注射不同的 BTX 亚型或外科治疗

4. 外科手术

  a. 周围神经切除

  b. 脑外科手术：丘脑毁损术、苍白球毁损术

  c. 脑深部电刺激

5. 支持治疗：理疗、矫形

由于缺乏有效的根治手段，因而治疗的关键就是选择控制症状的药物。对症治疗的最初目标是减少疼痛和痉挛，减轻异常运动，阻止挛缩，实现运动功能的最大改善，而且不良反应最小。

1. 药物治疗　多巴胺反应性肌张力障碍是由于 14 号染色体上 GTP 环水解酶 I 基因突变所致，在儿童期出现一次或多次的姿势异常、肌张力障碍、PD 综合征，并有昼夜变化。这些患儿常常被误诊为脑瘫，小剂量的多巴胺有明显的疗效，能使大部分功能恢复正常。一般情况下左旋多巴的剂量应达到 600mg/d。

肌张力障碍若伴有其他非典型的症状，如青年发病、其他神经系统症状、精神症状、系统性症状，需要排除肝豆状核变性。所进行的检查应包括血浆铜蓝蛋白、24h 尿铜、裂隙灯检查有无 K − F 环。该病可以通过减少饮食中铜的摄入，应用青霉胺增加铜的排除来缓解症状。

治疗原发性肌张力障碍的药物有：抗胆碱能药物、多巴胺能药物、苯二氮䓬类、多巴胺耗竭剂、多巴胺拮抗剂等。在美国，治疗肌张力障碍的抗胆碱能药物是苯海索。每日的剂量为 6 ~ 80mg，对 40% ~ 50% 的 7 ~ 9 岁患者有效。还有研究表明对 9 ~ 32 岁的全身性肌张力障碍，安坦的有效率达 71%，平均服药长达 2.4 年的患者安坦有效率为 42%。每日的最大剂量是 30mg，但有些人提出其治疗剂量可达 5 ~ 120mg/d，平均达 40mg/d。国外有文献报道，某些患者需要 80 ~ 120mg/d 的有效剂量。不良反应包括视力模糊、口干，短暂且轻微。越年轻的患者对大剂量和不良反应的耐受越好。这一药物比巴氯芬（baclofen）和氯硝西泮的效果更理想。抗胆碱能药物治疗肌张力障碍的作用机制不清。

苯二氮䓬类药物如氯硝西泮、地西泮、劳拉西泮对于治疗肌张力障碍可能有用，尤其是作为辅助治疗时。氯硝西泮可能对肌阵挛性肌张力障碍尤其有效，剂量为 1 ~ 4mg/d，由于镇静作用限制了其剂量的使用的大小。有效作用主要体现在可减少焦虑、痉挛、疼痛。

巴氯芬是一种 GABAB 型激动剂，通过口服和鞘内给药对肌张力障碍有效。口服剂量范

围 30 ~ 120mg/d，但其镇静和戒断作用限制了其使用。儿童全身型肌张力障碍和成人局灶性肌张力障碍患者可能对巴氯芬有不同的反应，对不良反应的耐受性也不一致。鞘内巴氯芬注射对全身性肌张力障碍，尤其是伴随痉挛和疼痛的患者有效。鞘内给药采用永久性泵置入。

多巴胺耗竭剂如丁苯那嗪（tetrabenazine）和甲酪氨酸已被用于缓解肌张力障碍的症状。但前者仅仅在加拿大和欧洲使用，而在美国并没有批准使用。这一药物的主要不良反应是镇静和抑郁，限制了其临床应用。

多巴胺受体拮抗剂曾经被经常用于治疗肌张力障碍，但因其不良反应如迟发性运动障碍、镇静作用、PD 综合征而限制了其在临床的广泛使用。据文献报道，氯氮平，一种非典型的 D_4 多巴胺受体拮抗剂，能改善 30% 的局灶性和全身性肌张力障碍患者的症状及评分。镇静和低血压是常见的不良反应，还可伴有粒细胞减少，需要每周进行血细胞检查。

据报道其他如美西律和抗心律失常药物能改善肌张力障碍。美西律具有类似于利多卡因的抗心律失常作用药物，能改善部分睑痉挛和颈肌张力障碍的症状。静脉注射剂量的利多卡因，能短暂和快速的减少肌肉收缩，其常见不良反应是胃肠道不适、头晕、镇静作用。但这一结果没有得到进一步证实。

抗惊厥药物最常用于发作性非运动诱发性张力障碍。利鲁唑（riluzole）为一种谷氨酸受体拮抗剂被用于对药物耐受和 BTXA 耐受的颈肌张力障碍，对部分患者有效。

临床使用的常见药物见表 10 – 11。

表 10 – 11 临床常用药物

类型	药物剂量范围	不良反应
抗胆碱能类药物		
苯海索	6 ~ 80mg/d	
苯扎托品	4 ~ 8mg/d	视力模糊、口干、意识模糊、尿潴留
（benztropine）		
苯二氮䓬类		
氯硝西泮	1 ~ 4mg/d	镇静作用、共济失调、戒断
GABAB 激动剂		
巴氯芬	30 ~ 120mg/d	镇静、乏力
多巴胺能药物		
恶心、头晕	卡比多巴/左旋多巴	25/100，1 ~ 6 片/d
多巴胺耗竭剂		
丁苯那嗪	50 ~ 200mg/d	镇静、抑郁、帕金森综合征
甲酪氨酸	250 ~ 1 000mg/d	镇静、腹泻

早在 1980 年，BTX 注射戏剧性地改善了肌张力障碍症状，尤其是局灶型肌张力障碍，从而广泛应用于临床。BTX 来源于肉毒梭状芽孢杆菌，存在于 A ~ G7 种免疫血清学中。BTX 的作用机制是阻止突触前膜乙酰胆碱释放入神经肌接头，从而导致局灶的肌肉无力，起到类似的化学去神经作用。BTX 由二硫键结合的一个重链和轻链组成。重链与突触前终末受体位点结合，起转运毒素到细胞的作用。轻链的功能是作为锌指结构蛋白水解酶作用。BTXA 早在 1989 年就被美国食品和药品管理局（FDA）批准用于治疗斜视、睑痉挛、偏面

痉挛。2000 年，BTXA、BTXB 被批准用于治疗颈肌张力障碍。

BTX 的相对禁忌证常常基于不同的个体，若患者有渐冻症（MND）或神经肌接头疾病如重症肌无力（MG）、Lambert – Eaton 综合征需要注意。和氨基糖苷类药物共同使用时，由于氨基糖苷类药物增强了 BTX 的作用，使用时尤需注意。目前还不清楚 BTX 是否在人类乳汁中分泌，因而妊娠时要慎用。许多研究证明 BTX 注射对于局灶性肌张力障碍是安全而且有效的。事实上，尤其是眼睑痉挛、口下颌张力障碍和喉肌张力障碍，BTX 可以作为首要选择，许多颈肌张力障碍和局部肢体肌张力障碍的患者可以结合口服药物一起治疗，效果较好。BTX 的有效率达 70% ~ 100%。通常在最初的两周出现症状改善，持续大约 3 个月。不良反应见表 10 – 12。注射局部的症状：疼痛、瘀斑、血肿为共同的不良反应。

表 10 – 12　BTX 的不良反应

BTX 对每一局灶型肌张力障碍类型的不良反应	不良反应
眼睑痉挛	睑痉挛、视物模糊、眼干
口下颌张力障碍	吞咽困难、咀嚼困难、构音障碍
喉肌张力障碍	吞咽困难、声音嘶哑（尤其是内收肌张力障碍）、喘鸣
颈肌张力障碍	颈肌无力，吞咽困难、枕大神经和臂丛兴奋
肢体肌张力障碍	肌肉过度无力

2. 外科治疗　对于药物治疗和 BTX 治疗无效的患者，还有外科方法可供选择。外科治疗肌张力障碍有周围和中枢两种方法。BTX 注射大部分替代了颈肌张力障碍的周围神经切断术。此外，随着对 PD 外科治疗的病理生理机制的逐渐了解，脑深部电刺激可以用于肌张力障碍的治疗。

选择性的周围神经切断术被用于初发的颈肌张力障碍，不良反应包括颈肌无力和吞咽困难。部分患者手术后还需要注射 BTX。选择性的肌切除术可用于眼睑痉挛和颈肌张力障碍，但大部分已经被 BTX 注射替代。丘脑毁损术最初用于治疗 PD 的开关现象，且对 PD 震颤和肌张力障碍等症状有改善作用。现已被用来治疗全身或局灶的肌张力障碍，其有效率达60% 左右。但不良反应也很显著，包括 15% 轻偏瘫和构音障碍，尤其见于双侧丘脑毁损术。其他的外科方法还有苍白球毁损术，不良反应相对较轻，但双侧苍白球的毁损也可能增加发生构音障碍和吞咽困难的风险。目前神经外科用得较多的是脑深部电刺激（丘脑或苍白球），因为脑深部电刺激具有可重复性和没有明显的发生吞咽困难和构音障碍的风险。对药物和 BTX 注射效果差的患者有效率达 50% 左右，尤其是对 DYT1 基因突变所导致的原发的全身性肌张力障碍以及继发的全身性肌张力障碍等效果较好。不良反应包括电极所致的感染和小的硬膜下血肿等。

3. 非药物治疗　理疗可作为药物和外科治疗的辅助治疗，已证明是有效的。虽然理疗的长期疗效有待进一步研究，但这种非侵入性的治疗方法具有潜在的增强其他治疗效果的作用。

4. 结论　近年来，肌张力障碍的治疗选择包括有药物、外科手术和支持治疗。对肌张力障碍的病理生理机制的了解也逐步深入。当前，外科治疗，尤其是脑深部电刺激对那些药物治疗效果差的严重的肌张力障碍，已戏剧性地改变了以往的治疗方法和选择。

（耿　娜）

第六节　异常运动障碍

最常见的运动障碍可根据发作持续时间分为两大类：发作性运动障碍和迟发性运动障碍。

一、发作性运动障碍

（一）概述

发作性运动障碍是指突然出现短暂且反复发作的异常运动，而发作间期表现正常的一组发作性神经系统疾病。这些不随意运动的临床表现各异，包括：强直性痉挛（tonic spasms）、舞蹈样和手足徐动样运动、持续肌张力障碍姿势等。在过去常常和癫痫相混淆，但发作性运动障碍发作时没有意识的改变，且脑电图没有癫痫样放电。它们之间是否有相关性以及发作性运动障碍的发病机制目前尚不清楚，尚有待进一步研究。

（二）病因及分类

临床上常常把脑卒中、多发性硬化等疾病引起的发作性运动障碍称为症状性发作性运动障碍。但绝大多数发作性运动障碍患者为特发性，而且多数发作性运动障碍患者有家族性倾向。临床分类见表 10 - 13，临床常见的发作性运动障碍见表 10 - 14。

表 10 - 13　发作性运动障碍的分类

根据诱因分类

　发作性运动源性运动障碍（paroxysmal kinesigenic dyskinesia，PKD），是最常见的发作性运动障碍。包括发作性运动源性的舞蹈手足徐动症（paroxysmal kinesigenic choreoathetosis，PKC）

　发作性非运动源性运动障碍（PNKD），包括发作性肌张力障碍性舞蹈手足徐动症（paroxysmal dystonic choreoathetosis，PDC）

　发作性过度运动源性运动障碍（paroxysmal exertioninduced dyskinesia，PED），包括间歇性 PNKD

　夜间发作性运动障碍（paroxysmal hypnogenic dyskinesia，PHD），现归为额叶癫痫

根据发作持续时间分类

　短暂型

　间歇型

　持续发作型

根据遗传学分类

　家族型（通常是常染色体显性遗传）

　散发型

根据潜在的病因分类

　原发性（大多数病例）

　症状性（MS，头外伤，HIV，脑卒中，甲状旁腺功能减退，甲状腺毒症，心因性和新生儿缺氧等）

其他相关的情况

　短暂的发作性肌张力障碍或新生儿斜颈

　发作性的共济失调或震颤

表 10-14　常见的发作性运动障碍

疾病分类	PKD	PNKD	PED	PHD	
其他名称	发作性运动诱发舞蹈手足徐动症	发作性肌张力障碍性舞蹈手足徐动症	家族性发作性舞蹈手足徐动症	发作性运动诱发的肌张力持续障碍	发作性非运动源性运动障碍（夜间发作性肌张力障碍），常染色体显性遗传夜间发作性额叶癫痫
遗传学特点	常染色体显性遗传，染色体位点 16q	常染色体显性遗传，肌纤维形成调节基因-1（MR-1）阳性突变，染色体 2q	常染色体显性遗传，MR-1 基因阴性突变	常染色体显性或隐性遗传，SLC2AI 基因（16）；GLUTl（1p）	常染色体显性遗传，20q13.2～13.3（typel）、15q24（type2）、lq21（type3）和8p21（type4）均与神经元烟碱受体亚组编码有关
发病年龄	1～20 岁（或大于 40 岁），以儿童及青少年好发	1～12 岁（或大于 21 岁），儿童好发，发病年龄越早的患者，MR-1 突变居多	1～23 岁	3～30 岁，儿童好发	常儿童好发
运动障碍形式	舞蹈症，肌张力障碍，颤搐	肌张力障碍，舞蹈症	肌张力障碍，舞蹈症	肌张力障碍	
频率	每日超过 100 次	每日超过 3 次	每周 1 次到每年数次	每日超过 1 次	每晚数次
持续时间	数秒到数分钟（<5min）	数分钟到数小时	数分钟到数小时停止运动后 10～15min	超过 45s	
触发点	突发的整个身体随意运动，惊吓，过度换气	自发性	自发性	劳累后易发	
避免发作因素	避免触发的运动诱因	睡眠	少数睡眠有效	停止或避免过度运动	无
易感因素	应激、焦虑、寒冷、炎热、月经等	含乙醇饮料、咖啡、激动、应激、劳累、茶、含咖啡因饮料	运动	持续运动 10～15min 后	睡眠中
伴随症状/家族史	婴儿惊厥，偏头痛，书写痉挛，特发性震颤	头痛包括偏头痛（没有癫痫）	癫痫（很少发生偏头痛）	Rolandic 癫痫-PED、书写痉挛	
治疗	卡马西平，苯妥英钠（及苯二氮䓬类和其他抗惊厥药物）	避免诱因，氯硝西泮及其他苯二氮䓬类，对抗惊厥药物疗效不佳	氯硝西泮（对 2q13 家系无效），其他苯二氮䓬类效果不佳	生酮饮食，避免劳累，乙酰唑胺，左旋多巴，安坦可能有效，对抗惊厥药物效果不佳	卡马西平

许多研究者发现，临床散发的病例数量实际上远远超过有明确家族史的数量，造成这一结果的可能原因是患者和医生对发作性运动障碍的认识不足。散发病例常常有心因性疾病基础，而没有发现潜在的病理学改变。

PKD 呈常染色体显性遗传，其中 PKC 最常见，它可能是一种离子通道病，其致病基因定位于染色体 16p11.2 ~ q12.1。

PDC 的致病基因定位于染色体 2q31 ~ q36 上，该部位与一组钠通道基因邻近，提示 PDC 很可能也是一种离子通道病。

继发性 PDC 可见于多发性硬化、基底核尤其是丘脑的血管损害、基底核钙化、脑病及脑外伤、某些内分泌疾病，如甲状腺功能低下、甲状腺功能亢进及 HIV 感染等。

PED 的致病基因尚未找到，其病理生理机制也不明确。但许多学者认为编码离子通道的某一未知基因的突变可能是该病的病因。它究竟是一种独立的疾病还是 PDC 的变异型只能等待基因研究的结果来确认。

多数学者认为 PHD 是一种起源于额叶的癫痫，该病呈常染色体显性遗传，其致病基因定位于染色体 20q13.2。

（三）临床特点

以反复发作的不自主运动为特征，出现肌张力障碍、舞蹈、手足徐动、颤搐等多种锥体外系运动增多症状，发作间期无异常表现，称为发作性运动源性运动障碍（诊断标准见表 10 – 15），包括发作性运动源性舞蹈手足徐动症，PKD 是最常见的发作性运动障碍，发病率 111.5 万。儿童或成人常常发病（除了症状性患者），四肢最容易受累。PKD 为发作时间最短、频率最高的发作性运动障碍，每次发作平均时程小于 5min，且每日可发作数次，容易和癫痫混淆。

表 10 – 15　PKD 诊断标准

PKD 诊断标准
具有运动诱发发作的特点
发作时间短暂，持续时间不超过 1min
发作时不伴意识丧失和疼痛
卡马西平或苯妥英钠治疗能控制发作
排除其他器官系统性疾病，且神经系统查体正常
如没有家史，发病年龄以 1 ~ 20 岁好发

虽然咽喉部肌肉的肌张力障碍会造成言语的突然停止，但不会伴有意识障碍。尽管 PKD 并不被认为是癫痫的一种类型（绝大多数患者发作期间 EEG 无癫痫样放电），但两者之间的关系仍然存在。发作性运动障碍的最有效治疗是用抗惊厥药物。发作性运动障碍和癫痫均可有家族发病倾向。具有家族史的癫痫、发作性运动障碍、共济失调都是离子通道缺陷疾病。

当患者没有直接或明确的不随意运动时发病，称为发作性非运动源性运动障碍，发病率约 1/100 万，常常为长时程发作，持续数分钟到数小时。若持续时间长，并伴有痛性肌张力障碍姿势，称为发作性肌张力障碍性舞蹈手足徐动症。

一些发作性运动障碍的患者并非由突然运动诱发，而由持续运动诱发，称为发作性持续运动源性运动障碍，罕见。PED 的发作时间常常超过 PKD（5 ~ 30min），与 PKD 一样，许多报道称 PED 为家族性发病，而症状性非常罕见。尽管这些发作不伴有 EEG 异常和意识障碍，但患者也常常会出现感觉先兆。

夜间发作性运动障碍为一种在快动眼睡眠期反复出现肌张力异常、舞蹈手足徐动样动作及颤搐发作的疾病。发作不超过 1min，夜间可发作多次。这一名称目前存在争议，EEG 监测提示额叶活动低下，最近的研究提示 PHD 是一种特殊类型的额叶癫痫。

临床上与发作性运动障碍相似的另一种疾病为阵发性、发作性、周期性共济失调，许多患者有家族史，相关症状如震颤、多发性纤维性肌阵挛、眩晕都很常见，一些有运动源性共济失调的患者家族成员中有 PKD 发病。

症状性发作性运动障碍常见于以下疾病：多发性硬化，血管性病变［短暂性脑缺血发作（TIA）、缺血或出血性脑卒中、烟雾病］，外伤（脑、脊髓、周围神经），脑膜炎（HIV感染、亚急性硬化性全脑炎、巨细胞病毒感染、梅毒感染），围生期脑瘫（缺氧、核黄疸），内分泌疾病（甲状腺功能低下、假性甲状腺功能减退症、甲状腺功能亢进症、糖尿病），肠道疾病，中枢神经系统肿瘤，偏头痛等。

发作性运动障碍鉴别诊断见表 10 - 16。

表 10 - 16　发作性运动障碍的鉴别诊断

发作性运动障碍鉴别诊断
癫痫样发作
精神运动障碍性疾病
肌张力障碍
抽动障碍，刻板行为和刻板症
肝豆状核变性
食管裂孔疝斜颈综合征
周期性瘫痪
肌阵挛
肌强直
发作性共济失调
惊跳 - 惊吓病（Hyperekplexia - Startle disease）
药物诱发性运动障碍

（四）治疗

1. 饮食和生活方式

（1）PKD 和 PNKD：PKD 患者应当尽可能避免因突发的运动等触发因素而诱发其发作，这样可能会减少其发作频率。PNKD 患者可以通过避免或尽可能少摄入含丙二醛的食物和饮料，如乙醇、咖啡因、茶、巧克力等来减少其发作频率；在日常生活中尽量避免压力过大、激动、劳累、睡眠剥脱、寒冷刺激等诱因，也可减少其发作频率。发作性运动源性运动障碍的药物治疗效果较好，因此改变生活方式作为治疗方法仅仅处于次要的地位。

（2）持续或剧烈运动可诱发 PED：尤其是最易受累肢体的肢体运动，因而通过避免持续或过度运动可以阻止其发作，且疗效优于药物治疗。另外，更有前景的治疗方法包括生酮饮食，对 PED 的控制有明显效果，但具体机制尚不十分清楚，可能与其相应基因突变导致代谢异常有关，生酮饮食可部分纠正这种代谢异常而起到缓解症状的作用。

2. 药物治疗

（1）PKD：典型的 PKD 对抗惊厥药物治疗反应良好，到目前为止，主要是钠离子通道阻滞剂卡马西平和苯妥英钠用于治疗 PKD。卡马西平是新近报道最常用的最主要治疗 PKD（PKC）的药物。作为主要的抗惊厥药物；治疗 PKD 的成功率相当高，为 70%～80%；成人每日有效剂量为 200～400mg，儿童 1.5～2mg/kg，常作为 PKD 的首选药物。为了提高耐受性，最初可以用 50～100mg 每日两次。由于有发生再生障碍性贫血（1/10 万～1/20 万）和粒细胞缺乏症的危险，因而有骨髓抑制的患者应慎用卡马西平。主要的药物相互作用：可以和苯妥英钠、丙戊酸盐、华法林、环孢霉素、锂盐、口服避孕药及单胺氧化酶抑制剂竞争性与血浆蛋白结合。其主要的不良反应有头晕、恶心、嗜睡、走路不稳，严重不良反应包括骨髓抑制，超敏反应如中毒性表皮坏死溶解症、渗出性多形红斑及充血性心力衰竭恶化、心律失常等。因而应定期监测血象、肝功、ECG。低于抗惊厥药物的常规剂量对多数患者就可起治疗作用，疗效优于苯妥英钠。其他可能有效的药物还包括苯二氮䓬类药物（如氯硝西泮）及抗惊厥药物［如丙戊酸、加巴喷丁、利必通、左乙拉西坦（levetiracetam）、奥卡西平、乙酰唑胺、托吡酯及苯巴比妥］。患者常常因后述药物疗效欠佳和不良反应而使用前述两种药物。

（2）PNKD：PNKD 的治疗远比 PKD 治疗困难，大多数患者可以给予 2～4mg/d 的氯硝西泮达到部分缓解症状的目的。氯硝西泮用于治疗部分 PKC 有效，但主要用于治疗 PNKD，它的有效剂量范围很广，但在治疗 PNKD 方面，不同的剂量有不同的作用机制。最初治疗剂量为 0.5mg，睡前服。最后标准剂量 1～6mg/d，分三次服用。在患者耐受镇静不良反应的前提下，剂量按比例每周加量 0.5mg。有产生药物依赖及成瘾的可能，严重的肝功能障碍者禁用。氯硝西泮和血浆蛋白高度结合，并且通过肝代谢，因此在使用其他镇静催眠药和其他精神活性药物时，应注意药物间的相互作用。小样本资料表明其他苯二氮䓬类药物如地西泮、奥沙西泮等对 MR‑1 基因突变携带者及散发的 PKND 疗效较好。PNKD 对其他抗惊厥药物反应很差，苯巴比妥和扑痫酮基本无效，少数病例报道对丙戊酸初始治疗有效，但后期疗效不佳。同样，部分病例对卡马西平和苯妥英钠完全无效，有报道拉莫三嗪治疗一年后反而增加了 PNKD 的发作频率。

（3）PED：有报道苯二氮䓬类和抗惊厥药物卡马西平治疗 PED 罕见成功病例，而最近左旋多巴对部分 PED 患者治疗有效，但这方面的成功治疗文献报道还较少。临床上有时容易把发作性运动障碍与多巴反应性肌张力障碍（DRD）相混淆。

（4）症状性发作性运动障碍：对于症状性发作性运动障碍的治疗目前没有可以推荐的常规治疗方案，多数集中在病例报道研究中。最常引起症状性发作性运动障碍的疾病，多发性硬化和肠道疾病的推荐治疗药物是卡马西平和氯硝西泮，对上述疾病引起的发作性运动障碍治疗有效。最近的病例报道有证据显示左乙拉西坦可能是另一治疗有效的药物。Blakeley 等最近报道单用肉毒毒素和联合其他药物也可以减轻症状。

3. 外科治疗 采用立体定向手术治疗顽固性 PNKD 和 PED 有少量个案报道，包括丘脑深部电刺激和苍白球毁损术。它可能是应用最广泛的治疗形式，但由于其手术风险及并发症，发作性运动障碍的患者并不完全认同这一治疗方法。

二、迟发性运动障碍

(一) 概述

迟发性运动障碍（tardive dyskinesia，TD）通常是由于使用多巴胺受体拮抗剂而出现的常见的、潜在的不可逆药物不良反应。最常见的是由抗精神病药物诱发的一种持久的、异常的不自主运动，如酚噻嗪类和丁酰苯类（butyrophenones）药物所引起。其机制可能与失神经支配诱导的（受体）超敏（denervationinduced supersensitivity）有关。迟发性运动障碍是否均由抗精神病药物不良反应所致，目前还存在争议，但主流的观点仍认为是由抗精神病药物所致的不良反应。根据其临床特点分为：口－面－舌迟发性运动障碍、肢体－躯干迟发性运动障碍、呼吸性迟发性运动障碍。迟发性运动障碍具有舞蹈症、手足徐动症、肌张力障碍的特点，不同于急性发作性运动障碍。迟发性运动障碍可分为短暂性迟发性运动障碍、突发戒断迟发性运动障碍、持续性迟发性运动障碍等。

典型和非典型多巴胺受体拮抗剂（DRB）见表10－17、表10－18。

表10－17　典型DRB

丁酰苯类	酚噻嗪类	噻吨酮类
氟哌啶醇	氯丙嗪	氯普噻吨
	氟奋乃静	氟哌噻吨
	奋乃静	
	硫利达嗪	
	异丙嗪	
	匹莫齐特（pimozide）	

表10－18　非典型DRB

第二代	第三代
氯氮平	阿立哌唑
奥氮平	
利培酮	
喹硫平	
氨磺必利	

TD发病机制不清。目前有两种假说：多巴胺受体超敏假说和神经毒性假说。

(二) 临床特点

1. 口－面－舌迟发性运动障碍　口－面－舌迟发性运动障碍是最常见的TD，大约占TD的80％，其核心症状是口－舌－颊三联征，由舌、下颌、唇、面部的不自主随意运动组成。如吸吮、鼓腮、舐唇、转舌、咀嚼、撅嘴、面部抽动和眨眼等运动。严重的口面部运动障碍可能因上述异常运动导致溃疡，并影响语言、吞咽、正常进食等日常生活。通常情况下，口－面－舌TD不会引起躯体的异常疼痛感及致残，但因影响正常的日常生活，而导致患者精神创伤，如患者常常感到焦虑、沮丧、窘迫等。

2. 肢体－躯干迟发性运动障碍 肢体－躯干迟发性运动障碍是肢体和（或）躯干的无目的的舞蹈样不随意运动。如手指的扭转运动、弹钢琴指、脚趾的不规律运动，腕、臂、踝及下肢的手足徐动，点头、耸肩、躯干的扭转性运动及骨盆的摇摆运动等。严重患者可因此而跌伤。

3. 呼吸性迟发性运动障碍 快速无规律的呼吸运动是呼吸性迟发性运动障碍的核心表现。有时可同时出现其他症状如喘气、叹息和（或）呼噜声、呼吸窘迫、呼吸急促、呼吸困难。呼吸性迟发性运动障碍甚至可导致呼吸困难和发绀，膈肌和呼吸肌常受累，因膈肌受累可导致腹部异动症，也可由腹部肌肉的异常运动所致。

几乎所有的呼吸运动障碍患者都伴随口－面－舌运动障碍，这是一临床准则，事实上，若无口－面－舌运动障碍表现，呼吸运动障碍的诊断需要重新评估。

（三）鉴别诊断

鉴别诊断见表 10－19 和表 10－20。

表 10－19 神经变性疾病所致的运动障碍和精神症状

疾病	临床特点
肝豆状核变性（Wilson 病）	患者年龄低于 50 岁，肝脏疾病
亨廷顿病	家族史、舞蹈症、抽动障碍、步态异常
疯牛病，亨廷顿样病齿状核红核苍白球路易体萎缩	HD 拟表型，临床表现与 HD 相似，但 HD 基因阴性
舞蹈病－棘红细胞增多症	舞蹈样不自主运动、肌张力障碍，抽动，晚期可有少动－强直表现；部分患者有癫痫发作，半数患者有认知障碍和人格改变
自毁容貌综合征（莱施－奈恩综合征）	强直、自毁、痛风
第一型脑内铁沉积性神经系统退化症（NBIA1，又称为泛酸激酶 2 相关神经系统退化症，PANK2）	步态异常、帕金森病、舞蹈病、肌张力障碍

表 10－20 迟发性运动障碍的其他鉴别诊断

疾病或症状	临床特点
特发性肌张力障碍（特别是 Meige 综合征和颈肌张力障碍）	孤立的运动障碍
原发性早发扭转性肌张力障碍（early－onsetprimarytorsiondystonla，DYT－1 基因突变）	除头、颈及延髓支配肌肉外的青少年发作全身肌张力障碍
原发性早发扭转性肌张力障碍（DYT－6 基因突变）	肌张力障碍累及延髓支配肌肉及颈肌
抽动秽语综合征	青少年发作的抽动障碍，强迫症
缺齿致咬合不正引起的颞下颌运动障碍	去除或补齿后运动障碍消失

（四）分类

迟发性运动障碍有两种不同的临床类型：①急性戒断综合征，此型的舞蹈样动作于突然停用抗精神病药物时发生，症状类似小舞蹈病或 Huntington 舞蹈病，表现为飘忽性而非重复性舞蹈样动作。最多见于儿童，可自愈。若再使用抗精神病药物，逐渐减少剂量，最后可使舞蹈样动作消失。②迟发性肌张力障碍，此型的不自主运动为肌张力障碍，而非快速重复性动作。儿童和成人都可发生。症状极似原发性或遗传性扭转性肌张力障碍（扭转痉挛）。迟发性肌张力障碍可持久存在，但有些患者对多巴胺耗竭剂有效，另外一些患者则对抗胆碱能药有效。

（五）治疗

治疗策略参见图 10 - 3。

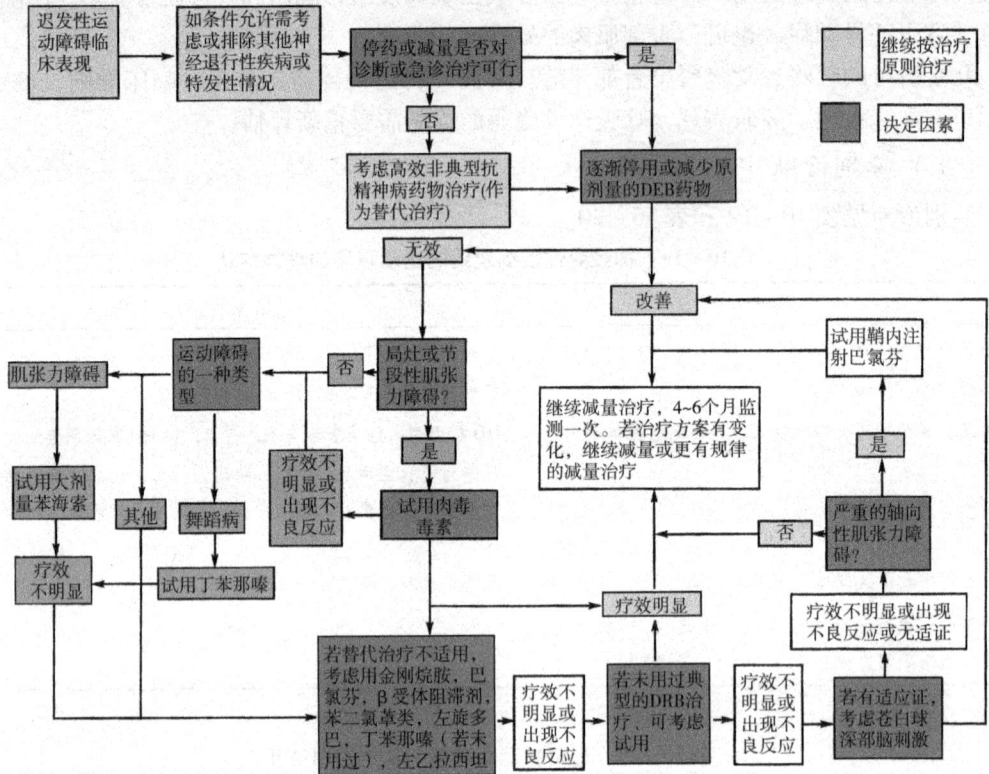

图 10 - 3　迟发性运动障碍的治疗策略

临床工作中，TD 的治疗非常困难，而且引起 TD 的药物（如 DRB）往往难以撤除，故预防至关重要。在临床中，应尽可能使用小剂量的神经阻滞剂（抗精神病药物）或改用较少引起 TD 的非经典神经阻滞剂。

生活和饮食干预：足够的营养支持是必要的，尤其是对那些做大幅度和高速度不随意运动的患者尤其重要。焦虑容易使迟发性运动障碍患者病情加重，有焦虑的患者应行相应处理。

500 多个随机双盲对照研究评估了 90 多种不同干预措施，但未能得出足够的证据形成如何治疗 TD 的治疗指南。根据这些资料，可以采用以下措施减少其发作。

（1）停止或减量抗精神病药物：但停用抗精神病药物或减量抗精神病药物可能导致原发精神疾病的加重，这就需要因个体情况调整最合适的药物或剂量。

（2）原有抗精神病药物转换成氯氮平：氯氮平很少或几乎不会导致 TD。有少数病例报道氯氮平可导致 TD，但追溯病史，这种病例都有使用一线抗精神病药物的病史。

（3）原有抗精神病药物转换成二线抗精神病药物（其他典型或非典型抗精神病药物）：有文献报道服用二线抗精神病药物和一线抗精神病药物相比，两者发生 TD 的年发病率，前者为 3.9%，后者为 5.5%。但这方面的研究并不多。

（4）胆碱能药物：TD 的发病机制可能包括中枢神经系统胆碱缺乏，因而多种胆碱能药物尝试用于治疗 TD，但目前没有一项随机实验证实这类药物有明显疗效。

（5）苯二氮䓬类：因此类药物有镇静、抗焦虑、抗惊厥、尤其是肌肉松弛作用。这些药物可能对抗精神病药物所致的 TD 有效。但最近的三项临床研究都没有发现有明显的疗效，仅有一小样本的研究表明其可能对抗精神病药物所致的 TD 有部分疗效。

（6）停用抗胆碱能药物。

（7）增加抗氧化剂如维生素 E，标准剂量为 1 600IU/d，主要的不良反应是腹泻（不常见）。

（8）潜在可能有前景的治疗如丁苯那嗪。

（9）BTX 在美国是当前普遍用于治疗迟发性运动障碍的药物，注射剂量与注射部位有关系。通常用于颈部的迟发性运动障碍，200～300U；眼睑痉挛是 25U。而 BTXB 治疗颈部的迟发性运动障碍的剂量 10 000～15 000U。MG 和其他神经肌接头疾病禁用，因 BTX 可能增强氨基糖苷类抗生素或其他干预神经肌接头疾病药物的作用。主要的不良反应：注射部位及临近肌肉的过度无力。

（10）深部丘脑刺激：预防迟发性运动障碍的首要办法是慎重应用抗精神病药物。抗精神病药物只可用于治疗精神病，或用其他药物无效的情况，如舞蹈样动作或抽搐（tics）。用药剂量应尽可能小，用药时间应尽可能短。当精神病已得到控制时，应该及时考虑减药或停药。一旦出现典型的迟发性运动障碍或迟发性静坐不能时，应立即停用抗精神病药物。但停药会使精神病复发，若确实需要使用，有时加大抗精神病药物的剂量，可抑制运动障碍或静坐不能，若抗精神病药物可安全地减少或停用，则运动障碍以及静坐不能一般可于数月或 1～2 年内逐渐消退。运动障碍或静坐不能仍然严重，可以采取以下方式治疗。可能有效的药物治疗措施见表 10－21。

表 10－21　迟发性运动障碍和迟发性肌张力障碍常用治疗药物的剂量

	苯海索	丁苯那嗪	氯硝西泮	氯氮平
开始剂量	1mg	12.5mg, qd	250μg, qd（老年患者 125μg, qd）	12.5mg, qd
逐渐增加剂量	每 4～7d 1mg	12.5mg, qw	250μg, qw	与精神科医生协同调整剂量
目标剂量	2～4mg, tid	25～50mg, tid	0.5～1mg, bid～tid	12.5～25mg, bid
不良反应	口干，眼干，恶心，便秘，尿潴留，头昏	帕金森综合征，抑郁	镇静、抑郁、易疲劳	粒细胞减少（治疗中应定期监测血细胞）、癫痫、心肌病
禁忌证	急性闭角性青光眼	严重抑郁	急性闭角型青光眼，严重肝功能障碍	心脏疾病

（赵丽静）

第七节　运动障碍急症

一、运动减少障碍

运动障碍常潜隐起病，缓慢进展。不常与急症相关，不过，神经学家可诊治发展中的运动障碍，或急诊室或 ICU 中已存疾病的急性并发症，未能及时诊断、处理，可危及生命。本节分运动降低及运动过多障碍。前者包括药物—诱导运动障碍。急性神经阻断剂恶性综合征（neuroleptic malignant syndrome，NMS）。帕金森综合征、高热综合征（PHS）、血清素综合征（SS）及帕金森病的急症并发症。

（一）药物诱导运动障碍急症

1. 神经阻断剂恶性综合征　NMS 首先报道于 1960 年，系一种医源性疾患，由暴露于多巴胺受体的药物所致，大多数病例是由神经阻断剂（典型及非典型，甚至氯氮平）所致，其他药物如甲哌氯丙嗪、甲氧氯普胺、氟哌啶醇、异丙嗪亦有关。诊断标准需结合临床及实验室发现（表 10 - 22）。NMS 的发生率低（0.2%），但疑诊指数高，须恰当诊断，NMS 在任何急起帕金森综合征（PDS）及发热患者应重点考虑（因其致死率为 5% ~ 20%），年轻及中年男性危险较高。

表 10 - 22　NMS 的诊断标准

标准	表现
主要	发热、强直及肌酸激酶（CK）水平上升
次要	心动过速、血压异常、呼吸增快、意识改变、出汗及白细胞增多

NMS 为临床综合征，包括发热、强直、精神改变、自主神经功能障碍及其他运动障碍（震颤、肌张力不全及肌阵挛）。关键实验异常包括白细胞增多及 CK 水平上升。此外，急性期反应物，包括清蛋白及血清铁下降，症状常起始于应用神经阻断剂开始或加量后，NMS 的严重度在 48 ~ 72h 增加，持续 1 ~ 14d，内科并发症可以是慢性及不可逆性，包括由横纹肌溶解所致肾衰，胸壁顺应性下降及吸入性肺炎所致呼吸衰竭，因为不活动所致的其他并发症，如深静脉血栓（DVT）、压疮、肺栓塞、肺炎或肾衰可致命。

对 NMS 尚无前瞻随机治疗试验，治疗关键包括停止致病药物及用多巴胺能药物治疗。溴隐亭最常用而首选，但其他多巴胺能药剂等效。若多巴胺能药物不能逆转症状时，硝苯海呋因钠为非特异性肌松剂，减轻肌强直及横纹肌溶解。综合治疗安全有效，治疗持续 7 ~ 14d，取决于致病药物的半衰期，若用神经阻断剂太早，1/3 患者复发，故 NMS 后需等 2 周后才可考虑再用。精神病急需治疗的患者，可考虑电休克。

2. 帕金森综合征 - 高热综合征（PHS）　PHS 可能与 NMS 不能鉴别，其发生于先存在的帕金森综合征患者。PHS 发生于 PD 患者，因急性戒断或减少多巴胺能性药物时，如在 1980 年急速停用抗帕金森综合征药物，在左旋多巴假日时，当左旋多巴假日不再建议，患者非顺应性或用药替代急速改变时，故并非不常见，特别是 PD 患者接受 DBS 手术后。临床医师必须重视 PHS 为一潜在并发症及深部脑刺激（DBS）手术并不能保护患者不发生 PHS。失水及代谢障碍亦可激发之。治疗包括：支持疗法及预先多巴胺能性治疗，溴隐亭及硝苯海呋因钠可加入附加治疗，大剂量静脉滴注甲泼尼龙曾用于辅助治疗，似有效，但 PD 会持久加剧，并可致命。

3. 血清素综合征（SS） 任何药物增强血清素能性传递可激发 SS，其核心临床表现为发热、肌阵挛及精神意识状态改变，SS 首次报道于 1960 年，患者接受单胺氧化酶抑制剂单药治疗，现见于 2 种或 3 种血清素能性作用药物（三环抗抑郁剂或 SSRI）（表 10 - 23），多数临床表现与 NMS 重叠（表 10 - 24）。不过，SS 可附加临床表现，如肌阵挛、高热、痛性发作及情绪改变（不安、情绪紧张）。这种重叠可与血清素水平上升影响及多巴胺水平下降有关。治疗包括：停用致病药物，支持治疗及对严重病例用盐酸赛庚啶。赛庚啶为一种抗组胺及血清素拮抗剂，分剂服用，最大剂量为 32mg/d。SS 可迅速消逝或可能致命，如同 NHS 及 PHS，因其罕见及严重，故阻碍 SS 的大规模随机试验。

表 10 - 23　已报道的引起 SS 的药物

药　物
单胺氧化酶抑制剂
SSRI
血清素 - 去甲肾上腺素重摄取抑制剂
三环抗抑郁剂
色氨酸
盐酸丁螺旋酮
阿片类（除吗啡）
锂盐
曲普坦
3，4 甲烯双氧甲基苯丙胺（ecstasy）
麦角酰二乙胺
苯丙胺
可卡因

表 10 - 24　NMS 与 SS 的比较

	NMS	SS
起病	急（数分至数小时）	亚急性（几天）
消逝	逐渐（平均 9d）	改善于 <24h
体检	意识改变	意识改变
	（>90%）	（50%）
	肌强直	肌强直
	（>90%）	（50%）
	自主神经功能障碍	自主神经功能障碍
	（>90%）	（50%~90%）
	高热（>90%）	高热（50%）
		反射亢进（50%）

	NMS	SS
		肌阵挛（50%）
实验室异常	CK↑（>90%）	CK↑（<20%）
	肝转氨酶↑（>75%）	（<10%）
	WBC下（>90%）	（<15%）

（二）帕金森综合征

PD 为神经变性疾患，以震颤、强直、运动缓慢及姿势不稳为特征，PD 患者到急症室的最常见原因为非疾病特异性（感染疾病21%～32%、心血管/脑血管病12%～26%、胃肠道8%～11%及代谢性2%～6%）。而疾病特异性问题：最常见为创伤/跌倒（13%～27%），运动波动/运动障碍（8%）及精神障碍（8%）。

（1）PD 时跌倒：随 PD 进展，跌倒常见，约70%晚期 PD 患者至少每年跌倒1次。姿势不稳或步态冻结导致跌倒占80%。3个月跌倒率46%，上年有2或2次以上跌倒者史为最佳预告。约25%跌倒发生损伤。姿势不稳非自发性，以致治疗困难，理疗及支持设备可以有预防效果。

（2）运动波动及运动障碍（异动）：运动波动常见于晚期 PD，4～6年 PD 的40%，以后每年增加10%，一般无危险，运动波动是较常见疾病一特异性急症之一。在"关"时期，可发生突出的强直、运动过缓及姿势不稳，致使患者行走时不可能保护自己。精神表现可变得显著，包括抑郁情绪，焦虑及惊恐，自主神经障碍可发生心动过速、出汗及血压变化，而"关"期并不常导致急诊。某患者可突然加剧"关"期的某些情况，患者出现新症状（如冻结、不能预测或延长"关"期），应找寻急变的可能原因。仔细了解用药史以确保抗 PD 计划无变化，特别是多巴胺受体阻滞剂（抗精神病药及止吐剂），间发感染（尿路感染、肺部感染）或代谢紊乱、对跌倒患者，急性加剧 PD，应考虑硬膜下血肿。

异动症常无危险，但严重异动症可导致横纹肌溶解症及失水。全身异动症累及呼吸肌而并发呼吸障碍，胸壁不适及不自主呼噜声。未认识呼吸异动症可导致不必需的试验，病史（疾病、用药）可提示呼吸肌异动的诊断。其治疗应包括降低左旋多巴剂量、地西泮用于治疗间焦虑，不用神经阻断剂，长程处理慢性异动可包括金刚烷胺或 DBS。

（3）PD 时的精神病：较常见的为痴呆，占45%～64%患者，视幻觉较听幻觉常见，常包括复杂的、成形视觉形象，在未治患者多见而常未察觉，错觉可伴幻觉及轻度痴呆，偏执可变得极度而需住院，PD 精神病由代谢紊乱、感染（尿路感染、肺炎）及药物治疗（任何多巴胺能性或抗胆碱能性）所激发。

精神病的急症治疗需多途径，代谢或感染疾患疾病检查，应放弃非基本的精神活性药物。多巴胺能药物应减量（抗胆碱能性、金刚烷胺、DA、MOBI、C-OMT），每日左旋多巴剂量亦需下降。并可开始抗精神病药物治疗，常需氯氮平及喹迪平（auetiapine）。氯氮平应用最多，由于其可引起粒细胞增多的危险，需作定期血监测。其他抗精神药物，典型及非典型可引起不能接受的运动功能障碍加重，不应用于 PD 精神病的治疗。

（4）急性帕金森综合征：急性或亚急性起病的帕金森综合征有广泛鉴别诊断（表10-25）。帕金森综合征为神经变性病之一，起病急袭，缓慢进展，不过当帕金森综合征发展数天到数周，应考虑继发性原因，如结构性病因的检查是最重要的（图 10 - 4）。

表 10 - 25　急性帕金森综合征的病因

病因学
结构性
卒中
硬膜下血肿
脑积水
药物诱导
神经阻断剂
抗癫痫剂
抗抑郁剂
化疗药
胺碘酮
中毒
1 - 甲基 - 1 - 4 - 苯 - 4 - 丙氧吡啶
CO
二硫化碳
镁
氰化物
甲醇
感染
病毒性脑炎
HIV
Whipple 病
感染后
代谢性
CPM
遗传性
肝豆状核变性
迅速起病肌张力不全——帕金森综合征
精神性
木僵症
心因性

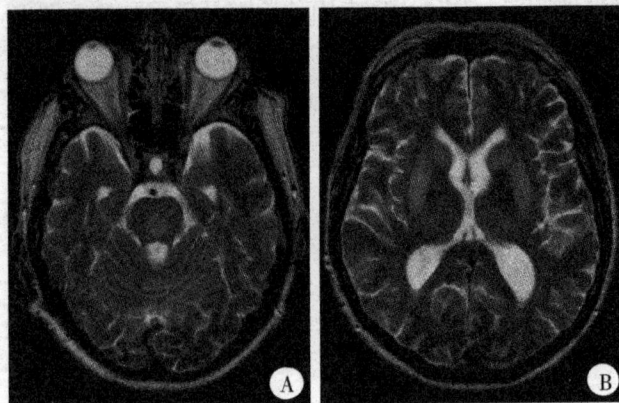

图 10 -4 CPM 及 EPM 引起急性 PD 综合征

T_2WI 轴位 MRI 证明脑桥 （A) 及基底核 (B) 高信号

二、运动过多性障碍

本节着重于运动障碍，如舞蹈病、投掷症、肌痉挛及肌张力不全，重点是对疾病情况的认识及治疗。

(一) 舞蹈病

舞蹈病由不随意、不规则、无目的的运动所组成、并从一部分到另一部分。

一个患者常可见到舞蹈症、手足徐动，投掷症及肌张力不全，其可由中毒/代谢、血管及感染/炎症疾患导致，可以急性起病。Sydenham 为最常见获得性原因、儿童起病的舞蹈病，舞蹈病是风湿热的神经现象，可以为全身性或偏侧性，还可有行为改变（强迫症、活动过多及情绪不稳）、无力、肌张力降低及发声。症状可骤起，在链球菌性咽炎后 1～6 个月发病，诊断根据临床表现，抗链球菌抗 "0" 滴度上升，青霉素治疗可预防风湿热的心脏并发症，有时过数年，若需处理可用丙戊酸或卡马西平，多巴胺受体阻滞剂，亦可应用多巴胺减少剂。

妊娠舞蹈症常起于第 1 或 2 个月，单或双侧、常累及面、肢、构音不清常见，到第 3 个月常缓解，或分娩后数小时内消失，虽罕见，但仍可在急诊中见到。

抗磷脂抗体综合征可导致急性全身舞蹈症，可原发或继发于 SLE，为最常见的妊娠舞蹈病，由于其严重表现（如 DVT、肺栓塞、卒中、血栓性微血管病、血小板减少及溶血性贫血）可漏诊。其他代谢原因包括甲亢及高血糖症（表 10 - 26）。

表 10 -26 急性起病舞蹈症的病因学

病因		
血管性	炎症性	医源性
缺血性卒中	MS	抗惊厥药
出血性卒中	类肉瘤	口服避孕药
海绵状血管瘤	感染	左旋多巴
脑缺氧	隐球菌肉芽肿	可卡因
代谢病	弓形虫病	苯丙胺

病因		
非酮症性高血糖症	结核瘤	乙醇中毒或戒断
低血糖症	HIV 脑炎	
甲亢	亨廷顿舞蹈症	
妊娠	自身免疫	
结构性	SLE	
基底核占位病变	抗磷脂抗体综合征	
小脑占位病变	硬皮病	
丘脑切除或次丘脑切除	白塞综合征	

（二）偏身舞蹈病－偏身投掷症

偏身舞蹈病－偏身投掷症指大幅度、一侧躯肢大的运动，可以是暴力性，数日到数周消失，该运动常为舞蹈症样。最常见原因为卒中累及次丘脑核，罕见，1/10 万，卒中为最常见原因，病损位于对侧次丘脑核，第二常见原因是非酮症性高血糖症，单或双侧，较多发生于女性，可以为 DM 的初始表现，MRI T_1WI 证明壳核、尾核及苍白球高强度信号（图 10－5），MRI 发现是由于高黏度及局部代谢衰竭、缺血性损伤所致。像继发于卒中的偏侧投掷症一样，典型者的运动经数月而消逝。某些患者的异常运动在血糖正常时可逆转。MRI 信号改变的消失与临床改变相对应。需要及时治疗（如暴力、自伤、衰竭或痛苦运动），应用多巴胺受体阻滞剂或多巴胺减少剂如四苯嗪或利舍平，因运动常随时间而消失，药物在 3 个月渐减，再评价患者的症状。

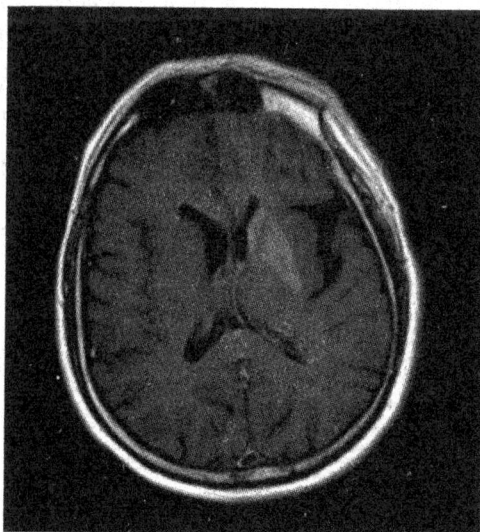

图 10－5　高血糖性偏身舞蹈症
T_1WI 轴位 MRI，壳、尾核及苍白球高信号

（三）肌阵挛

肌阵挛由突然、短、抽搐样运动所组成，可以由于肌肉收缩（阳性肌阵挛）或丧失肌张力（负性肌阵挛或扑翼样震颤），常需 ICU 会诊，由于中毒/代谢紊乱或脑缺氧的结果，亦见于血清素综合征及 NMS，致病药物包括 MOI、SSRI、血清素，去甲肾上腺素重摄取抑制剂、三环抗抑郁剂、阿片、左旋多巴、加巴喷丁、曲普坦、麦角酰二乙胺、苯丙胺、可卡因及甲烯双羟甲基苯丙胺（MDMA 或 ecstasy），可引起肌阵挛。肝及尿毒症性脑病为导致肌阵挛与扑翼样震颤的最常见代谢紊乱。

脑缺氧可致肌阵挛综合征、肌阵挛持续状态及缺氧后肌阵挛，肌阵挛状态可以在脑缺氧事件后数小时出现，见于 30% 心脏停搏后昏迷存活者，肌阵挛状态的存在定义为昏迷者自发性、反复性、全身多灶性肌阵挛，累及面、肢及轴性肌肉是明显的，良好恢复的机会极低。后果差（0~8.8%），预后差者死亡或持久意识丧失或严重致残，需专门护理达 6 个月以上，缺氧后肌阵挛常发于缺氧事件恢复后，动作性肌阵挛是异常皮质发现所致。休息时，即使肌肉激活运动仍缺失，因致残，该综合征需数年才改善。如需治疗，可试用氯硝西泮、扑痫酮、丙戊酸或左乙拉西坦（表 10-27）。成功治疗需药物合用。急起局部扑翼样震颤或肌阵挛急起应立即寻找基础结构病变，常定位于对侧丘脑。

（四）抽搐

抽搐为短暂阵发性运动或发声，有时伴预先迫近感，可呈刻板性，不像其他过度运动，可以随意遏制短时运动。

运动抽搐常见于学龄儿童，发生率 3.2%~9.6%，可呈现为急症，如两种情况，抽搐加剧及由于抽搐致神经学受损，抽搐疾患可渐重，亦可渐轻。某些因素导致显著加重，包括疲乏、苦恼（躯体或情感）、感染及药物，使抽搐加重（幅度、频率）而警示患者及家族。合并药物治疗如兴奋剂及抗抑郁剂，常加重抽搐。在急症时，应诊断抽搐及可能的加剧因素，包括可能为应识别的精神因素，并去除，如需要可启动药物治疗，应用神经阻断剂或多巴胺减少剂（表 10-27）。局灶抽搐可用肉毒毒素注射而获益，但无助于急症处理时，继发于抽搐的神经损害不常见。但严重抽搐可引起压迫性神经病及颈脊髓病。

表 10-27 动作过多性运动障碍的治疗

运动障碍	药物类别	药物	初日量（mg）	建议最大日量（mg）
舞蹈症	神经阻断剂	氟哌啶醇	0.5	8
		西培酮	0.5	6
	多巴胺减少剂*	四苯嗪	12.5	75
	苯二氮䓬类	氯硝西泮	0.5	6
肌阵挛	抗惊厥剂	丙戊酸	750	按血清水平而定
		左乙拉西坦	500	3 000
		扑痫酮	12.5	750
	苯二氮䓬类	氯硝西泮	0.5	6
抽搐	神经阻断剂	氟哌啶醇	0.5	8
		西培酮	0.5	6

运动障碍	药物类别	药物	初日量（mg）	建议最大日量（mg）
	多巴胺减少剂	四苯嗪	12.5	75
	抗高血压药	盐酸可乐定	0.1	0.6
		胍法辛	1	3
	抗胆碱能性	苯扎托品	1	6
		苯海拉明	25	400

注：＊短程治疗一般无帮助，但可与神经阻断剂合用，最后可终止。

（五）肌张力不全状态（status dysrmyotonia，SD）

原发及继发肌张力不全患者急性加剧到全身、严重、肌张力不全性痉挛称为肌张力不全危象或肌张力不全状态。该非缓解性肌张力不全性痉挛可危及生命。激发 SD 的因素包括感染、药物改变及创伤。

未缓解的肌张力不全性痉挛可导致高热、失水、呼吸衰竭及横纹肌溶解症，伴肾衰竭。大多数患者需进 ICU，因口服药物不足以中止肌张力不全性痉挛。通常治疗途径用复合药剂，包括抗胆碱能性、苯二氮䓬类、儿茶酚胺抑制剂及多巴胺受体阻滞剂。极度严重病例需全身麻醉或麻痹剂。违拗病例可能对神外干预起反应，如 DBS 内侧苍白球，鞘内注射巴氯芬治疗对某些 SD 患者可获成功。

（六）急性肌张力不全反应

ADR 最常见于应用多巴胺受体阻滞剂、神经阻断剂及止吐剂后，93% 反应者发生于用药 5d 内，ADR 较迟发性异动或药物诱导帕金森病少，服用典型的神经阻断剂患者约占 6%，非典型者为 1%～2%。临床表现不同，常影响头及颈。喉肌张力不全，睑痉挛、颈肌张力不全、眼动危象及局限肢体肌张力不全已报道。ADR 较常见于年轻男性，而迟发异动症及药物诱导 PD 综合征较常见于老年人，以静脉注射抗胆碱能药物如苯扎托品（1～2mg）或苯海拉明（diphenhydramine）（25～50mg）极有效。短时口服抗胆碱能性（1～7d）可能是必须前提。在一次 ADR 后，当用其他多巴胺受体阻滞剂后肌张力反应危险较高。

（七）急性斜颈

急性非创伤性斜颈较常发生于儿童，应考虑内科急症，当其不像原发性神经情况（AN 张力不全）时，需进一步检查。儿童患者包括后颅窝肿瘤、颈髓肿瘤及感染。急性感染性斜颈或 Grisel 综合征，可随感染包括咽炎、扁桃体炎、乳突炎或其他头、颈感染之后。其继发于颈椎周围软组织感染，继发于寰枢旋转性半脱位，大多数病例 <13 岁，体检可显示疼痛、固定的斜颈。发生于感染后，或新近头颈区手术后，可存在 Sudeck 征，寰枢棘突，触及对侧颈部。立即认识及治疗可使 15% 病例减少神经并发症，初期处理应包括治疗感染，头颈 CT 或 MRI 后找寻基础占位病变，或心因性异常。

（孙 同）

第八节　肝豆状核变性

一、概述

肝豆状核变性又称 Wilson 病（WD），是以铜代谢障碍为特征的常染色体隐性遗传病。由于 WD 基因（位于 $13q^{14.3}$）编码的蛋白（ATP7B 酶）突变，导致血清铜蓝蛋白合成不足以及胆管排铜障碍，血清自由态铜增高，并在肝、脑、肾等器官沉积，出现相应的临床症状和体征。本病好发于青少年，临床表现为铜代谢障碍引起的肝硬化、基底节变性等多脏器病损。

二、临床表现

1. 肝症状　肝脏受累程度和临床表现存在较大差异，部分患者表现为肝炎症状，如倦怠、乏力、食欲不振，或无症状的转氨酶持续增高；大多数患者表现为进行性肝大，继而进展为肝硬化、脾肿大、脾功能亢进，出现黄疸、腹水、食管静脉曲张及上消化道出血等；一些患儿表现为暴发性肝衰竭伴有肝铜释放入血而继发的 Coomb 阴性溶血性贫血。也有不少患者并无肝大，甚至肝缩小。

2. 神经系统症状　铜在脑内的沉积部位主要是基底节区，故神经系统症状突出表现为锥体外系症状。最常见的症状是以单侧肢体为主的震颤，逐渐进展至四肢，震颤可为意向性、姿位性或几种形式的混合，振幅可细小或较粗大，也有不少患者出现扑翼样震颤。肌张力障碍常见，累及咽喉部肌肉可导致言语不清、语音低沉、吞咽困难和流涎；累及面部、颈、背部和四肢肌肉引起动作缓慢僵硬、起步困难、肢体强直，甚至引起肢体或（和）躯干变形。部分患者出现舞蹈样动作或指划动作。

3. 精神症状　精神症状的发生率为 10%～51%。最常见为注意力分散，导致学习成绩下降、失学。其余还有：情感障碍，如暴躁、欣快、兴奋、淡漠、抑郁等；行为异常，如生活懒散、动作幼稚、偏执等，少数患者甚至自杀；还有幻觉、妄想等。

4. 眼部症状　具有诊断价值的是铜沉积于角膜后弹力层而形成的 Kayser – Fleischer（K – F）环，呈黄棕色或黄绿色，以角膜上、下缘最为明显，宽 1.3mm 左右，严重时呈完整的环形。应行裂隙灯检查予以肯定和早期发现。7 岁以下患儿此环少见。

5. 肾症状　肾功能损害主要表现为肾小管重吸收障碍，出现血尿（或镜下血尿）、蛋白尿、肾性糖尿、氨基酸尿、磷酸盐尿、尿酸尿、高钙尿。部分患者还会发生肾钙质沉积症和肾小管性酸中毒。

6. 血液系统症状　主要表现为急性溶血性贫血，推测可能与肝细胞破坏致铜离子大量释放入血，引起红细胞破裂有关。还有继发于脾功能亢进所致的血小板、粒细胞、红细胞减少，以鼻、齿龈出血、皮下出血为临床表现。

7. 骨骼肌肉症状　2/3 的患者出现骨质疏松，还有较常见的是骨及软骨变性、关节畸形、X 形腿或 O 形腿、病理性骨折、肾性佝偻病等。少数患者发生肌肉症状，主要表现为肌无力、肌痛、肌萎缩。

8. 其他　其他病变包括：皮肤色素沉着、皮肤黝黑，以面部和四肢伸侧较为明显；鱼鳞癣、指甲变形。内分泌紊乱如葡萄糖耐量异常、甲状腺功能低下、月经异常、流产等。少数患者可发生急性心律失常。

三、诊断及鉴别诊断

（一）诊断

（1）肝、肾病史：肝、肾病征和（或）锥体外系病征。

（2）铜生化异常：主要是 CP 显著降低（<0.08g/L）；肝铜增高（237.6μg/g 肝干重）；血清铜降低（<9.4μmol/L）；24h 尿铜增高（>1.57μmol/24h）。

（3）角膜 K-F 环阳性。

（4）阳性家族史。

（5）基因诊断。

符合（1）、（2）、（3）或（1）、（2）、（4）可确诊 WD；符合（1）、（3）、（4）而 CP 正常或略低者为不典型 WD（此种情况少见）；符合上述（1）～（4）条中的 2 条，很可能是 WD，若符合（2）、（4）可能为症状前患者，此时可参考脑 MRI 改变、肝脏病理改变、四肢骨关节改变等。

基因诊断虽然是金标准，但因 WD 的突变已有 200 余种，因此基因检测目前仍不能作为常规检测方法。

（二）鉴别诊断

应注意和小舞蹈病、青少年亨廷顿舞蹈病、肌张力障碍等疾病鉴别。

四、辅助检查

1. 实验室检查　对所有疑似患者都应进行下列检查：

（1）血清铜蓝蛋白（ceruloplasmin，CP）：CP 降低是诊断 WD 的重要依据之一。成人 CP 正常值为 270～370mg/L（27～37mg/dl），新生儿的血清 CP 为成人的 1/5，此后逐年增长，至 3～6 岁时达到成人水平。96%～98% 的 WD 患者 CP 降低，其中 90% 以上显著降低（0.08g/L 以下），甚至为零。

（2）尿铜：尿铜增高也是诊断 WD 的重要依据之一。正常人每日尿铜排泄量为 0.047～0.55μmol/24h（3～35μg/24h）。WD 患者尿排铜量可略高于正常人甚至达正常人的数倍至数十倍，少数患者也可正常。

（3）血清铜：正常成人血清铜为 11～22μmol/L（70～140μg/dl），90% 的 WD 患者血清铜降低，<9.4μmol/L（60μg/dl）有诊断价值。

2. 影像学检查　颅脑 CT 多显示双侧对称的基底节区、丘脑密度减低，多伴有不同程度的脑萎缩。MRI 多于基底节、丘脑、脑干等处出现长 T_1、长 T_2 异常信号，约 34% 伴有轻至中度脑萎缩，以神经症状为主的患者 CT 及 MRI 的异常率显著高于以肝症状为主的 WD 患者。

五、治疗

1. 药物治疗

（1）螯合剂：①右旋青霉胺：是首选的排铜药物，以神经症状为主的患者服用青霉胺后1~3个月内症状可能恶化，而且有37%~50%的患者症状会加重，且其中又有50%不能逆转。使用前需行青霉素皮试，阴性者方可使用。青霉胺用作开始治疗时剂量为15~25mg/kg，宜从小剂量开始，逐渐加量至治疗剂量。然后根据临床表现和实验室检查指标决定逐渐减量至理想的长期维持剂量。本药应在进餐前2h服用。青霉胺促进尿排铜效果肯定，10%~30%的患者发生不良反应。青霉胺的副作用较多，如发热、皮疹、胃肠道症状、多发性肌炎、肾病、粒细胞减少、血小板降低、维生素 B_6 缺乏、自身免疫疾病（类风湿性关节炎和重症肌无力等）。补充维生素 B_6 对预防一些不良反应有益。②曲恩汀或三乙撑四胺双盐酸盐：本药排铜效果不如青霉胺，但副作用低于青霉胺。250mg，每日4次，于餐前1h或餐后2h服用。本药最适合用于不能使用青霉胺的 WD 患者。③其他排铜药物：包括二巯基丙醇（BAL，因副作用大已少用）、二巯基丁二酸钠（Na – DMS）、二巯基丁二酸胶囊、二巯基丙磺酸钠（DMPS）等重金属离子螯合剂。

（2）阻止肠道对铜吸收和促进排铜的药物：①锌制剂：锌制剂的排铜效果低于和慢于青霉胺，但不良反应低，是用于 WD 维持治疗和症状前患者治疗的首选药物；也可作为其他排铜药物的辅助治疗。常用的锌剂有硫酸锌、醋酸锌、甘草锌、葡萄糖酸锌等。锌剂应饭后服药，副作用有胃肠道刺激、口唇及四肢麻木、烧灼感。②四硫钼酸胺（ammonium tetrathiomolybdate，TTM）：该药能在肠道内与蛋白和铜形成复合体排出体外，可替代青霉胺用作开始驱铜治疗。

2. 对症治疗　非常重要，应积极进行。神经系统症状，特别是锥体外系症状、精神症状、肝病、肾病、血液和其他器官的病损，应给予相应的对症治疗。脾肿大合并脾功能亢进者，特别是引起血液三种系统都降低者应行脾切除手术；对晚期肝衰竭患者肝移植是唯一有效的治疗手段。

3. 低铜饮食治疗　避免摄入高铜食物，如贝类、虾蟹、动物内脏和血、豆类、坚果类、巧克力、咖啡等，勿用铜制炊具；可给予高氨基酸或高蛋白饮食。

（张志丽）

第九节　多系统萎缩

一、概述

多系统萎缩（Multiple system atrophy，MSA）是中枢神经系统一组散发的、进行性的主要累及自主神经、锥体外系和小脑的变性疾病。主要包括3种疾病：①散发性橄榄脑桥小脑萎缩（Sporadic olivopontocerebellar atrophy，SOPCA），临床上以小脑性共济失调为主要表现。②Shy – Drager 综合征（SDS），临床上以自主神经功能失调（直立性低血压）为主要表现。③纹状体黑质变性（Striatonigral degeneration，SND），临床上以帕金森综合征为主要表现。三者尽管在起病时的主要临床表现各不相同，但随着病程的进展，最终都表现为锥体外系统、小脑系统和自主神经系统三大系统损害的临床症状和体征，部分患者还可以出现锥体束损害的表现。

对 MSA 概念的认识有一个发展过程。由于 SOPCA、SDS、SND 三者无论在临床表现上，还是在病理改变上都具有极大的相似性，Graham 和 Oppenheimer 于1969年首次提出了 MSA

的概念，认为三者是具有异质性的同一种疾病。Taker 和 Mirra（1973）曾把 SOPCA、SDS、SND 归类于多系统变性（Multiple system degeneration，MSD），但 Quinn（1989）认为，MSD 还应包括亨廷顿病、皮克病、弗里德赖希（Friedreich）共济失调等其他疾病。MSD 是指任何原发性神经元变性，造成多个系统损害的疾病，其包括范围大，特异性较低，MSA 则是专指 SOPCA、SDS、SND。而 Jancovic（1995）则认为 MSA 是指一组在临床表现和病理改变上具有很大相似性的临床病理综合征。

在多系统萎缩中，尽管各系统变性组合的方式不同，但常常有一个先发病的或主要损害的系统及次要损害的系统组成。如 Shy-Drager 综合征中主要损害为进行性自主神经系统功能障碍（直立性低血压，膀胱、直肠和性功能障碍等），次要损害系统，有肌张力增高和运动减少的黑质纹状体损害的帕金森病；共济失调的小脑损害；肌萎缩的前角损害等表现。在病理上，SOPCA、SDS、SND 三者都表现为黑质、尾状核、壳核、下橄榄核、脑桥诸核、小脑浦肯野细胞、脊髓中间外侧柱细胞及骶髓 Onuf 核等部位的神经细胞脱失、胶质细胞增生，但其严重程度略有差异。另外，蓝斑、迷走神经背核、前庭神经核、锥体束和脊髓前角亦可受累。均未发现 Lewy 小体和神经元纤维缠结。Papp 等（1989）发现，在 MSA（SOPCA、SDS、SND）患者的少突胶质细胞及神经元的胞质内有一种嗜银性包涵体，由微管缠结而成，与阿尔茨海默病（AD）和进行性核上性麻痹（PSP）时的 NFTs 不同，这种微管缠结对 α 微管蛋白、β 微管蛋白、tau 蛋白及泛蛋白（Ubiquitin）均有免疫反应。这种包涵体主要出现在与有髓轴索平行的白质内，在顶叶皮质深层及皮质下白质、锥体束、小脑白质数量最多，亦可出现于壳核和苍白球。目前，多数学者认为这种嗜银性胞质包涵体仅见于 MSA，而在其他神经疾病中尚未发现过，因而认为对 MSA 的诊断具特异性。这种病理改变支持三种疾病是相同疾病过程变异的概念。

二、散发性橄榄脑桥小脑萎缩

散发性橄榄脑桥小脑萎缩（Sporadic olivopontocerebellar atrophy，SOPCA）又称 Dejerine-Thomas 综合征，属神经系统变性病。以进行性小脑性共济失调为主要临床表现，可伴有自主神经损害症状和（或）帕金森综合征（PDS）、锥体束征等。

（一）病因和发病机制

SOPCA 的确切病因尚未阐明。有学者从 SOPCA 患者小脑皮质中找到病毒壳核而认为本病的发生与病毒感染有关，但未能证实两者间有肯定因果关系。Duvoisin 等（1983）发现，SOPCA 患者脑组织内谷氨酸脱氢酶活性仅是对照组平均值的 40%，并认为谷氨酸脱氢酶缺陷与 SOPCA 发病有关。谷氨酸是中枢神经系统（CNS）中一种重要的兴奋性神经递质，谷氨酸脱氢酶缺陷使谷氨酸在突触处不能降解而积聚过多，产生兴奋性毒性作用，使神经细胞由"兴奋"而致死亡，可能与 SOPCA 发病有关。Living-stone 等（1984）发现患者组织中丙酮酸脱氢酶活性仅是正常人的 15% ~30%。小脑中线部对丙酮酸氧化异常有选择性易感性，认为丙酮酸脱氢酶缺乏与小脑性共济失调有关。Truong 等（1990）提出线粒体 DNA 异常可能在 SOPCA 发病中起重要作用。Kish 等（1991）认为吡啶-2，3-二羧酸核糖转换酶活性改变可能与 SOPCA 有关。

（二）病理

SOPCA 的病理改变在大体标本上可见脑桥、下橄榄和小脑明显萎缩，大脑额叶亦可有改变。镜下可见橄榄核有严重的神经元脱失和明显的胶质细胞增生；脑桥腹侧萎缩、神经元脱失、桥横纤维数量减少并有髓鞘脱失；小脑颗粒细胞层变薄，浦肯野细胞脱失，小脑半球白质和小脑中脚纤维脱髓鞘，小脑上脚和齿状核也可见轻度变性改变。即使是临床上无 PDS 表现的 SOPCA 的患者，在病理上也可显示亚临床性黑质、纹状体变性。胶质细胞尤其是皮质、壳核、苍白球、脑桥基底部、延髓网状结构中的少突胶质细胞中出现嗜银性胞质包涵体是诊断 SOPCA 的重要依据。SOPCA 时脊髓病变主要表现为脊髓小脑束、背柱、皮质脊髓束及脊髓中间外侧柱变性，细胞脱失，脊髓前角亦可受累。

（三）临床表现

SOPCA 多在中年以后起病，平均发病年龄为（49.22±1.64）岁。男、女性发病无明显差异。SOPCA 的主要症状是进行性小脑性共济失调。多数患者随着病程进展，可逐渐出现帕金森综合征（PDS）、自主神经损害症状、锥体束征、痴呆、肌阵挛、构音障碍等其他症状。

1. 小脑性共济失调　小脑性共济失调多从双下肢开始，表现为自主活动缓慢、步态不稳，两足分开。以后逐渐累及双上肢、双手，出现动作笨拙与不稳。亦可累及延髓肌，多在病程早期出现构音障碍，主要是由咽喉肌的共济失调引起。在病程后期常伴有吞咽困难。还可出现躯干姿势不稳、眼球震颤、意向性震颤等。

2. 帕金森综合征　SOPCA 时 PDS 的临床特征主要表现为运动不能、肌强直及各种形式的震颤（姿势性震颤、静止性震颤、动作性震颤、搓丸样震颤）等。且左旋多巴治疗无效或疗效甚微。约 10% 的患者 PDS 表现甚为严重，并可因此而减轻或掩盖其小脑损害症状和体征。

3. 自主神经功能障碍　其出现率达 94%。男性患者 93% 表现为阳痿，48%~67% 的患者可出现尿失禁。其他自主神经损害症状有姿势性晕厥、尿潴留等。还可有反复晕厥发作、直立性低血压等。大便失禁较少见。

4. 锥体束征　46%~50% 的患者可出现锥体束征，如腱反射亢进或有伸性跖反射。

5. 眼球运动障碍　也是 SOPCA 时较常见的症状。除眼球震颤外，还可出现辐辏障碍、眼外肌运动障碍及凝视麻痹。凝视麻痹以向上凝视麻痹最常见，亦可出现向下或水平凝视麻痹。SOPCA 时的凝视麻痹属核上性凝视麻痹，其病变可能在脑桥旁正中网状结构，亦可能系橄榄和脑桥神经元脱失，苔状纤维和爬行纤维减少，使小脑经脑桥旁正中网状结构的视觉传出紊乱所致。

6. 不自主运动　表现为肌阵挛、痉挛性斜颈、舞蹈样或手足徐动样运动，多出现于病程后期。

7. 其他临床表现　约 11.1% 的患者可出现痴呆，痴呆特征为皮质下型。22% 的患者出现声带麻痹，表现为呼吸喘鸣。SOPCA 时较少出现视网膜变性、视神经萎缩。虽然病理上脊髓内的锥体束、后索及前角常有病理改变，但临床上很少出现周围神经病、下肢振动觉减退、反射消失等。

（四）辅助检查

1. 脑脊液　脑脊液多正常。

2. 头颅 CT　主要显示小脑、脑桥和中脑萎缩；第四脑室、基底池、四叠体池、小脑上池扩大。

3. 头颅 MRI　在显示脑干和小脑病变方面较头颅 CT 具有明显的优越性。SOPCA 时的头颅 MRI 主要表现为延髓腹侧面、脑桥、小脑中脚、双侧小脑半球及大脑皮质萎缩，第四脑室、脑桥小脑角池扩大。累及基底核的病例，在 T_2 加权像可见壳核、黑质致密带信号明显较苍白球信号低，还可显示萎缩的下橄榄核、脑桥核、展神经核、面神经核及齿状核信号明显降低，并认为这是 SOPCA 的特征性 MRI 表现。

4. 脑干听觉诱发电位　常可发现脑干电活动异常。SOPCA 时第 Ⅰ、Ⅱ、Ⅲ 波潜伏期明显延长，提示 SOPCA 时听觉传导通路损害主要出现于耳蜗神经核至脑桥下段橄榄复合体之间。

5. PET　可显示小脑、脑干葡萄糖代谢降低，且与其萎缩程度一致，有助于诊断。

（五）诊断与鉴别诊断

1. SOPCA 的诊断　SOPCA 的诊断主要依靠多系统损害的临床表现，头颅 CT 和 MRI、PET 等检查可辅助诊断。Quinn 于 1994 年提出的关于 SOPCA 的临床诊断标准目前已被广泛接受，该诊断标准把 SOPCA 的临床诊断分成可疑 SOPCA、拟诊 SOPCA、确诊三个等级。

（1）可疑 SOPCA：有 5 个条件，必须全部具备。这 5 个条件是：①呈散发性，无家族史。②成年发病。③临床上主要表现为小脑性共济失调。④可伴或不伴 PDS 和锥体束损害症状。⑤无痴呆，全身腱反射消失，明显的核上性向下凝视麻痹，无其他明确的疾病。

（2）拟诊 SOPCA：除必须具备可疑 SOPCA 的诊断条件外，还必须有严重的自主神经损害症状如无法解释的姿势性晕厥、阳痿、尿失禁或尿潴留，及（或）括约肌 EMG 异常。

（3）确诊 SOPCA：经组织病理检查证实的患者。

2. 鉴别诊断　临床上，SOPCA 主要应与家族性橄榄脑桥小脑萎缩（Familial OPCA，FOPCA）、Homles 病、特发性帕金森病（idiopathic Parkinson disease，IPD）鉴别。

（1）FOPCA：SOPCA 和 FOPCA 无论是在临床表现，还是在病理改变上都极其相似，临床上很难鉴别。两者临床鉴别的主要依据是 FOPCA 有明确的家族发病史，且 FOPCA 发病年龄较早（平均 28～39 岁），平均病程较长，约 14.9 年。

（2）Holmes 病：又称单纯小脑皮质萎缩症、橄榄小脑萎缩、小脑皮质变性。是一种常染色体显性遗传病，仅少数呈散发；本病平均发病年龄 57 岁，较 SOPCA 略晚；平均病程 15～20 年，较 SOPCA 长。其临床特征是隐匿起病、缓慢进展的小脑性共济失调，但罕见眼球震颤，膝反射增高而踝反射消失，且无脑干萎缩的临床表现，借此可与 SOPCA 鉴别。

（3）IPD：以小脑性共济失调为突出临床表现的 SOPCA 不难与 IPD 鉴别。但是，倘若小脑损害症状不明显，或 PDS 甚为严重并因此而减轻或掩盖了小脑损害症状，则易于与 IPD 混淆，但 SOPCA 常常有腱反射增高及伸性跖反射，应用左旋多巴治疗，大多数患者无效。两者可资鉴别。

（六）治疗

对 SOPCA，尤其是小脑损害症状迄今尚无有效治疗。曾试用过毒扁豆碱、氯化胆碱、磷脂酸胆碱、促甲状腺释放因子，疗效均不肯定。Botez 等（1996）应用金刚烷胺（每日剂量 200mg，口服 3～4 个月）治疗无 PDS 的 OPCA30 例（双盲安慰剂随机对照）发现，35% 的患者双上肢共济失调积分明显改善，双上肢的协调运动也明显改善，并认为其作用机制可能与增加 DA 释放或抑制 DA 重摄取有关，因此金刚烷胺治疗本病亦属 DA 替代治疗。

SOPCA 时 PDS 的治疗参阅本节的 SND。

SOPCA 时自主神经损害症状的治疗参阅本节的 SDS。

三、Shy – Drager 综合征

Shy – Drager 综合征（SDS）是一种以进行性自主神经功能衰竭为主要临床表现，常伴有锥体外系损害和（或）小脑、脑干损害症状，有时还伴有锥体束症状的中枢神经多系统变性疾病。早在 1972 年，Bannister 和 Oppenheimer 就发现，临床诊断的 SDS 在病理上有两种类型，Ⅰ型的病理改变与 Shy 和 Drager 于 1960 年描述的一致；Ⅱ型则出现 Lewy 小体并且有 PD 的病理特征。Brandf 等（1996）亦认为 SDS 并不是简单的 PDS 加自主神经功能衰竭，而是有 Lewy 小体的 PD 和 MSA 两种类型，并以 MSA 取代由 Shy 和 Drager 描述的 SDS 以示区别，也有人称为 MSA – SDS，本节则沿用传统的 SDS 名称。

（一）病因和发病机制

SDS 是一种中枢神经多系统变性疾病，病因未明。Shy 等（1960）认为，SDS 时直立性低血压反复发作，中枢神经系统（CNS）经常处于缺血缺氧状态是神经细胞变性的直接原因。但是，SDS 缓慢进展的病程，纠正直立性低血压并不能改变其病程；CNS 各部位对缺氧耐受力与病程演变间的矛盾等均不支持上述观点。因此，目前多数人认为 SDS 是 CNS 的原发性变性疾病。

（二）病理

SDS 的基本病理改变是 CNS 内多部位广泛的神经细胞变性、脱失和（或）反应性胶质细胞增生，以脊髓侧角的中间外侧柱、尾状核、黑质、橄榄核、蓝斑、小脑等处最明显；壳核、苍白球、脑桥、迷走神经背核、疑核、孤束核等亦可受累；脊髓前角、橄榄体脑桥小脑束及 Clarke 柱较少累及。病变最突出的部位是脊髓侧角的中间外侧柱，应用神经细胞计数法研究发现中间外侧柱中 60% ~85% 的细胞萎缩。本病的病理改变多从脊髓骶段开始，逐渐向上蔓延扩展，与临床病程演变一致。SDS 时神经系统病理改变常呈两侧对称性分布。

（三）临床表现

SDS 多呈散发，但亦有家族发病的报道。发病年龄在 37 ~75 岁，平均 55 岁。约 65% 为男性。SDS 是以自主神经功能障碍为突出表现的多系统受累的变性病，起病隐袭，病情逐渐进展，病程 7 ~8 年，最常见的死亡原因是吸入性肺炎和心律失常。

SDS 时，男性患者多以阳痿为首发症状，女性患者多以闭经或直立性眩晕或晕厥为首发症状。国内余氏等（1983）认为 SDS 的病程进展有一定的规律。以男性患者为例，首发症状往往是阳痿，以后出现尿失禁及始于双下肢并逐渐向上扩展的发汗障碍，直立性低血压等，经 2 ~3 年逐渐出现小脑损害症状，再经 2 ~4 年出现锥体外系损害症状。

1. 性功能障碍　是 SDS 时最突出，也是出现最早的症状。男性患者几乎都可出现阳痿，且多以此为首发症状，也可表现为不能勃起。女性患者可表现为性感缺失及闭经等。性功能障碍出现较早可能与脊髓骶段自主神经损害发生较早有关。

2. 排尿障碍　可表现为尿频、尿急，但更多的则表现为尿失禁。也可表现为排尿费力，排尿淋漓不尽，甚至出现尿潴留。SDS 早期尿失禁可能与骶髓前角 Onuf 核中神经元变性有

关，至病程后期则还可能系纹状体变性，纹状体对逼尿肌不自主收缩的抑制作用丧失所致。排尿费力、尿潴留则可能与脑桥、延脑诸核之神经元变性及骶髓中间外侧柱神经细胞变性有关。SDS 时大便失禁或便秘并不少见。

3. 直立性低血压 早期多无症状。随着病程进展，可逐渐出现直立性视物模糊、眩晕、黑矇等，严重者可出现晕厥，卧位与立位血压在 2min 内常常相差 30/20mmHg，但当患者站起时，不伴多汗、面色苍白、心悸、恶心等。女性患者多以直立性低血压为其首发症状。SDS 时，直立性低血压的发生可能与脊髓胸段中间外侧柱节前纤维变性，压力感受器反射弧受损，使患者由卧位改变为坐或立位时周围小动脉不能反射性收缩，且由于心率也不能代偿性加快，脑血管的自动调节功能障碍等因素有关。

4. 其他自主神经损害症状 有出汗障碍或无汗、瞳孔改变、虹膜萎缩、霍纳征、口干、饮水呛咳、声音嘶哑、发声困难、鼾声、夜间喘鸣甚至呼吸暂停（与疑核变性致声带麻痹有关）、顽固性呃逆、反复上消化道出血（可能与第三脑室周围的下丘脑及脑干变性有关）等。

5. 锥体束征 SDS 时也可出现锥体束损害的临床表现，如腱反射亢进、伸趾反射等。

（四）辅助检查

1. MRI SDS 时，MRI 的 T_2 加权像上常显示双侧壳核信号明显降低，且这种壳核低信号改变可先于基底核神经症状的出现。目前认为此种壳核低信号改变是由铁盐在该处的病理性沉积所致，但有关铁元素在壳核选择性沉积的机制尚未阐明，可能与 SDS 时毛细血管内皮细胞对铁的摄取和运转障碍有关。

2. 括约肌 EMG 75% 呈失神经支配和慢性神经源性膀胱。

3. 自主神经功能测试 常用的有发汗试验、血管舒缩试验、各种药物试验等。但其在临床诊断中的价值有待进一步探讨。

（五）诊断与鉴别诊断

1. SDS 的诊断 主要依靠其临床表现。对中年起病，起病隐袭，病程逐渐进展，以进行性自主神经功能衰竭如阳痿、排尿障碍、直立性眩晕或晕厥为突出临床表现的患者，都要想到 SDS 的可能。如随着病程进展，逐渐出现小脑、脑干和（或）锥体外系损害症状则可初步诊断为 SDS。

2. 鉴别诊断 SDS 在病程早期，除自主神经衰竭症状之外尚未出现其他神经损害症状时，应注意与特发性直立性低血压（Idiopathic orthostatic Hypotension，IOH）鉴别。IOH 仅表现为自主神经损害症状，而无其他神经系统损害症状；卧位时血浆去甲肾上腺素（Norepinephrine，NE）降低，站位时血浆 NE 不升高；静脉注射 NE 后表现为失神经支配的超敏反应（血压明显升高）以及发汗试验等均有助于与 SDS 鉴别。

SDS 在不同的病期尚需注意与前列腺炎或前列腺肥大、排尿性晕厥、神经症、脊髓小脑变性、多发性硬化症、IPD 及 PDS 等疾病鉴别。

（六）治疗

SDS 迄今尚无有效治疗。应鼓励患者适量活动以促进静脉回流，避免使用镇静剂、安眠药和利尿剂，避免快速、突然的体位改变。对无症状或症状轻微的直立性低血压一般无需药物治疗，可让患者取头低足高卧位睡眠。穿紧身衫裤和弹力袜并增加钠盐摄入等；对有症状的直立性低血压患者，可考虑药物治疗。常用药物有盐酸麻黄碱，常用剂量每次25mg，每日3~4次口服；苯异丙胺，常用剂量每次10~20mg，每日2~3次口服；盐酸哌甲酯，常用剂量每次10~20mg，每日早、中午各服1次。其他常用于改善直立性低血压的药物有吲哚美辛、布洛芬、咖啡因、二氢麦角胺、育亨宾、去甲肾上腺素前体等，但这些药物疗效不稳定，且不良反应较大，故临床应用价值不大；对直立性低血压症状严重或晕厥频繁发作的患者，可试用肾上腺皮质激素直至直立性低血压消失或体重明显增加时才减量维持。常用药物有氟氢可的松，常用剂量每次0.1mg，每日2次口服，有引起卧位高血压的危险；米多君是一种外周α-肾上腺素能受体激动剂，起始剂量每次2.5mg，每4h1次，以后逐渐增至每次5mg，每4h1次口服。据文献报道，每10mg米多君可使直立位收缩压升高2.93kPa，使症状得到明显改善，但常有轻至中度的不良反应如头皮瘙痒、麻刺感、卧位高血压、尿急等；抗胆碱能药可减轻尿频、尿急等症状，但可引起尿潴留；对有充溢性尿失禁或膀胱残余尿量大于150ml者，可予间歇性导尿、尿道留置导尿管或耻骨弓上方留置导尿管；对便秘者，可予大量纤维素饮食，大剂量轻泻药或灌肠等；对PDS及小脑损害症状的治疗参阅本节SND、SOPCA中有关内容。

四、纹状体黑质变性

纹状体黑质变性（Striatonigral degeneration，SND）临床上以进行性肌强直、运动迟缓、步态障碍为主要表现，常有伴自主神经损害、锥体束损害及（或）小脑损害的症状和体征，属神经系统变性疾病。

（一）病因和发病机制

SND是由Adams等于1961年首次描述的累及中枢神经多个系统的神经变性疾病，病因不明。

（二）病理

SND时黑质损害最严重，表现为黑质神经元中度或重度脱失；在致密带、背侧缘和腹侧缘均可见大量神经元脱失，但多数患者背侧缘神经元相对保留，提示腹侧缘神经元易受损；在黑质内还可见大量细胞碎片、神经元外色素沉着及较严重的胶质细胞增生，提示SND时黑质变性进展速度较IPD快。豆状核、尾状核亦可见程度不等的神经元脱失和胶质细胞增生，其损害程度仅次于黑质。壳核背外侧部亦可见神经元脱失和胶质细胞增生。蓝斑、下丘脑、脑桥腹侧核、下橄榄核、小脑锥体细胞、迷走神经背核、前庭核及脊髓中间外侧柱等部位均可见神经元脱失和胶质细胞增生。还可见小脑中脚纤维及橄榄小脑纤维减少。

（三）临床表现

SND是MSA中的一型，一般于35~68岁（平均52岁）发病，病程呈进行性，一般为5~8年。临床上分单纯型SND和混合型SND。

1. 单纯型SND　单纯型SND以帕金森综合征为唯一的临床表现，主要表现为运动不能和肌强直、肢体和躯干屈曲等，临床上极易误诊为IPD。多数学者强调PDS症状对称、无静止性震颤、左旋多巴治疗无效或疗效甚微是SND的临床特征。

2. 混合型SND　混合型SND除上述PDS症候群外，还可出现小脑和自主神经功能损害的症状和体征。

（1）自主神经功能障碍：性功能障碍是出现最早的自主神经功能障碍，男性患者可出现阳痿，女性患者可出现性感缺乏。排尿障碍是 SND 重要的自主神经功能障碍，71% ~ 72% 的 SND 患者有尿失禁，30% ~ 31% 的患者有尿潴留，其他排尿障碍尚有尿频、尿急、充溢性尿失禁等。排尿障碍是 MSA 的早期症状，常常较 IPD 更常见，更严重，出现得更早。MSA 时的排尿障碍涉及复杂的膀胱周围神经和中枢神经。所有 MSA 患者即使在病程早期都有膀胱括约肌协同收缩作用反射性增高，少数患者还伴骨盆底部肌肉放松不全或放松延迟，这种不自主逼尿肌收缩导致了不同程度的尿失禁。MSA 患者的括约肌肌电图（EMG）显示，75% 呈失神经支配和慢性神经源性膀胱。膀胱逼尿肌协同反射增高除可能与骶髓 Onuf 核变性有关外，还可能与苍白球（抑制逼尿肌自发性收缩）、下丘脑和黑质（抑制反射性膀胱收缩）损害有关，亦可能与皮质脊髓束损害有关。SND 时约 3% 的患者可出现大便失禁。SND 时，有症状的直立性低血压的发生率达 68%，SND 时血管运动障碍可能与延髓 A_1 区和 A_2 区酪氨酸羟化酶选择性缺乏有关。

（2）小脑功能障碍：小脑功能障碍的症状和体征多出现于病程 4~5 年，主要表现为肢体共济运动失调，如指鼻试验和跟膝胫试验阳性，出现率为 35%；共济失调步态，出现率为 23%；眼球震颤，出现率为 18%；意向性震颤，出现率为 11%。当 SND 呈进行性进展时，小脑症状有时可被 PDS 症状掩盖。

（3）其他症状：63% 可出现锥体束征，表现为伸趾反射和（或）腱反射增高。构音障碍是 SND 的常见症状，发生率达 96%，属混合性构音障碍，但以运动功能减退（与面具脸、唇震颤、舌震颤有关）为主，含共济失调。许多 SND 患者尚可出现呼吸节律异常和睡眠呼吸暂停现象。呼吸喘鸣是 SND 的特征性临床表现，其发生率 30%，在病程进展期尤易出现。SND 时 37% 的患者可出现肢体远端刺激敏感性肌阵挛，18% 的患者可出现过度颈前倾，还可出现会聚不良或不能，向上、向下和水平凝视受限，睑阵挛，提睑抑制等眼部症状。部分患者可有肢体远端振动觉、关节位置觉减退和感觉异常。个别患者尚可出现与多巴胺能药物治疗无关的偏身颤搐和舞蹈病。

（四）辅助检查

1. MRI 约 50% 的 SND 患者在其头颅 MRI 的 T_2 加权像上可显示双侧壳核低信号，黑质致密带宽度变窄。在病程早期，PDS 症状可不对称，此时在受累肢体对侧大脑半球的相应部位可见上述信号异常。认为 SND 时 MRI 的 T_2 加权像上壳核低信号改变是纹状体变性的非特异性标志，它反映了纹状体突触后膜功能障碍。

2. PET SND 时纹状体、额叶、小脑和脑干葡萄糖代谢降低，是由于功能性神经元成分缺失造成的。

3. EMG 骨盆底部肌肉及尿道括约肌 EMG 检查对 SND 的诊断，尤其是早期诊断具有很大的临床价值，且特异性较高，但缺乏敏感性。

（五）诊断与鉴别诊断

1. SND 的诊断 主要依据其临床表现，尽管已有 MRI、PET、EMG 等应用于 SND 的辅助诊断，但迄今尚无公认的、具特异性的实验室手段可帮助确诊 SND，组织病理学检查仍是确诊 SND 的唯一可靠方法。混合型 SND 由于伴明显的小脑和自主神经损害症状，临床诊断似不甚困难。但是，单纯型 SND 或混合型 SND 早期，在小脑和自主神经损害症状出现之前，临床上极易误诊为 IPD。因此，对不典型 PD 患者，如症状对称、无静止性震颤、左旋多巴无效或疗效甚微的患者，尤其是病程进展迅速、病程早期即出现姿势不稳和反复跌倒，或出现不规则痉挛性震颤、肌阵挛、明显的构音障碍和（或）吞咽困难、左旋多巴不能缓解的肌肉疼痛、对左旋多巴极不耐受或出现过度颈前倾的患者，都应考虑到 SND 的可能。

目前，临床诊断 SND 时应用较多的是 Quinn（1994）提出的 SND 临床诊断标准。该诊断标准把 SND 的诊断分成疑诊 SND、拟诊 SND 和确诊 SND 三个等级。

（1）疑诊 SND 的诊断标准：①成年（≥30 岁）起病，呈散发性。②临床上主要表现为 PD 征，不伴痴呆、全身腱反射消失、明显的核上性向下凝视麻痹，无其他明确病因。③左旋多巴治疗无效或疗效甚微。

（2）拟诊 SND 的诊断标准：除必须具备疑诊 SND 的条件，还必须具备下列条件中 1 个以上。①严重的症状性自主神经功能衰竭，包括体位性晕厥、无法解释的阳痿（男性患者）或尿失禁或尿潴留。②小脑损害症状和体征。③锥体束征。④括约肌 EMG 异常。

（3）确诊 SND 的诊断标准：组织病理学检查证实。

2. 鉴别诊断 SND 主要应与 IPD 鉴别。混合型 SND 可借伴有自主神经和小脑损害或锥体束损害症状、体征与 IPD 鉴别。单纯型 SND，尤其是在病程早期极易误诊为 IPD，鉴别两者的主要依据是 SND 对左旋多巴治疗无效或疗效甚微。其他有助于两者鉴别的临床依据有 SND 时临床症状趋于对称，无明显静止性震颤，病程进展较快，病程较短，多数患者在出现症状后的 5~6 年内死亡，其平均存活期仅是 IPD 的一半左右。另外，早期出现姿势不稳和反复跌倒，手部出现不规则痉挛性震颤和肌阵挛性舞蹈症，出现相对固定的过度颈前倾及呼吸节律异常如喘鸣尤其是夜间喘鸣等，都有助于 SND 的诊断。

（六）治疗

SND 的治疗包括药物治疗和物理疗法（有利于维持患者的运动功能和防止挛缩形成）、语言疗法（可改善语言功能和吞咽功能）、职业疗法等。

药物治疗中最常用的是左旋多巴，但是仅 25%~30% 的患者有效，约 10% 的患者早期疗效与 IPD 相仿，其疗效在 1~2 年内逐渐减退，仅 13% 的患者在 1~2 年后仍有较好的疗效。如果患者能够耐受的话，左旋多巴的剂量可逐渐增至每日 1 000mg。接受左旋多巴治疗的患者中，约 25% 的患者可出现剂末现象、开-关现象、各种运动障碍、痛性或无痛性肌张力障碍。这种运动障碍或肌张力障碍，尤其是肌张力障碍性痉挛在药物作用有效期内可持续存在，有时可局限于单侧面部、舌和颈部肌肉。约 2/3 以上的 SND 患者左旋多巴治疗无效或疗效甚微。对左旋多巴治疗无效或不能耐受的患者，可试用多巴胺能受体激动剂如溴隐亭等，但同样多数患者无效，仅个别患者可能有效。

对左旋多巴及多巴胺受体激动剂治疗均无效的患者，可试用金刚烷胺、抗胆碱能药、抗抑郁剂等。金刚烷胺的剂量可用至每次 100mg，每日 3 次。抗胆碱能药除可能对 PDS 有效外，还可能对局灶性肌张力障碍如睑肌痉挛有效。对睑肌痉挛和其他局灶性肌张力障碍，还可试用肉毒毒素治疗。

对有严重吞咽困难的患者，可考虑环咽肌切开术或胃造口术。对有间歇性呼吸喘鸣，尤其是出现于夜间的患者，可考虑气管切开术，气管切开术是延长患者生命的唯一有效方法。

小脑损害和自主神经损害的治疗参阅本节的 SOPCA 和 SDS。

（张志丽）

第十一章

癫痫

第一节 癫痫的流行病学

全人群癫痫发病率的研究相对较少。在发达国家，初次诊断原发性癫痫的全人群年发病率为 20～70/10 万。其中主要的癫痫年发病率研究结果如下，芬兰 24/10 万，瑞典 34/10 万，美国 48/10 万，英国 48/10 万，冰岛 44/10 万。而在发展中国家，智利农村地区、坦桑尼亚和厄瓜多尔的癫痫年发病率分别为 114/10 万，77/10 万和 190/10 万，洪都拉斯、印度分别为 92.7/10 万和 49.3/10 万。由于各研究采用的癫痫的定义不尽相同，各研究之间的发病率无法比较，但发展中国家癫痫的发病率大约是发达国家的 2～3 倍。

我国大规模人群调查的资料显示，癫痫的年发病率农村和城市分别为 25/10 万和 35/10 万，处于国际中等水平。在我国农村和少数民族地区进行的调查中，显示了地区之间发病率的差异，高发地区有新疆、陕西、云南等地，年发病率在 60/10 万左右；发病率较低的是福建、浙江、贵州等地，年发病率在 10/10 万以下。而患病率是发病、缓解、死亡等因素相互作用的综合结果，我国癫痫流行病学调查结果显示，癫痫患病率为 0.9%～4.8%，与发展中国家相比处于较低水平。不同地区之间也存在明显差异，如农村六地区癫痫患病率调查显示，终身患病率为 4.7‰～8.5‰，宁夏、黑龙江、江苏的活动性癫痫患病率分别为 6.40‰、5.32‰和 5.22‰，而上海金山、河南、山西分别为 3.84‰、3.50‰和 3.65‰。回族、汉族流行病学对比分析结果表明，回族的患病率国际调整率为 8.48‰，明显高于汉族的 3.03‰。

许多研究报道的是特定年龄段人群的发病率，包括儿童、成人或老年人。年龄别发病率数据往往是整个人群发病率的重要组成部分。一些调查显示癫痫的年龄发病率从婴儿到青年有明显的下降，在此之后新发病例逐渐减少。而其他疾病发病率自婴儿期后基本不变或者是随着年龄的增长而增加。在发达国家，癫痫发生的高峰在生命的两端。各地发病率在年轻人群中一致性较高，在刚出生的几个月中最高。1 岁以后发病率急剧下降，到 10 岁这段时间内相对稳定，并在青春期再次下降。儿童发生热性惊厥的危险性为 2%，在美国和欧洲有较大差异，表现为 1%～4% 之间。在日本、马里亚纳群岛和巴拿马印第安人的调查中显示该危险性分别为 7%、11% 和 14%。从总体上看热性惊厥发病率男性与女性比为 1.2 : 1。在绝大多数的研究中，发热惊厥中有 1/3 为周期性发热惊厥，而 2%～4% 的单纯性发热惊厥和 11% 的复杂性发热惊厥将转变为癫痫。

发达国家的成人期年龄别癫痫发病率是最低的。大部分西方国家的研究发现癫痫发病率在老年人中有一个高峰，且高于成人数倍之多。图 11-1 显示在明尼苏达州按年龄分组的癫痫的发病情况。癫痫在 1 岁内高发，在儿童期和青春期发病率逐渐下降，到 55 岁又呈上升趋势。癫痫的累积发病率在 24 岁前为 1.2%，并逐渐增至 4.4%（85 岁）。75 岁以上人群中将近有 1.5% 的人有癫痫频繁发作。在西方，约 50% 的癫痫病例起病于儿童或青少年，而 70 岁以上人群的癫痫发病率明显高于 10 岁以下者。一项英国的普查提示约 25% 新发症状性癫痫（非癫痫病）病例发生于 60 岁以上的人群。但发展中国家的情况却有所不同，在非洲和南美的调查中，癫痫的发病率高峰出现在青年人，且无第二个高峰，提示其发病模式和危险因素可能不同于西方国家。

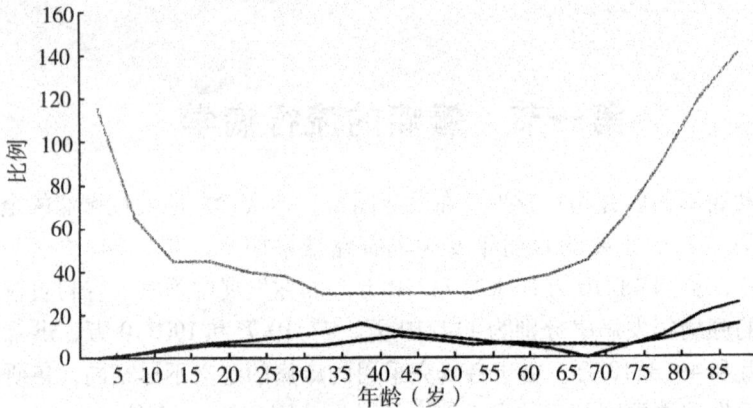

图 11-1　癫痫的年龄与患病率、发病率和死亡率

——死亡率（1/1 000 000）；——发病率（1/100 000）；——患病率（1/1 000）

（龙海丽）

第二节　癫痫的病因与发病机制

一、病因

癫痫按照病因可分为原发性、症状性和隐源性三种类型。

（一）原发性癫痫

通过详细询问病史与体格检查以及目前所能做到的各种辅助检查仍未能找到引起癫痫发作的原因，临床上称原发性癫痫，又称特发性癫痫，这组癫痫的发生可能与遗传因素有关，约占全部癫痫的 2/3。

（二）症状性癫痫

任何局灶性或弥漫性脑部疾病以及某些全身性疾病或系统性疾病均可引起癫痫。癫痫发作只是脑部疾病或全身性疾病的一个症状，故又称症状性癫痫，约占癫痫患者总数的 23% ~ 39%。

1. 局限或弥漫性脑部疾病

（1）先天性异常：染色体畸变、脑穿通畸形、小头畸形、先天性脑积水、胼胝体发育不全、脑皮质发育不全等。

（2）头颅损伤：颅脑外伤和产伤。

（3）炎症：中枢神经系统细菌、病毒、真菌、寄生虫、螺旋体等感染以及 AIDS 的神经系统并发症。

（4）脑血管病：脑动静脉血管畸形、脑动脉粥样硬化、脑栓塞、脑梗死和脑出血脑动脉硬化性脑病等。

（5）颅内肿瘤：原发性脑胶质瘤、脑膜瘤、脑转移性肿瘤。

（6）代谢遗传性疾病：如结节硬化症、脑面血管瘤病、苯丙酮尿症等。

（7）变性病：如阿尔茨海默病（AD）等。

2. 全身或系统性疾病

（1）缺氧：CO 中毒、麻醉意外等。

（2）新陈代谢及内分泌障碍：尿毒症、高尿素氮血症、肝性脑病、低血糖、碱中毒、甲状旁腺功能亢进、水潴留等。

（3）心血管疾病：心脏骤停、高血压脑病等。

（4）高热：热性惊厥。

（5）子痫。

（6）中毒：乙醇、醚、氯仿、樟脑、异烟肼、卡巴唑、重金属（铅、铊等）中毒等。这些因素一旦去除后，可能不再引起发作。

（三）隐源性癫痫

指目前虽然尚未找到肯定的致病原因，但随着科学技术的发展，致病原因日渐清晰，尤其是在基因和分子医学的广泛应用和快速发展的情况下，随着部分癫痫在分子水平的病因被确定，隐源性癫痫将日趋减少，在 2009 年 ILAE 最新的分类中，该定义已被"未知的病因"取代。

癫痫发作受到许多因素的影响，若能对这些因素加以调整，可以减少或有利于控制发作。

1. 年龄　有 60% ~80% 的癫痫初发年龄在 20 岁以前，各年龄段的病因各不相同。

2. 睡眠与觉醒周期　癫痫发作与睡眠觉醒周期密切相关，例如，婴儿痉挛症、良性中央回 - 颞区棘波灶癫痫以及具有枕叶棘波的良性癫痫基本均在睡眠中发作，额叶癫痫亦多在睡眠中发作，强直 - 阵挛性发作常在清晨刚醒时发作，有时持续少睡可诱发癫痫发作。觉醒时发作的癫痫最常见的是原发性全身性癫痫（IGE），如典型失神发作，青少年肌阵挛癫痫（JME）和癫痫伴觉醒期大发作（EGMA）等。

3. 月经和内分泌　女性癫痫患者常在经前期发作增多或加重。少数仅在月经期发生癫痫或发作频率明显增加者称为经期性癫痫。妇女妊娠时癫痫发作次数增多或减少不定。少数仅在妊娠期发生癫痫者称为妊娠期癫痫。

4. 遗传因素　遗传因素可通过数种途径影响癫痫发作：①原发性癫痫者有家族史者、其患病率较普通人群增高 6 ~10 倍，系由遗传因素降低个体痫性发作阈值所致；②某些遗传性疾病的基因突变是引起癫痫的原因，如许多遗传性疾病以及进行性肌阵挛性癫痫等；③遗传因素与癫痫发作有关，近年的研究经过大量实验和临床资料提示基因异常是40%以上癫痫患者的病因，已有6种常见全身性癫痫的基因被克隆，141种单基因遗传性疾病有癫痫发作，1 000种以上基因突变与癫痫发作有关。遗传因素以编码离子通道、神经递质受体以及线粒体基因起关键作用。原发性癫痫的致病基因主要集中在离子通道基因上，涉及电压依赖的或配体依赖的离子通道基因，因此癫痫被认为是一种离子通道病。目前研究结果显示，特发性癫痫相关的电压依赖的离子通道基因包括：①编码Ca^{2+}通道的基因CACNA1A、CACNB4、CACNA1H；②编码Na^+通道的基因SCN1A、SCN2A、SCN2B；③编码Cl^-通道的基因CLCN2；④编码K^+通道的基因KCNQ2和KCNQ3。同时，配体依赖的门控离子通道包括：①γ-氨基丁酸（GABA）受体通道基因GABRA1、GABRG2、GABRD；②乙酰胆碱受体通道基因CHRNA4、CHRNB2、CHRNA2。这些变异基因通常是通过改变神经元兴奋性或降低发作阈值而导致癫痫发作。此外，近年来研究发现了一些非离子通道基因的突变也可以引起癫痫的表现型。例如，LGI1基因突变引起家族性颞叶外侧癫痫，EFHC1基因可导致青少年肌阵挛癫痫，CRH基因引起常染色体显性遗传夜间额叶癫痫，ME2基因突变产生特发性全身性发作。这些结果表明癫痫的遗传病因也是极为复杂的，不同的发作类型可能存在不同的遗传基础。

5. 其他因素　疲劳、饥饿、便秘、饮酒、情绪激动以及各种一过性代谢紊乱和过敏反应，都能激发患者的发作。另外，过度换气对失神发作，过度饮水对强直阵挛发作，闪光刺激对肌阵挛发作均有诱发作用。

有些患者仅在某种特定条件刺激下发作，如闪光、音乐、惊吓、阅读、书写、沐浴、下棋等，统称为反射性癫痫（reflex epilepsy）。

二、发病机制

癫痫发作的类型十分复杂，但其共同点，是脑内某些神经元的异常持续兴奋性增高和阵发性放电。这些神经元兴奋性增高的原因以及这些兴奋性如何扩散至今尚不清楚，但突触间兴奋性传递障碍可能与之有关，主要有如下假设：

1. 神经递质的失平衡　可能是癫痫发生的原因，γ-氨基丁酸（GABA）是中枢神经系统主要的抑制性递质，GABA型受体介导Cl^-跨膜通过，发生膜的去极化，抑制神经细胞的兴奋性。GABA-A型受体还通过K^+通道与细胞内三磷酸鸟苷的蛋白结合，特异性调节以增加细胞的去极化。因此皮质中许多GABA能神经元通过前置与反馈通路的相互作用控制神经细胞兴奋性活动。谷氨酸是脑内主要的兴奋性递质，它通过许多受体亚型而兴奋神经元。N-甲基-D-天冬氨酸（NMDA）受体是一种离子载受体，它的拮抗剂有抗痫作用，而它的受体协同剂则有致痫作用。因此，脑内GABA受体兴奋性与NMDA受体兴奋性的失平衡是致痫的主要递质基础，而这两种受体功能的失平衡又因神经元突触传递的离子通道异常所致。

2. 轴突发芽（axonal sprouting）　可能是神经元异常放电的形态学基础，在人和动物的各个脑区，以海马CA3区的锥体神经元最易发生痫样活动。而齿状回的颗粒细胞上由于存在许多抑制性突触，从而抑制痫样放电的产生。海马硬化的病理改变中发现有苔藓状纤维发芽（mossy-fiber sprouting，MFS）现象。电刺激正常海马切片的颗粒细胞不能引起痫样放电，但在有MFS改变的海马切片中87%的颗粒细胞可引起痫样放电。在应用红藻氨酸处理致病动物模型的海马切片中可以看见 MFS。若以微量谷氨酸激活齿状回的颗粒细胞，64% 的细胞出现兴奋性后突触电位频率的增高，这说明 MFS 使齿状回的颗粒细胞间建立了返回性兴奋性突触回路。局部外伤或药物刺激可能促使皮质 MFS 的形成，从而在神经元间形成返归性兴奋性突触回路而促使发生痫样活动。

3. **遗传因素** 是癫痫发生的内因，外因通过内因起作用亦是癫痫发生的基础。众所周知，许多癫痫患者有家族倾向。许多研究已证明了某些癫痫的遗传基因和基因定位。例如，良性家族性新生儿惊厥（benign familial neonatal convulsions，BFNC）系由位于 20q13.3 和 8q24 位置上的 K^+ 通道基因 KCNQ2 和 KCNQ3 基因突变所致，钾电流的减弱可诱发痫性发作。常染色体显性遗传夜发性额叶癫痫（autosomal dominant frontal lobe epilepsy，ADNFLE）患者与位于 20q13.2 上编码烟碱型乙酰胆碱受体（nAChR）α_4 亚单位的 Ca^{2+} 通道基因（CHRNA4）突变有关。近年来又发现位于 1 号染色体上编码 nAChR β_2 亚单位的 $CHRNB_2$ 基因的突变也与 ADNFLE 的发生有关，位于突触前膜上的有些 AChR 具有促进末梢释放 GABA 的功能，在基因突变后 Ca^{2+} 经受体通道的内流减少，使突触的 GABA 释放减少，降低了抑制性递质而诱发痫性发作。近期的研究还发现特发性颞叶癫痫与 K^+ 通道基因改变的关系也十分密切，编码内向整流 K^+ 通道的 KCNJ4 基因在特发性 TLE 患者脑内表达水平明显下调，这种改变很可能导致神经细胞对过度钾离子负荷的缓冲能力下降，细胞兴奋性增加，最终导致异常放电发生。家族性伴热性惊厥的全身性癫痫附加症（generalized epilepsy with febrile seizure plus，$GEFS^+$）系由 2q24 – q33 位置上的 SCN1A、SDN2A、SCN3A 基因簇和 19q13.1 位置上编码 Na^+ 通道亚型 β_1 亚单位的基因（SCN1B）突变，使得 Na^+ 通道兴奋失活不能、神经元的去极化不能限制而致病。另外有研究发现该综合征还与 GABA 受体变异有关，其中，特别是编码 $GABA_A$ 受体 γ_2 亚单位的 GABRG2 基因突变是目前较为肯定的与 $GEFS^+$ 发生有关的遗传学证据，近年来的研究在散发性 $GEFS^+$ 病例中也检测到 GABRG2 基因的多态位点 C588T 等位基因频率与正常对照组比较有明显差异，突变前后其二级结构发生明显变化，破坏了 mRNA 二级结构的稳定性，引起相关蛋白表达水平改变从而影响功能。此外，尚有家族性成年肌阵挛发作与 8q、19q SCN1B 基因突变，良性中央回发作与 16q 等部位的基因异常有关。

4. **离子通道病学说** 在遗传性癫痫发病机制中的重要性不言而喻。越来越多的研究表明，离子通道的改变是引起神经元内在的兴奋性不平衡的物质基础。大部分遗传性癫痫的分子机制为离子通道或相关分子的结构或功能改变，离子通道改变在继发性局灶性癫痫的发病中也起重要作用。目前研究已明确与癫痫密切相关的离子通道有以下几种。①钾通道异常：目前在人类已证实 M 型 VGKC 病变导致良性家族性新生儿癫痫，M 型钾通道由 2 个 Q2 与 2 个 Q3 亚单位组成，任何一个亚单位突变均可导致外向性钾电流减少，出现细胞兴奋性增高和癫痫。另外，A 型钾通道可产生瞬间的外向钾电流，阻断 A 型钾通道可导致严重的癫痫发作，其在皮质异位局灶性癫痫灶中的作用已被证实，A 型钾通道调节因素的作用也已逐渐在人类癫痫中证实，如 EFHC1、EFHC2 基因与青少年肌阵挛性癫痫有关。②钠通道异常：SCN1A、SCN2A 基因的突变可使钠通道失活延缓，从而在静息状态下产生持续性钠内流，使膜电位慢性去极化，细胞兴奋性增高。SCN1A、SCN2A 的异常可导致人类的婴儿重症肌阵挛癫痫（SME）、伴热性惊厥的全身性癫痫附加症（$GEFS^+$）、良性家族性新生儿婴儿癫痫、严重的癫痫性脑病等。而钠通道的 β 亚单位本身不构成通道，但参与通道开放的调节，

SCN1B 的突变可使钠电流的时程延长，从而增加细胞的兴奋性，在人类 SCN1B 的异常可导致 GEFS⁺，另外 SCN1B 可能与失神、肌肉阵挛等多种特发性癫痫类型有关。③钙通道异常：CACNA1H 基因突变与 T 型钙通道异常在儿童失神发作中的作用已得到临床和实验证实，目前尚无钙通道基因异常导致单基因疾病的报道。④配基门控型通道：配基门控型通道 GEFS⁺ 又称受体，通过与外源性作用物结合，使通道开放或关闭而产生相应的离子流与兴奋性的改变，如 γ-氨基丁酸（GABA）受体亚单位突变可导致 GEFS⁺、SME（GABRG2 突变）、JME（GABRA1 突变）、特发性全面性癫痫（IGE）（GABRD 突变）以及儿童失神癫痫（CAE）（GABRG2 突变），还有烟碱型乙酰胆碱受体基因（CHRNA4、CHRNB₂）异常导致常染色体显性遗传性夜间额叶癫痫，由于烟碱受体 α₄ 或 β₂ 亚基的异常，使其对激活物敏感性增加而出现癫痫。

癫痫的发生机制十分复杂，除上述因素外，免疫机制亦参与其发生，可能系自身抗体与神经细胞突触传递中的受体结合，导致受体破坏、再生和轴突发芽而使兴奋通路错误传递。

（龙海丽）

第三节　癫痫的分类与临床表现

一、分类

国际抗癫痫联盟在过去大量工作的基础上，于 1981 年和 1989 年分别提出了癫痫发作的临床及脑电图分类和癫痫与癫痫综合征的分类。下文将作简要介绍如下。这一分类因其方便实用至今仍在临床工作和国际交流中使用。

（一）癫痫发作的临床及脑电图分类

1. 部分性发作（局灶性、局限性发作）　分为单纯部分性发作、复杂部分性发作和部分性发作发展至继发全身性发作 3 部分。

（1）单纯部分性发作（无意识障碍）

1）以运动症状为表现的发作

A. 局限性运动性发作（不进展）。

B. 局限性运动性发作逐渐扩延（Jacksonian 发作）。

C. 扭转性发作。

D. 姿势性发作。

E. 发音性（发声或语言中断）发作。

2）躯体感觉或特殊感觉性发作简单幻觉，如麻木、闪光、嗡鸣，表现为以下几个方面：

A. 躯体感觉性。

B. 视觉性。

C. 听觉性。

D. 嗅觉性。

E. 味觉性。

F. 眩晕性。

3）自主神经症状或体征包括上腹部感觉、苍白、出汗、潮红、竖毛、瞳孔散大等。

4）精神症状（高级大脑皮质功能障碍）表现

A. 语言困难。

B. 记忆障碍（似曾相识）。

C. 认知（梦样状态、时间的歪曲）。

D. 情感性（恐惧、发怒或其他情感状态）。

E. 错觉（视物显大症）。

F. 结构性幻觉（如音乐、景象）。

（2）复杂部分性发作有意识障碍，有时从单纯部分性发作开始。

1）单纯部分性发作继以意识障碍：①单纯部分性发作继之以意识障碍。②自动症。

2）开始即有意识障碍。①仅有意识障碍。②有自动症。

（3）部分性发作发展至继发全身性发作可以是全身强直－阵挛、强直或阵挛发作。

1）单纯部分性发作发展至全身性发作。

2）复杂部分性发作发展至全身性发作。

3）单纯部分性发作发展为复杂部分性发作再进展为全身性发作。

2. 全身性发作（非局限开始的发作）

（1）失神发作分为：①典型失神发作，仅有意识障碍；伴有轻度阵挛；伴发肌张力丧失；伴有强直性肌肉收缩；有自动症；有自主神经症状。除仅有意识障碍外，其余可以单独或合并出现。发作时脑电图上双侧性 3 次/s 的棘慢波。②不典型失神发作，可以有更为明显的肌张力改变；发作开始和（或）终止均不突然。

（2）肌阵挛发作（单一或多发）。

（3）阵挛发作。

（4）强直发作。

（5）强直－阵挛发作。

（6）失张力发作。

3. 不能分类的癫痫发作 包括因资料不全而不能分类的各种发作以及迄今所描写的类型不能包括者，如某些新生儿发作：节律性眼动、咀嚼及游泳样运动（ILAE，1981）。

（二）癫痫和癫痫综合征的分类

1. 与部位相关（局灶性、局限性、部分性）癫痫及综合征 分为特发性和症状性 2 个方面：

（1）特发性起病与年龄有关

1）具有中央、颞区棘波的良性儿童癫痫。

2）具有枕叶暴发的儿童癫痫。

3）原发性阅读性癫痫。

（2）症状性分为以下几个方面

1）慢性进行性部分性癫痫状态。

2）以特殊状态诱发发作为特征的综合征，分为：①颞叶癫痫；②额叶癫痫；③顶叶癫痫；④枕叶癫痫。

2. 全身性癫痫及综合征　分为特发性、隐源性和症状性 3 个方面。

（1）特发性起病与年龄有关

1）良性家族性新生儿惊厥。

2）良性新生儿惊厥。

3）良性婴儿肌阵挛癫痫。

4）儿童失神癫痫。

5）青少年失神癫痫。

6）青少年肌阵挛癫痫。

7）具有大发作的癫痫。

8）醒觉时具有大发作（GTCS）的癫痫。

9）其他全身特发性癫痫。

10）以特殊状态诱发发作的癫痫。

（2）隐源性或症状性分为以下几个方面

1）West 综合征（婴儿痉挛症）。

2）Lennox – Gastaut 综合征。

3）肌阵挛站立不能性癫痫。

4）肌阵挛失神癫痫。

（3）症状性分为以下 2 个方面

1）非特殊病因：①早期肌阵挛性脑病；②早期婴儿癫痫性脑病伴有暴发抑制（大田原综合征）；③其他症状性全身性癫痫。

2）特殊综合征合并于其他疾病的癫痫发作，包括有发作及以发作为主要症状的疾病。

3. 不能确定为局限性或全身性的癫痫及综合征

（1）兼有全身性和局限性发作分为以下 5 个方面

1）新生儿发作。

2）婴儿严重肌阵挛癫痫（Dravet syndrome）。

3）慢波睡眠期持续棘慢复合波癫痫（ESES）。

4）获得性癫痫性失语（Landau – Kleffner 综合征）。

5）其他不能确定的癫痫。

（2）未能确定为全身性或局限性者，在临床及脑电图所见不能确定为全身性或局限性的全身强直 – 阵挛发作，如很多睡眠期的 GTCS。

4. 特殊综合征与情况相关的发作

（1）热性惊厥。

（2）发作或孤立癫痫状态。

（3）仅发生于急性代谢性或中毒性事件的发作，如乙醇中毒、药物、子痫、非酮性高甘氨酸血症（ILAE，1989）。

国际抗癫痫联盟关于癫痫和癫痫发作分类的方案，在临床应用中发现仅用上述两种分类很难将有些发作归入某一发作类型，随着近年来基因学与分子生物学、中枢神经递质、分子电生理及临床电生理等学科的发展，ILAE 于 2001 年又提出了修改上述方案的建议，新方案总结了今年来癫痫学研究的进展，更为全面与完整，其目的是希望有助于了解癫痫分类学的新观点，是否使用于临床还有待于在使用中不断完善和修改。新方案由 5 个层次组成。①发作期症状学：根据标准描述性术语对发作时的症状进行详细的描述；②发作类型：确定患者的发作类型，如有可能应明确大脑定位，如为反射性发作需指明特殊的刺激因素；③综合征：进行癫痫综合征的诊断；④病因：如可能根据经常并发癫痫或癫痫综合征的疾病分类确定病因或症状性癫痫的特殊病理基础；⑤损伤，评价癫痫造成损伤的程度。这一建议于 2009 年 ILAE 又提出了"发作和癫痫分类框架的术语和概念修订"。

二、临床表现

癫痫发作大多具有短时性、刻板性和间歇反复发作 3 个特点，各类发作既可单独地或不同组合地出现于同一个患者身上，也可能起病初期表现为一种类型的发作，以后转为另一类型，例如，在儿童期出现的失神发作可在青春后期转为全身 - 强直阵挛性发作（GTCS）；也有起初为全面性发作，以后发生复杂部分性发作等。现介绍临床上常见的几种发作类型。

（一）全面性强直 - 阵挛性发作（general tonic clonic seizure，GTCS）

患者突然神志丧失并全身抽搐发作，可为原发性或继发性，但大部分属继发性。按症状经过可分为三期。

1. 先兆期　部分继发性发作的患者在发作前一瞬间可出现一些先兆症状，分为感觉性（如上腹部不适，胸、腹气上升，眩晕，心悸等），运动性（如身体局部抽动或头、眼向一侧转动等）或精神性（如无名恐惧，不真实感或如入梦境等）。先兆症状极为短暂，有的甚至不能回忆。先兆症状常可提示脑部病灶的位置。原发性发作的患者常缺乏先兆症状。

2. 抽搐期　患者突然神志丧失，发出尖叫声，跌倒，瞳孔散大，光反应消失。又可分为二期：

（1）强直期：全身肌肉强直性收缩，颈部和躯干前屈转为反张，肩部内收，肘、腕和掌指关节屈曲，拇指内收，双腿伸直，足内翻。由于呼吸肌强直收缩，呼吸暂停，脸色由苍白或充血转为青紫，双眼上翻，持续约 20s。先自肢端呈现细微的震颤，震颤幅度逐渐增大并延及全身，即进入阵挛期。

（2）阵挛期：全身肌肉屈曲痉挛，继之有短促的肌张力松弛，呈现一张一弛性交替抽动，形成阵挛。发作过程中阵挛频率逐渐减少，松弛时间逐渐延长。持续约 1~3min，出现最后一次强烈痉挛后，抽搐突然停止。在此期内，由于胸部的阵挛活动，气体反复由口中进出，形成白沫。若舌或颊部被咬破，则口吐血沫。

3. 痉挛后期或昏睡期　在此期间，患者进入昏睡状态。在最后一次明显的痉挛后 5s 有时可有轻微短暂的强直性痉挛，但以面部和咬肌为主，造成牙关紧闭并有再次咬破舌头的可能。在最后一次痉挛到第二次肌肉强直期之间全身肌肉松弛，包括括约肌在内，尿液可能自尿道流出造成尿失禁。呼吸渐趋平稳，脸色也逐渐转为正常，患者由昏迷、昏睡、意识模糊而转为清醒。此期长短不一，经数分钟至数小时。醒后除先兆症状外，对发作经过不能回忆，患者往往感到头痛、头昏、全身酸痛乏力。少数患者在发作后还可能出现历时长短不等的精神失常。

发作间歇期患者正常。脑电图描记约 50% 有节律紊乱、阵发性尖波、棘波或棘慢复合波。如在睡眠状态下描记及使用其他诱发试验时，可有 75% 以上显示异常。发作期因肌肉痉挛，不易进行脑电图描记，如能描记到脑电，一般由低幅快频率的棘波开始，逐渐变为高幅尖波，最后变为慢波，抽搐停止后进入电活动抑制状态，然后再出现慢波逐渐变为正常。发作间歇期脑电图正常者往往容易控制，预后较好。若为继发性癫痫大发作，则脑电图上可能有局灶性改变。

发作时患者可能因突然神志丧失跌倒而遭受各种程度的外伤，也可能在发作时由于肌肉的剧烈收缩而发生下颌关节脱臼、肩关节脱臼、脊柱或股骨骨折，甚至颅内血肿等。患者昏迷时如将唾液或呕吐物吸入呼吸道，还可能并发吸入性肺炎。在强直期因呼吸暂停而有短暂的脑缺氧，以致造成脑组织损害，病程迁延者，这种损害更重。原发性癫痫患者一般不会产生智能衰退，预后较好。如果发作非常频繁，时间久后加之原来又有脑部病变的基础，则可能发生智能衰退，甚至痴呆。

（二）非局限开始的非惊厥性发作或全脑性非惊厥性发作

临床主要见于儿童或少年，有以下几种发作形式：

1. 失神发作（absence seizure） 以 5~10 岁起病者为多，15 岁以后发病者极少。发作时表现为短暂的意识丧失，一般不会跌倒，亦无抽搐。患儿往往突然停止原来的活动，中断谈话，面色苍白，双目凝视无神，手中所持物件可能跌落，有时头向前倾，眼睑、口角或上肢出现不易觉察的颤动。有时眼球有向上约 3 次/s 的颤动，也可能机械地从事原先的活动。一般持续 6~20s，极少超过 30s，发作突然停止，意识立即恢复。发作无先兆，亦不能回忆发作经过。

因为发作时间短暂，常不易被人发觉。部分儿童因进食时发作，碗筷经常跌落或玩耍时玩具落地而引起家长注意。临床经过一般良好，智力不受影响，但发作频繁，一天可达数十次以至百余次，会影响学习。通常至青春期停止发作，也有部分转为全身强直-阵挛性发作。

失神发作的诊断标准为：①反复发作的短暂失神，深呼吸容易诱发；②脑电图上有弥漫性双侧同步的 3 次/s 棘-慢波。

全身强直-阵挛性发作患者在服用抗痫药后没有惊厥发作，但有先兆或短暂意识不清时，应认为是强直-阵挛发作的不完全发作而不能视为失神发作。15 岁以后发生失神发作时应首先考虑颞叶癫痫。年长者还应注意与短暂脑缺血发作（TIA）鉴别。

2. 非典型失神发作（atypical absence seizure） 肌张力的改变要比典型失神发作明显，发作和停止并不十分突然。脑电图上表现为不规则 2.5Hz 以下的棘-慢波，往往为不对称或不同步的。

3. 失张力性（松弛性）发作（atonic seizure） 为一种复合性发作，多见于儿童，表现为突然意识障碍和肌张力消失，发作结束后意识很快恢复，肌张力消失可能使患者跌倒于地。

4. 肌阵挛性发作（myoclonic seizure） 亦为一种复合性发作。以头部及上肢肌肉为主的双侧节律性肌阵挛抽动，频率为 3 次/s，与脑电图上棘-慢波或多棘-慢波的频率一样，且与棘波同步。对药物的反应很差。

（三）单纯部分性发作（simple partial seizure）

为大脑皮质局部病灶引起的发作，通常由于损害的区域不同而引起不同的表现类型，患者意识常保持清醒。部分患者的单纯部分性发作可发展成为全身性发作。

1. 单纯体感性发作 指躯体感觉性而非内脏感觉性发作,往往局限于或先从一侧口角、手指或足趾开始的短暂感觉异常,表现为麻木、触电感或针刺感,偶尔发生温热感、动作感或感觉缺失。疼痛感则极为罕见。最近有一些儿童病例发生足底、足趾、腕距小腿关节发作性疼痛的报道。病灶一般在对侧大脑半球中央后回。如果痫性活动延及其他区域,会产生运动性发作甚至于全身性发作。

2. 单纯运动性发作 多从一侧口角、手指或足趾开始或局限于该处的强直性或阵挛性抽搐,由对侧中央前回神经元的异常放电所引起。发作时意识并不丧失。持久或严重的局限性运动性发作时常在发作后遗留暂时性的局部瘫痪(Todd 瘫痪)。局部抽搐偶可持续数小时、数天,甚至数周,局限性运动性发作连续不断而患者意识始终清醒者称为部分性癫痫持续状态。

3. 扩延型(Jackisonian 发作) 局限性单纯体感性或运动性发作可按其感觉或运动代表区在大脑中央后回或前回的分布顺序缓慢移动,甚至扩散至对侧半身。有时局限性体感性发作不仅先有局部感觉异常,沿中央后回扩展至一侧半身,而且可以越过中央沟扩展至中央前回出现部分运动性发作。若放电再通过大脑皮质下的联系纤维而导致双侧大脑半球的弥漫性放电时,就发展成继发全身性惊厥发作,此时患者的意识丧失。若局限性发作很快转化为全身性发作,这种部分性发作或感受就成为"先兆"。有时扩延非常迅速,正如前述,甚至于患者还来不及"感受"或"意识"到有先兆时即失去意识、出现四肢抽搐,醒后不能回忆,临床医生常难以区别究竟为原发性还是继发性发作,有时也难于区别究竟是部分性发作还是全身性发作。

4. 其他感觉性发作 有视觉性发作、听觉性发作、眩晕性发作、嗅觉性发作和味觉性发作等。

5. 混合性发作 一种以上的上述发作形式。

(四)复杂部分性发作(complex partial seizure)

多数自简单部分性发作开始,随后出现意识障碍、自动症(automatism)和遗忘,也有发作开始即有意识障碍。由于症状复杂,病灶常在颞叶及其周围,涉及边缘系统,故又称精神运动性发作、颞叶癫痫或边缘(脑)发作。

这一类型的发作,多以意识障碍与精神症状为突出表现。患者在发作时与外界突然失去接触,精神模糊,出现一些无意识的动作(称为自动症),如咂嘴、咀嚼、吞咽、舐舌、流涎(口咽自动症),反复抚摸衣扣或身体某一部位,或机械地继续其发作前正在进行的活动,如行走、骑车或进餐等。有的表现为精神运动性兴奋,如突然外出、无理吵闹、唱歌、脱衣裸体、爬墙跳楼等。每次发作持续达数分钟或更长时间后,神志逐渐清醒,对发作情况多数无记忆。也可能表现为单纯部分性发作中出现精神症状,接着就与外界失去接触,并出现自动症。发作停止后,对于自动症以前出现的一些症状,常常能回忆。复杂部分性发作可以发展为全身强直-阵挛性发作。脑电图上最典型的表现为在一侧或双侧颞前部有棘波或尖波发放。由于致病灶常在颞叶内侧面或底面,有时头皮电极不易见到痫样放电而表现为阵发性 θ 波活动。睡眠描记、蝶骨电极或鼻咽电极可使局灶性棘波或尖波的阳性率增高。部分患者的异常放电灶位于额叶。

上述四种为最常见的发作类型,每个患者可以只有一种发作,也可有一种以上的发作。

单纯部分性发作可以发展为复杂部分性发作或出现继发全身发作。癫痫发作反复发生者即为癫痫症（epilepsy 或 epilepsies），如儿童有反复失神发作时即成为儿童失神癫痫，其类型可参见国际癫痫和癫痫综合征分类。以下介绍其中常见的几种。

1. 婴儿痉挛症　多在生后 3～9 月龄间发生，超过 1 岁才发病者极少。临床表现为突然短暂的、全身性肌肉强直性抽动，往往以屈肌为主。因此每次发作时颈部屈肌痉挛呈点头状，上肢屈曲上举，下肢亦卷曲，因此有称为点头或强直痉挛，又称为前冲性小发作、折刀样抽搐或 West 综合征。屈曲的婴儿痉挛、智能运动发育迟滞和脑电图高峰节律紊乱构成本病的三联征。每次发作极为短暂，持续 1～15s，但可连续发生数次至数十次，每次痉挛时可伴口中发声，清醒及睡眠时均可发作，尤其是在入睡及清醒后不久容易发生。这种"丛集"性发作，每天可发生数次。本病严重影响患儿智力发育，病前已获得的智力功能也可能消失，智力低下严重程度与发作形式、确诊早晚及治疗手段等无明显关系。

这种病例大部分为继发性，多有脑部损害的病症，小部分为隐源性，预后取决于正确诊断与应用激素治疗的早晚，但仍伴有智能、运动发育迟缓，如发作抑制不住并发生全身强直 - 阵挛发作或不典型失神发作，称为 Lennox - Gastaut 综合征，与 West 综合征一样，均属难治性癫痫之一。脑电图描记常显示弥漫性不规则的高电位尖波、棘波和慢波发放，每次发放后有一低电位的间歇期，此时可有痉挛发作，脑电图改变成为高峰节律紊乱或者高峰失律。

2. 良性儿童中央 - 颞区棘波灶癫痫　发病多在 3～13 岁，以 9～10 岁最多。表现为睡眠中开始的一侧口唇、齿龈、颊黏膜的感觉异常以及一侧面部、口唇、舌和咽喉部肌肉的强直性、阵挛性抽搐，使患者惊醒，但不能言语，往往在发展为全身性发作后才惊醒家长，所以很少发现其局限性口、面部抽搐而误认为单纯全身性发作，直至脑电图常规或睡眠检查才发现一侧或双侧中央区（C_3、C_4）和（或）颞叶（T_3、T_4）有高波幅尖波、棘波放电灶，一般发作稀少，数月或更长时间发作 1 次。本症约占儿童期癫痫的 15%～20%，预后良好，易于药物控制，不管治疗与否，大多可至 15～16 岁时自愈，以往在认为预后较好的原发性全身性发作中，实际上是这种类型的癫痫占了不少比例。

3. 儿童枕叶放电灶癫痫　发病年龄自 15 月龄至 17 岁（平均为 7 岁）。常为发作性的视觉症状如黑蒙、视幻觉（移动的光点等）或错觉（视物变小等），接着可有偏侧性阵挛，偶可有大发作。发作后可有头痛。闭眼时脑电图上在枕部有高幅棘波或尖波，睁眼时消失，此为与其他癫痫如不典型失神发作的鉴别点。本症比较少见，目前被归于原发性局灶性癫痫中，基本属于良性癫痫，预后良好。

4. Lennox - Gastaut 综合征（LGS）　起病于学龄前，3～5 岁为发病高峰，患者多伴有智能发育障碍，LGS 大多可以找到病因，常继发于其他癫痫，特别是继发于 West 综合征，这部分病例大多预后不良。其他类型的癫痫发作也可转化为 LGS，如全身强直 - 阵挛性发作、部分性发作等。LGS 有多种发作形式，以强直发作最为常见，其次有失张力发作、肌阵挛发作、全身强直 - 阵挛发作等，每天发作达数次。脑电图背景活动异常，伴有 1.5～2.5Hz 棘 - 慢波或尖慢波。本症治疗困难，抗癫痫药物较难控制发作，预后不佳。

5. 诱发性癫痫　约有 5% 的患者，在某些特定体内外因素如缺睡、乙醇或药物撤除等可诱发癫痫发作，某些刺激如闪光、声音或需做出决断（decision making）的活动，如弈棋等，亦可诱发发作，称为感受性或反射性癫痫。抗癫痫药物的治疗效果较差，需避免诱发因素，如防止电视性癫痫可以用单眼观看或不要过于靠近电视机，室内电灯不要全闭。

（周　云）

第四节　癫痫持续状态

一、癫痫持续状态的基本定义

癫痫持续状态（status epilepticus，SF）是一种严重威胁生命的神经急诊，由各种病因所致大脑自身稳定的痫性发作抑制机制障碍的临床综合征，临床表现为持续性发作或反复发作伴间歇期意识功能不恢复，持续时间 >30min。早在公元前 718 ~ 前 612 年新巴比伦时代出土的石碑上已有 SE 的描述。Clark 和 Prout（1903）认为：SE 是一种癫痫频繁发作，其间昏迷和衰竭持续不恢复的状态。ILAE（1964）首次提出：SE 是癫痫发作持续足够长时间或频繁反复发作足以产生确定或持续的癫痫情况。Aicardi（1970）和 Fujiwara（1979）提出了 SE 持续 >1h 的诊断标准。美国癫痫基金会（1993）根据动物实验，癫痫持续或反复发作超过 15 ~ 30min 可引起神经元不可逆损伤，且产生耐药性，因此，提出 SE 的时间应确定为 >30min；同时指出：如果癫痫发作持续 10min 不停止，应给予药物控制。Bleck（1991）和意大利 ILAE（2006）将 SE 的时间标准更改为 >20min；Mayer（2002）又提出发作持续 >10min 或间歇性发作 >30min 的 SE 诊断标准，理由是前者预后较后者差，后者的预后较发作持续 10 ~ 29min 差，而 Treiman（1998）提出发作持续 10min 以内是控制发作和减少耐药性的最佳时机。Lowenstein 等（1999）提出了 SE 的实用性定义：成年和 5 岁以上儿童一次全身惊厥性发作（generalized convulsive seizures，GCS or generalized tonicclonic seizures，GTCS）持续或反复发作 2 次以上 >5min，且意识不完全恢复。其他学者赞同这样的定义，指出这与 SE 的传统概念并不相矛盾，前者有利于指导及时和有效的临床治疗，后者更有利于评价各种 SE 的流行病学、病理生理和预后疗效。对于难治性癫痫持续状态（refractory status epilepticus，RSE），目前尚无公认的诊断标准；多数人认为 RSE 指 SE 对 2 ~ 3 种一线抗癫痫药物（地西泮类和苯妥英钠等）治疗无效，发作时间超过 1 ~ 2h。

二、癫痫持续状态的分类

正如 Gastuat 所说，SE 的发作形式如同癫痫发作一样，分为多种类型。根据不同的临床需要和研究目的，可选用以下几种分类方法：

（1）根据临床发作时有无明显的骨骼肌收缩表现，将 SE 分为惊厥性（convulsive status epilepticus，CSE）与非惊厥性（non - convulsive status epilepticus，NCSE）。

（2）根据病因学不同，ILAE 将 SE 分为：①急性症状性；②远期症状性；③特发性；④隐匿性；⑤未分类性。

（3）Shoevon 根据起病年龄及癫痫综合征特点进行了年龄相关性 SE 分类。

（4）ILAE（2006）根据临床表现形式进行了 SE 的发作分类。

（5）Wasterlain 根据发作持续时间和自然演变过程将 SE 分为：初期性、早期性、确立性、顽固性和微小发作性。

（周　云）

第五节　癫痫的诊断与鉴别诊断

癫痫的诊断对临床表现典型者来说一般并不困难，但发作表现复杂或不典型者，确定诊断也非易事。癫痫的诊断方法和其他疾病一样，主要是通过病史、体格检查与神经系统检查、实验室检查等几个方面收集资料，进行综合分析。癫痫诊断的思维程序，包括是否是癫痫，是何类型或综合征的癫痫和由何病因导致的癫痫。癫痫的诊断需要解决或回答下列问题。①其发作性症状是癫痫性的，还是非癫痫性的。②如为癫痫性的，是什么类型的发作，是否为一特殊的癫痫综合征。③是否有癫痫性病灶的证据，病因或病理变化是什么。④是否有特殊的诱发因素。

一、癫痫的诊断步骤

确定癫痫的诊断，主要依靠临床表现，脑电图波形和抗癫痫药物的效应。对一位患者来说，初步的诊断并非要求三项条件必备，但在诊断过程中，对不同的患者，三者都是重要的。尤其是最后诊断的确立，对多数患者来说，三项条件都是必不可少的。

（一）病史采集与体检

当前虽然有了良好的实验室条件，但病史采集和临床检查是无可替代的。癫痫患者就诊时均在发作以后而且体检大多数无异常所见。因此病史是十分重要的。由于患者发作时多数有意识障碍，叙述不清发作中的情况，甚至根本不知道自己有发作（如夜间入睡中的发作），因此必需详细询问患者的亲属或目击其发作的人，常需要很长时间了解患者的过去和现在。应该包括详细的发作中及发作后的表现，是否有先兆，发作次数及时间，发作有什么诱因与生理变化如月经和睡眠的关系如何，患者智力、生活能力及社会适应性如何，患者性格是否有变化等。但目击者往往由于缺乏医学专业培训或是在目睹患者发作时由于惊慌等原因而不能提供充分、详尽、可靠的发作细节，甚至于对患者的发病情况描述错误，最终导致临床医生误诊，将痫性发作与非痫性发作相混淆，因此，对初诊断为癫痫的患者使用带录像的脑电图作较长时程的视频脑电图（V－EEG）就变得十分必要。国外还有建议对癫痫患者设立家庭录像，用以了解患者的发作情况。对病史搜集应注意的是：癫痫通常是一个慢性病的过程，患者的发作常不确定，因此在就诊时对每次发作的描述常有很大变异。因此对专科医师而言，每次与患者交谈时都应反复地询问患者及其家属对发作的描述，以便不断地修正诊断。由于移动电话的普及，可要求患者家属在发作时用其携带的摄影功能记录其发作情况，在就诊时交给医生不失为简便有效的方法。

还应了解过去患过什么病、是否有脑外伤史，母亲在怀孕期间及围生期是否有异常以及患者的习惯、工作、营养状态等。家族史也同样重要，父母亲双方是否有癫痫或其他遗传病史。对上述细节的询问有助于临床医生进一步判断引起癫痫发作的可能病因。临床体检除可发现有无神经系统阳性体征外，还须注意患者的智能情况、心脏情况、皮肤和皮下结节、有无畸形、有无运动与协调功能障碍等。必须强调癫痫是临床诊断，如实验室报告与观察到的临床现象不符，则以后者为主。

（二）脑电检查

脑电图检查对癫痫的诊断有很大的价值，脑电图已成为癫痫的诊断和分型必不可少的检查方法，还广泛应用于指导选用抗癫痫药、估计预后、手术前定位，并用于阐明癫痫的病理生理。发作时记录的脑电图诊断意义最大，但这种机会甚少，大多在发作间歇期对患者进行脑电图检测。一次发作间歇期记录，历时 20 ~ 40min，其发现癫痫样电活动的概率约 50%，故不能据此作为确诊有无癫痫的手段。发作间歇期放电（interictal discharge）与患者发作时的放电（ictal discharge）有很多不同之处，两者相比较，前者持续时间短暂（一般不超过 2 ~ 3s），甚至为单个散在出现，波形整齐，不伴有临床发作而且波形可与发作时放电完全不同，出现范围也不如后者广泛。而发作时放电持续时间通常在数十秒以上甚至数分钟，包括节律性重复性成分，波形不如发作间歇期放电整齐，出现范围广泛，常合并临床发作。

脑电图可以用来鉴别发作类型和明确致痫灶部位，常规脑电图常要多次重复记录，并结合缺睡诱发和睡眠记录，可使阳性率增加至 85% 左右，其余 15% 的患者，需应用长时监测（longterm monitoring，LTM）的方法来获取更多的信息，个别复杂部分性发作的患者甚至需要做脑深部电极记录方能确诊。除去某些特殊类型如儿童失神发作和婴儿痉挛症外，由于头皮电极所记录到的癫痫样电活动可能不来自皮质，而为远处病灶的传播所致，常规记录有其性能上的局限性，应用视频监护结合脑电图记录（V - EEG）为较理想的方法。

长时脑电图监测的目的是通过延长脑电图记录时间获得更多的信息，包括发作时和发作间期的异常发放，用于确定癫痫的诊断，进行癫痫发作的分类，也可有助于对脑内癫痫源病灶的定位，有助于患者在服用抗癫痫药物的过程中监测脑电变化等。LTM 的方法可根据是在医院外还是院内监测以及所采用技术的不同而分为数种。院内的 LTM 需要患者在监测室或监测病房内，进行 24h、数天至数周的监测；而院外监测最常用的是携带式脑电图（ambulatory EEG，AEEG），由患者随身携带一个电子盒及记录设备，一般包含 8 ~ 16 个电极。AEEG 监测的优点是允许患者在正常的环境中从事一些日常活动，同时进行 EEG 记录，特别是对于门诊患者。但因为在 24h 记录过程中缺乏同步的视频监测，对可能出现的伪差需要加以识别。其中包括眼动、眨眼、吞咽、咀嚼及其他身体运动均可产生伪差，故要求患者尽量在家中安静度过监测期，另外，在缺乏视频监测的情况下，AEEG 对于临床和脑电图之间关系的判断变得非常困难，不能仅仅通过 AEEG 的检测结果来鉴别癫痫性与非癫痫性临床发作。因此不确定的记录结果可能会给临床造成误导或误诊。24h 脑电监测检查的适应证是：应选择在发作时可能有特征性的脑电图变化，发作时较少出现动作伪差并在发作后立即恢复正常状态的病例。脑电携带式监测为临床提供了有效的检查手段，用于癫痫及其相关发作性疾病的诊断，实现了脑电图在自然状态下的长时间监测。对于尚不能确定的病例应配合长时间视频脑电图监测。视频脑电图（videoEEG，VEEG）监测对癫痫的诊断有非常重要的意义，大多可以获得有助于诊断的信息，同时有助于鉴别非癫痫性发作及假性发作。对于反复常规 EEG 结果阴性的患者，长时间通过数小时、数天或数周的 VEEG 监测，可以对少见的发作期及发作间期的异常 EEG 进行分析，并通过增加电极数（包含 32 电极、64 电极甚至更多的监测电极）来进行更为准确的癫痫灶定位。发作时的视频记录还可以获得癫痫发作时的症状学信息，并将其与当时的 EEG 进行对照研究。

（三）神经影像学检查

癫痫影像学检查的主要目的是寻找最可能与最重要的潜在病因，包括那些药物难治性癫痫需要接受手术治疗的患者。癫痫影像学检查方法有：常规 X 线摄影、脑血管造影、CT、MRI、正电子发射断层扫描（PET）、单光子发射断层扫描（SPECT），功能 MRI 成像、MRS 等。

电子计算机 X 线体层扫描（CT）有助于发现肿瘤或其他可能导致癫痫发生的结构性改变，但大多数癫痫患者的 CT 扫描结果正常。MRI 较 CT 有更高的软组织分辨率，对于诊断脱髓鞘病（脑白质病变）、脑炎、缺血、早期脑梗死和低度分化胶质瘤等疾病，优于 CT。此外，MRI 还有多方位成像的优点，一次扫描可以分别获得横断面、冠状面、矢状面和任意方向的层面图像，MRI 一般没有骨骼和金属产生的伪影。而 SPECT 与 PET 则对脑的生理、生化、化学递质、受体乃至基因改变的研究具有独特作用。

新发癫痫患者进行脑部影像学检查的指征包括：病史或脑电图提示有局灶性起源的依据，于婴儿期或是成人期首次发病者，神经系统体检有局灶性阳性体征者，经典抗癫痫药物正规治疗疗效不佳者，长期应用抗癫痫药物治疗癫痫得到控制，经过一段稳定期后发作再次频繁者或发作类型改变者。重复脑部影像学检查的指征有：癫痫复发，发作情况恶化，抗癫痫药物常规治疗出现难以解释的发作类型的变化以及神经系统体检发现体征出现变化。在所有的影像学检查方法中，MRI 技术为首选，可做颅脑或海马 MRI，应该作为诊断癫痫的常规检查内容。对于部分不能接受 MRI 扫描的，或是怀疑有脑部结构性损害、情况紧急的患者可以选用 CT 扫描。功能影像检查则多用于癫痫手术时致痫灶的定位。

1. MRI MRI（magnetic resonance imaging）已经成为评价癫痫患者（尤其是部分性发作的癫痫患者）最为重要的影像学检查技术。高清分辨率 MRI 能够对近 80% 行颞叶切除术的患者和近 60% 行额叶切除术的患者进行手术定位。MRI 在诊断颞叶海马硬化方面具有重要作用，典型表现为与癫痫灶同一侧的中央海马不对称变小或萎缩，受累海马在 T_2 加权上为高信号。具有内侧面海马硬化（MTS）的难治性癫痫的 MRI 检出率约为 90%，轻度的 MTS 可能不被 MRI 检出。约有 90% 颞叶癫痫的 MRI 发现与 EEG 改变相吻合，而颞叶外癫痫两者的一致性相对较低。其他能够被 MRI 成像检出的病变还包括：低级肿瘤、血管畸形、局限性损伤或胶质增生、脑皮质发育异常等。这些病变均是颞叶以外癫痫的重要病因，其中局部脑皮质发育异常较难被检出。

MRI 影像的采集技术对于能否发现异常病灶至关重要，一般高分辨率 MRI 所需的磁场强度至少要达到 1.5T，分别作冠状面、横断面和矢状面扫描（层厚≤1.5mm），T_1 加权、T_2 加权序列与 FLAIR 序列。根据解剖学特点，颞叶的 MRI 扫描取斜冠状位面的 T_1 加权像，扫描平面垂直于海马的长轴。

2. MRS 磁共振波谱仪（magnetic resonance spectroscopy, MRS）是一种评价体内组织和器官生化和代谢特征的非侵袭性与非损伤性检查方法，在颞叶癫痫的临床诊断方面具有越来越重要的地位。尽管许多原子核能够被 MRS 检测到，但用于颞叶癫痫的定侧诊断主要集中于[1]HMRS 波谱分析。H 质子是生物界最普遍存在的原子核，具有最高的绝对敏感性，代谢物信号的相对频率位置又称化学位移，受原子核局部磁场环境的影响。^{1}HMRS 主要有 3 个共振波：N - 乙酰天冬氨酸（NAA），胆碱类物质——磷酸胆碱、甘油磷酸胆碱和乙酰胆碱，肌酸和磷酸肌酸（Cr + PCr）。其他一些更为复杂的代谢物波峰如果存在也能被检测到，如乳酸，谷氨酸，γ-氨基丁酸等。NAA被定位于神经元内。由于总肌酸（Cr+PCr）浓度在大脑不同代谢情况下基本保持不变，所以Cr+PCr常作为计算比值的标准，如NAA/Cr比值，也有用NAA/（Cr+Cho）比值来进行比较分析的。^{1}HMRS用于颞叶癫痫定侧诊断的标准多种多样，有绝对浓度比较、有信号强度比值的比较，但就目前的MRI设备而论，只能用NAA/（Cr+Cho）比值作为颞叶癫痫定侧诊断的标准。颞叶癫痫患者病侧颞叶NAA降低和（或）Cr、Cho的升高所造成的NAA/（Cr+Cho）比值降低较为敏感。磁共振波谱技术为颞叶癫痫的术前定位诊断提供了新的手段。

3. 功能磁共振成像（fMRI）　近年来，功能性磁共振成像（functional magnetic resonance imagine，fMRI）的应用已得到广泛开展，fMRI采用自体血氧水平依赖（BOLD）的方法，了解特殊任务引起的局部脑血流和代谢的改变，从而了解局部的脑功能。fMRI是完全非创伤性的，而且提供了足够的任务相关信号来实现脑功能的激发研究。fMRI对癫痫的早期研究是语言功能定侧，同时对颞叶癫痫患者术前的记忆功能评价也具有价值。fMRI对颞叶癫痫的研究具有广阔的前景，其对手术预后的评价作用令人瞩目，对手术适应证的掌握和手术方案的选择也具有参考价值。

4. PET及SPECT　正电子断层显像（positron emission computed tomography，PET）属于功能显像范畴，采用不同的正电子显像剂进行脑部PET显像可反映脑功能方面的信息，包括血流、代谢及受体等功能。由此，PET脑功能显像又可分为脑血流灌注显像（血流量、血容量）、脑代谢显像（葡萄糖代谢、氧代谢、氨基酸代谢）和脑受体显像（多巴胺、5-羟色胺、阿片等各类受体）。目前常用的方法有：用$^{15}O-H_2O$来正确地测定局部脑血流灌注，用$^{18}F-FDG$（去氧葡萄糖）测定局部脑葡萄糖代谢率，用$^{11}C-FMZ$来测定苯二氮䓬受体密度，用$^{11}C-Diprenorphine$来测定颞叶癫痫中阿片受体的变化等。癫痫患者发作间期$^{18}F-FDG-PET$脑代谢研究最常见的异常是局部皮质下代谢降低而呈FDG摄取减少，通常低代谢区与发作源的部位相一致。

单光子发射电子计算机断层扫描（singlephoton emission computed tomography，SPECT）是一种核医学检查，主要也是反映脑功能（如脑血流灌注、代谢、受体等）的变化。SPECT的基本原理是将能衰变放出γ光子的放射性核素标记化合物静脉注射、吸入或服入体内，然后用探头从不同方向或角度接受被检查者部位释放出的γ光子，利用计算机特殊软件综合处理，重建核素立体分布的三维图像，测定单位体积的放射性活性（即浓度），SPECT在癫痫中的应用主要包括癫痫的诊断、癫痫灶的手术定位、治疗后评估等。原发性局灶性癫痫在脑血流灌注SPECT中大多表现为发作间期局部血流灌注减少，发作期相应部位血流灌注异常增加。特别是发作期的SPECT，能够给予较准确的定位。

PET或SPECT功能显像的最有效用途之一就是无创性帮助识别癫痫灶的定位。有一部分癫痫是难治性的，其局限性病灶需外科手术治疗，手术成功的关键在于癫痫灶的准确定位，在手术前进行PET或SPECT检查就是为了确定手术的范围。脑电图（EEG）尤其是24h动态EEG有时难以准确定位，在有限的时间能否探测到癫痫发作仍是问题；CT、MRI定位主要反映的是形态学与脑的结构性变化，对于那些仅有脑的功能或代谢改变而无形态学改变的病灶往往不能见到异常。而PET及SPECT在这方面具有明显的优越性。另外，对于复杂部分性发作的癫痫灶的探测，CT、MRI都不及PET或SPECT。PET及SPECT对癫痫灶定位较为准确，与颅内EEG吻合率较高。结合EEG，综合应用MRI、MRS、PET等手段可以提高癫痫特别是顽固性癫痫致痫灶切除术前定位诊断的准确率。

5. 脑磁图检查　神经元膜的离子流动不仅产生电场，还产生磁场，形成脑磁图（magnetoencephalography，MEG）。脑磁图是测量颅外磁场的方法，这个颅外磁场主要是由大脑的细胞内电流产生，场强极其微弱，只能通过特殊的感应器（超导量子干涉仪）进行测量。尽管 MEG 信号不受硬膜、头皮与颅骨等组织的影响，但是仍然会产生信号的衰减。与脑电图（EEG）测量一样，估计需要 $6 \sim 8cm^2$ 的脑皮质同步放电才能产生 MEG 的信号。MEG 与 EEG 均可用于皮质偶极子定位，MEG 和 EEG 的产生基础相同，但是脑磁图信号是由磁场组成的，方向与颅骨垂直，磁场由与皮质表面呈切线方向的流动偶极子产生，而径向位辐射电流对脑磁图信号作用不大。脑电图信号是由切线位和径向位两种偶极子成分共同作用的结果。同相应的脑电波形相比，脑磁图波形活动较局限。大量研究结果表明，对癫痫起源的成功模拟在于脑电图和脑磁图各自优势的互补、联合，两者的最高灵敏度方向互相垂直，EEG 对水平、径向位偶极子敏感.EMG 对垂直、切线位偶极子敏感。但 EMG 描记要求在较短时间内完成，因为患者必须安静地躺卧或坐在杜瓦瓶下保持不动，不能像脑电描记那样可以长时间监测；另外，信号大小严重影响 EMG 的描记结果，为此采取的屏蔽措施与倾斜仪器等价格昂贵，大大限制了其使用，因此，目前脑磁图偶极子定位的应用仍具有局限性。

（四）其他实验室检查

1. 催乳素（PRL）　癫痫发作，特别在强直阵挛发作后，血清 PRL 的水平明显升高，在发作后 $20 \sim 30min$ 达到高峰，随后 1h 内逐渐降低回到基线。另外，垂体病变、药物使用、外伤、中毒等都可能影响 PRL 水平，须注意假阳性的可能。

2. 神经元特异性烯醇化酶（NSE）　NSE 特异性地定位于神经元和神经内分泌细胞，主要参与糖酵解，在神经元坏死或损伤时进入脑脊液和血液。在癫痫发作后 NSE 明显升高。

（五）抗癫痫药物治疗反应

抗癫痫药物的治疗效应是癫痫最后诊断的一项根据。当然，不能认为一次药物治疗效果不好就否定癫痫的诊断。因为选药不当、药物剂量不足、代谢障碍以及患者对药物敏感性的差异等均可影响疗效。经验证明，正确的药物治疗可使 90% 以上的患者获得满意的效果。临床怀疑癫痫，但发作表现不典型，而脑电图检查又为阴性的病例，抗癫痫药物效应，往往成为确定诊断的主要依据。

二、鉴别诊断

临床上癫痫发作应与以下多种发作性疾病相鉴别（表 11-1），判断某种发作性疾病是否为癫痫，这是诊断中的重要问题，临床上要鉴别患者出现的发作性事件是否为癫痫，应注意与以下疾病相鉴别。

表 11-1　癫痫的鉴别诊断

1. 脑氧利用率下降 　青紫型屏气发作 　反射性缺氧发作 　晕厥 　心律失常 2. 偏头痛 3. 一过性脑缺血（包括一过性全面遗忘症） 　低血糖 　低血钙 4. 睡眠障碍 　夜间恐怖 　梦游 　梦话 　梦魇 　睡眠呼吸暂停 　发作性肌能力障碍 　发作性睡病 　磨牙病 　夜间遗尿 　良性婴儿睡眠肌阵挛 　睡眠肢体周期运动综合征	5. 与精神障碍有关的发作 　假性癫痫发作 　杜撰的癫痫发作 　过度换气综合征 　惊恐发作综合征 　交叉摩腿综合征 　儿童手淫 6. 运动疾患 　婴儿良性肌阵挛 　良性阵发性眩晕 　阵发性斜颈 　发作性舞蹈手足徐动 　战栗反应 　惊恐反应 　眼球运动失用症 　抽动 　一侧面肌痉挛 7. 脑干受压的强直发作 8. 胃食管反流

（周　云）

第六节　癫痫的治疗与预后

一、治疗

症状性癫痫者如能明确病因则应针对病因治疗，本节所讨论的是针对癫痫发作的治疗，主要的治疗手段包括药物治疗和手术治疗，此外还有生酮饮食与迷走神经刺激术等辅助治疗手段，除少数患者的发作情况外（详见下述），大多数患者均需要长期使用抗癫痫药物治疗。患者对战胜疾病的信心、积极乐观的情绪，有规律的工作、学习和生活，周围和社会的理解、支持与关心，都是使治疗取得成功的重要条件。此外，尚需注意适当的体育锻炼，避免烟酒等刺激物，不要从事高空或水上作业，驾驶、在高速转动的机器旁等工作，以免发生危险。除脑部本身已有病损者，未给予及时治疗，未按照发作类型选用药物，药物虽然选择恰当但剂量不足，服药不规则或经常更换药物，过早地停用药物或减量等，常是发作控制不佳的主要原因，均应设法避免及纠正。

抗癫痫药物治疗的目标是：①尽可能地控制发作；②最大限度地减少使用抗癫痫药物而产生的不良反应；③提高患者的生活质量。

癫痫诊断的建立需要至少两次非激发性的发作，一般而言，已建立癫痫诊断者均应开始治疗，但以下情况：某些外界因素引起的激发性发作，某些药物引起的偶尔发作或某些疾病如脑血管病等引起的急性期单次发作，发作频率稀疏如 1~2 年有一次发作以及某些类型的癫痫如良性儿童中央区－颞叶棘波灶癫痫等，可以权衡治疗利弊包括经济负担等因素，在与患者及家属充分沟通后，采取随访观察，可以暂不予药物治疗。

（一）发作时的处理

1. 全身性强直－阵挛发作　注意防止跌伤和碰伤，应立即使患者侧卧，尽量让唾液和呕吐物流出口外，不致吸入气道。在患者张口时，可将折叠成条状的小毛巾或手帕等塞入其上下白齿之间，以免舌部咬伤。衣领及裤带应该放松。抽搐时不可用力按压患者的肢体，以免造成骨折。发作大都能在几分钟内终止，不必采取特殊的治疗措施，亦不要采取所谓"掐人中"的方法，因为此举不仅不能终止发作，还有可能对患者造成新的伤害。对自动症发作的患者，在发作时应防止其自伤、伤人或毁物。

2. 癫痫持续状态的治疗　癫痫持续状态是一种严重而紧急的情况，必须设法于最短时间内使其中止，并保持24～48h不再复发。应保持气道的通畅和正常换气。在积极治疗病因的同时，选用以下药物之一进行静脉注射（均为成人剂量）。这些药物对呼吸循环功能都有不同程度的抑制，使用时必须严密观察。

（1）地西泮：10mg，于5～10min内静脉注射，由于分布快，血浓度很快下降，故作用持续时间较短，可以每隔15～20min重复应用，总量不超过100～200mg。地西泮注射偶可产生呼吸抑制，呼吸道分泌大量增加或血压降低。应注意观察并及时采取相应措施。

（2）苯妥英钠：文献报道，因地西泮作用时间较短，故在静注地西泮后应给予作用较持久的药物，一般用苯妥英钠0.5～1.0g静脉注射，目标总量至少13mg/kg甚至18mg/kg，每分钟注射不超过50mg。有心律不齐、低血压和肺功能损害者应谨慎。用苯妥英钠对局部刺激明显，国外现已有新一代制剂磷苯妥英钠（FDPH），可以减少这一不良反应。

（3）氯硝西泮：1～4mg静脉注射，但此药对心脏、呼吸的抑制作用均较地西泮为强。

（4）氯羟西泮（lorazepam）：4～8mg静脉注射。于2min内注完，亦有较佳效果，作用较地西泮持久，对心脏和呼吸系统抑制较地西泮为弱。

（5）丙戊酸钠：静脉注射，5～15mg/kg推注，1次注射以3～5min推完。每天可以重复2次。亦可静脉维持，0.5～1.0mg/（kg·h）。

（6）异戊巴比妥：0.5～0.75g，溶于注射用水10ml内缓慢静注，根据患者的呼吸、心律、血压及发作情况控制注射速度，如出现呼吸抑制现象时应立即停止用药。但目前国内无此药物。

（7）咪达唑仑：先予0.1mg/kg静脉注射后予0.1mg/（kg·h）静脉持续滴注，如癫痫再发作，加用咪达唑仑0.1mg/kg静脉注射并以0.05mg/（kg·h）幅度加量，直到惊厥控制，如果给药剂量达0.6mg/（kg·h）时，癫痫未控制考虑无效，不再加大用药剂量。如持续24h无癫痫发作，予逐渐减量，每12h以0.05～0.1mg/（kg·h）减量直至停用。静脉注射后，有15%患者可发生呼吸抑制。特别当与阿片类镇痛剂合用时，可发生呼吸抑制、停止，部分患者可因缺氧性脑病而死亡。

少数患者如仍难以控制，则可应用利多卡因甚至全身麻醉。在发作基本被控制后，根据患者的意识状态采用口服或鼻饲给药，用间歇期的药物剂量。

反复的全身强直－阵挛发作会引起脑水肿，后者又能促使癫痫发作，可静脉注射20%甘露醇等以消除脑水肿。还应注意维持患者的呼吸道畅通，防止缺氧，必要时作气管切开并人工辅助呼吸。还应保持循环系统的功能、预防和治疗各种并发症，如使用抗生素治疗继发感染等。

（二）发作间歇期抗癫痫药物的应用

抗癫痫药物的应用必须遵循下列原则：①有 2 次非激发性发作以上开始用药；②单药，小剂量开始，逐步达到有效浓度；③服药后不应随意更换或停药，换药应逐步进行；有良好控制并持续 3～5 年没有发作者方可考虑逐步撤减药物直至停药；④药物选择必须依发作类型或癫痫综合征而异，药物选择不当不仅不能控制癫痫，有时反能加剧发作，如卡马西平用于肌阵挛发作；⑤合并用药应当选用作用机制不同的药物；⑥不选用有相同不良反应的药物；⑦不选用同一类型的药物，如扑痫酮和苯巴比妥，丙戊酸钠与丙戊酸镁以及癫痫安等；⑧合并用药以二药联合为宜，除某些状态如换药外，不要同时使用三种以上药物。治疗流程见图 11-2。

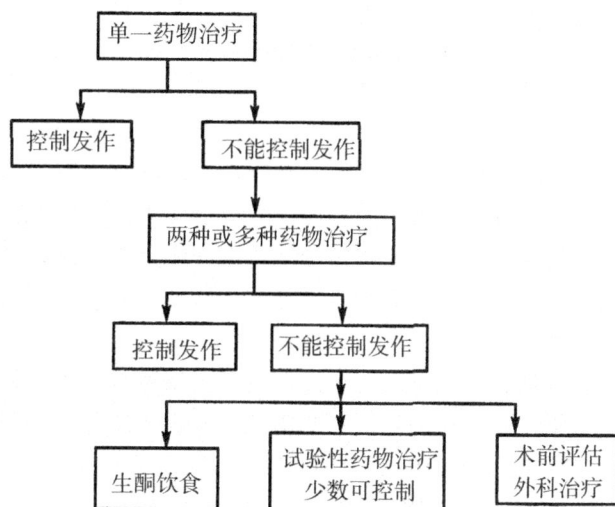

图 11-2 癫痫的治疗流程

抗癫痫药物的血清浓度测定有助于调整剂量和了解患者是否按要求服药。所有药物均与血清蛋白结合，但比例不同，起抗痫作用的是不与蛋白结合的这部分"游离"药物。常规测定的血药浓度为药物总浓度，是间接了解药物是否达到治疗范围的方法。但肝、肾功能差的患者可能与蛋白结合的这部分药物异常减少而"游离"药物浓度相对较高。在血浓度很低的情况下就能出现毒性反应。偶尔也可发生相反的情况，血浓度已经很高，患者却依然发作如旧，连药物的"生理性"不良反应也不出现。然而，所有的抗癫痫药物都有它的毒性、允许剂量和它一定的有效浓度及严重不良反应。

1. 全身强直-阵挛性发作　具体根据患者对哪个药的不良反应为最轻而选用，一般首选丙戊酸钠。

（1）丙戊酸钠：常用剂量为 0.2～0.4g，3 次/d，最大剂量为 1.8～2.4g，分次口服。主要不良反应为食欲缺乏，少数出现肝功能损害，尤其是年龄较小者。有效血浓度为 60～100μg/ml。

（2）苯妥英钠：优点为安全，可以控制发作而不引起镇静或智力影响，缺点是该药的代谢遵循饱和代谢动力学，且治疗剂量与中毒剂量接近，存在较大的个体差异。常用剂量为

0.3~0.4g/d，3次/d分服，口服吸收需要8~12h，有效血浓度为10μg/ml。与血清蛋白结合率高，与VPA竞争同一结合位点。部分患者在剂量偏高时使失神或大发作增多。主要不良反应为齿龈增生，毛发增生，偶有粒细胞减少。长期过大剂量可有中毒性小脑损害。

（3）苯巴比妥：一般无上述全身反应，但有产生镇静和反应迟钝的缺点。扑痫酮为扑米酮，在体内代谢为苯巴比妥，体内代谢产物为苯巴比妥与苯乙基二酰胺（phenylethylma-lonamide，PEMA），最大的不良反应也为镇静，常使患者因此而不能依从医嘱。若以小剂量（扑痫酮62.5mg，1/4片，1次/d）开始，逐渐增加剂量，可达到治疗目的而无镇静不良反应。苯巴比妥在儿童可能引起活动增多、过度兴奋或失神发作增多。该药另一缺陷是对认知功能尤其是儿童和青少年影响较明显。

（4）卡马西平：常用剂量为0.1~0.2g，3次/d服用，最大剂量为1.2g/d，分次口服。主要不良反应为皮疹、粒细胞减少，罕有再生障碍性贫血。有效血浓度为4~12μg/ml。

2. 其他全面性发作 失神可选用乙琥胺或丙戊酸，但前者目前国内无药。苯妥英钠、苯巴比妥、卡马西平、扑痫酮等均可加重失神发作。

非典型失神和肌阵挛发作较难控制，选用丙戊酸钠，也可应用氯硝西泮，但易于产生耐药性，氯硝西泮若与丙戊酸同用可能会触发失神发作持续状态，应当慎重。

3. 部分性发作 卡马西平、奥卡西平为治疗首选药物，苯妥英钠、扑痫酮、苯巴比妥也可能有效。丙戊酸钠的反应不一。复杂部分性发作一般难以控制，单药治疗常常无效而需合并用药，常用的组合有卡马西平、奥卡西平与丙戊酸钠，或者使用新一代抗癫痫药如拉莫三嗪、左乙拉西坦、托吡酯等。

这些药物在大剂量时都有神经毒性，在治疗范围血浓度常会出现眼球震颤，更高血浓度时可出现共济失调、眩晕、震颤、健忘、精神错乱、意识障碍等。

4. 婴儿痉挛症 常规抗癫痫药中多选用VPA，口服，50mg/kg，2次/d口服，10~14d后无效则增至100mg/kg，分2次口服，10~14d后如仍无效则代之以激素治疗，泼尼松每晨服30~40mg，4~6周后减至5mg，以后每2~4周减5mg，达隔日5mg，总疗程10~12个月。也可同时激素和氯硝西泮合用。口服维生素B₆300mg，3次/d，部分患儿可获显效。对伴结节硬化病者非尔氨酯（felbamate）效果较好，可惜国内无此药物。

5. 新型抗癫痫药 近十多年已有十余种新药上市，部分如托吡酯、拉莫三嗪、奥卡西平、加巴喷丁、左乙拉西坦等，在国内已用于临床，其余如唑尼沙胺等，已在国内完成临床试验并即将上市，不久即可应用于临床。

（1）非尔氨酯：口服吸收好，经过肝脏代谢。抗癫痫谱广，对Lennox-Gastaut综合征的非典型失神、强直性发作、肌阵挛发作、失张力性发作等也有效，还能减少复杂部分性发作、继发性全身性强直-阵挛发作。动物实验显示毒性较低，远高于控制发作的剂量在动物中无致畸作用。但5%~10%的患者因不良反应而终止用药。

（2）加巴喷丁：结构与γ-氨基丁酸（GABA）相近，但未发现它对经由GABA介导的抑制过程有何影响。与其他抗癫痫药物不同，在体内不代谢，以原型经肾脏排出体外，不与蛋白结合。与其他抗痫药无相互影响。半衰期短，必须服用3~4次/d。以添加治疗复杂部分性发作或继发性全身性强直-阵挛性发作。但近年来多个国际性临床试验的结果发现其疗效一般，故已有用于治疗神经痛的趋势。

（3）拉莫三嗪：为广谱抗癫痫药，口服吸收好，经肝脏代谢。对复杂部分性发作、原发或继发性全身强直 - 阵挛发作有效。单独应用时半衰期为 24h，与苯妥英钠或卡马西平共同使用时半衰期为 15h。丙戊酸能抑制其代谢，合用时半衰期延长至 60h，故必须将拉莫三嗪剂量减少 50% 以维持原来的血浓度。

（4）氨己烯酸（vigabatrin）：口服后很快吸收，它不与血浆蛋白结合，也无代谢产物。血浆半衰期为 5～7h。对部分性发作的疗效较好。但因有引起视野缺失的不良反应而使其应用受到限制。

（5）托吡酯：它能阻断钠离子通道，在 $GABA_A$ 受体上增强 GABA 活性，又可以抑制红藻氨酸/AMPA 受体，并可部分抑制碳酸酐酶活性，是一种有效的抗癫痫新药。国内常用剂量从 25mg/d 开始，逐步增加，每 2～4 周增加一次，多数在 200mg/d 分次服用时有效，最大剂量可达 400～800mg。主要不良反应为嗜睡、头昏、少数有找词困难、认知功能障碍与体重减轻。

（6）奥卡西平（oxcarbazepine）：为卡马西平的 10 - 酮基衍生物，口服吸收完全，生物利用度达 96%，半衰期仅为 1～2h，故达稳态快，无药物代谢自身诱导作用，并极少出现药物动力学相互作用，作用机制和临床特征同卡马西平。

（7）唑尼沙胺（zonisamide）：作用于钠离子通道及 T 型钙通道，口服吸收好，生物利用度高，半衰期为 27h，非线性药物动力学，临床上用于部分性发作、全身强直 - 阵挛性发作、失张力发作、不典型失神及肌阵挛发作。

（8）替加宾（tiagabine）：选择性抑制神经元及神经胶质细胞对 GABA 的重吸收，使突触间隙部位的 GABA 浓度增高。口服吸收快，生物利用度为 95%，肝中代谢但不影响肝酶，蛋白结合率 96%，半衰期为 4～8h，可应用于复杂部分性发作及继发性 GTC。但该药也因为有视野缺失的不良反应而使其应用受限。

（9）左乙拉西坦：口服吸收快，进食不影响其生物利用度，为线性动力学，半衰期 6～8h，蛋白结合率低，不被细胞色素 P450 代谢，66% 以原型从肾脏排出，主要不良反应为嗜睡、乏力、头昏，另外还见行为异常、激动、焦虑、不安、抑郁、幻觉、健忘、共济失调等。

（10）普瑞巴林（pregabalin）：是一种与抑制性神经递质 γ - 氨基丁酸（GABA）结构相类似的物质，可与中枢神经系统中电压门控钙通道辅助性亚单位结合，使钙离子在神经末梢处的内流减少，从而使一些神经递质（谷氨酸、去甲肾上腺素、5 - 羟色胺、多巴胺及 P 物质）的释放减少，通过这些活性和效应可起到抗惊厥、抗焦虑和止痛作用。

近年来随着循证医学的理念不断被接受，一些癫痫治疗的指南如 AAN、NICE、ILAE 等常被临床用以指导临床选药，中国抗癫痫协会（CAAE）综合上述指南也编制了《癫痫诊治指南》。

（三）癫痫的外科治疗

频繁的癫痫发作经规范抗癫痫药物治疗 2 年而控制发作，影响生活质量且无器质性脑病的患者，可进行包括颅内埋藏电极的详细 EEG 检查。若能明确为起源自一侧颞叶深部结构的致痫者，手术切除该侧颞叶可在 60% 以上的患者中获得发作终止或明显改善。致痫灶始自颞叶或其他新皮质者，手术切除也有助于发作的改善，但效果不如前者显著。

（四）生酮饮食治疗

生酮饮食最早是由模仿饥饿时产生酮病状态设计发展而来，是指高脂肪、低蛋白质和低碳水化合物的一种饮食，使患者体内产生酮体并维持酮酸中毒，从而控制癫痫发作。目前主要有3种类型。最常用的是传统类型，即脂肪主要以长链三酰甘油饮食为主。第2种为中链三酰甘油饮食，脂肪以中链三酰甘油为主，由于其对肠道刺激而不常用。第3种是改良型中链三酰甘油饮食，30%为中链三酰甘油，40%为长链三酰甘油。

作为当药物单独控制无效时的另一种手段，生酮饮食多用于儿童，大量临床报道证实其对儿童癫痫，包括 Lennox－Gastaut 综合征在内的多种形式发作的综合征及难治性癫痫，尤其是肌阵挛发作、失张力发作或猝倒发作以及不典型失神发作最为有效。以往认为生酮饮食用于成人不易获得持久稳定的酮病状态，但近年来也开始不断有关于生酮饮食治疗成人难治性癫痫的报道。临床应用需特别注意其禁忌证：各种脂肪、酮体代谢障碍性疾病或线粒体病，成人糖尿病，心脑血管疾病等。此外，一些抗癫痫药物可能加重生酮饮食的某些不良反应，它们包括乙酰唑胺、托吡酯、唑尼沙胺，它们都可能导致酸中毒以及肾结石。

二、预后

一般而言，无严重或进行性脑部病因的癫痫患者，学习工作能力和平均寿命不比一般人差。发作时的突然意识丧失可能造成意外，持续状态可致生命危险。若能及早诊断，在熟悉其病情的医师指导下，坚持长期、正规的治疗，应根据发作类型正确选择抗痫药物，首次选药正确与否对于疾病预后关系重大，大约70%的患者在用药后可获得发作完全控制，一般而言，预后大致可分为：

（1）属良性自限性疾病，发作频率少，发作后可缓解，并不一定需要抗癫痫药物治疗。如良性新生儿家族性惊厥、良性部分性发作、急性症状性发作、药物和高热引起的发作等。这部分病例占20%～30%。

（2）30%～40%的病例对抗癫痫药物较敏感，发作易控制，在发作控制后抗痫药可逐渐撤除。比较容易控制的发作类型包括失神发作、GTCS 和一些隐源性或症状性局限性癫痫。

（3）有10%～20%的患者使用抗癫痫药物治疗后能抑制其发作，但停药后会复发，需要终身服用抗痫药，此类包括青少年肌阵挛性癫痫以及大多数与部位相关的癫痫（隐源性或症状性）。

（4）另有约20%的患者预后不佳，即属于难治性癫痫，抗癫痫药物仅能减轻而不能抑制其发作，包括 West 综合征，Lennox－Gastaut 综合征，复杂部分性发作，先天性神经功能缺损（如结节性硬化、Sturge－Weber 综合征、脑发育不全）所致的发作以及部分性持续性癫痫，进行性肌阵挛性癫痫和以失张力/强直发作为特征的综合征，另外还包括有显著结构性损伤的部位相关性发作与部位相关性隐源性癫痫。

（周　云）

第十二章

神经系统常见疾病的中医治疗

第一节　健忘

健忘又称"善忘"、"多忘"、"喜忘"，是指记忆减退，遇事易忘的一种病症。健忘多因心脾虚损、髓海不足、心肾不交、痰瘀痹阻等，使心神失养，脑力衰弱所致。

一、病因病机

本病之病因，较为复杂。或因房事不节，肾精暗耗；或因思虑过度，劳伤心脾；或因案牍劳形，耗伤心血；或因禀赋不足，髓海欠充；或痰饮瘀血，痹阻心窍；或年老体弱，神志虚衰；或伤寒大病，耗伤气血等，均可引起健忘的发生。兹将病因病机简述如下：

1. 心脾两亏　心主神志，脾志为思，若思虑过度，劳心伤神，致心脾两亏，心失所养，心神不宁，而成健忘。

2. 心肾不交　大病久病，身体亏虚或房劳过度，阴精暗耗，肾阴亏虚，不能上承于心；心火独亢，无以下交于肾，心肾不交则健忘。

3. 髓海空虚　肾藏精、生髓，上通于脑。脑为元神之府、精髓之海。年迈之人，五脏俱衰，精气亏虚，不能上充于脑，髓海空虚，神明失聪，则健忘。

4. 痰迷心窍　饮食不节，过食肥甘或思虑忧戚，损伤脾胃，脾失健运，痰浊内生；或情志不畅，肝郁化火，炼液为痰；痰浊上犯，心窍被蒙，失于聪敏，则致健忘。

5. 气滞血瘀　情志失调，肝失疏泄，气机不畅，则气滞血瘀；或痰浊阻滞，血行不畅，则痰瘀互结；脑络痹阻，神失所养，浊蔽不明，使人健忘。

总之，健忘病位在脑，在脏属心，与肝、脾、肾关系密切。病属本虚标实，以虚为多。本虚为气血不足，心脾两虚，肾精亏损，髓海不足，心肾不交；标实包括气滞、火郁、痰阻、血瘀。日久病多虚实夹杂，痰瘀互结，数脏同病。

二、诊断与鉴别诊断

（一）诊断

1. 发病特点　各年龄人群均可发病，但以中老年人多见。一般起病隐袭，病程较长。也有继发于热病重病、精神心理疾病之后者。

健忘之发生，临床有以此为主症者，亦有为兼症者，诊断时可视健忘的程度和与他症的关系加以分别。

2. 临床表现　记忆减退，遇事善忘或事过转瞬即忘，重者言谈中不知首尾，即《类证治裁·健忘论治》所谓："陡然忘之，尽力思索不来也。"常伴有心悸、少寐、头晕、反应迟钝等症。

（二）鉴别诊断

1. 痴呆　痴呆与健忘均有记忆障碍，且多见于中老年人，但两者有根本区别。痴呆记忆障碍表现为前事遗忘，不知不晓，并伴随有精神呆滞，沉默少语，语无伦次，时空混淆，计算不能，举动不经等认知障碍与人格改变。而健忘是知其事而善忘，未达到遗忘的程度。有少部分健忘患者久治不愈，可以发展为痴呆。

2. 郁证　郁证以情志抑郁为主证，虽有多忘，但属兼证，主要表现为神志恍惚，情绪不宁，悲忧欲哭，胁肋胀痛，善太息或咽中如有异物梗阻等。而健忘以遇事善忘为主，无情志抑郁之证。郁证以中青年女性多见，健忘多发于中老年人，且男女均可发病。

三、辨证论治

（一）辨证要点

1. 详审病因　引起健忘之原因甚多，当仔细分辨。如年老而健忘者，多缘五脏俱损，精气亏虚；劳心过度而健忘者，缘心脾血虚之故；禀赋虚弱、神志不充者，缘先天不足，肾虚髓空；忧思太过、操劳过度者，以后天受损，脾虚精血不足居多。

2. 明辨虚实　健忘之证，虚者十居八九，但亦有邪实者。其虚多责之心、脾、肾之不足，其实则有痰气凝结与瘀血内停之不同。虚者可见体倦乏力、心悸少寐、纳呆语怯、腰酸耳鸣等症状，舌质淡或边有齿痕，脉多沉细无力或尺弱。其实者多有语言迟缓或神思欠敏等症状，舌苔白厚腻或舌质暗，脉多滑数或弦大。

（二）治疗原则

健忘，因虚而致者多，故治疗以补其不足为主要原则。补法之运用，或补益心脾，或交通心肾，或补肾填精，因证而异。若为气郁、痰阻、血瘀等证，当理气开郁、化痰泄浊、活血化瘀，同时兼顾扶正固本。

（三）分证论治

1. 心脾两亏　记忆减退，遇事善忘，精神倦怠，气短乏力，声低语怯，心悸少寐，纳呆便溏，面色少华。舌质淡，舌苔薄白或白腻，脉细弱无力。

病机：心藏神，脾主思，心脾两亏，则神志失藏，故记忆减退，遇事善忘；脾虚则气血生化不足，气虚则倦怠乏力，气短，神疲；心血虚则心悸，少寐；脾失健运，痰湿内生，则纳呆便溏，舌苔白腻；舌质淡，舌苔白，脉细弱无力，均为心脾两亏之征象。

治法：补益心脾。

方药：归脾汤。方中人参、黄芪、白术、甘草益气健脾；当归、龙眼肉养血和营；茯神、远志、酸枣仁养心安神益智；木香调气，使诸药补而不滞。诸药合用，则气血得补，心神得养，健忘可愈。可合用孔圣枕中丹。兼脘闷纳呆者，加砂仁、厚朴；兼不寐重者，加夜交藤、合欢皮、龙齿。

2. 心肾不交　遇事善忘，心烦失眠，头晕耳鸣，腰膝酸软或盗汗遗精，五心烦热。舌质红，苔薄白或少苔，脉细数。

病机：大病久病或房事不节，伤精耗气，精气亏虚，则脑髓失充，而肾阴亏于下，不能上承于心，心火亢于上，不能下交于肾，水火不济，心肾不交，均致神明失聪，遇事善忘；阴亏于下，阳亢于上，则头晕耳鸣；阴虚火旺，虚火内扰，心神不安，精关不固，则五心烦热，心悸失眠，盗汗遗精；肾为腰之府，肾虚故腰膝酸软。舌质红，苔少，脉细数，均为阴虚火旺之征。

治法：交通心肾。

方药：心肾两交汤化裁。方中熟地、山茱萸补肾益精；人参、当归益气养血；麦门冬、酸枣仁养阴安神；白芥子祛痰以宁心；黄连、肉桂上清心火，下温肾阳，交通心肾。如此，俾心肾交泰，水火既济，精足则神昌，健忘自可向愈。此外，朱雀丸、生慧汤等亦可酌情选用。

3. 髓海空虚　遇事善忘，精神恍惚，形体衰惫，气短乏力，腰酸腿软，发枯齿摇，纳少尿频。舌质淡，舌苔薄白，脉细弱无力。

病机：肾主藏精生髓，上通于脑。年老体衰，五脏俱亏，肾精亏虚，脑海不充，神明失聪，则遇事善忘，精神恍惚；肾主骨，其华在发，腰为肾之府，齿为骨之余，肾虚则腰酸腿软，发枯齿摇；肾与膀胱相表里，肾虚气化失司，州都失职，则尿频；精气亏虚则形体衰惫，气短乏力；脾失健运，则纳呆。舌质淡，舌苔白，脉细弱无力为精气虚弱之征。

治法：填精补髓。

方药：扶老丸。方中有人参、黄芪、白术、茯苓益气补脾；熟地、山茱萸、当归、玄参、麦门冬滋阴补肾；柏子仁、生酸枣仁、龙齿养心安神；石菖蒲、白芥子涤痰开窍。本方补后天以养气血，滋肝肾以益精髓，养荣健脑，宁心益智。若病重虚甚者，可合用龟鹿二仙膏，以加强补肾填精之功；伴心悸失眠者，可用寿星丸；偏于气阴亏虚，可用加减固本丸；阴阳两虚，可用神交汤。

4. 痰迷心窍　遇事善忘，头晕目眩，咯吐痰涎，胸闷体胖，纳呆呕恶，反应迟钝，语言不利。舌质淡，苔白腻，脉滑。

病机：脾失健运，聚湿生痰，痰浊上犯，痹阻脑络，蒙闭心窍，则致健忘，反应迟钝，语言不利；痰浊内阻，清窍不利，则头晕目眩，咯吐痰涎，胸闷；痰阻中焦，运化失司，胃气上逆，则纳呆呕恶；肥人多痰，故本证多见于体胖之人；舌质淡，苔白腻，脉滑，为痰饮之征象。

治法：涤痰通窍。

方药：导痰汤加石菖蒲、远志、白芥子。方中半夏、陈皮、茯苓、甘草燥湿健脾化痰；枳实行气化痰；胆南星化痰开窍。加用石菖蒲、远志、白芥子，以增涤痰开窍、宁心益智之功。若属热痰或痰郁化热，加竹沥、郁金、黄连；伴气虚，加党参、白术、黄芪；痰瘀互结，加丹参、川芎、红花、桃仁或合用血府逐瘀汤。

5. 气滞血瘀　记忆减退，遇事善忘，表情淡漠，情绪低落，胸胁胀闷，失眠头晕，唇甲青紫。舌质淡紫或有瘀斑、瘀点、舌苔白，脉弦或涩。

病机：七情失调，肝失疏泄，气滞血瘀，脑脉痹阻，则记忆减退，遇事善忘，即所谓"瘀在上则忘也"；肝气郁结，则表情淡漠，情绪低落，胸胁胀闷；气滞血瘀，心神失养，清窍不利，则失眠头晕；瘀血内阻，则唇甲青紫；舌质淡紫或有瘀斑、瘀点，舌苔白，脉弦或涩，为气滞血瘀之征。

治法：行气开郁，活血通络。

方药：气郁为主用逍遥散，血瘀为主用血府逐瘀汤。逍遥散中柴胡、薄荷疏肝行气醒脑；白芍、当归养血活血柔肝；白术、茯苓、甘草益气祛痰宁心。血府逐瘀汤中当归、生地、赤芍、川芎养血活血；桃仁、红花、牛膝活血化瘀；柴胡、桔梗、枳壳行气开郁；甘草调和诸药，调中和胃，顾护正气。两方气血并治，各有侧重，当因证选用。若肝郁气滞，心肾不交，可用通郁汤。下焦蓄血而健忘者，可用抵当汤下之。

四、其他

1. 单方验方　远志、石菖蒲等分煎汤，代茶饮。

2. 中成药　开心丸（《圣济总录·心脏门》）：远志、石菖蒲、白茯苓、人参四味，按4∶3∶3∶2的比例配方，为末，炼蜜制丸如梧桐子大。每服三十丸，米饮下，日再服，渐加至五十丸。

3. 针灸

（1）取穴百会、中脘、足三里。用艾条温灸百会30分钟，中脘针后加灸，足三里针刺补法，留针30分钟，每日治疗1次。

（2）耳针取穴心、肾、脑干、皮质下、内分泌反应点，采取耳穴压丸法。方法是：将药丸（王不留行、莱菔子）粘在0.8cm²的医用胶布上，找准穴位压痛点贴上，每次每穴连续按压10下，每日按压3~5次，隔星期换压另一侧耳郭。按压时以局部出现酸、麻、胀、痛感为度。

4. 推拿　头部按摩：用十指指腹均匀搓揉整个头部的发根，从前到后、从左到右，次序不限，务必全部揉到。其重点揉搓穴位是百会、四神聪、率谷。反复3次。

（刘海英）

第二节　失眠

一、概述

失眠，是临床以经常性不能获得正常睡眠为特征的病症。不寐的症情轻重不一，轻者可见入寐困难，时寐时醒，醒后不能再寐，或寐而不酣，严重者可彻夜不寐。根据不寐的临床特点，属西医学的失眠症，对由于更年期综合征、神经官能症、高血压病、脑动脉硬化症患者，出现以失眠为主症者，均可参照本证辨证论治。

凡以不寐或不易入睡，或寐而易醒等为主要临床表现者均可诊断为不寐。其概念较为明确，但不寐作为一个症状，也可出现在其他疾病中，有些医籍文献中的"不得卧"在概念上有两种意思：一是不寐；二是因疾病所苦而不得安卧，这不包括"不寐"之中，如停饮、胸痹、烦躁、脏躁、头痛等。

1. 不寐与停饮　不寐与痰饮中之停饮证都可见难以入睡的症状。但不寐是以难以入睡为主症，且能平卧，临床以虚证多见。而停饮证系痰饮停于胸胁，脉络受阻，饮邪迫肺，肺气上逆，而致咳喘不得平卧，并非难以入睡，多见于实证。

2. 不寐与胸痹　不寐以阴血不足，不能奉养脑心，而致不寐为主症，兼见心烦、头晕。而胸痹系气血瘀阻，胸阳不宣所致，临床上以胸闷心痛、心悸盗汗为主症，心烦失眠为兼症。所谓"胸痹不得卧，心痛彻背者……"

3. 不寐与烦躁　二者均有烦躁和不寐的症状，但不寐系由心阴不足，阴虚内热，虚热内扰神明所致，以失眠为主症，兼有心烦或虚烦不安。而烦躁多因邪热壅盛，灼伤心阴，即心中烦不得卧，以烦躁为主症，兼见失眠。

4. 不寐与脏躁　二者共症均为难以入睡。但不寐则是因内伤阴血不足，阳盛阴衰，心肾不交，故难以入睡为主症，心烦不安为兼症。而脏躁则是多因素影响，郁久伤心，或胎前产后精（阴）血亏虚，神明失养，神躁不宁，其主症为烦躁不安、哭笑无常（或喜怒不定），兼有夜寐不安、难以入睡。

5. 不寐与头痛　不寐在阴虚肝旺证中出现头痛与肝阳上亢所致头痛病证相类似。但不寐系因肝阴不足，肝阳上扰脑窍，以失眠为主症，兼有头痛、心烦易怒。而头痛病是由肝阳上亢，循经上扰清窍，以头痛为主症，兼有心烦失眠。

二、辨证治疗

（一）辨证要点

（1）辨轻重：不寐的病症轻重，与其病因、病程久暂有关，通过不同的临床表现加以辨别。轻症表现为少眠或不眠，重者彻夜不眠，轻者数日即安，重者成年累月不解，苦于入睡困难。

（2）辨虚实：不寐的病性有虚实之分。虚证多属阴血不足，心脑失其所养；临床特点为体质瘦弱，面色无华，神疲懒言，心悸健忘，多因脾失化源，肝失藏血，肾失藏精，脑海空虚所致。实证为火盛扰心，或瘀血阻滞；临床特点为心烦易怒，口苦咽干，便秘溲赤，胸闷且痛，多因心火亢盛、肝郁化火、痰火郁滞，气血阻滞所致。

（3）辨脏腑定位：不寐的主要病位在心脑。由于心神被扰或心神失养，神不守舍而致不寐。亦因肾精亏虚，脑海失滋，神不守持，亦为不寐。其他脏腑，如肝、胆、脾、胃、肾的阴阳气血失调，也可扰动心脑之神而致不寐。因而应在兼证上加以辨别。如急躁易怒而不寐者，多为肝火内扰；入睡后易惊醒者，多为心胆虚怯；脘闷苔腻而不寐者，多为脾胃宿食，痰浊内盛；心烦心悸，头晕健忘，腰困胫酸而不寐者，多为阴虚火旺，心肾不交；面色少华，肢倦神疲而不寐者，多为脾虚不运，心神失养；心烦眠，不易入睡，醒后不易再睡者，多为心脾两虚，等等。

（二）分证论治

1. 实证

（1）肝郁化火

主症：烦热不寐，性情急躁易怒，目赤口苦，口渴喜饮，小便黄赤，大便秘结，舌红苔黄，脉弦而数。

治法：疏肝泻热，宁心安神。

方药：龙胆泻肝汤（龙胆草、泽泻、木通、车前子、当归、柴胡、生地黄）。

若大便秘结，加大黄；如胸闷胁胀，善太息者加郁金、香附。

（2）痰热内扰

主症：不寐头重，痰多胸闷，吞酸恶心，心烦口苦，目眩，苔腻而黄，脉滑数。

治法：清热化痰，和胃安神。

方药：温胆汤（半夏、橘皮、甘草、枳实、竹茹、生姜、茯苓）。

热重、心烦口苦、舌质红、苔黄腻，脉滑数者加黄连、山栀；食滞脘腹胀闷不适，苔厚腻者加神曲、山楂、莱菔子；若痰热重而大便不通者可用礞石滚痰丸。

2. 虚证

（1）阴虚火旺

主症：心烦不寐，心悸不安、头晕、耳鸣、五心烦热、口干津少、舌红脉细数。

治法：滋阴降火，养心安神。

方药：黄连阿胶汤（黄连、阿胶、黄芩、鸡子黄、芍药）。

朱砂安神丸（黄连、朱砂、生地黄、归身、炙甘草）。

阴虚阳亢，心烦不安，头昏，耳鸣，加珍珠母、龙齿；心肾不交，虚阳上越，头面烘热，舌尖红，足冷，加肉桂引火归元；肝血不足，阴虚内热，虚烦不眠，头晕目眩，咽干口燥，脉弦细数者合酸枣仁汤清热除烦。

（2）心脾两虚

主症：梦多易醒，心悸健忘，头晕目眩，神疲肢倦，饮食无味，面色少华，舌淡，苔薄，脉细弱。

治法：补养心脾，以生气血。

方药：归脾汤（党参、黄芪、白术、茯神、酸枣仁、龙眼、炙甘草、当归、远志、生姜、大枣）。

如心血不足者，加阿胶熟地、白芍以养心血，如兼见脘闷纳呆、苔滑腻者，加半夏、陈皮、茯苓、厚朴等，心胆虚怯，梦多易惊，胆怯心悸合安神定志丸。

三、其他疗法

1. 针灸疗法

（1）辨证治疗：心脾两虚者，补三阴交、神门、心俞、膈俞、脾俞；心肾不交者，补肾俞、太溪，泻心俞、劳宫；心胆虚怯者，补心俞、胆俞、大陵、丘墟、神门、三阴交；肝阳上扰者，泻神门、三阴交、肝俞、间使、太冲；肝胆火炽者，泻肝俞、胆俞、太冲、行间；脾胃不和者，泻中脘、天枢、丰隆、内关，补脾俞、神门、足三里、胃俞；心火独亢者，泻神门、内关、三阴交、太溪等。每次选3～4穴，交替针刺，7～10天为1个疗程。

（2）皮肤针：心肾不交者，取心俞、肾俞、神门、太溪、巨阙、神堂、三阴交、夹脊穴（3～6椎，13～21椎）为主穴；配用京门、大钟、大陵、魂门、郄门、通里、厥阴俞等穴。肝胆火旺者，取肝俞、胆俞、太冲、期门、内庭、厥阴俞、外关、身柱、夹脊穴（5～10椎，13～21椎）；配用丘墟、日月、内关、三焦俞、风池、行间。以皮肤针轻叩穴位，使局部皮肤潮红即可，每天或隔天1次。

（3）耳针：选神门、心、脾、肾、脑、下脚端等穴，每次取2～3穴，捻转予中强刺激，留针20分钟。

2. 单验方

（1）炒酸枣仁 10～15g，捣碎，水煎后，晚上临睡前服。

（2）炒酸枣仁 10g，麦门冬 6g，远志 3g，水煎后，晚上临睡前顿服。

（3）酸枣树根（连皮）30g，丹参 12g，水煎 1～2 小时，分 2 次，在午休及晚上临睡前各服 1 次，每天 1 剂。

（4）核桃仁、黑芝麻、桑葚子叶各 30g，共捣为泥，做成丸，每丸 3g，每服 9g，每天 3 次。

（5）炙甘草 15g，水煎代茶饮。

（6）酸枣仁 30g，炒香捣为散，加入人参 30g，辰砂 15g，乳香 7.5g，炼蜜为丸服。治阳虚不眠，心多惊悸。

3. 气功疗法　以坐位入静为主的内差功、强壮功为好。练功时除掌握气功的一般方法要领外，着重入静练习。练功时环境要安静，坐位后全身要放松，眼开一线，注意鼻尖，舌尖抵上颚，唾液多后徐徐下咽。要意守小腹，呼吸均匀细长，鼻吸鼻呼，并默念呼吸次数。念到 100 次再从 1 念起。如不用念数法，可用随息法，即思想高度集中在呼吸上，吸时气下沉入小腹，呼时气渐升细细呼出，思想随着呼吸升降，不开小差。如有杂念，立即把思想收回来。每次练功为 10 分钟，逐渐延长练功时间。本法对失眠效果尚好。

4. 推拿疗法

（1）推头：坐位，头部垫毛巾。医生站于体侧，一手按头后额部，另一手用拇指平推正中和两侧经线，由前发际推到后发际，手法要平稳，不宜快。然后用掌根大小鱼际部揉两侧及后枕部，由上而下反复揉摩。头部推拿时，嘱患者思想集中在头部推拿手法的刺激上。推 10 分钟左右，便入朦胧状或入睡状为好。推后一般即觉头部轻松舒适感。

（2）取穴：先取风池、风府穴，用指揉法，手法宜平稳，不需要强刺激，以轻轻得气感为好。再取下肢两侧足三里和三阴交穴，手法同上，强度可稍大。

5. 药膳疗法

（1）大枣 20 枚，连须葱白 7 棵。将枣洗净水泡发后，煮 20 分钟，再将葱白洗净加入，继续用文火煮 10 分钟，吃枣喝汤，每天 1 次，连服数天。

（2）龙眼肉 500g，白糖 50g。将龙眼肉放碗中加白糖，反复蒸、晾 3 次，使色泽变黑，将龙眼肉再拌入少许白糖，装瓶备用。每天服 2 次，每次 4～5 颗。连服 7～8 天。上法适用于心脾亏虚之失眠证。

（3）酸枣仁 15～25 粒，黄花菜 20 根。炒至半熟，捣碎，研成细末。睡前 1 次服完，连服 10～12 天。适用于肝郁气滞证。

（4）生鸡子黄 1 枚，山药 20g，陈皮 10g，鲜花空叶 60g。将后三味水煮取汁，临睡前以此汁将鸡子黄趁热服下，时间不久，即可安眠。适用于痰湿中阻证失眠。

（5）炒萝卜子 10g，焦山楂 30g，大枣 15 枚，葱白 7 根，鸡内金 10g，水煎去渣温服。适用于饮食中阻证失眠。

四、预防与调护

（一）预防

（1）注意精神方面的调摄。由于不寐为心脑神志的病变，故应调摄精神，喜怒有节，心情舒畅；避免脑力劳动过度，精神紧张，保持良好的精神状态。

（2）注意居处环境的安静。要居室或周围环境安静，设法尽量避免和消除周围的噪声，睡前不易听喜乐时间过长，以免引起兴奋而难以入睡。

（3）要生活规律，按时作息，养成良好的睡眠习惯。

（4）要节制房事，以免房劳过度损伤肾精，使脑海空虚，导致失眠。

（5）加强体育锻炼，增强体质，促进形神健康。

（6）平时不应过食辛辣刺激之食物，尤其睡前不宜过多吸烟或过饮浓茶。

（二）调护

（1）生活护理：劝导患者养成生活规律，起居定时的习惯，卧室要光线暗淡舒适，使其安静入睡。

（2）饮食护理：晚餐不宜过饱，少食油煎厚味及不易消化之食物。心脾两虚者宜食当归羊肉汤，阴虚火旺者宜食较多的蔬菜瓜果，忌油煎、烙烤食品。睡前禁喝咖啡、浓茶及吸烟。

（3）注意房室安静，工作人员及陪视人不要大声喧哗，说话轻、走路轻、关门轻、操作轻。

（4）精神调摄：时刻注意患者情绪变化，做好患者思想工作，护士要对精神紧张的患者多在床旁安慰，稳定情绪，消除顾虑，使心情舒畅，促进入睡。

（5）做好诱导工作，如让患者睡前口念数字，听钟声，听轻松音乐，使其渐渐入睡。

（6）加强体育锻炼，如晨起打太极拳、散步等，并持之以恒，促进身心健康。

（7）注意服药方法，一般以午睡及晚上临睡前各服 1 次为好。

（8）及时消除病因，如因痛失眠者应止痛，大便秘结者通便，咳嗽者应止咳等。

（9）对严重不寐者或同时具有精神失常者，要注意安全，防止发生意外。

（刘海英）

第三节　癫狂

癫病以精神抑郁，表情淡漠，沉默痴呆，语无伦次，静而少动为特征；狂病以精神亢奋，狂躁刚暴，喧扰不宁，毁物打骂，动而多怒为特征。癫病与狂病都是精神失常的疾病，两者在临床上可以互相转化，故常并称。

癫之病名最早见于马王堆汉墓出土的《足臂十一脉灸经》"数癃疾"。癫狂病名出自《内经》。该书对于本病的症状、病因病机及治疗均有较详细的记载。在症状描述方面，如《灵枢·癫狂》篇说："癫疾始生，先不乐，头重痛，视举，目赤，甚作极，已而烦心"、"狂始发，少卧，不饥，自高贤也，自辨智也，自尊贵也，善骂詈，日夜不休。"在病因病机方面，《素问·至真要大论篇》说："诸躁狂越，皆属于火。"《素问·脉要精微论篇》说："衣被不敛，言语善恶，不避亲疏者，此神明之乱也。"《素问·脉解篇》又说："阳尽在上，而阴气从下，下虚上实，故狂癫疾也。"指出了火邪扰心和阴阳失调可以发病。《灵枢·癫狂》篇又有"得之忧饥"、"得之大恐"、"得之有所大喜"等记载。明确指出情志因素亦可以导致癫狂的发生。《素问·奇病论篇》说："人生而有病癫疾者，此得之在母腹中时。"指出本病具有遗传性。在治疗方面，《素问·病能论篇》说："帝曰：有病怒狂者，其病安生？岐伯曰：生于阳也。帝曰：治之奈何？岐伯曰：夺其实即已，夫食入于阴，长气于阳，故夺其食则已，使之服以生铁落为饮，夫生铁落者，下气疾也。"至《难经》则明确提出癫与狂的鉴别要点，如《二十难》记有"重阳者狂，重阴者癫"，而《五十九难》对癫狂二证则从症状表现上加以区别，其曰："狂癫之病何以别之？然：狂疾之始发，少卧而不饥，自高贤也，自辩智也，自倨贵也，妄笑好歌乐，妄行不休是也。癫疾始发，意不乐，僵仆直视，其脉三部阴阳俱盛是也。"对两者的鉴别可谓要言不繁。

癫病与狂病都是精神失常的疾患，其表现类似于西医学的某些精神病，精神分裂症的精神抑郁型，心境障碍中躁狂抑郁症的抑郁型、抑郁发作大致相当于癫病。精神分裂症的紧张性兴奋型及青春型、心境障碍中躁狂抑郁症的躁狂型、躁狂发作、急性反应性精神病的反应兴奋状态大致相当于狂病。凡此诸病出现症状、舌苔、脉象等临床表现与本篇所述相同者，均可参考本篇进行辨证论治。

一、病因病机

癫狂发生的原因，总与七情内伤密切相关，或以思虑不遂，或以悲喜交加，或以恼怒惊恐，皆能损伤心、脾、肝、胆，导致脏腑功能失调和阴阳失于平秘，进而产生气滞、痰结、火郁、血瘀等，蒙蔽心窍而引起神志失常。狂病属阳，癫病属阴，病因病机有所不同。如清代叶天士《临证指南医案》龚商年按："狂由大惊大恐，病在肝胆胃经，三阳并而上升，故火炽则痰涌，心窍为之闭塞。癫由积忧积郁，病在心脾包络，三阴蔽而不宣，故气郁则痰迷，神志为之混淆。"

癫狂发生的存在原发病因、继发病因和诱发因素。原发病因有禀赋不足，情志内伤和饮食不节；继发病因有气滞、痰结、火郁、血瘀等；诱发因素有情志失节，人事怫意，突遭变乱及剧烈的情志刺激。癫病起病多缓慢，渐进发展，癫病病位在肝、脾、心、脑，病之初起多表现为实证，后转换为虚实夹杂，病程日久，损伤心、脾、脑、肾，转为虚证。狂病急性发病，狂病病位在肝、胆、胃、心、脑，病之初起为阳证、热证、实证，渐向虚实夹杂转化，终至邪去正伤，渐向癫病过渡。

兹从气、痰、火、瘀四个方面对本病的病因病机列述如下。

1. 气机阻滞　《素问·举痛论篇》有"百病皆生于气"之说，平素易怒者，由于郁怒伤肝，肝失疏泄，则气机失调，气郁日久，则进一步形成气滞血瘀，或痰气互结，或气郁化火，阻闭心窍而发为癫狂。正如《证治要诀·癫狂》所说"癫狂由七情所郁，遂生痰涎，迷塞心窍"。

2. 痰浊蕴结　自从金元时代朱丹溪提出癫狂与"痰"有关的论点以后，不少医家均宗其说。如明代张景岳《景岳全书·癫狂痴呆》说："癫病多由痰气，凡气有所逆，痰有所滞，皆能壅闭经络，格塞心窍。"近代张锡纯《医学衷中参西录·医方》明确指出"癫狂之证，乃痰火上泛，瘀塞其心与脑相连窍络，以致心脑不通，神明皆乱"。由于长期的忧思郁怒造成气机不畅，肝郁犯脾，脾失健运，痰涎内生，以致气血痰结。或因脾气虚弱，升降失常，清浊不分，浊阴蕴结成痰，则为气虚痰结。无论气郁痰结或气虚痰结，总由"痰迷心窍"而病癫病。若因五志之火不得宣泄，炼液成痰，或肝火乘胃，津液被熬，结为痰火；或痰结日久，郁而化火，以致痰火上扰，心窍被蒙，神志遂乱，也可发为狂病。

3. 火郁扰神　《内经》早就指出狂病与火有关。如《素问·至真要大论篇》指出：

"诸躁狂越，皆属于火。"《素问·阳明脉解篇》又说："帝曰：病甚则弃衣而走，登高而歌，或至不食数日，逾垣上屋，所上之处，皆非其素所能也，病反能者何也？岐伯曰：四肢者，诸阳之本也，阳盛则四肢实，实则能登高也"、"帝曰：其妄言骂詈不避亲疏而歌者何也？岐伯曰：阳盛则使人妄言骂詈，不避亲疏而不欲食，不欲食故妄走也。"因阳明热盛，上扰心窍，以致心神昏乱而发为狂病。《景岳全书·癫狂痴呆》亦说："凡狂病多因于火，此或以谋为失志，或以思虑郁结，屈无所伸，怒无所泄，以致肝胆气逆，木火合邪，是诚东方实证也，此其邪盛于心，则为神魂不守，邪乘于胃，则为暴横刚强。"综上所述，胃、肝、胆三经实火上升扰动心神，皆可发为狂病。

4. 瘀血内阻　由于血瘀使脑气与脏腑之气不相连接而发狂。如清代王清任《医林改错》说："癫狂一证，哭笑不休，詈骂歌唱，不避亲疏，许多恶态，乃气血凝滞，脑气与脏腑气不接，如同做梦一样。"并自创癫狂梦醒汤治疗本病。另外，王清任还创立脑髓说，其曰："灵机记性在脑者，因饮食生气血，长肌肉，精汁之清者，化而为髓"、"小儿无记性者，脑髓未满，高年无记性者，脑髓渐空。"联系本病的发生如头脑发生血瘀气滞，使脏腑化生的气血不能正常的充养元神之府，或因血瘀阻滞脉络，气血不能上荣脑髓，则可造成灵机混乱，神志失常发为癫狂。

综上所述，气、痰、火、瘀均可造成阴阳的偏盛偏衰，而历代医家多以阴阳失调作为本病的主要病机。如《素问·生气通天论篇》说："阴不胜其阳，则脉流薄疾，并乃狂。"又《素问·宣明五气论篇》说："邪入于阳则狂，邪入于阴则痹，搏阳则为癫疾。"《难经·二十难》说："重阳者狂，重阴者癫。"所谓重阴重阳者，医家论述颇不一致。有说阳邪并于阳者为重阳，阴邪并于阴者为重阴；有说三部阴阳脉皆洪盛而牢为重阳，三部阴阳脉皆沉伏而细为重阴；还有认为气并于阳而阳盛气实者为重阳，血并于阴而阴盛血实者为重阴。概言之，两种属阳的因素重叠相加称为重阳，如平素好动、性情暴躁，又受痰火阳邪，此为重阳而病狂；两种属阴的因素重叠相加，称为重阴，如平素好静，情志抑郁，又受痰郁阴邪，此为重阴而病癫。此后在《诸病源候论》、《普济方》以及明清许多医家的著述中，也都说明机体阴阳失调，不能互相维系，以致阴虚于下，阳亢于上，心神被扰，神明逆乱而发癫狂。

二、诊断

（一）发病特点

本病发生与内伤七情密切相关，性格暴躁、抑郁、孤僻、易于发怒、胆怯疑虑等，是发病的常见因素；头颅外伤、中毒病史对确定诊断也有帮助。但其主要诊断依据是灵机、情志、行为三方面的失常。所谓灵机即记性、思考、谋虑、决断等方面的功能表现。

（二）临床表现

本病的临床症状大致可分为4类，兹分述于后。

（1）躁狂症状：如弃衣而走，登高而歌，数日不食而能逾垣上屋，所上之处，皆非其力所能，妄言骂詈，不避亲疏，妄想丛生，毁物伤人，甚至自杀等，其证属实热，为阳气有余的症状。

（2）抑郁症状：如精神恍惚，表情淡漠，沉默痴呆，喃喃自语或语无伦次，秽洁不知，颠倒错乱，或歌或笑，悲喜无常，其证多偏于虚。为阴气有余的症状，或为痰气交阻。

（3）幻觉症状：幻觉是患者对客观上不存在的事物，却感到和真实的一样，可有幻视、幻听、幻嗅、幻触等症。如早在《灵枢·癫狂》就对幻觉症状有明确的记载："目妄见，耳妄闻……善见鬼神。"再如明代李梃《医学入门·癫狂》记有："视听言动俱妄者，谓之邪祟，甚则能言平生未见闻事及五色神鬼。"此处所谓邪祟，即为幻觉症状。

（4）妄想症状：妄想是与客观实际不符合的病态信念，其判断推理缺乏令人信服的根据，但患者坚信其正确而不能被说服。正如《灵枢·癫狂》所说："自高贤也，自辨智也，自尊贵也。"《中藏经·癫狂》也说："有自委曲者，有自高贤者。"此外，还可有疑病、自罪、被害、嫉妒等妄想症状。

这些临床症状不是中毒、热病所致，头颅 CT 及其他辅助检查没有阳性发现。

总之，癫病多见抑郁症状，呆滞好静，其脉多沉伏细弦；狂病多见躁狂症状，多怒好动，其脉多洪盛滑数，这是两者的区别。至于幻觉症状和妄想症状则既可见于癫病，也可见于狂病。

三、鉴别诊断

1. 痫病　痫病是以突然仆倒，昏不知人，四肢抽搐为特征的发作性疾患，与本病不难区分。但自秦汉至金元时期，往往癫、狂、痫同时并称，常常混而不清，尤其是癫病与痫病始终未能明确分清，及至明代王肯堂才明确提出癫狂与痫病的不同。如《证治准绳·癫狂痫总论》说："癫者或狂或愚，或歌或笑，或悲或泣，如醉如痴，言语有头无尾，秽洁不知，积年累月不愈"；"狂者病之发时猖狂刚暴，如伤寒阳明大实发狂，骂詈不避亲疏，甚则登高而歌，弃衣而走，逾垣上屋，非力所能，或与人语所未尝见之事"；"痫病发则昏不知人，眩仆倒地，不省高下，甚而瘛疭抽掣，目上视，或口眼歪斜，或口作六畜之声。"至此已将癫狂与痫病截然分开，为后世辨证治疗指出了正确方向。

2. 谵语、郑声　谵语是因阳明实热或温邪入于营血，热邪扰乱神明，而出现神志不清、胡言乱语的重症。郑声是指疾病晚期心气内损，精神散乱而出现神识不清，不能自主，语言重复，语声低怯，断续重复而语不成句的垂危征象。狂病与谵语、郑声在症状表现上是不同的，如《东垣十书·此事难知集·狂言谵语郑声辨》记有"狂言声大开自与人语，语所未尝见事，即为狂言也。谵语者，合目自语，言所日用常见常行之事，即为谵语也。郑声者，声战无力，不相接续，造字出于喉中，即郑声也"。

3. 脏躁　脏躁好发于妇人，其症为悲伤欲哭，数欠伸，像如神灵所作，但可自制，一般不会自伤及伤害他人，与癫狂完全丧失自知力的神志失常不同。

四、辨证

（一）辨证要点

1. 癫病审查轻重　精神抑郁，表情淡漠，寡言呆滞是癫病的一般症状，初发病时常兼喜怒无常，喃喃自语，语无伦次，舌苔白腻，此为痰结不深，证情尚轻。若病程迁延日久，则见呆若木鸡，目瞪如愚，灵机混乱，舌苔渐变为白厚而腻，乃痰结日深，病情转重。久则正气日耗，脉由弦滑变为滑缓，终至沉细无力。倘使病情演变为气血两虚，而症见神思恍惚，思维贫乏，意志减退者，则病深难复。

2. 狂病明辨虚实　狂病应区分痰火、阴虚的主次先后，狂病初起是以狂暴无知，情感高涨为主要表现，概由痰火实邪扰乱神明而成。病久则火灼阴液，渐变为阴虚火旺之证，可见情绪焦躁，多言不眠，形瘦面赤舌红等症状。这一时期，分辨其主次先后，对于确定治法处方是很重要的。一般说，亢奋症状突出，舌苔黄腻，脉弦滑数者，是痰火为主，而焦虑、烦躁、失眠、精神疲惫，舌质红少苔或无苔，脉细数者，是阴虚为主。至于痰火、阴虚证候出现的先后，则需对上述证候，舌苔、脉象的变化作动态的观察。

（二）证候

1. 癫病

（1）痰气郁结：精神抑郁，表情淡漠，寡言呆滞，或多疑虑，语无伦次，或喃喃自语，喜怒无常，甚则忿不欲生，不思饮食。舌苔白腻，脉弦滑。

病机分析：因思虑太过，所愿不遂，使肝气被郁，脾失健运而生痰浊。痰浊阻蔽神明，故出现抑郁、呆滞、语无伦次等症；痰扰心神，故见喜怒无常，忿不欲生，又因痰浊中阻，故不思饮食。苔腻、脉滑皆为气郁痰结之征。

（2）气虚痰结：情感淡漠，不动不语，甚则呆若木鸡，目瞪如愚，傻笑自语，生活被动，灵机混乱，甚至目妄见，耳妄闻，自责自罪，面色萎黄，便溏溲清。舌质淡，舌体胖，苔白腻，脉滑或脉弱。

病机分析：癫久正气亏虚，脾运力薄而痰浊益甚。痰结日深，心窍被蒙，故情感淡漠而呆若木鸡，甚至灵机混乱，出现幻觉症状；脾气日衰故见面色萎黄，便溏、溲清诸症。舌淡胖，苔白腻，脉滑或弱皆为气虚痰结之象。

（3）气血两虚：病程漫长，病势较缓，面色苍白，多有疲惫不堪之象，神思恍惚，心悸易惊，善悲欲哭，思维贫乏，意志减退，言语无序，魂梦颠倒。舌质淡，舌体胖大有齿痕，舌苔薄白，脉细弱无力。

病机分析：癫病日久，中气渐衰，气血生化乏源，故面色苍白，肢体困乏，疲惫不堪；因心血内亏，心失所养，可见神思恍惚，心悸易惊，意志减退诸症。舌胖，脉细是气血俱衰之征。

2. 狂病

（1）痰火扰心：起病急，常先有性情急躁，头痛失眠，两目怒视，面红目赤，突然狂暴无知，情感高涨，言语杂乱，逾垣上屋，气力逾常，骂詈叫号，不避亲疏，或毁物伤人，或哭笑无常，登高而歌，弃衣而走，渴喜冷饮，便秘溲赤，不食不眠。舌质红绛，苔多黄腻，脉弦滑数。

病机分析：五志化火，鼓动阳明痰热，上扰清窍，故见性情急躁，头痛失眠；阳气独盛，扰乱心神，神明昏乱，症见狂暴无知，言语杂乱，骂詈不避亲疏；四肢为诸阳之本，阳盛则四肢实，实则登高、逾垣、上屋，而气力超乎寻常。舌绛苔黄腻，脉弦而滑数，皆属痰火壅盛，且有伤阴之势。以火属阳，阳主动，故起病急骤而狂暴不休。

（2）阴虚火旺：狂病日久，病势较缓，精神疲惫，时而躁狂，情绪焦虑、紧张，多言善惊，恐惧而不稳，烦躁不眠，形瘦面红，五心烦热。舌质红，少苔或无苔，脉细数。

病机分析：狂乱躁动日久，必致气阴两伤，如气不足则精神疲惫，仅有时躁狂而不能持久。由于阴伤而虚火旺盛，扰乱心神，故症见情绪焦虑，多言善惊，烦躁不眠，形瘦面红等。舌质红，脉细数，也为阴虚内热之象。

（3）气血凝滞：情绪躁扰不安，恼怒多言，甚则登高而歌，弃衣而走，或目妄见，耳妄闻，或呆滞少语，妄思离奇多端，常兼面色暗滞，胸胁满闷，头痛心悸，或妇人经期腹痛，经血紫暗有块。舌质紫暗有瘀斑，舌苔或薄白或薄黄，脉细弦，或弦数，或沉弦而迟。

病机分析：本证由血气凝滞使脑气与脏腑气不相接续而成，若瘀兼实热，苔黄，脉弦致，多表现为狂病；若瘀兼虚寒，苔白，脉沉弦而迟，多表现为癫病。但是无论属狂属癫，均以血瘀气滞为主因。

五、治疗

（一）治疗原则

1. 解郁化痰，宁心安神　癫病多虚，为重阴之病，主于气与痰，治疗宜解郁化痰，宁心安神，补养气血为主要治则。

2. 泻火逐痰，活血滋阴　狂病多实，为重阳之病，主于痰火、瘀血，治疗宜降其火，或下其痰，或化其瘀血，后期应予滋养心肝阴液，兼清虚火。

概言之，癫病与狂病总因七情内伤，使阴阳失调，或气并于阳，或血并于阴而发病，故治疗总则以调整阴阳，以平为期，如《素问·生气通天论篇》所说："阴平阳秘，精神乃治。"

（二）治法方药

1. 癫病

（1）痰气郁结：疏肝解郁，化痰开窍。

方药：逍遥散合涤痰汤加减。药用柴胡配白芍疏肝柔肝，可加香附、郁金以增理气解郁之力，其中茯苓、白术可以健脾化浊。涤痰汤为二陈汤增入胆南星、枳实、人参、石菖蒲、竹茹而成，胆南星、竹茹辅助二陈汤化痰，石菖蒲合郁金可以开窍，枳实配香附可以理气，人参可暂去之。单用上方恐其效力不达，须配用十香返生丹，每服1丸，日服两次，是借芳香开窍之力，以奏涤痰散结之功；若癫病因痰结气郁而化热者，症见失眠易惊，烦躁不安而神志昏乱，舌苔转为黄腻，舌质渐红，治当清化痰热，清心开窍，可用温胆汤送服至宝丹。

（2）气虚痰结：益气健脾，涤痰宣窍。

方药：四君子汤合涤痰汤加减。药用人参、茯苓、白术、甘草四君益气健脾以扶正培本。再予半夏、胆南星、橘红、枳实、石菖蒲、竹茹涤除痰涎，可加远志、郁金，既可理气化痰，又能辅助石菖蒲宣开心窍。若神思迷惘，表情呆钝，症情较重，是痰迷心窍较深，治宜温开，可用苏合香丸，每服1丸，日服两次，以豁痰宣窍。

（3）气血两虚：益气健脾，养血安神。

方药：养心汤加减。方中人参、黄芪、甘草补脾益气；当归、川芎养心血；茯苓、远志、柏子仁、酸枣仁、五味子宁心神；更有肉桂引药入心，以奏养心安神之功。若兼见畏寒蜷缩，卧姿如弓，小便清长，下利清谷者，属肾阳不足，应加入温补肾阳之品，如补骨脂、巴戟天、肉苁蓉等。

2. 狂病

（1）痰火扰心：泻火逐痰，镇心安神。

方药：泻心汤合礞石滚痰丸加减。方中大黄、黄连、黄芩苦寒直折心肝胃三经之火，知母滋阴降火而能维护阴液，佐以生铁落镇心安神。礞石滚痰丸方用青礞石、沉香、大黄，黄芩、朴硝，逐痰降火，待痰火渐退，礞石滚痰丸可改为包煎。胸膈痰浊壅盛，而形体壮实，脉滑大有力者，可采用涌吐痰涎法，三圣散治之，方中瓜蒂、防风、藜芦三味，劫夺痰浊，吐后如形神俱乏，当以饮食调养。阳明热结，躁狂谵语，神志昏乱，面赤腹满，大便燥结，舌苔焦黄起刺或焦黑燥裂，舌质红绛，脉滑实而大者，宜先服大承气汤急下存阴，再投凉膈散加减清以泻实火；病情好转而痰火未尽，心烦失眠，哭笑无常者，可用温胆汤送服朱砂安神丸。

（2）阴虚火旺：滋阴降火，安神定志。

方药：选用二阴煎加减，送服定志丸。方中生地、麦门冬、玄参养阴清热；黄连、木通、竹叶、灯芯草泻热清心安神；可加用白薇、地骨皮清虚热；茯神、炒酸枣仁、甘草养心安神。定志丸方用人参、茯神、石菖蒲、甘草，其方健脾养心，安神定志，可用汤药送服，也可布包入煎。若阴虚火旺兼有痰热未清者，仍可用二阴煎适当加入全瓜蒌、胆南星、天竺黄等。

（3）气血凝滞：活血化瘀，理气解郁。

方药：选用癫狂梦醒汤加减，送服大黄䗪虫丸。方中重用桃仁合赤芍活血化瘀，还可加用丹参、红花、水蛭以助活血之力；柴胡、香附理气解郁；青陈皮、大腹皮、桑白皮、苏子行气降气；半夏和胃，甘草调中。如蕴热者可用木通加黄芩以清之；兼寒者加干姜、附子助阳温经。大黄䗪虫丸方用大黄、黄芩、甘草、桃仁、杏仁、芍药、干生地、干漆、虻虫、水蛭、蛴螬、䗪虫。可祛瘀生新，攻逐蓄血，但需要服用较长时期。

（三）其他治法

1. 单方验方

（1）黄芫花：取花蕾及叶，晒干研粉，成人每日服 1.5~6 克，饭前一次服下，10~20 日为一个疗程，主治狂病属痰火扰心者。一般服后有恶心、呕吐、腹泻等反应，故孕妇、体弱、素有胃肠病者忌用。

（2）巴豆霜：1~3 克，分 2 次间隔半小时服完，10 次为一个疗程，一般服用 2 个疗程，第 1 个疗程隔日 1 次，第 2 个疗程隔两日 1 次。主治狂病，以痰火扰心为主者。

2. 针灸　取穴以任督二脉、心及心包经为主，其配穴总以清心醒脑，豁痰宣窍为原则，其手法多采用三人或五人同时进针法，狂病多用泻法，大幅度捻转，进行强刺激，癫病可用平补平泻的手法。

（1）癫病主方：①中脘、神门、三阴交；②心俞、肝俞、脾俞、丰隆。两组可以交替使用。

（2）狂病主方：①人中、少商、隐白、大陵、丰隆；②风府、大椎、身柱；③鸠尾、上脘、中脘、丰隆；④人中、风府、劳宫、大陵。每次取穴一组，4 组穴位可以轮换使用。狂病发作时，可独取两侧环跳穴，用四寸粗针，行强刺激，可起安神定志作用。

3. 灌肠疗法　痰浊蒙窍的癫病：以生铁落、牡蛎、石菖蒲、郁金、胆南星、法半夏、礞石、黄连、竹叶、灯芯草、赤芍、桃仁、红花组方，先煎生铁落、礞石 30 分钟，去渣加其他药物煎 30 分钟，取汁灌肠。

4. 饮食疗法　心脾不足者：黄芪莲子粥，取黄芪，文火煎 10 分钟，去渣，入莲子、粳米，煮粥。心肾不交者：百合地黄粥。生地切丝，煮 1~2 分钟，去渣，入百合，粳米煮成粥，加蜂蜜适量。

六、 转归及预后

癫病属痰气郁结而病程较短者，及时祛除壅塞胸膈之痰浊，复以理气解郁之法，较易治愈；若病久失治，则痰浊日盛而正气日虚，乃成气虚痰结之证；或痰郁化热，痰火渐盛，转变为狂病。气虚痰结证如积极调治，使痰浊渐化，正气渐复，则可以向愈，但较痰气郁结证易于复发。若迁延失治或调养不当，正气愈虚而痰愈盛，痰愈盛则症愈重，终因灵机混乱，日久不复成废人。气血两虚治以扶正固本，补养心脾之法，使气血渐复，尚可向愈，但即使病情好转，也多情感淡漠，灵机迟滞，工作效率不高，且复发机会较多。

狂病骤起先见痰火扰心之证，急投泻火逐痰之法，病情多可迅速缓解；若经治以后，火势渐衰而痰浊留恋，深思迷惘，其状如癫，乃已转变为癫病。如治不得法或不及时，致使真阴耗伤，则心神昏乱日重，其证转化为阴虚火旺，若此时给予正确的治疗，使内热渐清而阴液渐复，则病情可向愈发展。如治疗失当，则火愈旺而阴愈伤，阴愈亏则火愈亢，以致躁狂之症时隐时发，时轻时重。另外，火邪耗气伤阴，导致气阴两衰，则迁延难愈。狂病日久出现气血凝滞，治疗得法，血瘀征象不断改善，则癫狂症状也可逐渐好转。若病久迁延不愈，可形成气血阴阳俱衰，灵机混乱，预后多不良。

七、 预防与护理

癫狂之病多由内伤七情而引起，故应注意精神调摄：在护理方面，首先应正确对待患者的各种病态表现，不应讽笑、讽刺，要关心患者。对于尚有一些适应环境能力的轻症患者，应注意调节情志活动，如以喜胜忧，以忧胜怒等。对其不合理的要求应耐心解释，对其合理的要求应尽量满足。对重症患者的打人、骂人、自伤、毁物等症状，要采取防护措施，注意安全，防止意外。对于拒食患者应找出原因，根据其特点进行劝导、督促、喂食或鼻饲，以保证营养。对有自杀、杀人企图或行为的患者，必须严密注意，专人照顾，并将危险品如刀、剪、绳、药品等严加收藏，注意投河、跳楼、触电等意外行为。

（刘海英）

第四节 痫病

痫病，又称癫痫，是以发作性的神情恍惚，甚则突然仆倒，昏不知人，口吐涎沫，两目上视，肢体抽搐，或口中怪叫，移时苏醒为主要临床表现的一种疾病。

痫病有关记录始见于《内经》，称为"巅疾"，对其病因及临床表现均有载。在病因方面强调先天因素，《素问·奇病论篇》云："人生而有病巅疾者，病名曰何，安所得之？岐伯曰：病名为胎病，此得之在母腹中时，其母有所大惊，气上而不下，精气并居，故令子发为巅疾也。"这里不仅提出了癫疾的病名，还指出癫疾又称胎病，发病与先天因素有关。《灵枢·癫狂》云"癫疾始作，先反僵，因而脊痛"及"癫疾始作，而引口啼呼，喘悸者"，为关于本病最早的论述。

关于痫病的治疗方法，历代医家多认识到其有发作性的特点，主张发作时先行针刺。若频繁发作则于醒后急予汤药调治，着重治标；神志转清，抽搐停止，处于发作间期可配制丸药常服，调和气血，息风除痰，以防痫病再发。

综上所述，《内经》奠定了痫病的理论基础，而后世医家则对其病因、病机、临床症状及治疗进行了较多的补充和发展，虽然有些认识和理论与现代认识有所分歧，但其为现代中医学治疗本病提供了丰富的基础资料。

本病与西医学所称的癫痫基本相同，无论原发性癫痫或某些继发性癫痫，均可参照本篇进行辨证论治。

一、病因病机

本病《内经》称为"巅疾"，可理解为病变部位在巅顶，属于脑病。以卒暴昏仆和四肢抽搐为主症，应属内风证。其病因病机多与先天因素、情志失调、饮食及劳逸失节，跌打外伤或患他病后，导致脏腑功能失调，风、火、痰、瘀肆虐于内而发病。

1. 积痰内生　痰与痫病的发生密切相关，积痰内伏是痫病发病的原因之一。故有"无痰不作痫"之论。初病实证，多由痰热迷塞心窍所成；久病虚证，多由痰湿扰乱神明而致。痰有热痰及湿痰之分。热痰之生，可由五志过极或房劳过度成郁火，如郁怒忧思可生肝火；房劳伤肾，肾阴不足，因肾水不济，心火过盛，火邪炼熬淬液，酿成热痰；或过食醇酒肥甘，损伤脾胃而生痰热，痰热迷塞心窍可成痫；另外，火邪可触动内伏痰浊，痰随火升，阻蔽心包，可使痫发，即"无火不动痰"之谓。湿痰则可由脾失健运，聚湿而生。

2. 先天因素　《慎斋遗书·羊癫风》云："羊癫风，系先天之元阴不足，以致肝邪克土伤心故也。"这里明确提出发病与先天因素有关，由于肝肾阴血不足，心肝之气易于受损，致使肝气逆乱，神不守舍，则发昏仆、抽搐之症。此多见于儿童发病者。

3. 惊恐而致　《证治汇补·痫病》云："或因卒然闻惊而得，惊则神出舍空，痰涎乘间而归之。"可见惊对癫痫的发作至关重要。因惊则心神失守，如突然感受大惊大恐，包括其他强烈的精神刺激都可导致发痫，此即《诸病源候论》所称惊怖之后，气脉不足，因惊而作痫者。

4. 脑部外伤　多由跌扑挫伤，或出生难产，致脑窍受伤，神志逆乱，昏不知人，瘀血阻滞，络脉不和，可致痫病发生。

由于痫病多时发时止，反复发作，日久必然影响到五脏的功能，导致五脏气血阴阳俱虚，即所谓"痫久必归五脏"，故多见虚实夹杂、正虚邪实。

综上所述，本病病位在脑，以头颅神机受损为本，心、肝、脾、肾脏腑功能失调为标，病因病机总不离风、痰、火、瘀，而其中尤以积痰为主要。内风触动痰、火、瘀之邪，气血逆乱，清窍蒙蔽则发病。正如《临证指南医案·癫痫门》按语所云："痫证或由惊恐，或由饮食不节，或由母腹中受惊，以致脏气不平，经久失调，一触积痰，厥气内风，卒焉暴逆，莫能禁止，待其气反然后已。"

二、诊断

（一）发病特点

具有突然、短暂、反复3个特点。发病突然，指起病急，若有发作前的前驱症状，也为时极短，旋即昏仆、抽搐发作。短暂，指发作时间短，一般发作至神志转清5~15分钟。但病情有轻重的不同，发作时间也有长短的区别。有的突然神志丧失仅几秒钟，有的神昏抽搐持续半小时以上而不能自止。反复，指反复发作，发无定时，但其间歇长短亦因病情轻重而不同，严重者有一日数十次以上发作的，也有数日一发者，比较轻的患者有逾月或半年以上一发者。

（二）临床表现

1. 发作前可有眩晕、胸闷、叹息等先兆　发作时一般具有神志失常和（或）肢体抽搐等特定的临床症状。因证候轻重之异，发作表现各有不同。小发作者，表现为突然神志丧失而无抽搐，如患者突然中断活动，手中物件掉落，或短暂时间两目凝视、呆木不动、呼之不应，经几秒钟即迅速恢复，事后对发作情况完全不知。大发作者症见来势急骤，卒倒叫号，昏不知人，频频抽掣，口吐涎沫，经数分钟，甚至数十分钟，神志渐清，苏醒后对发作情况一无所知，常觉全身倦怠，头昏头痛，精神萎靡。一般来说，发作时间短、间歇时间长者病情轻，反之，则病情重。

2. 多有先天因素或家族史　尤其发于幼年者，发作前多有诱因，如惊恐、劳累、情志过极、饮食不洁或不节，或头部外伤、劳累过度等。

3. 临床检查有阳性表现　脑电图检查可有阳性表现，颅脑 CT 及 MRI 检查有助于诊断。

三、鉴别诊断

1. 中风　痫病重症应与中风鉴别。清代李用粹《证治汇补·痫与卒中痉病辨》云："三症相因，但痫病仆时口作六畜声，将醒时吐涎沫，醒后复发，有连日发者，有一日三五发者。若中风……则仆地无声，醒时无涎沫，亦不复发。唯痉病虽时发时止，然身体强直，反张如弓，不似痫病身软作声也。"痫病与中风虽可同有昏仆，然痫病多仆地有声，神昏片刻即醒，醒后如常，且多伴有肢体抽搐、口吐白沫、四肢僵直、两手握固、双目上视、小便失禁等，多无半身不遂、口眼歪斜等，并有多次发作病史可寻；中风则仆地无声，神昏者多较重，持续时间长，需经救治或可逐渐清醒，多遗有半身不遂、偏身麻木诸症存在。但应注意少数中风先兆者表现与癫痫相似，对年龄 40 岁以上首次发作者需注意鉴别。临床上中风有继发癫痫者。

2. 痉病　痫病与痉病均有时发时止、四肢抽搐拘急症状，但痫病发时可有口吐涎沫及口中可有异常叫声，发作后四肢软倦，短时内神志转清，不伴发热；痉病发时多身强直而兼角弓反张，不易清醒，常伴发热，多有原发病存在。

3. 厥证　厥证除见突然仆倒，昏不知人外，还可见面色苍白、四肢厥冷，而无痫病之口吐涎沫，两目上视，四肢抽搐和口中怪叫等症状，临床上可资鉴别。

四、辨证

（一）辨证要点

1. 辨病情轻重　判断本病之轻重决定于两个方面，一是病发持续时间之长短，一般持续时间长则病重，短则病轻；二是发作间隔时间久暂，间隔时间久则病轻，短暂则病重，临床表现的轻重与痰结之深浅和正气的盛衰相关。

2. 辨证候虚实　痫病发作期多见痰火扰神或风痰闭窍，以实为主或实中挟虚，休止期多见心脾、亏虚，多属虚证或虚中挟实。阳痫发作多实，阴痫发作多虚。

（二）证候

发作期分阳痫、阴痫两类，休止期分脾虚痰盛、肝火痰热、肝肾阴虚 3 种证候。

1. 发作期

（1）阳痫证：发作前常有头晕头痛、胸闷、善欠伸等先兆症状，或可无明显症状，旋即昏倒仆地，不省人事，面色先潮红、紫红，继之青紫或苍白，口唇青暗，两目上视，牙关紧闭，颈项侧扭，项背强直，四肢抽掣，或喉中痰鸣，或口吐涎沫，或发时有口中怪叫，甚则二便自遗，移时苏醒，除感疲乏无力外，一如常人。舌质红或暗红，苔多白腻或黄腻，脉弦数或弦滑。

病机分析：头晕头痛，胸闷欠伸为风痰上逆；内风挟痰横窜，气血逆乱于胸中，心神失守，故昏仆、不省人事；面色先见潮红系由风阳上涌而成，继之面色紫红、青紫或苍白、口唇青暗皆由风痰、痰热蔽塞心胸，阳气受遏，或血行瘀阻，使清气不得入，而浊气不得出所致；重者发痫时手足冰冷，两目上视，牙关紧闭，颈项侧扭，四肢抽掣皆由内风窜扰筋脉所成。喉中痰鸣、口吐涎沫、并发怪叫等，按《张氏医通·痫》所论："惟有肝风故作搐搦，搐搦则通身之脂液逼迫而上，随逆气而吐出于口也。"舌红属热，苔腻主湿盛，黄腻苔为内蕴痰热；其脉弦滑，属风痰内盛之征。唯风痰聚散无常，故反复发作而醒后一如常人。

本证若调治不当，或经常遇有惊恐、劳累、饮食不节等诱因触动，导致频繁发作，进而正气渐衰，湿痰内盛，可转变为阴痫。

（2）阴痫证：发作时面色黯晦萎黄，手足清冷，双眼半开半合而神志昏愦，偃卧拘急，或颤动、抽搐时发，口吐涎沫，一般口不啼叫，或声音微小。也有仅表现为呆木无知，不闻不见，不动不语；或动作中断，手中持物落地；或头突然向前倾下，又迅速抬起；或仅二目上吊数秒至数分钟即可恢复，而病发后对上述症状全然不知，多一日数次频作。醒后全身疲惫，数日后逐渐恢复，或醒后如常人。舌质淡，苔白腻，脉多沉细或沉迟。

病机分析：本证在儿科常由慢惊之后痰迷心窍而成。成人则因阳痫病久，频繁发作使正气日衰，痰结不化，逐渐演变而来。阴痫病主在脾肾先后天受损，一则气血生化乏源，再则命火不足，气化力薄，水寒上泛，故发病时面色黯晦萎黄，手足清冷；湿痰上壅，蒙蔽神明，故双眼半开半阖，神志昏愦；如血不养筋，筋膜燥涩，虚风暗煽，则偃卧拘急或颤动抽搐时发；口吐涎沫乃内伏痰湿壅盛，随气逆而涌出；口不啼叫或叫声微小，是虽有积痰阻窍所致；呆木无知，二目上吊是神明失灵之象；痫病频发，耗伤正气，而见全身疲倦，数日方可恢复。舌腻脉沉，均属阳虚湿痰内盛之征。

2. 休止期

（1）脾虚痰盛：神疲乏力，身体瘦弱，食欲不佳，大便溏薄，咯痰或痰多，或恶心泛呕，或胸宇痞闷。舌质淡，苔白腻，脉濡滑或细弦滑。

病机分析：脾虚生化乏源，气血不足，故神疲乏力，身体瘦弱；因积痰内伏日久则伤脾，脾虚则痰浊日增，壅塞中州，升降失调，致食欲不佳、恶心泛呕、咯痰胸闷、大便溏薄。

（2）肝火痰热：平素情绪急躁，每因焦急郁怒诱发病发生，痫止后，仍然烦躁不安，失眠，口苦而干，便秘，或咯痰胶稠。舌质偏红，苔黄，脉弦数。

病机分析：肝火亢盛则情绪急躁，口苦而干；痫止后急躁加重者，因风阳耗竭肝阴，虚火内扰而致；肝火扰乱心神，故心烦失眠；肝火煎熬津液，结而为痰，故痰胶稠咳吐不爽。

（3）肝肾阴虚：痫病频发，神思恍惚，面色晦暗，头晕目眩，两目干涩，耳轮焦枯不泽，健忘失眠，腰酸腿软，大便干燥。舌质红，脉细数。

病机分析：痫病频发则气血先虚，肝肾俱亏，肾精不足，髓海失养，可见神思恍惚，面色晦暗，健忘诸症；肝血不足，两目干涩，血虚肝旺故头晕目眩；肾开窍于耳，主腰膝，故肾精虚亏则耳轮焦枯不泽，腰酸腿软；阴亏大肠失润则便秘。舌质红，脉细数，为精血不足之征。

以上3种证候，临床上可互相转化。因痫病总属神志疾患，故五志之火常是主要的诱发因素，心肝之火可以动痰，火与痰合则痰热内生，痰热耗气日久，必致中气虚乏，痰浊愈盛即成脾虚痰盛之证；痰热灼阴也可出现肝肾阴虚之证。另一方面，以痫久必归五脏，若病程长、发作频者，由肝肾阴精不足，虚火炼液生痰，可在阴虚的基础上出现肝火痰热之证；脾虚痰盛者，如遇情志之火所激，也可使痰浊化热而见肝火痰热的证候。

五、治疗

（一）治疗原则

1. 治分新久　大抵痫病初发，多为阳痫，治以息风涤痰泻火为主。痫病日久，多属阴痫，以补益气血，调理阴阳为大法。肝虚者养其血，肾虚者补其精，脾气虚者助其运，心气不足者，安其神，总以补虚为本。

2. 病分急缓　病发为急，以开窍醒神定痫以治标；平时为缓，以去邪补虚以治其本。

3. 重视行痰　治痫当重行痰，而行痰又当顺气。顽痰胶固，需辛温开导，痰热胶着须清化降火。要言之，本病治疗主要在风、痰、火、虚4个字。

（二）治法方药

1. 发作期

（1）阳痫证：急以开窍醒神，继以泻热涤痰，息风定痫。

方药：急救时针刺人中、十宣、合谷等穴以醒神开窍，或可静脉用清开灵注射液，或灌服清热镇惊汤。方中生石决明平肝息风，紫石英镇心定惊，龙胆草泻肝经之实火，与山栀、木通同用有通达三焦利湿之效。用生大黄泻热，反佐干姜辛开苦降和胃降逆，又助天竺黄、胆南星清热豁痰；远志、石菖蒲逐痰开窍；天麻、钩藤息风止痉；柴胡为引经药，又能疏气解郁，配用朱砂、麦门冬可防龙胆草等苦燥伤阴，兼可安神。

此外，尚可用汤药送服定痫丸，方中天麻、全蝎、僵蚕平肝息风而止抽搐；川贝母、胆南星、半夏、竹沥、石菖蒲化痰开窍，而降逆气；琥珀、茯神、远志、辰砂镇心安神而定惊；茯苓、陈皮健脾理气；丹参、麦门冬理血育阴；姜汁、甘草可温胃和中。服药后如大量咯痰，或大便排出黏痰样物者，均属顽痰泄化现象，为病情好转的表现。

（2）阴痫证：急以开窍醒神，继以温阳除痰，顺气定痫。

方药：急针刺人中、十宣穴以开窍醒神，或可静脉用参附注射液，或灌服以五生饮合二陈汤。五生饮中以生南星、生半夏，生白附子辛温除痰，半夏兼以降逆散结，南星兼祛风解痉，白附子祛风痰、逐寒湿；川乌大辛大热，散沉寒积滞，黑豆补肾利湿。合二陈汤顺气化痰，共奏温阳、除痰、定痫之功效。

2. 休止期

（1）脾虚痰盛：健脾化痰。

方药：六君子汤加减。若痰多加制南星、瓜蒌，呕恶者加竹茹、旋覆花；便溏者加薏苡仁、白扁豆。若痰黄量多，舌苔黄腻者，可改用温胆汤。

（2）肝火痰热：清肝泻火，化痰开窍。

方药：用龙胆泻肝汤合涤痰汤加减。方以龙胆草、山栀、黄芩、木通等泻肝经实火；半夏、橘红、胆南星、石菖蒲化痰开窍。若项强直视，手足抽搐者，可兼用化风锭1~2丸。

（3）肝肾阴虚：滋养肝肾。

方药：大补元煎加减。方中熟地、山药、山茱萸、杜仲、枸杞子均滋养肝肾之品；还可酌情加用鹿角胶、龟板胶、阿胶等以补髓养阴，或牡蛎、鳖甲以滋阴潜阳。若心中烦热者可加竹叶、灯芯草以清热除烦；大便干燥者，加肉苁蓉、当归、火麻仁以滋液润肠。也可用定振丸，滋补肝肾，而息风止痫。在休止期投以滋养肝肾之品，既能息风，又能柔筋，对防止痫病的频发具有一定的作用。

有外伤病史而常发痫者，或痫病日久频繁发作者，常可见瘀血之证，如头痛头晕，胸中痞闷刺痛，气短，舌质暗或舌边有瘀点、瘀斑，脉沉弦。治疗应重视活血化瘀，并酌加顺气化痰，疏肝清火等品，如通窍活血汤加减。另外上述各证方中，均可加入适量全蝎、蜈蚣等虫类药，以息风解毒、活终解痉而镇痫，可提高疗效。一般多研粉，每服1~1.5克，每日2次为宜，小儿酌减。

（三）其他治法

1. 单方验方

（1）三圣散（《儒门事亲》）：防风、瓜蒂、藜芦。用于痰涎壅盛的阳痫，但体虚者慎用。

（2）七福饮（《景岳全书》）：人参、熟地、当归、炒白术、炙甘草、酸枣仁、远志。用治痫病气血俱虚而心脾为甚者：

（3）平补镇心丹（《和剂局方》）：龙齿、远志、人参、茯神、酸枣仁、柏子仁、当归身、石菖蒲、生地、肉桂、山药、五味子、麦门冬、朱砂。治痫病止时惕惕不安，因惊怖所触而发者。

2. 针灸 多用于发作期，法拟豁痰开窍，平肝息风。取穴以督脉、心及心包经穴为主，痫发时刺用泻法。

（1）主方：分两组，可交替使用。①百会、印堂、人中、内关、神门、三阴交。②鸠尾、中脘、内关、间使、太冲。

（2）加减法：①阳痫而抽掣搐搦重者，酌加风池、风府、合谷、太冲、阳陵泉。②阴痫而湿痰盛者，酌加天突、丰隆，灸百会、气海、足三里。③癫痫反复频发者，针印堂、人中，灸中脘，也可针会阴、长强穴。

六、转归及预后

痫病转归及预后取决于患者的体质强弱及正气盛衰、邪气轻重。本病发病有反复发作的特点，病程一般较长，少则一两年，甚则终身不愈。体质强，正气足者，治疗恰当，痫发后调理适当，可控制发作次数，但多难以根治；体质弱，正气不足，痰浊沉固者，多迁延日久，缠绵难愈，预后较差。故如病为阳痫者，治疗确当，痫止后再予丸药调理数月，可以控制发作；阴痫及久病正虚而邪实者，则疗效较差。阳痫初发或病程在半年以内者，尤应重视休止期的治疗和精神、饮食的调理，如能防止痫病的频繁发作，一般预后较好。如虽病阳痫，但因调治不当，或经常遇有情志不遂、饮食不节等诱因的触动，可致频繁发作，进而正虚邪盛转变为阴痫。另外，若频繁反复发作者，少数年幼患者智力发育受到影响，可出现智力减退，甚至成为痴呆，或因昏仆跌伤而致后遗症，也可因发病时痰涎壅盛，痰阻气道，而成窒息危候，若不能及时抢救，致阴阳离决而亡。

七、预防和护理

痫病预防有二：一是对已知的致病因素和诱发因素的预防，以及采取增强体质的有关措施。最重要的是保持精神愉快，情绪乐观，避免精神刺激，怡养性情。生活宜规律，起居有节。适当参加文娱活动和体育锻炼，不可过劳，保证充足的睡眠。对病程长、体质差的患者，适当加强营养也很重要。二是加强休止期的治疗，防止痫病频繁发作，延长发作的间歇时间，也是预防的重要方面。痫病患者不宜参加驾驶及高空作业等，不宜骑自行车，以免发生意外。孕妇应加强保健，避免胎元受损。

本病的护理工作非常重要。对病情观察要认真仔细，重视神志的变化、持续的时间和证候表现以及舌象、脉象、饮食、睡眠和二便的情况，为辨证论治提供可靠的资料。对频繁发作者，要加用床挡等保护装置，以免发作时从床上跌下。有义齿者应取下。痫病发作时，应用裹纱布的压舌板放于上下磨牙间，以免咬伤舌头。神志失常者，应加强护理，以免发生意外。对痫病日久又频繁发作的重症患者，于发作时特别应注意保持呼吸道的通畅，以免发生窒息死亡。饮食宜清淡，多吃青菜，或选用山药、薏苡仁、赤豆、绿豆、小米煮粥，可收健脾化湿的功效。忌过冷过热食物刺激，少食肥甘之品，减少痰湿滋生。

（刘海英）

第五节　眩晕

眩晕是以目眩与头晕为主要表现的病证。目眩即眼花或眼前发黑，视物模糊；头晕即感觉自身或外界景物摇晃、旋转，站立不稳。两者常同时并见，故统称为"眩晕"。

眩晕最早见于《内经》，称为"眩冒"、"眩"。《内经》对本病病因病机的论述主要包括：外邪致病，如《灵枢·大惑论》说："故邪中于项，因逢其身之虚……入于脑则脑转。脑转则引目系急，目系急则目眩以转矣。"因虚致病，如《灵枢·海论》说："髓海不足，则脑转耳鸣，胫酸眩冒。"《灵枢·卫气》说"上虚则眩"。与肝有关，如《素问·至真要大论篇》云："诸风掉眩，皆属于肝。"与运气有关，如《素问·六元正纪大论篇》云："木郁之发……甚则耳鸣眩转。"

眩晕作为临床常见症状之一，可见于西医学的多种病证。如椎-基底动脉供血不足、颈椎病、梅尼埃病、高血压、低血压、阵发性心动过速、房室传导阻滞、贫血、前庭神经元炎、脑外伤后综合征等。临床以眩晕为主要表现的疾病，或某些疾病过程中出现眩晕症状者，均可参考本篇有关内容辨证论治。

一、病因病机

眩晕，以内伤为主，尤以肝阳上亢、气血虚损，以及痰浊中阻为常见。眩晕多系本虚标实，实为风、火、痰、瘀，虚则为气血阴阳之虚。其病变脏腑以肝、脾、肾为重点，三者之

· 401 ·

中，又以肝为主。

1. 肝阳上亢　肝为风木之脏，体阴而用阳，其性刚劲，主动主升，如《内经》所说："诸风掉眩，皆属于肝。"阳盛体质之人，阴阳平衡失其常度，阴亏于下，阳亢于上，则见眩晕；或忧郁、恼怒太过，肝失条达，肝气郁结，气郁化火，肝阴耗伤，风阳易动，上扰头目，发为眩晕；或肾阴素亏不能养肝，阴不维阳，肝阳上亢，肝风内动，发为眩晕。正如《临证指南医案·眩晕门》华岫云按："经云诸风掉眩，皆属于肝，头为六阳之首，耳目口鼻皆系清空之窍，所患眩晕者，非外来之邪，乃肝胆之风阳上冒耳。"

2. 肾精不足　脑为髓之海，髓海有余则轻劲多力，髓海不足则脑转耳鸣，胫酸眩冒。而肾为先天之本，主藏精生髓。若年老肾精亏虚；或因房事不节，阴精亏耗过甚；或先天不足；或劳役过度，伤骨损髓；或阴虚火旺，扰动精室，遗精频仍；或肾气亏虚，精关不固，滑泄无度，均使肾精不足而致眩晕。

3. 气血亏虚　脾胃为后天之本，气血生化之源，如忧思劳倦或饮食失节，损伤脾胃，或先天禀赋不足，或年老阳气虚衰，而致脾胃虚弱，不能运化水谷，生化气血；或久病不愈，耗伤气血；或失血之后，气随血耗。气虚则清阳不振，清气不升；血虚则肝失所养，虚风内动；皆能发生眩晕。如《景岳全书·眩晕》所说："原病之由有气虚者，乃清气不能上升，或汗多亡阳而致，当升阳补气；有血虚者，乃因亡血过多，阳无所附而然，当益阴补血，此皆不足之证也。"

4. 痰浊中阻　饮食不节、肥甘厚味太过损伤脾胃，或忧思、劳倦伤脾，以致脾阳不振，健运失职，水湿内停，积聚成痰；或肺气不足，宣降失司，水津不得通调输布，留聚而生痰；或肾虚不能化气行水，水泛而为痰；或肝气郁结，气郁湿滞而生痰。痰阻经络，清阳不升，清空之窍失其所养，则头目眩晕。若痰浊中阻更兼内生之风火作祟，则痰夹风火，眩晕更甚；若痰湿中阻，更兼内寒，则有眩晕昏仆之虑。

5. 瘀血内阻　跌仆坠损，头脑外伤，瘀血停留，阻滞经脉，而致气血不能荣于头目；或瘀停胸中，迷闭心窍，心神飘摇不定；或妇人产时感寒，恶露不下，血瘀气逆，并走于上，迫乱心神，干扰清空，皆可发为眩晕。如《医学正传·眩运》说："外有因坠损而眩运者，胸中有死血迷闭心窍而然。"

总之，眩晕反复发作，病程较长，多为本虚标实，并常见虚实之间相互转化。如发病初期，病程较短时多表现为实证，即痰浊中阻、瘀血内阻，或阴阳失调之肝阳上亢，若日久不愈，可转化为气血亏虚、肾精不足之虚证；也有气血亏虚、肾精不足所致眩晕者，反复发作，气血津液运行不畅，痰浊、瘀血内生，而转化为虚实夹杂证。痰浊中阻者，由于痰郁化火，煽动肝阳，则可转化为肝阳上亢或风挟痰浊上扰；由于痰浊内蕴，阻遏气血运行，日久可致痰瘀互结。

二、诊断

（一）发病特点

眩晕可见于任何年龄，但多见于 40 岁以上的中老年人。起病较急，常反复发作，或渐进加重。可以是某些病证的主要临床表现或起始症状。

（二）临床表现

本证以目眩、头晕为主要临床表现，患者眼花或眼前发黑，视外界景物旋转动摇不定，或自觉头身动摇，如坐舟车，同时或兼见恶心、呕吐、汗出、耳鸣、耳聋、怠懈、肢体震颤等症状。

三、鉴别诊断

1. 厥证　厥证以突然昏倒，不省人事，或伴有四肢逆冷，一般常在短时内苏醒，醒后无偏瘫、失语、口舌歪斜等后遗症。眩晕发作严重者，有欲仆或晕旋仆倒的现象与厥证相似，但神志清醒。

2. 中风　中风以猝然昏仆，不省人事，伴有口舌歪斜，半身不遂，言语謇涩为主症，或不经昏仆而仅以㖞僻不遂为特征。而眩晕仅以头晕、目眩为主要症状，不伴有神昏和半身不遂等症。但有部分中风患者以眩晕为起始症状或主要症状，需密切观察病情变化，结合病史及其他症状与单纯的眩晕进行鉴别。

3. 痫病　痫病以突然仆倒，昏不知人，口吐涎沫，两目上视，四肢抽搐，或口中如做猪羊叫声，移时苏醒，醒后一如常人为特点。而眩晕无昏不知人，四肢抽搐等症状。痫病昏仆与眩晕之甚者似，且其发作前常有眩晕、乏力、胸闷等先兆，痫病发作日久之人，常有神疲乏力，眩晕时作等症状出现，故亦应与眩晕进行鉴别。

四、辨证论治

（一）辨证

1. 辨证要点

（1）辨虚实：眩晕辨虚实，首先要注意舌象和脉象，再结合病史和伴随症状。如气血虚者多见舌质淡嫩，脉细弱；肾精不足偏阴虚者，多见舌嫩红少苔，脉弦细数；偏阳虚者，多见舌质胖嫩淡暗，脉沉细、尺弱；痰湿重者，多见舌苔厚滑或浊腻，脉滑；内有瘀血者，可见舌质紫黯或舌有瘀斑瘀点，唇黯，脉涩。起病突然，病程短者多属实证；反复发作，缠绵不愈，或劳则诱发者多属虚证，或虚实夹杂证。

（2）辨标本缓急：眩晕多属本虚标实之证，肝肾阴亏，气血不足，为病之本；痰、瘀、风、火为病之标。痰、瘀、风、火，其临床特征不同。如风性主动，火性上炎，痰性黏滞，瘀性留着等等，都需加以辨识。其中尤以肝风、肝火为病最急，风升火动，两阳相搏，上干清空，症见眩晕，面赤，烦躁，口苦，脉弦数有力，舌红，苔黄等，亟应注意，以免缓不济急，酿成严重后果。

2. 证候

（1）肝阳上亢：眩晕，耳鸣，头胀痛，易怒，失眠多梦，脉弦。或兼面红，目赤，口苦，便秘尿赤，舌红苔黄，脉弦数或兼腰膝酸软，健忘，遗精，舌红少苔，脉弦细数；或眩晕欲仆，泛泛欲呕，头痛如掣，肢麻震颤，语言不利，步履不正。

病机分析：肝阳上亢，上冒巅顶，故眩晕、耳鸣、头痛且胀，脉见弦象；肝阳升发太过，故易怒；阳扰心神，故失眠多梦；若肝火偏盛、循经上炎，则兼见面红，目赤，口苦，脉弦且数；火热灼津，故便秘尿赤，舌红苔黄；若属肝肾阴亏，水不涵木，肝阳上亢者，则兼见腰膝酸软，健忘遗精，舌红少苔，脉弦细数。若肝阳亢极化风，则可出现眩晕欲仆，泛泛欲呕，头痛如掣，肢麻震颤，语言不利，步履不正等风动之象。此乃中风之先兆，宜加防范。

（2）气血亏虚：眩晕，动则加剧，劳累即发，神疲懒言，气短声低，面白少华，或萎黄，或面有垢色，心悸失眠，纳减体倦，舌色淡，质胖嫩，边有齿印，苔薄白，脉细或虚大；或兼食后腹胀，大便溏薄，或兼畏寒肢冷，唇甲淡白；或兼诸失血证。

病机分析：气血不足，脑失所养，故头晕目眩，活动劳累后眩晕加剧，或劳累即发；气血不足，故神疲懒言，面白少华或萎黄；脾肺气虚，故气短声低；营血不足，心神失养，故心悸失眠；气虚脾失健运，故纳减体倦。舌色淡，质胖嫩，边有齿印，苔薄白，脉细或虚大，均是气虚血少之象。若偏于脾虚气陷，则兼见食后腹胀，大便稀溏。若脾阳虚衰，气血生化不足，则兼见畏寒肢冷，唇甲淡白。

（3）肾精不足：眩晕，精神萎靡，腰膝酸软，或遗精，滑泄，耳鸣，发落，齿摇，舌瘦嫩或嫩红，少苔或无苔，脉弦细或弱或细数。或兼见头痛颧红，咽干，形瘦，五心烦热，舌嫩红，苔少或光剥，脉细数；或兼见面色㿠或黧黑，形寒肢冷，舌淡嫩，苔白或根部有浊苔，脉弱尺甚。

病机分析：肾精不足，无以生髓，脑髓失充，故眩晕，精神萎靡；肾主骨，腰为肾之府，齿为骨之余，精虚骨骼失养，故腰膝酸软，牙齿动摇；肾虚封藏固摄失职，故遗精滑泄；肾开窍于耳，肾精虚少，故时时耳鸣；肾其华在发，肾精亏虚故发易脱落。肾精不足，阴不维阳，虚热内生，故颧红，咽干，形瘦，五心烦热，舌嫩红、苔少或光剥，脉细数。精虚无以化气，肾气不足，日久真阳亦衰，故面色㿠或黧黑，形寒肢冷，舌淡嫩，苔白或根部有浊苔，脉弱尺甚。

（4）痰浊内蕴：眩晕，倦怠或头重如蒙，胸闷或时吐痰涎，少食多寐，舌胖，苔浊腻或白厚而润，脉滑或弦滑，或兼结代。或兼见心下逆满，心悸怔忡，或兼头目胀痛，心烦而悸，口苦尿赤，舌苔黄腻，脉弦滑而数，或兼头痛耳鸣，面赤易怒，胁痛，脉弦滑。

病机分析：痰浊中阻，上蒙清窍，故眩晕；痰为湿聚，湿性重浊，阻遏清阳，故倦怠，头重如蒙；痰浊中阻，气机不利，故胸闷；胃气上逆，故时吐痰涎；脾阳为痰浊阻遏而不振，故少食多寐；舌胖、苔浊腻或白厚而润，脉滑、或弦滑、或兼结代，均为痰浊内蕴之征。若为阳虚不化水，寒饮内停，上逆凌心，则兼见心下逆满，心悸怔忡。若痰浊久郁化火，痰火上扰则头目胀痛，口苦；痰火扰心，故心烦而悸；痰火劫津，故尿赤；苔黄腻，脉弦滑而数，均为痰火内蕴之象。若痰浊夹肝阳上扰，则兼头痛耳鸣，面赤易怒，胁痛，脉弦滑。

（5）瘀血阻络：眩晕，头痛，或兼见健忘，失眠，心悸，精神不振，面或唇色紫黯。舌有紫斑或瘀点，脉弦涩或细涩。

病机分析：瘀血阻络，气血不得正常流布，脑失所养，故眩晕时作；头痛，面唇紫黯，舌有紫斑瘀点，脉弦涩或细涩均为瘀血内阻之征。瘀血不去，新血不生，心神失养，故可兼见健忘、失眠、心悸、精神不振。

五、治疗

（一）治疗原则

1. 标本兼顾　眩晕多属本虚标实之证，一般在眩晕发作时以治标为主，眩晕减轻或缓解后，常须标本兼顾，如日久不愈，则当针对本虚辨治。

2. 治病求本　眩晕的治疗应注意治疗原发病，如因跌仆外伤，鼻衄，妇女血崩、漏下等失血而致的眩晕，应重点治疗失血；脾胃不健，中气虚弱者，应重在治疗脾胃。一般原发病得愈，眩晕亦随之而愈。辨证论治中应注意审证求因，治病求本。

（二）治法方药

1. 肝阳上亢　平肝潜阳，清火息风。

方药：天麻钩藤饮加减。本方以天麻、钩藤平肝风治风晕为主药，配以石决明潜阳，牛膝、益母草下行，使偏亢之阳气复为平衡；加黄芩、栀子以清肝火；再加杜仲、桑寄生养肝肾；夜交藤、茯神以养心神、固根本。若肝火偏盛，可加龙胆草、丹皮以清肝泄热；或改用龙胆泻肝汤加石决明、钩藤等以清泻肝火。若兼腑热便秘者，可加大黄、芒硝以通腑泄热。若肝阳亢极化风，宜加羚羊角（或羚羊角骨）、牡蛎、代赭石之属以镇肝息风，或用羚羊角汤加减（羚羊角、钩藤、石决明、龟板、夏枯草、生地、黄芩、牛膝、白芍、丹皮）以防中风变证的出现。若肝阳亢而偏阴虚者，加滋养肝肾之药，如牡蛎、龟板、鳖甲、何首乌、生地、淡菜之属。若肝肾阴亏严重者，应参考肾精不足证结合上述化裁治之。

2. 气血亏虚　补益气血，健运脾胃。

方药：八珍汤、十全大补汤、人参养营汤等加减。若偏于脾虚气陷者，用补中益气汤；若为脾阳虚衰，可用理中汤加何首乌、当归、川芎、肉桂等以温运中阳。若以心悸、失眠、健忘为主要表现者，则以归脾汤为首选。血虚甚者，用当归补血汤，本方以黄芪五倍于当归，在补气的基础上补血，亦可加入枸杞子、山药之属，兼顾脾肾。

若眩晕由失血引起者，应针对失血原因而治之。如属气不摄血者，可用四君子汤加黄芪、阿胶、白及、三七之属；若暴失血而突然晕倒者，可急用针灸法促其复苏，内服方可用六味回阳饮，重用人参，以取益气回阳固脱之意。

3. 肾精不足　补益肾精，充养脑髓。

方药：河车大造丸加减。本方以党参、茯苓、熟地、天门冬、麦门冬大补气血而益真元，紫河车、龟板、杜仲、牛膝以补肾益精血；黄柏以清妄动之相火。可选加菟丝子、山茱萸、鹿角胶、女贞子、莲子等以增强填精补髓之力。若眩晕较甚者，可选加龙骨、牡蛎、鳖甲、磁石、珍珠母之类以潜浮阳。若遗精频频者，可选加莲须、芡实、桑螵蛸、沙苑子、覆盆子等以固肾涩精。

偏于阴虚者，宜补肾滋阴清热，可用左归丸加知母、黄柏、丹参。方中熟地、山茱萸、菟丝子、牛膝、龟板补益肾阴；鹿角胶填精补髓；加丹参、知母、黄柏以清内生之虚热。偏于阳虚者，宜补肾助阳，可用右归丸。方中熟地、山茱萸、菟丝子、杜仲为补肾主药；山药、枸杞子、当归补肝脾以助肾；附子、肉桂、鹿角胶益火助阳。可酌加巴戟天、淫羊藿、仙茅、肉苁蓉等以增强温补肾阳之力。在症状改善后，可辨证选用六味地黄丸或《金匮》肾气丸，较长时间服用，以固其根本。

4. 痰浊内蕴　燥湿祛痰，健脾和胃。

方药：半夏白术天麻汤加减。方中半夏燥湿化痰，白术健脾去湿，天麻息风止头眩为主药；茯苓、甘草、生姜、大枣俱是健脾和胃之药，再加橘红以理气化痰，使脾胃健运，痰湿不留，眩晕乃止。若眩晕较甚，呕吐频作者，可加代赭石、旋覆花、胆南星之类以除痰降逆，或改用旋覆代赭汤；若舌苔厚腻水湿盛重者，可合五苓散；若脘闷不食，加白蔻仁、砂仁化湿醒胃；若兼耳鸣重听，加青葱、石菖蒲通阳开窍；若脾虚生痰者可用六君子汤加黄芪、竹茹、胆南星、白芥子之属；若为寒饮内停者，可用苓桂术甘汤加干姜、附子、白芥子之属以温阳化寒饮，或用黑锡丹。若为痰郁化火，宜用温胆汤加黄连、黄芩、天竺黄等以化痰泄热或合滚痰丸以降火逐痰。若动怒郁勃，痰、火、风交炽者，用二陈汤下当归龙荟丸，并可随症酌加天麻、钩藤、石决明等息风之药。若兼肝阳上扰者，可参用上述肝阳上亢之法治之。

5. 瘀血阻络　祛瘀生新，活血通络。

方药：血府逐瘀汤加减。方中当归、生地、桃仁、红花、赤芍、川芎等为活血消瘀主药；枳壳、柴胡、桔梗、牛膝以行气通络，疏理气机。若兼气虚，身倦乏力，少气自汗，宜加黄芪，且应重用（30～60克以上），以补气行血。若兼寒凝，畏寒肢冷，可加附子、桂枝以温经活血。若兼骨蒸劳热，肌肤甲错，可加丹皮、黄柏、知母，重用生地，去柴胡、枳壳、桔梗，以清热养阴，祛瘀生新。若为产后血瘀血晕，可用清魂散，加当归、延胡索、血竭、没药、童便，本方以人参、甘草益气活血；泽兰、川芎活血祛瘀；荆芥理血祛风，合当归、延胡索、血竭、没药、童便等活血去瘀药，全方具有益气活血，祛瘀止晕的作用。

（三）其他治法

1. 单方验方

（1）五月艾生用45克，黑豆30克，煲鸡蛋服食；或川芎10克，鸡蛋1只，煲水服食；或桑葚子15克，黑豆12克水煎服。治血虚眩晕。

（2）羊头1个（包括羊脑），黄芪15克，水煮服食，或胡桃肉3个，鲜荷蒂1枚捣烂，水煎服；或桑寄生120克水煎服。治肾精不足眩晕。

（3）生地30克，钩藤30克，益母草60克，小蓟30克，白茅根30克，夏枯草60克，山楂30克，红花9克，地龙30克，决明子30克，浓煎成160毫升，每次服40毫升，每日服2次。治瘀血眩晕。

（4）生明矾、绿豆粉各等分研末，用饭和丸如梧桐子大，每日早晚各服5丸，常服；或明矾7粒（如米粒大），晨起空腹开水送下。治痰饮眩晕。

（5）假辣椒根（罗芙木根）30～90克，或生芭蕉根60～120克，或臭梧桐叶30克，或棕树嫩叶15克，或向日葵叶30克（鲜60克），或地骨皮30克，或丹皮45克，或芥菜花30～60克，或杉树枝30克，或鲜车前草90克，或鲜小蓟根30克，或鲜马兜铃30克，任选一种，水煎服，每日1剂。治肝阳眩晕。

（6）芹菜根10株，红枣10枚，水煎服，每日1剂，连服2星期；或新鲜柳树叶每日250克，浓煎成100毫升，分2次服，6日为一个疗程；紫金龙粉每次服1克，开水冲服；或草决明30克，海带50克，水煎服；或野菊花15克，钩藤6克，益母草15克，桑枝15克，苍耳草15克，水煎服；或猪笼草60克，糯稻根15克，土牛膝15克，钩藤15克，水煎服；或茺蔚子30克，玉兰花12克，榕树寄生15克，山楂子、叶各15克，水煎服；或夏枯草、万年青根各15克，水煎服；或小蓟草30克，车前草30克，稀莶草15克，水煎服；或香瓜藤、黄藤藤、西瓜藤各15克，水煎服；或桑寄生、苦丁茶、钩藤、荷叶、菊花各6克，开水泡代茶。上述均每日1剂，治肝阳眩晕。

2. 针灸　艾灸百会穴，可治各种虚证眩晕急性发作；针刺太冲穴，泻法，可治肝阳眩晕急性发作。气血亏虚眩晕，可选脾俞、肾俞、关元、足三里等穴，取补法或灸之；肝阳上亢者，可选风池、行间、侠溪等穴，取泻法；兼肝肾阴亏者，加刺肝俞、肾俞用补法，痰浊中阻者，可选内关、丰隆、解溪等穴，用泻法。

六、转归及预后

眩晕的转归，既包括病证虚实之间的变化，又涉及变证的出现。眩晕反复发作，日久不愈，常出现虚实转化。如气血亏虚者，日久可致气血津液运行不畅，痰瘀内生，而成虚实夹杂证；肝阳上亢者，木克脾土，脾失健运，痰湿内生，而转化为痰浊中阻证。

眩晕的预后，一般来说，与病情轻重和病程长短有关。若病情较轻，治疗护理得当，则预后多属良好。反之，若病久不愈，发作频繁，发作时间长，症状重笃，则难于获得根治。尤其是肝阳上亢者，阳愈亢而阴愈亏，阴亏则更不能涵木潜阳，阳化风动，血随气逆，夹痰夹火，横窜经隧，蒙蔽清窍，即成中风危证，预后不良。如突发眩晕，伴有呕吐或视一为二、站立不稳者，当及时治疗，防止中风的发生。少数内伤眩晕患者，还可因肝血、肾精耗竭，耳目失其荣养，而发为耳聋或失明之病证。

七、预防与护理

增强人体正气，避免和消除能导致眩晕发病的各种内、外致病因素。例如，坚持适当的体育锻炼，其中太极拳、八段锦及其他医疗气功等对预防和治疗眩晕均有良好的作用；保持心情舒畅、乐观，防止七情内伤；注意劳逸结合，避免体力和脑力的过度劳累；节制房事，切忌纵欲过度；饮食尽可能定时定量，忌暴饮暴食及过食肥甘厚味，或过咸伤肾之品；尽可能戒除烟酒。这些都是预防眩晕发病及发作的重要措施。注意产后的护理与卫生，对防止产后血晕的发生有重要意义。避免突然、剧烈的主动或被动的头部运动，可减少某些眩晕证的发生。

眩晕发病后要及时治疗，注意适当休息，症状严重者一定要卧床休息及有人陪伴或住院治疗，以免发生意外，并应特别注意生活及饮食上的调理。这些措施对患者早日康复是极为必要的。

（刘海英）

第六节　中风

中风又名"卒中"，是在气血内虚的基础上，因劳倦内伤、忧思恼怒、嗜食厚味及烟酒等诱因，引起脏腑阴阳失调，气血逆乱，直冲犯脑，导致脑脉痹阻或血溢脑脉之外，临床以卒然昏仆、半身不遂、口舌歪斜、言语謇涩或不语、偏身麻木为主症，并具有起病急、变化快的特点，好发于中老年人的一种常见病。因本病起病急剧，变化迅速，与自然界善行而数变之风邪特性相似，故古人以此类比，名为中风。但与《伤寒论》所称"中风"名同实异。临床还可见以突发眩晕，或视一为二，或不识事物及亲人，或步履维艰，或偏身疼痛，或肢体抖动不止等为主要表现，而不以半身不遂等症状为主者，仍属中风病范畴。

有关中风的记述，始见于《内经》。该书有关篇章对中风发病的不同表现和阶段早有记载。对于卒中神昏有"仆击"、"大厥"、"薄厥"之称；对于半身不遂有"偏枯"、"偏风"、"身偏不用"等称。《灵枢·九宫八风》篇谓："其有三虚而偏于邪风，则为击仆偏枯矣。"所指"击仆偏枯"即属本病。至汉代张仲景《金匮要略·中风历节病脉证治》篇中，对于本病的病因、脉证论述较详，自此，始有中风专论。

对中风的治疗，历代医家积累了许多宝贵经验，对其治则的学术争鸣更加突出。如张山雷在《中风斠铨·中风总论》中说："古之中风皆是外因，治必温散解表者，所以祛外来之邪风也。今之中风多是内因，治必潜降镇摄者，所以靖内动之风阳也。诚能判别此外内二因之来源去委，则于古今中风证治，思过半矣。"可见中风治则的争议是以病因学说的分歧为依据的。因此，所谓古今治疗原则的不同，仍应以金元时代为分水岭。金元以前医家，因持外风入中之说，故治则以祛风为主。而金元以后，对中风治疗已有较大发展，清代尤在泾《金匮翼·中风统论》立有中风八法：一曰开关，二曰固脱，三曰泄大邪，四曰转大气，五曰逐痰痪，六曰除热气，七曰通窍燧，八曰灸俞穴。强调按病期，分阶段进行辨证论治。例如开窍法，适用于闭证："卒然口噤目张，两手握固，痰壅气塞，无门下药，此为闭证。闭则宜开，不开则死。"固脱法回阳救逆，适用于脱证"猝然之候，但见目合、口开、遗尿自汗者，无论有邪无邪，总属脱证。脱则宜固，急在无气也"。除开窍与固脱外，后世医家多综合前人之说，依临床辨证而灵活运用滋阴潜阳、平肝息风、通腑化痰、活血通络、清热除痰、健脾利湿、益气养血等治则。而活血化瘀治则，为清代王清任以后的许多医家所共同推崇，近代运用这一治则治疗本病取得了很好的疗效。

本病与西医学所称的脑卒中大体相同。包括缺血性脑卒中和出血性脑卒中。缺血性脑卒中主要包括短暂性脑缺血发作、血栓形成性脑梗死、血栓栓塞性脑梗死；出血性脑卒中主要包括高血压性脑出血。上述疾病均可参考本篇辨证论治。

一、病因病机

本病在脏腑功能失调，气血亏虚的基础上，多由于忧思恼怒，或饮食不节，或房室所伤，或劳累过度，或气候骤变等诱因，以致阴亏于下，肝阳暴涨，内风旋动，夹痰夹火，横窜经脉，气血逆乱，直冲犯脑，导致脑脉痹阻或血溢脑脉之外，蒙蔽心窍而发生卒然昏仆、半身不遂诸症。兹将其病因病机分述于下。

1. 内风动越　内风因脏腑阴阳失调而生，《中风斠铨》说："五脏之性肝为暴，肝木横逆则风自生，五志之极皆生火，火焰升腾则风亦动，推之而阴虚于下，阳浮于上，则风以虚而暗煽，津伤液耗，营血不充则风以燥而猖狂。"即火极可以生风，血虚液燥可以动风。内风旋转，必气火俱浮，迫血上涌，致成中风危候。

2. 五志化火　《素问玄机原病式·六气为病》说："所以中风瘫痪者，非谓肝木之风实甚而卒中之也，亦非外中于风雨，由乎将息失宜而心火暴甚，肾水虚衰，不能制之，则阴虚阳实，而热气怫郁，心神昏冒，筋骨不用，而卒倒无所知也，多因喜怒思悲恐之五志有所过极而卒中者，由五志过极，皆为热甚故也。"提出"心火暴甚"、"五志过极"可以发生卒中。

3. 痰阻脉络　痰分风痰、热痰、湿痰。风痰系内风旋动，夹痰横窜脉络，蒙塞心窍而发病；热痰乃痰湿内郁使然，《丹溪心法·中风》谓"由今言之，西北二方，亦有其为风所中，但极少尔。东南之人，多是湿土生痰，痰生热，热生风也"；湿痰则常由气虚而生，多在中风恢复期或后遗症期，因气虚湿痰阻络而见半身不遂，言语不利诸症。

4. 气机失调　对中风发病，李杲有"正气自虚"之说。盖气虚既可生痰，又可因气虚运行无力使血行阻滞；而气郁则化火，火盛阴伤可致风动；气逆则影响血行，若血随气逆上壅清窍则使肝风动越。故凡气虚、气郁、气滞、气逆与痰浊、瘀血莫不相关，而为发病之主要病机。

5. 血液瘀滞 血瘀之成，或因暴怒血菀于上，或因气滞血不畅行，或因气虚运血无力，或因感寒收引凝滞，或因热灼阴伤，液耗血滞等，本病之病机以暴怒血菀或气虚血滞最为常见。

总之，本病的病位在脑髓血脉，涉及心、肝、脾、肾等多个脏腑。常由于脑络受损，神机失用，而导致多脏腑功能紊乱。其病性属本虚标实，急性期以风、火、痰、瘀等标实证候为主，恢复期及后遗症期则表现为虚实夹杂或本虚之证，以气虚血瘀、肝肾阴虚为多，亦可见气血不足、阳气虚衰之象，而痰瘀互阻是中风病各阶段的基本病机。

二、诊断

（一）发病特点

1. 起病急剧，病情复杂 古代医家称中风之病，如矢石之中人，骤然而至。临床上既有暴怒之后内风旋动、顷刻昏仆、骤然起病者，也有卒然眩晕、麻木，数小时后迅速发生半身不遂，伴见口舌歪斜，病情逐步加重者，此虽起病急但有渐进的发展过程。还有卒发半身不遂、偏身麻木等症，历时短暂而一日三五次复发者，此种起病速而好转亦速，但不及时治疗，终将中而不复。

2. 本病多发生在中年以上，老年尤多 如元代王履指出："凡人年逾四旬气衰之际……多有此疾。"但近些年中风的发病年龄有提早的趋向，30~40岁发病的也不少，甚至有更年轻者，但仍以50~70岁年龄组发病率最高。

3. 本病未发之前，多有先兆症状 《中风斠诠》说："其人中虚已久，则必有先机，为之朕兆。"眩晕和肢体一侧麻木，为常见之发病先兆。临床可见眩晕、头痛、耳鸣，突然出现一过性言语不利或肢体麻木、视物昏花，甚则晕厥，一日内发作数次，或几日内多次复发。

（二）临床表现

中风病临床表现复杂，多以神识昏蒙，半身不遂，口舌歪斜，言语謇涩或不语，偏身麻木为主要症状。

（1）神识昏蒙：轻者神思恍惚，迷蒙，嗜睡，或昏睡，重者昏愦不知。可伴有谵妄，躁扰不宁，喉中痰鸣等症。或起病即神昏，或起病虽神清，但3~5日后渐致神昏。

（2）半身不遂：轻者一侧肢体力弱或活动不利，重者肢体完全瘫痪。也有仅一侧上肢或下肢出现力弱或瘫痪者。瘫痪肢体可见强痉拘急或松懈瘫软。

（3）口舌歪斜：伸舌时多歪向瘫痪侧肢体，可见病例口角下垂，常伴流涎。

（4）言语謇涩或不语：患者自觉舌体发僵，言语迟缓不利，吐字不清，重者不语。

（5）偏身麻木：一侧肢体感觉减退，甚或麻木不仁，或伴有病侧肢体发凉等。

中风急性期还可出现呕血、便血、壮热、喘促、顽固性呃逆、瞳神异常、抽搐等变证，多是病情危重之象。

部分中风患者不以上述五大症状为主要表现者，可称之为类中风，仍属中风病范围。如：风眩是以卒发眩晕为主要症状，可伴恶心呕吐、视物模糊或视一为二，坐立不稳，如坐舟车，还可兼有肢体麻木、力弱等症，病情较重者可直中脏腑而出现神识昏蒙；风懿是以突发舌强言謇或言语不能，不识事物与亲人为主要特征；风痱是以突然出现坐立行走不稳、双手笨拙为特征；风痹则以突发一侧肢体疼痛为特征等。此类中风临床表现复杂，病情变化较快，应注意及时识别与救治。

三、鉴别诊断

1. 痫病　痫病与中风都有卒然昏仆的见症，但痫病为发作性病证，卒发仆地时常口中作声，如猪羊啼叫，四肢频抽而口吐白沫，醒如常人，但可再发。中风则仆地无声，一般无四肢抽搐及口吐涎沫的症状，并多有口舌歪斜、半身不遂等症。神昏尚浅者，口舌歪斜、半身不遂可以通过检查发现；神昏重者，待醒后则有半身不遂诸症。中风急性期可出现痫病发作，后遗症期可继发此病证。

2. 痿证　中风后，半身不遂日久不能恢复者，则肌肉瘦削，筋脉弛缓，应注意与痿证区别。痿证一般起病缓慢，多表现为双下肢痿躄不用，或四肢肌肉萎缩，痿软无力，与中风半身不遂不同。

3. 口僻　中风病是以突然昏仆，半身不遂，言语謇涩，口舌歪斜，偏身麻木为主症；口僻以突发口眼歪斜为主要症状，多表现为病侧额纹消失，闭目不能，鼻唇沟变浅，口角下垂，发病前可有同侧耳后疼痛，但不伴有半身不遂诸症。

4. 瘤卒中　与中风相比起病相对缓慢，也可表现为半身不遂，言语謇涩，口舌歪斜等症，或见突然出现上述症状者。可有肿瘤病史，可借助影像学检查鉴别。

四、辨证论治

（一）辨证

中风之发生，总不外乎在本为阴阳偏盛，气血逆乱；在标为风火交煽、痰浊壅塞、瘀血内阻，形成本虚标实，上盛下虚的证候。但病位有浅深，病情有轻重，证候有寒热虚实，病势有顺逆的不同，因此要全面掌握辨证的要领。

1. 辨证要点

（1）辨病位浅深和病情轻重：中风急性期分中经络与中脏腑。《金匮要略·中风历节病脉证治》说："邪在于络，肌肤不仁；邪在于经，即重不胜；邪入于腑，即不识人；邪入于脏，舌即难言，口吐涎。"中络是以肌肤麻木、口舌歪斜为主症，其麻木多偏于一侧手足，此邪中浅，病情轻。中经是以半身不遂，口舌歪斜，偏身麻木，言语謇涩为主症，无昏仆，比中络为重。两者可统称中经络。中腑是以半身不遂、口舌歪斜、偏身麻木、言语謇涩而神志不清为主症，但其神志障碍较轻，一般属意识蒙眬，思睡或嗜睡；中脏是以卒然昏仆而半身不遂为主，其神志障碍重，甚至完全昏愦不知；或以九窍闭塞为主要表现，如目瞀，视一为二，视长为短，目不能嗣，言语謇涩，吞咽困难，尿闭便秘等，虽起病时可不伴神志障碍，但病位深、病情重，若神机失用可迅速出现神识昏蒙，故也属中脏腑。一般中风发病 2 星期以内属急性期，2 星期至 6 个月为恢复期，6 个月以后为后遗症期。起病中脏腑者，经治疗神志转清，而转化为中经络；起病中经络者，可渐进加重，出现神志障碍，发展为中脏腑。

（2）辨闭证与脱证：中脏腑以神识昏蒙为主要表现，但有闭证和脱证的区别。闭证是邪闭于内，症见牙关紧闭，口噤不开，两手握固，大小便闭，肢体强痉，多属实证；脱证是阳脱于外,症见目合口张,鼻鼾息微,手撒遗尿,肢体松懈瘫软,呈五脏之气衰弱欲绝的表现,多属虚证。在闭证中,又有阳闭与阴闭之分。阳闭是闭证兼有热象,为痰热闭郁清窍,症见面赤身热,气粗口臭,躁扰不宁,舌苔黄腻,脉象弦滑而数;阴闭是闭证兼有寒象,为湿痰闭阻清窍,症见面白唇黯,静卧不烦,四肢不温,痰涎壅盛,舌苔白腻,脉象沉滑或缓。阳闭与阴闭的辨别,以舌诊、脉诊为主要依据。阳闭苔黄腻,舌质偏红;阴闭苔白腻,舌质偏淡。阳闭脉数而弦滑,且偏瘫侧脉大有力;阴闭脉缓而沉滑。阳闭和阴闭可相互转化,可依据舌象、脉象结合症状的变化来判定。

(3)辨病势的顺逆:先中脏腑,如神志渐渐转清,半身不遂未再加重或有恢复者,病由中脏腑向中经络转化,病势为顺,预后多好。如见呃逆频频,或突然神昏,四肢抽搐不已,或背腹骤然灼热而四肢发凉及至手足厥逆,或见戴阳证及呕血证,均属病势逆转。呃逆频频,是痰热郁闭,渐耗元气,胃气衰败的表现。突然神昏、四肢抽搐不已,是由内风鸱张,气血逆乱而成。背腹骤然灼热而四肢发凉,手足厥逆,或见戴阳之证,皆由阴阳离绝所致,病入险境。至于合并呕血、便血者,是邪热猖獗,迫伤血络而成,亡血之后气随血脱,多难挽救。

(4)辨证候特征:内风、火热、痰浊、血瘀、气虚、阴虚阳亢是中风病的基本证候,临床所见证候往往是这些基本证候的组合,而且随着病程的发展,其组合与演变规律具有动态时空性,明辨其特征有助于临床准确辨证。如:内风证特征为起病急骤,病情数变,肢体抽动,颈项强急,目偏不瞬,头晕目眩等;火热证特征为心烦易怒,躁扰不宁,面红身热,气促口臭,口苦咽干,渴喜冷饮,大便秘结,舌红或红绛,舌苔黄而干等;痰证特征为口多黏涎或咯痰,鼻鼾痰鸣,表情淡漠,反应迟钝,头昏沉,舌体胖大,舌苔腻,脉滑等;血瘀证特征为头痛,肢痛,口唇紫暗,面色晦暗,舌背脉络瘀张青紫,舌质紫暗或有瘀点、瘀斑等;气虚证特征为神疲乏力,少气懒言,心悸自汗,手足肿胀,肢体瘫软,二便自遗,脉沉细无力等;阴虚阳亢证特征为心烦不寐,手足心热,盗汗,耳鸣,咽干口燥,两目干涩,舌红少苔或无苔等。

2. 证候

(1)中经络

1)络脉空虚,风邪入中:手足麻木,肌肤不仁,或突然口舌歪斜,言语不利,口角流涎,甚则半身不遂。舌苔薄白,脉象浮弦或弦细。

病机分析:因卫外不固,络脉空虚,风邪乘虚入中于络,气血痹阻,运行不畅,筋脉失于濡养,则见麻木不仁,口喎,语謇,偏瘫等症。苔薄白,脉浮弦为表邪入中之征;若气血不足,则脉见弦细。

2)肝肾阴虚,风阳上扰:平素头晕头痛,耳鸣目眩,少眠多梦,腰酸腿软,突然一侧手足沉重麻木,口舌歪斜,半身不遂,舌强语謇。舌质红,苔白或薄黄,脉弦滑或弦细而数。

病机分析:由于肝肾阴虚,肝阳偏亢,血菀气逆,形成上盛下虚,故见头晕头痛,耳鸣目眩,少眠多梦,腰酸腿软等症,还可出现面部烘热,心烦易怒,走路脚步不稳,似有头重脚轻之感等阴虚阳亢的症状;肝属厥阴风木之脏,体阴用阳,肝阴亏损,肝阳亢进而动肝风,风为阳邪,若肝风夹痰上扰,风痰流窜经络,故突然发生舌强语謇、口舌歪斜、半身不遂等症。脉象弦滑主肝风挟痰,弦细而数者为肝肾阴虚而生内热,热动肝风之象;舌质红为阴不足，苔薄黄是化热之征。

3）风痰瘀血，痹阻脉络：半身不遂，口舌歪斜，言语謇涩或不语，偏身麻木，头晕目眩，痰多而黏。舌质暗淡，舌苔薄白或白腻，脉弦滑。

病机分析：肝风挟痰上扰清窍，流窜经络，留滞脑脉，导致脑脉瘀阻，神机不用，故出现突然半身不遂，口舌歪斜，言语謇涩或不语；风痰扰动清阳，则出现头晕目眩；痰浊内蕴，可见咯痰而黏。舌质暗淡，舌苔薄白或白腻，脉弦滑为肝风挟痰瘀之象。

4）痰热腑实，风痰上扰：突然半身不遂，偏身麻木，口舌歪斜，便干或便秘，或头晕，或痰多，舌强言謇。舌苔黄或黄腻，脉弦滑，偏瘫侧脉多弦滑而大。

病机分析：由于肝阳暴盛，加之平素饮食不节，嗜酒过度，致聚湿生痰，痰郁化热，内风夹痰上扰经络常可引起半身不遂，偏身麻木，口舌歪斜；若痰热夹滞阻于中焦，传导功能失司，升清降浊受阻，下则腑气不通而便秘，上则清阳不升而头晕，亦可见咯痰等症；风痰阻于舌本，则脉络不畅，言语謇涩。舌苔黄或黄腻，脉弦滑是属痰热；脉大为病进，偏瘫侧脉弦滑而大，由痰浊阻络，病有发展趋势。

（2）中脏腑

1）闭证

阳闭：突然昏倒，不省人事，牙关紧闭，口噤不开，两手握固，大小便闭，肢体强痉，还可兼有面赤身热，气粗口臭，躁扰不宁。舌苔黄腻，脉弦滑而数等症。

病机分析：肝阳暴亢，阳升风动，血随气逆而上涌，上蒙清窍则突然昏倒，不省人事；风火相煽，痰热内闭，则见面赤身热，气粗口臭，口噤，便闭等症。苔黄腻，脉弦滑，皆由邪热使然。

阴闭：突然昏倒，不省人事，牙关紧闭，口噤不开，两手握固，大小便闭，肢体强痉，还可兼有面白唇黯，静卧不烦，四肢不温，痰涎壅盛。舌苔白腻，脉象沉滑或缓。

病机分析：素体阳虚湿痰偏盛，风夹湿痰之邪上壅清窍而成内闭之证。痰气内阻则神昏、口噤，痰涎壅盛；阳虚于内则面白唇黯，四肢不温，静卧不烦。舌苔白腻是湿痰盛；脉沉主里、主阳虚，脉滑主湿痰重。

2）脱证：突然昏倒，不省人事，目合口张，鼻鼾息微，手撒肢冷，汗多，大小便自遗，肢体瘫软，舌痿。脉微欲绝。

病机分析："脱"，指正气虚脱，五脏之气衰弱欲绝，故见目合口张，鼻鼾息微，手撒遗尿等症。除上述见症外，还可见汗多不止，四肢冰冷等阴阳离决之象。

（3）后遗症：中风后，半身不遂，偏身麻木，言语不利，口舌歪斜等症，或渐而痴呆，或神志失常，或抽搐发作，此属中风后遗症。神志失常，痴呆及抽搐发作，可参考癫狂、痴呆及痫病等进行辨证论治。现就半身不遂和言语不利的辨证分述于后。

1）半身不遂：以一侧肢体不能自主活动为主要表现。或兼有偏身麻木，重则感觉完全丧失；或肢体强痉而屈伸不利；或肢体松懈瘫软。舌质正常或紫黯，或有瘀斑，舌苔薄白或较腻，脉多弦滑，或滑缓无力。

病机分析：风痰流窜经络，血脉痹阻，经隧不通，气不能行，血不能濡，故肢体废而不用成半身不遂。凡患侧肢体强痉屈伸不利者，多为阴血亏虚，筋失柔养，风阳内动；瘫软无力，多为血不养筋，中气不足；偏身麻木系气血涩滞；舌质黯或有瘀斑是血瘀阻络之象；苔腻为痰湿较重的表现，脉象弦滑是风痰阻滞之征，而多见于患侧肢体强痉者；脉象滑缓无力是气血虚弱或内蕴痰湿所致，多见于患侧瘫软无力者。

2）言语不利：

症状：舌欠灵活，言语不清，或舌瘖不语，伸舌多歪偏，舌苔或薄或腻，脉象多滑。本证或单独出现，或与半身不遂同见，或兼有神志失常。

病机分析：本证又名中风不语。言语不清、舌瘖不语是风痰、血瘀阻滞舌本脉络。如兼有神志失常，时昏时清，喜忘喜笑者，为风痰蒙心之证；如神志清楚，唯有唇缓流涎，舌强笨拙，言语謇涩，舌苔腻，舌体胖，脉滑缓者，为湿痰、风邪伤脾之征。

五、治疗

（一）治疗原则

中风为本虚标实、上盛下虚之证。急性期虽有本虚之证，但以风阳、痰热、腑实、血瘀等"标实"之候为主；又因风夹浊邪蒙蔽心窍，壅塞清阳之府，故"上盛"症状也较明显：按急则治其标的原则，治用平肝息风、化痰通腑、活血通络、清热涤痰诸法。此时邪气盛，证偏实，故治无缓法，速去其病即安，但泻热通腑勿使通泻过度，以防伤正。恢复期以后，多属本虚标实而侧重在"本虚"，其虚可见气虚与阴虚，但以气虚为多见。按缓则治其本的原则，应以扶正为主；然半身不遂、偏身麻木之症俱在，乃瘀血、湿痰阻络而成，故治宜标本兼顾，益气活血、育阴通络、滋阴潜阳、健脾化痰均是常用之法。

（二）治法方药

1. 中经络

（1）络脉空虚，风邪入中：祛风通络。

方药：大秦艽汤加减。本方以大队风药合养血、活血、清热之品组成。秦艽祛风而通行经络；羌活、防风散太阳之风；白芷散阳明之风；细辛、独活搜少阴之风；风药多燥，配白芍敛阴养血；复用白术、茯苓、甘草健脾益气；而黄芩、生石膏、生地凉血清热，是为风夹热邪而设。若治后，偏身麻木诸症月余未复，多有血瘀痰湿阻滞脉络，酌加白芥子、猪牙皂祛除经络之痰湿；丹参、鸡血藤、穿山甲以逐瘀活络，即所谓"治风先治血，血行风自灭"之意。

（2）肝肾阴虚，风阳上扰：滋养肝肾，平息内风。

方药：镇肝息风汤加减。药用生龙骨、生牡蛎、代赭石镇肝潜阳，并配钩藤、菊花以息风清热，用白芍、玄参、龟板滋养肝肾之阴，又重用牛膝，辅以川楝子引气血下行，合茵陈、麦芽以清肝舒郁。痰盛者可去龟板加胆南星、竹沥；心中烦热者可加黄芩、生石膏；头痛重者可加生石决明、夏枯草。另外还可酌情加入通窍活络的药物，如石菖蒲、远志、地龙、红花、鸡血藤等。若舌苔白厚腻者，滋阴药应酌情减少。若舌苔黄腻，大便秘结可加全瓜蒌、枳实、生大黄。此方适用于因肝肾阴虚、风痰上扰而致半身不遂、偏身麻木者。若偏身麻木，一侧手足不遂，因肝经郁热复受风邪者，以清肝散风饮加减，药用夏枯草、黄芩、薄荷、防风、菊花、钩藤、地龙、乌梢蛇、赤芍、红花、鸡血藤。方中夏枯草、黄芩可清肝热，薄荷、防风、菊花、钩藤四味皆入肝，对外风可散、内风可息；赤芍、红花、鸡血藤为活血达络之品，地龙、乌梢蛇配用既可辅助祛风，又能活血通络。若肝热得清，风邪得散，使阴阳平复，气血循行正常，则麻木不遂之症自除。

（3）风痰瘀血，痹阻脉络：息风化痰，活血通络。

方药：化痰通络方加减。方中半夏、白术健脾化痰；胆南星清化痰热；天麻平肝息风；丹参活血化瘀；香附疏肝理气，调畅气机，以助化痰、活血；少佐大黄通腑泻热，以防腑实形成。

瘀血重，舌质紫暗或有瘀斑，加桃仁、红花、赤芍；舌苔黄，兼有热象者，加黄芩、栀子以清热泻火；舌苔黄腻，加天竺黄清化痰热；头晕、头痛，加钩藤、菊花、夏枯草平肝清热。一般发病初期，病情波动或渐进加重，风象突出，可以加重平肝息风之力，如选用钩藤、生石决明、羚羊角粉等。病情平稳后，以痰瘀阻络为主，重在活血通络，可选鸡血藤、伸筋草、地龙等。若进入恢复期，渐显气虚之象时，注意及早使用甘平益气之品，如：太子参、茯苓、山药等。

（4）痰热腑实，风痰上扰：化痰通腑。

方药：星蒌承气汤加减。药用胆南星、全瓜蒌、生大黄、芒硝四味。方中胆南星、全瓜蒌清化痰热；生大黄、芒硝通腑导滞。如药后大便通畅，则腑气通、痰热减，神志障碍及偏瘫均可有一定程度的好转。本方使用硝黄剂量应视病情及体质而定，一般控制在 10~15 克，以大便通泻，涤除痰热积滞为度，不可过量，以免伤正。腑气通后应予清化痰热、活血通络，药用胆南星、全瓜蒌、丹参、赤芍、鸡血藤。若头晕重者，可加钩藤、菊花、珍珠母。若舌质红而烦躁不安，彻夜不眠者，属痰热内蕴而兼阴虚，可适当选加鲜生地、沙参、麦门冬、玄参、茯苓、夜交藤等育阴安神之品。但不宜过多，恐有碍于涤除痰热。少数患者服用星蒌承气汤后，仍腑气不通，可改投大柴胡汤治疗。

2. 中脏腑

（1）闭证

阳闭：辛凉开窍，清肝息风。

方药：至宝丹一粒灌服或鼻饲以开窍；并用《医醇賸义》羚羊角汤加减，以清肝息风，滋阴潜阳。方中羚羊角粉可以冲服，配以石决明、代赭石、菊花、黄芩、夏枯草、钩藤清肝息风；龟板、白芍育阴；代赭石潜镇；丹皮凉血清热；天竺黄清化痰热；痰盛者可加竹沥、胆南星，或用竹沥水鼻饲，每次 30~50 毫升，间隔 4~6 小时 1 次。若阳闭证兼有抽搐者可加全蝎、蜈蚣；兼呕血者酌加水牛角、丹皮、竹茹、鲜生地、白茅根等品。临床还可选用清开灵注射液 20~40 毫升加入 0.9% 氯化钠注射液或 5% 葡萄糖注射液 250~500 毫升中静脉滴注。

阴闭：辛温开窍，除痰息风。

方药：苏合香丸 1 粒灌服或鼻饲以开窍，并用《济生方》涤痰汤加减。药用制南星、半夏、陈皮、茯苓、枳实、地龙、钩藤、石菖蒲、郁金。方中制南星、半夏、陈皮、茯苓除痰理气；地龙、钩藤息风活络；石菖蒲、郁金开窍豁痰；以枳实降气和中，气降则痰消。若见戴阳证，乃属病情恶化，宜急进参附汤、白通加猪胆汁汤（鼻饲），以扶元气，敛浮阳。临床还可选用醒脑静注射液 20 毫升加入 0.9% 氯化钠注射液或 5% 葡萄糖注射液 250~500 毫升中静脉滴注。

（2）脱证：回阳固脱。

方药：可选用《世医得效方》参附汤加减。药用人参 10~15 克，或党参 30~60 克，附子 10~15 克，急煎灌服或鼻饲，也可用参附注射液 40 毫升加入 0.9% 氯化钠注射液或 5%

葡萄糖注射液250～500毫升中静脉滴注。方中人参大补元气，附子回阳救逆，汗出不止者可加黄芪、龙骨、牡蛎、山茱萸、五味子以敛汗固脱。阳气回复后，如患者又见面赤足冷，虚烦不安，脉极弱或突然脉大无根，是由于真阴亏损，阳无所附而出现虚阳上浮欲脱之证，可用《宣明论方》地黄饮子加减，滋养真阴，温补肾阳以固脱。

3. 后遗症

（1）半身不遂：益气活血。

方药：补阳还五汤加减。方中重用黄芪以益气，配当归养血，合赤芍、川芎、红花、地龙以活血化瘀通络。若有肢体拘挛疼痛可加穿山甲、水蛭、桑枝等药加重活血通络，祛瘀生新。兼有言语不利者加石菖蒲、远志化痰开窍；兼有心悸而心阳不足者加桂枝、炙甘草。若以患侧下肢瘫软无力突出者，可选加补肾之品，如桑寄生、川断、牛膝、地黄、山茱萸、肉苁蓉等药。

（2）言语不利：祛风除痰开窍。

方药：解语丹加减。方中以天麻、全蝎、白附子平肝息风除痰；制南星、天竺黄豁痰宁心；石菖蒲、郁金芳香开窍；远志交通心肾；茯苓健脾化湿。按《医学心悟》将中风不语分属于心、脾、肾三经。如病邪偏在脾者可加苍术、半夏、陈皮；如偏在心者可加珍珠母、琥珀；如偏在肾者可用地黄饮子加减。

（三）其他治法

1. 针灸

（1）半身不遂：调和经脉、疏通气血。以大肠、胃经俞穴为主；辅以膀胱、胆经穴位。初病时，仅刺患侧，病程日久后，可先刺健侧，后再刺灸患侧。取穴：上肢：肩髃、曲池、外关、合谷，可轮换取肩髎、肩贞、臂臑、阳池等穴。下肢取环跳、阳陵泉、足三里、昆仑，可轮换取风市、绝骨、腰阳关等穴。

对于初病半身不遂，属中风中经者，可用手足十二针，即取双侧曲池、内关、合谷、阳陵泉、足三里、三阴交共12穴。对于中风后遗症的半身不遂，其疏踝难伸，肘膝挛急者，可用手足十二透穴。此法取手足12穴，用2～3寸长针透穴强刺。这12个穴是：肩髎透臂臑，腋缝透胛缝，曲池透少海，外关透内关，阳池透大陵，合谷透劳宫，环跳透风市，阳关透曲泉，阳陵泉透阴陵泉，绝骨透三阴交，昆仑透太溪，太冲透涌泉。手足十二针和手足十二透穴，临床疗效较好，可供参考。

（2）中风不语：祛风豁痰，宣通窍络。取穴：金津、玉液放血，针内关、通里、廉泉、三阴交等。

（3）中风闭证：开关通窍，泄热祛痰。用毫针强刺或三棱针刺出血。可先用三棱针点刺手十二井穴出血，再刺人中、太冲、丰隆。若手足拘挛或抽搐可酌加曲池、阳陵泉穴。

（4）中风脱证：益气固脱、回阳救逆。多以大柱艾灸，如汗出、肢温、脉起者，再用毫针，但刺激要轻。取穴：灸关元、神阙，刺气海、关元、足三里。如见内闭外脱之证，可先取人中强刺，再针足三里、气海以调其气。

头皮针、耳针治疗中风：头皮针取穴可按《素问·刺热论篇》五十九刺的头部穴位，中行有上星、额会、前顶、百会、后顶；次两旁有五处、承光、通天、络却、玉枕；又次两旁有临泣、目窗、正营、承灵、脑空。每次取7～9个穴位，交替使用，宜浅刺留针，留针15～30分钟即可。此法治中风阳闭及中经络偏于邪实之证，有较好疗效。治疗中风先兆症状，可针刺或艾灸风市、足三里等穴。

2. 推拿　推拿适用于以半身不遂为主要症状的中风患者，尤其是半身不遂的重证。其手法：推、滚、按、捻、搓、拿、擦。取穴有风池、肩井、天宗、肩髃、曲池、手三里、合谷、环跳、阳陵泉、委中、承山。推拿治疗促进气血运行，有利于患肢功能的恢复。

3. 中药熏洗　中药熏洗、药浴具有温经活血、通络逐瘀的作用，直接作用在局部，可以明显减轻中风后的肩关节疼痛、手部发胀等直接影响患者运动功能恢复的症状。药物选用红花、川草乌、当归、川芎、桑枝等，以上药物煎汤取 1 000 ~ 2 000 毫升，煎煮后趁热以其蒸气熏蒸病侧手部，待药水略温后，洗、敷胀大的手部及病侧的肢体，可明显减轻手肿胀等症状。此外，还可选用透骨草、急性子、片姜黄、三棱、莪术、汉防己、穿山甲、威灵仙等药，水煎外洗，亦可取得良好的疗效。

4. 康复训练　中风后强调早期康复，在患者神志清楚，没有严重精神、行为异常，生命体征平稳，没有严重的并发症、合并症时即可开始康复方法的介入，但需注意康复方法的正确选择，要持之以恒，循序渐进。中风急性期患者，以良肢位保持及定时体位变换为主。对于意识不清或不能进行主动运动者，为预防关节挛缩和促进运动功能改善，应进行被动关节活动度维持训练。对于意识清醒并可以配合的患者可在康复治疗师的指导下逐步进行体位变化的适应性训练、平衡反应诱发训练及抑制肢体痉挛的训练等。对言语不利、吞咽困难的患者应进行言语、吞咽功能的训练。

从中医理论出发，在康复中应贯彻"松"和"静"的原则和方法。"松"是精神的放松和偏瘫侧肢体，包括健侧肢体局部的放松。"静"是心静气宁，克服焦躁、压抑的情绪，而且要避免误动、盲动，在"动"中强调动作的质量，而不强求动作的次数。结合现代康复学理论进行针灸治疗可以缓解肢体痉挛，针灸治疗时应注意避免对上肢屈肌和下肢伸肌进行强刺激。对于肢体松懈瘫软者，可以灸法为主。中药煎汤熏洗，对缓解痉挛同样有很好的效果。

六、转归及预后

中风起病以半身不遂、口舌歪斜、言语謇涩为主症而无神识昏蒙者，属中经络，病位较浅，经治疗可逐渐恢复，但大约 3/4 的中风患者遗留言语不利、半身不遂、偏身麻木、饮水呛咳等后遗症。部分患者虽起病时神清，但三五日内病情渐进加重，出现神识昏蒙，由中经络发展为中脏腑，多预后不良。起病即见神昏者多为邪实窍闭，直中脏腑，病位深，病情重，经治疗神志转清者，则预后较好，但多数遗留较明显的后遗症。若昏愦不知，瞳神异常，甚至出现呕血，抽搐，高热，呃逆等，则病情危重，如正气渐衰，多难救治。以突发眩晕，饮水呛咳，言语不能，视一为二等九窍不利症状为主要表现者，也可迅速出现神昏，危及生命。

中风急性期病机转化迅速，如发病时表现为痰热腑实，可因腑气不通，而清阳不升，浊气不降，导致痰浊蒙闭清窍，出现神志障碍；发病时即见神昏者，或为风火上扰、痰热内闭清窍的阳闭证，或为痰湿蒙塞心神的阴闭证，若救治及时得当，一般 1 星期内神志转清，以痰瘀阻络为主，若治疗不当或邪气亢盛，可迅速耗伤正气，转化为内闭外脱、阴阳离绝而危及生命。如急性期表现为风、火、痰为主者，数日后风邪渐息，火热渐减，而成痰、瘀为患，这时往往病情趋于稳定。一般在发病 2 ~ 3 星期时患者渐显正气不足之象，或以气虚为主，或以阴虚为著，亦有气血亏虚或肝肾精亏，阳气虚衰者。

恢复期和后遗症期，可因痰浊内阻、气机郁滞而出现情绪低落，寡言少语而成郁证，则影响肢体、言语功能的康复；如毒损脑络，神机失用则可渐致反应迟钝，神情淡漠而发展为痴呆；或出现发作性抽搐，肢体痉挛，疼痛，手足肿胀，吞咽困难，小便失禁等症；若调摄不当，致阴血亏虚，阴不敛阳，可再发中风。

七、预防和护理

（一）预防

鉴于中风的发病率、病死率较高，积极加强对本病的预防十分重要。

1. 加强先兆症状的观察　古代医家对此积累了一定的经验，如朱丹溪说："眩晕者，中风之渐也。"元代罗天益说："凡大指、次指麻木或不用者，三年中有中风之患。"明代张三锡强调："中风症，必有先兆。中年人但觉大拇指作麻木或不仁，或手足少力，或肌肉微掣，三年内必有暴病。"王清任《医林改错》记录了34种中风前驱症状：有偶尔一阵头晕者，有耳内无故一阵风响者，有无故一阵眼前发直者，有睡卧口流涎沫者，有平素聪明忽然无记性者，有两手长战者，有胳膊无故发麻者，有肌肉无故跳动者，有腿无故抽筋者……王氏还强调说："因不痛痒，无寒无热，无碍饮食起居，人最易于疏忽。"清代李用粹《证治汇补》说："平人手指麻木，不时眩晕，乃中风先兆，须预防之，宜慎起居，节饮食，远房帷，调情志。"实践证明，中风的预防，确应从慎起居、调情志、节饮食三方面着手。所谓慎起居，不仅生活要有规律，注意劳逸适度，更重要的是中、老年人要重视体育锻炼，使气机和调，血脉流畅，关节疏利，防止本病的发生。所谓调情志，是指经常保持心情舒畅，情绪稳定，避免七情所伤。节饮食是指避免过食肥甘厚味，切忌酗酒等。

2. 加强对先兆症状的早期治疗　若见眩晕，目睛，肉𥆧，抽搐等症，为肝阳偏亢、肝风欲动之象，予平肝息风之钩藤、菊花、白蒺藜、牡蛎、白芍等药。若见肢体麻木、沉滞者，为脉络气血痹阻，予活血通络之丹参、赤芍、鸡血藤等药。

3. 关于复发问题　明代秦景明《症因脉治·内伤中风证》提到："中风之证……一年半载，又复举发，三四发作，其病渐重。"沈金鳌《杂病源流犀烛·中风源流》说："若风病即愈，而根株未能悬拔，隔一二年或数年必再发，发则必加重或至丧命，故平时宜预防之，第一防劳暴怒郁结，调气血，养精神，又常服药以维持之。庶乎可安。"由此可见中风容易复发，且复发时病情必然加重，故应强调以预防为主。

（二）护理

中风急性期，重症患者多有五不会，即翻身、咳痰、说话、进食、大小便均不能自主。要严密观察、精心护理，积极抢救，以促进病情向愈，减少后遗症。

1. 认真观察病情的变化是判断病情顺逆的重要环节　如患者神志的清醒与昏迷，由昏迷转清醒者为顺，反之为逆；手足转温与逆冷，由逆冷转温者为顺，反之为逆。如伴抽搐，应对其发作次数、表现形式以及持续时间等进行详细观察；对戴阳、呕血、便血等症状表现，都应该仔细观察、记录。脉证的相应与否，对辨别顺逆很重要。如《景岳全书·脉神章》说："凡暴病脉来浮洪数实者为顺，久病脉来微缓软弱者为顺。若新病而沉微细弱，久病而浮洪数实者，皆为逆也。凡脉证贵乎相合。"本病如阳闭之证，脉来沉迟或见到代脉，是有暴亡之可能。后遗症的半身不遂，本属气虚脉缓者，骤然脉弦劲而数，多有复中之可能，所以在护理上均应细察。中风急性期应注意保持呼吸道通畅，定时翻身拍背，鼓励患者咳嗽，咳嗽困难而多痰者，可鼻饲竹沥水清化痰热。对中风后情绪低落或情绪波动的患者注意及时发现和治疗。

2. 饮食宜忌　中风患者的饮食以清淡为宜。对阳闭者，除鼻饲混合乳外，应每日给菜汤 200 毫升，可用白菜、菠菜、芹菜等。或饮绿豆汤、鲜果汁亦可，皆有清热作用。对阴闭者除鼻饲混合乳之外，每日可用薏苡仁、赤小豆、生山药煮汤，鼻饲 200 毫升左右，具有健脾化湿作用。中经络以半身不遂为主的患者，在急性期可按清淡饮食 I 号配膳，至恢复期以后则可参考清淡饮食 II 号配膳。其膳食原则及内容如下。

清淡饮食 I 号膳食原则：清内热，化痰湿，散瘀血。避免油腻厚味、肥甘助湿助火之品。

膳食内容：绿豆汤、大米山楂汤、小豆山楂汤、莲子汤、豆浆、米粥、藕粉、藕汁、果子汁等。果汁可根据季节用西瓜汁、甘蔗汁、梨汁、荸荠汁等调配。蔬菜以白菜、菠菜、芹菜、冬瓜、黄瓜甘寒为主的菜，进行调配。

清淡饮食 II 号膳食原则：清热育阴，健脾和胃。

膳食内容：稀饭和米粥、绿豆米粥、赤豆苡仁米粥、莲子粥、荷叶粥等；面片、面汤、素馅饺子、包子或馄饨亦可。蔬菜同 I 号，可酌加猪、鸭类的瘦嫩肉和鸡蛋。但少食鸡、牛、羊等肉类。此外，凡中风患者必须戒酒。

3. 预防褥疮　中风急性期最易发生褥疮。为防止褥疮的发生，必须做到勤翻身，对神昏者要检查皮肤、衣服、被单是否干燥和平整，当受压皮肤发红时，应用手掌揉擦，或外搽红花酊，以改善局部血液的循环。

4. 功能锻炼　鼓励和辅导患者进行功能锻炼，是中风恢复期和后遗症期护理工作的重点。在瘫痪肢体不能自主运动时，应帮助患者被动运动，进行肢体按摩，同时作大小关节屈伸、旋转、内收、外展等活动，以促进气血的运行。当肢体瘫痪恢复到可以抬举时，应加强自主运动，有条件者应接受系统规范的康复训练。

（刘海英）

第七节　不寐

一、概述

不寐即失眠，是临床以经常性不能获得正常睡眠为特征的病证。不寐的证情轻重不一，轻者可见入寐困难，时寐时醒，醒后不能再寐，或寐而不酣，严重者可彻夜不寐。根据不寐的临床特点，属西医学的失眠症，对由于更年期综合征、神经官能症、高血压病、脑动脉硬化症患者，出现以失眠为主症者，均可参照本证辨证论治。

不寐病证名出自《难经·四十六难》。在中医古籍中亦有称为"不得卧"、"不得眠"、"目不瞑"、"不眠"、"少寐"。不寐证在《内经》中称为"不得卧"、"目不瞑"。认为卫气不得入于阴，或阳气盛而阴气虚，或肝气热以及胃不和等，均可导致不寐，如《灵枢·大惑论》曰："卫气不得入于阴，常留于阳。留于阳则阳气满，阳气满则阳跷盛；不得入于阴则阴气虚，故目不瞑矣。"不仅指出了不寐的病因病机，而且还提出了具体的治疗方法及方药；在《灵枢·邪客》中，有"阴虚故目不瞑……补其不足，泻其有余，调其虚实，以通其道而去其邪。饮以半夏汤一剂，阴阳已通，其卧立至"；在《素问·逆调论篇》中还提出"胃不和则卧不安"；在《灵枢·营卫生会》说："老者之气血衰……故昼不精，夜不瞑。"汉代张仲景对不寐的认识在《内经》基础上又有进一步发展，他在《伤寒论》中提出："少阴病，得之二三日以上，心中烦，不得卧，黄连阿胶汤主之。"《金匮要略》指出"虚劳虚烦不得眠，酸枣仁汤主之"。首次把不寐的病因分为外感和内伤两类，且上述两首方剂至今仍为临床所常用。

二、病因病机

人的正常睡眠，系由心神所主，阳气由动转静时，即为入睡状态；反之，阳气由静转动时，即为清醒状态，人的正常睡眠机制，是阴阳之气自然而有规律的转化的结果。这种规律如果被破坏，就可导致不寐证。张介宾在《景岳全书·卷十八·不寐》中说："盖寐本乎阴，神其主也，神安则寐，神不安则不寐。"不寐的病因病机主要有虚实两个方面：实者为七情内伤、肝失条达、饮食失节、痰热上扰；虚者为心肾不交、水火不济、劳倦过度、心脾两虚；善惊易恐、心胆气虚。上述种种原因均可致不寐证的发生。

（一）情志所伤

情志活动以五脏的精气为物质基础。情志所伤，影响五脏，都有可能使人发生不寐，尤以过喜、过怒、过思、过悲更为常见。因为这些情志的活动往往耗损五脏的精气，使脏腑功能失调。其中以心、肝、脾三脏关系最为密切。心藏神，劳心过度，易耗血伤阴，心火独炽，扰动神明；或喜笑无度，心神激动，神魂不安，均易发生不寐。肝藏血，血舍魂。由于情志不畅，或暴怒伤肝，肝失疏泄，肝气郁结，或气郁化火，皆可使魂不能藏，而发生不寐。脾藏意，主思，思虑过多则气结，气机不畅，必然影响脾的健运功能，以致气血化源不足，不能养心安神，亦致不寐。

（二）饮食失节

饮食不节，或暴饮暴食，或过食肥甘，宿食停滞，或肠中有燥屎，均可致胃气不和，升降失常，清阳不升，浊气不降。胃络通于心，以致"胃不和则卧不安"。

（三）心肾不交

心主火，肾主水，心火下降，肾水上升，水火既济，心肾交通，睡眠才能正常。《清代名医医案精华·陈良夫医案》中说："心火欲其下降，肾水欲其上升，斯寤寐如常矣。"如久病体虚，肾阴耗伤，不能上奉于心，水不济火，则心阳独亢；五志过极，心火内炽，不能下交于肾，心肾失交，心火亢盛，扰及神明，致夜寐不安。如《景岳全书·卷十八·不寐》中说："真阴精血不足，阴不交，而神有不安其室耳。"

（四）心脾两虚

劳心过度，伤心耗血；或妇女崩漏日久，产后失血；老人气虚血少等，均可导致气血不足，心失所养，心神不安而不寐。《景岳全书·不寐》中曾明确指出："无邪而不寐者，必营血之不足也，营主血，血虚则无以养心，心虚则神不守舍。"若思虑劳倦过度伤及脾胃，脾失健运，气血生化不足，无以上奉于心，亦能影响心神而致不寐。

（五）心胆气虚

胆主决断，十一脏皆取决于胆，心胆素虚，心神不安，决断无权，触事易惊，善惊易恐，致夜寐不安，正如清代沈金鳌《杂病源流犀烛·不寐》所说"心胆俱怯，触事易惊，睡梦纷纭，虚烦不寐"。另有因暴受惊骇，情绪紧张，终日惕惕，渐至心虚胆怯而不寐者，如《类证治裁·不寐》所说"惊恐伤神，心虚不安"。

三、诊断及鉴别

（一）诊断标准

中华人民共和国中医药行业标准《中医病证诊断疗效标准》中对不寐的诊断标准规定如下：不寐是指脏腑功能紊乱，气血亏虚，阴阳失调，导致不能获得正常睡眠。①轻者入寐困难或寐而易醒，醒后不寐，重者彻夜难眠。②常伴有头痛、头昏、心悸、健忘、多梦等症。③经各系统和实验室检查未发现异常。

（二）鉴别诊断

凡以不寐或不易入睡，或寐而易醒等为主要临床表现者均可诊断为不寐。其概念较为明确，但不寐作为一个症状，也可出现在其他疾病中，有些医籍文献中的"不得卧"在概念上有两种意思：一是不寐，二是因疾病所苦而不得安卧，这不包括"不寐"之中，如停饮、胸痹、烦躁、脏躁、头痛等。

1. 不寐与停饮　不寐与痰饮中之停饮证都可见难以入睡的症状。但不寐是以难以入睡为主症，且能平卧，临床以虚证多见。而停饮证系痰饮停于胸胁，脉络受阻，饮邪迫肺，肺气上逆，而致咳喘不得平卧，并非难以入睡，多见于实证。

2. 不寐与胸痹　不寐以阴血不足，不能奉养脑心，而致不寐为主症，兼见心烦、头晕。而胸痹系气血瘀阻，胸阳不宣所致，临床上以胸闷心痛、心悸盗汗为主症，心烦失眠为兼症。所谓"胸痹不得卧，心痛彻背者……"。

3. 不寐与烦躁　二者均有烦躁和不寐的症状，但不寐系由心阴不足，阴虚内热，虚热内扰神明所致，以失眠为主症，兼有心烦或虚烦不安。而烦躁多因邪热壅盛，灼伤心阴，即心中烦不得卧，以烦躁为主症，兼见失眠。

4. 不寐与脏躁　二者共症均为难以入睡。但不寐则是因内伤阴血不足，阳盛阴衰，心肾不交，故难以入睡为主症，心烦不安为兼症。而脏躁则是多因素影响，郁久伤心，或胎前产后精（阴）血亏虚，神明失养，神躁不宁，其主症为烦躁不安、哭笑无常（或喜怒不定），兼有夜寐不安、难以入睡。

5. 不寐与头痛　不寐在阴虚肝旺证中出现头痛与肝阳上亢所致头痛病证相类似。但不寐系因肝阴不足，肝阳上扰脑窍，以失眠为主症，兼有头痛、心烦易怒。而头痛病是由肝阳上亢，循经上扰清窍，以头痛为主症，兼有心烦失眠。

（三）疗效标准

国家中医药管理局发布的国家中医药行业标准《中医病证诊断疗效标准》中对不寐的疗效标准规定如下：

1. 治愈　睡眠正常，伴有症状消失。

2. 好转　睡眠时间延长，伴有症状改善。

3. 未愈　症状无改变。

四、治疗

（一）辨证论治

1. 辨证要点

（1）辨轻重：不寐的病证轻重，与其病因、病程久暂有关，通过不同的临床表现加以辨别。轻证表现为少眠或不眠，重者彻夜不眠，轻者数日即安，重者成年累月不解，苦于入睡困难。

（2）辨虚实：不寐的病性有虚实之分。虚证多属阴血不足，心脑失其所养；临床特点为体质瘦弱，面色无华，神疲懒言，心悸健忘，多因脾失化源，肝失藏血，肾失藏精，脑海空虚所致。实证为火盛扰心，或瘀血阻滞；临床特点为心烦易怒，口苦咽干，便秘溲赤，胸闷且痛，多因心火亢盛、肝郁化火、痰火郁滞，气血阻滞所致。

（3）辨脏腑定位：不寐的主要病位在心脑。由于心神被扰或心神失养，神不守舍而致不寐。亦因肾精亏虚，脑海失滋，神不守持，亦为不寐。其他脏腑，如肝、胆、脾、胃、肾的阴阳气血失调，也可扰动心脑之神而致不寐。因而应在兼证上加以辨别。如急躁易怒而不寐者，多为肝火内扰；入睡后易惊醒者，多为心胆虚怯；脘闷苔腻而不寐者，多为脾胃宿食，痰浊内盛；心烦心悸，头晕健忘，腰困胫酸而不寐者，多为阴虚火旺，心肾不交；面色少华，肢倦神疲而不寐者，多为脾虚不运，心神失养；心烦眠，不易入睡，醒后不易再睡者，多为心脾两虚等。

2. 治疗要点

（1）注重调整脏腑阴阳气血：由于不寐主要因脏腑阴阳失调、气血失和，以致心神不宁而不寐。所以治疗首先应从本而治，着重调治所病脏腑及其气血阴阳，以"补其不足，泻其有余，调其虚实"为总则，应用补益心脾，滋阴降火，交通心肾，疏肝养血，益气镇惊，化痰清热，和胃化滞，活血通络等治法，使气血和调，阴阳平衡，脏腑功能恢复正常，心神守舍，则不寐可愈。

（2）强调安神定志为其基本治法：不寐的病机关键在于心神不安，因而安神定志为治疗本病的基本方法。在应用时须在辨证论治的基础上，平调脏腑阴阳气血的同时，选用本法。安神定志的方法，有养血安神，清心安神，育阴安神，益气安神，镇肝安神，补脑安神等不同治法。

（3）注重精神治法：由于情志不舒，或精神紧张，过度焦虑等精神因素是导致不寐的常见因素，因而消除顾虑及紧张情绪，保持精神舒畅，是治疗不寐的重要方法之一，每每取到药物所难以达到的疗效，应当引以重视和应用。

3. 辨证分型

（1）热扰神明

证候：面红目赤，夜难入寐，心烦意乱，身热口渴，胸闷胀满，头昏头痛，口燥唇焦，大便秘结，小便短赤，舌质红，苔黄燥，脉沉数。

病机分析：本证多因温热之邪由卫转气，热郁胸膈所致。由于热扰神明，则夜难入寐，心烦意乱；里热炽盛，灼伤津液，则身热口渴，口燥唇焦；热郁胸中，气机不畅，则胸闷胀满；火性炎上，扰乱脑窍，则头昏头痛；进而内火结里，阳明燥结，则大便秘结，小便短赤。舌质红，苔黄燥，脉沉数均为热盛于里之征象。

治法：清热通腑，清脑安神。

方药：凉膈散：大黄、朴硝各 10g，甘草 6g，栀子 10g，薄荷 6g，黄芩 9g，连翘 15g，竹叶 10g，蜂蜜少许。

本方善治中焦热郁之证。方中重用连翘清热解毒，配以黄芩清心胸郁热，更用栀子通泻三焦之火，引火下行；薄荷、竹叶外疏内清；朴硝、大黄荡涤胸膈邪热、导热下行；配蜂蜜、甘草既缓和硝黄峻泻之功，又可助硝黄推导之力。上药配伍，清上泄下，共凑凉膈通腑，泄热清脑，安神定志之功效。

（2）肝郁化火

证候：不寐，性情急躁易怒，不思饮食，口渴喜饮，目赤口苦，小便黄赤，大便秘结，舌红，苔黄，脉弦而数。

病机分析：本证多系郁怒伤肝，肝失条达，气郁化火，上扰心神，波及脑窍所致不寐。由于肝气犯胃，则不思饮食；肝郁化火，肝火乘胃，胃热则口渴喜饮；肝火偏旺，则急躁易怒；火热上扰脑窍，则目赤口苦，小便黄赤，大便秘结，舌红，苔黄，脉弦而数，均为肝心热象的表现。

治法：疏肝泻火，清脑安神。

方药：龙胆泻肝汤：龙胆草 6g，黄芩、栀子各 9g，泽泻 12g，木通、车前子各 9g，当归 3g，生地黄 9g，柴胡、生甘草各 6g。可加茯神、龙骨、牡蛎以镇惊定志，安神入眠；如胸闷胁胀、善太息者，加郁金、香附疏肝解郁。

本方为清泻肝火的代表方，适用于肝胆火盛所致的不寐证。方用以龙胆草苦寒清肝胆实火为君药；黄芩、栀子苦寒泻火，助龙胆草清肝之力为臣药；用泽泻、木通、车前子清肝利湿，使热从小便而利；柴胡疏肝解郁，引诸药入肝；当归、生地黄滋阴养血柔肝；甘草调和诸药。诸药相伍，共奏清肝泻火，安神镇惊之效。

（3）痰热内扰

证候：不寐头重，痰多胸闷，恶食嗳气，吞酸恶心，心烦口苦，目眩，苔腻而黄，脉滑数。

病机分析：本证多因宿食停滞，积湿生痰，因痰生热，痰热上扰心脑则心烦不寐。由于宿食痰湿壅阻于中，故为胸闷；痰浊上蒙脑窍，则头重目眩；痰食停滞则气机不畅，胃失和降，故症见恶食、嗳气，甚则呕恶。舌苔黄腻，脉滑数，均系痰热、宿食内停之征象。

治法：化痰醒脑，清热安神。

方药：清火涤痰汤：丹参 15g，橘红、胆星、僵蚕各 10g，菊花 15g，杏仁、麦门冬各 10g，茯神 12g，柏子仁、贝母各 10g，竹沥半杯，姜汁 1 滴。若痰食阻滞、胃中不和者，加半夏、神曲、山楂、莱菔子以消导和中；若心悸不安者，加珍珠母、朱砂以镇惊定志；若痰热重而大便不通者，可加服礞石滚痰丸，降火泻热、逐痰安神。

方中用胆星、贝母、竹沥、姜汁化痰泄浊；柏子仁、茯神、丹参养心安神；僵蚕、菊花熄风醒脑定惊；杏仁、橘红豁痰利气，酌加川连、连翘清心解毒，增强安神镇惊之力。

（4）胃气失和

证候：胸闷嗳气，脘腹不适而不寐，恶心呕吐，大便不爽，腹痛，舌苔黄腻或黄燥，脉象弦滑或滑数。

病机分析：饮食不节，食滞不化，胃气不和，升降失常，则脘腹胀痛，恶心呕吐，嗳腐吞酸；胃失和降，心神被扰则不寐；热结大肠，腑气不通则大便秘结，腹胀腹痛。舌苔黄腻或黄燥，脉弦或滑数，均系胃肠积热的征象。

治法：和胃健脾，化滞安神。

方药：半夏秫米汤：半夏 9g，秫米 30g。若宿食积滞较甚，而见嗳腐吞酸，脘腹胀痛者，可加服保和丸，以图消导和中安神之功。

本方有决渎壅塞、交通阴阳、和降胃气、安神定志之效，为治疗因胃气不和而睡卧不安的常用方剂。方中以半夏化痰燥湿和胃降逆；秫米和胃健脾，益气除热，消积化滞。二药相伍，胃气调和，积滞消除，则神安入睡。

（5）瘀血内阻

证候：烦扰不安，头痛如刺，心慌心跳，夜不成寐；或合目而梦，且易惊醒，甚则数日毫无睡意，神情紧张，痛苦不堪，舌多暗紫，脉多弦细而涩。

病机分析：本证多因情绪过度紧张，突受惊恐，使气血逆乱；或者因情志抑郁，怒无所发，肝失条达，气滞血瘀，内阻窍络，血瘀于脑，则头痛如刺，难以入寐；心血瘀阻，心神失养，则心慌心跳，烦扰不寐；久则瘀血内阻，正气耗伤，则气虚神怯，精神紧张。由于瘀血内阻不畅，故见舌暗紫，脉弦细而涩的瘀血征象。

治法：理气化瘀，通窍安神。

方药：血府逐瘀汤化裁：当归、生地黄各 9g，桃仁 12 克，红花 9g，枳壳、赤芍各 6g，柴胡 3g，甘草 6g，桔梗、川芎各 5g，酸枣仁 15g，珍珠母 12g，生龙齿 15g。方中以当归、川芎行气活血；桃仁、红花破血行瘀；枳壳、赤芍药行气活血宽膈；柴胡疏肝解郁；桔梗通利胸膈，与柴胡相伍引药上行，通窍醒脑，以安脑神。配以珍珠母、生龙齿平肝镇惊，安神定志；酸枣仁、生地黄滋肾补心、益脑安神。诸药相伍，共图理气化瘀、安神定志之功，对于顽固性不寐者效果尚佳。

（6）心脾两虚

证候：患者不易入睡，或睡中梦多，易醒再难入睡，兼见心悸健忘，头晕目眩，肢倦神疲，饮食无味，面色少华，舌质淡，苔薄白，脉细弱。

病机分析：心主血，脾生血，心脾两虚，血不养心，神不守舍，故不易入睡，多梦易醒，心悸健忘；气血不足，不能上养于脑，清阳不升，则头晕目眩；血虚不能上荣于面，则面色少华，舌质淡；脾虚失运，则饮食无味；血少气虚，故精神不振，肢倦神疲，脉细弱。

治法：补益心脾，养血安神。

方药：归脾汤：党参 10g，黄芪 18g，白术、茯神各 10g，炒酸枣仁 18g，龙眼肉 10g，木香、甘草各 6g，当归 12g，远志 10g，生姜 3g，大枣 10 枚。若失眠较重，加五味子、合欢花、夜交藤、柏子仁以助养心安神，或加龙骨、牡蛎以镇静安神；若血虚较甚，加熟地黄、白芍、阿胶以补血充脑；若脘闷纳呆，舌苔厚腻者，加半夏、陈皮、茯苓、厚朴以健脾理气化痰。

方中人参、白术、黄芪、甘草补气健脾；远志、酸枣仁、茯神、龙眼肉补心益脾、安神定志；当归滋阴养血；木香行气舒脾，使之补而不滞。诸药相伍，养血宁神，健脾生血，上滋脑神，神安则睡眠正常。

（7）阴虚火旺

证候：心烦不寐，心悸不安，头晕，耳鸣，健忘，腰酸，手足心发热，盗汗，口渴，咽干，或口舌糜烂、舌质红，少苔，脉细数。

病机分析：心阴不足，阴虚生内热，干扰心神，则心烦失眠，心悸不安，手足心发热；肝肾阴虚，脑海失养，则头晕耳鸣；阴虚津液不能内守，则盗汗；心阴不足，虚火上炎，所以口渴、咽干、口舌糜烂；舌质红少苔，脉细数，均为阴虚火旺之征。

治法：滋阴清心，养脑安神。

方药：黄连阿胶汤：黄连9g，阿胶12g，黄芩10g，白芍18g，鸡子黄2枚。若阳升面热微红、眩晕、耳鸣者，可加牡蛎、龟甲、磁石等重镇潜阳，阳升得平，阳入于阴，即可入寐；若不寐较甚者，加柏子仁、酸枣仁养心安神。方中以黄连、黄芩清心降火；生地黄、白芍、鸡子黄滋阴补肾养肝，以养脑安神。诸药相伍，共奏清心安神之功。

（8）心胆气虚

证候：不寐多梦，易于惊醒，胆怯心悸，遇事善惊，气短倦怠，小便清长，舌淡，脉弦细。

病机分析：心虚则心神不安、胆虚则善惊易恐，心胆两虚，则多梦易醒，心悸不寐，甚则善惊；气短倦怠，小便清长，均为气虚之象；舌色淡，脉弦细，为气血不足的表现。

治法：益气镇惊，安神定志。

方药：安神定志丸：人参9g，茯苓、茯神各12g，远志10g，石菖蒲9g，龙齿30g。若血虚阳浮、虚烦不寐者，宜用酸枣仁汤，方中以酸枣仁安神养肝为主；川芎和血以助酸枣仁养心；茯苓化痰宁心，以助酸枣仁安神；知母清胆宁神。如病情较重，可二方合用；若心悸较甚者，前方基础上加生牡蛎、朱砂以加强镇静安神之力。

方中首用人参益心胆之气；配用茯苓、茯神、远志、石菖蒲化痰宁心；重用龙齿镇静开窍宁神。诸药共用，使心胆气足，心脑神安，不寐即愈。

（9）心肾不交

证候：心烦不寐，头晕耳鸣，烦热盗汗，咽干，精神萎靡，健忘，腰膝酸软；男子滑精阳痿，女子月经不调，舌红少苔，脉细数。

病机分析：正常之人，心火下降，肾水上升，水火既济，阴阳平衡，神宁眠安。由于水亏于下，火炎于上，肾水不得上济，心火不得下降，心肾无以交通，则心烦不寐；肾水不能上滋脑窍，则髓海空虚，头晕耳鸣；肾虚精亏腰脊不充，则腰膝酸软；心肾阴虚，虚火内生，则盗汗、咽干、舌红、脉数。

治法：交通心肾，补脑安神。

方药：交泰丸：黄连9g，肉桂3g。若以心阴虚为主，可用天王补心丹；若以肾阴虚为主者，可用六味地黄丸加夜交藤、酸枣仁、合欢皮、茯神之类，以安神宁志、补心滋肾。

方中以黄连清心降火，少佐肉桂，以引火归元、交通心肾，神安则眠。本方适用于心火偏旺者。

（10）肝郁血虚

证候：难以入睡，即使入睡，梦多易醒，或胸胁胀满，善叹息，易怒急躁，舌红苔黄，脉弦数。

病机分析：本证多系郁怒伤肝，肝郁气结，郁久化火，灼伤阴血所致。由于肝郁血虚，魂不守舍，则不能入眠，即使入睡，易惊醒或多梦；肝失疏泄，则胸胁胀满，急躁易怒，善叹息；舌红苔黄，脉弦数，均为肝郁血虚之象。

治法：疏肝养心，安神镇惊。

方药：酸枣汤：酸枣仁 18g，甘草 6g，知母 12g，茯神 10g，川芎 6g。若肝郁较甚，郁久化火较甚者可参照肝郁化火证治，亦可用丹栀逍遥散加忍冬藤、夜交藤、珍珠母、柏子仁治之。

方中以酸枣仁养血安神为君；川芎调畅气机，调和气血疏肝为臣；以茯苓、甘草宁心为佐；知母清热除烦，酌加柴胡以加强疏肝之作用。

（二）其他疗法

1. 针灸疗法

（1）辨证治疗：心脾两虚者，补三阴交、神门、心俞、膈俞、脾俞；心肾不交者，补肾俞、太溪，泻心俞、劳宫；心胆虚怯者，补心俞、胆俞、大陵、丘墟、神门、三阴交；肝阳上扰者，泻神门、三阴交、肝俞、间使、太冲；肝胆火炽者，泻肝俞、胆俞、太冲、行间；脾胃不和者，泻中脘、天枢、丰隆、内关，补脾俞、神门、足三里、胃俞；心火独亢者，泻神门、内关、三阴交、太溪等。每次选 3～4 穴，交替针刺，7～10 天为 1 个疗程。

（2）皮肤针：心肾不交者，取心俞、肾俞、神门、太溪、巨阙、神堂、三阴交、夹脊穴（3～6 椎，13～21 椎）为主穴；配用京门、大钟、大陵、魂门、郄门、通里、厥阴俞等穴。肝胆火旺者，取肝俞、胆俞、太冲、期门、内庭、厥阴俞、外关、身柱、夹脊穴（5～10 椎，13～21 椎）；配用丘墟、日月、内关、三焦俞、风池、行间。以皮肤针轻叩穴位，使局部皮肤潮红即可，每天或隔天 1 次。

（3）耳针：选神门、心、脾、肾、脑、下脚端等穴，每次取 2～3 穴，捻转予中强刺激，留针 20 分钟。

2. 单验方

（1）炒酸枣仁 10～15g，捣碎，水煎后，晚上临睡前服。

（2）炒酸枣仁 10g，麦门冬 6g，远志 3g，水煎后，晚上临睡前顿服。

（3）酸枣树根（连皮）30g，丹参 12g，水煎 1～2 小时，分 2 次，在午休及晚上临睡前各服 1 次，每天 1 剂。

（4）核桃仁、黑芝麻、桑葚子叶各 30g，共捣为泥，做成丸，每丸 3g，每服 9g，每天 3 次。

（5）炙甘草 15g，水煎代茶饮。

（6）酸枣仁 30g，炒香捣为散，加入人参 30g，辰砂 15g，乳香 7.5g，炼蜜为丸服。治阳虚不眠，心多惊悸。

3. 气功疗法　以坐位入静为主的内养功、强壮功为好。练功时除掌握气功的一般方法要领外，着重入静练习。练功时环境要安静，坐位后全身要放松，眼开一线，注意鼻尖，舌尖抵上颚，唾液多后徐徐下咽。要意守小腹，呼吸均匀细长，鼻吸鼻呼，并默念呼吸次数。念到 100 次再从 1 念起。如不用念数法，可用随息法，即思想高度集中在呼吸上，吸时气下沉入小腹，呼时气渐升细细呼出，思想随着呼吸升降，不开小差。如有杂念，立即把思想收回来。每次练功为 10 分钟，逐渐延长练功时间。本法对失眠效果尚好。

4. 推拿疗法

（1）推头：坐位，头部垫毛巾。医生站于体侧，一手按头后额部，另一手用拇指平推正中和两侧经线，由前发际推到后发际，手法要平稳，不宜快。然后用掌根大小鱼际部揉两侧及后枕部，由上而下反复揉摩。头部推拿时，嘱患者思想集中在头部推拿手法的刺激上。推 10 分钟左右，便入朦胧状或入睡状为好。推后一般即觉头部轻松舒适感。

（2）取穴：先取风池、风府穴，用指揉法，手法宜平稳，不需要强刺激，以轻轻得气感为好。再取下肢两侧足三里和三阴交穴，手法同上，强度可稍大。

5. 药膳疗法

（1）大枣 20 枚，连须葱白 7 棵。将枣洗净水泡发后，煮 20 分钟，再将葱白洗净加入，继续用文火煮 10 分钟，吃枣喝汤，每天 1 次，连服数天。

（2）龙眼肉 500g，白糖 50g。将龙眼肉放碗中加白糖，反复蒸、晾 3 次，使色泽变黑，将龙眼肉再拌入少许白糖，装瓶备用。每天服 2 次，每次 4~5 颗。连服 7~8 天。上法适用于心脾亏虚之失眠证。

（3）酸枣仁 15~25 粒，黄花菜 20 根。炒至半熟，捣碎，研成细末。睡前 1 次服完，连服 10~12 天。适用于肝郁气滞证。

（4）生鸡子黄 1 枚，山药 20g，陈皮 10g，鲜花空叶 60g。将后三味水煮取汁，临睡前以此汁将鸡子黄趁热服下，时间不久，即可安眠。适用于痰湿中阻证失眠。

（5）炒萝卜子 10g，焦山楂 30g，大枣 15 枚，葱白 7 根，鸡内金 10g，水煎去渣温服。适用于饮食中阻证失眠。

五、预防与调护

（一）预防

（1）注意精神方面的调摄。由于不寐为心脑神志的病变，故应调摄精神，喜怒有节，心情舒畅；避免脑力劳动过度，精神紧张，保持良好的精神状态。

（2）注意居处环境的安静。要居室或周围环境安静，设法尽量避免和消除周围的噪声，睡前不易听喜乐时间过长，以免引起兴奋而难以入睡。

（3）要生活规律，按时作息，养成良好的睡眠习惯。

（4）要节制房事，以免房劳过度损伤肾精，使脑海空虚，导致失眠。

（5）加强体育锻炼，增强体质，促进形神健康。

（6）平时不应过食辛辣刺激之食物，尤其睡前不宜过多吸烟或过饮浓茶。

（二）调护

（1）生活护理：劝导患者养成生活规律，起居定时的习惯，卧室要光线暗淡舒适，使其安静入睡。

（2）饮食护理：晚餐不宜过饱，少食油煎厚味及不易消化之食物。心脾两虚者宜食当归羊肉汤，阴虚火旺者宜食较多的蔬菜瓜果，忌油煎、烧烤食品。睡前禁喝咖啡、浓茶及吸烟。

（3）注意房室安静，工作人员及陪视人不要大声喧哗，说话轻、走路轻、关门轻、操作轻。

（4）精神调护：时刻注意患者情绪变化，做好患者思想工作，护士要对精神紧张的患者多在床旁安慰，稳定情绪，消除顾虑，使心情舒畅，促进入睡。

（5）做好诱导工作，如让患者睡前口念数字，听钟声，听轻松音乐，使其渐渐入睡。

（6）加强体育锻炼，如晨起打太极拳、散步等，并持之以恒，促进身心健康。

（7）注意服药方法，一般以午睡及晚上临睡前各服 1 次为好。

（8）及时消除病因，如因痛失眠者应止痛，大便秘结者通便，咳嗽者应止咳等。

（9）对严重不寐者或同时具有精神失常者，要注意安全，防止发生意外。

六、转归与预后

不寐虽然有虚实之分，且有不同的证型，但由于人体是一个有机的整体，在一定条件下，虚实可以相互转化，或某一腑脏病变而转至多腑脏的病变。如肝郁化火证，可以耗伤肝阴，进一步上灼心阴，导致心阴不足，或下汲肾水，引起肾阴亏虚；又可能因木乘土，影响脾胃健运功能，导致化源不足，而转为心脾气血衰少，等等。

对于本病的预后，应视其具体的病情而定。一般认为，病程不长，病因比较单纯，治疗及时，辨证准确，施治恰当，且迅速消除病因者，则疗效佳，预后好。如系病程长，证见虚实夹杂，特别是正虚难以骤复而邪实又不易速去者，则病情往往易于反复，或者形成顽固性不寐证，治疗效果则欠理想。

（刘海英）

第八节　多梦

一、概述

多梦是指睡眠不实，睡眠中梦扰纷纭，醒后则头昏神疲为特征的一种病证。中医学认为，梦是睡眠中神活动的表现，正常人偶尔做梦，醒后无任何不适是一种正常生理现象。但若机体脏腑阴阳气血失调，扰及神明，则通过梦象反映于外，形成多梦。西医学中的神经衰弱等疾病，以多梦为主要临床表现者，可参考本篇辨证论治。

早在《内经》中就有对梦较为系统的阐述，其称多梦者作"喜梦"、"妄梦"，列有专篇讨论，对梦的成因、病机、诊断等提出明确见解。《灵枢·淫邪发梦》曰："正邪从外袭内，而未有定舍，反淫于脏，不得安处，与营卫俱行，而与魂魄飞扬，使人卧不得安而喜梦。"又曰："阴气盛，则梦涉大水而恐惧；阳气盛，则梦大火而燔焫；阴阳俱盛，则梦相杀。上盛则梦飞，下盛则梦堕；甚饥则梦取，甚饱则梦予；肝气盛，则梦怒；肺气盛，则梦恐惧、哭泣、飞扬；心气盛，则梦善笑、恐畏；脾气盛，则梦歌乐，身体重不举；肾气盛，则梦腰脊两解不属。"同时确定了泻实补虚的治疗原则，如《灵枢·淫邪发梦》云："凡此十二盛者，至而泻之，立己"；"凡此十五不足者，至而补之，立已也。"《内经》中的论述奠定了后世诊治多梦病的理论基础。汉代以后对多梦的认识更加深入，尤其在辨治方面积累了很多经验。汉代张仲景认为多梦与心密切相关，其在《金匮要略·五脏风寒积聚》中曰："心气虚者，其人则畏，合目欲眠，梦远行而精神离散，魂魄妄行。"

二、病因病机

多梦病位在心，并与肝脾肾功能失调密切相关。其病因以内因为主，情志失调是发病的重要因素。病机特点为七情内伤，或脏腑失调，导致心神受扰，睡眠中心神不得静谧，魂魄不得安宁，而出现梦境纷纭。病机分虚实两端，实者常见痰火扰神而多梦；虚者常因心胆脾肾阴阳气血亏损，致神魂无倚而发多梦。

（一）七情内伤

喜怒哀乐，忧思悲恐，各种情志变化均可参与梦的形成。如明代陈士元在《梦占逸旨》曰："过喜则梦开，过怒则梦闭，过恐则梦匿，过忧则梦嗔，过哀则梦救，过忿则梦晋，过惊则梦狂。"思虑劳倦则伤心脾，营气亏虚，令神魂不安而多梦；郁怒则伤肝，肝气不疏，郁久化火，火扰心神，神魂不宁则多梦；若惊恐过甚则耗伤精气而令神明不安，梦幻纷纭。

（二）饮食不节

过饱过饥，饮食失节，以致脾胃不和，胃不和则卧不安，心神不宁而多梦。如《素问·脉要精微论》曰："甚饱则梦予，甚饥则梦取。"久之可使脾胃损伤而酿生痰湿，痰郁化火，痰火上扰，神魂不守而多梦。

（三）劳欲过度

恣情纵欲、房劳过度致肾阴亏损；或劳心过度，心阴亏耗，君火独亢。肾阴亏损则不能上奉于心，心火亢盛则无以下济于肾，心肾水火不交，则心神不宁而多梦。如《类经·阴阳之逆厥而为梦》曰："手少阴，心也，心主阳，其藏神。足少阴，肾也，肾主阴，其藏精。是以少阴厥逆，则心肾不交而精神散越，故为妄梦。"

（四）久病、年迈

久病血虚，产后失血，营血不足，或年老体衰，阴亏血少，导致心失所养，神不守舍，寐中梦扰。如《诸病源候论·虚劳喜梦候》曰："夫虚劳之人，血气衰损，脏腑虚弱，易伤于邪。正邪从外集内，未有定舍，反淫于脏，不得定处，与荣卫俱行，而与魂魄飞扬，使人卧不得安，喜梦。"

三、诊断及鉴别

多梦以睡眠中自觉乱梦纷纭、梦扰不断、睡眠不实为中心证候特征。受外界环境、生活经历、情志因素、脏腑阴阳盛衰等影响，可产生各种各样的梦境，如梦救火燔灼、舟船溺水、筑垣盖层、持械厮杀、故友相会、歌乐欢笑等等，可千奇百怪，无所不包。眠中梦扰，醒后梦境或清晰或混沌，伴头昏倦怠，精神不振。

（一）诊断要点

（1）经常做噩梦，影响到睡眠质量。

（2）梦时伴有心悸气促、冷汗淋漓等症状。

（3）每晚做梦多，出现晨起头晕、困乏等病理表现。

（二）鉴别诊断

1. 多梦与失眠　失眠病可伴有多梦症状，但该病主要临床表现为入睡困难，时睡时醒，或彻夜难眠，以长期睡眠时间减少，睡眠不足为特征。而多梦病则以入睡后梦扰纷纭为主要见症，非少寐或不寐，可资鉴别。

2. 多梦与梦游　梦游亦为睡眠障碍性疾病，是在睡眠之中无自主意识地起床进行各种动作，醒后无自觉的梦境。而多梦病醒后能自述梦意，睡眠中仅有思而无动作，更无起床下地之举，不难区分。

（三）疗效标准

《神志病治疗效果标准修正草案》中对疗效标准规定如下：

1. 痊愈　精神症状消失，自知力恢复。
2. 显效　精神症状基本消失，自知力部分恢复。
3. 好转　精神症状减轻或部分消失，自知力缺乏。
4. 无效　精神症状无改善或恶化。

四、治疗

（一）辨证论治

1. 辨证要点

（1）辨病理与生理：梦是睡眠中出现的幻象，正常健康人也可日有所思，夜有所梦，但其醒后无有不适之感，这是属于生理现象，并非病态，不必治疗。其区别要点是：一是生理梦仅是偶尔为之，不若病理之梦经常梦境纷扰；二是生理性梦寤后无有不适，病理性梦醒精神不振，常伴头昏肢软。

（2）辨主症与兼症：梦症常与其他证候并见，如虚劳、惊悸、怔忡、健忘、失眠等，在诸多症状中必须分辨其主次或兼夹，多梦症是苦于梦扰，由此而引起心悸、健忘、头昏等症，当从梦论治，梦消则诸症均安。若梦仅是其他病证所引发，是为兼症，当主从其他病证立论，兼而治之，单纯治梦，仅能暂解其苦，病证尚难痊愈。

（3）辨脏腑虚实：梦虽是脑神不安，"魂魄飞扬"或"魂魄离散"之病机，但在中医理论中是从"五神脏"立论，故梦是建立在脏腑气血偏盛偏衰而致卧不安的病理基础上，因此在临诊时必须根据梦境及其伴随症状正确进行脏腑辨证，才能采用具有针对性的治疗法则，药到梦除。

（4）辨梦情意境：梦境确可反映人体内部阴阳、脏腑、气血、盛衰的不同状况。如邪客于肾则梦临渊，没居水中；肾气盛则梦腰脊两解不居，肾气虚则梦见舟船溺人，或梦伏水中。梦境也可反映人体的病变部位，如邪客于胃则梦饮食；客于膀胱则梦溲便等。现代医学也认识到梦境与人体的某些疾病关系密切，如梦见奇光异彩常是脑血管硬化、视觉中枢神经供血不足的反映；常在梦中惊醒或梦见从高处坠下，则往往是心脏有病的预兆，由此可见梦境在虚幻离奇中寓有某一方面的象征意义。但临床不能拘泥于一件梦境的事物而牵强附会，且同一梦境可有脏腑虚实之异，如"阴阳俱盛，可梦相杀"，而在肺气虚时也可"梦见兵战"，同为战争，虚实病理不同，故尚需综合辨识。

2. 治疗要点

（1）标本缓急：治疗既要究其引发梦境之病因，审症求因，从本论治，但为解除患者梦扰之苦，常需从标入治。首先以宁神安脑之法，投磁朱丸等暂减其梦，症缓之后再缓缓从本图治，临床上又常选用标本兼治之法，以除其疾。

（2）专治与兼治：梦症在证候中有主症、兼症之别，故治疗时也有专治与兼治之分。凡梦为主症者，或经常反复出现同一梦境的梦症，病机辨析清楚者，均需专治；若梦为兼症，但原病证随其梦之纷扰而日趋复杂或证情加重者，也需专治梦症，此常可随梦症之减轻或消除使原病证减轻或有转机。如梦偶作或仅为次要兼症，则不需专治，可兼而治之，如梦境常变，无规律可辨识，梦后原病证又无明显变异者，也不需专治。

（3）补虚泻实：究梦证之病机，其外因乃正邪，正邪者中人也微，内因则是脏腑气血之偏颇，泻实仅用其暂，待梦缓后则当顾本补虚，且梦证虚多实少，故治梦常以补虚调治为主。

（4）针药与心理治疗：治梦除用药物或针灸治疗外，尚必须结合心理治疗，某些梦症乃得自疑虑、忧思，则更应重视心理疗法，甚至单纯通过心理治疗，不用药饵、针砭，也有其梦自除而向愈的。

3. 辨证分型

（1）心胆气虚，神不守舍

证候：入眠常有梦扰，梦多惊恐不祥，时被噩梦惊醒，或有梦魇呼叫，平素情绪不宁。触事善惊易恐，常感心悸不安，舌质淡，苔薄白，脉细弱虚弦。

病机分析：心胆气虚证是多梦中常见之证型，病者素体虚怯，或系暴受惊吓所致。噩梦惊恐颇为常见，严重者可有梦魇、梦惊，呈现一派虚怯之情，此乃"恐则气下"之状。由于惊恐，神不守舍，故白昼也呈情绪不宁、精神恍惚、善惊易恐、心悸惕荡诸症，脉细弱乃心气不足之象，脉见虚弦则是胆气虚弱之兆。《内经》云"气为血帅"，心为运血之器，今心气虚则血运有碍，故舌质偏淡，提示有血亏的相应变化，气血不充，惊恐之扰，故脑神不安，神不守舍。

治法：补心益胆，宁脑安神。

方药：安神定志丸合酸枣仁汤；或平补镇心丹合十味温胆汤加减：党参12克，黄芪30克，怀山药20克，茯神12克，酸枣仁9克，龙齿20克，麦门冬12克，五味子9克，石菖蒲30克，远志10克，炙甘草6克。若心气虚怯明显，可加附子、肉桂，佐党参、黄芪强心之力；噩梦惊扰心神不宁者，可辅以磁朱丸镇静安神，宁脑为先；心悸怔忡者，可加柏子仁、合欢皮宁心疏郁安神；伴头昏神疲者，可加升麻、川芎升提之剂以益气补血养脑，使脑气得充，神魂渐安。

本方以党参、黄芪补益心气，黄芪、怀山药均为补肝气之要药，三药合用为君，针对心胆气怯之病理，虚而补之。辅以茯神、酸枣仁、龙齿宁脑安神，再佐以麦门冬、五味子养阴安神，顾其脑体，合党参又寓生脉散益气宁心之效；纳石菖蒲、远志既加强宁脑安神之力，又具开窍醒脑之功，以振奋脑气；以炙甘草为使，调和诸药，又有复脉宁心安脑之效。合而发挥补心益胆、宁脑安神之功。

（2）心脾两虚，脑体失荣

证候：夜眠不实，多梦纷杂，或梦风雨、烟火、坏屋；或梦丘陵、大泽，神情飘忽不定，醒后梦境难忆，伴有健忘、失眠，精神萎靡，头晕眼花，倦怠无力，食欲不振，怔忡不安，舌质淡，苔薄白，脉沉细弱。

病机分析：心脾两虚之多梦主见于忧思过度所致。张锡纯曰："心与脑，神明贯通而后可以成思也。"今思虑过度，既耗心气脑神，又思虑伤脾而致心脾两虚。心主血，脾统血，心脾又共具生血之功；心脾既虚，血供不足，脑体失荣，致使昼日健忘神疲，入暮失眠多梦，梦境或火或水，或丘或泽，飘忽不定皆脑神失健所为，故醒后遗忘而难系统论述梦境，且见头晕眼花、倦怠无力，气血不足之象，脾气不足故食欲欠馨，心气虚馁故怔忡惊惕，苔脉也呈气血不足之征。

治法：补益心脾，荣脑安神。

方药：归脾汤合桂枝加龙骨牡蛎汤化裁：党参 12 克，黄芪 30 克，白术、龙眼肉各 12 克，桂枝 8 克，酸枣仁 12 克，远志 8 克，龙骨、牡蛎各 20 克，木香 4 克，白芍药 10 克，生姜 4 片，大枣 6 枚，炙甘草 6 克。若血虚明显者，可加当归、川芎、丹参养血荣脑；食欲不振者，加砂仁、鸡内金、神曲、麦芽健脾消食；心悸怔忡者加柏子仁、莲肉养心安神，更添补益心脾之力。

取归脾汤健脾养心、益气补血以除本证之病由；以桂枝加龙骨牡蛎汤调和营卫，镇潜安神，定志息梦以解本病之症。投党参、黄芪、白术、龙眼肉、桂枝补益心脾之气，振奋心阳为君；纳酸枣仁、远志养心安神，佐龙骨、牡蛎镇静定志，辅以木香理气温通、白芍药摄阴护神，再取姜、枣调和营卫，甘草调和诸药。全方使心脾之气复，心脾之血充，以荣脑神，则神情安宁，梦扰得除。

（3）心肾不交，脑神不宁

证候：虚烦难眠，入睡梦多，男子多梦遗，女子多梦交，或梦喜笑、恐畏，醒后头昏耳鸣，平素腰酸膝软，咽干便结，或见潮热盗汗，舌红苔少，脉细数。

病机分析：本证常由思欲不遂，情志化火所致；或是见闻则欲念妄动，精出呆泄；或是房劳过度，手淫自伤，耗伤肾阴。致使脑海不充，故头昏、耳鸣、咽干，水不上济，心阳偏亢于上，虚火内扰，故虚烦难以入眠，卧则梦交遗泄，醒则潮热心烦，肾阴亏少于下，故腰酸膝软，大便干结。

治法：交通心肾，静谧脑神。

方药：朱砂安神丸或柏子养心丸合交泰丸：朱砂 6 克，柏子仁 10 克，茯神 12 克，当归 10 克，地黄 20 克，麦门冬 10 克，枸杞子 15 克，玄参 10 克，黄连 3 克，石菖蒲 20 克，甘草 6 克。惊悸盗汗者，可加龙骨、浮小麦、五味子等宁神敛汗；梦交遗泄者，可加金樱子、芡实、莲须安神涩精。

本方取朱砂、柏子仁、茯神宁心安神为主，以降其思欲之心火；投当归、地黄、麦门冬、枸杞子滋养肾阴，上济于心为辅，佐以玄参、黄连清热泻火，石菖蒲开窍宁神，"宣心思之结而通神明"；以甘草调和诸药。此证朱砂常用，李杲曰："纳浮溜之火而安神明。"《珍珠囊》曰："心热非此不能除。"足见其治虚焰之心火具有针对性，确可安神消梦，抑其梦交，但不宜多服、久服，故与柏子仁、茯神相配为君，以柔其性。

（4）肝肾阴虚，脑失濡养

证候：时感眩晕耳鸣，入暮视物模糊，两目干涩，卧则难寐，梦境纷纭，或堕山谷，或伏水中，或匿树下，皆有畏恐之感，时伴心悸，易于惊醒，腰膝酸软，男子早泄或精少，女子经少或经闭，形体消瘦，时或虚烦，午后颧红，舌红少津，脉细弦。

病机分析：肝肾之阴皆上濡脑体，张景岳曰："盖寐本乎阴，神其主也。"今肝肾之阴不足则神不安也，故不寐而又多梦。《内经》曰"肾气虚则使人梦见舟船溺人，得其时则梦伏水中，若有畏恐"，"肝气虚则梦伏树下不敢起"，皆为堕坠之梦境，乃"恐则气下"使然。阴虚卧不得安，故易被梦惊醒，恐又伤肾，肝肾益伤，故形体消瘦，精少经闭。耳目乃肾肝之窍，阴虚则耳目失濡而致耳鸣目涩、视物模糊，尤以入暮夜晚为剧，久则阴虚生内热而有虚烦、颧红等虚火之象。

治法：滋养肝肾，濡脑宁神。

方药：肝肾双补丸或龟鹿二仙膏合远志丸加减：龟甲、鳖甲各30克，黄精15克，枸杞子12克，石斛、当归各10克，川芎8克，细辛4克，远志8克，茯神12克。若梦境纷扰难眠易惊者，加龙齿、朱砂以镇静宁神；男子早泄精少者，加山药、山萸肉、五味子补益肝肾；女子经少经闭者，加丹参、益母草补养经血。

本方取龟甲、鳖甲、黄精、枸杞子、石斛滋养肝肾之阴为主，佐以当归、川芎、细辛活血走窜之品以载药上行，濡养脑体，辅以远志、茯神宁脑安神，以消其惊恐堕坠之梦。

（5）肝阳痰火，上扰脑神

证候：情志不舒，急躁易怒，卧则梦多，若郁怒而眠，梦扰更剧，或梦飞扬，或梦恼怒，或杂梦妄为，可有梦魇，醒后头痛眩晕，耳鸣目赤，胸闷心悸，胁肋灼痛，溲赤便秘，舌红苔黄腻，脉弦滑数。

病机分析：此为实证梦症，常因忧郁恼怒，肝失疏泄，气郁化火，炼液成痰，痰火上扰，脑神失宁所致。《普济本事方》曰："今肝有邪，魂不得归，是以卧则魂扬若离体也，肝主怒，故小怒则剧。"其梦飞，梦怒则诚如《灵枢·淫邪发梦》云："上盛则梦飞"、"肝气盛则梦怒"，因肝阳痰火易于外发，故临诊可见头晕、目赤、胸闷、胁痛、急躁、易怒等症，此证较易辨认。

治法：清热化痰，平肝安魂。

方药：当归龙荟丸合黄连温胆汤化裁：黄芩6克，黄连4克，黄柏、栀子各6克，陈皮6克，法半夏8克，竹茹、枳壳各6克，茯神、远志、枣仁、枸杞子、白芍、当归各10克，甘草6克。若头痛如裂者，可加龙胆草或羚羊角粉平肝清脑；梦境纷扰惊愕不安者，可加芦荟或密礞石以镇摄涤痰；大便秘结者可加生大黄以釜底抽薪；若肝气郁结可加柴胡、郁金疏肝解郁以助之；若见肝气虚怯之情，则可予以珍珠丸或加珍珠母、熟地黄、柏子仁养肝安神。

本方取黄连、黄芩、黄柏、栀子清泻肝火，四药均具有降压、镇静作用，故可治实证梦魇。以陈皮、法半夏、竹茹、枳壳化痰降逆，合而共除肝阳痰火之邪；以茯神易茯苓，再加远志、酸枣仁为辅，以安神定志；佐以枸杞子、白芍药、当归滋肝阴以潜其阳。

（6）血瘀气滞，脑神失司

证候：平素郁郁寡欢，喜怒无常，健忘善惊，时或急躁头痛，伴胸闷胁胀，时或恐惧惊愕，伴面青眶黑，夜眠不安，梦多怪异，荒诞不经，纷乱难断，或见亡灵，刀光剑影，炮火争战，伴头痛晕眩，舌质紫暗，脉弦涩不畅。

病机分析：王清任认为夜睡梦多乃是血凝滞脑气所致，血瘀于脑，不论其瘀于脉内或泣于脉外，均影响气血上荣之道，脑体失荣、脑气滞塞而致脑神失司。盖血之荣脑，全仗气机调畅，血瘀之因常系气滞郁结，故其平素郁郁寡欢，气郁失其疏达之性，故或虚或亢而致喜怒无常，或急躁或恐惧，情志不一，可呈荒诞之情，气血壅滞于上。《内经》曰"阴阳俱盛，则梦相杀"，"客于项，则梦斩首"，故常见战争、亡灵、流血之情，面青眶黑、舌紫脉涩也皆为血瘀之见症。

治法：活血化瘀，理气调神。

方药：血府逐瘀汤、通窍逐瘀汤或桂枝茯苓丸加减：当归12克，川芎10克，桃仁12克，红花8克，桂枝6克，柴胡8克，生地黄20克，茯苓12克，甘草4克。若梦多惊愕神魂不宁者，可用朱砂拌茯神易茯苓，加酸枣仁宁神安脑；若脑多恐惧脑气涣散者，可加黄芪、桔梗，以肉桂易桂枝，可益气升提以充脑；若有脑动脉硬化之征象者，可加生山楂、丹参软坚降脂通脉；见有气阴不足之症，可加枸杞子、桑寄生养阴濡络。

本方以当归、白芍药、桃仁、红花为君活血化瘀；当归、赤芍药对中枢神经系统有镇静抑制作用，桃仁、红花具有通脉软坚之效，与当归、芍药相合可相得益彰，辅以桂枝、柴胡，可佐川芎血中之气药载药上行，既祛瘀通脉，又有利气血运行，佐以生地黄，有助当归养血荣脑之力，也具通脉之效；茯苓渗湿健脾，也有利通脉；甘草和中为使。

（二）其他疗法

1. 针灸疗法

（1）体针：取神门、三阴交、内关、安眠穴为主穴。痰火扰神证加阳陵泉、丰隆；心虚胆怯证加心俞、胆俞；心脾两虚证加心俞、脾俞、膈俞；心肾不交证加太溪、心俞、肾俞。以平补平泻法为主，留针20分钟，每天1次，10天为1个疗程。

（2）耳针：取耳穴皮质下、交感、心、肾、脾、内分泌、神门。每次选3～5穴，毫针中等强度刺激，留针15分钟，每天1次，10天为1个疗程。

2. 推拿疗法 用一指禅推法，从印堂开始向上至神庭，往返5～6次；再从印堂向两侧沿眉弓至太阳穴，往返5～6次。然后用一指禅推法沿眼眶周围治疗，往返3～4次。再从印堂沿鼻两侧向下经迎香沿颧骨至两耳前，往返2～3次。再用双手在印堂、神庭、睛明、攒竹、太阳穴以抹法治疗，往返5～6次，抹时配合按睛明、鱼腰穴，再用扫散法在头两侧胆经循行部位治疗，配合按角孙穴。而后从头顶开始用五指拿法，到枕骨下部改用三指拿法，配合按、拿两侧肩井穴。时间共约10分钟。然后辅以腹部操作，顺时针方向摩腹，同时配合按、揉中脘、气海、关元穴，时间约6分钟。

3. 气功疗法 采用坐位强壮功，自然盘膝坐，全身肌肉放松，头微前倾，两眼轻闭，两上肢自然下垂，两手四指上下互握放在小腹前的大腿上，采用深呼吸法，吸气时胸腹均隆起，呼气时胸部回缩，腹部往外凸。意守气海或丹田，使心神静谧。每天练功时间因人而异，一般不应少于1小时。练功过程中若感疲劳，可平卧休息，静养5～10分钟，后继续再练。

五、预防与调护

（一）心理治疗，好言劝慰

多梦常由思虑或惊恐所导致，且与人之心理素质有关，患者大都是思郁寡欢或疑虑丛生之心态。故预防本病，首先要使心情开朗，无所牵挂烦恼，则夜眠时脑神得以守舍而无梦扰，若系惊恐所致者，则家人及医护人员应予以劝说或解释，使之紧张之情绪予以解除，也能使眠安梦消，故心理治疗，好言相劝，既是治疗的手段，也是防病的措施。

（二）避免或消除外界之刺激

不少梦境系由于外界微弱刺激所引起，如《列子》曰："口有含，则梦强言而喑；卧藉缴绳，则梦蛇虺。"近年来，体健少疾之妇人诉梦飞者增多，此皆是塑料卷发筒缠发而眠所致，嘱睡前去塑料卷发筒，不服药而可使梦飞自除，即消其体滞之因，故睡眠时宜宽衣解带，被褥也宜平整，勿使入眠之形体有不良的外界刺激形成。

（三）精心护理

对梦魇、梦惊及梦哭者，当其因梦惊醒之际，家人应予以安慰，并给以热毛巾沫脸，使之头脑清醒，也可予以饮服淡茉莉花茶或温开水，使之理气解郁，但不宜服浓茶、红茶、咖啡等；若对睡眠环境已形成恐怖心理的，则可移室而眠。

（四）及时就诊

多梦症若无正邪及七情之病因可察者，梦境又反复渐次加重，则应进一步检查有无其他实质性脏器之病理变化。

（五）其他

（1）本病发生与七情之变密切相关，故精神调摄，舒畅心志十分重要，使心神安宁，神魂守其舍，则梦无以为生。

（2）加强体育锻炼，增强体质，持之以恒，促进身心健康。

（3）注意生活规律，劳逸结合，按时作息，养成良好的睡眠习惯。

（4）饮食有节，戒除不良嗜好，如吸烟、饮烈酒、喝浓茶等。

六、转归与预后

本病患者经药物、针灸、推拿等方法治疗及恰当的心理护理，均能逐渐好转或痊愈，预后良好，一般不会转变成其他疾病。

（刘海英）

第九节　头痛

一、概述

头痛是指头部经络绌急或失养，致清窍不利所引起的以患者自觉头部疼痛为特征的一种常见病证。头痛也是一个常见症状，发生在各种急慢性疾病中。

头痛首见于《黄帝内经》，《素问·风论》曰："新沐中风，则为首风"，"风气循风府而上，则为脑风"，这不仅描述了"首风"与"脑风"的临床特点，同时指出外感与内伤是导致头痛发生的主要病因。

汉代张仲景在《伤寒论》中论及太阳、阳明、少阳、厥阴病头痛的见症，并列举了头痛的不同治疗方药，如厥阴头痛，"干呕，吐涎沫，头痛，吴茱萸汤主之"。

金代李东垣《东垣十书》，将头痛分为外感头痛和内伤头痛，根据症状和病机的不同而有伤寒头痛、湿热头痛、偏头痛、真头痛、气虚头痛、血虚头痛、气血俱虚头痛、厥逆头痛等，并补充了太阴头痛和少阴头痛。

元代朱丹溪的《丹溪心法·头痛》不仅有痰厥头痛和气滞头痛的记载，还提出头痛"如不愈各加引经药，太阳川芎，阳明白芷，少阳柴胡，太阴苍术，少阴细辛，厥阴吴茱萸"，至今对临床仍有指导意义。

部分医著中还载有"头风"一名，明代王肯堂《证治准绳·头痛》说："医书多分头痛头风为二门，然一病也，但有新久去留之分耳。浅而近者名头痛，其痛猝然而至，易于解散速安也。深而远者为头风，其痛作止不常，愈后遇触复发也。"

清代医家王清任《医林改错·头痛》论述血府逐瘀汤证时说："查患头痛者无表证，无里证，无气虚、痰饮等证，忽犯忽好，百方不效，用此方一剂而愈。"

至此，形成了头痛外感、内伤、瘀血3大主因，对头痛的认识日趋丰富。

二、病因病机

病机关键：脉络阻闭，神机受累，清窍不利。

1. 外感六淫　起居不慎，感受风、寒、湿、热之邪，邪气上犯巅顶，清阳之气受阻，气血凝滞，发为头痛。因风为"百病之长"，故六淫之中，以风邪为主要病因，多夹寒、湿、热邪而发病。

2. 内伤劳损　与肝、脾、肾三脏有关。情志不遂，肝失条达，气郁阳亢，或肝郁化火，阳亢火生，上扰清窍，发为头痛；若肝火郁久，耗伤阴血，肝肾亏虚，精血不承，亦可引发头痛；脾胃为后天之本、气血生化之源，若脾胃虚弱，气血化源不足，或病后正气受损，营血亏虚，不能上荣于脑髓脉络，可导致头痛；若饮食不节，嗜酒太过，或过食辛辣肥甘，脾失健运，痰湿内生，阻遏清阳，上蒙清窍发为痰浊头痛；禀赋不足，或房劳过度，使肾精久亏，肾主骨生髓，髓上通于脑，脑髓有赖于肾精的不断化生，若肾精久亏，脑髓空虚，则头痛。

3. 瘀血阻络　跌仆闪挫，头部外伤，或久患者络，气血滞涩，瘀血阻于脑络，不通则痛，发为头痛。

总之，头痛可分为外感和内伤两大类。病位均在脑，涉及肝、脾、肾等脏腑。外感头痛为外邪上扰清空，壅滞经络，脉络不通。内伤头痛因于肝者为风阳上扰清空；因于脾者为痰浊上蒙清窍；或为气血亏虚，脑脉失养；因于肾者，髓海空虚，脑失濡养。另外，跌仆外伤，久患者络，瘀血阻络也可发为头痛。

三、诊断与鉴别

（一）诊断

1. 病史　外感头痛者多有起居不慎，感受外邪的病史；内伤头痛者常有饮食、劳倦、房事不节、病后体虚等病史。

2. 证候　以头部疼痛为主要临床表现。疼痛部位可发生在前额、两颞、巅顶、枕项部或全头部。疼痛性质可为跳痛、刺痛、胀痛、灼痛、重痛、空痛、昏痛、隐痛等。头痛发作形式可为突然发作，或缓慢起病，或反复发作，时痛时止。疼痛的持续时间可长可短，可数分钟、数小时或数天、数周，甚则长期疼痛不已。

3. 理化检查　常规做血压、血常规等检查，必要时可做经颅多普勒、脑电图、脑脊液、颅脑 CT 或 MRI 等项检查以明确头痛的病因，排除器质性病变。

（二）鉴别诊断

1. 眩晕　二者都以头部不适为主要表现。头痛病因有外感与内伤两方面，眩晕则以内伤为主。临床表现上头痛以疼痛为主，实证较多；而眩晕则以昏眩为主，虚证较多。

2. 真头痛　二者均可出现头痛症状，但真头痛多表现为突发的剧烈头痛，持续不解而阵发加重，手足逆冷至肘膝，甚至呕吐如喷，肢厥、抽搐，为头痛的一种特殊重症；而头痛一般无呕吐、肢厥、抽搐等症状。

3. 类中风 二者均可出现头痛症状，但类中风病多见于 45 岁以上患者，常表现为眩晕反复发作，头痛突然加重，多为风痰壅盛引起，常兼半身肢体活动不灵，或舌謇语涩等症；而头痛仅以头部疼痛为主症，无半身肢体活动不灵，或舌謇语涩。

四、辨证论治

（一）辨证要点

1. 辨外感与内伤 外感头痛因外邪致病，多表现为掣痛、跳痛、灼痛、胀痛、重痛，痛无休止，属实证，起病较急，疼痛较剧。内伤头痛，起病缓慢，疼痛较轻，表现为隐痛、空痛、昏痛，痛势悠悠，遇劳加重，时作时止，多属虚证。如因肝阳、痰浊、瘀血所致者，表现为头昏胀痛，或昏蒙重痛，或刺痛、钝痛，痛点固定，此为实证，常伴有肝阳、痰浊、瘀血的相应证候。

2. 辨疼痛部位与经络脏腑关系 头为诸阳之会，手足三阳经均循头面，厥阴经亦上会于巅顶，由于受邪之脏腑经络不同，头痛之部位亦不同。太阳头痛，在头后部，下连于项；阳明头痛，在前额部及眉棱骨等处；少阳头痛，在头之两侧，并连及于耳；厥阴头痛则在巅顶部位，或连目系。

3. 辨疼痛性质 因于风寒，头痛剧烈而连及项背；因于风热，头胀痛如裂；因于风湿，头痛如裹；因于痰湿，头重坠或胀；因于肝火，头部呈跳痛；因于肝阳，头痛而胀；因于瘀血，头痛剧烈而部位固定；因于虚者，头隐痛绵绵或空痛。

（二）治疗原则

以调神利窍、缓急止痛为基本治疗原则。外感者以祛邪活络为主；内伤者以滋阴养血补虚为主。

（三）分证论治

1. 外感头痛

（1）风寒头痛

证候：头痛连及项背，常有拘急收紧感，或伴恶风畏寒，遇风尤剧，口不渴，苔薄白，脉浮紧。

病机：由于起居不慎，感受风寒之邪，邪气上犯巅顶，清阳受阻，气血凝滞经脉，故头痛连及项背，常有拘急收紧感；风寒束表，卫阳被遏，不得宣达，则恶风畏寒，遇风尤剧；无热则口不渴；苔薄白，脉浮紧为风寒在表之征。

治法：疏风散寒止痛

方药：川芎茶调散

加减：恶寒明显，加麻黄、桂枝、制川乌；巅顶头痛，干呕，吐涎沫，四肢厥冷，苔白，脉弦，吴茱萸汤去人参，加藁本、川芎、细辛、法半夏；头痛，足寒，气逆，背冷，脉沉细，麻黄附子细辛汤加白芷、川芎。

（2）风热头痛

证候：头痛而胀，甚则头胀如裂，发热或恶风，面红目赤，口渴喜饮，大便不畅或便秘，溲赤，舌尖红，苔薄黄，脉浮数。

病机：由于起居不慎，感受风热之邪，邪气上扰清空，窍络失和，故头痛而胀，甚则头胀如裂；风热侵犯肌表则发热恶风；风热上扰则面红目赤；热盛伤津则口渴喜饮，便秘，溲赤；舌尖红，苔薄黄，脉浮数为风热袭表之征。

治法：疏风清热和络

方药：芎芷石膏汤

加减：烦热口渴，舌红少津，重用石膏，配知母、天花粉、黄芩、山栀；大便秘结，腑气不通，口舌生疮，加黄连上清丸。

（3）风湿头痛

证候：头痛如裹，肢体困重，胸闷纳呆，大便或溏，苔白腻，脉濡。

病机：由于起居不慎，感受风湿之邪，邪气上蒙头窍，困遏清阳，故头痛如裹；脾主四肢，脾为湿困，脾阳不达四末则肢体困重；湿邪困脾，健运失职则胸闷纳呆，大便溏；苔白腻，脉濡为湿邪内停之象。

治法：祛风胜湿通窍

方药：羌活胜湿汤

加减：胸闷脘痞、腹胀便溏显著，加苍术、厚朴、陈皮、藿梗；恶心，呕吐，加半夏、生姜；纳呆食少，加麦芽、神曲。

2. 内伤头痛

（1）肝阳头痛

证候：头昏胀痛，两侧为重，心烦易怒，夜寐不宁，口苦面红，或兼胁痛，舌红苔黄，脉弦数。

病机：素体阳亢，急躁易怒，致使肝失条达，气郁阳亢，或因情志不遂，肝气郁滞，肝郁化火，阳亢风动，上扰清窍，故头昏胀痛；头两侧属少阳，故两侧为重；肝火偏亢，心神被扰则心烦易怒，夜寐不宁；肝火上炎则面红，胁为肝之分野，故口苦胁痛；舌红苔黄，脉弦数为肝火内炽之证。

治法：平肝潜阳熄风

方药：天麻钩藤饮

加减：头痛剧烈，目赤口苦，急躁，便秘溲黄，加夏枯草、龙胆草、大黄；头晕目涩，视物不明，遇劳加重，腰膝酸软，加枸杞、白芍、山萸肉。

（2）血虚头痛

证候：头痛隐隐，时时昏晕，心悸失眠，面色少华，神疲乏力，遇劳加重，舌质淡，苔薄白，脉细弱。

病机：素体气血亏虚，或久思伤脾，脾胃为后天之本、气血生化之源，或病后正气受损，营血亏虚，不能上荣于脑髓脉络，窍络失养故头痛隐隐，时时昏晕；血虚心失所养则心悸失眠；面色少华，神疲乏力，遇劳加重，舌质淡，苔薄白，脉细弱为血虚之象。

治法：养血滋阴，和络止痛

方药：加味四物汤

加减：乏力气短，神疲懒言，汗出恶风，加党参、黄芪、白术；阴血亏虚，阴不敛阳，肝阳上扰，加天麻、钩藤、石决明、菊花。

（3）痰浊头痛

证候：头痛昏蒙，胸脘满闷，纳呆呕恶，舌苔白腻，脉滑或弦滑。

病机：因饮食不节，嗜酒太过，或过食辛辣肥甘，脾失健运，痰湿内生，阻遏清阳，上蒙清窍，故头痛昏蒙；痰浊阻滞中焦则胸脘满闷，纳呆，痰浊上泛则呕恶；舌苔白腻，脉滑或弦滑为痰浊内停之证。

治法：健脾燥湿，化痰降逆

方药：半夏白术天麻汤

加减：口苦便秘，舌红苔黄腻，脉滑数，加黄芩、竹茹、枳实、胆星；胸闷、呕恶明显，加厚朴、枳壳、生姜。

（4）肾虚头痛

证候：头痛且空，眩晕耳鸣，腰膝酸软，神疲乏力，滑精带下，舌红少苔，脉细无力。

病机：禀赋不足，或房劳过度，使肾精久亏，肾主骨生髓，髓上通于脑，脑髓有赖于肾精的不断化生，肾精亏虚，髓海不足，脑窍失荣，故头痛且空，眩晕耳鸣；腰为肾之府，肾虚不能主骨，精虚不能养神，故腰膝酸软，神疲乏力；男子肾虚精关不固则遗精，女子则带脉失约而带下；舌红少苔，脉细无力为阴虚之象。

治法：养阴补肾，填精生髓

方药：大补元煎

加减：头痛而晕，头面烘热，面颊红赤，时伴汗出，原方去人参，加知母、黄柏或用知柏地黄丸；头痛畏寒，面色㿠白，四肢不温，腰膝无力，舌淡，脉细无力，用右归丸或金匮肾气丸加减。

（5）瘀血头痛

证候：头痛经久不愈，痛处固定不移，痛如锥刺，或有头部外伤史，舌紫黯，或有瘀斑、瘀点，苔薄白，脉细或细涩。

病机：跌仆闪挫，头部外伤，或久患者络，气血滞涩，瘀血阻于脑络，络脉滞涩，不通则痛，故头痛经久不愈；瘀血阻塞脉络则痛处固定不移，痛如锥刺；舌紫黯，或有瘀斑、瘀点，苔薄白，脉细或细涩为瘀血内阻之证。

治法：活血化瘀，通窍止痛

方药：通窍活血汤

加减：头痛较剧，久痛不已，加全蝎、蜈蚣、土鳖虫；气血亏虚，加当归、熟地、黄芪、党参；兼寒邪，加细辛、桂枝。

（四）其他

1. 单验方

（1）川芎、蔓荆子各10g，每日1剂，水煎服。适用于头痛风邪上犯证。

（2）夏枯草30g，水煎服。或用菊花6～10g，决明子10g，开水冲泡，每日代茶常饮。适用于肝阳上亢之头痛。

（3）制川草乌各6g，白芷、僵蚕各6g，生甘草9g，研细末，分成6包，每日1包，分3次用绿茶送服。适用于顽固性头痛。

（4）全蝎、地龙、甘草各等份，研末，每服3g，每日3次。适用于顽固性头痛。

2. 中成药

（1）脑立清胶囊：每次3粒，每日2次口服。适用于头痛之肝火上炎证。

（2）头痛宁胶囊：每次3粒，每日3次口服。适用于头痛之痰瘀阻络证。

（3）通迪胶囊每次2粒，每日3次口服。适用于头痛之气滞血瘀证。

3. 外治法　川芎20g，白芷5g，火硝1g，雄黄0.03g。共为细面，研入冰片2g，收入磨口瓶内，用时取出，用纱布包纳鼻内，立刻痛止，凡头痛者皆可用。

4. 针灸

（1）风袭经络头痛，按部分经取穴。

选穴：前额痛可近取印堂、攒竹，远取合谷、内庭。

侧头痛可近取太阳、悬颅，远取外关、足临泣。

后头痛可近取天柱，远取后溪、申脉。

头顶痛可近取百会，远取太冲、内关、涌泉。

配穴：前头痛配印堂，偏头痛配外关，后头痛配四神聪，风热配曲池，风寒配风门拔火罐，风湿配头维、阴陵泉。

（2）肝阳头痛，取足厥阴、少阳经为主。

选穴：风池百会太冲太溪

配穴：胁痛、口苦配阳陵泉。

（3）气血不足头痛，取任督经穴、背俞穴和手足阳明经穴为主。

选穴：百会心俞脾俞足三里

配穴：纳差配中脘，心悸配大陵。

（4）痰湿头痛，取足太阴脾经为主。

选穴：头维太阳丰隆阴陵泉

配穴：胸闷配膻中，呕恶配内关。

（5）肾虚头痛，取足少阴肾经为主。

选穴：百会肾俞太溪悬钟

配穴：遗精带下配关元、三阴交，少寐配心俞。

五、辨病思路

（1）头痛相当于西医学的偏头痛、血管性头痛、紧张性头痛、丛集性头痛等。

（2）根据病史、疼痛时间、疼痛性质、特点及部位的不同，结合全身症状，辨别外感和内伤。

（3）头痛作为一种常见病证，也可以是发生在多种急慢性疾病中的一个常见症状，有时也是某些相关疾病加重或恶化的先兆，临证需加以重视。本节所谈头痛为单纯功能性疼痛，可通过头部多普勒、头部CT、头部MRI排除器质性病变。

（刘海英）

第十节　郁病

一、概述

郁病是由气机郁滞，脏腑功能失调致心情抑郁，情绪不宁，胸部满闷，胁肋胀痛，或易怒欲哭，或咽中有异物感等症为主要临床表现的一类病证，称为郁病。脏燥、梅核气等病证均属于本病范畴。

明代虞抟《医学正传》首先采用"郁证"作为病名。

《黄帝内经》就有了关于五气之郁的论述。《素问·六元正纪大论》曰："郁之甚者，治之奈何？""木郁达之，火郁发之，土郁夺之，金郁泄之，水郁折之。"

《金匮要略·妇人杂病脉证并治》中论述了郁病中脏燥及梅核气的证、法、方、药。

金元时代，明确地把郁病作为一种独立病证来论述，朱丹溪提出了气、血、火、食、湿、痰六郁之说，并创立了六郁汤、越鞠丸等沿用至今的有效方剂。

张景岳则提出"因郁而病"和"因病而郁"之说，认为精神因素在郁病发病中起着重要作用。清代叶天士《临证指南医案·郁》中所载病例均属情志之郁，治法涉及疏肝理气、苦辛通降、平肝熄风、清心泻火、健脾和胃、活血通络、化痰涤饮、益气养阴等，其用药灵活，效果颇佳。并进一步认识到了精神治疗的作用，认为郁病全在病者能移情易性。

二、病因病机

病机关键：气机郁滞，脏腑功能失常。

1. 愤懑恼怒，肝气郁结　忧思郁虑、愤懑恼怒等情志刺激，均可使肝失条达，气机不畅，而成气郁，这是郁病的主要病机。因气为血帅，气行则血行，气滞则血行不畅，故气郁日久而成血郁。若气郁日久，热不疏泄，日久化火，则发生肝火上炎等病变而形成火郁。气郁则津液运行不畅，停聚于脏腑、经络，凝聚成痰，痰气互结，形成痰郁。故气郁为血郁、火郁、痰郁等诸郁的前提和基础病变。若火郁日久，耗伤阴血，则可导致肝阴不足。

2. 忧愁思虑，脾失健运　思虑过极则伤脾，由于忧愁思虑，精神紧张，或长期伏案思虑，以致脾气郁结；或肝气郁结之后，不能为脾疏泄，所谓"木不达土"，均可使脾失健运，使脾消磨谷食和运化水湿功能受到影响。若脾不能消磨谷食，必致食积不消，而成食郁；若脾不能运化水湿，水湿内停，形成湿郁；若水湿内聚，凝而为痰浊，则成痰郁。久郁伤脾，饮食减少，气血生化乏源，则可导致心脾两虚。

3. 情志过极，心失所养　所愿不遂，精神紧张，家庭不睦，遭遇不幸，忧愁悲哀等精神因素，长期刺激，损伤心神，心失所养而发生一系列病变。若损伤心气，以致心气不足，则心悸、短气、自汗；耗伤营血，以致心血亏虚，则心悸、失眠；伤心阴，以致心阴亏虚，心火亢盛，则心烦、低热、面色潮红、脉细数；心神失守，以致精神惑乱，则见悲伤哭泣、哭笑无常等多种症状。心的病变还可以进一步影响到其他脏腑。

4. 脏气易郁，为郁内因　郁病的发生，除了精神刺激外，与心境是否豁达、对精神刺激的承受能力有极为密切的关系，若心怀开阔，承受能力强，则即使受到一定精神刺激，也能化解，并不形成郁病；反之，则易病矣。

三、诊断与鉴别

(一) 诊断

1. 病史　有郁怒、多虑、悲伤、忧愁等情志所伤史。

2. 证候　郁病以忧郁不畅，精神不振，胸闷胁胀，善太息，或不思饮食，失眠多梦，或易怒善哭，或咽中异物感等为主症。多发于中年女性。

3. 理化检查　各系统检查和实验室检查正常，除外器质性疾病。

(二) 鉴别诊断

1. 喉痹　二者发病时均有自觉咽中有物梗阻或异物感。但梅核气伴有咳之不出、咽之不下的症状，且多见于中青年女性，与情志波动关系密切，症状随情绪好转而减轻；喉痹多见于中年男性，伴有咽干、咽痒的症状，与情绪波动无关，多因长期烟酒、嗜食辛辣食物等因素而发病。

2. 噎膈　二者均可出现咽中有物梗阻不适感。但噎膈多发生于中老年男性患者，伴有吞咽困难，逐渐加重，甚则汤水难以咽下，形体逐渐消瘦；梅核气主要与情志因素有关，情绪好转则症状减轻。

3. 癫证　二者发病多与情志因素有关，且均有忧郁不畅，精神不振，胸闷胁胀，易怒善哭等症状。但脏躁多发于中青年女性或绝经期女性，起病缓，主要表现有情绪不稳定、烦躁不宁、易激惹、易怒善哭、时作欠伸等，具有自知自控能力，癫证发病则无性别差异，主要表现为表情淡漠，沉默痴呆，出言无序或喃喃自语，静而多喜等，患者缺乏自知自控能力。

四、辨证论治

(一) 辨证要点

1. 辨明所郁脏腑　郁病的发生主要为肝失疏泄，脾失健运和心失所养，虽然三脏均有关系，难以确定病变在某个单一脏腑，但病变影响的脏腑有所重点，应结合六郁，辨明脏腑。一般而言，气郁、血郁、火郁主要关系于肝；食郁、湿郁、痰郁主要关系于脾；郁病诸虚证与心的关系最为密切，如心神失养、心血不足、心阴亏虚等主要是心的病变，其次是肝、脾、肾的亏虚。

2. 辨别证候虚实　六郁病变，即气郁、血瘀、化火、食积、湿滞、痰结均属实证，而心、脾、肝等脏腑气血或阴精亏虚所导致的证候均属于虚证，但应注意到实中夹虚、虚中夹实、虚实夹杂的复合证候。

(二) 治疗原则

理气开郁、怡情易性是治疗郁病的基本原则。对于实证，首先应予理气开郁，并根据是否兼有血瘀、火郁、痰结、湿滞、食积等分别采用或兼用化瘀、降火、祛痰、化湿、消食等法。虚证则根据辨证情况而补之，或养心安神，或补益心脾，或滋补肝肾。虚实夹杂者，则补虚泻实，兼而治之。

郁病一般病程较长，用药不宜峻猛，否则欲速不达。在实证治疗中，应注意理气而不耗气，活血而不破血，清热而不败胃，祛痰而不伤正，燥湿而不伤阴，消食而不伤脾；在虚证治疗中，应注意补益心脾而不过燥，滋养肝肾而不过腻。

（三）分证论治

1. 肝气郁结

证候：精神抑郁，情绪不宁，胸部满闷，胁肋胀痛，痛无定处，脘闷嗳气，不思饮食，大便不调，舌质淡红，苔薄腻，脉弦。

病机：肝气郁结，疏泄功能失常，经脉气机不畅，肝乘脾犯胃，故见精神不畅，情绪不宁，胸部满闷，胁肋胀痛，痛无定处；肝气郁结乘脾犯胃，则见脘闷嗳气，不思饮食，大便失调等症；气滞血行不畅，则女子月事不行；肝脉自弦，肝气郁结，故脉弦。

治法：疏肝解郁，理气畅中

方药：柴胡疏肝散

加减：胁肋胀痛较甚，加郁金、青皮、佛手；胃失和降而见嗳气频作，脘闷不舒，加旋复花、代赭石、苏梗、清半夏；食滞腹胀，加神曲、鸡内金、麦芽；血瘀，加当归、丹参、郁金。

（2）气郁化火

证候：性情急躁易怒，胸胁胀痛，口苦口干，头痛、目赤、耳鸣，或见嘈杂吞酸，大便秘结等，舌质红，苔黄，脉弦数。

病机：肝气郁结疏泄不利，故见胸肋胀满疼痛；肝郁日久化火，故性情急躁易怒，口苦口干；肝火上炎，扰乱清空，故见头痛、目赤、耳鸣；肝火犯胃，则见嘈杂吞酸；热盛伤阴，则大便秘结；舌质红，苔黄脉弦数均为气郁化火之象。

治法：疏肝解郁，清目泻火

方药：丹栀逍遥散

加减：热势较甚、口苦便秘，加龙胆草、大黄；肝火上炎而见头痛、目赤，加菊花、钩藤、白蒺藜；伤阴而见舌质红，少苔，脉细数者，去白术、生姜，加人参、生地、麦冬、怀山药；肝火犯胃而见胁肋疼，口苦，嘈杂吞酸，嗳气呕吐，加黄连、吴茱萸。

（3）血行郁滞

证候：精神抑郁，胁肋刺痛，性情急躁，头痛、失眠、健忘，或身体某部有发热或发冷感，舌质紫黯，或有瘀斑，舌苔薄，脉象弦或涩。

病机：情志不舒，气机不畅，故见性情急躁，精神抑郁；气行则血行，气滞则血瘀，瘀阻经脉故见头痛，胁肋刺痛；血行瘀滞不畅，心神失于濡养，故失眠健忘；瘀血阻滞身体某部，局部失于濡养，故见发冷；瘀血阻滞日久化热，可见局部发热之感，舌质黯脉涩均为血行瘀滞之象。

治法：理气解郁，活血化瘀

方药：血府逐瘀汤

加减：胁痛日久入络，加柴胡、青皮；剧痛者，加乳香、没药、蒲黄、川芎。

（4）痰气郁结

证候：精神抑郁，咽中异物感，胸部闷塞，胁肋胀痛，咽中之物咽之不下，咯之不出，咳嗽有痰，或吐痰不咳嗽，或兼胸胁刺痛，舌质淡红，苔白腻，脉弦滑。

病机：由于肝郁脾虚，聚湿成痰，气滞痰郁，故胸部闷塞，胁肋胀痛，咽中如物梗塞，吞之不下，吐之不出；阻碍肺气，则咳嗽有痰，或吐痰而不咳嗽；气滞则血瘀，故可见胸胁刺痛，舌质淡红，苔白腻，脉弦滑皆为痰气郁结之象。

治法：行气开郁，化痰散结

方药：半夏厚朴汤

加减：气郁甚，加香附、柴胡、佛手；痰郁化热，加浙贝、黄连、瓜蒌、竹茹；瘀血，加丹参、片姜黄、茜草；胸脘痞闷，暖气，苔腻，加香附、佛手、苍术；瘀久化热，烦躁，舌红，苔黄，加竹茹、瓜蒌、黄芩、黄连；气郁而引起喘急，加沉香、乌药、槟榔。

（5）心阴亏虚

证候：情绪不宁，心烦而悸，口咽干燥，健忘，失眠多梦，五心烦热，潮热盗汗或兼遗精，腰膝酸软，舌质红少津，苔少，甚则无苔，脉细数。

病机：五志过极，或思虑太过，心阴耗伤，心失所养，故情绪不宁，心悸、健忘，失眠多梦、潮热盗汗，口咽干燥；肾阴亏虚，水火不济，则五心烦热遗精，腰膝酸软；舌红少津，苔少，甚则无苔脉细数，为阴虚有热之象。

治法：滋阴养血，补心安神

方药：天王补心丹

加减：遗精，腰膝酸软，合交泰丸或加莲须、芡实、金樱子。

（6）心脾两虚

证候：多思善疑，纳差神疲，头晕健忘，心悸失眠，夜寐多梦，或心悸胆怯，或面色少华，少气懒言，自汗，或食后腹胀，舌质淡，苔薄白，脉细弱。

病机：忧愁思虑，久则损伤心脾，致使气血生化不足，心主血脉，其华在面，气血不足，心失所养，不主神明，则多思善虑，健忘失眠，夜寐多梦；不主血脉，则心悸；气血亏虚，故面色无华；气虚不摄津，故自汗；气血不能上荣于脑，故头晕；脾失健运，故见纳差，食后腹胀等症；舌质淡脉细弱，均为心脾两虚之象。

治法：健脾养心，补益气血

方药：归脾汤

加减：心胸郁闷，情志不舒，加郁金、佛手；头痛，加川芎、白芷。

（7）肝阴亏虚

证候：情绪不宁，目干畏光，急躁易怒，眩晕耳鸣，视物不明，或头痛目胀，面红目赤，或肢体麻木，筋惕肉𥆧，舌质干红，少苔，脉弦细或弦细数。

病机：肝藏志，更年期肝阴常亏虚，不能藏志则情绪不宁，急躁易怒；肝阴不足，阴精不能上乘于目，故目干畏光、视物不明、目胀；肝阴不足，肝阳上亢，甚至肝火上炎，上扰清窍则眩晕耳鸣，头痛，面红目赤；肢体筋脉失养，则肢体麻木，筋惕肉𥆧；舌质干红，少苔，为肝阴亏虚之象。

治法：滋养阴精，补益肝肾

方药：滋水清肝饮

加减：虚火较甚，症见低热，加银柴胡、白薇、麦冬；月经不调，加香附、泽兰、益母草；肢体麻木，筋惕肉𥆧，加木瓜、桑葚子、全蝎、白蒺藜。

（8）心神惑乱

证候：精神恍惚，心神不宁，多疑易惊，悲忧善哭，喜怒无常，或时时欠伸，或手舞足蹈，骂詈喊叫等，舌质淡，脉弦。

病机：五志过极，心气耗伤，营血不足，以致心神失养，故见精神恍惚，心神不宁，多疑易惊，时时欠伸；心神惑乱，不能自主，则见悲忧善哭，喜怒无常，手舞足蹈，骂詈喊叫等脏燥之症。

治法：甘润缓急，养心安神

方药：甘麦大枣汤

加减：躁扰，加酸枣仁、柏子仁、茯神、夜交藤；手足蠕动，加当归、生地、珍珠母、钩藤。

（四）其他

1. 单验方　百合50g，酸枣仁25g，煎汤取汁，加入粳米100g，熬粥，服之。适用于郁病，阴血不足证。

2. 中成药

（1）舒肝解郁胶囊：每次2粒，每日2次口服。适用于郁病，肝郁脾虚证。

（2）解郁安神颗粒：每次5g，每日2次口服。适用于郁病，气郁化火证。

五、辨病思路

（1）相当于西医学的神经衰弱、癔症及焦虑症，也可见于更年期综合征及反应性精神病。

（2）辨明受病脏腑：郁证的发生主要为肝失疏泄，脾失健运，心失所养，应依据临床症状，辨明其受病脏腑侧重之差异。郁症以气郁为主要病变，但治疗时应辨清六郁，一般来说气郁、血郁、火郁主要关系在于肝；食郁、湿郁、痰郁主要关系在于脾；虚证则与心关系密切。辨别证候虚实，实证病程短，表现精神抑郁，胸肋胀痛，咽中梗塞，善太息，脉弦或滑；虚证则病以久延，症见精神不振，心神不宁，心慌，虚烦不寐，悲忧善哭，脉细或细数。

（3）属实证者以疏肝理气为主，酌情加行血、化痰、利湿、清热、消导之品；属虚证者，宜益气健脾、滋阴降火等扶正之法。早期的疏通气机对于既病防变具有重要意义。

（4）肝郁伴随疾病的始终。

（刘海英）

第十一节　颤证

颤证亦称颤振、颤震、振掉，是指以头部或肢体摇动、颤抖为主要表现的病证。轻者仅有头摇，或限于手足、肢体的轻微颤动，尚能坚持工作和自理生活；重者头部震摇大动，甚至扭转痉挛，全身颤动不已，或筋肉僵硬，颈项强直，四肢拘急，卧床不起。

颤证在《内经》称为"振掉"。《素问·至真要大论篇》谓："诸风掉眩，皆属于肝。"《素问·脉要精微论篇》谓："骨者，髓之府，不能久立，行则振掉。"即指颤振。指出颤证多属内风，病在肝肾。此论一直为后世所宗。

明代以来，对颤证的病因病机及临床发病规律阐释更趋深入，明代王肯堂《证治准绳·杂病》分析："颤，摇也；振，动也。筋脉约束不住而莫能任持，风之象也。"同时指出颤证"壮年鲜有，中年以后乃有之，老年尤多。夫老年阴血不足，少水不能治壮火，极为难治，前哲略不治之"。明代楼英《医学纲目·颤振》亦说："颤，摇。振，动也。风火相乘，动摇之象。"而颤振的病因"多由风热相合"、"亦有风挟湿痰者"。明代孙一奎《赤水玄珠·颤振》认为颤证的基本病机是"木火上盛，肾阴不充，下虚上实，实为痰火，虚为肾亏"，属本虚标实，虚实夹杂之候。提出治疗本证应"清上补下"，以扶正祛邪，标本同治为原则。

清代张璐《张氏医通·卷六》指出，本病主要是风、火、痰为患，更阐述了颤证与瘛疭的区别："颤证与瘛疭相类，瘛疭则手足牵引而或伸或屈；颤振则震动而不屈也，也有头摇手不动者。盖木盛则生风生火，上冲于头，故头为颤振；若散于四末，则手足动而头不动也。"并按脾胃虚弱、心气虚热、心虚挟痰、肾虚、实热积滞等 13 个证候提出论治方药，并通过脉象判断预后，从而使颤证的理法方药，趋于充实。清代高鼓峰《医宗己任编》强调气血亏虚是颤振的重要原因："大抵气血俱虚，不能荣养筋脉，故为之振摇，而不能主持也。"治疗"须大补气血，人参养荣汤或加味人参养荣汤；若身摇不得眠者，十味温胆汤倍加人参，或加味温胆汤"。高氏等以大补气血治疗本病虚证，至今仍为临床治疗颤证的重要方法。

西医学所称的某些椎体外系疾病所致的不随意运动，如帕金森病、舞蹈病、手足徐动症等，均可参照本篇辨证论治。

一、病因病机

颤证以头部或肢体摇动、颤抖为主要表现，其病位在脑髓、筋脉。病因以内因为主，或由年老体衰，髓海不足，或由情志不遂，引动内风，或由劳欲过度，损及脾肾，或饮食不节，助湿生痰。

1. 肝肾阴亏　颤证多见于年迈体弱及久病之人，肾精亏虚，肝血渐耗，髓海不足，以致神机失养。水不涵木，虚风内动，脑髓筋脉失养，则头项肢体颤动振掉。

2. 气虚血少　劳倦过度，思虑内伤，则心脾两虚。心血虚神机失养，脾气虚生化乏源，以致气血不足，不能荣于四末，则筋脉肌肉眴动，渐成颤振之疾。

3. 肝阳化风　肝性刚强，喜柔恶燥，肝阴不足，肝阳化风，或五志过极，木火太盛，或肝气郁结，气逆于上，以致经脉不利，则肢体筋脉震颤。

4. 痰瘀交阻　素体肥胖或过食肥甘，或嗜酒无度，致使痰浊内生。痰浊随气升降，内而脏腑，外而筋骨，且与风火瘀相兼，可致风痰阻络，痰火扰神，痰瘀互结，阻遏气血通达，则脑络、筋脉失荣，而见头摇、身动、肢颤。而瘀血阻络，又为贯穿于疾病全过程的重要因素。

总之，本病的基本病机为肝肾不足，脾运失健，致使脑髓筋脉失养，虚风内动。而瘀、痰、风、火为主要病理因素。病性以虚为本，以实为标，临床又以虚实夹杂为多见。

二、诊断

（一）发病特点

颤证多发于中老年人，男性多于女性。起病隐袭，渐进发展加重，不能自行缓解。

（二）临床表现

本病以头及四肢颤动、震摇为特征性临床表现。轻者头摇肢颤可以自制；重者头部、肢体震摇大动，持续不已，不能自制，继之肌强直，肢体不灵，行动迟缓，行走呈"慌张步态"，表情淡漠，呆滞，而呈"面具脸"。

三、鉴别诊断

1. 瘛疭　瘛疭多为急性热病或某些慢性病的急性发作，其症见手足屈伸牵引，常伴发热、神昏、两目窜视，头、手颤动。《张氏医通》谓："瘛者，筋脉拘急也；疭者，筋脉弛纵也，俗谓之抽。"《证治准绳》谓："颤，摇也；振，动也。筋脉约束不住，而莫能任持风之象也。"颤证以头部、肢体摇动、颤抖为特征，一般无发热、神昏、手足抽搐牵引及其他特殊神态改变表现，多为慢性渐进病程。

2. 中风　中风以突然昏倒、不省人事，或不经昏仆而以半身不遂、口舌歪斜为主要表现。颤证以头及四肢颤动、震摇为主，而无半身不遂、口舌歪斜等见症。《医学纲目》谓："战摇振动，轻利而不痿弱，必止中风身瞤曳，牵动重迟者，微有不同。"

四、辨证

（一）辨证要点

1. 辨轻重　颤震幅度较小，可以自制，脉小弱缓慢者为轻症；颤震幅度较大，生活不能自理，脉虚大急疾者为重症。

2. 审标本　以病象而言，头摇肢颤为标，脑髓及肝脾肾虚损为本；以病因病机而言，气血亏虚，髓海不足为病之本，瘀痰风火为病之标。

3. 察虚实　颤证为本虚标实，虚实夹杂的病证。机体脏器虚损的见症属虚，瘀痰风火的见证属实。

（二）证候

1. 肝肾不足　四肢、头部及口唇、舌体等全身性颤动不止，伴见头晕耳鸣，少寐多梦，腰膝酸软，肢体麻木，形体消瘦，急躁易怒，日久举止迟钝，呆傻健忘，生活不能自理。舌体瘦小，舌质暗红苔少，脉细弦，或沉细弦。

病机分析：本型多见于中老年人，也可见于先天禀赋不足而幼年发病者。肝肾精血不足，筋脉失养则颤动不止，肢体麻木；阴虚阳亢，肝阳化风则头晕耳鸣；虚阳上扰，神不安舍则少寐多梦；举止迟钝，呆傻健忘为肾虚髓海不充所致。舌体瘦小，舌质暗红少苔，脉细弦均为肝肾阴精不足之象。

2. 气血两虚　肢体及头部颤震日久，程度较重，或见口唇、舌体颤动，行走呈"慌张步态"，表情淡漠而呆滞，伴面色无华，心悸气短，头晕眼花，倦怠懒言，自汗乏力。舌体胖嫩，边有齿痕，舌色暗淡，脉细弱。

病机分析：气血两虚，筋脉失于濡养，血虚风动故头部及手足颤动，行走慌张；气虚则倦怠懒言，自汗乏力，表情淡漠；血虚则面色无华，心悸头晕。舌胖嫩，脉细弱为气血不足之象。

3. 痰热动风　颤震或轻或重，尚可自制。常胸脘痞闷，头晕口干，咯痰色黄。舌苔黄腻，脉弦滑数。

病机分析：痰热内蕴，阳盛动风，而筋脉失于约束，以致颤震发作。胸脘痞闷，头晕口干，咯痰色黄，苔黄腻，脉滑数，皆为痰热动风表现。

4. 痰瘀交阻　素体肥胖，肢体颤抖不止，或手指呈"搓丸状"颤动，致使生活不便，不能工作，伴有胸闷，头晕，肢麻，口唇色暗。舌紫苔厚腻，脉沉伏涩滞。

病机分析：肥胖痰浊内蕴，病久入络，气滞血瘀，致使筋脉因痰瘀阻滞而失养，故见肢体颤抖麻木；痰瘀内阻，气滞不行，清阳不升，故头晕胸闷。痰瘀阻络，则口唇色暗，舌紫苔腻，脉沉伏涩滞。

五、治疗

（一）治疗原则

1. 补益扶正填髓　肝肾不足，脾虚精亏，髓海空虚而颤者，治宜滋养肝肾，健脾益气养血，以冀脏腑脑髓得充，筋脉血络得滋而内风得宁。

2. 祛除风火痰瘀　风动痰滞，瘀血阻络为病之标，息风，清热，涤痰，化瘀，清除病理因素，则脑络、筋脉气血通达。

（二）治法方药

1. 肝肾不足　滋补肝肾，育阴息风。

方药：大补阴丸合滋生青阳汤化裁。药用龟板、生熟地、何首乌、山茱萸、玄参、白芍、枸杞子、菟丝子、黄精，滋补肝肾，石决明、灵磁石潜纳浮阳；丹皮、知母、黄柏滋阴降火；天麻、菊花、桑叶清肝；可配合钩藤、白蒺藜、生牡蛎、全蝎、蜈蚣等以加强平肝息风之力。年迈体弱，病程较长者可选用大定风珠。

2. 气血两亏　益气养血，息风活络。

方药：八珍汤和天麻钩藤饮加减。药用人参、茯苓、白术补气；当归、白芍、熟地、何首乌养血；天麻、钩藤、生石决明、全蝎、蜈蚣平肝息风；杜仲、桑寄生、川断益肾；益母草、川牛膝、桃仁、丹参活血通络。心血虚少，心悸怔忡者，配伍龙齿、川芎、琥珀，重镇安神。

3. 痰热动风　豁痰清热，息风解痉。

方药：羚羊角汤合导痰汤化裁。方以羚羊角、珍珠母、竹茹、天竺黄清化痰热；夏枯草、丹皮凉肝清热；半夏、橘红、茯苓、胆南星、枳实、石菖蒲、远志豁痰行气开窍；可配伍天麻、钩藤、生石决明、川牛膝以加强平肝息风，潜阳降逆之力。

4. 痰瘀交阻　涤痰化瘀，通络息风。

方药：以血府逐瘀汤合涤痰汤加减。方中以当归、川芎、赤芍、桃仁、红花活血；柴胡、桔梗、枳壳行气；牛膝引血下行；半夏、陈皮、茯苓健脾燥湿化痰；胆南星、竹茹、石菖蒲化痰开窍。若痰湿较重，胸闷昏眩，呕吐痰涎，肢麻震颤，手不持物，甚则四肢不知痛痒，舌苔厚腻，脉沉滑或沉濡者，酌加僵蚕、地龙、皂角刺，以燥湿豁痰，开郁通窍。

（三）其他治法

1. 单方验方

（1）定振丸（《临证备要》）：生地，熟地，当归，白芍，川芎，黄芪，防风，细辛，天麻，秦艽，全蝎，荆芥，白术，威灵仙。适用于老年体虚，阴血不足，脉络瘀滞之颤证。

（2）化痰透脑丸：制胆星25克，天竺黄100克，煨皂角5克，麝香4克，琥珀50克，郁金50克，半夏50克，蛇胆陈皮50克，远志100克，珍珠10克，沉香50克，石花菜100克，海胆50克，共为细末，蜜为丸（重约6克），每服1丸，日三服，白开水送下。

2. 针灸　主穴：百会，曲池，合谷，足三里，阳陵泉，三阴交。隔日针刺1次，健侧与患侧交替进行，以调和气血，祛风通络。

六、转归及预后

颤证多为中老年原发之疾，亦可继发于温热病、痹证、中毒、颅脑外伤及脑瘤等病变。其预后与原始病因和病情轻重密切相关。原发性病因所致颤证，病程绵长，早期病情较轻者若运用综合治疗方法，加之生活调摄得当，一般能改善症状，延缓病情发展，提高生活质量。颤证若继发于某些疾病基础之上，其预后多取决于该病本身的治疗状况。本病多呈进行性加重，患者可由部分起居不能自理，直至生活能力完全丧失。若病变最终累及多脏，则预后不良。

七、预防与护理

颤证的预防，主要在于早期明确诊断，积极治疗，干预危险因素。同时应注意进行病因预防。

颤证的护理包括精神和生活调摄。保持情绪稳定，防止情志过极。饮食宜清淡，起居要有规律，生活环境应保持安静舒适。

颤振较重，不能自制者，要注意肢体保护，以防自伤；生活不能自理者，应由专人护理，晚期卧床者要预防褥疮发生。

（刘海英）

第十二节　风痱

一、定义

风痱是一种慢性虚损性疾病，以两手笨拙，动作失灵，取物不准，站立不稳，步履不正，行走摇摆，手足颤振，躯体晃动，动则加剧等运动失调症状为主要临床表现，也可伴有构音不清，发音难辨，思维迟钝，记忆力减退，计算力降低等言语障碍和神志障碍。同时具有运动障碍和言语障碍者，又称作瘖痱。本病主要为肾精亏虚所致。

二、历史沿革

风痱的最早论述见于《内经》。该书提出瘖痱与中风之"痱"两种疾病。《灵枢·热病》篇所说的属于中风之"痱"，其曰："偏枯，身偏不用而痛，言不变，志不乱，病在分腠之间。巨针取之，益其不足，损其有余，乃可复也。痱之为病也，身无痛者，四肢不收，智乱不甚，其言微知，可治，甚则不能言，不可治也"，该篇把偏枯与风痱放在一起提出，并加以比较论述，是认为两者属于中风病的两个类型。正如明人楼英所说，此是说"论中风之深浅也"。《素问·脉解篇》首次提出瘖痱，其曰："所谓入中而瘖者，阳气已衰，故为瘖也。内夺而厥，则为瘖痱。此肾虚也，少阴不至者厥也。"该篇概要地提出了瘖痱的临床症状是运动障碍和言语障碍，并提出痿躄的主要病因是肾虚。《内经》的上述论述，不但在证候学和病因学两方面为后世医家观察和认识本病奠定了基础，而且为后世医家进行风痱病和中风风痱的鉴别奠定了基础。

隋代巢元方《诸病源候论》根据《内经》的论述，结合临床实际，认为风痱病没有神志障碍，言语障碍在风痱病程的某一阶段也可没有，首次提出风痱的病名。其曰："风痱之状，身体无痛，四肢不收，神智不乱，一臂不随者，风痱也。时能言者可治，不能言者不可治。"从此，风痱的病名便见于历代医书中。巢氏对风痱的贡献，主要是疾病的命名和症状的鉴别两个方面。

唐代孙思邈《备急千金要方》中第 1 次明确提出中风风痱属于中风的一个类型，其曰："中风大法有四。一曰偏枯，二曰风痱，三曰风懿，四曰风痹。夫诸疾卒病，多是风。"中风风痱的观点对后世影响很大。

金代刘完素《宣明论方》以"脉解篇"为依据，强调肾虚的病因，创立了温养补肾的治法和名方地黄饮子治痿痱、肾虚厥逆、语气不出、足废不用，使风痱的治法和方药得到进一步完善。刘氏对风痱病的贡献主要是治疗学方面的突破。

明代方贤《奇效良方》说："风痱者，身无疼痛，四肢不收，智乱不甚，言微有知可治，甚则不能言者不可治。《内经·脉解篇》论曰：'内夺而厥，则为痿痱'。此为肾虚所致。痿痱之状，舌头不能言，足废不能用。"他还根据肾脉循行的部位，进一步阐述了痿痱的病变机制，其曰："盖肾脉挟舌本，故不能言为痿。肾脉循阴股内廉入腘中，循腨骨内廉及内踝，后入足下，肾气不顺，故废而为痱。"

清代医家在继承古人有关风痱的学术思想的基础上，各有发挥，但在理论和临床方面无重大突破。

三、范围

西医学中的遗传性共济失调，尤其是遗传性小脑性共济失调，以及多系统萎缩、脊髓痨等病，类似于本病，可参考本病辨治。急性脑血管病引起共济失调，中医称作类中风痱，属于中风病的一个类型，其起病急骤，变化多端，在诊断、治疗、预后、转归等方面均与本病有较大差异，不在本病讨论范围。

四、病因病机

风痱是一种运动协调障碍疾病。其病位在脑，病性属虚，以肾精不足、元气亏虚为主。可兼及脾气不足、肝阴血亏虚。先天禀赋不足，生来肾元虚弱；年老肾气渐衰，久病劳损，以及兼有中气虚弱，使原来不足之肾元更虚，导致或加重风痱疾患。

本病历代医家都强调肾虚为发病基础。现将其病因病机分述如下。

1. 肾元不足　《素问·灵兰秘典论篇》云："肾者作强之官，伎巧出焉。"只有肾脏作强功能正常，人体方能动作协调，精巧自如。肾元不足、精气亏虚，作强不能，技巧不出，不能维持人体精细动作，故而足不履用，行走摇摆，四肢不收，运动失调发为风痱。肾脉之络上循喉咙挟舌本，肾与言语活动有关。肾虚络脉失养，致舌本不利，加之肾虚不能主水，水浊上犯，则阻止舌窍，故而言语不清、发音难辨，则致痿痱。肾又"受五脏六腑之精而藏之"，且生髓，可上注于脑，使髓海充养，脑为髓海，是精神活动和智力活动的所在，肾元不足、髓海不充，则兼见脑失所养、智力低下。

2. 肾阳虚损　肾阳虚损，肾主水津气化功能失司，则水湿痰浊上阻舌窍，故而言语不清、发音难辨；肾阳虚、藏精主生殖气化功能失司，则见二便异常，阳痿遗精，月经量少或经闭，元阳不足则不能温煦肢体而振奋全身阳气筋骨，可见肢体发凉，精神萎靡，面色苍白，大便泄泻等阳虚内寒的临床表现。

3. 肾阴亏损　肾阴亏虚，一方面肾虚精血不足，不能制约亢阳，阴亏于下，阳浮于上，虚风内动，可引起肢体颤振，躯体摇晃；另一方面，肾中阴虚偏重，则虚火内生，故还可见到手足心热，咽干口燥，失眠多梦，两颧嫩红等阴虚内热的表现。

4. 肾元不足，封藏失职　肾元不足，肾气不固，可导致封藏失职，可见小便频数，余沥不尽，遗尿失禁，夜尿频多，遗精早泄等下元不固诸症。反之，封藏失职，精气漏泄，又可加重肾元不足，两者互相影响，形成恶性循环。

5. 肾元不足，脾气虚弱　先天肾元不足，元气亏损，可引起后天脾气虚弱，可见到少气懒言，神疲乏力，自汗，纳呆食少等中气不足的表现。反之，脾气虚弱，化源不足，也可加重先天肾元不足或元气亏损。

五、诊断与鉴别诊断

（一）诊断

（1）隐袭而缓慢的起病形式。

（2）逐渐加重的病史过程。

（3）运动失调的临床表现，如双手笨拙、动作失灵、取物不准、站立不稳、步履不正、行走摇摆、躯体晃动、手足颤振等。

（4）构音困难的临床表现，如发音难辨，或高或低，或急或缓，甚则构音不能。

（5）智力低下的临床表现，如思维迟钝、记忆力减退、计算力降低等。

（6）风痱的家族遗传史。

以上6项，凡具备（1）、（2）、（3）项者，即可诊断为风痱病。凡具备（1）、（2）、（3）、（4）项者，可诊断为瘖痱，瘖痱是风痱病的一个典型的临床类型。

（二）鉴别诊断

1. 中风风痱　风痱与中风风痱均可具有运动失调，构音困难，智力低下的临床表现，两者容易混淆，其鉴别要点有以下4个方面。①起病形式：中风风痱起病急速，而风痱病起病隐袭缓慢，需几个月乃至更长时间，出现明显症状。②病史过程：中风风痱起病前可有先兆症状，如头晕、肢体麻木等，但多短暂，其突然起病可由多种因素诱发，如过度劳累，用力过猛，暴怒生气，饮酒过量，气候骤变等，起病后相当一部分患者约经半个月或1个月时间，病情趋于稳定，乃至有不同程度的缓解，病程相对较短；而风痱病起病前无明显特异表现，也无特殊诱因，患病后症状进行性加重，也可暂时稳定在某一水平上，但极少有症状明显缓解者，病程相对较长。③病势转归：中风风痱病势迅急，既可短时间内趋于稳定，甚至有较大缓解，也可迅速恶化，产生严重后果，病情缓解后，还可有再次发作的倾向；而风痱病病势迟缓，病情逐渐加重，最终生活不能自理，临床未见病愈如初者。④病因病机：中风风痱多由风火痰浊、瘀血、气虚、阴亏等综合因素所导致，而风痱病是慢性虚损，尤其是肾元亏乏所致。

2. 中风不语　两者均有言语障碍，但风痱的言语障碍是发音、构音运动协调困难导致，表现为语音或急或缓，或高或低，发音难辨，同时具有肢体运动失调的症状；而中风之不语是说话难出，或言语不清，多数患者同时具有偏瘫、偏身麻木等中风病的症状。

3. 痿证　两者均有运动障碍。风痱以四肢不收为主症，四肢不收主要是协调运动障碍，精巧活动不能。表现为运动失调，动作失准，站立不稳等而肌力尚可。风痱四肢不收而无力弱，多不伴肌肉萎缩；痿证则主要是肌力降低，有力弱并多伴肌肉萎缩。风痱因协调障碍，痿证因肌肉无力、萎缩导致运动障碍，两者显著不同。

4. 痴呆　两者均有智力低下，但风痱的智力低下多在病程晚期阶段出现，并且先具有运动失调等临床表现；而痴呆以智力低下为主，可伴有相应疾病的表现。

六、辨证论治

（一）辨证

1. 辨证要点　应明辨病因，区分阴阳、气血虚损的主次；本证基础证候是肾元不足，又有肾阳虚损和肾阴亏损的不同侧重，其他证候均为在此基础上的叠加证候。在风痱病缓慢的病程中，肾阴虚损和肾阳虚损不同侧重的证候之间，也可互相转化。迭加证候不单独出现，多在病情的发展变化过程中逐渐与某一基础证候复合出现。

2. 证候

（1）肾元不足，脑髓亏损。

1）症状：腰膝酸软或疼痛，站立不稳，步履不正，行走摇摆，两手笨拙，发音难辨，耳鸣耳聋，男子阳痿遗精，女子经少经闭，二便异常。舌淡，两尺脉弱。

2）病机分析：本证候是风痱病的最基本的证候，其肾阴肾阳的偏盛偏衰不突出，而突出地表现为肾中精气不足。肾元虚损，不能完成作强功能，站立不稳，步履不正，行走摇摆，两手笨拙；肾开窍于耳，腰为肾之府，肾主生殖，肾司二便，肾中精气不足则肾窍、肾府失养，封藏、固摄、气化失职，故上则耳鸣、耳聋，下则二便异常，男子阳痿遗精，女子月经量少或经闭，腰膝酸软或疼痛。

（2）肾阳虚损

1）症状：腰膝酸软，肢体发凉，阳痿，大便泄泻，面色苍白，精神萎靡，站立不稳，行走摇摆，两手笨拙，发音不清。舌质淡，苔白水滑，脉沉迟。

2）病机分析：肾中元阳不足，则不能温煦肢体，振奋全身阳气，则肢体发凉、精神萎靡、面色苍白；肾阳虚，温煦气化、藏精主生殖功能失司则见大便泄泻、阳痿等阳虚内寒的临床表现。

（3）肾阴亏损

1）症状：腰膝酸软，手足心热，咽干口燥，发音不利，失眠多梦，站立不稳，行走摇摆，女子经少经闭，男子遗精，遗尿。舌红少苔，脉细数。

2）病机分析：本证候是在肾元不足的基础上偏重于阴亏，肾中阴阳亏损，则虚火内生，故而除具有肾元不足的特点外，还可见到手足心热、咽干口燥、失眠多梦、两颧嫩红等阴虚内热的表现。

（4）肾元不足，封藏失职。

1）症状：腰膝酸软，站立不稳，行走摇摆，发音不利，小便频数，余沥不尽，遗尿失禁，夜尿频多，遗精早泄。脉虚无力，舌淡。

2）病机分析：本证候是在肾元不足的基础上合并肾气不固、封藏失职。而精气漏泄，又可加重肾元不足，两者互相影响，形成恶性循环。肾元不足，失于固摄，可导致小便频数、余沥不尽、遗尿失禁、夜尿频多、遗精早泄等下元不固的表现。

（5）肾元不足，脾气虚弱。

1）症状：腰膝酸软，站立不稳，行走摇摆，双手笨拙，少气懒言，神疲乏力，纳呆食少，智力低下，发音难辨。脉弱，舌淡。

2）病机分析：先天肾元不足，元气亏损（命门火衰），火不生土，可引起后天脾气虚弱，脾失健运，故见少气懒言，神疲乏力，自汗，纳呆食少等中气不足，受纳运化功能减弱的表现。

（二）治疗

1. 治疗原则　以扶正为主，祛邪为辅。扶正以培补脾肾两脏，尤其是填精补髓为核心；祛邪包括祛除本病过程中产生的痰浊、瘀血和浊毒等。

在补肾填精法治疗中应注意以下两个方面。

（1）注意添滋、温养、固摄、健脾诸法的协同和主次：添滋主要是滋补肾之阴精；温养主要是温补肾之阳气；固摄主要是固摄下元，使肾之精气不致漏泄；健脾乃因先天肾元不足，必赖后天脾胃化源的充养。

（2）坚持疗程：由肾元亏虚所致的慢性虚损性疾患，治疗忌疗程过短，忌频繁更法调方。

2. 治法方药

（1）肾元不足、脑髓亏损

1）治法：培补肾元，益养脑髓。

2）方药：地黄饮子化裁。刘完素首创地黄饮子，开补肾治疗风痱病的先河，其中地黄、山茱萸滋补肾阴；石斛、麦门冬添补阴液；巴戟天、肉苁蓉温补肾阳；附子、肉桂振奋阳气；五味子下固肾元；姜、枣和中；茯苓健脾利水化痰，而助气化；石菖蒲、远志宣窍化痰；薄荷利咽膈。全方融添滋、温养、固摄、助气化于一炉，兼顾肾元亏虚的诸多方面，可谓阴阳两补、滋壮并重、补摄同施、标本兼顾，为补肾治疗风痱病的代表方剂。

无言语障碍者，可去石菖蒲、远志；阳虚明显者，可重用附子、肉桂、巴戟天、肉苁蓉等药；阴虚内热明显者，可去附子、肉苁蓉等药，加用丹皮、知母、黄柏等药；遗精、滑泄、遗尿、尿频者，加用金樱子、沙苑子、菟丝子等药；少气乏力者，可加用党参、黄芪、山药等药。

（2）肾阳虚损

1）治法：温阳补肾。

2）方药：右归丸化裁。方中以熟地、山茱萸、菟丝子、杜仲补肾益精，强腰固肾；山药、枸杞子、当归补肝脾阴血、精气以助肾强阴，附子、肉桂、鹿角胶益火助阳、振奋阳气以温煦气化。言语障碍明显者，加用远志、石菖蒲等药；小便不利、舌苔水滑、浮肿者，加用茯苓、泽泻等药；大便溏泄者，去当归；腹中冷痛而泄泻者，去当归，加党参、肉豆蔻等药。

（3）肾阴亏损

1）治法：滋阴补肾。

2）方药：左归丸化裁。方中熟地、山药、山茱萸、枸杞子补养肾阴；菟丝子、鹿角胶温补肾阳；龟板胶大补阴精、滋阴潜阳兼清虚热；牛膝强壮腰膝。手足心热、烦躁失眠者，加丹皮、知母、黄柏等药；纳呆、乏力者，加甘草、茯苓、党参等药；盗汗不止者，加五味子、糯稻根等药；口渴咽干甚者，加沙参、天花粉等药。

（4）肾元不足，封藏失职。

1）治法：培补肾元，固摄肾气。

2）方药：《金匮》肾气丸合金锁固精丸化裁。方中以六味地黄丸补肾益精；附子、肉桂温阳补肾，阴中求阳以益肾元；沙苑子、芡实、莲须补肾固精；煅龙骨、煅牡蛎收敛固摄，以固摄肾气。阴虚明显者，可去附子、肉桂，加知母、黄柏；阴虚明显者，可重用桂、附，并加巴戟天、肉苁蓉等；腰膝酸痛明显者，可加杜仲、续断等；便干者，加肉苁蓉、当归等；溏泄者，加补骨脂、五味子。

（5）肾元不足，脾气虚弱。

1）治法：培补肾元，健脾益气。

2）方药：《金匮》肾气丸合补中益气丸化裁。方中以《金匮》肾气丸温阳补肾，培补肾元；以党参、黄芪、白术、甘草益气健脾。阳虚明显者，可重用附子、肉桂，可加巴戟天、肉苁蓉等药；阴虚内热明显者，可去附子、肉桂，加知母、黄柏等药；纳呆、腹胀者，加焦三仙等药；腰酸疼甚者，加杜仲、续断等药；脱肛、久泄者，加升麻、枳壳等药。

3. 其他疗法

（1）针刺

1）体针：选用命门、肾俞、腰阳关、太溪、照海、申脉、三阴交、百会、四神聪等穴。以补为主。

2）头针：刺激平衡区。

（2）食疗方

1）肾阳虚损，见喉中痰多者，可服用竹沥水或蛇胆陈皮末；浮肿者，可食用鲤鱼羹：赤小豆100克，陈皮10克，花椒5克，草果10克，洗净塞入鱼腹内，另加适量调料，灌入鸡汤，上蒸笼蒸一个半小时，出笼后再加葱丝，用汤略烫，浸入汤中。肾阴亏乏便秘者，可食用桑葚膏：鲜桑葚1 000克，洗净，加水熬煮，30分钟取熬液1次，共取熬液两次，再合并煎液，以文火煎至稠黏时，加蜂蜜300克，至沸，停火，待凉后装瓶。每次服1汤匙，每日2次；盗汗者，可食用黑豆圆肉大枣汤：黑豆50克，桂圆肉15克，大枣50克，清水3碗，煮至两碗，早晚两次服用；失眠者，可食用归参山药猪腰：猪腰500克，切开，洗净，加入当归、党参、山药各10克，水适量，清炖至猪腰熟透，捞出猪腰，切成薄片，浇调料即可。

2）肾元不足、封藏失职者，用吴茱萸面贴涌泉穴，还可食用羊脊粥：羊脊骨1具，洗净，剁碎，肉苁蓉30克，菟丝子30克，纱布包扎，加水适量，煮4小时，取汤与大米各适量，再煮成粥。

3）肾元不足、脾气虚弱者，避免过度劳累与思虑；纳呆食少者，可食用猪肚粥：猪肚

500 克，洗净，加水适量，煮七成熟，捞出，切成细丝，再以大米 100 克，猪肚丝 100 克，猪肚汤适量，煮成粥；自汗者，可食用甘草小麦大枣粥：甘草 10 克，小麦 30 克，大枣 5 枚，清水两碗，煮至 1 碗，去渣，饮汤。

七、转归及预后

本病各证之间可随病情发生转化。肾元不足可向肾阳虚损或肾阴亏乏的证候转化。先天不足累及后天时，可向脾肾两亏、脑髓空虚的证候转化。

本病被古今医家视为顽疾，《内经》便有"不可治"之训，治疗极为困难。早期症状轻微者，疗效尚可；后期症状严重者，疗效不佳。其起病隐袭，病情逐渐加重，表现为一种缓慢的发展过程，多数患者早期仅有运动失调的表现，而且症状轻微，继而运动障碍不断加重，乃至不能行走，并可伴有构音困难和智力低下，最终丧失工作能力和生活自理能力。

八、预防与护理

注意生活调摄，宜劳逸适度，节制房事，调畅情志，注意保暖，适时增加衣被及合理饮食。注意饮食既要营养适度，又应避免肥甘厚腻，合理选择培补脾肾的食物。

对本病尚无可行的预防方法，但针对病因采取相应的措施，仍具有一定的意义。凡有本病家族史者，应考虑避免生育。

护理方面，肾元不足者睡前推摩涌泉穴 200 次，肾俞穴 200 次。腰痛者可食用杜仲腰花：猪肾洗净切片，杜仲熬水合炒。耳鸣者可食用猪肾核桃粥：猪肾 1 对，去膜切片，再用人参、防风各 1~5 克，葱白两根，核桃两枚，加粳米同煮为粥。

九、现代研究

风痱涉及了西医学遗传性共济失调，尤其是遗传性小脑性共济失调，以及多系统萎缩等病。遗传性共济失调是一组以共济失调为临床主症，病理上以脊髓、小脑变性为特征的神经系统遗传病。该病散在的病例报告较多，而较完整的家系报道较少见。遗传性共济失调一般以 Friedreich 共济失调、遗传性痉挛性共济失调及痉挛性截瘫较常见。其发病机制尚不清楚，诊断及分类仍主要根据临床表现。近年来，分子生物学研究表明该病遗传特征符合动态突变的遗传特点。Ristow 等发现，Friedreich 共济失调与 X25 编码的线粒体蛋白 Frataxin 所致的葡萄糖代谢障碍有关。Illaroshkin 等发现，该病与长 X 臂上 XpⅡ21 - q24 的邻近部分的突变有关。1997 年，Abe 等研究发现，脊髓小脑共济失调与基因突变有关。有的学者认为遗传性共济失调与不稳定的、扩展的三核苷酸重复（主要为核苷酸 CAG 序列）有关，病情的严重程度与三核苷酸的拷贝数呈正相关。遗传性共济失调的影像学也没有特异性。可表现为小脑及脑干萎缩及颈髓后柱变性。目前，遗传性共济失调尚无有效的治疗方法。

中医对风痱的辨证以肾虚为核心。治疗以补肾添精和温阳益气为大法。银氏等报道用院内制剂救脑益智胶囊治疗 281 例遗传性共济失调患者。临床诊断根据有关中西医疾病诊断及疗效标准，结合影像学及临床特点，排除其他类型的如感觉性、前庭性、额叶性共济失调，以及小脑、脑干梗死、出血、肿瘤、中毒等非遗传性的小脑性共济失调。采用具有益气养血、滋补肝肾、化痰祛瘀健脑益智功效的救脑益智胶囊口服治疗。主要成分：黄芪、党参、白术、肉苁蓉、鹿角、龟板、桃仁、冰片等，每粒装 0.35 克。12~15 岁，每次服 4 粒，每日 3 次；15 岁以上每次服 5 粒，每日 3 次，3 个月为一个疗程，连续治疗 2 个疗程。治疗 6 个月，肢体活动改善显效 101 例，以 12～50 岁年龄段疗效较好。陈氏等报道以补肾填精调补奇经法，自拟中药方治疗脊髓型遗传性共济失调 25 例，基本方：熟地 15 克，山茱萸 12 克，鹿角胶 10 克（烊化），龟甲胶 10 克（烊化），紫河车 3 克（冲服），肉苁蓉 15 克，菟丝子 20 克，杜仲 12 克，牛膝 10 克。兼有耳聋、视力减退者加灵磁石 20 克，枸杞子 15 克，菊花 10 克；有心悸、气短、心电图有异常者合生脉散，加酸枣仁 18 克；兼语言不清者加石菖蒲 15 克，郁金 12 克。每剂两煎，每煎 250 毫升，早晚分服。2 个月为一个疗程。结果：显效 12 例（42.86%）；有效 13 例（46.43%），症状改善后中药煎剂据症加减，隔 2 日服 1 剂。同时把服用方药制成丸剂，每服 9 克，每日 2 次。治疗观察 3～5 个疗程，随访 2～3 年。王氏等报道用中西医结合治疗 Marie 共济失调有一定疗效。对确诊为 Marie 共济失调的 5 例患者，运用滋阴补肾方剂和头皮针结合复方氨基酸等治疗，并分级记分进行治疗前后的评分对比。自拟滋阴补肾方，主要药物组成：生地 30 克，熟地 15 克，白芍 20 克，当归 10 克，黄芪 30 克，山茱萸 10 克，牛膝 30 克，山药 20 克，炙甘草 10 克，党参 30 克，玄参 10 克，白芷 20 克等。日久阴虚及阳加巴戟天、淫羊藿。每日 1 剂，水煎服，每日服 6 次，每次 50 毫升，1 个月为一个疗程。连用 2～3 个疗程。5 例中 4 例不同程度改善，评分积分均有减少。

卢氏等报道用大剂量黄芪注射液治疗橄榄 - 脑桥 - 小脑萎缩（OPCA）。入院中医诊断：骨摇（气血亏虚，髓海失养）；西医诊断：橄榄 - 脑桥 - 小脑萎缩。治疗：黄芪注射液 60 毫升（含生药 120 克）加入 5% 葡萄糖注射液 250 毫升静滴，每日 1 次。连用 2 星期，停用 2 日，续用 2 星期。住院用药 1 个月后，患者肢体颤动等症均有明显缓解，能自行穿戴、进食、如厕等，病情好转，欢悦出院。出院后在家仍按如前用药 2 个月，症状进一步改善，生活能自理，还能买菜做家务及继续原工作。头颅 MR 复查报告同前。随访至今，无加重复发现象。

张氏等采用滋补肝肾，益气升阳法治疗多系统萎缩，据证先后以知柏地黄丸、河间地黄饮子合补中益气汤治疗，控制行动欠稳及起则头眩甚则晕厥，增加患者坐立时间，改善二便失禁，取得较好的近期疗效。

此外，还有针刺结合生物信息学等方法治疗的报道。如运用"干氏针刺"治疗不同类型的共济失调症门诊患者 30 例，并设对照组进行疗效比较，按照"干氏针刺"的人体三段分类取穴法，在患者头颅信息区和四肢信息区中选取与病证相关的特定穴位（信息点），采用古代"毛刺"针法，30 日为一个疗程。3 个疗程后统计疗效。根据有关疗效标准判定治疗组 30 例，显效 8 例，有效 21 例，无效 1 例；对照组 20 例，有效 2 例，无效 18 例。两组疗效比较有显著性差异（P＜0.001），提示治疗组疗效明显优于对照组。

由于发病率和患病率相对较低，慢性渐进性病程，目前未见有关证候学系统研究的报道。

十、小结

风痱是一种以肾精亏虚所致的慢性虚损性疾病。病因包括先天禀赋不足和后天体衰积损两类因素。病性属虚，以肾精不足、元气亏虚为主，治疗以刘河间地黄饮子为主方，部分患者早期治疗可有效改善生活质量。临床可根据肾阴阳亏虚的偏重和兼夹证化裁治疗。本病被古今医家视为顽疾，早期治疗者有望控制和延缓病情进展。

附方：

（1）地黄饮子（《宣明论方》）：生地　巴戟天　山茱萸　石斛　肉苁蓉　附子　五味子　肉桂　茯苓　麦门冬　石菖蒲　远志。

（2）右归丸（《景岳全书》）：熟地　山茱萸　山药　枸杞子　菟丝子　当归　肉桂　熟附子　鹿角胶。

（3）左归丸（《景岳全书》）：熟地　山药　枸杞子　山茱萸　牛膝　菟丝子　鹿角胶　龟板胶。

（4）肾气丸（《金匮要略》）：生地　山药　山茱萸　茯苓　泽泻　丹皮　肉桂　制附子。

（5）金锁固精丸（《本草衍义》）：沙苑子　芡实　莲须　煅龙骨　煅牡蛎　莲子。

（6）补中益气汤（《脾胃论》）：黄芪　甘草　人参　当归　橘皮　升麻　柴胡　白术。

（刘海英）

第十三节　痴呆

一、概述

痴呆是多由髓减脑消或痰瘀痹阻脑络，神机失用而引起在无意识障碍状态下，以呆傻愚笨、智能低下、善忘等为主要临床表现的一种脑功能减退性疾病。轻者可见神情淡漠，寡言少语，反应迟钝，善忘等；重者为终日不语，或闭门独居，或口中喃喃，言词颠倒，或举动不经，忽笑忽哭，或不欲食，数日不知饥饿等。

西医学诊断的老年性痴呆、脑血管性痴呆及混合性痴呆、代谢性脑病、中毒性脑病等，可参考本篇进行辨证论治。

（一）病因病理

痴呆有因老年精气亏虚，渐成呆傻，亦有因情志失调、外伤、中毒等引起者。虚者多因气血不足，肾精亏耗，导致髓减脑消，脑髓失养；实者常见痰浊蒙窍、瘀阻脑络、心肝火旺，终致神机失用而致痴呆。临床多见虚实夹杂证。

1. 脑髓空虚　脑为元神之府，神机之源，一身之主，而肾主骨生髓通于脑。老年肝肾亏损或久病血气虚弱，肾精日亏，则脑髓空虚，心无所虑，精明失聪，神无所依而使灵机记忆衰退，出现迷惑愚钝，反应迟钝，发为痴呆。此类痴呆发病较晚，进展缓慢。

2. 气血亏虚　《素问·灵兰秘典论》曰："心者，君主之官，神明出焉。"《灵枢·天年》曰："六十岁心气始衰，苦忧悲。"年迈久病损伤于中，或情志不遂木郁克土，或思虑过度劳伤心脾，或饮食不节损伤脾胃，皆可致脾胃运化失司，气血生化乏源。心之气血不足，不能上荣于脑，神明失养则神情涣散，呆滞善忘。

3. 痰浊蒙窍　《石室秘录》云："痰气最盛，呆气最深。"久食肥甘厚味，肥胖痰湿内盛；或七情所伤，肝气久郁克伐脾土；或痫、狂久病积劳，均可使脾失健运，痰湿上扰清窍，脑髓失聪而致痴呆。

4. 瘀阻脑络　七情久伤，肝气郁滞，气滞则血瘀；或中风、脑部外伤后瘀血内阻，均可瘀阻脑络，脑髓失养，神机失用，发为痴呆。

5. 心肝火旺　年老精衰，髓海渐空，复因烦恼过度，情志相激，水不涵木，肝郁化火，肝火上炎；或水不济火，心肾不交，心火独亢，扰乱神明，发为痴呆。

总之，痴呆病位在脑，与肾、心、肝、脾四脏功能失调相关，尤以肾虚关系密切。其基本病机为髓减脑消，痰瘀痹阻，火扰神明，神机失用。其症候特征以肾精、气血亏虚为本，以痰瘀痹阻脑络邪实为标。其病性不外乎虚、痰、瘀、火。虚，指肾精、气血亏虚，髓减脑消；痰，指痰浊中阻，蒙蔽清窍；瘀，指瘀血阻痹，脑脉不通；火，指心肝火旺，扰乱神明。痰、瘀、火之间相互影响，相互转化，如痰浊、血瘀相兼而致痰瘀互结；肝郁、痰浊、血瘀均可化热，而形成肝火、痰热、瘀热，上扰清窍；若进一步发展耗伤肝肾之阴，水不涵木，阴不制阳，则肝阳上亢，化火生风，风阳上扰清窍，使痴呆加重。虚实之间也常相互转化，如实证的痰浊、瘀血日久，损伤心脾，则气血不足，或伤及肝肾，则阴精不足，均使脑髓失养，实证由此转化为虚证；虚证病久，气血亏乏，脏腑功能受累，气血运行失畅，或积湿为痰，或留滞为瘀，又可因虚致实，虚实兼夹而成难治之候。

（二）鉴别诊断

1. 郁病　郁病是以情志抑郁不畅，胸闷太息，悲伤欲哭或胸胁、胸背、脘胁胀痛，痛无定处，或咽中如有异物不适为特征的疾病；主要因情志不舒、气机郁滞所致，多见于中青年女性，也可见于老年人，尤其是中风过后常并发郁病，郁病无智能障碍症状。而痴呆可见于任何年龄，虽亦可由情志因素引起，但其以呆傻愚笨为主，常伴有生活能力下降或人格障碍，症状典型者不难鉴别。部分郁病患者常因不愿与外界沟通而被误认为痴呆，取得患者信赖并与之沟通后，两者亦能鉴别。

2. 癫证　癫证是以沉默寡言、情感淡漠、语无伦次、静而多喜为特征的精神失常疾病，俗称"文痴"，可因气、血、痰邪或三者互结为患，以成年人多见。痴呆则属智能活动障碍，是以神情呆滞、愚笨迟钝为主要表现的脑功能障碍性疾病。另一方面，痴呆的部分症状可自制，治疗后有不同程度的恢复；重证痴呆患者与癫证在临床症候上有许多相似之处，临床难以区分，CT、MRI 检查有助于鉴别。

3. 健忘　健忘是指记忆力差，遇事善忘的一种病证，其神志如常，晓其事却易忘，但告知可晓，多见于中老年患者；由于外伤、药物所致健忘，一般经治疗后可以恢复。而痴呆老少皆可发病，以神情呆滞或神志恍惚，不知前事或问事不知、告知不晓为主要表现，虽有善忘但仅为兼伴症，其与健忘之"善忘前事"有根本区别。健忘可以是痴呆的早期临床表现，这时可不予鉴别，健忘病久也可转为痴呆，CT、MRI 检查有助于两者的鉴别。

二、辨证治疗

（一）辨证要点

（1）痴呆是一种脑功能减退性疾病，临床以呆傻愚笨、智能低下、善忘等为主要表现。本病记忆力障碍是首发症状，先表现为近记忆力减退，进而表现为远记忆力减退。

（2）起病隐匿，发展缓慢，渐进加重，病程一般较长。患者可有中风、头晕、外伤等病史。

本病乃本虚标实之证，临床上以虚实夹杂者多见。本虚者不外乎精髓、气血；标实者不外乎痰浊、瘀血、火邪。无论为虚为实，都能导致脏腑功能失调以及髓减脑消。因而辨证当以虚实或脏腑失调为纲领，分清虚实，辨明主次。

辨虚实：本病病因虽各有不同，但终不出虚实两大类。虚者，以神气不足、面色失荣、形体枯瘦、言行迟弱为特征，并结合舌脉、兼次症，分辨气血、肾精亏虚；实者，智能减退、反应迟钝，兼见痰浊、瘀血、风火等表现。由于病程较长，症情顽固，还需注意虚实夹杂的病机属性。

辨脏腑：本病病位主要在脑，但与心、肝、脾、肾相关。若年老体衰、头晕目眩、记忆认知能力减退、神情呆滞、齿枯发焦、腰膝酸软、步履艰难，为病在脑与肾；若兼见双目无神，筋惕肉瞤，毛甲无华，为病在脑与肝肾；若兼见食少纳呆，气短懒言，口涎外溢，四肢不温，五更泻泄，为病在脑与脾肾；若兼见失眠多梦，五心烦热，为病在脑与心肾。

（二）治疗原则

虚者补之，实者泻之。补虚益损，解郁散结是其治疗大法。脾肾不足，髓海空虚之证，宜培补先天、后天，以冀脑髓得充，化源得滋；对于气郁血瘀痰滞者，气郁应开，血瘀应散，痰滞应清，以冀气充血活，窍开神醒。

（三）分证论治

1. 髓海不足

（1）主症：耳鸣耳聋，记忆模糊，失认失算，精神呆滞。发枯齿脱，腰脊酸痛，骨痿无力，步履艰难，举动不灵，反应迟钝，静默寡言。舌瘦色淡或色红，少苔或无苔，多裂纹；脉沉细弱。

（2）症候分析：肾主骨生髓，年高体衰，肾精渐亏，脑髓失充，灵机失运，故见精神呆滞，举动不灵，反应迟钝，记忆模糊，失认失算等痴呆诸症。肾开窍于耳，其华在发，肾精不足，故耳鸣耳聋，发枯易脱。腰为肾府，肾主骨，精亏髓少，骨骼失养，故见腰脊酸痛，骨痿无力、步履艰难；齿为骨之余，故齿牙动摇，甚则早脱。舌瘦色淡或色红，苔少或无苔，多裂纹，脉沉细弱为精亏之象。

（3）治法：补肾益髓，填精养神。

（4）处方：七福饮。方中重用熟地滋阴补肾，营养先天之本；合当归养血补肝；人参、白术、炙甘草益气健脾，强壮后天之本；远志、杏仁、宣窍化痰。本方填补脑髓之力尚嫌不足，应选加鹿角胶、龟甲胶、阿胶、紫河车、猪骨髓等血肉有情之品，还可以本方加减制蜜丸或膏剂以图缓治，或可用参茸地黄丸或河车大造丸补肾益精。若肝肾阴虚，年老智能减退，腰膝酸软，头晕耳鸣者，可去人参、白术、紫河车、鹿角胶，加怀牛膝、生地、枸杞子、女贞子、制首乌；若兼言行不一，心烦溲赤，舌质红，少苔，脉细而弦数，是肾精不足，水不制火而心火妄亢，可用六味地黄丸加丹参、莲子心、菖蒲等清心宣窍；也有舌质红而苔黄腻者，是内蕴痰热，干扰心窍，可加用清心滚痰丸去痰热郁结，泻痰热化净，再投滋补之品；若肾阳亏虚，证见面白无华，形寒肢冷，口中流涎，舌淡者，加热附片、巴戟天、益智仁、淫羊藿、肉苁蓉等。

2. 气血亏虚

（1）主症：呆滞善忘，倦怠嗜卧，神思恍惚，失认失算。少气懒言，口齿含糊，词不达意，心悸失眠，多梦易惊，神疲乏力，面唇无华，爪甲苍白，纳呆食少，大便溏薄。舌质淡胖边有齿痕；脉细弱。

（2）症候分析：心主神明，心之气血亏虚，神明失养，故见呆滞善忘，神思恍惚，失认失算等痴呆症状。心血不足，心神失养，故心悸失眠、多梦易惊；血虚不荣肌肤爪甲，故面唇无华、爪甲苍白。气虚则少气懒言，神疲乏力，倦怠嗜卧；脾气不足，胃气亦弱，故纳呆食少；脾气亏虚，水湿不化，故大便溏薄。气血亏虚，脉道失充，故脉细弱。

（3）治法：益气养血，安神宁志。

（4）方药：归脾汤。方中以人参、黄芪、白术、炙甘草补脾益气；当归养肝血而生心血；茯神、枣仁、龙眼肉养心安神；远志交通心肾而定志宁心；木香理气醒脾，以防益气补血之药滋腻滞气。纳呆食少，加谷芽、麦芽、鸡内金、山楂等消食；纳呆伴头重如裹，时吐痰涎，头晕时作，舌苔腻，加陈皮、半夏、生薏苡仁、白豆蔻健脾化湿和胃；纳呆伴舌红少苔，加天花粉、玉竹、麦冬、生麦芽养阴生津；失眠多梦，加夜交藤、合欢皮；若舌质偏暗，舌下有青筋者，加入川芎、丹参等以养血活血；若伴情绪不宁，易忧善愁者，可加郁金、合欢皮、绿萼梅、佛手等理气解郁之品。

3. 痰浊蒙窍

（1）主症：终日无语，表情呆钝，智力衰退，口多涎沫。头重如裹，纳呆呕恶，脘腹胀痛，痞满不适，哭笑无常，喃喃自语，呆若木鸡。舌质淡胖有齿痕，苔白腻；脉滑。

（2）症候分析：痰浊壅盛，上蒙清窍，脑髓失聪，神机失运，而致表情呆钝、智力衰退、呆若木鸡等症。痰浊中阻，中焦气机不畅，脾胃受纳运化失司，故脘腹胀痛、痞满不适、纳呆呕恶。痰阻气机，清阳失展，故头重如裹。口多涎沫，舌质淡胖有齿痕，苔腻，脉滑均为痰涎壅盛之象。

（3）治法：健脾化浊，豁痰开窍。

（4）方药：洗心汤。方中党参、甘草培补中气；半夏、陈皮健脾化痰；附子助阳化痰；茯神、枣仁宁心安神，神曲和胃。若纳呆呕恶，脘腹胀痛，痞满不适以脾虚明显者，重用党参、茯苓，可配伍黄芪、白术、山药、麦芽、砂仁等健脾益气之品；若头重如裹，哭笑无常，喃喃自语，口多涎沫以痰湿重者，重用陈皮、半夏，可配伍制南星、莱菔子、佩兰、白豆蔻、全瓜蒌、贝母等理气豁痰之品；痰浊化热，上扰清窍，舌质红，苔黄腻，脉滑数者，将制南星改用胆南星，并加瓜蒌、栀子、黄芩、天竺黄、竹沥；若伴有肝郁化火，灼伤肝血心阴，证见心烦躁动，言语颠倒，歌笑不休，甚至反喜污秽，或喜食炭灰，宜用转呆丹加味，本方在洗心汤基础上，加用当归、白芍柔肝养血，丹参、麦冬、天花粉滋养心胃阴液，用柴胡合白芍疏肝解郁，用柏子仁合茯苓、枣仁加强养心安神之力；属风痰瘀阻，证见眩晕或头痛，失眠或嗜睡，或肢体麻木阵作，肢体无力或肢体僵直，脉弦滑，可用半夏白术天麻汤；脾肾阳虚者，用金匮肾气丸加干姜、黄芪、白豆蔻等。

4. 瘀血内阻

（1）主症：言语不利，善忘，易惊恐，或思维异常，行为古怪。表情迟钝，肌肤甲错，面色黧黑，甚者唇甲紫暗，双目暗晦，口干不欲饮。舌质暗，或有瘀点瘀斑；脉细涩。

（2）症候分析：瘀阻脑络，脑髓失养，神机失用，故见表情迟钝，言语不利，善忘，思维异常，行为古怪等痴呆症状。瘀血内阻，气血运行不利，肌肤失养，故肌肤甲错，面色黧黑，甚者唇甲紫暗。口干不欲饮，舌质暗或有瘀点瘀斑，脉细涩均为瘀血之象。

（3）治法：活血化瘀，通络开窍。

（4）方药：通窍活血汤。方中麝香芳香开窍，活血散结通络；桃仁、红花、赤芍、川芎活血化瘀；葱白、生姜合菖蒲、郁金以通阳宣窍。如瘀血日久，血虚明显者，重用熟地、当归，再配伍鸡血藤、阿胶、鳖甲、蒸首乌、紫河车等以滋阴养血；气血不足，加党参、黄芪、熟地、当归益气补血；气虚血瘀为主者，宜补阳还五汤加减；若见肝郁气滞，加柴胡、枳实、香附疏肝理气以行血；久病血瘀化热，致肝胃火逆，证见头痛、呕恶等，应加钩藤、菊花、夏枯草、栀子、竹茹等清肝和胃之品；若痰瘀交阻伴头身困重，口流涎沫，纳呆呕恶，舌紫暗有瘀斑，苔腻，脉滑，可酌加胆南星、半夏、莱菔子、瓜蒌以豁痰开窍；病久入络者，宜加蜈蚣、僵蚕、全蝎、水蛭、地龙等虫类药以疏通经络，同时加用天麻、葛根；兼见肾虚者，可加益智仁、补骨脂、山药。

5. 心肝火旺

（1）主症：急躁易怒，善忘，判断错误，言行颠倒。眩晕头痛，面红目赤，心烦不寐，多疑善虑，心悸不安，咽干口燥，口臭口疮，尿赤便干。舌质红，苔黄；脉弦数。

（2）症候分析：脑髓空虚，复因心肝火旺，上扰神明，故见善忘，判断错误，言行颠倒，多疑善虑等痴呆之象。心肝火旺，上犯巅顶，故头晕头痛；气血随火上冲，则面红目赤。肝主疏泄，肝性失柔，情志失疏，故急躁易怒。心肾不交则心烦不寐、心悸不安。口臭口疮、口干舌燥、尿赤便干为火甚伤津之象，舌质红、苔黄，脉弦数均为心肝火旺之候。

（3）治法：清热泻火，安神定志。

（4）方药：黄连解毒汤。方中黄连可泻心火；黄芩、栀子清肝火；黄柏清下焦之火。加用生地清热滋阴，菖蒲、远志、合欢皮养心安神，柴胡疏肝。本方大苦大寒，中病即止，不可久服，脾肾虚寒者慎用。若心火偏旺者用牛黄清心丸；大便干结者加大黄、火麻仁。

三、病案选录

张××，男 54 岁，教员。住长沙市坡子街。

病名：痴呆。

病因：长期思虑，用脑过度，暗耗精血，致未老先衰，后天失于充养，髓海空虚，心神失养，发为呆病。

症候：患者头晕眼花，乏力，记忆力渐减，精神疲倦，嗜睡，性情急躁，且行动逐渐缓慢，表情呆板，寡言少语，齿落发脱。近半年来，时而傻笑，或胡言乱语，喃喃不休，吐字不清，行动迟缓，不欲食而不知饥，二便不能自理。舌质暗淡，脉细弱。

诊断：某医院诊断为"早老性痴呆"。脉证合参，此为未老先衰，髓海空虚，神失所养之候。肾藏精，精生髓，脑为髓海；脾为后天之本，气血生化之源，故脾肾亏虚，则精血不足，髓海空虚，脑神失其充养而见痴呆。

治法：健脾补肾，填精益髓，佐以活血通窍。

处方：熟地黄 15g，枸杞子 12g，菟丝子 10g，鹿角霜 10g，巴戟天 10g，北黄芪 15g，秦当归 10g，紫丹参 10g，漂白术 10g，川芎片 7g，山萸肉 10g，五味子 10g。

方用熟地、枸杞子、山萸肉补肾填精益髓。

效果：服 15 剂，病情略有改善。唯不欲食而不知饥，二便失禁尤为突出，上方去川芎、五味，加谷芽 30g，益智仁 12g，后再加人参、云苓等健脾之品，守方加减为百余剂，诸症基本消失。

（刘海英）

第十四节　神经衰弱

　　神经衰弱，由于某些长期存在的精神因素引起脑功能活动过度紧张，导致大脑兴奋与抑制功能失调所致。主要特点是过度兴奋，记忆力减退，精神疲乏。患者常表现为难以坚持学习和工作，或对光敏感，控制力减弱。由于注意力分散，不能集中，从而产生了精神活动能力的减弱。本病属于中医"不寐"的范畴。

一、病因病理

　　自主神经功能失调的病因病理目前仍未完全清楚。有人认为，由于神经功能过于紧张而导致本病的发生，这涉及社会环境、家庭环境、心理因素、性格等内容。

　　1. 社会因素　随着现代生活节奏的加快，竞争激烈，失业、下岗，精神心理创伤（如家庭纠纷、婚姻不幸、失恋、邻里关系紧张），工作压力大，会使人们的精神过于紧张，神经细胞能量耗损，心理负荷过重，进而出现神经衰弱、自主神经功能失调。脑力劳动时间过长，学习负担过重，如重大考试受挫时常常会造成神经负担过重，这也是导致学生神经衰弱的原因。精神刺激、压力过大，可造成内分泌和自主神经功能的紊乱。

　　2. 个性因素　性格内向、情绪不稳定者，多表现为多愁善感，焦虑不安保守，不善与人沟通，脾气暴躁，心胸狭窄。凡事以自我为中心的人最容易患自主神经功能紊乱。

　　本病的主要病理变化是大脑皮质内抑制过程。当内抑制过程被削弱时，神经细胞的兴奋性便相对地增高，增加了神经细胞能量的大量消耗。由于抑制过程减弱，使神经细胞的恢复能力降低，造成了神经细胞能量的减少和衰竭性的增高，表现为容易兴奋，也容易衰竭。由于大脑皮质功能弱化，影响到对皮质下自主神经中枢的控制减弱，则出现自主神经功能亢进，或因为皮质抑制过程扩散到皮质下，则出现自主神经功能减弱。

　　中医认为，神经衰弱导致的失眠可由素体虚弱、思虑太过、惊恐郁怒、劳逸失调或病后体虚等原因引起。

二、诊断要点

　　（1）疾病早期，患者控制感情的能力减弱，常因小事而激动，易伤感、烦躁不安，甚至易哭易笑。

　　（2）注意力涣散，思想不集中，记忆力明显减退，学习和工作效率明显降低。

　　（3）自主神经功能障碍。表现为心悸，面赤，皮肤潮热，血压升高，食欲不振，消化不良，腹部胀满，便秘或腹泻，尿频，遗精，早泄，阳痿等。

　　（4）躯体、神经系统检查和实验室检查，未发现相应的病理改变或其他精神疾病。体格检查和实验室检查阴性的患者常踌躇不定，唯恐叙述不祥。

三、治疗

（一）针刺疗法

（1）方法 1：主穴：安眠、百会、神门、内关、足三里、三阴交。

　　配穴：心脾两虚，加神门、心俞、脾俞、气海；心肾阴虚，加神门、太溪、命门；肝阳上亢，加神门、风池、太冲；肝阴虚弱，加阳陵泉、蠡沟、足三里、肝俞；气郁痰结，加气海、阴陵泉、足三里、丰隆。

操作：心脾两虚，施捻转之补法；肾精亏损，施提插捻转之补法；气郁痰结，或肝阳上亢，施捻转之泻法。每日1次，10天为1疗程，休息2天再做下一疗程。

（2）方法2：主穴：百会、风池、印堂、大椎、肾俞、关元、内关、足三里、三阴交。

配穴：烦躁、失眠，加行间、太冲、神门；头痛，加太阳透率谷；不寐，加三阴交；头晕，加四神聪、天柱；烦闷、多疑，加支沟、期门、丰隆；腹满，加天枢、丰隆；梅核气，加天突、太冲；精神不振、思虑，加风池、内关、神庭；纳差，加中脘、合谷、气海；心悸，加心俞、内关；烦躁易怒、惊恐、悲泣者，加肾俞、肝俞、太溪；梦遗，加神门、心俞；耳鸣，加听会、太溪、关元；精神萎靡、倦怠少动，加肾俞、气海、命门；阳痿，加腰阳关、命门、关元，并加艾灸；胆怯，加心俞、胆俞。

操作：心脾两虚，施捻转之补法；心肾亏损，施提插捻转之补法；肝阳上亢，施捻转之泻法；其余穴位平补平泻。每日1次，10天为1疗程，休息2天再做下一疗程。

（3）方法3：主穴：安眠、神门。

配穴：心脾两虚，加脾俞、心俞、三阴交；阴虚火旺，加大陵、太溪、心俞、足三里；痰热内扰，加内庭、公孙、丰隆；肝郁化火，加行间、足窍阴、风池；多梦，加魄户；健忘，灸志室、百会；耳鸣，加听宫、翳风；遗精，加志室；懊侬呕恶，加内关、丰隆；头晕，加印堂、合谷；目赤，加太阳、太冲。

操作：心脾两虚，则补益心脾；阴虚火旺，则育阴潜阳，只针不灸，平补平泻；痰热内扰，则清热化痰，只针不灸，泻法；肝郁化火，则平肝降火，只针不灸，泻法。隔日1次，7次为1个疗程。

（二）艾灸疗法

（1）方法1：主穴：百会、神门、足三里、三阴交、涌泉。

操作：临睡前用艾灸温和灸双侧涌泉，或灸百会，有良好的安眠作用。

（2）方法2：主穴：胸4~胸7夹脊穴。

配穴：肝郁化火，加肝俞、大陵、行间；痰火内扰，加足三里、中脘、丰隆；阴虚火旺，加心俞、肾俞、照海；心脾两虚，加神门、心俞、脾俞；心胆气虚，加心俞、胆俞、阳陵泉。

操作：采用艾灸法，即用麦粒灸，每穴3~5壮，2天1次，5天为1疗程。

（三）药浴疗法

吴茱萸10g，桂枝6g，当归10g，丹参12g。将上药粉末放入盛有40℃水的木盆中，加水适量，将双脚放入盆内，药浴30分钟。

（四）按摩疗法

（1）方法1：先以轻手法刺激肾、输尿管、膀胱、胃、肝、肺，然后采用重手法刺激大脑、小脑、脑干、脑垂体、三叉神经、心。每天按摩3次，7次为1个疗程。

（2）方法2：两手握热后，用右手擦左侧涌泉穴，然后用左手擦右侧涌泉穴，至穴位发热为止。每天按摩3次，10次为1个疗程。

（3）方法3：头痛者，可擦颜面，摩太阳；头晕者，加"鸣天鼓"手法；失眠、心悸者，擦涌泉。临睡前做 1 次，10 次为 1 个疗程。

（4）方法 4：每晚临睡前半小时先擦热双掌，两手中指起于迎香，向上推睛明、攒竹、点耳门、安眠、神门。心脾两虚，加脾俞、心俞、三阴交；阴虚火旺，加大陵、太溪、心俞、太冲；痰热内扰，加内庭、公孙、丰隆；肝郁化火，加行间、足窍阴。多梦，加魄户；健忘，加志室、百会；耳鸣，加听宫、翳风；遗精，加志室；呕恶，加内关；头晕，加印堂、合谷；目赤，加太阳、阳溪。如此反复按摩 30 ~ 40 次，隔日 1 次，7 次为 1 个疗程。

（五）耳穴疗法

（1）方法 1：主穴：神门、心、肾、肝、脑、皮质下、内分泌、交感。

操作：每次取 2 ~ 3 穴，每日或隔日 1 次，用王不留行籽贴压穴位。

（2）方法 2：主穴：心、肾、神门、枕、皮质下。

配穴：胃、肝、脾。

操作：严格消毒耳穴后，将揿钉形皮内针埋入，以胶布固定，令患者每日自行按压 3 ~ 4 次，以感到轻微疼痛、胀、发热为佳。每次一侧耳，双耳交替。5 ~ 7 天换埋针 1 次，2 次为 1 疗程。

（六）刺血疗法

（1）主穴：阿是穴（多位于两耳根的上半部）。

（2）配穴：内中魁（手中指掌侧正中线，近指侧节横纹中点为 1 穴，前后 1 分各 1 穴）。

（3）操作：常规消毒后，用消毒弹簧刺针或三棱针迅速点刺，出血如绿豆大。每次只刺一侧，每日或隔日 1 次，两耳交替，5 ~ 7 次为 1 疗程。

（七）穴位注射

取安眠、心俞、中脘、内关、三阴交、足三里、肝俞、脾俞、肾俞、厥阴俞。根据症状，每次选 2 ~ 3 个穴位，取当归注射液、维生素 B_1 与维生素 B_{12} 进行穴位注射。如失眠症状较重，可选用镇静药进行穴位注射。

（八）心理疗法

在社会生活中，有很多失意之事，如失恋、夫妻关系不合、上下级及同事间关系不好、意外打击、高考落榜等，如不能正确对待，均可引起本病的发生。心理疗法是治疗神经衰弱最主要、最基本的方法之一，其特点是调动患者治疗疾病的主观能动性，而这种主观能动性的作用是在医生的指导下，与其他治疗方法配合而发挥的。治疗神经衰弱常用的心理疗法包括疏导心理治疗、森田疗法、催眠疗法、自我心理保健疗法以及音乐疗法。

（1）散步和旅行：根据实验研究，神经衰弱患者做较长距离的散步（如穿布底鞋每天走 2 ~ 3km），有助于调整大脑皮层的兴奋和抑制过程，促进血液循环。日常生活中也有这样的经验，散步后精神较振作，心情较舒畅，可以消除疲劳，提高睡眠质量。

（2）宁神静志疗法：即通过静坐、静卧或静立以及自我控制调节等，达到"内无思想之患，外不劳形于事"，抛弃一切恩怨慕恋，以一念代万念。它在医疗实践中有两种作用，一是强壮正气，防病保健；二是增强抗病能力，祛病除疾。南北朝医家陶弘景指出，静志安神必须提倡十二少，戒除十二多，即"少思，少念，少欲，少事，少语，少笑，少愁，少乐，少喜，少怒，少好，少恶。行此十二少，养生之都契也"。

（3）音乐疗法：欣赏音乐也是调养性情的重要手段。荀子说："乐也者，乐也，人性之所不能免也，且足以感人之善心。"近人更有言曰，音乐能疏恼怒、解忧郁，恢复高尚感情，唤醒优美之觉，实为最安全的消遣法。所谓"静则神藏，躁则消亡"，意思是说，一个人的神志保持安宁，就能少生疾病，健康长寿；即使患病，亦易治疗，恢复健康也比较容易，这是神能收藏的缘故。

四、临床病例

张某，男，45 岁。不寐已久，乱梦纷纭，睡后易惊，每晚服安眠药才能入睡，精神不振，易于烦躁，纳食乏味，食后则脘腹胀满不适，口干不欲饮水，舌苔黄厚，脉滑。

辨证：心胆气虚。

治法：清胆豁痰安神。

取穴：肝俞、行间、心俞、胆俞、阳陵泉、关元、气海、足三里。

操作：肝俞、行间、心俞、胆俞、阳陵泉，平补平泻；关元、气海、足三里，用补法。每日 1 次。

治疗 1 周后，患者不服安眠药即可入睡 3~5 小时，烦躁亦减，腹仍胀满不舒，舌脉如故。上方去黄连，加莲子、鸡内金、夜交藤、合欢皮，服几剂之药收效告愈。

（刘海英）

第十三章

神经系统常见疾病护理

第一节　脑血管疾病

脑血管疾病（CVD）是由于各种血管源性脑病变引起的脑功能障碍。根据神经功能缺失的时间可将脑血管疾病分为短暂性脑缺血发作（不足 24 小时）和脑卒中（超过 24 小时）；根据病理性质可分为缺血性脑卒中和出血性脑卒中，前者又称为脑梗死，包括脑血栓形成和脑栓塞，后者包括脑出血和蛛网膜下腔出血。CVD 是神经系统的常见病和多发病，死亡率约占所有疾病的 10%，已成为重要的严重致残疾病。

一、短暂性脑缺血发作患者的护理

短暂性脑缺血发作（TIA）是指颈动脉或椎－基底动脉系统短暂性供血不足，引起的短暂性、局限性、反复发作的脑功能缺损或视网膜功能障碍。临床症状多在 1 小时内可缓解，最长不超过 24 小时，影像学检查无责任病灶。

（一）专科护理

1. 护理要点　向患者讲解疾病的发病特点，指导患者活动时注意安全，避免单独行动，防止发生外伤。告知患者疾病的危害：如果控制不好，TIA 将会进展为脑梗死，使患者从思想上真正重视疾病。

2. 主要护理问题

（1）知识缺乏：缺乏疾病相关知识。

（2）有跌倒的危险：与突发的一过性失明、跌倒发作及眩晕有关。

（3）潜在并发症：脑卒中。

3. 护理措施

（1）疾病知识指导：向患者讲解疾病的病因、常见临床症状、诱因、治疗方法及自我护理知识。通过耐心的讲解，帮助患者了解疾病的相关用药知识及疾病的预后，让患者既不过分担忧疾病，又不放松对疾病的警惕，帮助患者寻找和去除自身的危险因素，积极治疗相关疾病，改变不良生活方式，建立良好的生活习惯。

（2）饮食指导：让患者了解肥胖、吸烟、酗酒及饮食因素与脑血管疾病的关系。指导患者进食低糖、低盐、低脂、低胆固醇和富含不饱和脂肪酸、蛋白质、纤维素的食物，多食

含钾丰富的食物，多吃水果、蔬菜，戒烟限酒，规律饮食，避免过饥、过饱。

（3）用药指导：指导患者遵从医嘱正确服药，并注意观察药物的不良反应。如抗凝治疗时应密切观察有无牙龈出血、皮下出血、黏膜出血等表现，是否出现血尿，同时应定期检查血象；告知患者使用降压药物时，血压降至理想水平后应继续就医，遵医嘱服用维持量，以保持血压的相对稳定；对无症状的患者更应该强调用药的重要性，使其认识到不遵医嘱行为将导致的严重危害。

（4）安全指导：向患者讲解疾病的发作特点，尤其对于频繁发作的患者，应避免重体力劳动，避免单独外出、如厕、沐浴。改变体位时、转头时速度宜慢，幅度宜小，防止诱发 TIA。

（二）健康指导

1. 疾病知识指导

（1）TIA 是指各种脑血管病变引起的短暂性、局限性、反复发作的脑功能缺损或视网膜功能障碍。临床症状多在 1 小时内可缓解，最长不超过 24 小时，影像学检查无责任病灶。

（2）TIA 发生的主要原因有动脉粥样硬化、血流动力学（hemodynamics）改变及血液成分改变等。心源性栓子、动脉粥样硬化（atherosclerosis）的斑块脱落，在血流中形成微栓子，随血流到小动脉而堵塞血管，出现脑局部供血不足，而随着斑块的破裂或溶解，症状缓解。此型 TIA 发作频度低，但症状多样，每次发作持续时间长，可持续 2 小时。还有脑动脉完全狭窄或闭塞，当某些原因使血压急剧波动时，侧支循环短时间内无法建立，则会发生该处脑组织的供血不足。还有一些血液系统疾病，如血小板增多、严重贫血以及各种原因导致的血液的高凝状态等也可导致 TIA 的发病。

（3）TIA 的特点是急性发病，每次发作时间短，最长不超过 24 小时，反复发作，且每次发作症状相似，不遗留视网膜或脑神经功能障碍。根据其缺血部位不同，临床症状多样，表现为肢体的偏瘫（hemiplegia）、偏身感觉障碍、失语，双下肢无力、视力障碍、眩晕、复视、跌倒发作等。

（4）TIA 主要的辅助检查有 CT 或 MRI：但结果大多正常，血常规、凝血象、生化检查也是必要的。

（5）TIA 确诊后需针对病因治疗：治疗心律失常，控制血压、糖尿病、高脂血症、血液系统疾病等。日常活动中要防止颈部活动过度等诱发因素。药物治疗可选择抗血小板凝集药物，对预防复发有一定的作用。对于发作时间较长、频繁发作且逐渐加重，同时无明显的抗凝治疗禁忌证者进行抗凝治疗，主要药物有肝素（heparjn）、低分子肝素、华法林等。

2. 饮食指导

（1）每日食盐摄入量应在 6g 以下，对于高血压患者则控制在 3g 以下，防止食盐摄入过多导致血压升高。

（2）以清淡饮食为主，多食用豆类、植物油、粗粮、蔬菜、水果等，适量进食瘦肉、牛奶，对于体重超标的患者，建议减肥，并控制体重。

（3）糖尿病患者忌食糖及含糖较多的糕点、水果、罐头等，严格控制血糖，因为糖尿病可以导致脑动脉硬化提前发生。

（4）调整饮食，降低胆固醇的摄入量，每日不超过三个蛋黄，少食动物内脏。

（5）戒烟限酒，烟酒可以导致高血压或使血压升高，但提示戒烟、限酒需要一个过程，防止突然戒断导致不良反应的发生。

3. 日常活动指导

（1）适当的户外活动，如快走、慢跑、散步等，每次 30～40 分钟；以不感到疲劳和紧张为原则。

（2）打太极拳、垂钓、登山等，可以缓解头晕、头痛的症状，同时也可以促进血液循环。

（3）每日静坐冥思 1～2 次，每次 30 分钟左右，排除杂念，放松身心，有助于缓解神经性头痛，降低血压。

4. 日常生活指导

（1）出现头晕、头痛、复视及恶心呕吐症状的，患者要及时就医，以卧床休息为主，注意枕头不宜太高，以免影响头部的血液供应。在仰头或头部转动时动作缓慢，幅度不可过大，防止因颈部活动过度或过急导致 TIA 发作而跌伤。变换体位时动作要轻慢，以免诱发眩晕而增加呕吐次数。尽量避免患者单独活动，以免发生意外伤害。

（2）心烦、耳鸣、急躁易怒、失眠多梦的患者要多注意休息，睡前避免服用一些易导致兴奋的饮料，如咖啡、浓茶等。

（3）记忆力减退，注意力不集中，常有健忘发生的患者，身边应常备纸笔以便随时记录一些重要事情，以免再次发生遗忘。

（4）TIA 频繁发作的患者应避免重体力劳动，要重视疾病的危险性。必要时在如厕、洗浴及外出活动时均要有家属陪伴，以免发生意外。

（5）出院后定期门诊随访，动态了解血压、血脂、血糖和心脏功能，预防并发症和 TIA 的复发。

5. 用药指导

（1）遵医嘱正确服药，不可以随意更改药品的种类、剂量、时间、用法，甚至终止服药。

（2）因抗凝治疗会导致皮肤有出血点，个别患者还会有消化道的出血，所以在用药时要严密观察有无出血倾向。

（3）在使用阿司匹林或奥扎格雷等抗血小板凝集药物治疗时，可出现食欲缺乏、皮疹或白细胞减少等不良反应，所以一定要严格遵医嘱用药。

6. 保持心态平衡

（1）积极调整心态，稳定情绪，培养自己的兴趣爱好。

（2）建议多参加一些文体活动以陶冶心情，丰富个人生活。

（3）增强脑的思维活动，但要做到劳逸结合。

7. 预防复发

（1）遵医嘱正确用药。

（2）定期复诊：监测血压、血脂等，保持情绪稳定，避免生气、激动、紧张。适当体育活动，如散步、太极拳等。

（三）循证护理

TIA 是脑卒中的重要危险因素，调查显示：因 TIA 急诊入院的患者中约有 50% 的患者在 48 小时会发生脑卒中，约 10.5% 的患者在 90 天内会发生脑卒中。而 TIA 是脑卒中的可控制的危险因素。所以做好TIA患者的健康教育，控制TIA的发作，是降低脑卒中发病率的重要手段。良好的健康教育可以控制TIA发病率，对于TIA的患者如何做好健康教育应是我们护理工作的重点。

二、脑梗死患者的护理

脑梗死（CI）又称缺血性脑卒中，包括脑血栓形成、腔隙性脑梗死和脑栓塞等，是指因脑部血液循环障碍，缺血、缺氧所致的局限性脑组织的缺血性坏死或软化。好发于中老年人，多见于50～60岁以上的动脉硬化者，且多伴有高血压、冠心病或糖尿病；男性稍多于女性。通常有前驱症状，如头晕、头痛等，部分患者发病前曾有TIA史。常见表现如失语、偏瘫、偏身感觉障碍等。临床上根据部位不同可分为前循环梗死、后循环梗死和腔隙性梗死。

（一）专科护理

1. 护理要点　急性期加强病情观察（昏迷患者使用格拉斯哥昏迷量表评定），防治脑疝；低盐低脂饮食，根据洼田饮水试验的结果，3分以上的患者考虑给予鼻饲，鼻饲时防止食物反流，引起窒息；偏瘫患者保持肢体功能位，定时协助更换体位，防止压疮，活动时注意安全，生命体征平稳者早期康复介入；失语患者进行语言康复训练要循序渐进，持之以恒。

2. 主要护理问题

（1）躯体活动障碍：与偏瘫或平衡能力下降有关。

（2）吞咽障碍：与意识障碍或延髓麻痹有关。

（3）语言沟通障碍：与大脑语言中枢功能受损有关。

（4）有废用综合征的危险：与意识障碍、偏瘫所致长期卧床有关。

3. 护理措施

（1）一般护理：①生活护理：卧位（强调急性期平卧，头高足低位，头部抬高15°～30°）、皮肤护理、压疮预防、个人卫生处置等。②安全护理：病房安装护栏、扶手、呼叫器等设施；床、地面、运动场所尽量创造无障碍环境；患者使用安全性高的手杖、衣服、鞋；制订合理的运动计划，注意安全，避免疲劳。③饮食护理：鼓励进食，少量多餐；选择软饭、半流质或糊状食物，避免粗糙、干硬、辛辣等刺激性食物；保持进餐环境安静、减少进餐时的干扰因素；提供充足的进餐时间；掌握正确的进食方法（如吃饭或饮水时抬高床头，尽量端坐，头稍前倾）；洼田饮水试验2～3分的患者不能使用吸管吸水，一旦发生误吸，迅速清理呼吸道，保持呼吸道通畅；洼田饮水试验4～5分的患者给予静脉营养支持或鼻饲，做好留置胃管的护理。根据护理经验，建议脑梗死患者尽量保证每日6～8瓶（3 000～4 000ml）的进水量，可有效地帮助改善循环，补充血容量，防止脱水。

（2）用药护理：①脱水药：保证用药的时间、剂量、速度准确，注意观察患者的反应及皮肤颜色、弹性的变化，保证充足的水分摄入，准确记录24小时出入量，注意监测肾功能。②溶栓抗凝药：严格遵医嘱剂量给药，监测生命体征、观察有无皮肤及消化道出血倾向，观察有无并发颅内出血和栓子脱落引起的小栓塞。扩血管药尤其是应用尼莫地平等钙通道阻滞剂时，滴速应慢，同时监测血压变化。使用低分子右旋糖酐改善微循环治疗时，可能出现发热、皮疹甚至过敏性休克，应密切观察。目前临床不常用。

（3）心理护理：重视患者精神情绪的变化，提高对抑郁、焦虑状态的认识，及时发现患者的心理问题，进行针对性护理（解释、安慰、鼓励、保证等），以消除患者的思想顾虑，稳定情绪，增强战胜疾病的信心。

（4）康复护理：躯体康复：①早期康复干预，重视患侧刺激，保持良好的肢体位置，注意体位变换，床上运动训练（Bobath 握手、桥式运动、关节被动运动、起坐训练）。②恢复期功能训练。③综合康复治疗：合理选用针灸、理疗、按摩等辅助治疗。

（5）语言训练：①沟通方法指导：提问简单的问题，借助卡片、笔、本、图片、表情或手势沟通，安静的语言交流环境，关心、体贴、缓慢、耐心等。②语言康复训练：肌群运动、发音、复述、命名训练等，遵循由少到多、由易到难、由简单到复杂的原则，循序渐进。

（二）健康指导

1. 疾病知识指导

（1）概念：脑梗死是因脑部的血液循环障碍，缺血、缺氧所引起的脑组织坏死和软化，它包括脑血栓形成、腔隙性脑梗死（腔梗）和脑栓塞等。

（2）形成的主要原因：年龄（多见于 50～60 岁以上）、性别（男性稍多于女性）、脑动脉粥样硬化、高血压、高脂血症、糖尿病、脑动脉炎、血液高凝状态、家族史等，脑栓塞形成的主要原因有风　湿性心脏病、二尖瓣狭窄并发心房颤动、血管粥样硬化斑块、脓栓、脂肪栓子等。

（3）主要症状：脑血栓形成常伴有头晕、头痛、恶心、呕吐的前驱症状，部分患者曾有短暂性脑供血不全，发病时多在安静休息中，应尽快就诊，以及时恢复血液供应，早期溶栓一般在发病后的 6 小时之内，脑栓塞起病急，多在活动中发病。

（4）常见表现：脑血栓形成常表现为头晕、头痛、恶心、言语笨拙、失语、肢体瘫痪、感觉减退、饮水或进食呛咳、意识不清等，脑栓塞常表现为意识不清、失语、抽搐、偏瘫、偏盲（一侧眼睛看不清或看不见）等。

（5）常用检查项目：凝血象、血常规、血糖、血脂、血液流变学、同型半胱氨酸等血液检查，CT 检查、MRI 检查、DSA、TCD。

（6）治疗：在急性期进行个体化治疗（如溶栓、抗凝、降纤），此外酌情给予改善脑循环，脑保护，抗脑水肿，降颅内压，调整血压，血糖，血脂，控制并发症，康复治疗等。脑栓塞治疗与脑血栓形成有相同之处，此外需治疗原发病。

（7）预后：脑血栓形成在急性期病死率为 5%～15%，存活者中 50% 留有后遗症，脑栓塞有 10%～20% 的患者 10 日内再次栓塞，再次栓塞病死率高，2/3 患者遗留不同程度的神经功能缺损。

2. 康复指导

（1）康复的开始时间一般在患者意识清楚、生命体征平稳、病情不再发展后 48 小时即可进行。

（2）康复护理的具体内容如下，要请专业的康复医师进行训练：

1）躯体康复

a. 早期康复干预：重视患侧刺激、保持良好的肢体位置、注意体位变换、床上运动训练（Bobath 握手、桥式运动、关节被动运动、起坐训练）。

b. 恢复期功能训练。

c. 综合康复治疗：合理选用针灸、理疗、按摩等辅助治疗。

2）语言训练

a. 沟通方法指导：提问简单的问题，借助卡片、笔、本、图片、表情或手势沟通，安静的语言交流环境，关心、体贴、缓慢、耐心等。

b. 语言康复训练：肌群运动、发音、复述、命名训练等，遵循由少到多、由易到难、由简单到复杂的原则，循序渐进。

（3）康复训练所需时间较长，需要循序渐进，树立信心，持之以恒，不要急功近利和半途而废。家属要关心体贴患者，给予生活照顾和精神支持，鼓励患者坚持锻炼。康复过程中加强安全防范，防止意外发生。

（4）对于康复过程中的疑问请询问医生或康复师。

3. 饮食指导

（1）合理进食：选择高蛋白、低盐、低脂、低热的清淡食物，改变不良的饮食习惯，如油炸食品、烧烤等，多食新鲜蔬菜水果，避免粗糙、干硬、辛辣等刺激性食物，避免过度食用动物内脏、动物油类，每日食盐量不超过 6g。

（2）洼田饮水试验 2~3 分者，可头偏向一侧，喂食速度慢，避免交谈，防止呛咳、窒息的发生；洼田饮水试验 4~5 分者，遵医嘱给予鼻饲饮食，密切防止食物反流引起窒息。

（3）增加粗纤维食物摄入，如芹菜、韭菜，适当增加进水量，顺时针按摩腹部，减少便秘发生。病人数天未排便或排便不畅，可使用缓泻剂，诱导排便。

4. 用药指导

（1）应用溶栓抗凝降纤类药物的患者应注意有无胃肠道反应、柏油样便、牙龈出血等出血倾向。为保障用药安全，在使用溶栓、抗凝、降纤等药物时需检查出凝血机制，患者应予以配合。

（2）口服药按时服用，不要根据自己感受减药、加药，忘记服药或在下次服药时补上忘记的药量会导致病情波动；不能擅自停药，需按照医生医嘱（口服药手册）进行减量或停药。

（3）静脉输液的过程中不要随意调节滴速，如有疑惑需询问护士。

5. 日常生活指导

（1）患者需要安静、舒适的环境，保持平和、稳定的情绪，避免各种不良情绪影响。改变不良的生活方式，如熬夜、赌博等，适当运动，合理休息和娱乐，多参加有益的社会活动，做力所能及的工作及家务。

（2）患者起床、起坐、低头等体位变化时动作要缓慢，转头不宜过猛过急，洗澡时间不能过长，外出时有人陪伴，防止意外发生。

（3）气候变化时注意保暖，防止感冒。

（4）戒烟、限酒。

6. 预防复发

（1）遵医嘱正确用药，如降压、降脂、降糖、抗凝药物等。

（2）出现头晕、头痛、一侧肢体麻木无力、口齿不清或进食呛咳、发热、外伤等症状时及时就诊。

（3）定期复诊，动态了解血压、血脂、血糖以及功能，预防并发症和复发。

（三）循证护理

由于脑梗死患者具有发病率高，并发症严重，发病年龄偏高的特点，老年脑梗死患者的护理一直是神经科护理学研究领域的热点，研究结果显示影响老年脑梗死患者康复的社会因素包括家庭经济情况，医疗及护理水平，与家庭成员关系和受教育的文化程度。多项研究结果显示早期康复能够有效改善老年脑梗死患者的肢体运动功能，促进心理状态的恢复，提高生活能力及生活质量。

关于促进老年脑梗死偏瘫患者舒适的循证护理研究表明，对导致患者不舒适的多种因素实施相应的循证护理措施显著改善了脑梗死偏瘫瘫患者舒适状况，具体措施包括采用热敷和热水浸泡、局部按摩与变换体位等来改善腰背及肢体疼痛，同时还可采取肢体摆放、肢体活动、放松疗法等。

三、脑出血患者的护理

脑出血是指原发性非外伤性脑实质内的出血。占急性脑血管疾病的 20% ~ 30%。高血压并发动脉硬化是自发性脑出血的主要病因，高血压患者约有 1/3 的机会发生脑出血，而93.91% 的脑出血患者都有高血压病史。脑出血常发生于男性 50 ~ 70 岁，冬春季易发，发病前常无预感，多在情绪紧张、兴奋、排便用力时发病，可出现头痛、头晕、肢体麻木等先驱症状，也可在原有基础上突然加重。

（一）专科护理

1. 护理要点　脑出血患者在临床护理中最重要的是绝对卧床休息、保持大便通畅和情绪稳定；根据出血量多少、部位不同决定绝对卧床时间；加强病情观察；高血压患者调整血压；观察患者应用脱水剂后的情况。

2. 主要护理问题

（1）急性意识障碍：与脑出血产生脑水肿所致的大脑功能受损有关。

（2）潜在并发症：脑疝、上消化道出血。

（3）清理呼吸道无效：与分泌物过多、咳嗽无力、意识障碍有关。

（4）有误吸的危险：与吞咽神经受损、意识障碍有关。

（5）有皮肤完整性受损的危险：与瘫痪、长期卧床、年老消瘦、营养低下、感知改变、大小便失禁有关。

（6）躯体活动障碍：与偏瘫、意识障碍有关。

（7）语言沟通障碍：与失语有关。

（8）进食、如厕自理缺陷：与偏瘫有关。

（9）有废用综合征的危险：与脑出血所致运动障碍或长期卧床有关。

3. 护理措施

（1）一般护理

1）休息与安全：急性期患者绝对卧床 2 ~ 4 周，头部抬高 15° ~ 30° 减轻脑水肿，烦躁患者加护床挡，必要时给予约束带适当约束；病室保持清洁、安静、舒适，室内空气新鲜，室温保持在 18 ~ 22℃，相对湿度 50% ~ 70%。

2）日常生活护理：以高蛋白、高维生素、易消化的清淡饮食为主，发病 24 小时后仍有意识障碍、不能经口进食者，应给予鼻饲饮食，同时做好口腔护理。协助更换体位，加强皮肤护理，防止压疮；保持二便通畅，尤其二便失禁患者注意保护会阴部皮肤清洁干燥，早期康复介入，保持肢体功能位置。

3）心理护理：评估患者心理状况，实施健康宣教，在治疗期间，鼓励患者保持情绪稳定。告知本病治疗及预后的有关知识，帮助患者消除焦虑、恐惧心理。

（2）病情观察及护理

1）密切观察意识、瞳孔、生命体征变化。掌握脑疝的前驱症状头痛剧烈、喷射状呕吐、血压升高、脉搏洪大、呼吸深大伴鼾声、意识障碍加重等。发现异常情况，及时报告医生。

2）保持呼吸道通畅，患者取平卧位，将头偏向一侧，及时清除呕吐物及咽部分泌物，防止呕吐物及分泌物误入气管引起窒息。

3）建立静脉通道，遵医嘱用药，颅内压增高者遵医嘱给予脱水药。维持血压稳定，患者的血压保持在 150～160/90～100mmHg 之间为宜，过高易引起再出血，过低则可使脑组织灌注量不足。

4）定时更换体位，翻身时注意保护头部，转头时要轻、慢、稳。呼吸不规则者，不宜频繁更换体位。

5）如患者痰液较少或呼吸伴有痰鸣音，鼓励患者咳嗽，指导患者有效排痰的方法，痰液较多、部位较深或咳痰无力时给予吸痰，吸痰前协助患者翻身、轻叩背，叩背顺序要由下向上，由外向内，力度适宜。

6）密切观察上消化道出血的症状和体征。如呕吐的胃内容物呈咖啡色，则应考虑是否发生应激性溃疡，留取标本做潜血试验。急性消化道出血期间应禁食，恢复期应避免食用刺激性食物及含粗纤维多的食物。观察患者有无头晕、黑便、呕血等失血性休克表现。

7）保持良好肢体位置，做好早期康复护理。对于脑出血软瘫期的患者，加强良好姿位摆放，避免一些异常反射的出现，例如牵张反射。

（3）用药护理：使用脱水降颅压药物时，如 20% 甘露醇注射液、呋塞米注射液、甘油果糖、托拉塞米注射液等，注意监测尿量与水电解质的变化，防止低钾血症和肾功能受损。应用抗生素，防止肺感染、泌尿系感染等并发症。

（4）心理护理：患者常因偏瘫、失语、生活不能自理而产生悲观恐惧的心理，护士应经常巡视病房，与之交谈，了解患者心理状态，耐心解释，给予安慰，帮助患者认识疾病，树立信心，配合治疗和护理。同时还要关注家属的心理护理，由于患者病情危重，家属多有紧张情绪，加之陪护工作很辛苦，导致身心疲惫，故在患者面前易表现出烦躁、焦虑、易怒，引起患者情绪波动，可能加重病情。

（二）健康指导

1．疾病知识指导

（1）脑出血指原发性（非外伤性）脑实质内的出血，占全部脑卒中的 20%～30%。

（2）脑出血的病因：①高血压并发细小动脉硬化。②颅内肿瘤。③动静脉畸形。④其他：脑动脉炎、血液病、脑底异常血管网症、抗凝或溶栓治疗、淀粉样血管病。

（3）脑出血的诱因：寒冷气候、精神刺激、过度劳累、不良生活习惯（吸烟、酗酒、暴饮暴食、食后沐浴等）。

（4）脑出血的治疗：脑出血急性期治疗的主要原则：防止再出血、控制脑水肿、维持生命功能和防治并发症。①一般治疗：绝对卧床休息，保持呼吸道通畅，预防感染等。②调控血压。③控制脑水肿。④应用止血药和凝血药。⑤手术治疗（大脑半球出血量＞30ml 和小脑出血量＞10ml）。⑥早期康复治疗。

2. 康复指导

（1）急性期应绝对卧床休息 2～4 周：抬高床头 15°～30°减轻脑水肿。发病后 24～48 小时尽量减少头部的摆动幅度，以防加重出血。四肢可在床上进行小幅度翻动，每 2 小时一次，有条件可使用气垫床预防压疮。

（2）生命体征平稳后应开始在床上进行主动训练：时间从 5～10 分钟/次开始，渐至 30～45 分钟/次，如无不适，可作 2～3 次/日，不可过度用力憋气。

（3）康复训练需要请专业的医师：可以为患者进行系统的康复训练。

3. 饮食指导　选择营养丰富、低盐低脂饮食，如鸡蛋、豆制品等。避免食用动物内脏、动物油类，每日食盐量不超过 6g，多吃蔬菜、水果，尤其要增加粗纤维食物，如芹菜、韭菜，适量增加进水量，预防便秘的发生。洼田饮水试验 2～3 分者，可头偏向一侧，喂食速度慢，避免交谈，尽量选用糊状食物，防呛咳、窒息，洼田饮水试验 4～5 分者，遵医嘱给予静脉营养支持或鼻饲饮食。

4. 用药指导

（1）口服药按时服用：不要根据自己感受减药、加药，忘记服药或在下次服药时补上忘记的药量会导致病情波动；不能擅自停药，需按照医生医嘱（口服药手册）进行减或停药。

（2）静脉输液：过程中不要随意调节滴速，如有疑惑请询问护士。

5. 日常生活指导

（1）患者需要一个安静、舒适的环境，特别是发病 2 周内，应尽量减少探望，保持稳定的情绪，避免各种不良情绪影响。

（2）脑出血急性期，请不必过分紧张。大小便需在床上进行，不可自行下床如厕，以防再次出血发生；保持大便通畅，可食用香蕉、火龙果、蜂蜜，多进水，适度翻身，顺时针按摩腹部，减少便秘发生；若患者 3 天未排便，可使用缓泻剂，诱导排便，禁忌用力屏气排便，诱发二次脑出血。

（3）病程中还会出现不同程度的头痛，向患者解释这是本病常见的症状，随着病情的好转，头痛症状会逐渐消失。

（4）部分患者有躁动、不安的表现，为防止自伤（如拔出各种管道、坠床等）或伤及他人，应在家属同意并签字的情况下酌情使用约束带，使用约束带期间应注意松紧适宜，定时松放，密切观察局部皮肤血运情况，防止皮肤破溃；放置床挡可防止患者发生坠床，尤其是使用气垫床的患者，使用时要防止皮肤与铁制床挡摩擦，发生刮伤。

（5）长期卧床易导致肺部感染：痰多不易咳出，加强翻身、叩背，促使痰液松动咳出，减轻肺部感染。咳痰无力者，可给予吸痰。

6. 预防复发

（1）遵医嘱正确用药。

（2）定期复诊：监测血压、血脂等，保持情绪稳定，避免生气、激动、紧张。适当体育活动，如散步、太极拳等。预防并发症和脑出血的复发。

（三）循证护理

研究表明由于人们生活方式、饮食结构、工作压力水平等因素的不断变化，脑出血作为临床常见疾病，近年来发病率已呈现出上升趋势。该病发病急骤、病情复杂多变，给救治带来了极大的困难，致使患者的死亡率和致残率均较高，给患者及其家属带来沉重的负担。大部分脑出血患者发病后的死因是由并发症引起的，系统而有计划的护理措施，往往对患者的治疗效果和预后转归起到不可估量的作用。

脑出血所致神经症状主要是出血和水肿引起脑组织受损而不是破坏，故神经功能可有相当程度的恢复，在病情稳定后仅进行肢体运动功能的康复，恢复时间长，易发生并发症；急性期后，实施综合性康复护理能在一定程度上预防残疾的发生，能帮助和加快受损功能的恢复。

四、蛛网膜下腔出血患者的护理

蛛网膜下腔出血（SAH）指脑底部或脑表面的病变血管破裂，血液直接流入蛛网膜下腔引起的一种临床综合征，占急性脑卒中的 10% 左右。其最常见的病因为颅内动脉瘤。SAH 以中青年常见，女性多于男性；起病突然，最典型的表现是异常剧烈的全头痛，个别重症患者很快进入昏迷，因脑疝而迅速死亡，此类患者最主要的急性并发症是再出血。

（一）专科护理

1. 护理要点　急性期绝对卧床 4～6 周，谢绝探视，加强病情观察，根据出血的部位和量考虑是否外科手术治疗，头痛剧烈可遵医嘱给予脱水药和止痛药；保持情绪稳定和二便通畅，恢复期的活动应循序渐进，不能操之过急，防止再次出血。

2. 主要护理问题

（1）急性疼痛：头痛与脑水肿、颅内压高、血液刺激脑膜或继发性脑血管痉挛有关。

（2）潜在并发症：再出血。

3. 护理措施

（1）心理护理：指导患者了解疾病的过程与预后，头痛是因为出血、脑水肿致颅内压增高，血液刺激脑膜或脑血管痉挛所致，随着出血停止、血肿吸收，头痛会慢慢缓解。必要时给予止痛和脱水降颅压药物。

（2）用药护理：遵医嘱使用甘露醇时应快速静脉滴注，必要时记录 24 小时尿量，定期查肾功能；使用排钾利尿药时要注意防止离子紊乱，可静脉补钾或口服补钾；使用尼莫地平等缓解脑血管痉挛的药物时可能出现皮肤发红、多汗、心动过缓或过速、胃肠不适等反应，应适当控制输液速度，密切观察是否有不良反应发生。

（3）活动与休息：绝对卧床休息 4～6 周，向患者和家属讲解绝对卧床的重要性，为患者提供安静、安全、舒适的休养环境，控制探视，避免不良的声、光刺激，治疗护理活动也应集中进行。如经一个月左右治疗，患者症状好转，经头部 CT 检查证实血液基本吸收，可遵医嘱逐渐抬高床头、床上坐位、下床站立和适当活动。

（4）避免再出血诱因：告诉患者和家属容易诱发再出血的各种因素，指导患者与医护人员密切配合，避免精神紧张情绪波动、用力排便、屏气、剧烈咳嗽及血压过高等。

（5）病情监测：蛛网膜下腔出血再发率较高，以 5~11 天为高峰，81% 发生在首次出血后 1 个月内。表现为：首次出血后病情好转的情况下，突然再次出现剧烈头痛、恶心、呕吐、意识障碍加重、原有症状和体征重新出现等。

（二）健康指导

1. 疾病知识指导

（1）概念：指脑底部或脑表面的病变血管破裂，血液直接流入蛛网膜下腔引起的一种临床综合征，约占急性脑卒中的 10%。

（2）形成的主要原因：其最常见的病因为颅内动脉瘤，占 50%~80%，其次是动静脉畸形和高血压性动脉粥样硬化，还可见于烟雾病、颅内肿瘤、血液系统疾病、颅内静脉系统血栓和抗凝治疗并发症等。

（3）主要症状：出现异常剧烈的全头痛，伴一过性意识障碍和恶心、呕吐；发病数小时后出现脑膜刺激征（颈项强直、Kernig 征和 Brudzinski 征）；25% 的患者可出现精神症状。

（4）常用检查项目：首选 CT 检查，其次脑脊液检查、脑血管影像学检查、TCD 检查。

（5）治疗：一般治疗与高血压性脑出血相同；安静休息；脱水降颅压，防止再出血常用氨甲苯酸注射液；预防血管痉挛常用尼莫地平注射液；放脑脊液疗法，外科手术治疗。

（6）预后：与病因、出血部位、出血量、有无并发症及是否得到适当的治疗有关。动脉瘤性 SAH 死亡率高，未经外科治疗者约 20% 死于再出血；90% 的颅内 AVM 破裂患者可以恢复，再出血风险较小。

2. 饮食指导　给予高蛋白、高维生素、清淡、易消化、营养丰富的流食或半流食，指导患者多进食新鲜的水果和蔬菜，如米粥、蛋羹、面条、芹菜、韭菜、香蕉等，保证水分摄入，少量多餐，防止便秘。

3. 避免诱因　向患者和家属普及保健知识，提高其自我管理理念，定期体检，及时发现颅内血管异常，立即就医；已发病的患者应控制血压在理想范围，避免情绪激动，保持大便通畅，必要时遵医嘱使用镇静剂和缓泻剂等药物。

4. 检查指导　SAH 患者一般在首次出血 3 周后进行 DSA 检查，应告知脑血管造影的相关知识，指导患者积极配合，以明确病因，尽早手术，解除隐患和危险。

5. 照顾者指导　家属应关心、体贴患者，为其创造良好的休养环境，督促其尽早检查和手术，发现再出血征象及时就诊。

（三）循证护理

SAH 最常见的病因为颅内动脉瘤，多项研究中指出动脉瘤性 SAH 患者发生再出血的原因是由于血压波动引起颅内压增高，如剧烈活动、用力排便、咳嗽、情绪激动等，对动脉瘤产生刺激，从而诱发动脉瘤再次破裂。多表现为突然发病，头痛难忍，心理负担较重，易产生惊恐心理，使患者焦虑不安。这些因素如不及时控制，会导致恶性循环，不利于疾病的治疗和机体的康复。有研究指出 SAH 患者的典型症状是剧烈头痛，给予脱水和降颅压治疗，减轻脑水肿，这是治疗的关键。患者必须绝对卧床休息 4 周，过早下床活动可引发再次出血。对于再出血的患者来说，发生脑血管痉挛的时间越长、发作次数越多，预后就会越差，因此，应该采取综合性的预防和护理方法，进行及时的观察和治疗。

近年来，临床上对于 SAH 的治疗有很多新进展，研究显示持续腰池外引流是一种安全、有效、微创治疗 SAH 的方法，能不断将有害物质排出体外，减小蛛网膜粘连和脑水肿反应，从而减轻对脑血管的不良刺激，而新分泌出来的 CSF 又起着稀释和冲洗的作用，阻止了恶性循环。通过持续的腰池外引流并给予护理配合后，可明显缩短头痛时间、减轻头痛程度、减少脑疝及再出血的发生。该方法治愈率高，创伤小，充分体现了临床应用的价值。

（薛孟馨）

第二节　中枢神经系统感染性疾病

中枢神经系统（CNS）感染性疾病是指各种生物病原体侵犯中枢神经系统实质、脑膜和血管等引起的急性或慢性炎症性（或非炎症性）疾病。引起疾病的生物病原体包括病毒、细菌、螺旋体、寄生虫、真菌、立克次体和朊蛋白等。临床上根据中枢神经系统感染的部位不同可分为：脑炎、脊髓炎或脑脊髓炎，主要侵犯脑和（或）脊髓实质；脑膜炎、脊膜炎或脑脊膜炎，主要侵犯脑和（或）脊髓软膜；脑膜脑炎：脑实质和脑膜合并受累。生物病原体主要通过血行感染、直接感染和神经干逆行感染等途径进入中枢神经系统。

一、病毒性脑膜炎患者的护理

病毒性脑膜炎是一组由各种病毒感染引起的脑膜急性炎症性疾病。多为急性起病，出现病毒感染的全身中毒症状如发热、头痛、畏光、恶心、呕吐、肌痛、食欲减退、腹泻和全身乏力等，并伴有脑膜刺激征，通常儿童病程超过 1 周，成人可持续 2 周或更长。本病大多呈良性过程。

（一）专科护理

1. 护理要点　急性期患者绝对卧床休息，给予高热量、高蛋白、高维生素、易消化的流质或半流质饮食，不能进食者给予鼻饲。密切观察病情变化，除生命体征外，必须观察瞳孔、精神状态、意识改变、有无呕吐、抽搐症状，及时发现是否有脑膜刺激征和脑疝的发生。

2. 主要护理问题

（1）急性疼痛：头痛与脑膜刺激征有关。

（2）潜在并发症：脑疝与脑水肿导致颅内压增高有关。

（3）体温过高：与病毒感染有关。

（4）有体液不足的危险：与反复呕吐、腹泻导致失水有关。

3. 护理措施

（1）一般护理

1）为患者提供安静、温湿度适宜的环境，避免声光刺激，以免加重患者的烦躁不安、头痛及精神方面的不适感。

2）衣着舒适，患者内衣以棉制品为宜，勤洗勤换，且不易过紧；床单保持清洁、干燥、无渣屑。

3）提供高热量、高蛋白质、高维生素、低脂肪的易消化饮食，以补充高热引起的营养物质消耗。鼓励患者增加饮水量，1 000 ~ 2 000ml/d。

4）做好基础护理，给予口腔护理，减少患者因高热、呕吐引起的不适感，并防止感染；加强皮肤护理，防止降温后大量出汗带来的不适。

（2）病情观察及护理

1）严密观察患者的意识、瞳孔及生命体征的变化，及时准确地报告医生。积极配合医生治疗，给予降低颅内压的药物，减轻脑水肿引起的头痛、恶心、呕吐等，防止脑疝的发生。保持呼吸道通畅，及时清除呼吸道分泌物，定时叩背、吸痰，预防肺部感染。

2）发热患者应减少活动，以减少氧耗量，缓解头痛、肌痛等症状。发热时可采用物理方法降温，可用温水擦浴、冰袋和冷毛巾外敷等措施物理降温。必要时遵医嘱使用药物降温，使用时注意药物的剂量，尤其对年老体弱及伴有心血管疾病者应防止出现虚脱或休克现象；监测体温应在行降温措施 30 分钟后进行。

3）评估患者头痛的性质、程度及规律，恶心、呕吐等症状是否加重。患者头痛时指导其卧床休息，改变体位时动作要缓慢。讲解减轻头痛的方法，如深呼吸、倾听音乐、引导式想象、生物反馈治疗等。

4）意识障碍患者给予侧卧位，备好吸引器，及时清理口腔，防止呕吐物误入气管而引起窒息。观察患者呕吐的特点，记录呕吐的次数，呕吐物的性质、量、颜色、气味，遵医嘱给予止吐药，帮助患者逐步恢复正常饮食和体力。指导患者少量多次饮水，以免引起恶心呕吐；剧烈呕吐不能进食或严重水电解质失衡时，给予外周静脉营养，准确记录 24 小时出入量，观察患者有无失水征象，依失水程度不同，患者可出现软弱无力、口渴、皮肤黏膜干燥和弹性减低，尿量减少、尿比重增高等表现。

5）抽搐的护理：抽搐发作时，应立即松开衣领和裤带，取下活动性义齿，及时清除口鼻腔分泌物，保持呼吸道通畅；放置压舌板于上、下臼齿之间，防止舌咬伤，必要时用舌钳将舌拖出，防止舌后坠阻塞呼吸道；谵妄躁动时给予约束带约束，勿强行按压肢体，以免造成肢体骨折或脱臼。

（二）健康指导

1. 疾病知识指导

（1）概念：病毒性脑膜炎又称无菌性脑膜炎，是一组由各种病毒感染引起的脑膜急性炎症性疾病，主要表现为发热、头痛和脑膜刺激征。

（2）形成的主要原因：85% ~ 95% 的病毒性脑膜炎由肠道病毒引起，主要经粪 - 口途径传播，少数经呼吸道分泌物传播。

（3）主要症状：多为急性起病，出现病毒感染全身中毒症状，如发热、畏光、头痛、肌痛、食欲减退、腹泻和全身乏力等，并伴有脑膜刺激征。幼儿可出现发热、呕吐、皮疹等，而颈项强直较轻微甚至缺如。

（4）常用检查项目：血常规、尿常规、腰椎穿刺术、脑电图、头 CT、头 MRI。

（5）治疗：主要治疗原则是对症治疗、支持治疗和防治并发症。对症治疗如剧烈头痛可用止痛药，癫痫发作可首选卡马西平或苯妥英钠，抗病毒治疗可用阿昔洛韦，脑水肿可适当应用脱水药。

（6）预后：预后良好。

（7）其他：如疑为肠道病毒感染应注意粪便处理，注意手部卫生。

2. 饮食指导

（1）给予高蛋白，高热量、高维生素等营养丰富的食物，如鸡蛋、牛奶、豆制品、瘦肉，有利于增强抵抗力。

（2）长期卧床的患者易引起便秘：用力屏气排便、过多的水钠潴留都易引起颅内压增高，为保证大便通畅，患者应多食粗纤维食物，如芹菜、韭菜等。

（3）应用甘露醇、速尿等脱水剂期间，患者应多食含钾高的食物如香蕉、橘子等，并要保证水分摄入。

（4）不能经口进食者，遵医嘱给予鼻饲，制订鼻饲饮食计划表。

3. 用药指导

（1）脱水药：保证药物滴注时间、剂量准确，注意观察患者的反应及患者皮肤颜色、弹性的变化，记录24小时出入量，注意监测肾功能。

（2）抗病毒药：应用阿昔洛韦时注意观察患者有无谵妄、皮疹、震颤及血清转氨酶暂时增高等副作用。

4. 日常生活指导

（1）保持室内环境安静、舒适、光线柔和。

（2）高热的护理

1）体温上升阶段：寒战时注意保暖。

2）发热持续阶段：给予物理降温，必要时遵医嘱使用退热药，并要注意补充水分。

3）退热阶段：要及时更换汗湿衣服，防止受凉。

（3）腰椎穿刺术后患者取去枕平卧位4~6小时，以防止低颅压性头痛的发生。

（三）循证护理

病毒性脑膜炎是由各种病毒引起中枢神经系统的炎症性疾病，其发病机制可能与病毒感染和感染后的免疫反应有关。而症状性癫痫是由脑损伤或全身性疾病引起脑代谢失常引发的癫痫，病毒性脑膜炎是引起癫痫发作的因素之一。针对病毒性脑膜炎并发症状性癫痫患者的临床特点，有学者研究得出病毒性脑炎并发症状性癫痫患者的护理重点应做好精神异常、癫痫发作、腰椎穿刺术和用药的观察及护理。

使用头孢菌素类和硝基咪唑类抗生素后服用含有酒精类的液体或食物时会引发双硫仑样反应。双硫仑样反应表现为面部潮红、头痛、眩晕、恶心、呕吐、低血压、心率加快、呼吸困难，严重者可致急性充血性心力衰竭、呼吸抑制、意识丧失、肌肉震颤等。据报道，一个高压电烧伤者，术后给予头孢哌酮抗感染，用75%乙醇处理创面，反复出现双硫仑样反应。说明应用上述药物的患者接触任何含乙醇的制品都有导致双硫仑样反应的可能，医护人员应提高警惕，并将有关注意事项告知患者。

二、化脓性脑膜炎患者的护理

化脓性脑膜炎即细菌性脑膜炎，又称软脑膜炎，是由化脓性细菌所致脑脊膜的炎症反应，脑和脊髓的表面轻度受累，是中枢神经系统常见的化脓性感染疾病。病前可有上呼吸道感染史，主要临床表现为发热、头痛、呕吐、意识障碍、偏瘫、失语、皮肤瘀点及脑膜刺激征等。通常起病急，好发于婴幼儿和儿童。

（一）专科护理

1. 护理要点　密切观察患者的病情变化，定时监测患者的生命体征、意识、瞳孔的变化及颅内压增高表现。做好高热患者的护理。对有肢体瘫痪及失语的患者，给予康复训练，预防并发症。加强心理护理，帮助患者树立战胜疾病的信心。

2. 主要护理问题

（1）体温过高：与细菌感染有关。

（2）急性疼痛：头痛与颅内感染有关。

（3）营养失调——低于机体需要量：与反复呕吐及摄入不足有关。

（4）潜在并发症——脑疝：与颅内压增高有关。

（5）躯体活动障碍：与神经功能损害所致的偏瘫有关。

（6）有皮肤完整性受损的危险：与散在的皮肤瘀点有关。

3. 护理措施

（1）一般护理

1）环境：保持病室安静，经常通风，用窗帘适当遮挡窗户，避免强光对患者的刺激，减少患者家属的探视。

2）饮食：给予清淡、易消化且富含营养的流质或半流质饮食，多吃水果和蔬菜。意识障碍的患者给予鼻饲饮食，制订饮食计划表，保证患者摄入足够的热量。

3）基础护理：给予口腔护理，保持口腔清洁，减少因发热、呕吐等引起的口腔不适；加强皮肤护理，保持皮肤清洁干燥，特别是皮肤有瘀点、瘀斑时避免搔抓破溃。

（2）病情观察及护理

1）加强巡视，密切观察患者的意识、瞳孔、生命体征及皮肤瘀点、瘀斑的变化，婴儿应注意观察囟门。若患者意识障碍加重、呼吸节律不规则、双侧瞳孔不等大、对光反射迟钝、躁动不安等，提示脑疝的发生，应立即通知医生，配合抢救。

2）备好抢救药品及器械：抢救车、吸引器、简易呼吸器、氧气装置及硬脑膜下穿刺包等。

（3）用药护理

1）抗生素：给予抗生素皮试前，询问有无过敏史。用药期间监测患者的血象、血培养、血药敏等检查结果。用药期间了解患者有无不适主诉。

2）脱水药：保证药物按时、准确滴注，注意观察患者的反应及皮肤颜色、弹性的变化，注意监测肾功能。避免药液外渗，如有外渗，可用硫酸镁湿热敷。

3）糖皮质激素：严格遵医嘱用药，保证用药时间、剂量的准确，不可随意增量、减量，询问患者有无心悸、出汗等不适主诉；用药期间监测患者的血象、血糖变化；注意保暖，预防交叉感染。

（4）心理护理：根据患者及家属的文化水平，介绍患者的病情及治疗和护理的方法，使其积极主动配合。关心和爱护患者，及时解除患者的不适，增强其信任感，帮助患者树立战胜疾病的信心。

（5）康复护理：有肢体瘫痪和语言沟通障碍的患者可以进行如下的康复护理：

1）保持良好的肢体位置，根据病情，给予床上运动训练，包括：

a. 桥式运动：患者仰卧位，双上肢放于体侧，或双手十指交叉，双上肢上举；双腿屈膝，足支撑于床上，然后将臀部抬起，并保持骨盆成水平位，维持一段时间后缓慢放下。也可以将健足从治疗床上抬起，以患侧单腿完成桥式运动。

b. 关节被动运动：为了预防关节活动受限，主要进行肩关节外旋、外展，肘关节伸展，腕和手指伸展，髋关节外展，膝关节伸展，足背屈和外翻。

c. 起坐训练。

2）对于清醒患者，要更多关心、体贴患者，增强自我照顾能力和信心。经常与患者进行交流，促进其语言功能的恢复。

（二）健康指导

1. 疾病知识指导

（1）概念：化脓性脑膜炎是由化脓性细菌感染所致的脑脊膜炎症，脑和脊髓的表面轻度受累。通常急性起病，是中枢神经系统常见的化脓性感染疾病。

（2）形成的主要原因：化脓性脑膜炎最常见的致病菌为肺炎链球菌、脑膜炎双球菌及B型流感嗜血杆菌。这些致病菌可通过外伤、直接扩延、血液循环或脑脊液等途径感染软脑膜和（或）蛛网膜。

（3）主要症状：寒战、高热、头痛、呕吐、意识障碍、腹泻和全身乏力等，有典型的脑膜刺激征。

（4）常用检查项目：血常规、尿常规、脑脊液检查、头CT、头MRI、血细菌培养。

（5）治疗

1）抗菌治疗：未确定病原菌时首选三代头孢曲松或头孢噻肟，因其可透过血脑屏障，在脑脊液中达到有效浓度。如确定病原菌为肺炎球菌，首选青霉素，对其耐药者，可选头孢曲松，必要时联合万古霉素治疗；如确定病原菌为脑膜炎球菌，首选青霉素；如确定病原菌为铜绿假单胞菌可选头孢他啶。

2）激素治疗。

3）对症治疗。

（6）预后：病死率及致残率较高，但预后与机体情况、病原菌和是否尽早应用有效的抗生素治疗有关。

（7）宣教：搞好环境和个人卫生。

2. 饮食指导　给予高热量、清淡、易消化的流质或半流质饮食，按患者的热量需要制订饮食计划，保证足够热量的摄入。注意食物的搭配，增加患者的食欲，少食多餐。频繁呕吐不能进食者，给予静脉输液，维持水电解质平衡。

3. 用药指导

（1）应用脱水药时，保证输液速度。

（2）应用激素类药物时不可随意减量，以免发生"反跳"现象，激素类药物最好在上午输注，避免由于药物副作用引起睡眠障碍。

4. 日常生活指导

（1）协助患者洗漱、如厕、进食及个人卫生等生活护理。

（2）做好基础护理，及时清除大小便，保持臀部皮肤清洁干燥，间隔1~2小时更换体位，按摩受压部位，必要时使用气垫床，预防压疮。

（3）偏瘫的患者确保有人陪伴，床旁安装护栏，地面保持平整干燥、防湿、防滑，注意安全。

（4）躁动不安或抽搐的患者，床边备牙垫或压舌板，必要时在患者家属知情同意下用约束带，防止患者舌咬伤及坠床。

（三）循证护理

化脓性脑膜炎是小儿时期较为常见的由化脓性细菌引起的神经系统感染的疾病，婴幼儿发病较多。本病预后差，病死率高，后遗症多。相关学者通过对 78 例化脓性脑膜炎患儿的护理资料进行研究，分析总结得出做好病情的观察和加强临床护理是促进患儿康复的重要环节。

对小儿化脓性脑膜炎的临床护理效果的探讨，得出结论：提高理论知识水平、业务水平、对疾病的认识，对病情发展变化作出及时、正确的抢救和护理措施，可以提高患儿治愈率，降低并发症和后遗症发生，提高生命质量，促进患儿早日康复。

三、结核性脑膜炎患者的护理

结核性脑膜炎（TMD）是由结核杆菌引起的脑膜和脊髓膜的非化脓性炎症性疾病，是最常见的神经系统结核病。主要表现为结核中毒症状、发热、头痛、脑膜刺激征、脑神经损害及脑实质改变，如意识障碍、癫痫发作等。本病好发于幼儿及青少年，冬春季较多见。

（一）专科护理

1. 护理要点　密切观察患者的病情变化，观察有无意识障碍、脑疝及抽搐加重的发生。做好用药指导，定期监测抗结核药物的副作用。对抽搐发作、肢体瘫痪及意识障碍的患者加强安全护理，防止外伤，同时给予相应的对症护理，促进患者康复。

2. 主要护理问题

（1）体温过高：与炎性反应有关。

（2）有受伤害的危险：与抽搐发作有关。

（3）有窒息的危险：与抽搐发作时口腔和支气管分泌物增多有关。

（4）营养失调——低于机体需要量：与机体消耗及食欲减退有关。

（5）疲乏：与结核中毒症状有关。

（6）意识障碍：与中枢神经系统、脑实质损害有关。

（7）潜在并发症：脑神经损害、脑梗死等。

（8）知识缺乏：缺乏相关医学知识有关。

3. 护理措施

（1）一般护理

1）休息与活动：患者出现明显结核中毒症状，如低热、盗汗、全身无力、精神萎靡不振时，应以休息为主，保证充足的睡眠，生活规律。病室安静，温湿度适宜，床铺舒适，重视个人卫生护理。

2）饮食护理：保证营养及水分的摄入。提供高蛋白、高热量、高维生素的饮食，每天摄入鱼、肉、蛋、奶等优质蛋白，多食新鲜的蔬菜、水果，补充维生素。高热或不能经口进食的患者给予鼻饲饮食或肠外营养。

3）戒烟、酒。

（2）用药护理

1）抗结核治疗：早期、联合、足量、全程、顿服是治疗结核性脑膜炎的关键。强调正确用药的重要性，督促患者遵医嘱服药，养成按时服药的习惯，使患者配合治疗。告知药物可能出现的不良反应，密切观察，出现如眩晕、耳鸣、巩膜黄染、肝区疼痛、胃肠不适等不良反应时，及时报告医生，并遵医嘱给予相应的处理。

2）全身支持：减轻结核中毒症状，可使用皮质类固醇等抑制炎症反应，减轻脑水肿。使用皮质类固醇时要逐渐减量，以免发生"反跳"现象。注意观察皮质类固醇药物的不良反应，正确用药，减少副作用。

3）对症治疗：根据患者的病情给予相应的抗感染、脱水降颅压、解痉治疗。

（3）体温过高的护理

1）重视体温的变化，定时测量体温，给予物理或药物降温后，观察降温效果，患者有无虚脱等不适出现。

2）采取降温措施

a. 物理降温：使用冰帽、冰袋等局部降温，温水擦浴全身降温，注意用冷时间，观察患者的反应，防止继发效应抵消治疗作用及冻伤的发生。身体虚弱的患者在降温过程中，控制时间，避免能量的消耗。

b. 药物降温：遵医嘱给予药物降温，不可在短时间内将体温降得过低，同时注意补充水分，防止患者虚脱。儿童避免使用阿司匹林，以免诱发 Reye 综合征，即患者先出现恶心、呕吐，继而出现中枢神经系统症状，如嗜睡、昏睡等。小心谨慎使用金刚烷胺类药物，以免中枢神经系统不良反应的发生。

（4）意识障碍的护理

1）生活护理：使用床挡等保护性器具。保持床单位清洁、干燥、无渣屑，减少对皮肤的刺激，定时给予翻身、叩背，按摩受压部位，预防压疮的发生。注意口腔卫生，保持口腔清洁。做好大小便护理，满足患者的基本生活需求。

2）饮食护理：协助患者进食，不能经口进食时，给予鼻饲饮食，保障营养及水分的摄入。

3）病情监测：密切观察患者的生命体征及意识、瞳孔的变化，出现异常及时报告医生，并配合医生处理。

（二）健康指导

1. 疾病知识指导

（1）病因及发病机制：结核杆菌通过血行直接播散或经脉络丛播散至脑脊髓膜，形成结核结节，结节破溃后结核菌进入蛛网膜下腔，导致结核性脑膜炎。此外，结核菌可因脑实质、脑膜干酪灶破溃所致，脊柱、颅骨、乳突部的结核病灶也可直接蔓延引起结核性脑膜炎。

（2）主要症状：多起病隐袭，病程较长，症状轻重不一。

1）结核中毒症状：低热、盗汗、食欲减退、疲乏、精神萎靡。

2）颅内压增高和脑膜刺激症状：头痛、呕吐、视神经盘水肿及脑膜刺激征。

3）脑实质损害：精神萎靡、淡漠、谵妄等精神症状或意识状态的改变；部分性、全身性的痫性发作或癫痫持续状态；偏瘫、交叉瘫、截瘫等脑卒中样表现。

4）脑神经损害：动眼、外展、面及视神经易受累及，表现为视力下降、瞳孔不等大、眼睑下垂、面神经麻痹等。

（3）常用检查项目：脑脊液检查、头 CT、头 MRI、血沉等。

（4）治疗

1）抗结核治疗：异烟肼、利福平、吡嗪酰胺、链霉素、乙胺丁醇等。至少选择 3 种药物联合治疗，根据所选药物给予辅助治疗，防止药物不良反应。

2）皮质类固醇：用于减轻中毒症状、抑制炎症反应、减轻脑水肿、抑制纤维化，可用地塞米松或氢化可的松等。

3）对症治疗：降颅压、解痉、抗感染等。

（5）预后：与患者的年龄、病情轻重、治疗是否及时彻底有关。部分患者预后较差，甚至死亡。

2. 饮食指导　提供高蛋白、高热量、高维生素、易消化吸收的食物，每天摄入鱼、肉、蛋、奶等优质蛋白，多食新鲜的蔬菜、水果，补充维生素。保证水分的摄入。

3. 用药指导

（1）使用抗结核药物时要遵医嘱正确用药：早期、足量、联合、全程、顿服是治疗本病的关键。药物不良反应较多，如使用异烟肼时需补充维生素 B_6 以预防周围神经病；使用利福平、异烟肼、吡嗪酰胺时需监测肝酶水平，及时发现肝脏损伤；使用链霉素时定期进行听力检测，及时应对前庭毒性症状。

（2）使用皮质类固醇药物时：观察用药效果，合理用药，减少不良反应的发生。

（3）应用脱水、降颅压药物时注意电解质的变化，保证水分的摄入；使用解痉、抗感染等药物时给予相应的护理，如注意观察生命体征的变化等。

4. 日常生活指导

（1）指导患者注意调理，合理休息，生活规律，增强抵抗疾病的能力，促进身体康复。

（2）减少外界环境不良刺激，注意气候变化，预防感冒发生。

（3）保持情绪平稳，积极配合治疗，树立战胜疾病的信心。

（三）循证护理

结核性脑膜炎早期出现头痛、双目凝视、精神呆滞、畏光；中期出现脑膜刺激征、颅内压高、呕吐（以喷射性呕吐为主）、嗜睡；晚期出现失明、昏睡、呼吸不规则、抽搐，危重时发生脑疝而死亡的临床特点。研究表明，严密观察患者的病情变化，针对性地做好一般护理、病情观察、康复护理、饮食护理、用药护理、心理护理、康复护理和健康教育，对结核性脑膜炎患者的康复起到重要的作用。

（薛孟馨）

第三节　中枢神经系统脱髓鞘疾病

中枢神经系统脱髓鞘疾病是一组脑和脊髓以神经髓鞘脱失为主，神经细胞及其轴突为特征的疾病，包括遗传性和获得性两大类。中枢神经系统的髓鞘是由少突胶质细胞的片状突起包绕髓神经纤维轴突而形成的脂质细胞膜，它具有保护轴索、帮助传导神经冲动和绝缘等作用。遗传性脱髓鞘疾病主要指脑白质营养不良，是由于髓鞘形成缺陷而引起神经髓鞘磷脂代谢紊乱。获得性中枢神经系统脱髓疾病又可分为原发性免疫介导的炎性脱髓鞘病和继发于其他疾病的脱髓鞘病。

一、多发性硬化患者的护理

多发性硬化（MS）是以中枢神经系统白质炎性脱髓鞘病变为主要特点的自身免疫疾病。本病多发于青壮年，女性多于男性，临床多见亚急性起病，其特点为时间上的多发性（即反复缓解、复发的病程）和空间上的多发性（即病变部位的多发）。临床症状和体征多种多样，可有肢体无力、感觉异常、眼部症状、共济失调、发作性症状、精神症状等临床表现。本病越远离赤道，发病率越高，我国属于低发病区，约为 5/10 万。

（一）专科护理

1. 护理要点　患者病情反复发作，临床表现多种多样，观察患者有无运动障碍、感觉障碍、眼部症状、精神症状、膀胱功能障碍等，根据患者的疾病特点进行有的放矢的护理。做好患者安全防护，给予营养支持，加强各项基础护理工作，关注患者的心理问题。

2. 主要护理问题

（1）生活自理缺陷：与肢体无力、共济失调或视觉、触觉障碍等有关。

（2）尿潴留/尿失禁：与膀胱反射功能障碍有关。

（3）排便异常：与自主神经功能障碍有关。

（4）有感染的危险：与免疫功能低下、机体抵抗力降低有关。

（5）预感性悲哀：与疾病多次缓解复发、神经功能缺损有关。

（6）知识缺乏：缺乏本病的相关知识。

3. 护理措施

（1）一般护理

1）环境：病室环境安静舒适，光线明暗适宜，物品摆放合理，呼叫器置于伸手可及处，餐具、便器、纸巾等可随时取用；床铺设有护栏、床档；地面平整无障碍物，防湿、防滑；走廊、卫生间等设置扶手；必要时配备轮椅等辅助器具。

2）活动与休息：协助患者取舒适体位，自行变换体位困难者给予定时翻身，并注意保暖，肢体运动障碍的患者，应保持肢体的功能位，指导患者进行主动运动或被动运动。活动时注意劳逸结合，避免活动过度。

3）生活护理：鼓励患者做力所能及的事情，协助患者洗漱、进食、穿脱衣物和如厕，做好安全防护。感觉障碍的患者，避免高温和过冷刺激，防止烫伤、冻伤的发生。

4）饮食护理：保证患者每日的热量摄入，给予高蛋白、低糖、低脂，易消化吸收的清淡食物。食物富含纤维素，以促进肠蠕动，达到预防或缓解便秘的作用。吞咽障碍的患者可给予半流食或流食，必要时给予鼻饲饮食或肠外高营养，并做好相关护理。

（2）用药护理：指导患者了解常用药物及用法、不良反应及注意事项等。

1）皮质类固醇：急性发作时的首选药物，目的是抗感染和免疫调节，常用药物有甲泼尼龙和泼尼松。大剂量短程疗法时，监测血钾、血钠、血钙，防止电解质紊乱，长期应用不能预防复发，且不良反应严重。

2）β-干扰素：具有免疫调节作用。常见不良反应为流感样症状，部分药物可出现注射部位红肿及疼痛，严重时出现肝功能损害、过敏反应等。注意观察注射部位有无红肿、疼痛等不良反应。

3）免疫球蛋白：降低复发率。常见的不良反应有发热、面红，偶有肾衰竭、无菌性脑膜炎等不良反应发生。

4）免疫抑制剂：多用于继发进展型多发性硬化，主要不良反应有白细胞减少、胃肠道反应、皮疹等。

（3）心理护理：因疾病反复发作，且进行性加重，患者易出现焦虑、抑郁、恐惧等心理障碍，护士应加强与患者沟通，了解其心理状态，取得信赖，帮助患者树立战胜疾病的信心。

（4）对症护理

1）感染：患者出现高热、肺炎等并发症时，严密监测病情变化，采取降温措施，注意休息，保证足够的热量和液体摄入，必要时吸氧。

2）排泄功能：保持患者大小便通畅。便秘患者，指导其进食富含纤维素的食物，适量增加饮水量，顺时针按摩腹部，促进肠蠕动，必要时遵医嘱给予缓泻剂或灌肠。评估患者有无排尿异常，尿失禁患者可遵医嘱给予留置导尿，尿潴留患者可采用听流水声、按摩腹部、热敷等方法促进排尿，若效果不佳，可遵医嘱给予留置导尿，观察并记录尿液的颜色、性质和量，严格无菌操作，加强会阴护理，预防感染。

3）压疮：做好皮肤护理，保持皮肤清洁干燥，定时协助更换体位，强患者的全身营养状态。

4）视力障碍：提供安静、方便的病室环境，灯光强度适宜，减少眼部刺激，生活用品放置于随手可及处。

（二）健康指导

1.疾病知识指导

（1）流行病学：本病好发于北半球的温带和寒带地区，多发于青壮年，女性稍多，与西方国家相比我国急性多发性硬化较多。

（2）主要原因：病因目前尚不完全清楚，目前认为可能与免疫反应、病毒感染、遗传因素及环境因素等有关。

（3）主要症状：病程中症状发作与缓解是本病的重要特点，复发次数可达数十次，每次复发后易残留部分症状和体征，病情逐渐加重。部分患者为进展型，无明显缓解期。病变累及视神经、脊髓、脑干、小脑或大脑半球白质时，可出现多样的临床症状，如运动障碍、感觉障碍、视觉障碍、膀胱功能障碍、构音障碍、疼痛、精神症状等。核间性眼肌麻痹和旋转性眼球震颤为高度提示本病的体征。

（4）常用检查项目：脑脊液检查、电生理检查、头 CT 检查、头 MRI 检查。

（5）治疗：在急性期首选皮质类固醇治疗，进展型多发性硬化可使用免疫抑制剂。缓解期为预防复发和治疗残留症状，可采用 β-干扰素疗法和免疫球蛋白输注。出现运动障碍、尿便异常、精神障碍等症状时对症治疗。

（6）预后：多数患者呈缓解-复发病程，在数月或数年内死亡；部分患者复发次数不多或在首次发作后完全缓解，预后较好；个别患者病情发展快，初次发病即死亡。

2.日常生活指导　鼓励患者做力所能及的事情，适当进行体育锻炼，通过良好的膳食增进营养，避免疲劳、感冒、感染、发热、妊娠、分娩、拔牙、冷热刺激等因素引起复发。

3. 饮食指导

（1）改变不良的饮食习惯：进食高蛋白、低糖、低脂、易消化吸收的清淡食物，保障液体的摄入。多食新鲜的蔬菜、水果及富含维生素的食物，促进肠蠕动，预防便秘发生。

（2）吞咽障碍的患者给予半流食或流食：预防呛咳及窒息的发生，必要时遵医嘱给予留置胃管，保障营养的摄入，并做好相关护理。

4. 用药指导

（1）应用皮质类固醇药物时显效较快：常见的不良反应有电解质紊乱、向心性肥胖、胃肠道不适、骨质疏松等。定期测量血压、监测血糖、离子变化，做好皮肤及口腔护理。应用免疫抑制剂时，常见白细胞减少、胃肠道反应、肝肾功能损害、出血性膀胱炎等不良反应。

（2）按时服用口服药：皮质类固醇药物不能突然减药、加药，擅自停药，防止发生"反跳现象"，引起病情波动。

（3）静脉输液时根据病情和药物性质调节滴速：密切观察患者的病情变化，如有异常及时报告医生，并做好相关记录。

5. 照顾者指导　与家属做好沟通，因患者的病情反复发作，容易出现焦虑、抑郁、厌世等情绪，家属应配合医务人员，共同给予关爱和支持。

6. 预防复发

（1）避免感冒、疲劳、手术、感染、体温升高、拔牙等诱因。

（2）遵医嘱正确用药，定期复诊。

（3）生活规律、适当进行体育锻炼，注意营养均衡，增强抵抗力。

（4）女性患者首次发作后 2 年内避免妊娠。

（三）循证护理

由于多发性硬化的主要临床特点呈时间上的多发性和空间上的多发性，临床中尚没有行之有效的方法可以治愈。多发性硬化的护理与康复治疗是神经科护理研究的重点。通过对多发性硬化患者的护理与康复治疗进行研究，结果表明多发性硬化患者在系统性的整体护理下可以大大提高生活质量及独立能力。将一般护理、心理护理与健康教育相结合，对患者的功能障碍给予及时、积极的康复治疗，可以减轻患者疾病导致的痛苦并增强康复效果，提高其生存质量。护士是与患者及其家庭的直接接触者，在患者及其家庭、医生及相关医疗工作者之间起着至关重要的纽带作用。多发性硬化的护理需要通过患者及其家庭和护士之间的合作，来提高患者自我护理的能力。

二、视神经脊髓炎患者的护理

视神经脊髓炎（NMO）是一种视神经和脊髓同时或相继受累的急性或亚急性起病的炎性脱髓鞘疾病。表现为视神经炎以及脊髓炎，该病由 Devic 首次描述，又称 Devic 病或 Devic 综合征，有学者认为视神经脊髓炎是多发性硬化的一个变异型。本病多发于青壮年，男女均可罹患。

（一）专科护理

1. 护理要点　急性期注意观察患者的视力变化，做好眼部的护理，防止用眼过度，满足患者的基本生活需要，做好安全防护。脊髓损害时根据病变部位的不同，观察患者有无肢体瘫痪、麻木、痉挛，皮肤营养障碍、膀胱功能障碍等。患者出现截瘫时密切观察病变平面的变化，保持患者呼吸道通畅，患者出现呼吸困难、吞咽困难时及时给予相应的护理措施。

2. 主要护理问题

（1）生活自理缺陷：与视力丧失或截瘫等有关。

（2）感知改变：与视觉和视神经损伤有关。

（3）有受伤害的危险：与短时间内失明或截瘫有关。

（4）知识缺乏：缺乏本病的相关知识。

3. 护理措施

（1）一般护理

1）环境：病室环境安静，光线明暗适宜，床铺设有床档，地面无障碍物，去除门槛。床单位清洁、干燥、无渣屑，生活必需品置于伸手可及处。

2）生活护理：满足患者的基本需要，协助患者清洁卫生，预防感染。卧床的患者给予气垫床保护皮肤，指导或协助患者取舒适体位，保持肢体功能位，定时更换体位，防止压疮的发生。协助患者被动运动，防止肌肉萎缩。视力部分或全部丧失时做好眼部保护，防止并发症。

3）饮食护理：给予高蛋白、高维生素、易消化吸收的饮食，多食蔬菜、水果及富含纤维素的食物，保证热量与水分的摄入，预防便秘的发生。

4）病情观察：急性起病时视力可在数小时或数日内丧失，注意评估患者的视力变化，有无疼痛、视神经盘水肿、视神经萎缩。出现截瘫时，病变平面是否上升，有无尿潴留、尿失禁等自主神经症状。

（2）用药护理：指导患者了解常用药物、用法、不良反应及注意事项等。首选药物为大剂量皮质类固醇，如甲泼尼龙或地塞米松冲击疗法，使用时严密观察不良反应，如继发感染，血压、血糖、尿糖的变化等。

（3）心理护理：因视力部分或全部丧失，可出现焦虑、急躁等情绪，告知患者本病多数患者视力在数日或数周后可恢复，要积极配合治疗；出现运动、感觉及自主神经功能损害时，应稳定患者的情绪，帮助患者树立战胜疾病的信心。

（4）康复护理

1）急性期康复：保持良好的肢体功能位置，协助被动运动和按摩，促进血液循环，防止关节畸形和肌肉萎缩，定时更换体位，预防压疮的发生。

2）恢复期康复：根据患者的病情，制订恢复期康复计划，由易入难，循序渐进，如翻身训练、坐起训练、转移训练、站立训练、步行训练等。

（二）健康指导

1. 疾病知识指导

（1）流行病学：本病在我国多见，男女均可发病，女性稍多，多见于 20～40 岁，一般急性或亚急性起病。

（2）形成的主要原因：病因及发病机制目前尚不完全清楚，可能是多发性硬化的一种临床亚型或临床上的一个阶段。

（3）主要症状：起病前可有上呼吸道或消化道的感染史，少数患者有低热、头痛、咽痛、周身不适等前驱症状，同时或相继出现视神经损害及脊髓损害。在短时间内连续出现较严重的视神经炎和脊髓炎预示为单相病程，也可有缓解 – 复发，多数复发病程间隔期为5个月左右。

1）视神经损害表现：为视神经炎及球后视神经炎，双眼同时或先后受累。急性起病时，受累侧眼数小时或数日内视力部分或完全丧失，伴眼球胀痛。视神经炎眼底检查可见早期有视神经盘水肿，晚期有视神经萎缩；球后视神经炎眼底检查可见早期眼底正常，晚期视神经萎缩。大部分患者视力可在数日或数周后有显著恢复。

2）脊髓损害表现：临床常表现为播散性脊髓炎，体征呈不对称和不完全性。首发症状为肢体麻木、肩痛或背痛，继而出现截瘫或四肢瘫，感觉障碍等。自主神经损害时可出现尿便异常、皮肤营养障碍等。

（4）常用检查项目：脑脊液检查、诱发电位、MRI 检查等。

（5）治疗：首选皮质类固醇治疗，大剂量冲击疗法，再改为口服逐渐减量至停药。皮质类固醇治疗无效时，可用血浆置换来改善症状。出现运动、感觉和自主神经功能障碍时对症治疗。

（6）预后：多因连续发作而加剧，预后与脊髓炎的严重程度及并发症有关。

2. 日常生活指导　进行功能锻炼的同时，保证足够的休息，劳逸结合。鼓励患者保持情绪平稳，防止感冒、外伤、疲劳等诱发因素，加强营养，增强机体抵抗力。

3. 用药指导　对药物的使用进行详细的指导，做好药物不良反应与病情变化的区分。应用皮质类固醇药物时注意观察药物效果及不良反应。口服给药时，按时服用，不能擅自减量、加量，甚至停药，防止"反跳现象"的发生。

4. 饮食指导　保持营养均衡，保证热量与水分的摄入，多食新鲜的蔬菜和水果，减少并发症的发生。

5. 预防复发　遵医嘱正确用药，定期门诊复查，预防各类诱发因素的发生，适量运动，如出现病情变化及时就诊。

三、急性播散性脑脊髓炎患者的护理

急性播散性脑脊髓炎（ADEM）是一种广泛累及中枢神经系统白质的急性炎症性脱髓鞘疾病，通常发生在感染、出疹或疫苗接种后，故又被称为感染后、出疹后、疫苗接种后脑脊髓炎，主要病理特点为多灶性或弥漫性脱髓鞘。好发于儿童及青壮年，无季节性，散发病例多见，通常为单项病程。

急性出血性白质脑炎（AHLE）被认为是急性播散性脑脊髓炎的暴发型，起病急骤，病情凶险，死亡率较高。

（一）专科护理

1. 护理要点　监测患者的生命体征，密切观察患者瞳孔、意识的变化，患者有无痫性发作、脑膜刺激征、脑疝等的发生。急性期特别关注患者有无呼吸肌麻痹，保持呼吸道通畅，维持生命功能，加强安全护理，避免患者受伤。

2. 主要护理问题

（1）急性意识障碍：与大脑功能受损有关。

（2）体温过高：与感染、免疫反应等有关。

（3）低效性呼吸型态：与呼吸肌麻痹有关。

（4）有皮肤完整性受损的危险：与脊髓受累所致瘫痪有关。

（5）躯体活动障碍：与脊髓受累所致瘫痪有关。

3. 护理措施

（1）一般护理

1）生活护理：急性期指导患者卧床休息，保持病室安静。满足患者的生理需要，做好各项清洁卫生工作，如皮肤的护理、头发的护理、口腔护理、会阴护理等。

2）饮食护理：给予高蛋白、高维生素，易消化吸收的食物，保证水分的摄入。患者不能经口进食时，给予肠外营养或留置胃管，并做好相关护理工作。

3）病情观察：密切观察患者的意识、瞳孔及生命体征变化并详细记录。出现病情变化时及时报告医生，并配合抢救。

（2）发热的护理

1）针对病因进行药物治疗。

2）物理降温：给予酒精、温水擦浴等，局部使用冰帽、冰袋、冰槽等降温，小心谨慎，防止冻伤发生。

3）适量增加液体摄入。

4）注意保暖。

5）监测体温。

（3）用药护理

1）使用肾上腺皮质类固醇药物时，早期、足量、短程、合理使用，注意观察用药效果及不良反应。

2）使用免疫抑制剂时易出现白细胞减少、胃肠道反应、肝肾功能损害等不良反应。用药期间需严密观察，监测血常规及肝肾功能。

3）保持水、电解质及酸碱平衡。

（4）心理护理：及时了解患者的心理状况，关心体贴患者，树立信心，取得患者的信任与配合。

（5）安全护理

1）意识障碍或躯体移动障碍的患者给予床档保护。

2）患者出现病性发作时要尽快控制发作，遵医嘱正确用药，保持呼吸道通畅，维持生命功能，预防外伤及其他并发症的发生。

（6）呼吸肌麻痹的护理：给予持续吸氧。保持呼吸道通畅，勤翻身、叩背，及时清理口鼻分泌物，鼓励患者深呼吸及有效咳嗽。出现呼吸困难、动脉血氧饱和度下降或血气分析指标改变时要及时报告医生，必要时遵医嘱给予机械通气，根据患者的病情实施面罩吸氧、气管插管、气管切开等措施。

（二）健康指导

1. 疾病知识指导

（1）流行病学：本病好发于儿童及青壮年，散发病例多见，四季均可发病，男女发病率差异不大。

（2）形成的主要原因：发病机制尚不清楚，可能与感染、疫苗接种或某些药物所引起的免疫反应有关。

（3）主要症状：多在感染或疫苗接种后 1～2 周急性起病，突然出现高热、头痛、呕吐、癫痫发作、意识障碍等，脊髓受损平面以下的截瘫或四肢瘫；急性出血性白质脑炎起病呈暴发式，表现为高热、头痛、意识障碍进行性加重、精神异常、瘫痪等，症状和体征迅速发展，死亡率高。

（4）常用检查项目：血常规、血沉、脑脊液、脑电图、肌电图、CT 检查、MRI 检查等。

（5）急性播散性脑脊髓炎的治疗：早期使用肾上腺皮质类固醇，抑制炎症脱髓鞘，减轻脑和脊髓的充血和水肿，保护血脑屏障。无效者考虑使用血浆置换和免疫球蛋白。部分治疗效果不明显的患者使用免疫抑制剂。

（6）急性播散性脊髓炎的预后：大多数患者可明显恢复，预后与发病诱因及病情的严重程度有关，部分患者遗留有功能障碍。急性出血性白质脑炎死亡率高。

2. 用药指导

（1）使用肾上腺皮质类固醇药物时，早期、足量、短程治疗，合理用药，减少不良反应。密切观察药物效果，减量过程中，注意药物剂量的变化。

（2）口服药按时服用：不要根据自己感受减药、加药，忘记服药或在下次服药时补上忘记的药量会导致病情波动；不能擅自停药，以免造成"反跳"现象。

3. 日常生活指导　指导患者自我护理的方法，提高患者的自理能力，满足患者的各项生理需求。定时更改体位，防止皮肤破损。深呼吸、有效咳嗽，勤翻身、叩背、吸痰，防止肺感染。保障营养摄入，促进疾病康复。

（三）循证护理

急性脊髓炎发病急，病变水平以下的运动、感觉神经功能障碍，多伴有多种并发症。尤其以颈段性和上升性脊髓炎危害更严重，威胁青壮年的健康和生存质量。通过对 29 例急性脊髓炎患者的病情进行有针对性的观察并积极采取预见性的护理措施，能使并发症的发生明显降低，并提高抢救成功率。结论证明进行针对性的观察病情及采取预见性的护理措施在积极预防并发症，降低致残率、病死率，提高疗效，减轻疾病所致痛苦等方面有着至关重要的作用。

（薛孟馨）

第四节　运动障碍性疾病

运动障碍性疾病又称锥体外系疾病，是以运动迟缓、不自主运动、步态及肌张力异常为主要临床表现的神经系统疾病，多与基底核（又称基底节）功能紊乱有关。基底核由壳核、尾状核、苍白球、丘脑底核及黑质组成，这些结构通过广泛的联系综合调节运动功能。临床常见的运动障碍性疾病有帕金森病、肝豆状核变性等。

一、帕金森病患者的护理

帕金森病（PD），又称震颤麻痹，是一种常见于中老年的神经变性疾病。该病男女均可发病，女性发病率低于男性，随着年龄的增长，发病率增高。主要临床特征为静止性震颤、肌强直、运动迟缓、步态异常等。

（一）专科护理

1. 护理要点　患者需要充足的休息，保证生活环境、设施的安全性，给予患者每日充足的营养摄入。严密观察患者的症状及服药后的缓解程度；督促患者按时按量遵照医嘱服用药物。

2. 主要护理问题

（1）躯体活动障碍：与疾病所致震颤、异常运动有关。

（2）有受伤害的危险：与疾病所致运动障碍有关。

（3）营养失调——低于机体需要量：与疾病所致吞咽障碍及震颤等机体消耗量增加有关。

（4）便秘：与活动量减少或胃肠功能减退有关。

3. 护理措施

（1）一般护理

1）为患者准备辅助行走的工具，如拐杖；患者下床活动前做好准备工作，如给予双下肢按摩。

2）选用质地柔软、宽松、易穿脱的衣服，如拉链式或粘贴式衣服。病室增加扶手，调整室内座椅及卫生间设施的高度，有助于患者在室内活动。避免使用易碎物品，防止患者受伤。日常生活用品置于患者易于取拿的位置。床旁设置呼叫器。

3）保证患者每日有足够的营养摄入，以满足患者机体消耗。

4）鼓励患者规律排便排尿，根据个人排便习惯，选择固定时间及舒适体位进行尝试性排便，同时，可顺时针按摩腹部，促进排便。

（2）病情观察及护理

1）观察患者用药后的效果及是否出现药物不良反应：用药应从小剂量开始，逐渐增加，直到可以控制疾病症状的剂量，且用药需严格遵照服药时间。因此，该病患者的用药必须专人管理，定时定量遵照医嘱给患者服药，切勿擅自更改药量、漏服或停药，如长期如此，会导致各器官严重受损。长期服药时，患者会出现药物不良反应，如恶心、呕吐、心律失常、"开-关"现象、异动症、剂末现象甚至精神症状，因此，应严密观察患者用药后的反应。

2）观察患者是否出现关节僵直、肌肉萎缩，尽早开始肢体功能锻炼。早期鼓励患者下床活动，例如大踏步、起坐练习、太极拳等，常规功能锻炼后适当增加具有针对性的锻炼，如深呼吸、提肛运动等。晚期不能进行自主功能锻炼的患者可给予肢体被动功能锻炼。

3）观察患者的心理变化：护士及家属应变换角色，做一名良好的听众，由于患病后，患者的生活会受到很大的影响，严重者需长期卧床，生活完全不能自理，因此会产生自卑心理，不愿与他人交流，甚至有轻生的想法，所以作为一名听众，应理解患者所想，给予心理支持，讲解疾病的相关知识和以往成功病例，树立战胜疾病的信心。定时给患者及家属举办座谈会，介绍疾病相关的最新信息，鼓励患者之间相互交流，彼此给予信心，这样不仅使患者对疾病有更深入的了解，也可以让家属更了解患者，更好地进行家庭照顾。

（二）健康指导

1. 疾病知识指导

（1）概念：帕金森病又称震颤麻痹，是中老年常见的神经系统变性疾病，主要临床体征为静止性震颤、运动迟缓、肌强直和姿势步态不稳。主要病理改变是黑质多巴胺能神经元变性和路易小体形成。

（2）病因

1）年龄老化：帕金森病患者常见于中老年人，说明该疾病与年龄老化有关。

2）环境因素：长期接触杀虫剂或除草剂等工业化学品等可能是本病的危险因素。

3）遗传因素：据报道 10% 的患者有家族史。

（3）主要症状：常见于中老年人，女性发病率略低于男性。起病缓慢，进行性加重，先发症状多为震颤，其次为步行障碍、肌强直和运动迟缓。

（4）常用检查项目：头 CT 或 MRI，功能性脑影像 PET 或 SPECT 等。

（5）治疗：包括药物治疗、外科手术治疗及康复治疗。药物治疗应从小剂量开始，逐渐加量，目的是以最小剂量达到满意效果。

（6）预后：此病为慢性进展性疾病，不可治愈。部分患者早期可继续工作，逐渐丧失工作能力。也有疾病迅速发展者，多死于感染、肺炎等并发症。

2. 饮食指导

（1）鼓励患者进食高热量、高维生素、高纤维素且容易咀嚼的食物，例如蔬菜、水果、奶类等，也可进食适量优质蛋白及营养素，用以补充机体需要。指导患者多选择粗纤维食物，如芹菜等，多饮水，预防便秘的发生。

（2）患者发病后，胃肠功能、咀嚼功能均有减退，营养摄入不足，加之肢体震颤会消耗大量的能量。因此，为满足患者的机体消耗，宜少食多餐，必要时可将食物切成小块状，便于咀嚼。

（3）为患者提供安静的进餐环境，充足的进餐时间，如进餐时川过长，可将食物再次加热后食用。餐具尽量使用钢制材料，不易破碎；选择汤匙或叉子等进食，以方便患者使用。

3. 用药指导　帕金森病患者需长期服药，甚至终身服药，药量及服药时间必须严格遵守医嘱，药物剂量不可随意增减，甚至擅自停药，以免加快病情进展。服药后如发生不良反应，应及时告知医生，给予对症处理。

（1）左旋多巴制剂：早期会出现恶心、呕吐、食欲减退、腹痛、直立性低血压等不良反应，此时可遵照医嘱减少药物剂量或更改服药时间，以缓解症状。当出现严重的精神症状如欣快、幻觉、精神错乱、意识模糊等，立即告知医生，给予处理。长期服用左旋多巴制剂，患者会出现异常运动和症状波动的副作用。异常运动是肌张力障碍样不随意运动，表现为摇头，以及双臂、双腿和躯干的各种异常运动。波动症状包括"开－关现象"和"剂末恶化"两种。开－关现象指每天多次波动于运动减少和缓解两种状态之间，同时伴有异常运动。出现开－关现象，可遵照医嘱适当减少每次口服剂量，增加每日口服次数，但每日服药总量不变或加用多巴胺受体激动剂，减少左旋多巴的剂量，以预防和缓解发生。"剂末恶化"指每次用药后，药物的作用时间逐渐缩短，表现为症状有规律性的波动。当出现剂末症状时，可增加单日总剂量，分多次服用。服药期间应避免使用维生素 B_6、氯丙嗪、利舍平、氯氮等药物，防止出现直立性低血压或降低药效。为延长左旋多巴的使用时间、减少左旋多巴的使用剂量及药物不良反应，左旋多巴常配合盐酸普拉克索和（或）恩他卡朋联合口服，但盐酸普拉克索会出现低血压的不良反应，因此在应用此类药物前和服药中应监测患者血压，如血压偏低，及时告知医生，给予调整药物剂量，甚至停药。

（2）抗胆碱能药物：常出现口干、眼花、视物模糊、便秘、排尿困难，甚至影响智能，严重者会出现幻觉等精神症状。此药物较适用于年轻患者，老年患者应慎用，前列腺肥大及闭角型青光眼患者禁用此药。

（3）金刚烷胺：不良反应有口渴、心绪不宁、踝部水肿、视力障碍等，但均少见。哺乳期妇女及严重肾衰竭患者禁用。忌与酒同服。避免睡前服用，以免影响睡眠质量。

（4）多巴胺受体激动剂：常见不良反应与左旋多巴相近，区别在于直立性低血压及精神症状的发生率偏高，异动症的发生率偏低。

4. 日常生活指导

（1）指导家属多了解患者在生活、心理等方面的需要，鼓励患者做力所能及的事，鼓励患者进行自我照顾。生活不能自理的患者，应做好安全防护。由于患者病程较长，因此，指导家属进行协同护理，掌握相关生活护理方法，以保证患者出院后得到较高质量的生活照顾。

（2）起病初期，轻度运动障碍患者能够做到基本的生活自理，因此只需协助及保证患者安全。

（3）肢体震颤患者，应更为重视安全，避免发生烫伤、烧伤，割伤等。给予使用钢制碗筷及大把手的汤匙进食。

（4）对于有精神症状或智能障碍的患者，安排专人进行护理，24 小时监管，保证患者正常治疗及生活安全。

（5）卧床、完全不能自理的患者，保证衣物及床单整洁，定时给予翻身及皮肤护理，必要时也可给予泡沫贴或气圈保护骨隆突处。生活用品摆放在病床附近，以便拿取。呼叫器设置在床旁墙壁，触手可及，随时呼叫。

（6）协助患者进食或喂食，进食后及时清理口腔。口角有分泌物时及时给予擦拭，保持衣物及个人卫生清洁，从而保证患者形象良好，避免产生自卑心理。

（7）与患者沟通需诚恳、和善，耐心倾听，充分了解患者心理及生活需要。如患者语言沟通障碍，可为患者准备纸笔进行书面沟通或进行手势沟通。

（8）患者外出需有人陪伴，随时佩戴腕带或患者信息卡（注明患者姓名，住址，联系方式，病史，就诊医院、科室），防止走失或出现突发情况。

5. 管道维护

（1）患者病情严重时会出现进食、饮水呛咳，甚至吞咽障碍，为保证患者进食量充足及避免误吸发生，应评估患者有无食管、胃底静脉曲张，对于食管癌和食管梗阻者，可建议给予鼻饲管置管，讲解置管的配合方法、注意事项。

（2）部分患者长期服用药物，会出现排尿困难的不良反应，必要时可给予留置导尿。尿管及尿袋明确标记留置日期；妥善固定尿管，避免牵拉、打折；尿袋勿高于患者膀胱，避免尿液回流，继发感染；医用聚氯乙烯尿袋每 7 日更换一次，硅胶尿管 14 日更换一次，注明更换日期。每日给予2次会阴护理，观察尿液的颜色、量和性状，避免尿路感染，必要时可遵照医嘱给予膀胱冲洗。

6. 康复指导

（1）疾病初期，鼓励患者参加各项社交活动，坚持适当的锻炼，如太极拳、散步等，确保身体各关节及肌肉得到适当的活动。

（2）疾病中期，患者会出现运动障碍或某些特定动作困难，所以，可有计划、有针对性地进行功能锻炼。如患者坐起困难，可反复练习此动作。患者处于疾病中期时仍可完成基本的生活自理，因此，可通过完成日常生活自理进行功能训练，如穿脱衣服、拖地等。鼓励患者大踏步、双臂自然摆动进行锻炼，如出现突然僵直，指导患者放松，不可强行牵拉。

（3）疾病晚期，患者卧床，不能完成主动功能锻炼，需要给予被动功能锻炼，活动关节，按摩四肢肌肉，切勿过度用力，以保持关节功能，防止肌肉萎缩发生。

（4）对于言语障碍及吞咽困难的患者，进行鼓腮、伸舌、龇牙、紧闭口唇等动作锻炼面部肌肉功能。言语障碍者，指导患者练习读单字、词汇等，以锻炼患者协调发音。

（三）循证护理

由于帕金森病患者的治疗方法目前绝大部分为药物治疗，仅可缓解患者的不适症状，而非可以完全治愈，因此，患者很容易会产生抑郁心理，研究表明帕金森病患者抑郁症发生率近30%，因此，帕金森病患者的护理中，关心患者心理变化，给予针对性的心理疏导极为重要。

多项研究表明，帕金森患者的疾病症状及不良心理变化严重影响患者的生活质量及社交能力，因此常规药物治疗同时，给予患者相应的护理干预，有助于提高患者的生活质量，避免抑郁症的发生。通过对患者进行护理干预，以汉密尔顿抑郁量表为衡量标准进行对照实验，得出结论：护理干预能明显改善帕金森患者的抑郁状态。

二、肝豆状核变性患者的护理

肝豆状核变性（HLD），又称Wilson病，是一种遗传性铜代谢障碍所致的肝硬化和以基底节为主的脑部变性疾病。儿童、青少年期起病，也可有少数推迟至成年发病，欧美国家较为罕见，我国较多见。临床多表现为精神症状、肝功能损害、肝硬化及角膜色素环（K-F环）等。

（一）专科护理

1. 护理要点　为患者提供安静、设施安全的病室，以保证正常生活。选择低铜或无铜食物，严格控制铜的摄入。严密观察患者的病情变化，如电解质的变化、是否出现黄疸等。增进与患者的沟通，发现心理问题，及时解决。

2. 主要护理问题

（1）有受伤害的危险：与肢体活动障碍，精神、智能障碍有关。

（2）营养失调——低于机体需要量：与疾病所致吞咽困难及不自主运动导致机体消耗量增加有关。

（3）知识缺乏：缺乏疾病知识。

（4）有个人尊严受损的危险：与疾病所致个人形象改变有关。

3. 护理措施

（1）一般护理

1）选择安静、整洁的病室。病室内、走廊及卫生间设置扶手，方便患者扶住行走；病室地面清洁、平坦；日常生活用品放置在患者触手可及的位置；患者下床活动时，专人陪伴，确保患者安全。疾病早期，未影响患者正常生活，如患者正在上学，应指导家属与学校相互沟通，随时监测患者生活状态及是否出现病情变化。出现严重肝功能损害表现时，指导患者卧床休息，选择舒适、安静的病房。出现神经及精神症状时，应专人护理，佩戴腕带，必要时在家属的同意下使用约束带，保证患者安全，满足患者生活需要。

2）限制铜的摄入，选择低铜或不含铜的食物，避免进食贝类，动物内脏、巧克力等含铜量较高的食物，避免使用铜质餐具。指导患者进食低铜、低脂、高热量、高蛋白质、高维生素、易于消化的食物，如水果、蔬菜、面条等。

3）保持床单位整洁，干净无渣屑，保持患者皮肤完整。指导患者避免情绪过度紧张，鼓励其参加适当的运动，如散步。

（2）病情观察及护理

1）监测患者尿铜及血清电解质的变化，如有异常，应及时通知医生，遵照医嘱给予对症处置。

2）监测患者是否出现肝损害表现，如黄疸、肝脾增大、腹水甚至意识障碍；是否有眼部变化，如 K－F 环（铜在角膜弹力层沉积产生的角膜色素环）。

3）观察患者是否出现牙龈出血、皮下出血甚至鼻腔及消化道出血等，如出现病情变化，应及时通知医生。

4）患者多是青少年起病，病因多为遗传，因此可能在一个家族中会有多人患病，患者容易产生很大压力，出现自卑心理，与人沟通减少等。护士应担当倾听者的角色，耐心听取患者的倾诉，同时在此过程中，了解患者的心理变化，发现患者的心理问题，给予有针对性的心理支持。向患者讲解疾病相关知识，帮助患者树立战胜疾病的信心。

（二）健康指导

1. 疾病知识指导

（1）概念：肝豆状核变性是一种铜代谢障碍导致基底节变性和肝功能损害的疾病。

（2）病因：遗传因素。

（3）主要症状：主要有进行性加重的锥体外系症状、神经系统症状、肝脏症状及眼部损害。

（4）常用检查项目：血清铜蓝蛋白及铜氧化酶测定，肝功能检查，头 CT 和 MRI。

（5）治疗：控制铜摄入，药物控制铜的吸收（例如锌剂、四硫铜酸铵等），促进铜的排泄（例如 D－青霉胺、三乙基四胺等），手术治疗。

（6）预后：早期发现，早期治疗，一般较少影响生存质量及生存期。少数病例死于急性肝衰竭及晚期并发感染。

2. 用药指导　指导患者严格遵医嘱长期服用药物，观察用药后不良反应，及时告知医生，予以处置。

（1）常用抑制铜吸收药物：锌剂，减少铜在肠道中的吸收，可增加尿铜和粪铜的排泄量，不良反应常出现消化道症状。例如恶心、呕吐等，出现以上症状，应及时告知医生。

（2）常用促进铜排泄药物

1）D-青霉胺，是首选药物。应用此药前先进行青霉素皮试，皮试结果为阴性方可使用D-青霉胺。当出现发热、皮疹等过敏症状时，要及时告知医生，遵医嘱停药。服用D-青霉胺，可以出现消化道症状、皮肤变脆容易破损等，长期服用时可出现免疫系统症状，如狼疮综合征、再生障碍性贫血、肾病综合征等。长期服用D-青霉胺患者，医生建议同时服用维生素 B_6，防止继发视神经炎。

2）二硫丁二钠，不良反应较轻，可出现鼻腔或牙龈出血。

3. 日常生活指导

（1）规范生活习惯，保证充足睡眠。如需要，可协助患者完成日常生活，日常用品放置在易于拿取的位置。

（2）指导患者调整情绪，避免过度紧张和情绪激动。

（3）轻者鼓励参加各项社交活动，坚持锻炼。

（4）卧床患者保持病床整洁，定时翻身叩背，按摩骨隆突处，避免皮肤完整性受损。

4. 康复指导　肝豆状核变性患者会出现神经系统症状，如肢体不自主震颤、动作迟缓等，康复训练参考相关章节康复指导。

（三）循证护理

肝豆状核变性患者多为青少年起病，多数患者为学生，每天忙于学习，因此，不但对疾病了解较少，而且对疾病的重视程度低，饮食和生活多不规律，以上都会严重影响疾病的康复。通过对患者的护理，相关学者总结体会得出：健康宣教、用药指导、饮食护理、心理支持同等重要。多位学者通过大量的临床研究及实验，充分证明了对肝豆状核变性患者进行全面护理，对提高患者生活质量，确保治疗效果有很大的益处。

（薛孟馨）

第五节　癫痫

癫痫是多种原因导致的脑部神经元高度同步化异常放电的临床综合征。此病具有反复性、短暂性及突然发作的特点。由于所累及的部位不同，临床表现也不尽相同，主要表现为意识、感觉、运动、自主神经功能障碍。癫痫是神经系统疾病中第二大疾病，仅次于脑血管疾病，流行病学资料显示普通人群癫痫的年发病率为（50～70）/10 万，患病率约为0.5%，其死亡率是普通人群的 2～3 倍，为（1.3～3.6）/10 万。我国的癫痫患者在 900 万以上，每年有 65 万～70 万新发癫痫患者，难治性癫痫约为 25%，数量至少在 150 万以上。

（一）专科护理

1. 护理要点　癫痫发作时，应立即取卧位，解开领口、腰带，头偏向一侧，保持呼吸道通畅，必要时吸痰。静脉注射安定，速度宜缓慢，因安定有抑制呼吸的作用。密切监测患者意识、瞳孔、呼吸、血氧饱和度的变化。

2. 主要护理问题

（1）有窒息的危险：与癫痫发作时分泌物增多及喉头痉挛有关。

（2）有受伤害的危险：与癫痫发作突然出现意识障碍有关。

（3）气体交换障碍：与癫痫发作喉头痉挛有关。

（4）排尿障碍：与意识障碍有关。

（5）有个人尊严受损的危险与意识障碍引起尿失禁有关。

3. 护理措施

（1）一般护理

1）病房安静、整洁，避免声光刺激，床旁备压舌板。易碎危险品放置在远离患者的位置，避免癫痫发作时，患者受到伤害。为患者佩戴腕带及信息卡，指导患者及家属出现前驱症状时立即卧床或在安全的地方躺下，同时向身边的人呼救。

2）选择宽松、质地柔软衣物。

3）癫痫发作时，立即为患者取卧位，头偏向一侧，松解腰带、领口，清除口腔内分泌物，保持呼吸道通畅，上、下臼齿之间放入压舌板，防舌咬伤，同时给予氧气吸入。

（2）病情观察及护理

1）观察癫痫发作的前驱症状。

2）监测患者的生命体征和瞳孔的变化，保持呼吸道通畅。

3）监测癫痫发作频次、癫痫发作时的表现、发作持续时间、是否发生自伤或他伤以及发作结束后的恢复程度等，给予及时、准确、完整记录，并告知医生。

（二）健康指导

1. 疾病知识指导

（1）概念：是各种原因引起的脑部神经元高度同步化异常放电的临床综合征，以短暂性、发作性、重复性及刻板性为主要临床特点。

（2）病因及诱因

1）遗传因素及先天性疾病因素。

2）产伤及孕期母体病症因素。

3）颅内疾病，如肿瘤、脑囊虫等。

4）脑血管疾病。

5）营养代谢性疾病，如甲亢、糖尿病等。

6）既往史诱发癫痫发作的病因，如神经系统疾病、用药史、高热惊厥史。

7）精神因素，过度兴奋或紧张等。

（3）主要症状

1）部分性发作

a. 单纯部分发作，包括：部分运动性发作，即肢体局部抽搐；体觉性发作，即肢体麻木感或针刺感；自主神经性发作，即面色潮红、多汗、呕吐等症状；精神性发作，遗忘症。

b. 复杂部分性发作：以意识障碍为主要特征。

c. 部分件发作继发全面性强直 - 阵挛发作。

2）全身性发作：肌痉挛、失神发作、阵挛发作、强直发作等。

（4）常用检查项目：脑电图，视频脑电图，血常规，血寄生虫检查，血糖测定，头CT、MRI、DSA 等。

（5）预后：预后较好，大部分患者需终身服药。由于癫痫类型有所不同，因此预后也不尽相同。癫痫持续状态患者多因高热、神经元兴奋毒性损伤及循环衰竭而死亡。

2. 饮食指导　进食无刺激、营养丰富的食物，切勿暴饮暴食，同时勿过度饥饿；避免选择咖啡、酒等刺激性食物。

3. 用药指导

（1）癫痫患者的用药要求严格，必须遵照医嘱按时、按量服药，切忌漏服、自行调量或忽然停药，这样可诱发癫痫持续状态或难治性癫痫。

（2）常见抗癫痫药物及不良反应：丙戊酸钠、苯巴比妥、卡马西平、水合氯醛等。服用丙戊酸钠的患者中可有少量出现胃肠道不良反应，例如：恶心、呕吐、消化不良等。苯巴比妥不良反应主要表现为嗜睡，其他可以出现记忆力减退、共济失调、肌张力障碍及胃肠道不良反应等。由于苯巴比妥具有强碱性，应指导患者饭后服用。卡马西平可加重失神和肌痉挛发作，部分患者服卡马西平可出现药疹。水合氯醛保留灌肠，应在患者排便后进行，避免灌肠后将药物排出。

4. 日常生活指导

（1）指导患者选择舒适、柔软、易于穿脱的病服，病室环境安静，避免过度嘈杂，严格限制人员探视，危险易碎物品应远离患者放置。

（2）癫痫患者应保证足够的休息，避免情绪过度激动和紧张，避免出入嘈杂及声光刺激较强的场所。

（3）部分患者发病前有前驱症状，指导患者此时应立即采取安全舒适体位；如癫痫发作时，指导家属应立即将患者抱住，慢慢将小者放置在床上，通知医护人员，将压舌板置于患者上、下臼齿之间，以防舌咬伤，切忌用力按压患者肢体，以免发生骨折。

5. 康复指导

（1）癫痫患者可遗留言语笨拙，鼓励患者进行语言训练，先锻炼单字发音，逐渐锻炼词语表达，最后为整句。

（2）帮助患者树立信心，鼓励患者多说多练。

（3）指导家属可以通过聊天的方式锻炼患者的语言能力，沟通时不可表现出厌烦，要耐心与之沟通。

（三）循证护理

癫痫患者的用药时间较长，服药时间及服药剂量均有严格要求，告知患者服用药物的重要性、自行更改药量的危害性等，此类用药护理尤为重要。因此为了提高患者的疾病治愈程度，应做好用药指导，以保证患者服药的依从性。

癫痫患者住院治疗是短期的，更多的时间是在院外进行正常的生活，因此，患者出院后进行良好的康复，避免诱发因素，遵医嘱用药至关重要。研究显示，影响癫痫患者不遵医行为的因素有：对疾病知识认识理解差；健康意识薄弱，不易接受理解健康教育；疾病反复，丧失治疗的信心；担心、恐惧药物的不良反应等，因此健康教育与用药指导至关重要，应引起医护人员的重视。

（薛孟馨）

第六节　脊髓疾病

脊髓为中枢神经系统的重要组成部分之一，是脑干向下的延伸部分，上端与延髓相接，下端止于第一尾椎的骨膜。脊髓全长粗细不同，具有颈膨大和腰膨大两部分。脊髓由上而下共有31对脊神经：颈神经8对，胸神经12对，腰神经5对，骶神经5对，尾神经1对，脊髓同样分为31个节段，但表面无明显界限。

一、急性脊髓炎患者的护理

急性脊髓炎是指各种感染后引起自身免疫反应所致的急性横贯性脊髓炎性病变，是常见的脊髓疾病之一。发病年龄无特异性，男女均可发病。主要临床表现为运动障碍、感觉障碍、自主神经功能障碍。

（一）专科护理

1. 护理要点　观察患者是否出现运动障碍及感觉障碍水平面的上升，观察患者是否出现呼吸困难。做好截瘫的护理，排尿障碍者应留置导尿，保持皮肤清洁，按时翻身、拍背，预防压疮。因患者有运动障碍的同时伴有感觉障碍，因此要预防烫伤和冻伤的发生。

2. 主要护理问题

（1）躯体活动障碍：与脊髓病变所导致的截瘫有关。

（2）尿潴留：与脊髓病变导致自主神经功能障碍有关。

（3）有便秘的危险：与脊髓病变导致自主神经功能障碍有关。

（4）感知觉紊乱：与脊髓病变水平以下感觉缺失有关。

（5）气体交换障碍：与高位脊髓病变导致呼吸肌麻痹有关。

（6）知识缺乏：缺乏疾病相关知识。

3. 护理措施

（1）一般护理

1）保持床单位整洁、无渣屑，每日擦洗皮肤1次，每2小时给予翻身叩背1次，床两侧设置扶手，以便患者自行翻身时，起到辅助作用。

2）鼓励患者进食易消化食物，多饮水。

3）出现尿潴留时，立即遵医嘱给予留置导尿。

4）每次翻身后将瘫痪肢体置于功能位，做关节和肌肉的被动运动。

（2）病情观察及护理

1）观察患者的呼吸频率和深度，是否出现呼吸困难，监测血氧饱和度指标。

2）观察患者是否出现病变水平面上升，并及时告知医生。

3）严密观察患者皮肤完整性，备班次要交接患者的皮肤情况，避免因运动及感觉障碍导致皮肤长时间受压而出现压疮。与此同时，部分患者可能会出现尿便失禁，增加了形成压疮和皮肤破溃的危险。

4）监测用药后的疗效及不良反应。

（二）健康指导

1. 疾病知识指导

（1）概念：急性脊髓炎是指各种感染后引起自身免疫反应所致的急性横贯性脊髓炎性病变。

（2）病因：尚不明确，多数患者在出现脊髓症状前1~4周有发热、上呼吸道感染或腹泻等病毒感染症状。

（3）主要症状

1）感觉障碍：病变水平以下肢体感觉丧失，恢复较慢。

2）运动障碍：急性起病，常表现为双下肢截瘫，早期为脊髓休克期，呈弛缓性瘫痪，肌张力减低、腱反射减弱或消失、病理反射阴性。

3）自主神经功能障碍：早期表现为尿潴留，病变水平以下肢体无汗或少汗，易水肿等。

（4）常用检查项目：脑脊液检查，下肢体感诱发电位及 MRI。

（5）预后：若无较严重并发症，可于 3～6 个月内基本恢复至生活自理。若出现压疮、泌尿系统感染或肺部感染等并发症时，会有后遗症。急性上升性脊髓炎和高颈段脊髓炎预后不良，多因呼吸循环衰竭而在短期内死亡。

2. 饮食指导　指导患者进食高蛋白、高维生素、高纤维素及易于消化的食物，鼓励患者多饮水，供给身体足够的水分及热量，同时刺激肠蠕动，以减轻或避免便秘和肠胀气。

3. 用药指导

（1）急性期可采用甲泼尼龙短程冲击疗法，应用此药物注意现用现配，并配合生理激素分泌特点，上午应用。在应用激素的同时注意补钙，避免发生股骨头坏死。

（2）大剂量免疫球蛋白治疗前查肝炎系列、梅毒和艾滋病。此外，此药物价格较高，应用前应取得家属的知情同意。

（3）讲解皮质类固醇激素类药物应用的必要性，此类药物所需治疗时间相对较长，需逐渐减量。

4. 日常生活指导

（1）保持床单位清洁、无渣屑。配合使用气垫床，给予定时翻身叩背，翻身时，指导患者扶床两侧扶手协助翻身。

（2）保持肛周及会阴部清洁干燥。

（3）鼓励患者自行咳嗽排痰，如无法咳出，给予叩背，如痰液黏稠，可遵照医嘱给予雾化吸入，必要时给予吸痰。

（三）循证护理

急性脊髓炎起病急，大部分疾病发展快，造成机体不同程度的功能损害，同时也会引起患者的心理变化，因此给予患者进行整体的护理是必要的。整体护理既能保证患者的正常治疗，机体功能得以最大限度的恢复，又可保证患者以良好的心理状态接受并配合治疗，促进患者身心健康。

整体护理能够促进患者身心健康，但患者较为重视的还是受损功能能否恢复，以及恢复的程度，因此急性脊髓炎，患者的康复训练格外重要。通过随机分组进行的对照试验表明，早期康复护理可提高患者日常生活活动能力，所以应鼓励及指导患者进行早期康复。

二、脊髓压迫症患者的护理

脊髓压迫症是一组椎管内或椎骨占位性病变引起的脊髓受压综合征。随着疾病的不断发展，可出现不同程度的椎管梗阻、横贯性损害，同时会出现脊神经根和血管受累。分为急性脊髓压迫症和慢性脊髓压迫症。急性脊髓压迫症表现为起病急，发展迅速，病变水平以下呈弛缓性瘫痪，各种感觉丧失，尿便潴留。慢性脊髓压迫症表现为神经根痛、运动和感觉障碍、尿便潴留等。

（一）专科护理

1. 护理要点　指导患者减少突然用力的动作，以减轻或避免引起疼痛，评估患者是否出现尿潴留，做好皮肤护理，预防压疮、烫伤或冻伤。

2. 主要护理问题

（1）慢性疼痛：与脊髓压迫引起的神经根痛有关。

（2）躯体活动障碍：与脊髓病变所导致的截瘫有关。

（3）有皮肤完整性受损的危险：与双下肢运动、感觉障碍有关。

（4）便秘：与疾病导致自主神经功能障碍有关。

（5）睡眠型态紊乱：与脊髓压迫导致疼痛有关。

（6）焦虑：与疼痛及突然出现的双下肢瘫痪有关。

3. 护理措施

（1）一般护理

1）保持床单位整洁，协助患者翻身，保持瘫痪肢体功能位。每1~2小时给予更换体位一次，每个班次要交接皮肤情况。

2）鼓励患者多饮水，进食含粗纤维食物，以促进排便。如出现尿潴留，立即遵医嘱给予留置导尿管。

3）避免在病变节段以下肢体使用热水袋、冰袋等，以防发生烫伤或冻伤。静脉输液选健侧、上肢，避免选择患肢，以免引起肢体肿胀。

（2）病情观察及护理

1）监测患者生命体征及血氧饱和度。

2）观察患者呼吸频率、幅度，排尿、排便情况及肢体活动能力。

3）监测用药后的疗效及不良反应。

4）观察患者术前和术后症状是否有缓解。

（二）健康指导

1. 疾病知识指导

（1）概念：脊髓压迫症是一组椎管内或椎骨占位性病变引起的脊髓受压综合征。

（2）病因

1）肿瘤：较常见。

2）炎症：结核性脑脊髓膜炎、脊髓非特异性炎症等。

3）脊柱外伤：如骨折、椎管内血肿等。

4）先天性疾病：如颈椎融合畸形、脊髓血管畸形、颅底凹陷症等。

5）血液系统疾病：凝血机制障碍患者，腰椎穿刺术后硬膜外形成血肿，可使脊髓受压。

6）脊柱退行性病变。

（3）主要症状

1）急性脊髓压迫症：急性起病，发展迅速，常于几小时至几日内脊髓功能完全丧失，表现为病变水平以下呈弛缓性瘫痪，各种感觉障碍，尿便潴留。

2）慢性脊髓压迫症

a. 神经根症状：多在疾病早期出现，表现为局部针刺样、电击样、火烙样疼痛，甚至局部皮肤感觉减退或消失。咳嗽、用力等可使疼痛加剧。

b. 运动障碍：病变水平以下呈弛缓性瘫痪。

c. 感觉障碍：病变水平以下痛温觉减退或消失。

d. 自主神经功能障碍：可出现尿、便失禁，受损肢体无汗、少汗等。

e. 反射异常：受压迫部位不同，会出现不同的异常反射，如锥体束损害时，损害水平以下同侧腱反射亢进。

f. 脊膜刺激症状：多由于硬膜外病变所引起，主要表现为脊柱局部叩击痛、局部自发痛、活动受限等。

（4）常用检查项目：脑脊髓检查（脑脊液常规、生化及动力学改变），脊柱 X 线、CT 及 MRI，椎管造影，核素扫描等。

（5）预后：取决于压迫时间、病变程度、解压程度及功能障碍程度，一般压迫解除越快、受压时间越短，脊髓功能损害也就越小，预后越好。急性脊髓压迫由于不能充分发挥代偿功能，因此预后差。

2. 日常生活指导

（1）定时给予更换体位及皮肤护理，可使用多功能气垫床。术后严格进行轴位翻身。

（2）出现尿潴留时，可给予留置导尿，每日 2 次会阴护理，患者排便后应及时给予清洁擦拭及通风，避免发生皮肤破溃。

（3）出现感觉障碍的患者，病变水平以下肢体不可使用热水袋和冰块等，以免发生烫伤和冻伤。

（三）循证护理

脊髓压迫症所需治疗及康复训练时间相对较长，部分患者会产生极大的心理负担，产生消极的情绪，此时需要护士给予心理上的安慰，鼓励患者以积极的心态面对疾病，疾病可怕，心理疾病同样可怕，因此为了患者的身心健康，医护人员需重视对患者的心理护理，及时给予患者心理疏导。

脊髓压迫症的治疗方法主要以手术或介入治疗为主来消除压迫病因，手术切除压迫肿物，患者的脊髓压迫症状得以缓解。相关学者统计分析得出：在所统计的病例中术后感染的发生概率为 14%，护理中要密切关注预防感染、防止并发症。因此，在对患者进行全面护理时，术后护理应受到重视，同时，护士在进行各项操作时应严格遵守无菌操作原则，降低发生感染的概率，促进患者早日康复。

（薛孟馨）

第七节　重症肌无力

重症肌无力是乙酰胆碱受体（AchR - Ab）介导的，细胞免疫依赖及补体参与的神经一肌肉接头处（NMJ）传递障碍的自身免疫性慢性疾病。本病在一般人群中发病率为（8～20）/10 万，患病率约 50/10 万，我国南方发病率较高。女性多于男性，约 1.5∶1。任何年龄均可患病，但有两个发病年龄高峰，其一为 20 ~ 40 岁，女性多见；其二为 40 ~ 60 岁，以男性多见，常合并有胸腺肿瘤。本病与自身免疫异常有关。少数病例可自然缓解，常发生在起病后 2 ~ 3 年内；个别病例呈暴发型；多数病例迁延数年至数十年，需用药维持，病情常有波动。临床表现为部分或全身骨骼肌易疲劳，常于活动后加重，休息后减轻。若累及呼吸肌则出现呼吸困难称为 MG 危象，是本病致死的主要原因。

一、护理评估

1. 询问患者的起病情况

（1）询问患者起病年龄，了解患者的起病形式。本病大多起病隐袭，首发症状多为一侧眼外肌麻痹，如眼睑下垂、斜视和复视，重者眼球运动明显受限，甚至眼球固定，但瞳孔括约肌一般不受累，双侧眼症状多不对称，10 岁以下小儿眼肌受损较为常见；患者通常主诉易于疲劳，在活动后加重，休息和服用抗胆碱酯酶药物后恢复。

（2）询问患者进食情况，四肢活动如何，了解患者有无构音不清、吞咽困难、四肢无力等症状。受累肌肉常明显地局限于某一组，如眼肌、延髓肌和颈肌等，常可因面肌、咽肌受累，表现面肌皱纹减少，表情动作困难，闭眼和示齿无力；连续咀嚼困难使进食经常中断，以及构音障碍、饮水反呛、吞咽困难、声音嘶哑或带鼻音；颈肌受损时抬头困难；肢体无力很少单独出现，一般上肢重于下肢，近端重于远端。

2. 观察患者神志、瞳孔和生命体征情况

（1）询问患者是否有"晨轻暮重"和疲劳后加重、休息后减轻等现象，症状多于下午或傍晚劳累后加重，早晨或休息后减轻，呈现较规律的晨轻暮重波动性变化。

（2）观察患者呼吸，了解是否有呼吸改变，病变累及呼吸肌时出现呼吸困难，如急骤发生，延髓支配肌肉和呼吸肌严重无力，以致不能维持换气功能即为危象，危象是导致 MG 患者死亡的原因。

二、治疗原则

根据病因、病情及时处理和抢救危象；合理选择抗胆碱酯酶药物，肾上腺糖皮质激素、免疫抑制剂、血浆置换、免疫球蛋白、胸腺切除和放射治疗等方法，减少和消除自身抗体、去除病因，改善症状。

三、护理措施

1. 一般护理　早期或缓解期让患者取主动舒适体位，可进行适当运动或体育锻炼，注意劳逸结合；若病情进行性加重或出现呼吸困难时，需卧床休息，可适当抬高床头以利于呼吸道通畅。

2. 饮食护理　予以高维生素、高蛋白、高热量、低盐的饮食，避免干硬或粗糙食物，必要时遵医嘱给予静脉补充足够的营养。经常评估患者的饮食及营养状况，包括每日的进食量，以保证正氮平衡；进餐前充分休息或在服药后 15 ~ 30min 产生药效时进餐。对于进食呛咳、饮食从鼻孔流出，吞咽动作消失的患者，应予鼻饲流质，并做好口腔护理，预防口腔感染。

3. 症状护理

（1）呼吸困难的护理：对于呼吸肌无力、有呼吸频率和节律改变的患者，可因肺换气明显减少而出现发绀，喉头分泌物增多，咳嗽、咳痰无力，可引起缺氧、窒息、死亡。一旦出现上述情况，应立即通知医生，及时进行人工呼吸、吸痰、吸氧，保持呼吸道通畅，协助行气管切开并备好呼吸机。

（2）吞咽困难的护理：安排患者在用药后15～30min药效较强时进食；药物和食物宜压碎，以利吞咽；如吞咽动作消失、进食呛咳或气管插管、气管切开患者应予胃管鼻饲并给予相应护理。

4. 预防并发症的护理

（1）预防误吸和窒息的护理：指导患者掌握正确的进食方法，当咽喉、软腭和舌部肌群受累出现吞咽困难、饮食呛咳时，不能强行服药和进食，以免导致窒息或吸入性肺炎。加强呼吸道管理，鼓励患者咳嗽和深呼吸，抬高床头、及时吸痰，清除口鼻分泌物，防止肺部并发症。重症患者在床旁备负压吸引器、气管切开包、气管插管和呼吸机，必要时配合行气管插管、气管切开和人工辅助呼吸。

（2）预防营养失调的护理：了解患者吞咽情况和进食能力，记录每天进食量，防止患者摄入明显减少、体重减轻或消瘦、精神不振、皮肤弹性减退等营养低下表现。给予高蛋白、高维生素、高热量、富含钾、钙的软食或半流质饮食，鼓励患者少食多餐，少量慢咽，给患者创造安静的进餐环境、充足的进食时间，指导适当休息后再继续进食。对咀嚼无力、吞咽困难的患者，为改善患者的营养状况提高机体抵抗力，必要时可采取静脉营养和鼻饲营养并举的综合营养支持措施。

（3）预防重症肌无力危象的护理：密切观察病情，注意呼吸频率与节律改变，观察有无呼吸困难加重、发绀、腹痛、咳嗽无力、瞳孔变化、出汗、唾液或喉头分泌物增多等现象；避免感染、外伤、疲劳和过度紧张等诱发肌无力危象的因素。保持呼吸道通畅，遵医嘱予吸氧。遵医嘱正确予服药。发现病情变化立即报告医生，并配合抢救。

5. 用药护理　告知患者药物的作用、用法与注意事项，避免漏服，自行停服和更改药量，观察药物的疗效与不良反应，避免因服药不当而诱发肌无力危象和胆碱能危象，发现异常情况，及时报告医生处理。

（1）抗胆碱酯酶药物与阿托品：严格遵医嘱给予抗胆碱酯酶药物，宜自小剂量开始，逐渐加量，以防发生胆碱能危象，若患者出现呕吐、腹泻、腹痛、出汗等副作用时，可用阿托品拮抗，或遵医嘱对症处理；抗胆碱酯酶药物必须按时服用，对咀嚼和吞咽无力者，应在餐前30min给药，做好用药记录。

（2）糖皮质激素：可通过抑制免疫系统而起作用。使用大剂量激素治疗期间，大部分患者在用药早期（2周内）会出现病情加重，甚至发生危象，应密切观察病情，尤其是呼吸变化，警惕呼吸肌麻痹，常规做好气管切开及上呼吸机的准备；同时应遵医嘱补钙、补钾；对长期用药患者，应注意观察有无消化道出血、骨质疏松、股骨头坏死等并发症，必要时遵医嘱服用抑酸剂，以保护胃黏膜。

（3）免疫抑制剂：使用硫唑嘌呤或环孢素时，应遵医嘱随时检查血象，并注意肝肾功能变化。一旦发现外周血白细胞计数低于 $4 \times 10^9/L$，应停止上述药物。

（4）注意用药禁忌：对神经-肌肉传递阻滞的药物如氨基糖苷类抗生素（庆大霉素、

链霉素、卡那霉素、丁胺卡那霉素等）、奎宁、普鲁卡因胺、普萘洛尔、氯丙嗪以及各种肌松剂、镇静剂等，可能使肌无力加剧或诱发危象，应注意避免使用。

6. 心理护理　做好患者的心理护理是保证治疗的重要环节。重症肌无力患者因病程长、病情重、常有反复、影响面部表情和吞咽困难等而产生自卑情绪，常为病情变化担忧、焦虑。因此，护士在护理工作中应经常巡视，做到对病情心中有数；并耐心仔细地向患者讲解疾病知识及病情加重的诱因，告知过分忧郁及情绪波动，都可能造成中枢神经功能紊乱、免疫功能减退，不利于肌无力的恢复；同时了解患者的心理状况，帮助患者保持情绪稳定和最佳心理状态，树立战胜疾病的信心，以便主动积极与医护人员配合治疗，从而达到整体的最佳治疗效果。

四、健康教育

（1）注意休息，建立健康的生活方式，生活有规律，保证充分的休息和充足的睡眠，根据季节、气候增减衣服，尽量少去公共场所，预防感冒、感染，注意保暖。

（2）避免过度劳累、外伤、精神创伤，保持情绪稳定。

（3）在医生指导下合理使用抗胆碱酯酶药物；掌握注射抗胆碱酯酶药物后 15min 再进食或口服者在饭前 30min 服药的原则。忌用影响神经 - 肌肉接头的药物如氨基糖苷类抗生素卡那霉素、庆大霉素、链霉素等以及氯丙嗪等肌肉松弛剂。

（4）育龄妇女应避免妊娠、人工流产等，预防诱发危象。

（5）照顾者指导：家属应理解和关心患者，给予精神支持和生活照顾；细心观察和及时发现病情变化，当患者出现肌无力症状加重、呼吸困难、恶心、呕吐、腹痛、大汗、瞳孔缩小时可能为肌无力危象或胆碱能危象，应立即就诊。

（6）就医时要随身携带病历及出院小结，了解目前用药及剂量，以便抢救时参考。

（薛孟馨）

第八节　多发性硬化

多发性硬化是一种病因未明的以中枢神经系统白质慢性炎性脱髓鞘病变为特点的一种自身免疫性疾病。流行病学资料提示遗传危险因素与环境因素起重要作用。MS 多见于中、青年，发病年龄在 20～40 岁，以女性稍多见，常以急性或亚急性起病，少数呈慢性进展病程；临床以视力障碍、肢体瘫痪、感觉障碍、言语障碍、共济失调及膀胱功能障碍等多部位病灶症状和缓解 - 复发病程为特点。

MS 是世界上广泛分布的疾病，尤其在西方国家是常见病、多发病，其患病率为 40/100 万或更高，估计目前世界范围内 MS 年轻患者约有 100 万人；我国属 MS 低发病地区，20 世纪初很少见，从 1980 年以来国内文献大约有数千病例报道，提示 MS 发病有增加趋势。MS 的预后根据病情、病程以及发病年龄的不同而异。一般起病 15 年后约 30% 的患者仍能工作，39% 的患者仍能步行；起病年龄较大呈进行性病程或男性患者预后较差，呈缓解 - 复发病程的年轻患者预后较好；有肢体功能障碍、肌张力高、小脑共济失调征象者可致神经功能性残废。

一、护理评估

1. 询问患者的起病情况及病程

(1) 询问患者起病日期，了解患者是否为急性起病，MS 患者起病快慢不一，我国多以急性或亚急性起病。

(2) 询问首发症状的具体表现：如有无一个或多个肢体无力或麻木，视力减退或复视等。

(3) 询问患者此次为第几次发病，了解有无缓解，复发病程，有些患者复发次数可达 10 余次，缓解期最长可达 20 年，询问患者患病治疗后的恢复情况，了解有无残留的病损，通常每一次发作之后均会残留部分症状和体征，逐渐积累而致功能残障、大小便障碍等。

2. 询问发病前的情况

(1) 询问患者有无感冒、发热、感染、创伤、疲劳、精神紧张、药物过敏。寒冷刺激、妊娠或分娩等，这些均可构成 MS 诱发因素。

(2) 询问患者发病前有无异常的表现，如体重减轻、疲劳、肌肉或关节隐痛等，这些现象可在出现神经系统症状前数周或数月出现。

3. 评估有无神经功能缺损

(1) 询问患者双眼的视力如何，能看清眼前事物范围的大小，了解有无视觉损害表现，半数以上的 MS 患者有视力障碍，多从一侧开始，或在短时间内两眼先后受累；表现为视力减退，视野缺损，可有双颞侧或同向偏盲及视神经萎缩；并具有缓解 – 复发的特点。

(2) 询问患者活动情况如何，是否能自己步行、爬楼等，了解有无运动功能受损，检查患者的肌力、肌张力、平衡能力及体力耐受情况，如能上下几层楼，能步行多远，体态姿势是否正常等。脊髓皮质脊髓束受损往往出现下肢无力、沉重感，肌张力增高，不对称性痉挛性截瘫、四肢瘫或偏瘫。

(3) 询问患者肢体的感觉如何，了解有无感觉障碍，如肢体麻木、针刺、束带感及灼痛等感觉异常；深感觉异常时可具有感觉性共济失调的步态表现；晚期患者可常出现持久的脊髓横贯性感觉障碍，而促成压疮的发生和发展。

4. 评估有无其他伴发症状

(1) 询问患者病情，与患者建立有效的沟通，了解其有无情绪及行为变化。多数患者表现为抑郁、易怒和脾气暴躁；部分患者因病理性情绪高涨而表现为欣快和兴奋、易激动；也可表现为淡漠、嗜睡、反应迟钝、智能障碍等。

(2) 询问患者有无发作性症状：如构音障碍、共济失调、单肢痛性发作、阵发性瘙痒等，2%～3%患者有一次或反复的癫痫性发作。

(3) 询问患者有无视物重影现象，检查有无眼球震颤和眼肌麻痹。水平性眼震最多见，为病变累及脑桥、小脑及其联系纤维所致；1/3 的患者出现复视，为病变侵及内侧纵束造成核间性麻痹所致。

(4) 询问患者大小便情况：有无小便次数增多、减少现象，了解有无膀胱、直肠功能障碍，少数患者出现尿潴留、尿失禁、尿急、尿频等，提示脊髓受累。

(5) 评估患者的皮肤情况：注意皮肤的完整性；观察皮肤的颜色、温度、弹性及湿度；询问患者衣着感觉有无束缚感，评估衣着是否宽松、舒适。

5. 询问患者的住所处的地理环境，了解患者的生活与居住情况　了解患者是否有长期生活在阴冷潮湿的环境中的状况，因为本病发病率与高纬度有关，幼年时生活于寒冷环境中极易诱发此病，尤其 15 岁以前与某种外界环境因素接触可能在 MS 发病中起重要作用。

6. 了解实验室检查情况

（1）腰穿脑脊液检查 CSF 外观无色透明，压力正常；细胞数以单核细胞为主，呈轻度到中度增多，提示疾病处于活跃或恶化情况；生化检查蛋白轻度增高或正常；免疫学检查可显示 IgG 指数和合成率增高，IgG 寡克隆带阳性而血浆中缺如。

（2）视觉、听觉和体感诱发电位检查可有一项或多项异常。

（3）影像学检查 MRI 优于 CT，它具有良好的高分辨能力。多数病程长的患者有脑白质萎缩征象。

二、治疗原则

本病治疗的意义在于抑制炎性脱髓鞘病变进展，防止急性期病变恶化及缓解期复发；延缓神经功能障碍，减轻患者痛苦。目前尚无特殊药物治疗，急性期可选择糖皮质激素或免疫抑制剂，常用甲泼尼龙、地塞米松大剂量短程疗法后改泼尼松维持，以抑制免疫反应损伤，控制炎症和充血水肿；缓解期主要为预防复发和治疗残留的症状。其他对症支持治疗如神经营养、解痉、通便、肢体功能康复训练等可以提高机体免疫力，减轻神经功能障碍所导致的不适，延长生命。

三、护理措施

1. 一般护理

（1）急性期卧床休息，协助保持舒适体位；变换体位有困难者协助翻身，避免局部长时间受压；为患者制定作息时间，使之合理休息与活动，防止过度疲劳。因为入院治疗的患者一般是急性期或复发的患者，而 MS 患者比其他患者更容易感到疲劳，且疲劳加重常发生在午后或工作之后，对于有脊髓平面受损、肢体运动障碍的卧床患者，应保持肢体功能位，指导患者进行主动或被动运动；肌张力增高或共济失调的患者，应指导和鼓励患者在有或没有辅助装置支持的情况下步行训练；在进行活动或康复训练时应劳逸结合，避免受凉或体力活动过度，因为大量的活动可使患者体温升高而致症状暂时恶化。

（2）与患者及家属共同讨论病情，用简单、直接的方式告知本病的病因、病程特点，病变常累及部位，患者常出现的症状和体征，治疗的目的、方法以及预后。鼓励患者树立信心，掌握自我护理的方法，坚持配合治疗，坚持功能锻炼和日常生活活动训练，最大限度的维持生活自理能力；增强体质和机体免疫力，减少复发。

2. 饮食护理　给予高蛋白、低脂、低糖、富含多种维生素、易消化、易吸收的清淡食物，蛋白质在 3 餐食物中分配比例是：早餐占总热能的 30%，午餐占 45%～50%，晚餐占 20%～25%。饮食中应含有足量的纤维素。有利于激发便意和排便反射，预防便秘的发生或减轻便秘的症状。维持足够的液体摄入（每日大约 2 500ml），以保持体内充足的水分，使机体更好地消化和利用营养素，保证营养均衡。

3. 症状护理

（1）视力障碍的护理：指导复视、视力减退和偏盲的患者使用适当的工具弥补视觉损害，向患者详细介绍住院的环境，保持活动范围内灯光明暗适宜，并指导患者熟悉环境；解释呼叫系统并评估患者运用的能力，将呼叫器放置与患者伸手可及处；日常用物放于患者易于取放的地方，方便患者取用；同时去除危险物品如开水瓶、绳、刀等工具；指导患者在眼睛疲劳或复视时，尽量闭眼休息或双眼交替休息；有条件的医院可将患者安置在可水平升降的床位，夜间保持床在最低水平并支起护栏防护，以增加活动的安全性；建议患者使用放大镜读报，或阅读大字的材料和书，或听收音机。

（2）情感障碍的护理：有病理性情绪高涨或易怒、易激动的患者应避免自伤或伤人行为，对其行为适当给予限制，采取隔离或保护，减少环境中的刺激因素，必要时可遵医嘱用药，教育患者家属及其守护者，使他们知道患者的行为是一种病理状态，以获得更多的社会支持；护理抑郁患者时需要耐心，应多给予肯定和鼓励，多陪伴患者，鼓励参加活动，多听收音机，创造良好的治疗环境，加强护患之间的交流，达到有效的沟通；同时应密切观察患者的言行，防止意外。无论哪种病理性行为；护理人员都应给予高度重视，发现有加重情况，应及时与医生联系，必要时请精神科会诊处置。

（3）膀胱直肠功能障碍的护理：①留置尿管的护理：当确定患者必须留置尿管时，应选择大小与形态合适的尿管，按无菌操作原则留置导尿管并更换引流袋。每日进行尿道口清洁、消毒，鼓励患者多饮水，2 000～3 000ml/d；指导患者及陪人排尿和膀胱功能训练的方法；告知他们尿路感染的有关症状和体征，如尿频、尿急、尿痛，尿液浑浊且有异味等，避免接头的反复打开，防止尿液向膀胱逆流。②便秘的护理：指导患者多饮开水，告知摄入充足的水分能达到软化粪便、刺激排便的目的；指导摄取足量的食物纤维，以促进肠蠕动；指导下腹部的轻柔按摩、穴位按压以及确定一个规律的排便时间，养成定时排便的习惯或帮助患者采用半蹲姿势，借助腹肌的动力作用排便等；严重便秘，粪块成硬结时可行保留灌肠，如注入温矿物油，滞留20～30min后戴上润滑的手套，捣碎并弄出粪块。平时还可指导患者应用缓泻剂、使用栓剂等手段协助通便。注意告诉患者排便时间不能太长，勿过分用力。

4. 用药护理　告知患者药物的作用与用法，注意药物不良反应的观察与报告。

（1）促皮质素及糖皮质激素：这是治疗MS的主要药物，它们具有抗感染和免疫调节作用，可减轻水肿，缩短急性期和复发期病程。因在急性期大剂量短程冲击疗法时可引起心律失常，应备好心电监护仪、除颤器等器械，必要时在监护下进行；因易出现钠潴留、低钾、低钙等电解质和体液紊乱，应加强对血钾、血钠、血钙的监测及补钾的重要性认识，护士应了解静脉钾的浓度，指导患者如何观察尿量，学会记录，由于口服10%氯化钾口感差，大多数患者拒绝口服或不能坚持，护士应加强与主管医生、患者及其家属的沟通，反复强调补钾的重要性，教会患者快速饮入或稀释后加糖的方法，改善口感，坚持服钾；此外该药还可能出现皮肤、胃肠道及骨骼肌系统的症状，应注意观察并记录。

（2）免疫球蛋白：为生物制剂，应于2～8℃或室温（不超过30℃）下存放。滴注速度在开始15min内应特别缓慢，后可逐渐加快至2ml/min（约为40滴）。输液过程中可偶见体温上升、呕吐、心率与血压波动等反应，可能与输液速度过快或个体差异有关，应立即停止输注并给予对症治疗。

（3）干扰素：该药具有较强的抗病毒作用，可增加患者免疫细胞的抑制功能，多用于控制复发和进行型的MS患者。常见副作用为皮下注射后流感样症状，可持续1～2d；注射局部可致红肿、触痛，偶尔可引起WBC减少、肝功能损害、过敏反应等，应及时发现，并报告医生。

5. 心理护理

（1）首次发作后经过有效的治疗，大多数患者病情很快缓解，能重返学校读书或单位工作。由于广播、电视、报纸等传媒对本病知识介绍甚少，患者缺乏相关知识，不了解缓解、复发病程与预后，患者或家属通常处于盲目的心态，对疾病未引起足够的重视，针对这种状态，护士应主动向患者及家属介绍有关知识，去除诱因，防止和减少复发，以获得更多的社会支持和保持正常心态，积极应对疾病。

（2）由于 MS 患者病程长、反复发作，每次复发后都遗留不同程度的神经功能废损而且渐次加重，在多次、反复的住院、出院过程中，患者及其亲友间的角色逐渐发生改变，可能出现不稳定的情绪、支付医疗费用困难、社交孤独甚至焦虑、恐惧等，护士应首先取得患者的信任，与其进行各种有效的沟通，以利释放和减轻患者的压力。

四、健康教育

（1）如在住院期间出现的症状已基本恢复，可像正常人一样工作。学习和生活时，应提醒患者强调避免疲劳和情绪激动；如患者出院时仍有不同程度的活动障碍，应教会患者如何更换体位，保持床铺整洁、干燥，并在康复师的指导下进行肢体功能锻炼；注意运动适度，劳逸结合，循序渐进，持之以恒。

（2）养成良好的卫生习惯，教会患者几种保洁的方法，如活动困难者可请专职洗澡师协助洗澡，或用温度适宜的热毛巾全身擦拭；故洗澡时应避免水温过高，最好采用温水坐浴，不提倡热淋浴；尿失禁的患者注意外阴部清洁、干燥，勤换洗内衣，指导患者及家属观察尿液的颜色和性质，预防泌尿系感染。

（3）告知患者常见的诱因有感冒、发烧、疲劳、创伤、各种感染、药物过敏、精神紧张、分娩、营养不良等，在季节交换时应注意增减衣服，女性患者 2 年内避免妊娠分娩。

（4）指导患者遵医嘱服药：口服泼尼松的患者，应告知如何逐渐减量和维持治疗。由于使用激素期间患者抵抗力下降，可在医生的指导下服用提高机体免疫力的药物，如中药人参、黄芪泡饮等。

（5）照顾者指导：MS 为多次缓解复发病程，且有进行性加重趋势，患者容易丧失治疗信心，产生悲观厌世情绪和焦虑心理，应指导家属关心、体贴患者，给予精神支持和生活照顾，细心观察和及时识别病情变化。如果出现原有症状加重或与原症状完全不相联系的症状或体征，包括行为的改变等，请及时到专科门诊就诊；同时应强调最好与专科医生及自己的护理人员联系，以获取有关的信息和资料；定期随诊，指导维持用药量的调整并注意观察用药反应。

（薛孟馨）

第九节　神经系统常见症状护理

一、头痛

头痛（headache）指额部、顶部、枕部和颞部的疼痛。颅内的血管、神经和脑膜以及颅外的骨膜、血管、头皮、颈肌、韧带等均为疼痛的敏感结构，凡这些敏感结构受挤压、牵拉、移位、炎症、血管的扩张或痉挛、肌肉的紧张性收缩等均可引起头痛。头痛大多无特异性，但反复发作或持续的头痛可能是某些器质性疾病的信号，应认真检查，及时治疗。

头痛的病因包括：①颅脑病变：如脑肿瘤、脑出血、脑水肿、脑脓肿、脑囊肿、脑膜炎等。②颅外病变：如颅骨疾病（颅骨骨折）、颈部疾部（颈椎病）、神经痛等。③全身性疾病：如急性感染、心血管疾病、中毒等。④神经症：如神经衰弱及癔症性头痛。

（一）护理评估

1. 病史　了解患者有无高血压、头部外伤、发热及家族史等，询问患者的睡眠情况及职业状况。详细询问患者头痛起病急缓、持续时间、部位、频率、严重程度与性质、加重、缓解或激发头痛的因素等。重点评估头痛性质，如突发剧烈头痛可能为蛛网膜下腔出血；进行性加重的头痛可能为颅内进行性加重的疾病如颅内高压症等；如发热伴剧烈头痛，可能为颅内炎症；女性在月经前期或经期、情绪紧张、饥饿、睡眠不足、噪音、强光、气候变化等情况下也可诱发头痛。

2. 身体评估　观察头部是否有外伤，测生命体征，观察瞳孔的变化，重点检查有无神经系统阳性体征，如有无颈项强直、克尼格（Kernig）征等。

3. 心理－社会资料　患者是否由于长期反复发作性头痛而出现紧张、恐惧、忧郁或焦虑心理，有无活动程度减少、工作能力下降、精神状态不佳，是否非常在意疼痛的症状；心理上是否潜在地依赖止痛剂；家属及周围的人是否理解和支持患者。

4. 辅助检查　头颅 CT 或 MRI 检查有无颅内病灶；脑脊液检查有无压力增高，是否为血性。

（二）常见护理诊断及医护合作性问题

疼痛：头痛与颅内外血管收缩或舒张功能障碍或颅内占位性病变等因素有关。

（三）护理目标

患者疼痛减轻或消失，能说出诱发或加重头痛的因素，并能运用有效的方法缓解疼痛。

（四）护理措施

1. 避免诱发因素　告知患者可能诱发或加重头痛的因素，如情绪紧张、进食某些食物、饮酒、月经来潮等；充分休息，保持环境安静、舒适、光线柔和。

2. 病情观察　观察患者头痛性质、部位、持续时间、频率及程度，了解患者头痛的原因，以及是否伴有其他症状或体征，老年人注意观察血压变化。如头痛伴有呕吐、视力降低、神志变化、肢体抽搐或瘫痪等多为器质性头痛，应及时与医师联系，针对病因进行处理。

3. 减轻头痛　环境宜安静、避光；指导患者缓慢深呼吸、听轻音乐、行气功、引导式想象、冷敷或热敷、理疗、按摩及指压止痛等方法减轻头痛。对器质性病变，应积极检查，尽早治疗。

4. 用药护理　指导患者按医嘱服药，告知药物作用、用药方法，让患者了解药物的依赖性及成瘾性的特点及长期用药的副作用，如大量长期使用止痛剂等可致药物依赖。

5. 心理护理　对于出现焦虑、紧张心理的患者，医护人员应及时向患者解释头痛的原因及治疗护理措施，寻找并减少诱因，消除紧张情绪，理解、同情患者的痛苦，教会患者保持身心放松的方法，鼓励患者树立信心，积极配合治疗。

（五）护理评价

患者能正确地说出诱发头痛的因素，并能有效地运用减轻头痛的方法，头痛减轻或消失。

二、意识障碍

意识障碍（disorders of consciousness）是指人对周围环境及自身状态的识别和觉察能力出现障碍。任何病因引起的大脑皮质、皮质下结构、脑干网状上行激活系统等部位的损害或功能抑制，均可出现意识障碍。意识障碍按其程度可表现为：嗜睡、昏睡和昏迷，昏迷又可分为浅昏迷、中昏迷和深昏迷。

引起意识障碍的常见原因有：①颅内疾病：主要包括中枢神经系统炎症如脑炎、脑膜炎等，脑血管性疾病如脑出血、脑梗死等，颅内占位性病变如脑肿瘤等。②全身感染性疾病：如败血症、中毒性肺炎等。③心血管疾病：如高血压脑病、肺性脑病等。④代谢性疾病：如糖尿病酮症酸中毒、肝昏迷、尿毒症等。⑤中毒性疾病：安眠药中毒、CO 中毒等。

（一）护理评估

1. 病史　详细了解患者的发病经过，评估意识障碍程度，判断病情。如昏迷发生急骤且为疾病首发症状并伴有偏瘫，可能是颅脑损伤、脑血管意外等；如昏迷前有头痛或伴呕吐，可能是颅内占位性病变。

2. 身体评估　做言语、疼痛的刺激、瞳孔对光反射、角膜反射、病理反射等的检查来判断意识障碍程度。

3. 心理－社会资料　意识障碍常给家属带来不安及恐惧，且由于患者行为、意识紊乱，给家属增添精神和生活负担，可能产生厌烦心态和不耐心的言行。评估时注意患者的家庭背景，经济状况，家属的心理状态及对患者的关注程度等。

4. 辅助检查　血液生化检查如：血糖、血脂、电解质及血常规是否正常；头颅 CT 或MRI 检查有无异常发现；脑电图是否提示脑功能受损等。

（二）常见护理诊断及医护合作性问题

意识障碍与脑部病变、受损有关。

（三）护理目标

患者意识障碍减轻或神志清醒，不发生长期卧床引起的各种并发症。

（四）护理措施

1. 一般护理　患者取平卧头侧位或侧卧位，以免呕吐物误入气管，痰液较多者及时吸痰，保持呼吸道通畅并给予氧气吸入；保持床单及皮肤清洁干燥，每 2～3 小时翻身一次，防止压疮的发生；保证营养的供给，给予高维生素、高热量饮食，补充足够的水分，必要时给予鼻饲流质饮食；同时做好口腔护理及泌尿系统护理，防止呼吸道及尿路感染；保持大便通畅，便秘 3 日以上应及时处理，以防用力排便时颅内压增高；谵妄躁动者加床栏，防止坠床，必要时做适当的约束。

2. 密切观察病情变化　严密观察生命体征、瞳孔的变化、角膜反射等，判断意识障碍程度，有无瘫痪、颈项强直，随时分析病情进展，以便及时与医师协作进行处理。

（五）护理评价

患者意识障碍减轻、消失，未发生压疮、感染、便秘、坠床等。

三、言语障碍

言语障碍（disorders of language）分为失语症和构音障碍。失语症是脑损害导致的语言交流能力障碍，包括语言表达或理解能力受损或丧失。构音障碍是纯口语语音障碍，患者具有语言交流必备的语言形成及接受能力，听、理解、阅读和书写正常，只是由于发音器官神经肌肉病变导致运动不能或不协调，使言语形成障碍，表现为发音困难、语音不清、音调及语速异常等。见于上、下运动神经元病变所致的球麻痹、小脑病变、Parkinson 病以及肌肉疾病如肌营养不良症、重症肌无力等。

（一）护理评估

1. 病史　了解患者的文化水平与语言背景，如出生地、生长地及方言等；注意有无言语交流方面的困难，了解患者言语障碍的类型、程度；能否进行自发性谈话、命名及复述，有无语音含混不清，发音不准，或语音流利、发音清晰，但错语较多、答非所问；能否理解他人的语言，并能与人对话；能否看明白一个物体，并能将其正确的表达。

2. 身体评估　注意有无音调、语速及韵律的改变。评估意识水平、精神状态及行为表现，检查有无定向力、注意力、记忆力和计算力的异常；观察患者有无面部表情改变、流涎或口腔滞留食物等。

大脑病变导致的失语症可表现为自发谈话、听理解、复述、命名、阅读、书写等六个基本方面的障碍。由于病因及病变部位不同，所出现的失语症类型则不同，常以一种语言障碍为主，同时伴有不同程度的其他语言功能受损，亦可表现为全部语言功能均受损，还可伴有失用、失认或肢体瘫痪等。根据语言损害的临床特点和病变部位将失语症分为：

（1）Broca 失语：又称运动性失语或表达性失语。口语表达障碍为其突出的临床特点，呈非流利型口语。患者能理解别人语言的意义，但缺乏完整表达语言的能力。表现为讲话不流畅，只能讲一两个字。常用错词，能自我察觉，因语量少仅限于实质词且缺乏语法结构而呈电报式语言。

（2）Wernicke 失语：又称感觉性失语或听觉性失语。口语理解严重障碍为其突出特点，呈流利型口语。患者自己发音虽然流利，但内容不正常，对别人和自己讲的话均不理解或仅理解个别词或短语。在发音用词方面有较多的错语，严重时别人完全听不懂。

（3）传导性失语：突出特点是复述不成比例受损，表现口语清晰，能自发讲出语义完整、语法结构正常的句子，听理解正常，但却不能复述自发讲话时轻易说出的词或句，或以错语复述（如将"铅笔"说成"先北"）；自发谈话常因找词困难有较多的语音错语出现忧郁、中断，伴不同程度的书写障碍。

（4）经皮质性失语：分为经皮质运动性失语、经皮质感觉性失语和经皮质混合性失语。共同特点是复述较其他语言功能不成比例地好。经皮质运动性失语为非流利型口语，理解相对好；经皮质感觉性失语为流利型，有错语及模仿型言语，理解严重障碍；经皮质混合性失语为非流利型，有模仿型言语，理解严重障碍。

（5）命名性失语：又称遗忘性失语。以命名不能为突出特点，患者不能说出物件的名称及人名，但能说出该物件是如何使用的，别人提示名称时，能辨别是否正确。

（6）完全性失语：又称混合性失语。特点是所有语言功能均严重障碍，口语表达障碍可表现哑和刻板性语言（只能发出无意义的吗、吧、哒等声音），预后差。

3. 心理 - 社会资料　评估患者的心理状态，观察有无因无法进行正常语言交流而感到孤独、烦恼甚至悲观失望；是否能够得到家属、朋友体贴、关心、尊重和鼓励，并能够与之交谈；患者是否处于一种和谐的亲情氛围和语言学习环境之中。

4. 辅助检查　头颅 CT 或 MRI 检查有无异常等。

（二）常见护理诊断及医护合作性问题

语言沟通障碍与发音困难、失语有关。

（三）护理目标

患者能说简单的词和句子，言语障碍有所减轻；能有效地进行交流，自信心增强。

（四）护理措施

1. 语言康复训练　语言训练是一个漫长而艰苦的过程，需要患者及家属积极配合。

（1）鼓励患者大声说话：选择感兴趣的话题，激发患者进行语言交流的欲望，患者进行尝试和获取成功时给予鼓励。

（2）选择适当时机和训练方法：可以在散步时、做家务时或休闲娱乐时进行，以实物为教具，寓教于乐。对不能很好地理解语言的患者，配以手势或实物一起交谈，通过语言与逻辑性的结合，训练患者理解语言的能力；对说话有困难的患者可以借书写方式来表达；对失去阅读能力的患者应将日常用语、短语、短句写在卡片上，由简到繁、由易到难、由短到长教其朗读。

（3）要持之以恒：告知家属在对患者进行语言训练时要耐心，由浅入深，循序渐进，切不可急于求成，应逐渐丰富其内容，增加刺激量，才能达到语言逐渐恢复的目的。

2. 心理护理　患有失语症的患者容易丧失对生活的勇气，可能表现为抑郁或躁狂易怒，此时患者心理异常脆弱与敏感，也最需要护理人员及家属充满爱心的帮助。应多与患者交谈，能正确理解患者的问题并及时、耐心的解释，直至患者理解为止；护理过程中给患者列举治疗效果好的病例，使患者树立战胜疾病的信心，避免出现悲观、失望的情绪；针对患者的积极态度，如一声最简单的语言"是"或"不是"，只要患者有进步就要给予及时的肯定和表扬，患者会从赞扬的表情和语言中得到安慰和自信，从而增强语言训练的勇气和信心。

（五）护理评价

患者自我感觉言语障碍减轻，听、说、写及表达能力增强；得到有效的语言沟通，情绪好转，自信心增强。

四、感觉障碍

感觉障碍（disorders of sensation）是指机体对各种形式（痛、温度、触、压、位置、震动等）刺激的无感知、感知减退或异常的综合征。感觉障碍常见于脑血管病，如脑出血、脑梗死等，还可见于脑外伤、脑实质感染和脑肿瘤等。

（一）护理评估

1. 病史　询问患者引起感觉障碍的病因，注意感觉障碍的部位、类型、范围、性质及程度；是立即出现还是缓慢出现并逐渐加重，如外伤、感染、血管病变所引起者立即出现；肿瘤、药物及毒物中毒等引起者出现较缓。在没有任何外界刺激下，患者是否有麻木感、冷热感、潮湿感、震动感或出现自发痛；有无其他伴随症状，如瘫痪、不同程度的意识障碍、肌营养障碍等。

2. 身体评估　患者在意识清楚的情况下是否对刺激不能感知，或感受力低下，对非常弱的刺激是否出现强烈反应，或对刺激产生错误反应，在刺激一侧肢体时，对侧肢体是否发生强烈反应。注意评估患者感觉障碍是刺激性症状或抑制性症状，同时区分其临床表现类型。

（1）感觉障碍的分类

1）刺激性症状：感觉传导通路受刺激或兴奋性增高时出现刺激性症状。可有以下几种表现：

A. 感觉过敏：是指轻微刺激引起强烈感觉，如一个轻的疼痛刺激引起较强的疼痛感。

B. 感觉倒错：指非疼痛性刺激引发疼痛。

C. 感觉过度：感觉刺激阈增高，不立即产生疼痛，达到阈值时可产生一种定位不明确的、强烈的不适感，持续一段时间才消失。

D. 感觉异常：在无外界刺激情况下出现异常自发性感觉，如麻木感、肿胀感、沉重感、痒感、蚁走感、电击感、针刺感或灼热感等。

E. 疼痛：依病变部位及疼痛特点分为：a. 局部性疼痛：指病变部位的局限性疼痛。b. 放射性疼痛：如神经干、神经根及中枢神经系统受病变刺激时，疼痛不仅发生于刺激局部，而且可扩展到受累感觉神经支配区，如椎间盘突出压迫脊神经根，脊髓空洞症引起痛性麻木等。c. 扩散性疼痛：疼痛由一个神经分支扩散到另一分支，如手指远端挫伤可扩散至整个上肢疼痛。d. 牵涉性疼痛：由于内脏与皮肤传入纤维都汇聚到脊髓后角神经元，内脏病变疼痛可扩散到相应体表节段，如心绞痛引起左侧胸及上肢内侧痛。

2）抑制性症状：感觉传导径路被破坏或功能受抑制时引起感觉减退或缺失。包括完全性感觉缺失（同一部位各种感觉均缺失）和分离性感觉障碍（同一部位痛温觉缺失、触觉存在）。

（2）感觉障碍的类型及临床特点：因病变部位不同，感觉障碍临床表现多样（图13-1）。

1）末梢型：肢体远端对称性完全性感觉缺失，呈手套、袜套型痛，如多发性神经病。

2）周围神经型：可表现某一周围神经支配区感觉障碍，如尺神经损伤累及前臂尺侧及第4、5指。

3）节段型：①后根型：表现为单侧阶段性完全性感觉障碍，如髓外肿瘤压迫脊神经根。②后角型：表现为单侧阶段性分离性感觉障碍，如脊髓空洞症。③前连合型：双侧对称性阶段性分离性感觉障碍，如脊髓空洞症。

4）传导束型：①脊髓半切综合征：病变平面以下对侧痛、温觉缺失，同侧深感觉缺失，如髓外肿瘤早期、脊髓外伤。②脊髓横贯性损害：病变平面以下完全性传导束性感觉障碍，如急性脊髓炎、脊髓压迫症后期。

5）交叉型：延髓外侧和脑桥病变时，致病侧面部和对侧躯体痛温觉减退或缺失。

6）偏身型：丘脑及内囊等处病变时，致对侧偏身（包括面部）感觉减退或缺失。

7）单肢型：病损对侧上肢或下肢感觉缺失，可伴复合感觉障碍。

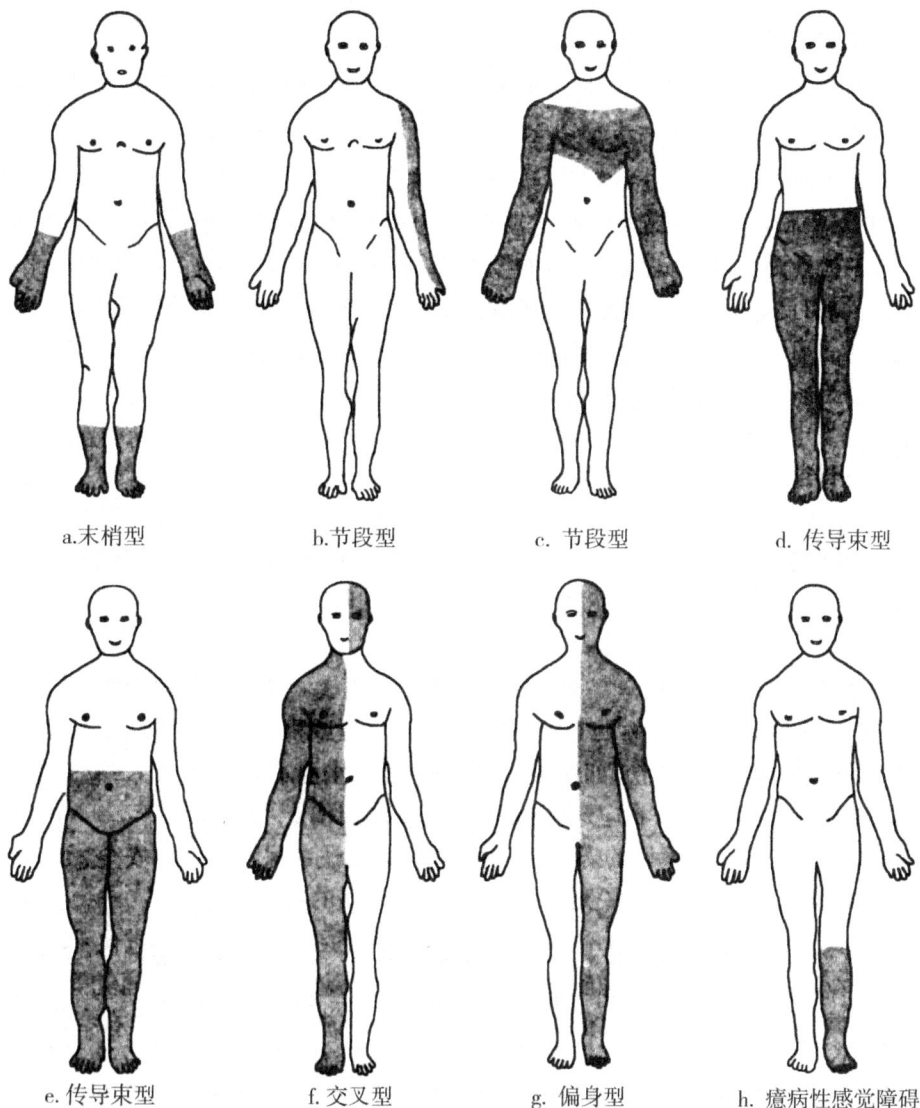

a.末梢型　　　　　b.节段型　　　　　c. 节段型　　　　d. 传导束型

e. 传导束型　　　　f. 交叉型　　　　g. 偏身型　　　　h. 癔病性感觉障碍

图 13-1　各种类型感觉障碍分布图

a. 多发性神经病（手套袜子形感觉障碍）；b. 后根病变（单侧节段性完全性感觉障碍）；c. 髓内病变（节段性分离性感觉障碍）；d. 脊髓半切综合征（右侧痛温觉障碍，左侧深感觉障碍）；e. 脊髓横贯性损害（病变水平以下完全性感觉障碍）；f. 左侧延髓背外侧综合征（交叉性感觉障碍）；g. 内囊病变（偏身感觉障碍）；h. 癔病性感觉障碍

3. 心理-社会资料　患者是否因自己的感觉异常而感到烦闷、忧虑，甚至悲观厌世。有无认知、情感或意识行为方面的异常；是否有疲劳感或注意力不集中；家属是否能给予极大的呵护与关爱。

4. 辅助检查　肌电图、诱发电位及 MRI 检查，可帮助诊断。

（二）常见护理诊断及医护合作性问题

感知改变与脑部病变、受损有关。

（三）护理目标

患者感觉障碍减轻或逐渐消失；情绪稳定，学会使用其他方法感知事物；感觉障碍部位未发生损伤。

（四）护理措施

1. 生活护理　保持床单整洁，防止感觉障碍部位受压或机械性刺激；肢体可加盖毛毯等保暖，慎用热水袋或冰袋，防烫、冻伤，如保暖需用热水袋时，水温不宜超过50℃；感觉过敏者，尽量减少不必要的刺激；对感觉异常者应避免搔抓，以防皮肤损伤。

2. 保证安全　对深感觉障碍的患者，在活动过程中应注意保证患者的安全，如病床要低，室内、走廊、卫生间都要有扶手，光线要充足，预防跌倒及外伤的发生。

3. 知觉训练　每日用温水（40～50℃）擦洗感觉障碍的身体部位，以促进血液循环和感觉恢复；对无感知患者，用砂纸、毛线刺激触觉；冷水、温水刺激温觉；用针尖刺激痛觉等。

4. 全身或局部按摩　按摩可以促进血液和淋巴液回流，对患侧肢体又有一种感觉刺激作用，还能防止或减少局部浮肿，有利于机体的康复。按摩动作要轻柔、缓慢、有节律，切不可用粗暴的手法；按摩的顺序应该从肢体的远端到近端，以利于血液循环。在按摩的同时可配合穴位按压以增加疗效。

5. 心理护理　针对患者感觉障碍的程度、类型，详细讲述其病情变化，安慰患者，同时让家属了解护理中的注意事项。

（五）护理评价

患者感觉障碍减轻或消失，情绪稳定，未发生冻伤、烫伤、抓伤、碰伤、压伤。

五、瘫痪

瘫痪（paralysis）指肢体因肌力下降而出现的运动障碍，是随意运动功能的减低或丧失，因上、下运动神经元病变所致，是神经系统常见的症状。

（一）护理评估

1. 病史　了解患者瘫痪起病的缓急，瘫痪的性质、程度、类型、病变部位及伴发症状；注意有无损伤、发热、抽搐或疼痛；过去有无类似病史。

2. 身体评估　评估四肢的营养、肌力、肌张力情况，了解有无肌萎缩及关节活动受限；注意腱反射是否亢进、减退或消失，有无病理反射；了解患者能否在床上向两侧翻身或坐起；观察患者步行的姿势、速度、节律和步幅，步行时身体各部位的运动及重心移动情况，步行时是否需要支持，有无病理步态；观察有无进食、构音、呼吸的异常以及抽搐和不自主运动等。其中，肌力的评估按0～5级肌力记录法判断肌力：

0级　完全瘫痪。

1级　肌肉可收缩，但不能产生动作。

2级　肢体能在床面上移动，但不能抵抗自身重力，即不能抬起。

3级　肢体能抵抗重力离开床面，但不能抵抗阻力。

4级 肢体能作抗阻力动作，但不完全。

5级 正常肌力。

注意评估患者瘫痪的分类及区分临床表现类型。

（1）瘫痪的分类：可分为痉挛性瘫痪和弛缓性瘫痪。患肢肌张力增高者称痉挛性瘫痪，又称为上运动神经元瘫、中枢性瘫痪、硬瘫；患肢肌张力降低者称弛缓性瘫痪，又称下运动神经元瘫、周围性瘫痪、软瘫。两者的鉴别见表 13 - 1。

表 13 - 1　痉挛性瘫痪与弛缓性瘫痪的鉴别

临床特点	痉挛性瘫痪	弛缓性瘫痪
瘫痪分布范围	较广，偏瘫、单瘫、截瘫和四肢瘫	多局限（肌群为主），或为四肢瘫
肌张力	增高	减低
腱反射	亢进	减弱或消失
病理反射	（＋）	（－）
肌萎缩	无或轻度废用性萎缩	显著
肌束震颤	无	可有
肌电图		
神经传导速度	正常	减低
失神经电位	无	有

（2）瘫痪的类型及病变部位（图 13 - 2）

1）单瘫：单个肢体的运动不能或运动无力，可表现为一个上肢或一个下肢。病变部位为大脑半球、脊髓前角细胞、周围神经和肌肉等。

2）偏瘫：一侧面部和肢体瘫痪，常伴瘫痪侧肌张力增高、腱反射亢进和病理征阳性等体征。常见于一侧大脑半球病变，如内囊出血、脑梗死等。

3）交叉性瘫痪：为病变侧脑神经所支配的肌肉瘫痪和对侧上下肢瘫痪。常见于一侧脑干肿瘤、炎症和血管性病变。

4）四肢瘫痪：四肢不能运动或肌力减退。见于高颈段脊髓病变和周围神经病变等。

5）截瘫：双下肢瘫痪称为截瘫。常见于脊髓胸腰段的炎症、外伤、肿瘤等引起的脊髓横贯性损害。

6）局限性瘫痪：指某一神经根支配区或某些肌群的无力。如单神经病变、局限性肌病、肌炎等所致的肌肉无力。

3. 心理 - 社会资料　患者是否因运动障碍而产生无能感、焦虑情绪及悲观、抑郁心理；患者是否对他人有依赖心理；康复训练过程中患者是否出现注意力不集中、缺乏主动性、情感活动难以自制等现象；患者有无克服困难，增强自我照顾能力的自信心；家属在患者的康复中是否能给予支持和帮助。

4. 辅助检查　CT、MRI 可了解中枢神经系统有无病灶；必要时可作肌电图检查及神经肌肉活检等。

（二）常见护理诊断及医护合作性问题

1. 躯体移动障碍　与中枢神经系统病变及神经肌肉受损、肢体瘫痪或协调能力异常有关。

2. 有废用综合征的危险　与肢体运动障碍、长期卧床有关。

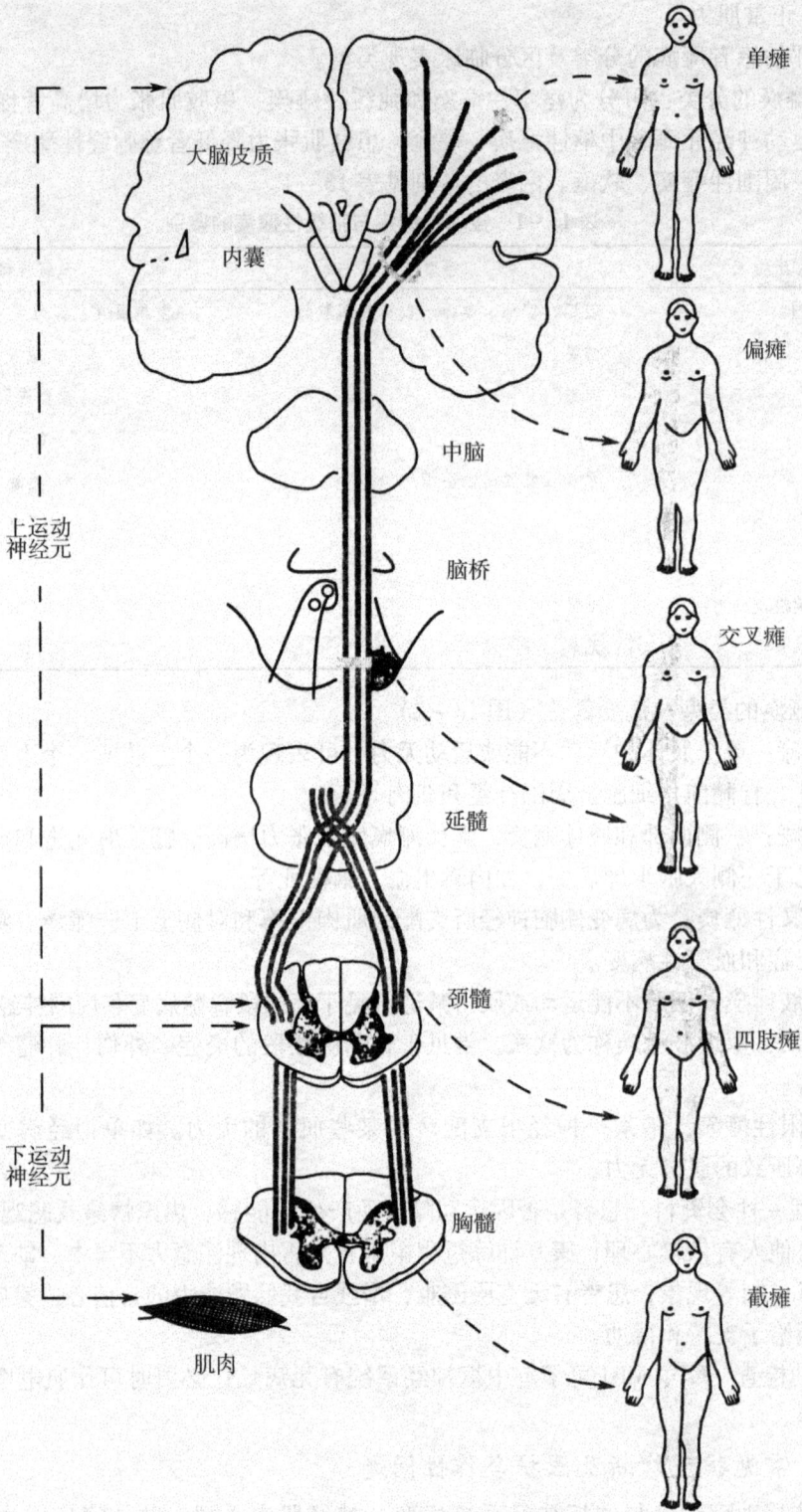

图 13－2　锥体束不同水平病损的瘫痪分布

（三）护理目标

患者掌握各种运动锻炼方法，肌力逐渐增强或恢复正常；生活自理能力增强或完全自理；不发生各种并发症。

（四）护理措施

1. 躯体移动障碍

（1）生活护理：指导或帮助患者完成进食、洗漱、大小便、穿脱衣服及个人卫生等日常生活，帮助患者翻身和保持床单位整洁，满足患者基本生活需要。

（2）保护性措施：患者床周应有护栏，防止坠床；走廊、厕所要装扶手；地面要保持平整干燥，防湿、防滑；恢复期患者练习行走时，应搀扶患者，并清除活动范围内的障碍物。

（3）康复训练：告知患者及家属早期康复训练的重要性，指导急性期患者床上的患肢体位摆放以保持关节功能位置，防止关节变形而失去正常功能；协助和督促患者进行早期床上桥式主动运动（训练用患腿负重，抬高和放下臀部，为患者行走做准备，以防止患者在行走中的膝关节锁住）、Bobath 握手（十字交叉握手，避免手的僵硬收缩）；如一侧肢体有自主运动，可以健肢带动患肢在床上练习坐起、翻身及患肢运动。开始时运动的强度不宜过大，以免患者痛苦而拒绝训练，应合理、适度、循序渐进。锻炼时主动与被动相结合，积极练习仰卧起坐，仰卧伸手，抬腿及大小关节屈伸转动，逐渐实现站立、行走、下蹲，并配合拉绳，提物等，逐步提高肌力。注意训练手的精细动作，手腕的屈伸、手的抓握、捻动、捏持、扣纽扣、用勺筷、翻书报等以提高生活技能。肢体功能锻炼因有患肢肌张力过高、平衡失调等因素而较困难，故还要加强患者锻炼的意志，要顽强坚持、持之以恒。还要加强主观性训练，即让大脑发出令患肢进行各种活动的指令，进行神经冲动训练。

（4）心理护理鼓励患者正确对待疾病，消除忧郁、恐惧心理或悲观情绪，摆脱对他人的依赖心理；关心患者，避免任何刺激和伤害患者自尊的言行，尤其在帮助患者进食、洗漱和处理大小便时不要流露出厌烦情绪；多与患者交谈，鼓励患者正确对待疾病，克服困难，增强自我照顾能力与自信心，保持自强、自尊的良好心态。

2. 有废用综合征的危险

（1）分期护理原则

1）意识障碍期（卧床期）的护理原则：注意保持瘫痪肢体的功能位：手握布卷；腕关节背屈20°～25°，肘关节稍屈曲，臂外展位，稍高于肩部；下肢用夹板将足底垫起，使踝关节呈直角，膝下垫一小垫。此种体位可防止肘、腕关节屈曲痉挛，肩关节内收，下肢外旋和足下垂。同时应及早进行关节的被动运动及预防并发症。

2）疾病恢复期的护理原则：关节运动由被动运动→主动运动，包括床上动作训练；坐位训练；也可以同时做日常生活动作训练。

运动动作训练可按照患者的病情和动作恢复进展的顺序及不同姿势的反射水平进行循序渐进、切实可行的训练。例如，翻身→坐起→坐位平衡→从坐位到站立→站立平衡→移动→步行（借助辅助用具步行）等。一般可以根据患者的病情决定开始训练的阶段。

3）康复期的护理原则：康复期功能训练包括站立训练；移动训练；步行训练；日常生活动作训练（饮食动作训练、排泄动作训练、清洁动作训练、更衣动作训练）等。

（2）综合康复治疗：加强瘫痪肢体功能训练并配合针灸、理疗、推拿按摩等辅助治疗，以防肌萎缩和关节畸形。

（五）护理评价

患者积极配合和坚持肢体功能康复训练，恢复或逐渐恢复活动能力；无肢体挛缩、屈曲发生；未发生压疮和（或）受伤等并发症。

（陈　珏）

第十节　脑血栓形成的护理

脑血栓形成（cerebral thrombosis，CT）是脑梗死最常见的类型，是脑动脉主干或皮质支动脉粥样硬化导致血管壁增厚、管腔狭窄闭塞和血栓形成，引起脑局部血流减少或供血中断，脑组织缺血缺氧，出现局灶性神经系统症状和体征。CT又称动脉粥样硬化性脑梗死。

一、病因与发病机制

（一）病因

1. 血管病变　最重要和最常见的血管病变是动脉粥样硬化，其次是高血压病伴发的脑小动脉硬化。其他还有血管发育异常，如先天性动脉瘤和脑血管畸形；脉管炎，如感染性风湿热、结核病、钩端螺旋体病、梅毒等所致的动脉内膜炎；一些非感染性的脉管炎，如血栓闭塞性脉管炎、结节性多动脉炎，动脉壁创伤如损伤、手术、导管、穿刺等；少见的主动脉、颈动脉的夹层动脉瘤等。

2. 血液成分的改变　血管病变处的内膜粗糙，使血液中的血小板易于附着、积聚以及释放更多的5-羟色胺等化学物质。血液成分中脂蛋白、胆固醇、凝血因子Ⅰ含量的增加，可使血液黏度增加，致使血流速度减慢。此外还有血液病，如白血病、红细胞增多症和各种影响血液凝固性增高的因素，均易使脑血栓形成发生。

3. 血流动力学改变　脑血流量的调节，受到多种因素的影响。血压的改变是影响脑局部血量的重要因素，当平均动脉压低于9.5kPa（71mmHg）和高于24kPa（180mmHg）时，由于血管本身存在的病变，管腔狭窄，自动调节功能失效，局部脑组织的供血即可发生障碍。

4. 高血压病史　收缩压升高、体重指数增加和高密度脂蛋白减少，是影响脑血栓形成的主要因素。

（二）发病机制

动脉硬化性脑梗死一般为血供不足引起的白色梗死。但由于栓塞、抗凝治疗或低血压而形成的梗死时，血压回升后，梗死区重新获得血液的灌流可成为出血性梗死，也称红色梗死。

发生脑梗死处的脑组织软化、坏死，并可发生脑水肿和毛细血管周围点状渗血。脑梗死患者，脑组织缺血、缺氧性损害时可出现神经细胞坏死和凋亡两种方式。病理分期为：超早期（1~6h），病变组织变化不明显；急性期（6~24h），脑组织出现明显的缺血表现；坏死期（24~48h），出现明显脑水肿；软化期（3d~3周），病变区液化变软；恢复期（3~4周后），病变组织萎缩，坏死组织由格子细胞清除，留下有空腔的瘢痕组织，空腔内可充满浆液。研究证实，脑缺血超早期治疗时间窗为 6h 之内，原因是脑梗死区血流再通超过再灌注时间窗，脑损伤可继续加剧，产生再灌注损伤。抢救缺血半暗带的关键是超早期溶栓治疗，减轻再灌注损伤的核心是积极采取脑保护措施。

二、临床表现和诊断

（一）临床表现

脑血栓形成多发生于中老年人，多有高血压、动脑粥样硬化史。突然起病，不少患者在睡眠时发病，在清晨醒来时发现偏瘫或单瘫、失语等。常在数分钟至数小时，甚至 1~2d 达高峰，亦有白天工作时发病。部分患者病前有短暂性脑缺血发作的病史。起病时可有缺血侧头部轻度疼痛，多数患者意识清醒。脑血栓引起的症状体征取决于受累的血管。

1. 颈内动脉系统

（1）颈内动脉：一般多出现眼交叉性偏瘫，于病灶侧出现一过性或永久性单眼视力减退或失明，对侧偏瘫，病灶同侧可有 Horner 征，部分患者颈部可听到杂音，颈动脉搏动减弱或消失。

（2）大脑前动脉：瘫痪的下肢较上肢为重，有时可有排尿障碍或精神障碍。

（3）大脑中动脉：最常见，如起源于主干完全闭塞时，出现病变对侧偏瘫、偏身感觉障碍及对侧同向偏盲，优势半球病变时尚有失语。非优势半球病变可见偏瘫失认症。

2. 椎 - 基动脉系统　其共同特点是脑干和小脑受累，出现交叉性瘫痪，交叉性感觉障碍，多发性脑神经麻痹和共济失调等症状。

（1）椎 - 基动脑系统供血不足：最常见的为眩晕，可见肢体轻瘫、感觉异常、吞咽困难、猝倒。

（2）延髓背外侧综合征：又称小脑后下动脉血栓形成（Wallenberg 综合征）。延髓背外侧部梗死，出现眩晕、恶心、呕吐及眼球震颤，病侧小脑共济失调及 Horner 征；病侧面部和对侧肢体痛觉减退或消失。

3. 辅助检查　CSF：多数正常，可有少量红细胞；CT：阻塞血管分布区低密度病变区，通常在发病后的 24~48h 出现；TCD：可发现脑各部血流改变；MRI：对小的梗死灶，尤其是脑干的梗死灶，往往在 CT 片上不能发现，但 DSA 磁共振图像上可清晰地见到：T_1 加权上低信号改变，T_2 加权上呈高信号变化。MRA 显示病变的血管，明确闭塞血管、侧支供血情况。区域性脑血流量（rCBF）发现在相应的梗死区脑血流减低。

（二）诊断要点

动脉硬化性脑梗死的诊断要点：

（1）可能有前驱的短暂脑缺血发作史。

（2）安静休息时发病较多，常在晨间睡醒后发现症状。

（3）症状常在几小时或较长时间内逐渐加重，呈恶化型卒中。

（4）意识常保持清晰，而偏瘫、失语等局灶性神经功能缺失比较明显。

（5）发病年龄较高，常有脑动脉粥样硬化和其他器官的动脉硬化。

（6）常伴有高血压、高血脂、糖尿病等。

（7）脑脊液清晰，压力不高，CT 或 MRI 示脑梗死病灶。

三、治疗原则

（一）急性期治疗

1. 治疗原则

（1）超早期治疗：首先提高公民脑卒中的急症和急救意识，了解超早期治疗的重要性和必要性，发病后立即就诊，力争在 3~6h 治疗时间窗内溶栓治疗，以降低脑代谢、控制脑水肿及保护脑细胞，挽救缺血半暗带。

（2）个体化治疗：根据患者年龄、缺血性卒中类型、病情程度和基础疾病等情况，采取最适当的治疗。

（3）防治并发症：如感染、脑心综合征、下丘脑损伤、卒中后焦虑或抑郁症、血管升压素分泌异常综合征和多器官衰竭等。

（4）整体化治疗：采取支持疗法、对症治疗和早期康复治疗；对卒中危险因素如高血压、糖尿病和心脏病等及时采取干预，降低复发率和病残率。

2. 超早期治疗

（1）维持生命功能和处理并发症：①缺血性卒中后血压升高，通常不需紧急处理，病后 24~48h 收缩压 >220mmHg、舒张压 >120mmHg 或平均动脉压 >130mmHg 时可用降压药，切忌过度降压使脑灌注压降低，导致脑缺血加剧。②保持呼吸道的通畅、吸氧和防治肺炎，加强皮肤、泌尿系管理，预防尿路感染和压疮等。③预防肺栓塞和深静脉血栓形成。④发病 3d 内进行心电监护，预防致死性心律失常和猝死，必要时可给予钙拮抗药、β-受体阻滞药治疗。⑤血糖水平宜控制在 6~9mmol/L，过高或过低均会加重缺血性脑损伤，并注意维持水电解质平衡。⑥及时控制癫痫发作，处理患者卒中后抑郁或焦虑。

（2）急性期多伴有缺氧，故在起病或最初几天内，患者应卧床休息，床头抬高 15°~30°，肢体放于功能位。意识不清患者，在 24~48h 内禁食，静脉补液，输液量应根据具体情况而定。病情稳定后给予适当活动。

3. 溶栓、抗凝和降纤治疗

（1）溶栓、抗凝和降纤治疗见规范化治疗：在脑缺血组织出现不可逆损害前，溶解血栓使动脉再通，可能减轻缺血损害。静脉溶栓与动脉溶栓，应严格掌握溶栓标准。

（2）抗血小板治疗：最常见的为阿司匹林和盐酸噻氯匹定类。阿司匹林以小剂量为宜，一般 50~100mg/d 为宜。因阿司匹林起效快，用于急性卒中可能有效。

4. 减轻脑水肿 患者有脑水肿时，应首先降低颅内压，暂不用血管扩张药。有脑水肿的患者表现为嗜睡、精神萎靡、呃逆、头痛等。经脱水治疗后症状明显好转。用 20% 甘露醇 125~250ml 静脉滴注，每隔 8~12h 1 次；地塞米松 10mg 加入 5% 葡萄糖液 250ml 静脉滴注，每天 1 次。抗脑水肿治疗应从发病后 24h 开始，连续 5~7d。应用脱水药时注意患者的心功能和肾功能、血压、血钾情况。一般来说，伴有糖尿病的患者不适合脱水治疗，有出血倾向者禁用糖皮质激素。

5. 改善微循环

（1）低分子右旋糖酐：有改善微循环、增加血容量、降低血液黏滞度和防止红细胞聚集的作用，对治疗中、后期脑血栓形成以及预防脑血栓的发展有较好的效果。心、肾功能不全者慎用，个别可见变态反应，可用 500ml 静脉滴注，每日 1 次，10～20 次为 1 个疗程。

（2）川芎嗪注射液：川芎有改善脑和外周微循环，减轻脑水肿，使聚集的血小板、红细胞解聚，促使神经细胞功能恢复等作用。使用方法：20% 川芎嗪注射液，4ml 肌内注射，每日 2 次。对高血压患者可 6h 1 次，15d 为 1 个疗程，根据病情可重复使用。或用 10% 川芎嗪注射液 30ml 加入 5% 葡萄糖 250ml 中静脉滴注，每日 1 次，15d 为 1 个疗程。

（3）冠心舒：20～30mg 每日 3 次，应连服 3～6 个月。

6. 扩血管药物　脑梗死发生时，在脑水肿形成前应用扩血管药物，能立即改善局部缺血，有利于侧支循环的建立，效果好。因此，凡在发病 24h 内者，均可应用扩血管药物。48h 后，若梗死血管较大，脑组织可因缺血、缺氧、水肿、坏死，最容易引起过度灌注综合征，原则上不用血管扩张药而应考虑用脱水药，发病 2 周后脑水肿已退，用扩血管药物比较安全，血压偏低时亦应慎重。

（1）氟桂利嗪：是一种钙通道阻滞药，能拮抗各种缩血管物质，阻止钙离子内流，抑制血管收缩和增加脑血流量。常用量为 25mg，每日 3 次。大剂量时可引起头晕、嗜睡，偶见皮疹及胃肠道反应。

（2）环扁桃酯（又名抗栓丸）：对血管平滑肌有较温和的直接持久的扩张作用，常用量 0.2g 口服，每日 3 次。

（3）尼莫地平：是一种不引起收缩压降低、易通过血脑屏障、强烈扩张血管的药物。该药物为钙通道阻滞药，能有效地阻止钙离子从细胞外过多地流入细胞内，特别是强有力地抑制脑血管痉挛，增加红细胞的变形性，抑制血小板的聚集，提高抽搐阈和改善胆碱能系统的活动。常用量 20～40mg，口服，每日 3 次。或氟桂利嗪 5～20mg/d，一般维持量为 5～10mg/d。

7. 抗自由基治疗　脑缺血后造成的神经细胞损害，目前临床上行之有效的抗自由基药物有如下几种：

（1）地塞米松：地塞米松 10mg 加 5% 葡萄糖液 500ml 静脉滴注，每天 1 次，用 5～7d。血压超过 24/15kPa（180/110mmHg）停用。有出血倾向者禁用。应随时检测血清钾，以便随时纠正。

（2）维生素 E：有竞争性的抗自由基作用。一般用量为 200～2 000mg/d，初期 300～600mg/d，取得疗效后逐减，并维持一定时间。长期大量应用，可有恶心、呕吐、疲劳、视物模糊、性腺功能紊乱－男性乳房发育、妇女月经过多或闭经，停药后逐渐恢复正常。

8. 手术治疗

（1）颅外血管：如颈总动脉、颈内动脉狭窄、血栓形成，经造影确诊后，可行动脉内膜剥脱术、血栓切除术、人造血管手术，以免进一步缺血缺氧及新栓子落入脑血管造成脑梗死。

（2）广泛脑软化、脑疝形成的患者，可考虑做大骨瓣减压及清除坏死组织，以抢救患者的生命。

9. 有条件的医院，应组建卒中单元（stroke unit，SU）SU 由多科医师、护士和治疗师参与，经过专业培训，将卒中的急救、治疗、护理及康复等有机地融为一体，使患者得到及时、规范的诊断和治疗，有效降低病死率和致残率，改进患者预后，提高生活质量，缩短住院时间和减少花费，有利于出院后管理和社区治疗，中、重度脑卒中，如大面积脑梗死、小脑梗死、椎－基底动脉主干梗死及病情不稳定脑梗死患者均应进入 SU 治疗。

（二）恢复期治疗

1. 康复治疗　多数脑血栓形成的患者都遗留不同程度的后遗症，其主要症状有偏瘫、失语、吞咽困难、痴呆等。为促进神经功能的恢复，急性期的口服药物还要继续应用，并且选用体针、高压氧治疗，同时要进行语言训练、肢体主动与被动活动，按摩、理疗、体疗等。

2. 病因治疗　对查明原因者，如糖尿病、红细胞增多症、原发性血小板增多症或颈动脉、椎动脉狭窄、高脂血症等，应针对原因治疗。有效的控制诱因，防止复发。

（陈　珏）

第十一节　脑栓塞的护理

脑栓塞（cerebral embolism）指脑血管被血流带进颅内的固体、液体或气体栓子阻塞，引起相应供血区域脑组织缺血、坏死与脑功能障碍。脑栓塞占全部缺血性脑卒中的 15% ～ 20%，但 45 岁以下者的发病率更高。只要产生栓子的病因不消除，脑栓塞就有反复发病的可能。有 2/3 的复发患者，均发生在第 1 次发病后的 1 年之内。临床上最常见的为心脏并发症。

一、病因与发病机制

（一）病因

1. 心源性　占脑栓塞的 60% ～ 75%，常见为非瓣膜性房颤（45%）和急性心肌梗死（15%）。

2. 非心源性　气栓、附壁血栓、脂肪栓、癌栓、羊水栓塞等。

3. 来源不明性　30% 的患者不能明确原因。

（二）发病机制

病理改变与脑血栓形成基本相同。由于栓子常多发、易破碎，有移动性或可能带菌，故栓塞性脑梗死多灶性，可伴有脑炎、脑脓肿、局限性动脉炎和细菌性动脉瘤等。脑栓塞并发出血性梗死（点片状渗血）发率约 30%，可能由于栓塞血管内栓子破碎向远端前移，恢复血流后栓塞区缺血坏死的血管壁在血压作用下生出血。

二、临床表现和诊断

（一）临床表现

脑栓塞 80% 以上发生在颈内动脉系统，大脑前动脉占 7%，出现偏瘫、偏身感觉障碍、失语或局灶性癫痫作。椎－基底动脉占 10%，表现眩晕、复视、交叉性瘫或四肢瘫痪，共济失调，饮水呛咳、吞咽困难及构音障等。对以下卒中表现者，应高度警惕栓塞性卒中。

（1）任何年龄，但以青壮年多。活动中突然发病，常无前驱症状，瞬间即达高峰，多呈完全性卒中。

（2）大多数患者意识清楚或仅有轻度意识模糊，主干的大面积脑栓塞病情危重，可发生严重的脑水肿，颅压增高，甚至脑疝和昏迷。椎－基底动脉系统，常发生昏迷。

（3）有全身系统栓塞表现；大多数患者有栓子来源的原发疾病；部分病例有脑外多处栓塞证据。

（4）病史或检查中发现 1 条以上的血管供血区受累。局限性神经缺失症状与栓塞动脉供血区的功能相对。

（二）诊断

（1）骤然起病，数秒至数分钟内出现偏瘫、失语、一过性意识障碍、抽搐等局灶性症状。

（2）有心脏病史或发现栓子来源。

（3）同时发生其他脏器栓塞。

（4）心电图可见原发心脏病变；脑 CT 可见低密度病变区；MRI 缺血病灶较早出现低信号；TCD 可发现脑部血流改变。

（三）预后

（1）脑栓塞急性期病死率为 5%～15%，心肌梗死所致脑栓塞预后较差。

（2）心源性脑栓塞容易复发，10%～20% 在 10d 内复发，很少 3d 复发，短期内再发病死率高。

（3）如脑栓塞病情已趋稳定，突然意识障碍加重，肢体瘫痪加重，常提示出血性脑梗死的可能。

三、治疗原则

（一）一般治疗

与同脑血栓形成治疗相同。

（二）病因治疗

1. 心源性栓塞　进行心脏病的治疗：抗心律失常，血管扩张药的运用。

2. 针对栓子的处理　①气栓处理时患者应取头低、左侧卧位，如为减压病，应尽快行高压氧治疗，减少栓，增加脑含氧量，气栓常引起癫痫发作，应严密观察，并抗癫痫治疗。②脂肪栓处理可用扩容药、血管扩药静脉滴注。③感染性栓塞需选用足量有效的抗生素治疗。

（陈　珏）

第十二节　脑出血的护理

脑出血（cerebral hemorrhage）为非创伤性脑实质内出血，占全部脑卒中的 10%～30%。脑出血可来源于脑内动脉、静脉或毛细血管的坏死、破裂，但以动脉出血最为多见。脑出血患者中 80% 发生于大脑半球，其余 20% 发生于脑干和小脑。患病率 112/10 万，年发病率 81/10 万。主要病因为高血压和动脉硬化，是死亡率和致残率极高的一种常见病。

一、病因与发病机制

(一) 病因

1. 高血压性脑出血　常见部位是豆状核、背侧丘脑、小脑和脑桥；急性期极为短暂，出血持续数分钟；常有高血压病病史；外伤、淀粉样血管病等其他出血证据。

2. 脑淀粉样血管病　老年患者或家族性脑出血的年轻患者；出血局限于脑叶；无高血压病病史；有反复发作的脑出血病史；确诊靠组织学检查。

3. 抗凝药导致的脑出血　长期或大量使用抗凝药；出血持续数小时；脑叶出血。

4. 溶栓药导致的出血　使用溶栓药史；出血位于脑叶或原有的脑梗死病灶附近。

5. 脑肿瘤出血　肿瘤或全身肿瘤病史；出血前有较长时间的神经系统局灶症状；出血位于高血压脑出血的非典型部位；多发病灶；影像学上早期出现周围水肿和异常增强。

6. 毒品或药物滥用导致的脑出血　毒品滥用史；血管造影，血管呈串珠样改变；脑膜活检的组织学证据；免疫抑制药有效。

7. 动静脉畸形出血　发病年龄早，常有遗传性的血管畸形史；影像学检查发现血管异常影像；确诊依据脑血管造影。

(二) 发病机制

1. 原发性损害　脑损伤引起的脑组织受压导致神经功能障碍。血肿压迫产生的占位效应使颅内压 (intracranial pressure, ICP) 增高，然后出现脑血流 (cerebral bloodflow, CBF) 减少，脑灌注压 (cerebral perfusion pressure, CPP) 下降，脑水肿加重。严重者还可造成脑组织移位和脑疝形成。

2. 继发性损害　脑出血后可促发凝血级联反应，产生大量凝血酶。研究表明，凝血酶不但可通过细胞毒素作用，直接损害神经细胞，还能破坏血-脑屏障，是形成脑水肿的主要原因。已证实给予凝血酶抑制剂或有凝血功能障碍的患者，脑出血后血肿周围水肿较轻，血肿分解造成红细胞破坏，后者产生的血红蛋白可分解为血红素和 Mg^{2+}，它们都具有神经毒性作用；同时，血肿分解还可引起炎症细胞浸润，导致白细胞活化。脑出血后，血肿周围组织 CBF 明显下降，易诱发神经细胞缺血性损伤和（细胞）凋亡。

二、临床表现和诊断

(一) 临床表现

50 岁以上中老年人，男性略多，冬春季易发病，常在活动、用力、激动时突然起病。50% 的患者出现剧烈头痛、呕吐物可呈咖啡样，血压升高，数分钟或数小时达高峰，严重者出现意识障碍、昏迷、脑疝、脑膜刺激征。临床症状体征，因出血部位及出血量不同而异。

1. 基底核区出血　壳核和背侧丘脑出血为最常见的两个部位，它们被内囊后支分为外侧（壳核）和内侧（背侧丘脑）。主要症状有对侧三偏综合征（偏瘫、偏身感觉障碍和同向偏盲），病灶在优势半球者有失语，双眼凝视病灶侧。其临床特点为：发病急，突然感到头痛，随即频繁呕吐，可吐出咖啡样胃内容物。

(1) 壳核出血：是最常见的脑出血，占 50% ~ 60%，主要是豆纹动脉外侧支破裂所致。通常引起较严重运动功能缺损，对侧三偏综合征（突发的病灶对侧偏瘫、偏身感觉障碍和同向偏盲），病灶在优势半球者有失语，双眼球向病灶侧凝视。出血量大时可有意识障碍；出血量较小可仅表现纯运动、纯感觉障碍，不伴头痛、呕吐，与腔隙性梗死不易区分。

（2）背侧丘脑出血：丘脑膝状动脉和背侧丘脑穿通动脉破裂，该部位出血往往偏身深浅感觉障碍，瘫痪轻，双眼球向下凝视，意识障碍多见且较重，可有特征性眼征，如上视障碍或凝视鼻尖、眼球偏斜或分离性斜视、眼球汇聚障碍和无反应性小瞳孔、去皮层强直等中线症状。

（3）尾状核头出血：临床表现与蛛网膜下腔出血颇相似，头痛、呕吐及轻度脑膜刺激征，无明显瘫痪，轻度颈强、Kernig 征，可有对侧中枢性面、舌瘫；或仅有头痛而在 CT 检查时偶然发现，临床上往往容易被忽略。

2. 脑桥出血　约占脑出血的10%，多由基底动脉脑桥支破裂所致，出血灶位于脑桥基底与被盖部之间。临床上轻者，可无意识障碍，出现交叉性瘫痪，出血侧脑神经、对侧上下肢瘫痪。重者，迅即深昏迷，眼球浮动、针尖样瞳孔、四肢瘫、中枢性呼吸困难、中枢性高热、呕吐咖啡样胃内容物、去皮质强直等，多在48h 内死亡。

3. 小脑出血　约占脑出血的10%，大多由小脑齿状核动脉破裂所致。出现严重眩晕和频繁呕吐、瞳孔常缩小、枕部剧烈头痛、颈项强直、眼球震颤、共济失调等无明显瘫痪。出血量大者，病情迅速进展，12～24h 出现昏迷及脑干受压征象，两眼凝视病灶对侧，肢体瘫痪及出现病理反射，最终因发生脑疝而死亡。

4. 脑室出血　占脑出血的3%～5%，由脑室内脉络丛动脉或室管膜下动脉破裂出血所致。多数病例是小量脑室出血，常有头痛、呕吐、脑膜刺激征，一般无意识障碍及局灶性神经缺损症状，可有血性 CSF，酷似蛛网膜下腔出血，小量脑室出血可完全恢复，预后良好。大量脑室出血，常起病急骤，迅速出现昏迷、频繁呕吐、针尖样瞳孔、眼球分离斜视或浮动、四肢弛缓性瘫痪及去皮质强直发作等，病情危急，多在短时间内死亡。

5. 脑叶出血　又称脑白质或皮质下出血，占高血压脑出血的1/10 左右。常有脑动静脉畸形、烟雾病（Moyamoya 病）、血管淀粉样变和肿瘤等所致。出血以顶叶最常见，其次为颞叶、枕叶、额叶，也可有多发脑叶出血。临床表现多种多样，程度轻重不等，主要取决于出血的部位和血肿的大小。部分患者表现酷似蛛网膜下腔出血，可仅有头痛、呕吐、颈项强直及克氏征阳性，脑脊液呈血性。

（二）诊断

（1）中老年突然起病，体力活动或情绪激动时发病。

（2）有高血压病病史。

（3）颅内高压症，反复呕吐、头痛和血压升高，局灶性神经体征：意识障碍、偏瘫、大小便失禁等神经系统症状和体征。

（4）CT 示边界清楚，圆形、卵圆形、菱形或不规则的均匀高密度区。MRI 急性期扫描呈低信号。腰穿脑脊液呈血性和 CSF 压力增高。

三、治疗原则

（一）脑出血急性期的治疗

尽快减轻并控制脑水肿，消除血肿，减少对周围组织的压迫，避免继发脑干损伤、脑室出血、背侧丘脑下部损伤及脑疝的形成，维持生命体征，从而降低死亡率；保护出血周围的脑组织，减轻脑水肿及缺血性损伤。

1. 外科治疗　手术宜在超早期（发病后 6~24h 内）进行。

（1）手术适应证：①颅内压增高伴脑干受压体征，意识水平 F 降，GCS 评分≥5 分，呈浅昏迷至中度昏迷，脑疝早期。②小脑出血≥10ml（血肿直径≥3cm），小脑半球血肿 >15ml、蚓部血肿 >6ml。③脑室出血致梗阻性脑积水，幕上出血≥30ml，出血部位表浅。④因血管畸形或动脉瘤所致的脑内出血，年轻患者脑叶出血，壳核中至大量出血（>40~50ml）。

（2）手术禁忌证：①出血后病情进展迅猛，短时间内陷入深度昏迷者。②发病后血压持续升高≥200/120mmHg。③伴有严重的心、肝、肺、肾疾病及凝血功能障碍者。

（3）常用手术方法：小脑减压术、开颅血肿消除术、钻孔扩大骨窗血肿消除术、钻孔微创颅内血肿消除术和脑室出血脑室引流术。

2. 内科治疗

（1）安静卧床：严密观察体温、呼吸、脉搏、血压、意识、瞳孔，保持呼吸道通畅，及时清理呼吸道分泌物，根据病情给予吸氧，保持肢体功能位。有意识障碍、消化道出血者，宜禁食 24~48h。

（2）降低颅内压和控制脑水肿：颅内压增高和脑水肿是高血压脑出血急性期患者的死亡原因，主要是脑水肿引起脑疝所致。一般 ICH 发病 6h 可发生脑水肿，24h 开始明显，24h~5d 为水肿高峰期，完全消失需 4~6 周。气管插管、过度换气和渗透疗法是降低 ICP 和逆转即将发生脑疝的最快方法。目前，甘露醇仍是渗透疗法中最为常用的药物，急救时可短期应用，每次剂量为 0.2~0.5g/kg，应用时间不超过 5d。适当延长甘露醇的治疗时间，可提高脑出血的治疗效果，疗程以 1 个月左右为宜，个别病例可能更长，但必须密切观察肾功能。复方甘油注射液作用较甘露醇弱，但反跳较轻，不增加肾脏负担，且可进入三羧酸循环代谢而提供能量，不升高血糖，与甘露醇合用可以维持恒定的降颅压作用和减少甘露醇的用量。但其进入体内过快可引起溶血，产生血红蛋白尿。

（3）控制血压：脑出血后的血压升高是一种保护性反应，通常在几天内会降至平时的水平。急性 ICH 的治疗原则仍应遵循降低幅度不超过 20%，尼卡地平、拉贝洛尔静脉制剂或血管紧张素转换酶抑制剂是目前可供选择的药物：目前认为收缩压（SBP）<180mmHg 和舒张压（DBP）<105mmHg 不必降压，而拉贝洛尔对 ICP 或局部脑血流量（rCBF）的自动调节机制几乎无影响，它是治疗中等血压升高的首选药。

（4）钙通道阻滞药治疗：脑血周围同样存在缺血半暗带，由其神经细胞内钙离子的聚集而引起的脑损害，是引起血肿周围水肿的原因之一，研究证实，钙离子通道阻滞药可减轻实验性脑缺血及继发性脑损害。如尼莫地平治疗高血压脑出血可显著改善脑出血的预后，一般在出血后 10~15d 使用。氟桂利嗪可改善微循环，促进血液的吸收，预防脑水肿。

（5）胰岛素的使用：胰岛素可与血小板上的胰岛素受体相结合，兴奋后可降低局部血栓烷 A_2 浓度，调节血小板的凝聚性，改善血液淤滞，从而改变半暗带区的供血状态，增加脑出血后周围水肿带的有效供血，造成低血糖高灌流状态，减少脑组织的软化坏死、缩小水肿范围、缓解血管痉挛、降低脑出血的病死率，促进患者康复。胰岛素能改善重型脑出血患者预后，而对极重型或轻型脑出血患者无明显效果。

（6）保证营养和维持水电解质平衡：每日液体输入量按尿量＋500ml 计算，高热、多汗、呕吐或腹泻的患者还需适当增加液体输入量。注意防止低钠血症，以免加重脑水肿。

（7）脑出血多是由于高血压导致血管破坏所致，而不是凝血机制障碍。目前多不主张用止血药，但对并发应激性溃疡和蛛网膜下腔出血（SAH）者仍主张用止血药（氨基己酸、酚磺乙胺等）。脑温的高低直接影响高血压性脑出血（HIH）患者预后。早期（6h 内）实施亚低温治疗，可使高血压脑出血患者病死率明显减低。

（8）对症治疗，防治并发症：①肺部、尿路感染。②应激性溃疡。③血管升压素分泌异常综合征（又称稀释性低钠血症），应限水补钠。④痫性发作。⑤中枢性高热。⑥下肢深静脉血栓形成等。

（二）恢复期治疗

康复治疗最佳介入时机为 0.5～1 个月，既能取得满意疗效，同时又不增加再出血危险性，一般按照脑梗死进行治疗。严格控制血压与患者的预后关系密切。康复训练、及早使用神经保护药、营养药、中药活血化瘀药和针刺，可促进神经功能的恢复和肢体功能的改善。早期大剂量应用纳洛酮能有效保护脑神经功能，同时降低颅内压、减轻脑水肿、促进意识恢复。

（陈　珏）

第十三节　脑梗死的护理

脑梗死又称缺血性脑卒中，是指脑部血液供应障碍，缺血、缺氧引起的局限性脑组织的缺血性坏死或脑软化。引起脑梗死的主要原因是供应脑部血液的颅内或颅外动脉中发生闭塞性病变而未能建立及时、充分的侧支循环，使局部脑组织的代谢需要与可能得到的血液供应之间发生超过一定限量的供不应求现象。临床上常见类型有脑血栓形成、脑栓塞和腔隙性梗死。脑血栓形成是脑血管疾病中最常见的一种，其最常见的病因是脑动脉粥样硬化，好发于老年人，常在安静休息时发生，临床分为可逆性缺血性神经功能缺失、完全型、进展型、缓慢进展型 4 种类型。

一、常见病因及发病机制

1. 常见病因

（1）心源性脑栓塞：栓子在心内膜和瓣膜产生，并脱落造成的脑栓塞。心源性脑栓塞占所有脑栓塞的 60%～80%。常见于风湿性心脏病、心肌梗死、亚急性细菌性心内膜炎、非细菌性血栓性心内膜炎等。

（2）非心源性脑栓塞：是指心脏以外血管来源的栓子造成的脑栓塞。常见于动脉粥样硬化斑块性栓塞、脂肪栓塞、空气栓塞、癌栓塞、医源性栓塞等。

（3）不明原因性脑栓塞。有部分脑栓塞患者未发现栓子的来源。

2. 发病机制　栓子进入脑动脉后，随血流向远端移行至比栓子细小的动脉时，发生阻塞现象导致脑组织缺血、缺氧、坏死；栓子刺激动脉及周围小动脉造成痉挛，缺血进一步扩大。

二、临床表现

（1）有原发病史：以风湿性心脏病、冠心病和动脉粥样硬化病史为多见，部分患者发生于心脏手术后、长骨骨折、大血管穿刺术后等。

（2）突然发病，常在数秒或数十秒内症状达高峰。

（3）患者在发病时有短暂意识障碍、头痛、头晕及抽搐；因80%的栓塞发生在颈内动脉系统，其临床表现为失语、眼球凝视麻痹、面瘫、肢体瘫痪、感觉障碍。

（4）椎基底动脉系统发生者，表现为复视、口舌麻木、眩晕、共济失调、交叉性瘫痪、意识障碍等。

（5）较大动脉被栓塞致大块脑梗死，或多发栓塞者，发病后3~5d病情加重，甚至因高颅压引起脑疝致死。

（6）少量的空气栓塞，症状在短期内可完全消失；大量空气栓塞者病情严重，甚至在短期内死亡。

三、辅助检查

1. 脑CT　可见低密度影，MRI病灶区呈长T_1和长T_2信号。

2. 腰椎穿刺检查　有助于了解颅内压、炎性栓塞及出血性梗死。

3. 心电图　可有心律失常、心肌损害，胸部X线片可见心脏扩大。

四、治疗原则

调整血压、改善侧支循环、减轻脑水肿和治疗原发病。

（1）溶栓治疗：适用于超早期患者及进展性卒中。应在发病3~12h给药。

（2）抗凝治疗：主要适用于进展型脑梗死、心源性脑梗死等，常用药物有肝素、低分子肝素、华法林等。

（3）抗血小板聚集治疗：主要应于预防脑梗死复发和治疗轻度脑血管狭窄<70%，常用药物有阿司匹林等药物。

（4）改善脑代谢和脑功能。

（5）改善微循环。

（6）预防和治疗脑水肿。

（7）急性期卧床休息，调整血压，血压调整在稍高于平时血压。

五、护理评估

（1）起病的时间、方式，有无前驱症状和伴发症状。

（2）了解患者的既往史，服药史，自理能力，生活方式。

（3）评估有无卒中高危因素。糖尿病、高血脂、TIA反复发作、吸烟、饮酒、心脏疾病、已有的脑梗死史等。

（4）生命体征、意识状态、瞳孔变化。

（5）偏瘫的部位和程度，吞咽、感知障碍，认知、语言能力。大小便情况。

（6）各项检查及化验结果。颅脑CT、MRI、经颅多普勒超声检查，凝血功能等。

（7）抗凝、溶栓治疗效果及副作用。

（8）心理及社会支持系统。

六、护理措施

（一）一般护理

（1）急性期患者应绝对卧床休息，协助患者翻身，做好大、小便护理，预防压疮。

（2）保持室内空气清新，避免受凉。

（3）提供低脂、易消化软食，可少量多餐。如有吞咽困难、呛咳者给予糊状流质或半流质饮食，必要时鼻饲进食。卧床期间定时按摩腹部，养成良好的排便习惯。

（4）多与患者沟通，了解患者心理变化，指导家属关心患者，使患者克服急躁心理和悲观情绪。

（二）症状护理

（1）急性期卧床休息期间应平卧或低枕卧位，头部禁止使用冰袋。

（2）保持呼吸道通畅，清除呼吸道分泌物，防止窒息、呛咳、误吸或呕吐。遵医嘱给予氧气吸入。

（3）应用溶栓药物治疗者，须监测出、凝血时间，严格掌握用药剂量及时间，注意观察有无口腔黏膜、皮肤、脑实质出血倾向。

（4）静脉应用血管扩张药者，应监测血压并根据血压变化调整输液滴速，血压保持在稍高于患者基础血压的水平上。

（5）指导患者进行早期肢体被动和主动运动，卧床期间保持肢体功能位。病情稳定后鼓励患者进行主动锻炼，并逐渐加大活动量。失语患者应加强语言康复锻炼。

七、健康教育

（1）积极治疗原发病，如高血压、高血脂病、糖尿病等。指导患者正确服药。

（2）以低脂、低胆固醇、富含维生素饮食为宜，忌烟、酒。多进食粗纤维食物，保持大便通畅。

（3）老年人晨间睡醒后不要急于起床，最好静卧 10min 后再缓缓起床，以防体位突然改变致血栓脱落。

（4）鼓励患者进行力所能及的劳动，平时参加一些适度体育活动，以促进血液循环。

（5）语言、感知、运动障碍的患者应坚持进行康复训练，家属应鼓励患者并为其提供良好的休养环境。

（陈　珏）

第十四节　蛛网膜下腔出血的护理

蛛网膜下腔出血（subarachnoid hemorrhage，SAH）是各种原因引起出血、血液直接流入蛛网膜下腔的总称，分原发性或自发性 SAH、继发性 SAH。原发性 SAH 是指脑底部或脑及脊髓表面血管破裂流入蛛网膜下腔；继发性 SAH 是脑实质、脑室出血和硬膜下血管破裂，血液穿破脑组织和蛛网膜流入蛛网膜下腔；还有外伤性 SAH。SAH 约占急性脑卒中 10%，占出血性脑卒中 20%，年发病率 5～20/10 万。

一、病因及发病机制

蛛网膜下腔出血最常见的病因为颅内动脉瘤（占 50%～80%）破裂，其中先天性粟粒样动脉瘤约占 75%，还见高血压、动脉粥样硬化所致梭形动脉瘤及感染所致真菌性动脉瘤。其次是血管畸形（约占 10%），其中动静脉畸形占血管畸形 80%。其他如颅内肿瘤、垂体卒中、血液病、各种感染所致的脑动脉炎、脑基底异常血管网病、颅内静脉系统血栓和抗凝治疗的并发症等。另约 10% 患者病因不明。

粟粒样动脉瘤可能与遗传和先天发育缺陷有关。炎症动脉瘤是由动脉炎或颅内炎症引起的血管壁病变。脑动静脉畸形是发育异常形成的畸形血管团。其他：如肿瘤或转移癌侵蚀血管，引起血管壁病变。当重体力劳动、情绪变化、血压突然升高、饮酒或酗酒时，瘤壁或管壁破裂，血液进入蛛网膜下腔，可引起颅内压增高，甚至因脑推移压迫脑干而骤死；血液的刺激也可发生无菌性脑膜炎，因蛛网膜粘连，阻碍脑脊液循环和吸收，出现不同程度的脑积水；流入蛛网膜下腔的血液直接刺激血管或血细胞，破坏产生多种血管收缩物质刺激血管，使部分患者发生血管痉挛，患者出现剧烈的头痛。

二、临床表现

SAH 临床表现差异大，轻者可无明显临床症状和体征，重者可突发昏迷甚至死亡。先天性动脉瘤破裂多见于中青年患者，老年患者以动脉硬化多见。常由于突然用力或情绪兴奋等诱因，数分钟内患者出现剧烈头痛，呕吐、面色苍白、全身冷汗，半数患者可伴不同程度的意识障碍，部分患者可出现精神症状，如欣快、谵妄和幻觉等，或有痫性发作、失语、轻偏瘫、视野缺损等，部分患者可见眼底出血。

最具特征性的体征为颈项强直、Kerning（＋）等脑膜刺激征。后交通动脉的动脉瘤破裂可出现一侧动眼神经麻痹，个别重症患者可很快进入深昏迷，出现去大脑强直。因脑疝形成而迅速死亡。

再出血是 SAH 主要急性并发症，在病情稳定后再次出现临床症状加重，使病情恶化，死亡率增加一倍。脑血管痉挛是另一并发症，其严重程度与出血量相关，常表现为波动性轻偏瘫或失语，是死亡和致残的重要原因。SAH 患者有不同程度脑积水并发症，急性脑积水轻者表现嗜睡、短时记忆受损、下肢腱反射亢进等体征，严重者引起颅内高压，甚至脑疝。亚急性脑积水表现隐匿出现痴呆、步态异常和尿失禁。

三、实验室及其他检查

1. 头颅 CT、MRI 是诊断 SAH 首选方法，CT、MRI 显示蛛网膜下腔内高密度影可确诊。

2. 腰椎穿刺脑脊液（CSF）检查 若 CT 扫描不能确诊，可行 CSF 检查（12h 后），注意与穿刺误伤鉴别。若脑脊液压力增高，肉眼观察为均匀一致血性，镜检可见大量红细胞，可提供 SAH 诊断重要依据。若无再出血，1 周后脑脊液内的红细胞大部分溶解，2～3 周后可找到较多的含铁血黄素吞噬细胞。

3. 病因检查 有血常规、凝血功能、肝功能等血液检查；TCD；确定蛛网膜下腔出血病因诊断的最有意义的辅助检查是脑血管造影。目前常用的磁共振血管显像（MRA）和数字减影全脑血管造影。

四、治疗要点

蛛网膜下腔出血的治疗原则：制止再出血，降低颅内压、防止血管痉挛，减少并发症，查找出血原因、治疗原发病和预防复发。

1. 内科治疗

（1）一般治疗：监护生命体征、降低颅内压，维持水、电解质酸碱平衡，维持呼吸循环功能，加强营养支持、预防感染、防止并发症。

（2）SAH 引起的颅内压增高：临床常用 20% 甘露醇、呋塞米、白蛋白等脱水降颅压，颅内高压征象明显有脑疝趋势者，可行脑室引流。

（3）预防再出血：6 - 氨基己酸（EACA）；立止血；酚磺乙胺等。

（4）预防血管痉挛：临床常用钙通道拮抗药，如急性期尼莫同静脉泵入，恢复期尼莫地平口服。

（5）放脑脊液疗法：腰椎穿刺放出少量脑脊液（10～20ml），以缓解头痛，减少出血引起的脑膜刺激症状。为防止脑疝，此法需慎重。

2. 手术治疗

（1）动脉瘤：常采用瘤颈夹闭术、瘤切除术、瘤体栓塞术。

（2）动静脉畸形：可采用整块切除术、供血动脉结扎术、血管内介入栓塞或 γ 刀治疗。

五、护理措施

（一）基础护理

1. 休息与体位 急性期绝对卧床休息 4～6 周，复发者延长 8 周，床头抬高 15°～30°。禁止起坐、沐浴、洗头、下床等活动。

2. 环境与安全 提供舒适休养环境，保持病室安静，减少探视；治疗护理活动集中进行，避免打扰患者。

3. 生活护理 按 Orem 自理模式，提供全部生活补偿系统，如压疮护理、口腔护理、排便护理等。

4. 饮食护理 急性期禁食 72h，意识清楚后患者逐步改为流食、半流食、软食；昏迷及吞咽功能障碍者给予留置胃管。

5. 心理护理 安慰患者，提供疾病相关知识，列举治疗成功范例，避免紧张、焦虑、恐惧情绪。尽量避免一切可能增加患者的血压和颅内压的诱因。

（二）疾病护理

1. 对症护理

（1）病情监测：首次蛛网膜下腔出血后 1 个月内再出血的危险性最大，2 周内再发率最高，应严密观察生命体征、瞳孔、意识及与出血部位相对应的神经系统症状体征，如语言、吞咽、肢体活动情况。对病情稳定后再次出现的剧烈头痛、呕吐、抽搐发作、脑膜刺激征等应引起重视。

（2）头痛护理：①观察头痛部位、性质、持续时。间，是否伴随呕吐，如出现头痛剧烈、呕吐频繁、烦躁不安和意识迟钝、嗜睡、两侧瞳孔不等大、血压急骤升高、脉搏由弱转慢，即为脑疝前驱症状，应及时通知医师。②遵医嘱给予止痛药对症处理。③指导患者采用轻音乐、缓慢深呼吸及引导式想象等方法减轻疼痛。

2. 专科护理

（1）腰穿护理：腰穿术后去枕平卧6～8h。观察腰穿后可能发生的并发症，如脑疝、头痛、局部感染等。

（2）使用钙通道阻滞药者，遵医嘱严格控制输液速度，观察血压变化和肢体活动。

（3）预防并发症：①控制补液量和速度，避免补液过多过快或因脱水造成低钾、血液浓缩加重心脏负担。②观察胃管所抽出的胃液颜色，留取大便标本做隐血试验，以了解胃内有无出血。③定时监测生化指标，防止水、电解质、酸碱平衡失调。④预防压疮、挛缩、坠积性肺炎及泌尿道感染等。

（三）健康教育

1. 合理饮食　宜低盐、低脂、充足蛋白质、丰富维生素饮食，限制钠盐（＜6g/d）和动物脂肪的摄入；戒烟、忌酒；控制食物热量，维持理想体重；忌辛辣、咖啡、浓茶等刺激性食物。

2. 避免诱因　避免使血压升高的各种因素，如用力屏气、排便，剧烈咳嗽、打喷嚏等诱发因素；平日注重保持情绪稳定、心态平和，戒骄戒躁；避免外界环境不良刺激；建立良好生活方式，保证充足睡眠，适度运动和锻炼，保持大便通畅；避免过度劳累、突然发力和过重的体力劳动等。

3. 控制高血压　遵医嘱正确使用降压药，避免血压波动对血管的损害。

4. 检查指导　SAH患者常规首次出血3周病情稳定后行DSA检查，做好围术期护理，指导患者积极配合，尽早查明病因，采取进一步治疗。

5. 照护者指导　创造良好休养环境；关心、体贴患者，安抚其情绪，给予其心理支持；督促其早检查、早确诊、早手术；了解再出血征象及时就诊。

6. 女性育龄患者应告知1～2年避免怀孕。

（陈　珏）

第十五节　帕金森病的护理

帕金森病（Parkinson disease，PD）又称震颤麻痹（paralysis agitans），是常见的老年运动障碍性锥体外系疾病，以静止性震颤、肌强直、运动迟缓和步态姿势异常为特征。主要为黑质多巴胺能神经元变性缺失和纹状体多巴胺递质变少的一种慢性疾病。多数患者为50岁以后发病，男性稍多于女性。

一、病因与发病机制

迄今病因未明，可能与遗传、环境及衰老导致黑质中的多巴胺能神经元破坏有关。

二、临床表现

起病缓慢，呈进行性加重。

1. 静止性震颤　多起于一侧上肢，然后波及同侧下肢，对侧上下肢。震颤频率每秒 3～6 次，静止时明显，随意运动过程中减轻或暂时消失，情绪激动时增强，入睡后消失。手指表现为粗大的节律性震颤（"搓丸"样或数钱样动作），以掌指关节及拇指不自主震颤为显著。

2. 肌强直　肌肉表现为齿轮样强直或铅管样强直（肌肉僵硬伸肌、屈肌张力均增高，被动运动时有齿轮样或铅管样阻力感）。颈肌、躯干肌强直而使躯体前屈姿势，整个人比发病前变矮。

3. 运动迟缓　患者反应慢，动作迟缓；面部表情运动少，呈"假面具脸"状；书写时手抖，并有越写越小的倾向，称为"写字过小症"。

4. 步态和姿势异常　患者行走起动后呈慌张步态。精细动作很难完成，系裤带、鞋带等不易进行。

5. 原发性震颤　是一种不伴有其他神经阳性体征的震颤，原因不明，首发于一侧手臂或手部，几乎均有头部震颤，表现为动作时细小点头或摇头震颤，静止或睡眠时消失，疲劳、情绪激动时加重。一般无肌肉强直、运动迟缓等症状，进展缓慢，预后良好。

三、实验室及其他检查

血、脑脊液常规检查均正常，CT、MRI 检查无特异性改变，脑脊液和尿中高香草酸含量降低、相关基因突变、多巴胺受体功能及多巴胺神经元功能等检查可能对诊断有一定意义。

四、治疗要点

1. 药物治疗　目前仍以药物治疗为主。

（1）抗胆碱能药物：首选，如苯海索（安坦），排泄迅速、无蓄积、毒性小可长期应用。

（2）左旋多巴：复方左旋多巴目前仍是治疗帕金森病的"金标准"。左旋多巴制剂目前有两种：①多巴丝肼（美多芭），国内应用广泛；②息宁即森纳梅脱控释片。

（3）金刚烷胺：能提高左旋多巴的疗效。但可发生恶心、呕吐、白细胞减少、直立性低血压等副作用。

（4）多巴胺受体激动剂：如溴隐亭，偶有头晕、胃肠道反应、直立性低血压、精神症状等副作用。

2. 外科手术治疗　60 岁以下，药物治疗效果不佳或副作用严重者可尝试立体定向手术破坏丘脑腹外侧核后部，制止对侧肢体震颤；破坏其前部则可制止对侧肢体强直。

3. 康复治疗　如进行肢体运动、语言、进食等训练和指导，可改善患者生活质量，减少并发症。

五、护理评估

1. 病史评估　询问出现的症状、发病时间、严重程度、对生活的影响。

2. 身体评估　重点评估震颤、强直、运动迟缓、步态和姿势方面的变化和程度。

3. 心理－社会评估　对生活工作的影响是否产生自卑、恐惧的情绪。

六、护理诊断/问题

1. 生活自理缺陷　与震颤、肌肉强直、运动减少有关。

2. 躯体活动障碍　与神经、肌肉受损，运动减少，随意运动减弱有关。

3. 自尊紊乱　与身体形象改变有关。

七、护理措施

1. 一般护理　饮食给予足够热量和优质蛋白质的饮食。吞咽困难者根据患者吞咽能力、口味需要，提供黏稠不易反流的食物，每吃一口吞咽2~3次。鼓励患者使用辅助器具自理，如走路时持拐杖助行。

2. 安全护理　指导患者避免单独使用煤气、热水器及锐利器械；避免进食带骨刺的食物和使用易碎的餐具；外出有人陪伴，佩戴手腕识别牌或外衣口袋内放置写有患者姓名、住址和联系电话的卡片等；洗澡时，在浴缸或喷头附近加装扶手。

3. 用药护理　观察药物疗效和副作用。

（1）左旋多巴制剂：早期有消化道反应（食欲减退、恶心、呕吐、腹痛等）、直立性低血压、失眠、精神症状（幻觉、妄想）等，长期服药后可出现运动障碍（异动症）和症状波动等。运动障碍表现为舞蹈样或肌张力障碍样异常不随意运动，表现为怪相、摇头以及双臂、双腿及躯干的各种异常运动，一般在药物减量或停药后可改善或消失。症状波动包括"开关现象"和"疗效减退"两种。开关现象指每天多次突然波动于严重运动减少和缓解（伴有异动症）两种状态之间。"开"时，帕金森症状减轻，"关"时症状加重。此现象不可预知，需格外重视，为防止或减少开关现象发生，可减少每次剂量，增加服药次数而每天总药量不变或适当加用多巴胺受体激动剂，减少左旋多巴用量。疗效减退是指每次服药后药物的作用时间逐渐缩短，表现为症状有规律性的波动，与有效血药浓度有关，可以预知，增加每天总剂量并分开多次服用可以预防疗效减退。

（2）抗胆碱能药物：因其阻断副交感神经而产生口干，如唾液分泌减少出现口干、肠鸣音减少、排尿困难、瞳孔调节功能不良等副作用。由于抗胆碱能药物影响记忆功能，也不宜用于老年患者。

（3）金刚烷胺：副作用有口渴、失眠、头晕、足踝水肿、心悸、幻觉、精神错乱等。有肾功能不良、癫痫病史者禁用。

4. 康复训练的护理　告知患者运动锻炼的目的在于防止和推迟关节强直与肢体挛缩；与患者和家属共同制订切实可行的具体锻炼计划。

（1）疾病早期：鼓励患者坚持适当体育锻炼，如养花、下棋、散步、太极等。注意保持身体和关节的活动强度与最大活动范围，防止肢体挛缩、关节僵直的发生。

（2）疾病中期：①行走障碍：手杖可帮助患者限制前冲步态及维持平衡。步行时脚抬高，跨大步伐；双臂自然摇摆，目视前方；转身时，以弧线前进，身体跟着移动。家属不要拉着患者走，只要伸出一只手让他牵附即可。②姿势平衡障碍：指导患者两脚交替性放在台阶上、训练双足站立时重心向左右前后移动、单足站立、躯干及骨盆旋转、上肢随之摆动、用足跟行走、爬行训练、向后和左右推拉等保持平衡的训练。

（3）疾病晚期：做被动肢体活动和肌肉、关节的按摩，促进肢体的血液循环。

5. 病情观察　观察患者有无进行性加重的震颤、运动减少、强直和体位不稳等典型神经症状和体征等、观察药物的副作用、同时注意观察有无因长期卧床并发肺炎、压疮等情况。

6. 心理护理　鼓励患者表达恐惧与关切，注意倾听。纠正患者错误观念，提供正确信息。日常活动及进食时可提供患者隐蔽的环境。

7. 健康指导

（1）疾病知识指导：嘱患者及家属坚持治疗、康复，坚持治疗、康复的患者可生活自理甚至继续工作多年，未及时治疗，病情可严重至全身肌肉强硬、主动活动困难，甚至卧床不起，致最后因发生心肺等合并症而死亡。告知病人不单独使用煤气、热水器及锐利器械，防止受伤；外出时需人陪伴，智能障碍者衣服口袋中要放置写有病人姓名、地址和联系电话的卡片，防止走失。

（2）疾病监测指导：当病人出现发热、外伤、骨折、吞咽困难、运动障碍、精神智能障碍加重时应及时就诊。

（陈　珏）

参考文献

[1] 柯开富，崔世维．神经重症监护管理与实践［M］．北京：科学出版社，2016.

[2] 孙永海．神经病理性疼痛分册［M］．北京：人民卫生出版社，2016.

[3] 吴江，贾建平．神经病学［M］．北京：人民卫生出版社，2016.

[4] 王伟，卜碧涛，朱遂强．神经内科疾病诊疗指南［M］．北京：科学出版社，2015.

[5] 董为伟．神经系统与全身性疾病［M］．北京：科学出版社，2015.

[6] 吴江，贾建平．神经病学［M］．北京：人民卫生出版社，2015.

[7] 周继如．实用临床神经病学［M］．北京：科学出版社，2015.

[8] 黄永锋．神经内科危重症及监护监测［M］．南京：东南大学出版社，2014.

[9] 王刚．痴呆及认知障碍神经心理测评量表手册［M］．北京：科学出版社，2014.

[10] 蒲传强，崔丽英，霍勇．脑卒中内科治疗［M］．北京：人民卫生出版社，2016.

[11] 李建章．脑小血管病诊断与治疗［M］．北京：人民卫生出版社，2016.

[12] 杨关林．中西医结合防治心脑血管疾病［M］．沈阳：辽宁科学技术出版社，2016.

[13] 高颖．脑血管疾病安全用药手册［M］．北京：科学出版社，2015.

[14] 田新英．脑血管疾病［M］．北京：军事医学科学出版社，2015.

[15] 刘新峰．脑血管病的防与治［M］．北京：人民卫生出版社，2014.

[16] 孙斌．脑血管病基础与临床［M］．北京：金盾出版社，2014.

[17] 王增武，等．脑血管病临床检查与治疗［M］．北京：世界图书出版公司，2014.

[18] 张晓曼．脑血管病诊疗与进展［M］．郑州：河南科学技术出版社，2014.

[19] 焦建雄．脑血管病预防与康复［M］．石家庄：河北科学技术出版社，2013.

[20] 王咏红．常见心脑血管危重疾病的防治［M］．南京：江苏科学技术出版社，2013.

[21] 饶明俐，林世和．脑血管疾病［M］．北京：人民卫生出版社，2012.

[22] 常红、杨莘．神经科常见症状与体征护理［M］．北京：中国人口出版社，2015.

[23] 黄叶莉．神经系统疾病护理指南［M］．北京：人民军医出版社，2015.

[24] 宫晓燕．中医内科学［M］．北京：科学技术文献出版社，2012.

[25] 陶汉华．中医内科临证诊疗备要［M］．北京：中国医药科技出版社，2013.

[26] 冷方南．中医内科临床治疗学［M］．北京：人民军医出版社，2013.

[27] 张增杰，刘志敏，孙瑞玲，等．现代中医诊疗学［M］．天津：天津科学技术出版社，2008.